主编

蔡郑东 | 纪　方

骨盆外科学

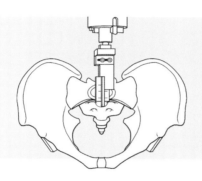

PELVIC
SURGERY

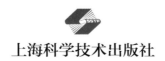

上海科学技术出版社

责任编辑　宛　玲　孔泸晶

整体设计　房惠平

图书在版编目（CIP）数据

骨盆外科学 / 蔡郑东，纪方主编 . —2 版 . —上海：
上海科学技术出版社，2019.4
　　ISBN 978−7−5478−4246−1

　　Ⅰ. ①骨…　Ⅱ. ①蔡…　②纪…　Ⅲ. ①骨盆－外科学
Ⅳ. ① R681.6

　　中国版本图书馆 CIP 数据核字（2018）第 248448 号

- -

骨盆外科学（第 2 版）
主编　蔡郑东　纪　方

- -

上海世纪出版（集团）有限公司
上 海 科 学 技 术 出 版 社　出版、发行
（上海钦州南路 71 号　邮政编码 200235　www.sstp.cn）
上海中华商务联合印刷有限公司印刷
开本 889×1194　1/16　印张 33.75
字数 800 千字
2019 年 4 月第 2 版　2019 年 4 月第 1 次印刷
ISBN 978−7−5478−4246−1/R · 1741
定价：278.00 元

内容提要

　　本书紧贴近年来骨盆外科发展的大趋势，以临床和基础研究为依托，结合国内外最新文献报道、笔者团队的临床经验，分基本原理、骨盆物理检查和特殊检查、骨盆创伤、骨盆骨病、骨盆肿瘤及瘤样病变、骨盆手术学六篇，全面、系统地介绍了骨盆外科学的基本知识、骨盆骨折和髋臼骨折的急救和诊疗、骨盆骨病和肿瘤的诊疗规范、最新手术技术及前沿进展。其中骨盆创伤部分重点介绍了骨盆骨折和髋臼骨折的急救方案、治疗方法和手术技术；骨盆骨病部分重点介绍了先天性疾病、感染、软组织疾病的诊疗规范和治疗难点；在骨盆肿瘤部分，重点介绍了骨盆良性肿瘤、交界性肿瘤、恶性肿瘤、转移瘤、软组织肿瘤及瘤样病变的诊疗规范和前沿研究进展；而骨盆手术学部分则综合了骨盆创伤、骨盆骨病、骨盆肿瘤的相关手术技术。

　　本书由浅入深、由点到面地对骨盆外科相关知识进行了系统阐述，有助于读者对相关知识进行理解和整合，适用于各级骨科医师学习和参考。

主编简介

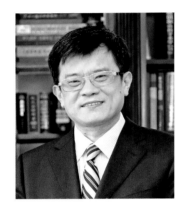

蔡郑东

主任医师，教授
博士生导师
上海市领军人才
国务院特殊津贴专家
我国著名骨肿瘤外科和
关节外科专家

1961年10月出生，江苏东台人，1983年毕业于第二军医大学医疗系。现任上海交通大学附属第一人民医院外科教研室主任、骨科主任，上海市骨肿瘤研究所所长。兼任中华医学会骨科学分会全国委员、中国医师协会骨科学分会全国委员、上海市医学会骨科专业委员会副主任委员、上海市医师协会骨科医师分会骨肿瘤学组组长、中国康复医学会常务理事、中国抗癌协会肉瘤专业委员会常委兼骨盆肿瘤学组组长、中华医学会骨科学分会关节学组和骨肿瘤学组委员等。

长期致力于骨科临床、教学及科研工作，从事骨科临床工作35年，擅长骨与软组织肿瘤的综合诊疗和各类复杂人工关节手术及其翻修手术。至今已完成骨与软组织肿瘤手术万余例，各类人工关节手术5 000余例，其中骨盆肿瘤手术数量及质量在国内外名列前茅；每年收治大量复杂骨与软组织肿瘤患者。在恶性骨肿瘤的转化医学研究领域处于领先地位，近年来共获"十二五"国家科技支撑计划项目、国家自然科学基金项目等各类科研基金近千万元，发表核心期刊论文100余篇、SCI论文50余篇。作为第一完成人曾获得中华医学科技奖科学技术进步奖一等奖、上海市医学科技奖一等奖、上海市科技进步奖二等奖、教育部科技进步奖二等奖等奖项。同时担任《中华骨科杂志》《中国骨与关节杂志》以及 *Orthopedic Surgery* 等期刊编委。先后主编了《骨盆外科学》《实用骨肿瘤学》《战场救治》《现代战伤外科学》《现代骨科学·骨病卷》五部学术专著。

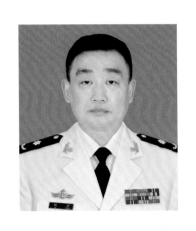

纪　方

主任医师
教授
博士生导师

　　1965 年 1 月出生，吉林四平人，1987 年毕业于第二军医大学医疗系，医学博士，主任医师，教授，博士生导师。现任海军军医大学附属长海医院创伤骨科主任，兼任上海市医学会骨科专业委员会创伤学组组长、解放军医学科学技术委员会骨科专业委员会创伤学组组长、上海市医师协会骨科医师分会创伤学组副组长。兼任中华医学会骨科学分会创伤学组委员、中国医师协会骨科医师分会委员和创伤工作委员会委员、中华医学会骨科学分会创伤学组讲师团成员、中国医师协会骨科医师分会创伤骨科讲师团成员、国际内固定研究学会（AO/ASIF）和骨折创伤治疗学会（OTC）讲师团成员、中国医师协会骨科医师分会骨科创伤工作委员会委员等学术职务。国内多部核心期刊编委。

　　从事创伤骨科临床、教学及科研工作 30 余年，在严重多发伤诊治、四肢及骨盆创伤的治疗方面具有很深造诣和丰富的临床经验，尤其擅长复杂骨盆、髋臼骨折的微创治疗。曾多次受邀赴欧美、澳大利亚、中国香港、中国台湾等地区参加学术会议及考察讲学。近年来，承担国家、军队及省部级等各类重大科研项目 10 余项，发表学术论文 200 余篇，其中以第一作者或通讯作者发表 SCI 论文 30 余篇。先后主编了《实用骨肿瘤学》《骨与关节损伤现代微创治疗学》《髋臼骨折治疗学新概念与新技术》三部骨科学专著，参编骨科学专著 10 余部。获国家、军队、上海市等重大科技成果 20 余项。曾先后荣获军队三等功 2 次，获海军军医大学科技先进个人和"优秀 A 级教员"、军队院校育才奖银奖等荣誉。

编者名单

主编
蔡郑东　纪　方

特邀编者
杨向群　周东生　王　钢　陈　华　张　伟　黄长明

参编人员
（按姓氏笔画排序）

马小军	上海交通大学附属第一人民医院
王　钢	南方医科大学附属南方医院
王　洋	海军军医大学附属长海医院
王光超	海军军医大学附属长海医院
王刚阳	上海交通大学附属第一人民医院
王崇任	上海交通大学附属第一人民医院
毛　敏	上海交通大学附属第一人民医院
尹　飞	上海交通大学附属第一人民医院
尹华斌	上海交通大学附属第一人民医院
左冬青	上海交通大学附属第一人民医院
华莹奇	上海交通大学附属第一人民医院
刘卫东	江苏省淮安市第一人民医院
刘培钊	海军军医大学附属长海医院
孙　伟	上海交通大学附属第一人民医院
孙梦熊	上海交通大学附属第一人民医院
纪　方	海军军医大学附属长海医院
李国东	同济大学附属第十人民医院
杨　东	同济大学附属第十人民医院

杨向群　　海军军医大学解剖教研室

佟大可　　海军军医大学附属长海医院

汪红胜　　上海交通大学附属第一人民医院

沈嘉康　　上海交通大学附属第一人民医院

张　伟　　上海交通大学附属第六人民医院

陈　华　　中国人民解放军总医院

陈　健　　上海交通大学附属第一人民医院

范　霖　　同济大学附属第十人民医院

范鹜原　　同济大学附属第十人民医院

周子斐　　同济大学附属第十人民医院

周东生　　山东大学附属省立医院

周承豪　　上海交通大学附属第一人民医院

顾　军　　无锡市锡山人民医院

高秋明　　同济大学附属第十人民医院

黄长明　　中国人民解放军第一七四医院

曹传武　　同济大学附属第十人民医院

章　浩　　海军军医大学附属长海医院

傅泽泽　　上海交通大学附属第一人民医院

蔡郑东　　上海交通大学附属第一人民医院

蔡晓冰　　同济大学附属第十人民医院

蔡海东　　同济大学附属第十人民医院

编写秘书

刘培钊　　海军军医大学附属长海医院

范　霖　　同济大学附属第十人民医院

序

　　作为躯干与下肢的联结结构，骨盆具有保持人体稳定、提供活动与力的传导、在人体运动中参与维持重心与平衡、保护内脏与血管神经等重要功能。在从四肢行走转为双下肢直立行走的进化过程中，人类骨盆在解剖结构以及运动、承载、重心调节等方面出现了相应的变化与演进，并从而在疾病和创伤导致的病理改变和治疗策略方面形成了特殊的需求。医学与工程技术人员为满足这一需求进行了长期的合作，在治疗理念与技术上进行了不断改革与创新。上述努力及其所取得的成果，催生了骨盆外科学领域国内首部学术专著——《骨盆外科学》的诞生，这部专著由蔡郑东和纪方主编。

　　随后又历经 10 多年的临床实践与科学研究，蔡郑东教授与纪方教授以及本书的其他 36 位作者继续在骨盆的发育、解剖、生物力学和相关临床检查、创伤与疾病的发生机制与诊治等方面积累了更多的经验，并将其系统化，重新编纂成这本由上海科学技术出版社出版的《骨盆外科学（第 2 版）》。本书对推进骨盆外科学的发展具有重要意义，也对医疗和教学工作者具有很大的学习和参考价值。

中国工程院院士
上海交通大学医学院附属第九人民医院终身教授
2019 年 1 月

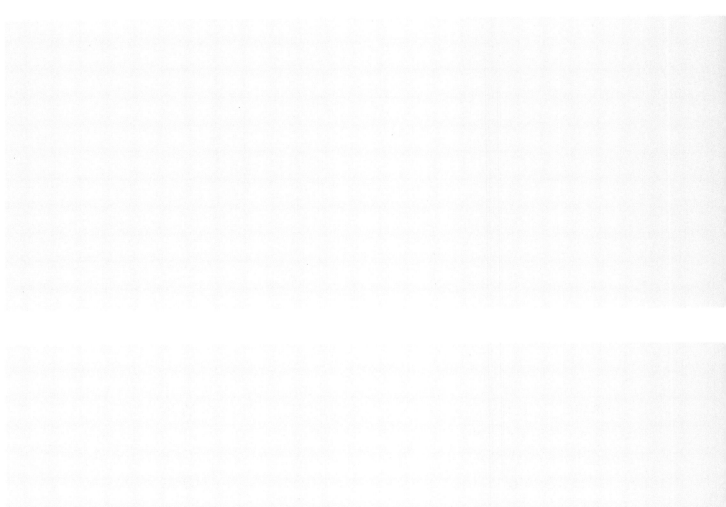

前　言

　　1998 年底，我们几位当时工作于第二军医大学附属长海医院骨科的 30 多岁的青年医师，有感于骨科亚专业的快速发展、骨科相关技术和治疗理念的进步，以及长海医院在骨盆肿瘤诊治方面的优势，率先提出了"骨盆外科学"的概念，并在骨科专家刘植珊教授、高建章教授等前辈热情指导帮助下，斗胆编写了国内第一部《骨盆外科学》专著。骨科泰斗屠开元教授和时任第二军医大学校长的李家顺教授欣然为该书作序，他们在序言中写道:"《骨盆外科学》的书名跃然纸上，感到十分新颖。它的诞生，预示着骨科又将出现一个绿叶茂盛的分支。我推荐这本书因为我相信它能成为医务工作者的好朋友，它能给人类带来更多的福音。我衷心地希望，医学科学园地的这一朵花蕾，在读者的浇灌下会更加鲜艳地开放。"领导和老师们的谆谆教诲和热情的鼓励，让我们终身受益，激励着我们在骨盆外科领域不断探索和进步。光阴如梭，转眼二十年过去了。进入二十一世纪后，科学技术飞速发展，各种新技术、新方法不断涌现，重读这本书时，深感当时自己知识的肤浅、观念的幼稚，其中的错误和不足之处也可能会误导读者。因此，十分有必要结合现代骨盆伤病诊治理念，对相关内容进行修订、补充和细化。

　　骨盆上接腰椎，下借髋臼与下肢骨骼相连，身体的重力由躯干向下经骨盆传至下肢，且其具有保护盆腔脏器的功能。骨盆的上述解剖生理特点，使得骨盆伤病具有独特的发病机制、临床症状和治疗要求。近年来，上海交通大学附属第一人民医院蔡郑东教授和海军军医大学附属长海医院纪方教授针对骨盆伤病的病理生理特点，重点从事骨盆创伤和骨盆肿瘤的基础和临床研究，在骨盆伤病的诊疗和手术技术方面积累了丰富的经验。为此，笔者团队参阅了国内外近期文献，结合自身的体会、经验，对第一版《骨盆外科学》进行修订、补充和细化，全面、系统地介绍了骨盆有关解剖生理和骨盆伤病的外科诊疗进展，以供各级医生阅读和参考。

　　本书的编写得到了上海交通大学附属第一人民医院和海军军医大学附属长海医院各

级领导的热情鼓励，得到戴尅戎院士的充分肯定，得到了骨科学界许多专家的鼎力相助和具体指导，并得到了上海科学技术出版社的大力支持。

笔者团队编写本书的最大愿望是抛砖引玉、集思广益。期待更多、更好的同类著作出版，以促进我国骨盆外科学的发展。

编　者

2018 年 9 月

目　录

第一篇 · **基本原理** —————————————————————————————————————— 1

第一章 · 骨盆外科学历史 ————————————————————————————————— 3

第一节　第一阶段：公元前 3000 年至公元前 450 年 / 3

第二节　第二阶段：公元前 450 年至 16 世纪 / 5

第三节　第三阶段：16 世纪至 19 世纪末 / 6

第四节　第四阶段：19 世纪至今 / 7

第二章 · 骨盆胚胎发生和发育 ————————————————————————————— 10

第一节　髋骨的发生和发育 / 10

第二节　骶尾骨的发生和发育 / 12

第三章 · 骨盆的外科解剖 —————————————————————————————— 13

第一节　骨盆的构成 / 13

第二节　骨盆的软组织 / 16

第三节　骨盆的关节 / 21

第四章 · 骨盆生物力学 ——————————————————————————————— 24

第一节　骨盆生物力学概述 / 24

第二节　骨盆生物力学研究方法 / 25

第三节　骨盆静力学特征 / 27

第四节　骨盆运动学特征 / 29

第五节　结语 / 31

第二篇 · 骨盆物理检查和特殊检查 ——————————— 33

第五章 · 骨盆物理检查 ——————————— 35
第一节 骨盆骨性标志和表面解剖 / 35
第二节 骨盆物理检查法 / 36

第六章 · 骨盆 X 线检查 ——————————— 41
第一节 X 线检查方法及正常表现 / 41
第二节 X 线诊断 / 42

第七章 · 骨盆 CT 与 MRI 检查 ——————————— 46
第一节 骨盆 CT 检查方法及正常表现 / 46
第二节 骨盆 MRI 检查方法及正常表现 / 48
第三节 骨盆 CT 与 MRI 诊断 / 49

第八章 · 骨盆血管造影和介入治疗 ——————————— 63
第一节 骨盆血管造影 / 63
第二节 骨盆疾病的介入治疗 / 67

第九章 · 骨盆核素检查 ——————————— 72
第一节 骨显像原理及检查适应证 / 72
第二节 骨显像技术及影像表现 / 73
第三节 骨显像在骨盆疾患诊断中的应用 / 76
第四节 PET-CT 在骨盆疾患诊断中的应用 / 77

第三篇 · 骨盆创伤 ——————————— 85

第十章 · 骨盆创伤的概述 ——————————— 87
第一节 骨盆和髋臼创伤病理 / 87
第二节 多发创伤及骨盆创伤的处理原则 / 90

第十一章 · 骨盆骨折 ——————————— 99
第一节 骨盆骨折概述 / 99
第二节 骨盆骨折分类 / 100
第三节 骨盆骨折的临床表现和诊断 / 114
第四节 骨盆骨折急救 / 119
第五节 骨盆骨折的手术治疗 / 127
第六节 骨盆骨折的并发症 / 143
第七节 几种特殊类型的骨盆损伤 / 154

第十二章 · 髋臼骨折 ——————————— 191

第一节　髋臼骨折概述 / 191

第二节　髋臼骨折分类 / 195

第三节　髋臼骨折临床表现和诊断（评估）/ 203

第四节　髋臼骨折的治疗 / 209

第五节　髋臼骨折微创治疗 / 229

第六节　髋臼骨折并发症 / 234

第七节　陈旧性髋臼骨折 / 242

第八节　人工关节置换与髋臼骨折 / 244

第九节　髋臼骨折预后 / 247

第十节　典型病例 / 255

第十三章 · 骨盆脱位 262

第一节　骶髂关节脱位 / 262

第二节　髋关节脱位 / 272

第四篇 · **骨盆骨病** 285

第十四章 · 骨盆先天性疾病 287

第一节　发育性髋关节发育不良 / 287

第二节　先天性骶椎缺如 / 300

第十五章 · 骨盆化脓性疾病 302

第一节　髂骨骨髓炎 / 302

第二节　化脓性骶髂关节炎 / 304

第十六章 · 骨盆结核 306

第一节　髂骨结核 / 306

第二节　耻骨结核 / 307

第三节　坐骨结核 / 308

第四节　髋关节结核 / 309

第五节　骶髂关节结核 / 312

第十七章 · 骨盆慢性非化脓性关节炎 316

第一节　类风湿关节炎 / 316

第二节　强直性脊柱炎 / 320

第三节　耻骨骨炎 / 323

第四节　骶髂关节劳损和脱位 / 324

第五节　髂骨致密性骨炎 / 325

第六节　尾骨病 / 325

第十八章·骨盆软组织疾病 327

　　第一节　坐骨神经盆腔出口嵌压症 / 327

　　第二节　梨状肌综合征 / 329

　　第三节　臀肌挛缩症 / 331

第五篇·骨盆肿瘤及瘤样病变 335

第十九章·骨盆肿瘤概述 337

　　第一节　骨盆肿瘤流行病学研究 / 337

　　第二节　骨盆肿瘤病理及分期 / 338

　　第三节　骨盆肿瘤常用治疗方案 / 339

　　第四节　骨盆肿瘤基础研究进展 / 339

第二十章·常见良性骨盆肿瘤 341

　　第一节　骨软骨瘤 / 341

　　第二节　骨样骨瘤 / 342

　　第三节　神经纤维瘤 / 344

第二十一章·骨盆骨巨细胞瘤 347

第二十二章·常见恶性骨盆肿瘤 354

　　第一节　骨肉瘤 / 354

　　第二节　软骨肉瘤 / 358

　　第三节　尤因肉瘤 / 361

第二十三章·原发性骶骨肿瘤 365

第二十四章·骨盆转移肿瘤 368

　　第一节　骨转移瘤发生机制 / 368

　　第二节　骨转移瘤病理 / 369

　　第三节　骨转移瘤临床表现 / 369

　　第四节　骨转移瘤影像学表现 / 370

　　第五节　骨盆骨转移瘤治疗 / 372

第二十五章·骨盆软组织肿瘤 376

　　第一节　软组织肿瘤分期 / 376

　　第二节　脂肪组织来源肿瘤 / 379

　　第三节　纤维组织来源肿瘤 / 382

　　第四节　滑膜组织来源肿瘤 / 384

　　第五节　血管组织来源肿瘤 / 386

　　第六节　神经组织来源肿瘤 / 388

第七节　肌肉组织来源肿瘤 / 391

第八节　骨盆软组织肿瘤治疗 / 393

第二十六章・骨盆瘤样病变　396

第一节　骨囊肿 / 396

第二节　动脉瘤样骨囊肿 / 397

第三节　骨纤维结构不良 / 398

第四节　非骨化性纤维瘤 / 399

第五节　骨嗜酸性肉芽肿 / 400

第六篇・骨盆手术学　403

第二十七章・骨盆手术入路　405

第一节　骶、尾骨手术入路 / 405

第二节　骶髂关节手术入路 / 406

第三节　髂骨、耻骨和坐骨手术入路 / 407

第四节　髋臼手术入路 / 410

第二十八章・骨盆髋臼骨折的手术技术　414

第一节　骨盆骨折的微创治疗技术 / 414

第二节　脊柱－骨盆稳定技术 / 449

第三节　经导向装置的髋臼后柱骨折拉力螺钉固定技术 / 453

第四节　采用改良 Stoppa 入路治疗涉及髋臼后柱的复杂髋臼骨折 / 466

第五节　陈旧性髋臼后壁骨折伴股骨头脱位保髋重建技术 / 476

第六节　髋臼骨折手术失败的原因分析与处理策略 / 485

第二十九章・骨盆肿瘤切除术　495

第一节　骶尾骨肿瘤切除术 / 495

第二节　髂骨、耻骨、坐骨肿瘤切除术 / 498

第三节　半骨盆切除术和骨盆重建术 / 500

第三十章・常用骨盆截骨术　508

第一节　Chiari 截骨术 / 508

第二节　Salter 截骨术 / 510

第三节　其他改良骨盆截骨术 / 512

第三十一章・骨盆软组织手术　516

第一节　臀肌麻痹肌替代术 / 516

第二节　臀肌挛缩松解术 / 519

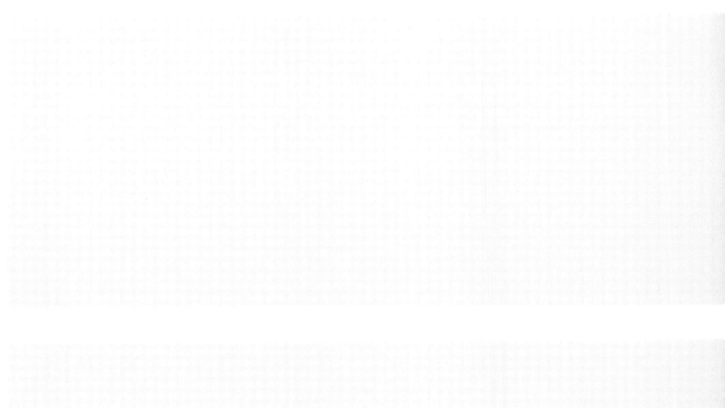

第一篇

基 本 原 理

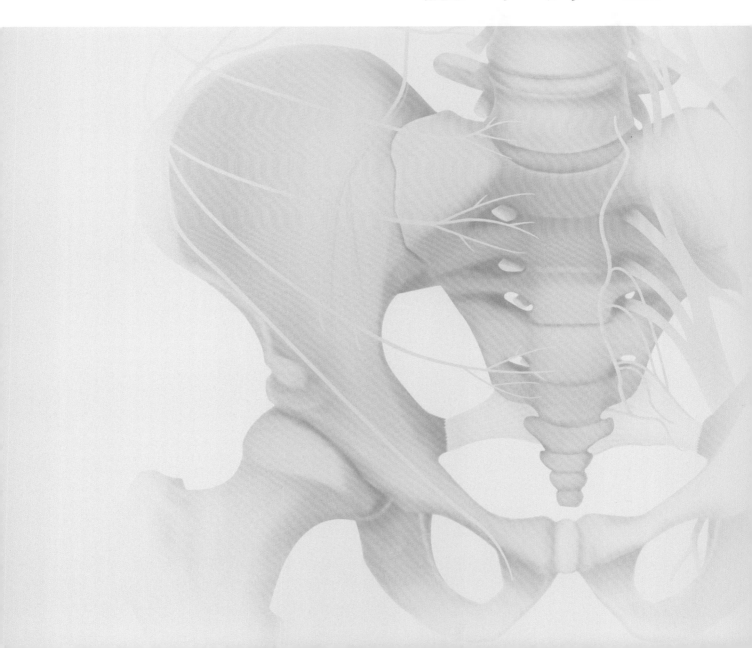

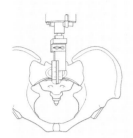

第一章
骨盆外科学历史

1985 年科尔曼将医学历史分成四个阶段，每个时期都包含了一些影响医学前进方向的重要历史事实。第一阶段：公元前 3000 年至公元前 450 年，这个时期，人类有限的医学知识被神秘主义、迷信、宗教等超自然的信念所主导；第二阶段：公元前 450 年至 1500 年代，这个阶段是理论医学发展的重要历史时期；第三阶段：1500 年代至 1800 年代末，原始的医学理论研究开始出现；第四阶段：1800 年代末至今，多领域科学技术的引入促进了医学的发展。科尔曼对于医学的分期同样适用于骨盆外科领域。这章将介绍每个时代各个国家、地区的医学家关于骨盆解剖、生物力学、整复等骨盆基础外科技术所做的重要贡献。

第一节　第一阶段：公元前 3000 年至公元前 450 年

这个漫长而又曲折复杂的时期是医学的萌芽阶段，医学逐渐从巫术中脱离出来。尽管如此，人类对骨盆疾病的认识极为有限，只有较少的文书中记载着一些关于骨盆、髋关节部位的医学描述（图 1-1-1）。

这个时期我国相较于世界其他地区的医学理论发展得较为成熟，其中《黄帝内经》和《神农本草经》建立起中医学系统的基本理论，前者阐述了"天人合一""阴阳离合""五行生克""经络循环"等思想，后者则体现了"药食同源"的理念。在《黄帝内经》骨伤病章节中介绍了很多骨伤、骨病的治疗理论，其中包含的伤口冲洗和引流、骨折整复中夹板的使用等理论内容，在今天的中医骨伤病治疗中仍未过时。

在古埃及，医学的著作常写于纸草书上，其中最有名的一本著作为埃德温·史密斯卷本，1862 年发现于埃及古城卢克索。这本记录于公元前 1650 年的医学手抄摘录了古埃及《医学总论》中重要的外科指南，按身体部位或器官的疾病及其治疗方法共分为 48 个章节，讲述了创伤和骨折的外科医治方法。此外古埃及人还善于保存尸体和收集人类骨骼，对防腐、包扎和解剖学也有一定的研究。

古印度对早期医药学和外科学的贡献也是举足轻重的，阿育吠陀可追溯至公元前 2000 年，是世界上最古老的有记载的一种综合医学体系。妙

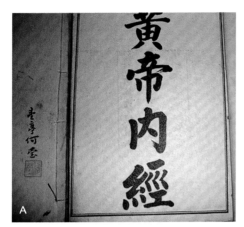
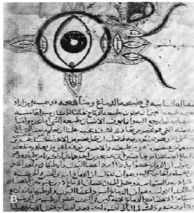
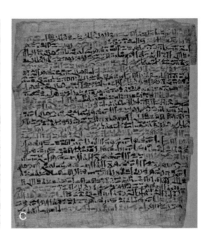

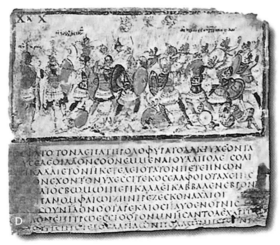

图 1-1-1　第一代主要医学著作
A.《黄帝内经》；B.《妙闻集》；C. 埃德温·史密斯纸草文稿；
D.《荷马史诗》

闻（Susruta）被认为是印度外科之父，著有《妙闻集》，这部著作中初步描述了包括骨折临床症状、治疗和康复手段等内容。妙闻提出骨折会引起疼痛、骨摩擦音、畸形、肢体旋转、不能承重等症状，同时还创新性地提出了治疗髋关节脱位和其他骨折脱位的治疗原则，包括牵引、加压和包扎，这些原则不但适用于复杂或简单的脱位，还适用于患者术后的护理。

在古希腊，公元前 11 世纪到公元前 5 世纪，外科学和创伤学已经发展为较好的医学分支，外科医师可以处理伤口、骨折和脱位，并能够利用敷料和防腐剂。《荷马史诗》中的《伊利亚特》和

《奥德赛》记录了古希腊最早的医学内容，这两部记录公元前 13 世纪至公元前 12 世纪特洛伊战争的叙事诗，描述了大约 150 个解剖术语和多达 147 种外伤，其中就包括一种被巨石直接击打在大转子处导致的髋臼骨折（图 1-1-2），这个骨折机制在 1962 年被皮尔森（Pearson）的实验研究证实。在公元前 9 世纪至公元前 5 世纪，古希腊出现了一些研究医学和宗教的学校，被称为阿斯克勒庇俄斯，随后尼多斯、科斯岛等地兴起了一批传播自然哲学和医学的学校，这些学校培养了包括波罗奈德、阿尔克迈翁、毕达哥拉斯等大批著名医学家。

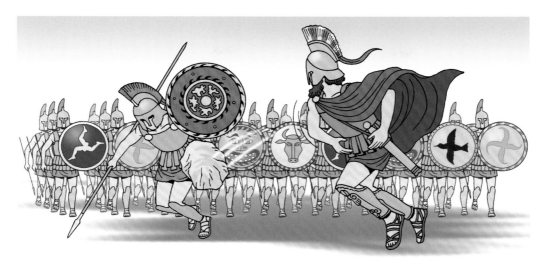

图 1-1-2 《荷马史诗》中描述的战争造成的髋臼骨折

第二节 第二阶段：公元前 450 年至 16 世纪

希波克拉底于公元前 460 年诞生在科斯岛，公元前 377 年去世于希腊拉里萨，是这个时期最伟大的医学家，被西方尊为"医学之父"，是西方医学奠基人。他建立了医学的基础，并将其发展为一门严谨的科学，指出医学需要持续的临床检查和观察、实验研究以及合理的联系。其理念远播希腊、波斯和埃及。他将自己的医学观察和工作收录在《希波克拉底文集》(*Corpus Hippocraticum*)，其中骨科学和创伤学部分包含了 3 个章节：骨折论、关节论和整复论。由于骨盆区域仅凭体格检查无法诊断骨折，希波克拉底将骨盆和髋臼损伤均分类在髋关节脱位中，根据股骨头脱位方向将其分为内、外、前、后四种类型，并准确描述了创伤性和先天性的髋关节脱位。例如希波克拉底发现股骨头向内脱位是最常见的脱位，其临床症状是可触及股骨头向内部会阴处移位，足部和膝部随大腿向外伸展，并出现患肢变长的体征。这些描述和分类对现代医学骨盆骨折的分型仍然具有一定的借鉴意义。

希波克拉底还提出了骨折和脱位整复的原则，即吊、撬、压。吊指通过牵引将待复位的两侧骨折块进行分离；撬即是将骨折或脱位凸出的部位通过杠杆原理使之复位；压即用绷带加压固定骨折部位的两侧骨块。此外，希波克拉底还设计了第一个用于骨折整复的牵引工作台（图 1-1-3）。

由于希波克拉底在髋关节、肩关节、脊柱和其他部位的奠基性成就，希波克拉底被认为是第一名骨科医师，其思想理念由他的两个儿子和众多学生远播埃及、希腊等地。

除了希波克拉底，赫罗菲拉斯（Herophilus）、科尼利厄斯·塞尔苏斯（Cornelius Celsus）、克劳迪亚斯·盖伦（Claudius Galenus）对解剖学和创伤学也做出了巨大贡献。

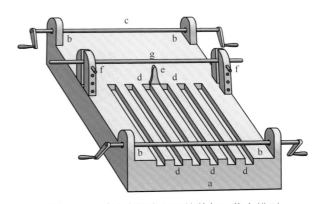

图 1-1-3 希波克拉底所用的整复工作台模型
a. 厚板；b. 支座；c. 轴；d. 凹槽；e. 会阴桩；
f. 中央支柱；g. 横闩

其中克劳迪亚斯·盖伦也被称为"帕加玛的盖伦"（Claudius Galenus of Pergamum），是古罗马时期最著名也最有影响的医学大师，被认为是仅次于希波克拉底的第二个医学权威。他一生专心致力于医疗实践解剖研究、写作和各类学术活动，撰写了超过 500 部医书，其中 105 部属于解剖和骨科领域，明确阐述了希波克拉底关于髋关节脱位的四种分型。然而屈从于宗教神学的需要，他进行的解剖对象大部分是动物，导致盖伦的叙述中有很多解剖学和生理学上的错误，后人为消除其错误解剖知识的影响，进行了艰苦的斗争。

在中世纪时期，"福音书代替手术刀，修道院代替了医院"，欧洲医学的发展势头被宗教的兴起所阻碍，追求真理和科学思想的脚步慢慢停滞下来。直到 850 年，第一所医学院在萨莱诺建立，到了 9 世纪中叶，萨莱诺医学院已经成为一所欧洲著名的医学院，向所有基督徒、犹太教徒和阿拉伯人敞开大门，传授欧洲所有医学专业知识，后人称之为"希波克拉底之都"（图 1-1-4）。11 世纪博洛尼亚建立了大学，1156 年设立了医科，较早形成了文化中心，被誉为"欧洲大学之母"。蒙迪诺·里尤兹（Mondino de Lussi）于 14 世纪在博洛尼亚大学开展尸体解剖，著有《解剖学》（Anatomia）一书，在文艺复兴前重建了解剖学。

在这个时期，我国中医在晋唐时期骨伤科的治疗体系已经形成，并产生了无菌的观念。唐朝蔺道人撰写了我国现存第一部骨伤科专著《仙授理伤续断秘方》，首次描写了肩关节脱位和髋关节脱位，首创了椅背整复法，集中反映了中医骨伤科突出成就。中医发展至宋元时期，由于战争需要，出现了专业的骨伤科医师。

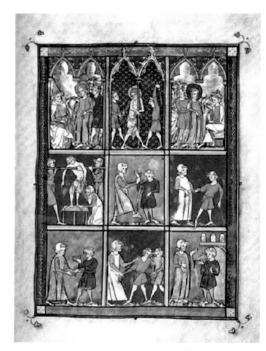

图 1-1-4　萨莱诺医学院论文中表现各种病症治疗方法的插图

第三节　第三阶段：16 世纪至 19 世纪末

经过 14 世纪文艺复兴的洗礼，解剖发展为一门科学。16 世纪被称为"医学解剖的世纪"，许多有名的画家，如达·芬奇（1451—1519 年）甚至解剖了至少 100 具尸体，创作了很多解剖绘画，详尽阐述了肌肉与骨骼系统的功能和机制。

安德烈·维萨里（Andreas Vesalius）是著名的医师和解剖学家，近代人体解剖学的创始人。维萨里与哥白尼齐名，是科学革命的两大代表人物之一。博士毕业后，他留在了帕多

瓦任教外科学和解剖学，维萨里采用的面对面亲身体验式教学被认为是唯一可靠的解剖学教学方式，也是中世纪医学实践的一个重大突破（图 1-1-5）。1543 年，只有 30 岁的维萨里发表了《人体构造》一书，该书总结了当时解剖学的突出成就。他在书中反对并改进了许多盖伦关于人体解剖的错误观念，详尽描绘了骨盆和骶骨的结构。

昂布鲁瓦·巴雷（Ambroise Pare）是著名的法国外科医师，其最突出的贡献是使外科学

摆脱了中世纪的迷信盲从状态，进入到以现实为依据的较为理性的时期。由于其对外科学做出的巨大贡献，被誉为现代外科学奠基人之一。1545 年他发表了最重要的作品《创伤治疗》，介绍了火炮伤害治疗的革命性观念，推翻了残酷烧灼伤口的传统方法，并且第一个叙述了大腿胫骨骨折。此外在最后一部著作《巴雷全集》（*A. Pare's Work*）中，他总结了一生中很多手术病例、工具、假体的图片和解剖插画，强调了开放性骨折的处理原则，遵从和发展了希波克拉底关于骨盆髋关节脱位的一些治疗理念。

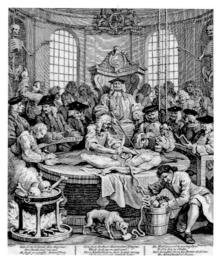

图 1-1-5　维萨里在解剖人体

第四节　第四阶段：19 世纪至今

在这个时期，许多其他领域的发明与技术逐渐应用到骨科当中，极大地影响了医师诊断决策和治疗的预后。例如 19 世纪 70 年代，微生物学巨匠路易·巴斯德（Louis Pasteur）和约瑟夫·李斯特（Joseph Lister）倡导了手术消毒原则，极大减少了手术感染；1846 年 10 月 16 日威廉·莫顿（William Morton）在波士顿麻省总医院公开表演乙醚麻醉，手术过程安全，减少了患者的恐惧与疼痛，切实推动了麻醉的医学实践，为长时间的骨科手术奠定了基础；1895 年 11 月 8 日威廉·康拉德·伦琴（Wilhelm Röntgen）发现了 X 线，为开创医疗影像技术铺平了道路；1958 年国际内固定研究学会（Association for the Study of Internal Fixation，AO/ASIF）在瑞士建立更是 20 世纪骨科学发展的里程碑，骨折内固定的现代治疗原则逐步被确立起来。

一、骨盆骨折整复技术的发展

在放射技术引入前，莫尔盖尼（J.F.Malgaine）在巴黎描述了骨盆骨折。莫尔盖尼对于骨盆骨折的分型主要基于历史经验、临床检查和尸检结果。

其于 1847 年发表的创伤学图谱，描述了 10 种伴随髂骨垂直骨折的支部骨折。

放射学引入后，许多学者对骨盆骨折的诊断和治疗做了深入研究。其中兰金（Rankin）和沃森·琼斯（Watson Jones）分别于 1937 年和 1938 年报道了骨盆骨折的治疗管理方法。在 1950 年之前，骨盆骨折主流的治疗方式是保守治疗，卧床休息、加压、固定、牵引、悬吊和闭合复位均被应用于骨盆骨折的临床治疗。当然 20 世纪前半个世纪也有极少数的医师，如阿尔宾·兰伯特（Albino Lambotte）采用环扎术治疗耻骨联合破裂以及使用骶骨棒来治疗骶髂关节脱位（图 1-1-6）。

自 20 世纪 60 年代开始，因保守治疗的预后较差，骨盆骨折的手术治疗越来越受骨科医师的欢迎。斯莱蒂斯（Slätis）和胡伊蒂宁（Huittinen）指出保守治疗较差的预后主要与位置不正有关，而后者很容易导致骨折早期或晚期的并发症。

1950 年代末，乔治·派诺（George F. Pennal）在多伦多大学解剖系做了大量研究，测试了前后挤压、侧方挤压和垂直剪切力对于骨盆环的作用。此外还引入了骨盆入口位和出口位的 X 线拍摄方式，率先将外固定应用于多发伤患者。基于骨盆

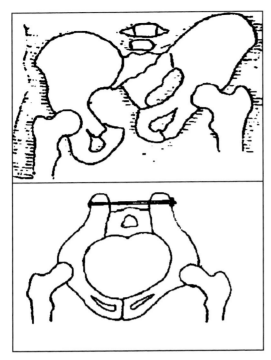

图 1-1-6　骶骨棒来治疗骶髂关节脱位

力学的研究，他研发了骨盆损伤的分类方法，后来成为 Tile 分型以及 Young-Burgess 分型的基础。另一学者蒂勒（M. Tile）继续派诺的研究工作，发表了许多骨盆损伤的论文，并撰写了《骨盆与髋臼骨折》这一经典著作。

很多骨科医师在推进内固定的同时也在考虑外固定治疗骨盆骨折的可能性，如 1973 年卡尔巴诺拉（Carabanola）发表了大样本外固定治疗骨盆骨折的肯定性经验。然而外固定的生物力学和临床的劣势随后又被重新认识，麦克布鲁姆（McBroom）和蒂勒在其之后详细分析了外固定的缺点。时至今日，经过许多外科医师的探索，内固定被确定为治疗不稳定型骨盆环损伤的主要治疗方法。

二、髋臼骨折整复技术的发展

髋臼骨折的研究历史较短，髋臼骨折的决定性诊断在 X 线发现之前是无法做到的。从希波克拉底到巴雷，很多医师描述和分类了髋关节脱位中不易复位和稳定性较差的一类患者，但未曾意识髋臼骨折是其发生的原因。1896 年以后，随着

X 线引入医疗领域，许多医师开始研究髋臼骨折。1960 年前髋臼骨折的治疗主要采用保守治疗，许多医师倾向采用髋部"人"字形绷带固定数周，其他医师则采用皮牵引或骨牵引的方式来减少髋臼碎片。这个时期韧带整复的概念在关节内骨折整复领域开始被接受。

沃恩（Vaughn）、兰博特（Lambotte）、勒里什（Leriche）分别于 1912 年、1913 年和 1915 年实施了髋臼骨折整复的开放性手术尝试。然而不论是大胆的手术方案还是稳妥的保守治疗，髋臼骨折的整复预后效果都比较差。1960 年，朱代（R. Judet）和搭档莱图内尔（E. Letournel）开始致力于提高髋臼骨折手术治疗的疗效。莱图内尔深入研究了骨盆和髋臼的解剖结构，并结合放射学标志来了解髋臼的骨折线，以此设计了新的手术入路——髂腹股沟入路和延伸的髂股入路，并建立起髋臼骨折的 Judet-Letournel 分型系统。基于他们的研究，手术治疗的预后变得明朗起来，1964 年后全球髋臼骨折的整复方法逐渐倾向于手术方案治疗。此外，莱图内尔还撰写了 3 本广受好评的著作和超过 30 篇关于髋臼骨折的论文，至今许多学者仍然继续着他的研究。

介于髋臼骨折的复杂性和整复的困难性，很多医师或坚持手术方案或坚持保守治疗。此外，随着假体材料的发展和成熟的关节置换技术的出现，很多医师产生全髋关节置换是髋臼骨折通用的解决方案这一错误观念，忽视了许多髋臼骨折常发生于青壮年这一现状。髋臼关节内整复的原则应该被严谨地执行，这也是全世界许多机构致力于骨盆环和髋臼手术方案研究的不竭动力。

骨盆区域的任何骨科手术都离不开骨盆及髋臼骨折整复方法的理论基础。毫无疑问，骨盆外科的技术还会继续发展，未来骨盆外科的手术整体趋势是微创入路、内植物的改良、电脑导航定位等。骨盆外科领域中我们目前所采用的技术和方法离不开骨科先驱者的躬身奉献和思维创新。然而医学永无止境，我辈仍需砥砺前行。

（范　霖　李国东）

参考文献

[1] Prevezas N. Evolution of pelvic and acetabular surgery from ancient to modern times [J]. Injury, 2007, 38(4): 397-409.

[2] 希波克拉底，安布鲁瓦兹·巴雷，威廉·哈维，等. 科学论文集：物理学；医学；外科学 [M]. 北京：北京理工大学出版社，2014.

[3] Judet R, Judet J, Letournel E. Fractures of the acetabulum: classification and surgical approaches for open reduction. Preliminary report[J]. Journal of Bone & Joint Surgery-american Volume, 1964, 46(8):1615-1646.

[4] 岳春瑞. 医学的历史 [M]. 长春：吉林大学出版社，2010.

[5] 杨建宇，徐江雁，郝恩恩，等. 医学史 [M]. 北京：中医古籍出版社，2006.

[6] 洛伊斯·玛格纳. 医学史 [M]. 2 版. 刘学礼，译. 上海：上海人民出版社，2009.

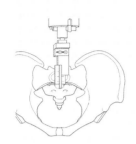

第二章
骨盆胚胎发生和发育

髋骨由髂骨、坐骨、耻骨3个区域的初级骨化中心在髋臼处逐渐骨化愈合形成，青春期时期次级骨化中心开始出现，至20~30岁完全愈合。骶骨的骨化中心在胚胎早期出现，至17~25岁完全愈合。尾骨的各个椎体在30岁左右完成退化愈合。

第一节　髋骨的发生和发育

一、髋骨主体的发生和发育

在胚胎期，胚胎分化为外、中、内3个胚层。中胚层形成髋骨和骶尾骨等骨的原基。髋骨的发生需经过胚基、前软骨、软骨、胎儿骨，最终转化成骨。胚胎第5周，在未来骨盆区域，间充质细胞增殖并聚集成致密的细胞团成为胚基。胚基形成未来的骨性成分和软组织成分。髂骨原基出现最早，发生于胚胎第6~7周，随后耻骨、坐骨原基依次出现。3个骨原基向内生长，互相融合形成髋臼。胚胎第6周，髋骨胚基的部分间充质细胞体积增大，细胞基质出现，并逐渐演化成前软骨。前软骨区细胞继续分泌基质，使细胞分离并包埋。胚胎第9周左右，前软骨逐渐分化为透明软骨。前软骨逐渐被一层致密的间充质细胞包围，形成髋骨的软骨原基，表面的间充质分化为软骨膜。软骨膜外层为纤维层，有合成胶原纤维的成纤维细胞；内层为生长层，具有分化为成软骨细胞和软骨细胞的能力。胚胎第9~10周，髂骨、耻骨、坐骨三部分软骨在髋臼处已经可以明显分辨。胚胎2~3个月，软骨发生骨化，初级骨化中心形成。髋骨具有3个初级骨化中心：①髂骨的骨化中心位于髂骨体，坐骨大切迹前方，出现在胚胎第8~9周；②耻骨的骨化中心位于耻骨上支，出现在胚胎第4~5个月；③坐骨的骨化中心位于坐骨体，出现在胚胎第4个月。3个初级骨化中心分别向周围扩展。胎儿出生时，髋骨除髋臼外还有全部髂嵴和髋骨下缘的带形区域依然是软骨成分。髋骨下缘的软骨带覆于坐骨结节，连接坐骨与耻骨，一直延续到耻骨联合面和耻骨结节。

坐骨与耻骨下支之间的软骨连接分别于5~11岁（男性）和5~8岁（女性）开始骨化，两支环抱形成闭孔。髋骨次级骨化中心包括髋臼、髂嵴、髂前下棘、坐骨结节、耻骨联合面处，在 11~39 岁出现。这些次级骨化中心在 20~30 岁与髋骨的其他部分愈合。

二、髋臼的发生和发育

对于髋臼，胚胎第 6 周，在髋臼和股骨的原基之间由密集的间充质细胞在未来关节腔的部位形成一个间隔区，密集的间充质细胞将分化为滑膜、关节囊和韧带。胚胎第 7 周，间隔区更加明显，其中部在未来髋关节间隙处开始出现一个弧形密度减低区。胚胎第 8 周，髋关节间隙开始形成，髋臼明显加深。此阶段为关节腔形成期，正常发育的神经肌肉系统对髋关节的发育至关重要。胚胎第 9~10 周，髋关节腔逐渐扩大，髋臼软骨分化为透明软骨，髋臼盂唇已初具雏形。盂唇的生长发育直接影响髋臼的深度。此期圆韧带及关节囊可明显识别。胚胎第 11 周，髋关节间隙已完全形成，故外力可使股骨头从髋臼中脱出。髂骨、耻骨、坐骨 3 个初级骨化中心扩展时，在髋臼处三骨之间的软骨形似字母 Y，故称为 Y 形软骨。Y 形软骨在出生时依旧保持为软骨形态，到青春期才开始骨化。

骨化发生时，Y 形软骨的三支均出现一个次级骨化中心，又可称为髋臼小骨。Y 形软骨前上支在 14~16 岁时形成次级骨化中心，使髂耻两骨愈合，随后髂坐骨、耻坐骨两骨分别愈合。Y 形软骨的次级骨化中心位于每支纵轴的中央区，其两侧为骺板，即双极性骺板。髋臼还有一个半球形骺板，位于髋臼内表面的软骨内。它与 Y 形软骨的骺板共同生长，逐步扩展加深髋臼。髋臼的各种径向生长是由 Y 形软骨的骺板、髋臼内表面的半球形骺板和髋臼周围膜性骨共同作用的结果。股骨头的运动和压力反复产生的模造作用使得髋臼加深并维持环形状态。男性在 16~17 岁、女性在 13~17 岁髂骨、耻骨和坐骨三骨在髋臼处愈合。Y 形软骨骨化完成是髋臼发育结束的标志。

三、髋关节稳定性的影响因素

髋关节维持稳定有三大解剖因素：①髋臼直径、深度和股骨头比例；②髋臼深度与圆韧带长度的比例；③髋关节周围肌肉和韧带的状况。

髋臼直径和髋臼深度这两个参数可以衡量髋臼的发育情况，此外还可计算臼深指数（髋臼深度 / 髋臼直径 ×100）。髋臼最初可认为是股骨头近端在髋骨原基上的一个压迹，只占圆弧的 70°~80°。胚胎第 8~9 周，关节腔形成时达到 180° 圆弧。随后髋臼深度由深变浅，出生时最浅，出生后髋臼又逐渐加深。吴守义等测量了 169 例胎儿、小儿臼深指数，胎儿 4 个月为 67.8，6 个月为 56.9，8 个月为 53.1，出生时为 46，生后 5 个月为 50.5，3 岁为 55.5。中国医科大学附属第二医院也测量了 176 例胎儿双侧髋臼的臼深指数，胚胎 4~9 个月分别为 59、52、48.8、49.5、46.3、43.1，出生时为 44.1。除遗传因素外，有很多因素可以影响髋臼发育，如羊水过少、胎位不正、体位不良等。

圆韧带在发育过程中长度生长速度快于髋臼直径、深度和股骨头的生长速率，因此出生时圆韧带相对过长。

综上，髋臼变浅和圆韧带相对过长是胚胎发育过程中髋关节活动度增大的解剖基础。

而分娩时，为了帮助胎儿通过产道，母体分泌大量雌激素会使关节、韧带极度松弛。上述的两种解剖基础加上激素刺激，此期对髋关节脱位的各种因素十分敏感，如果施加影响，就有可能发生脱位。一旦发生脱位后缺少股骨头的作用，髋臼会逐渐变浅并被软组织填塞。

第二节　骶尾骨的发生和发育

一、骶骨的发生和发育

中轴骨由水平分节的中胚层（又称体节）发育而来。体节的中央部分形成一名为肌节腔的腔隙，肌节腔的腹内侧细胞分化成生骨节，在胚胎第 4 周前，肌节腔分化的生骨节形成节段样排列，生骨节进一步分化为骨结构。生骨节细胞围绕脊索和神经管形成间充质脊椎。稍后，生骨节间隙出现，将生骨节的致密组织分成头、尾两部分，称为次生骨节。尾端次生骨节和下一节段头端次生骨节是形成未来椎体的原基。生骨节细胞向周围发展，形成神经弓、肋骨和侧突的间充质原基。生骨节头端非致密区形成背间膜和腹间膜，膜状结构与腹侧的神经突或肋骨突相连。节间隙间隔开的间充质和生骨节的非致密区一同形成膜性脊椎，即脊柱原基。从胚胎第 5 周开始，膜性脊椎内的间充质细胞增殖，形成软骨组织，椎体处出现两个软骨化中心。胚胎第 6 周，软骨化椎弓形成。胚胎第 8 周，椎体的两个软骨化中心相互融合，形成软骨性椎体、肋突和棘突，软骨性脊椎发育完成。胚胎第 9 周，骨膜血管进入椎体。胚胎第 15 周，血管进入处发生骨化，形成骨化中心。

每个骶椎的骨化中心包括软骨性椎体中部的原发性骨化中心、椎体上下两骺板、两侧椎弓，S1~S3 还包括骶前孔外侧的骨化中心。S1~S2 椎体中部的骨化中心大约出现于第 9 周，S4~S5 分别在约第 6 个月和第 8 个月出现。两侧椎弓的骨化中心出现在胚胎第 10~20 周；两侧肋突出现在胚胎第 6~8 个月。上位椎体在 5~6 岁完成愈合，而下位椎体在约 2 岁时愈合。两侧椎弓在 7~17 岁时愈合。每个骶椎之间的椎间盘在 17~25 岁时相继骨化，使 5 个骶椎融合成 1 块骶骨。

二、尾骨的发生和发育

一般每个尾椎只有一个初级骨化中心，有时第一尾椎可出现两个初级骨化中心。尾骨的骨化过程为自上而下，第一尾椎首先骨化，其余的尾椎分别在 5~10 岁相继出现骨化，约在 30 岁尾椎才完整愈合成一块尾骨。第一尾椎留有由退化的横突和上关节突及椎弓根形成的角，其他几节尾椎仅是退化的椎体。

（范鹜元　李国东）

参考文献

[1] 毛宾尧, 庞清江. 髋关节外科学 [M].2 版. 北京: 人民卫生出版社, 2013:3-17.

[2] 董天华, 卢世璧, 吉士俊, 等. 髋关节外科学 [M]. 河南: 郑州大学出版社, 2005:9-19.

[3] 朱立国, 李金学. 脊柱骨伤科学 [M]. 北京: 人民卫生出版社, 2015:33-35.

[4] 吴守义, 陈振海.169 例胎儿和小儿髋关节形态学观察 [J]. 中华小儿外科杂志, 1983, 4:131.

[5] 殷玉明, 王云钊. 胎儿髋关节骨发育及其 X 线组织学对照研究 [J]. 创伤骨科学报, 1991, 1:18.

[6] Ralis Z, McKibbin B. Changes in shape of the human hip joint during its development and their relation to its stability[J]. J Bone Joint Surg Br, 1973, 55(4): 780-785.

[7] Lee M C, Eberson C P. Growth and development of the child's hip[J]. Orthop Clin North Am, 2006, 37(2): 119-132.

[8] Eich G F, Babyn P, Giedion A. Pediatric pelvis: radiographic appearance in various congenital disorders[J]. Radiographics, 1992, 12(3): 467-484.

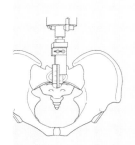

第三章
骨盆的外科解剖

骨盆是连接躯干和下肢的重要结构，由两侧髋骨、骶骨、尾骨以及骨连结构成。骨盆借界线分为大骨盆和小骨盆两部分。界线呈环形，由岬及其两侧的骶骨、弓状线、耻骨梳和耻骨嵴以及耻骨联合上缘构成。骨盆组成骨及附着其表面的肌肉、筋膜、韧带共同组成骨盆壁，具有包容和保护腹腔脏器、盆腔脏器的重要功能。骨盆壁与大血管、神经干关系密切，因此骨盆骨折多伴发出血、脏器及神经损伤。

第一节　骨盆的构成

大骨盆位于界线的前上方，较宽大；小骨盆位于界线的后下方。小骨盆具有上、下两口：骨盆上口由界线围成；骨盆下口高低不齐，由尾骨尖、骶结节韧带、坐骨结节、耻骨下支和耻骨联合下缘围成。两侧坐骨支与耻骨下支连成耻骨弓。骨盆腔是一个前壁短，侧壁及后壁较长的弯曲的骨性管道，是胎儿娩出的必经之路。骶骨、人尾骨借软骨连结，允许尾骨稍向后下方移动，以增大骨盆下口的直径（图 1-3-1）。

一、髋骨

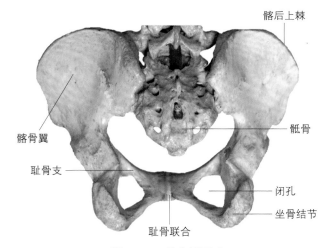

图 1-3-1　骨盆后面观

髋骨为一扭转的不规则扁骨，上份扁阔；中份狭窄肥厚，并有朝向下外方的深窝，称髋臼；下份有一大孔，称闭孔。髋骨由髂骨、耻骨和坐骨组成，16 岁以前三骨由软骨连接，成年以后软骨骨化形成一块完整的髋骨（图 1-3-2、图 1-3-3）。

1. **髂骨**　居髋骨上部，分髂骨体和髂骨翼两部分。髂骨体构成髋臼的上 2/5。髂骨上部宽阔部分称髂骨翼。翼的上缘肥厚成弓形称为髂

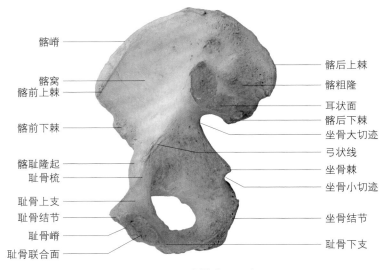

图 1-3-2 髋骨（正面）

髂嵴
髂窝
髂前上棘
髂前下棘
髂耻隆起
耻骨梳
耻骨上支
耻骨结节
耻骨嵴
耻骨联合面

髂后上棘
髂粗隆
耳状面
髂后下棘
坐骨大切迹
弓状线
坐骨棘
坐骨小切迹
坐骨结节
耻骨下支

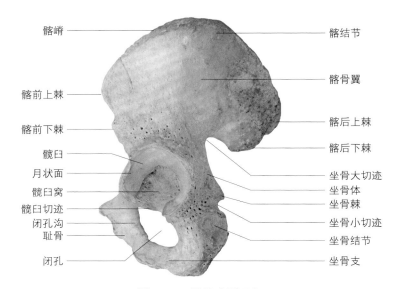

图 1-3-3 髋骨（侧面）

髂嵴
髂前上棘
髂前下棘
髋臼
月状面
髋臼窝
髋臼切迹
闭孔沟
耻骨
闭孔

髂结节
髂骨翼
髂后上棘
髂后下棘
坐骨大切迹
坐骨体
坐骨棘
坐骨小切迹
坐骨结节
坐骨支

嵴，嵴的前端有突出的髂前上棘，后端有髂后上棘。髂骨翼的内面凹陷，称为髂窝，窝下界的骨嵴称弓状线。此线向上延至耳状面与骶骨相关节。髂骨翼的外面称臀面，为臀肌的附着处。翼的后极构成较大的弯曲，同坐骨棘围成坐骨大切迹。

2. 耻骨 构成髋骨的前下部，分耻骨体、上支和下支三部分。耻骨体组成髋臼的前下 1/5，与髂骨体相结合处的上面有一隆起，称为髂耻隆起。由体向前内伸出耻骨上支，上支的上面有一较锐的骨嵴，称耻骨梳，向前方止于隆起的耻骨结节。上支末端急转向下，成为耻骨下支。上、下支相互移行处内侧的椭圆形糙面称耻骨联合面。两侧耻骨联合面借软骨相接，构成耻骨联合。

3. 坐骨 构成髋骨的下部，分坐骨体和坐骨支两部分。坐骨体组成髋臼的后下 2/5，后缘有突起的坐骨棘。坐骨棘下方为坐骨小切迹，小切迹下方为肥厚粗糙的坐骨结节，是坐骨最低处，可在体表扪及。坐骨支是从坐骨结节向前上方伸出的骨板，其末端与耻骨下支结合，耻骨下支与坐骨支结合后，两骨共同围成闭孔。

二、骶骨

骶骨由 5 块骶椎融合而成，外形呈三角形。底朝上，中间部分借纤维软骨与 L5 相连结。尖朝下，与尾骨相接。骶骨前面光滑凹陷，其上缘中份隆凸，称岬。其中份有 4 条并列的横线，是各骶体融合后的痕迹。横线网端有四对骶前孔。骶骨后面粗糙隆起，正中突起的为正中嵴，嵴的两侧有四对骶后孔。骶骨内有骶管，它是椎管的骶段。骶前、后孔均与骶管相通。分别有骶神经的前、后支通过。骶管的上口与椎管续连，下口呈三角形，称骶管裂孔，骶管裂孔两侧有向下方突出的骶角。会阴部手术做骶管麻醉时应摸认此骨性标志。骶骨的外侧缘上宽下窄，上部的耳状面与髋骨的耳状面相关节。耳状面后方的骨面凹凸不平，称骶粗隆（图 1-3-4、图 1-3-5）。有时骶骨由 4 块骶椎构成，即 S1 变成 L6，临床称之为骶椎腰化；或者 L5 与骶骨愈合，临床称之为腰椎骶化，这也是造成腰痛的原因之一。

三、尾骨

尾骨是由 4 块尾椎融合而成的，人类的尾椎已趋退化，结构较简单，其底接骶骨，尾骨尖游离（图 1-3-4、图 1-3-5）。

L5 椎体最大，前厚后薄，下面与骶骨相接，椎弓根扁平而宽广。由于椎弓板凸向椎孔，使椎孔变小，下关节突与骶骨上关节突相关节。棘突为腰椎中最小的。横突短粗，倾斜度较大。

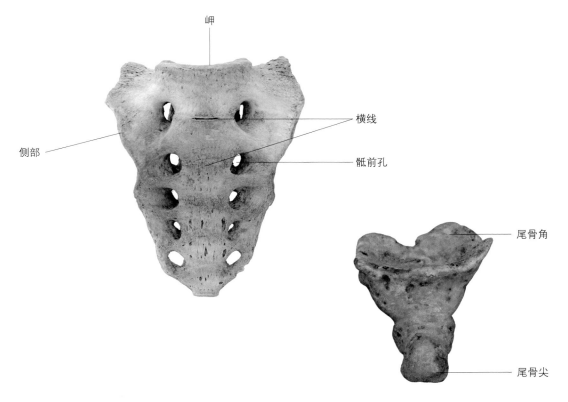

图 1-3-4　骶骨、尾骨

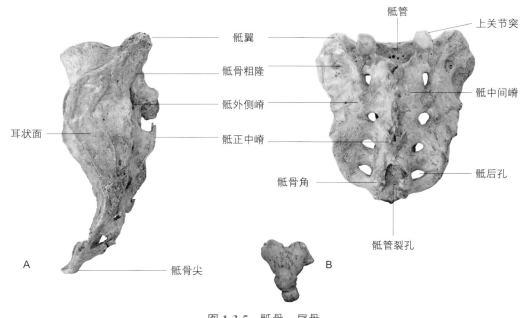

图 1-3-5 骶骨、尾骨
A. 侧面；B. 后面

第二节 骨盆的软组织

一、肌肉和筋膜

1. 盆壁肌 包括闭孔内肌和梨状肌。

（1）闭孔内肌：起自闭孔膜内面及其周围骨面，肌束向后集中成为肌腱，绕过坐骨小切迹即穿过坐骨小孔出骨盆至臀部，越过髋关节后方，止于股骨大转子窝，其作用是使髋关节旋外。

（2）梨状肌：起自盆内 S2~S4 前面，分布于小骨盆内面，肌束经坐骨大孔出盆至臀部，止于股骨大转子，其作用是使髋关节旋外。此肌因急、慢性损伤，或解剖变异，易发生损伤性炎性改变，刺激或压迫神经，而产生腰腿痛，称为梨状肌综合征。

2. 盆底肌 主要由肛提肌和尾骨肌构成。

（1）肛提肌：为一对宽薄的肌，左右联合成漏斗状。它起自耻骨、坐骨棘及肛提肌腱弓，肌纤维向后下内行走止于直肠壁及会阴中心腱至尾骨尖的中线上。该肌主要由耻骨尾骨肌、髂骨尾骨肌两部分组成（图 1-3-6）。

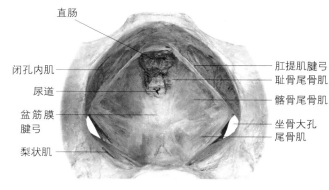

图 1-3-6 盆壁肌

左右耻骨尾骨肌在直肠后面联合形成"U"形襻，此部分称耻骨直肠肌，它绕过肛管直肠交界处，此肌收缩使直肠后壁接近前壁，维持直肠会阴曲。当排便时，耻骨直肠肌松弛，会阴曲消失，利于排便。

（2）尾骨肌：为一对退化的肌肉，覆于骶棘韧带的上面。起于坐骨棘，止于骶、尾骨侧缘。

3. 盆筋膜 是腹内筋膜的延续。小骨盆壁和盆内脏器均为盆筋膜所覆盖，分别称为盆筋膜壁层和脏层。

（1）盆筋膜壁层：盆壁筋膜随其被覆的部位不同面给以不同的名称。如被覆于闭孔内肌表面的部分，称为闭孔内肌筋膜，该筋膜在耻骨后面与坐骨棘之间增厚形成肛提肌腱弓；覆盖在梨状肌表面的部分称为盆膈上筋膜；被覆在骶骨前方、骶前静脉丛表面的部分称为骶前筋膜。在临床上做直肠切除术分离直肠后方时，应注意勿损伤骶前筋膜，以免损伤骶前静脉丛，产生难以控制的出血。

（2）盆筋膜脏层：在脏器表面包绕脏器成为与其所被覆脏器形状相同的囊或管。包绕在具有很大扩张性的脏器表面的筋膜很薄；而包绕脏器根部起固定作用的筋膜则较厚，有的形成韧带，如耻骨前列腺韧带或耻骨膀胱韧带就是由增厚的筋膜脏层移行于壁层形成。有的筋膜在相邻两脏器间形成筋膜隔，如在男性直肠与前列腺、精囊腺及输精管壶腹之间的额状结缔组织隔，称直肠膀胱隔；女性在阴道前壁与尿道间的结缔组织隔，称尿道阴道隔。盆筋膜在血管和神经通过处，不但构成一些能通过的开口，而且与之相融合，这点对盆腔脓肿沿血管和神经扩散有很大的临床意义。

（3）盆筋膜间隙：盆筋膜在盆腔内构成许多间隙，较重要的间隙包括以下3种。

1）耻骨后间隙（膀胱前间隙）：位于耻骨联合和膀胱之间。两侧和下界是盆膈和耻骨前列腺韧带（女性为耻骨膀胱韧带）。间隙内充以脂肪及疏松结缔组织，并与腹前壁的腹膜外组织间隙相通。此间隙的后界为包绕输尿管和供应膀胱的血管神经鞘。当耻骨骨折时，此间隙内可发生血肿。若膀胱前壁或尿道前列腺部损伤，尿液可渗入此间隙，当此间隙有积液需做引流时，可经腹壁做耻骨上正中切口到达此间隙。

2）骨盆直肠间隙：位于腹膜与盆膈之间，后方为直肠及"直肠蒂"（为直肠下动脉、静脉及其周围的疏松结缔组织被以筋膜而成）。在男性前方有膀胱、前列腺；在女性有子宫和阔韧带，间隙内充满结缔组织，容积较大。若发生胀肿，不及时引流，可穿入直肠、膀胱或阴道；也可穿破肛提肌，进入坐骨直肠窝。

3）直肠后间隙：位于直肠与骶骨之间，其前方以"直肠蒂"为界，下方为盆膈，上方与腹膜后间隙相通。故此间隙如发生感染，可向腹膜后间隙扩散。

二、骨盆的血管

（一）骨盆的动脉

盆部的动脉（图1-3-7）主干是髂内动脉，

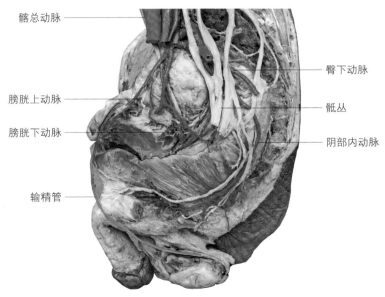

图 1-3-7　骨盆的动脉

其分支变异很多。髂内动脉在坐骨大孔（或梨状肌）上缘先分成前、后两干。后干均为壁支，前干除分出壁支外，还有供应盆内脏器及外生殖器的脏支。

1. 后干　较短，分支有髂腰动脉、骶外侧动脉和臀上动脉。

（1）髂腰动脉：该动脉从后干发出后，朝外上方行走，经闭孔神经与腰骶干之间，穿行于腰大肌内侧缘至该肌深面分支。分支供应腰方肌、髂腰肌、髋骨和脊髓等。

（2）骶外侧动脉：从髂内动脉后干发出后，沿骶骨盆面经骶前孔的内侧下降，分布于梨状肌、肛提肌、臀肌和脊髓等。

（3）臀上动脉：是从后干发出的最大分支。该动脉经腰骶干与第一骶神经之间，穿梨状肌上孔进入臀部。臀上动脉分浅、深两支：浅支分布至臀大肌；深支伴臀上神经走行于臀中、小肌之间，分布至臀中肌和臀小肌。

2. 前干　在骶丛及梨状肌前方向梨状肌下缘发出若干分支。

（1）脐动脉：发自髂内动脉前干，走向下内方，其内侧段闭锁延续为脐内侧韧带，其近段发出数条小支，称膀胱上动脉，分布于膀胱尖和膀胱体。

（2）闭孔动脉：该动脉从髂内动脉前干发出后，沿骨盆侧壁向前下方行走，在行进中与闭孔神经伴行，穿闭膜管出盆腔，至股内侧部。分支营养内收肌群、孖肌、股方肌和髋关节等。闭孔动脉在穿闭膜管之前可发出一耻骨支，该分支行经股环外侧紧贴在隔窝韧带的上方或后方，可与腹壁下动脉的闭孔支吻合，形成异常的闭孔动脉。故做股疝手术时，应注意避免损伤该动脉。

（3）膀胱下动脉：在闭孔动脉下方发自髂内动脉前干。分支分布于膀胱底、精囊腺、前列腺和输尿管下段，在女性有分支至阴道壁。

（4）直肠下动脉：分支细小，主要分布于直肠下部，在男性发出分支至精囊腺和前列腺，在女性则有分支至阴道（图 1-3-8）。

（5）子宫动脉：该动脉从前干发出后，沿盆侧壁向内下方行走，进入子宫阔韧带两层之间，跨过输尿管的前上方，近子宫颈处发出阴道支分布于阴道，其本干沿子宫侧缘向上行至子宫底，分支分布于子宫、输卵管和卵巢，并与卵巢动脉吻合。

（6）阴部内动脉：从前干发出后，朝向后下方沿臀下动脉的前方下降，穿梨状肌下孔出盆腔，又经坐骨小孔入坐骨直肠窝。经阴部管时与阴部神经及同名静脉伴行，在坐骨直肠窝的侧壁发分支至肛门、会阴和外生殖器。

（7）臀下动脉：是从前干发出的最大分支。

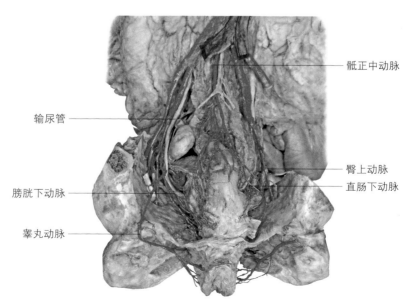

骶正中动脉

输尿管

臀上动脉

直肠下动脉

膀胱下动脉

睾丸动脉

图 1-3-8　盆腔内动脉

沿梨状肌下方和坐骨神经内侧下行，该分支除了发分支供应臀大肌外，还发分支与股深动脉的旋股内侧动脉、旋股外侧动脉及股深动脉的第一穿动脉构成"十"字吻合。

（8）盆部的动脉除髂内动脉各分支外，尚有来自腹主动脉末端的骶中动脉、肠系膜下动脉的终末支——直肠上动脉，以及来自腹主动脉的精索内动脉，女性为卵巢动脉。

（二）骨盆的静脉

盆部静脉在坐骨大孔的稍上方汇合成髂内静脉。该静脉是一个较短的静脉干，伴随同名动脉的后内侧上行至骶髂关节的前面与髂外静脉汇合成髂总静脉。髂内静脉的属支分为壁支和脏支。

1. 壁支　包括臀上静脉、臀下静脉、骶外侧静脉和骶正中静脉，主要收集同名动脉分布区的静脉血。

（1）臀上静脉：起于臀部。位于臀中肌和臀小肌之间并与同名动脉伴行，至梨状肌上孔处合成一干，终于髂内静脉。

（2）臀下静脉：起于臀区下部。位于臀中肌和臀大肌之间并与同名动脉伴行，在梨状肌下孔附近或进入盆腔合成一干，汇入髂内静脉。

（3）骶外侧静脉：位于骶丛前方由骶前支和骶后支等汇合而成。该静脉伴行于同名动脉，斜向外上方汇入髂内静脉。在骨盆骨折时，该静脉是较容易出血的血管之一。

（4）骶正中静脉：以两支者多见，粗细不等。该静脉从尾骨盆面正中起始上行，至第一对骶前孔处，左右两支合为一干，汇入髂内静脉或髂总静脉。

2. 脏支　盆部静脉脏支大多在内脏周围形成静脉丛。包括膀胱静脉丛、子宫阴道静脉丛、阴部内静脉丛和直肠静脉丛。各静脉丛间互相交通，但丛内缺乏静脉瓣。

（1）膀胱静脉丛：在男性，该丛常位于膀胱下部的周围和前列腺两侧及后面。它是盆部最发达的一个静脉丛。该丛与子宫阴道丛、直肠静脉丛相连，还可与阴部内静脉、臀上和臀下静脉、输精管静脉、闭孔静脉吻合。经逐级合并后形成膀胱静脉注入髂内静脉。膀胱静脉丛在男性主要收集膀胱、前列腺、精囊及输精管等处的静脉血。在女性主要收集膀胱、尿道及阴道下部的静脉血。

（2）子宫阴道静脉丛：该丛主要位于子宫颈两侧以下及阴道周围，与子宫圆韧带静脉、子宫阔韧带静脉、卵巢静脉及膀胱静脉丛、直肠静脉丛相连。子宫阴道静脉丛汇合成 3~4 条子宫静脉后注入髂内静脉。

（3）阴部内静脉丛：该丛位于耻骨弓韧带和耻骨联合下部的后方。男性在前列腺膀胱的前壁，女性在膀胱前壁和尿道的前方。该丛主要收集膀胱前壁、前列腺等处的静脉血，最后汇合成一条阴部内静脉注入髂内静脉。

（4）直肠静脉丛：位于直肠周围，遍及直肠壁的内外及其全长。根据部位常把直肠静脉丛分成上、下两部，即直肠的上静脉丛和直肠下静脉丛。根据组织结构和功能不同分为两部分，位于齿状线以上直肠黏膜下层的静脉丛称为痔内丛（直肠内丛）；位于直肠肌层以外的称为痔外丛（直肠外丛），此丛在肛管周围尤为发达。痔内丛常由数条静脉向上穿过直肠肌层汇成直肠上静脉注入肠系膜上静脉，然后流回门静脉系统。痔内丛是内痔好发的部位，痔外丛主要包括齿状线以下、肛管内面和直肠肌层以外的静脉丛。痔外丛经汇合成一部分形成直肠下静脉汇入髂内静脉，最后终于下腔静脉系；另一部分形成肛门静脉注入阴部内静脉，最后终于下腔静脉系。

（三）盆部的淋巴管和淋巴结

盆部的淋巴结依据其部位可分为盆壁淋巴结和盆腔脏器淋巴结，盆部的淋巴液分别流入各自淋巴结。

1. 盆壁淋巴结　主要包括髂外淋巴结、髂内淋巴结、髂总淋巴结和骶淋巴结。

（1）髂外淋巴结：位于髂外动脉周围，并沿髂外动脉排列，主要收纳腹股沟淋巴结的输出管，腹前壁下部的深淋巴结，以及膀胱、尿道、前列腺、子宫颈、阴道上部、阴茎（蒂）的淋巴结。髂外淋巴结的输出管注入髂总淋巴结。

（2）髂内淋巴结：位于小骨盆侧壁，沿髂内动脉及其分支排列。该淋巴结主要收纳大部分盆壁、盆腔脏器、会阴、大腿后面及臀部深淋巴管。

（3）髂总淋巴结：位于髂总动脉的周围，主要收纳来自髂外淋巴结、髂内淋巴结、骶淋巴结的淋巴管，同时还收纳来自膀胱、前列腺、子宫和阴道的淋巴。

（4）骶淋巴结：位于骶骨盆面，沿骶正中动脉排列。该淋巴结收纳骨盆后壁以及直肠、前列腺和精囊等处的部分淋巴结，髂淋巴结输出管主要注入髂总淋巴结。

2. **盆部内脏淋巴结**　位于盆腔脏器的周围，沿髂内动脉及其脏支的周围排列。

（1）膀胱淋巴结：位于膀胱的前面及外侧面，沿膀胱动脉排列，注入髂内淋巴结。

（2）子宫淋巴结：位于子宫颈的两侧。子宫的淋巴结回流比较广泛，子宫颈和子宫体下部的淋巴结向两侧注入髂内淋巴结和髂外淋巴结，小部分注入骶淋巴结。子宫底和子宫体上部的淋巴管伴卵巢血管行走，与来自输卵管、卵巢的淋巴管汇合，经卵巢悬韧带向上注入腰淋巴结，小部分淋巴结可注入腹股沟浅淋巴结。

（3）直肠淋巴结：位于直肠周围的疏松结缔组织内，该淋巴结分上、下两群即直肠上淋巴结和直肠下淋巴结。直肠上淋巴结分布于直肠上动脉分叉处及其左右两支的周围，主要接受齿状线以上的大部分淋巴管。输出管终于肠系膜下淋巴结。直肠下淋巴结位于直肠肛门部后外方，收集齿状线以上小部分的淋巴管，输出管注入髂内淋巴结，另有部分淋巴管先沿肛门血管排列，然后沿阴部内动脉行径注入髂内淋巴结。

（四）盆部的神经

包括骶丛、腰丛的分支闭孔神经以及盆部的自主神经。

1. **骶丛**　是人体最大的神经丛，位于骨盆后壁、盆筋膜后面、梨状肌的前方。由 L4 神经前支一部分与 L5 神经前支合成腰骶干，腰骶干再与 S1~S5 神经前支和尾神经的前支在梨状肌前方合成。骶丛略呈三角形，尖向坐骨大孔下部集中形成两条终末支——坐骨神经及阴部神经，它们穿出孔后支配会阴及下肢。由骶丛发出的分支包括由骶丛根发出、由骶丛盆面发出和由骶丛向背面发出。

（1）由骶丛根发出的分支

1）肌支：到梨状肌、肛提肌入尾骨肌。

2）盆内脏神经：由 S2~S4 神经前支出来的副交感纤维加入盆丛，支配盆腔脏器。

（2）由骶丛盆面发出的分支

1）闭孔内肌神经：在坐骨神经与阴部神经之间经梨状肌下孔出盆。

2）股方肌神经：先行于坐骨神经的盆面，然后随坐骨神经出盆。

（3）由骶丛向背面发出的分支

1）臀上神经：从梨状肌上孔出盆后支配臀中肌、臀小肌和阔筋膜张肌。

2）臀下神经：从梨状肌下孔出盆，主要支配臀大肌。

3）股后皮神经：与臀下神经共同经坐骨神经后方出盆，主要支配股后区皮肤和臀区皮肤。

骶丛由于位置较深，损伤机会较少，但脊髓及马尾的病变、骨盆骨折、骶髂关节脱位、骨盆肿瘤等因素可引起骶丛损伤。

2. **闭孔神经**　盆部躯体神经除骶丛、尾丛外，还有来自腰丛的闭孔神经。该神经起自 L2~L4 神经的前支，自腰大肌内侧缘下行入盆，沿盆侧壁在闭孔血管的上方向前，穿闭膜管至股部，支配股内收肌群及肌内侧的皮肤。闭孔神经可因脊髓和腰丛的病变、盆腔肿瘤等原因而损伤，该神经损伤可引起股内收肌群瘫痪、大腿不能内收、外旋无力等症状。

3. **自主神经**

（1）盆部交感神经：主要源自盆部交感干和分丛，又称下腹下丛（图 1-3-9）。

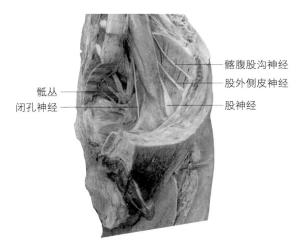

髂腹股沟神经
股外侧皮神经
股神经
骶丛
闭孔神经

图 1-3-9 骨盆神经

盆部交感干位于骶前孔的内侧，每侧有 3~4 个骶交感神经节。左右交感干在尾椎前方相互汇合终于奇神经节。骶交感神经节的节后纤维加入盆丛，伴随髂内动脉的分支形成许多小丛，分布至盆腔脏器。

腹主动脉末端及其分叉处的上腹下丛进入盆内，再分成两组沿髂内动脉下降，加入盆丛。

（2）盆部的副交感神经：中枢位于脊髓的 S2~S4 骶节内，发出的节前纤维伴随相应的骶神经出骶前孔，然后离开骶神经构成盆内脏神经。盆内脏神经也加入盆丛，并伴随该丛的交感神经到达盆腔脏器，在器官壁内交换神经元，节后纤维支配直肠、膀胱及生殖器官，部分骶部副交感纤维返回向上加入腹主动脉丛，分布到乙状结肠和降结肠。

左、右盆丛位于盆腔脏器侧与盆壁之间，它接受上腹下丛来的纤维，还接受交感干骶神经节的节后纤维及副交感的盆内脏神经的节前纤维。此丛发出的纤维与髂内动脉分支伴行，分布于盆腔脏器。由于盆丛位于直肠两侧，在直肠癌切除术时要防止盆丛的损伤，以免造成尿潴留和阳痿。

第三节 骨盆的关节

一、骶髂关节

骶髂关节由骶骨耳状面与髋骨的耳状面构成。关节面粗糙不平，但彼此嵌合非常紧密。关节面表面被覆一层关节软骨，浅层为纤维软骨，深层为透明软骨，出生后大多演变为纤维软骨。

（一）关节囊

紧张附着于关节面的周缘。囊的前后方都有韧带加强，尤其以后方的骶髂骨间韧带最为强大。关节腔狭小，呈裂隙状，此关节主要适应下肢支持体重的作用，因此运动度极小。

（二）骶髂关节的韧带

位于骶髂关节周围的韧带相当坚韧，包括骶髂前韧带、骶髂后韧带和骶髂骨间韧带（图 1-3-10）。

1. 骶髂前（或腹侧）韧带 薄而宽，被覆于骶髂关节囊前方，连接于骶骨骨盆面的侧缘与髂骨翼之间。

2. 骶髂后（或背侧）韧带 位于骶髂骨间韧带后方。该韧带可分为两部分，即骶髂后短韧带和骶髂后长韧带。骶髂后短韧带起自髂骨粗隆、髂骨耳状面后部和髂后下棘，斜向内下方止于骶外侧嵴和骶关节嵴；骶髂后长韧带起自髂后上棘，向下分为内外两束，内侧束止于 S2~S4 骶关节棘，外侧束与骶结节韧带相连并附着于坐骨结节。

3. 骶髂骨间韧带 很坚韧，连于耳状关节面后方的髂骨粗隆与骶骨粗隆之间，被骶髂后韧带覆盖。该韧带由纵横交错的短纤维构成，填充于关节囊的后方和上方。

4. 骶髂关节的运动 可做轻微的上、下、前、后运动。在前、后运动时，可伴随关节做旋转运动。

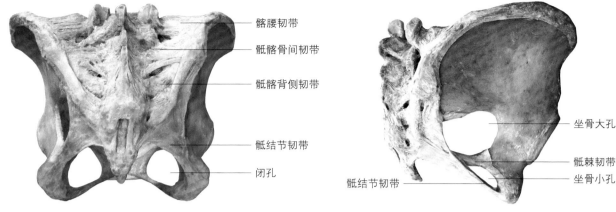

图 1-3-10　骨盆韧带

（三）与骶髂关节有关的其他韧带

1. **骶棘韧带**　呈三角形，位于骶结节韧带的前方，起自骶骨和尾骨的外侧缘，向外方与骶结节韧带交叉后，止于坐骨棘。

2. **骶结节韧带**　厚而坚韧，位于骨盆的后下方。起自骶骨与尾骨的背外侧缘等处，然后斜向下方，经骶棘韧带的后方，止于坐骨结节内侧缘。在止点处有一部分纤维呈钩状，延伸至坐骨下支，称为镰突。

骶棘韧带和骶结节韧带与坐骨大、小切迹之间，围成坐骨大孔和坐骨小孔。坐骨大孔有梨状肌、臀上血管、臀下血管、臀上神经、臀下神经、坐骨神经和股后皮神经通过。坐骨小孔有闭孔内肌腱、阴部内血管及阴部神经等通过。

3. **髂腰韧带**　位于骶髂关节上方的一束三角形韧带。起自 L5 横突前面及其尖部的后面，止于髂嵴。

二、耻骨联合

耻骨联合由两侧耻骨联合面连接而成。耻骨联合面较粗糙，被一层透明软骨所覆盖，两侧透明软骨之间借纤维软骨性的耻骨间盘相互连接。耻骨间盘前厚后薄，女性厚于男性。在耻骨间盘内有一矢状位的裂隙，称为耻骨联合腔。此腔往往出现在 10 岁以后，女性大于男性，孕妇和经产妇尤为明显。在耻骨联合上方有耻骨上韧带加强，耻骨联合下方有连结两侧耻骨下支的耻骨弓状韧带加强。耻骨上韧带和耻骨弓状韧带对加固耻骨联合和维持骨盆两侧的约束弓起到了重要的作用（图 1-3-11）。

在孕妇妊娠后期和分娩过程中，由于激素影响和作用，可使韧带和软骨变松，耻骨联合腔扩大，从而出现耻骨下角增大，骨盆下口变宽，有利于胎儿娩出。

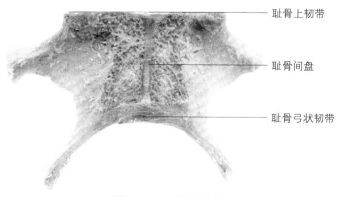

图 1-3-11　耻骨联合

（高秋明　李国东　杨向群）

参考文献

[1] 柏树令，应大君．系统解剖学 [M].8 版．北京：人民卫生出版社，2013.

[2] 刘树伟，李瑞锡．局部解剖学 [M].8 版．北京：人民卫生出版社，2013.

[3] 张奉琪，潘进社，张英泽，等．骨盆骨折血管损伤的解剖学基础 [J]．中国临床解剖学杂志，2004, (02): 116-119.

[4] 李亚洲，潘进社，彭阿钦，等．骨盆后环骨折神经损伤的临床解剖学研究 [J]．中国临床解剖学杂志，2004, (02): 121-324.

[5] 宋宇宏，徐达传，黄美贤，等．骶丛的血供分布特点及临床意义 [J]．中国临床解剖学杂志，2008, (03): 271-273.

[6] 徐松，贾蕾，江超，等．骶结节韧带和骶棘韧带的解剖学测量及其意义 [J]．中国临床解剖学杂志，2011, (01): 39-41.

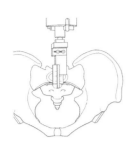

第四章
骨盆生物力学

近年来随着计算机技术的发展，以及有限元法在骨肌生物力学研究中的引入，骨盆的生物力学研究取得了重要的成果。现已认识到，重力载荷由骶骨通过骶髂关节传递至髂骨，再由承重弓向下传递，即骨盆是躯干与下肢连接的纽带，其最重要的力学特征是稳定。故骨盆的生物力学研究对临床中骨盆骨折的救治及骨盆区域骨肿瘤切除后的骨盆重建具有十分重要的意义。

第一节　骨盆生物力学概述

骨盆位于躯干的最底端，承接脊柱与下肢，在传导人体载荷和维持正常姿势上起到重要作用。然而，临床上由车祸等各类事故造成的骨盆骨折，以及骨盆区域骨肿瘤的外科切除都会破坏骨盆的完整性和稳定性。因此理解骨盆的生物力学特性，对于科学合理救治骨盆缺损，重建骨盆的力学结构及恢复其原始功能具有重要意义。

骨盆环是由各韧带将髋骨和骶骨连接而成，以髋臼为界，可将骨盆环分为前、后两部分。前环结构是耻骨联合和耻骨支，对骨盆的稳定作用约占 40%，后环结构主要由骶髂关节及相关韧带构成，其稳定作用占 60%。骨盆承接和传导载荷是通过两个承重主弓实现的（图 1-4-1）。站立位时，重力通过腰椎向下传递至骶骨，再等量传递至两侧骶髂关节、髂骨、髋臼及股骨，形成骶股弓；坐位时，重力经骶骨、骶髂关节向下传递至

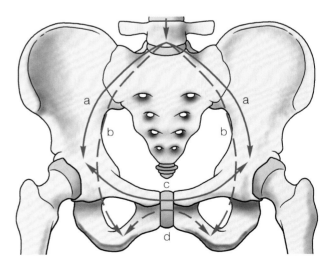

图 1-4-1　骨盆的承重主弓与副弓

a. 骶股弓：双足站立位时，重力通过腰椎向下传递至骶骨，再等量传递至两侧骶髂关节、髂骨、髋臼及股骨，形成骶股弓；b. 骶坐弓：坐位时，重力经骶骨、骶髂关节向下传递至髂骨后部，再传递至坐骨上支、坐骨结节，形成骶坐弓；c. 副弓：经耻骨体及耻骨支连接骶股弓；d. 副弓：经耻骨体及坐骨支连接骶坐弓

髂骨后部，再传递至坐骨上支、坐骨结节，形成骶坐弓。除两条承重主弓外，还有两条联结弓，或称副弓。一条经耻骨体及耻骨支连接骶股弓；另一条经耻骨体及坐骨支连接骶坐弓，联结弓的力学作用是稳定和加强主弓。众所周知，骨小梁按照应力方向排列，力线经过处的骨质较厚。故主弓骨质粗厚坚实，而联结弓则相对薄弱。因此，骨盆受损时联结弓常常先折断，然后波及主弓，当主弓发生断裂时，联结弓必然已发生骨折。

骨盆的稳定性不仅依赖于骨结构，同时还依赖于一系列坚实的韧带。骶髂韧带、骶结节韧带和骶棘韧带等共同构成骶髂后负重复合体，在维持骨盆的稳定性中起到重要作用。Tile 将骶髂后韧带复合体与骶骨、髂骨的关系形象地看作悬索桥结构（图1-4-2）。从横断面来看，骶骨位于两侧髂骨间，每侧髂骨形似一个杠杆臂，支点即为骶髂关节。骶髂关节附近韧带起到平衡重力与阻力的作用，将骶骨维持在骨盆环中的正常位置。从冠状面来看，骶骨形似一个垂直向下的楔形骨块。在重力及韧带的共同作用下，骶骨楔入两侧髂骨，且承重越大，楔入越紧，形成一个巧妙的

自锁结构。复杂的韧带结构将骨盆各骨紧密连接，使来自躯干的载荷与来自下肢的反作用力相互抵消，骨盆的受力得以平衡。韧带的受损将不同程度地打破这种平衡，影响骨盆的稳定性。

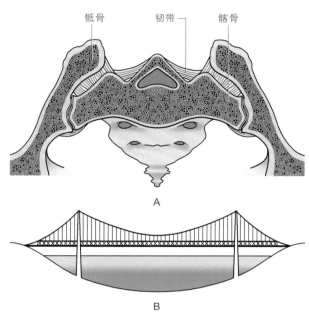

骶骨　　韧带　　髂骨

A

B

图1-4-2　骶髂关节

A.骶髂关节横断面：骶骨位于两侧髂骨间，形成悬索桥结构，每侧髂骨形似一个杠杆臂，支点即为骶髂关节；B.悬索桥结构

第二节　骨盆生物力学研究方法

骨盆的生物力学研究方法主要包括试验生物力学研究分析和计算机仿真建模分析两大类。根据测量技术的不同，试验生物力学研究分析又可分为电测法及光测法等。近年来，随着计算机技术的迅速发展，以有限元建模分析为代表的计算机仿真建模分析的可信度大大增加，并且具有数据来源广、操作便捷及分析效率高等优点。

一、试验生物力学研究分析

早期的骨盆生物力学研究多采用试验分析的方法。试验分析是将志愿捐献的尸体进行相应处理后，连接力学测量仪器，予以加载不同大小和方

向的应力，观察并统计骨盆的改变，从而获得骨盆的生物力学特征（图1-4-3）。尽管其很大程度上可真实反映人体的解剖结构特性，但尸体的保存时间和方法对人体组织的物理性能会造成一定程度的影响。同时，捐献的尸体多来自因病去世的老年人，其相关数据与正常人群常常存在差异。1995年 Varga 等应用电测法对不同耻骨联合内固定方法进行生物力学分析比较，为复杂的骨盆骨折固定提供了早期的理论支持。郭磊等利用三维光弹性测量技术对正常骨盆和髋臼不良骨盆的生物力学特征进行比较，发现人体双腿站立负重时髋臼可发生形态改变，髋臼发育不良时髋臼应力分布不均可能是导致髋关节骨关节炎的重要因素。

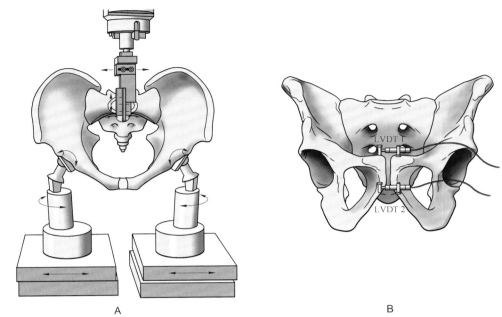

图 1-4-3　生物力学试验装置

A.将尸体骨盆固定于夹具，施加不同载荷，观察骨盆结构的位移与形变；B.LVDT：线性可变差动变压器，位移传感器

二、计算机仿真建模分析

计算机仿真建模分析是指通过数字图像处理技术，对人体冷冻切片、CT、MRI 等来源的人体数据进行配准、分割、曲线提取等操作，将目标结构从二维的源数据中提取，进行三维几何重建，进一步进行力学模拟计算。前已提及，建模的数据主要来自人体冷冻切片、CT、MRI 等医学影像数据。1994 年，美国完成世界首例冷冻尸体层切数据的采集，构造了数字化虚拟人。我国也在 2003 年相应地建成了中国数字化虚拟人，推进了生物力学相关领域的发展。尽管人体冷冻切片来源的数据可清晰辨别骨与软组织的解剖学特性，但是 CT、MRI 图像的获得无创、快捷，且可获取大量样本进行分析，故在研究中也得到了广泛的利用。

对重建后的三维模型进行生物力学分析得益于有限元分析法在医学领域的引入以及一系列如 ANSYS、ABAQUS 等软件的开发应用。1972 年，Brekelmans 首次将有限元分析法应用于骨科，为骨肌系统的生物力学分析开创了新思路。有限元分析的基本原理是利用变分原理求解数学及物理问题，其能够模拟尸体试验无法实现的测量和应力分析，且所得结果可信度高，已成为生物力学研究领域中常用的方法之一。但同时也应注意到，有限元分析结果的可信度依赖于模型的精确度，单元的个数取得越多，该模型的精确度越高。所以，有限元模型的准确性验证必不可少。Watson 对不同约束条件下构建的骨盆三维模型进行生物力学分析，强调在应用有限元分析法时应选取合适的约束条件，以避免结果产生较大的误差。国内方面，应用有限元分析法对骨盆骨折固定与肿瘤切除后骨盆重建的生物力学研究日益增多。苏佳灿、汪方等分别利用 CT 数据和人体冷冻切片构建了骨盆的三维有限元模型，并对骨盆的生物力学特征做出初步分析及验证。值得注意的是，汪方等的三维骨盆模型将肌肉、韧带考虑在内，并且对骨密质、骨皮质、关节软骨也加以区分，赋以不同的材料属性，理论上更接近真实的骨盆。

总之，试验生物力学研究分析和计算机仿真建模分析是骨盆生物力学研究中两种必不可少的方法，试验法为计算机分析提供参考和校对，计算机分析则可针对试验法的局限性进行补充拓展，两者互为补充，互为参考。

第三节　骨盆静力学特征

稳定的骨盆是指生理条件下的力作用于骨盆上而无明显的移位。前已述及，在双足站立位时，重力沿骶骨弓传导至双下肢；坐位时，重力经骶髂关节沿骶坐弓传导。同时，两条副弓分别连接主弓以抵消来自对侧的应力，使骨盆环形成一个闭合环状稳定结构。参与骨盆环构成的任意结构缺失或受损，特别是骶髂负重复合体，都会对骨盆的稳定性和功能造成影响，而修复损伤及骨盆重建则要根据相应部位的应力分布等力学特点，合理选取内植物种类及手术方式。

一、骨盆的应力分布

传统的生物力学试验技术无法对骨盆的应力分布做出全面而准确的分析，而三维有限元分析法的引入使得多角度分析骨盆的应力分布成为可能。李筱勤等采用"中国数字虚拟人"第一例冰冻切片数据，在 ANSYS 中建立人体骨盆有限元模型，骶髂关节面做接触处理，并且在模型中添加骶髂周围韧带系统，分别建立双下肢站立位、单腿站立位和坐位 3 种体位的有限元模型，并对其进行计算分析。结果显示：双下肢站立时，应力主要集中部位是椎体前面、骶髂关节面前侧下方及边缘、髂骨弓、髋臼侧缘、耻骨联合以及股骨颈，最大幅值约为 47.6 MPa；坐位时整体骨盆的等效应力峰值最大，为 66.8 MPa，应力主要集中在椎骨前面、骶骨前侧上部、骶髂关节面及周缘、髂骨弓、坐骨结节、坐骨顶点以及耻骨联合；单腿站位时承力侧软骨中等效力峰值和关节接触面压力峰值最大，分别为 23.5 MPa 和 12.9 MPa，应力主要集中部位仍是椎骨前面、骶髂关节面前侧下方及边沿、髂骨弓、髋臼侧缘、耻骨联合以及股骨颈。事实上，国内外有大量关于骨盆应力的三维有限元的分析研究，由于约束条件、材料属性加载、自由度等设置不同，在具体的数值上会有所不同，但应力分布集中的区域基本相同，这也与本章概述中的重力在骨盆中的传导路径一致，即静态条件下，重力沿腰椎、骶骨传导，经骶髂关节传导至髂骨，当坐位时，力经骶髂关节沿骨盆后方髂骨后柱传导至坐骨结节，当双足站立时经骶髂关节沿髂骨弓传导至髋臼，最终均通过耻骨联合抵消对侧传导的应力，以维持平衡。

尽管有限元分析法可对各种复杂情况下的骨盆的应力分布做出相对可靠的分析，但同时也应认识到，骨盆的复杂性不仅仅在于骨结构的不规则，不同部位的骨密质的厚度也相差很大。除不同姿势可影响应力外，应力的分布和传导又与骨密度、骨小梁及骨盆周围软组织分布密切相关。Anderson 对个体化骨盆三维有限元模型的建立与应用进行研究，发现模型中骨皮质的厚度对应力的集中会产生很大的影响。Hammer 等研究了韧带对骨盆应力分布的影响，证明了骨盆周围韧带结构的生物力学作用，特别是后方韧带复合体在维持骨盆稳定性方面具有重要作用，可影响重力载荷在骨盆环上的分布。所以在应用有限元分析时，对骨质及韧带肌肉做过度简化处理，会影响应力在骨盆中的分布和传导而造成结果失真。

二、骶髂关节

骶髂关节是骨盆环两条承重弓的交汇点，也是维持骨盆稳定最重要的关节。骶髂关节为滑膜微动关节，覆盖有透明软骨和纤维软骨。两侧关节面均呈凹凸不平的形态，且骶、髂两侧关节面在外形上相对应，即骶骨侧凹陷，髂骨侧相对应地凸出，两者呈类似齿轮样相互咬合并与滑槽轨迹相结合的特殊关节面形态。髂骨关节面的中部隆起，并沿髂骨关节面中轴线方向延伸，骶骨侧关节面呈相对应的凹陷，形成骶髂关节面的滑槽轨迹。骶髂关节面的骶骨侧与髂骨侧的凹凸不平相互吻合、相互嵌入，关节面的中部凹凸程度最大，形成有利于稳定的力学结构。

有文献比较了不同角度螺钉固定的骶髂关节的稳定性，称螺钉的方向对骶髂关节的稳定性影响不大，而能否解剖复位才是关键因素，这也从侧面验证了骶髂关节面独特的生物力学构造特点。李筱勤、钱齐荣等分别建立了不同体位下的骶髂关节三维有限元模型，在骶髂关节应力分布上得出相同的结论，坐位与双腿站立位时骶髂关节面上应力分布规律相似，主要集中在耳状面前侧下部和中部下侧，关节面下缘承受着最大的应力，是骶髂关节面上应力最大的区域。同时，笔者在尸体冷冻切片中也发现骶髂关节前下侧的髂骨骨皮质厚度远大于骶髂关节中部和后部等部位骨皮质厚度，这也是结构与功能相适应的体现。但与钱齐荣等的研究结果不同的是，李筱勤发现双腿站立位比坐位时骶髂关节面的应力分布略均匀，故认为双腿站立位最利于保护骶髂关节，同时延缓退变；而我们的研究还认为，骨盆三维有限元模型中韧带与软骨皆是黏弹性材料，其力学特性会随载荷时间的延长而发生变化，更为真实可靠的结论还有待进一步研究。此外，Dar 等观察了 287 名患者的骨盆 CT-3D 重建的影像资料，发现临床中骨赘大部分位于骶髂关节的前中部，与 Shi 等建立的三维有限元模型的分析结果基本一致，提示骶髂关节的退行性改变可能与关节面应力分布集中有关。除骨性结构维持骶髂关节的稳定性外，复杂的关节周围韧带也参与构成关节的稳定性与微动机制，该部分内容将在"四、韧带与肌肉"中详细阐述。

三、髋臼

髋关节是典型的杵臼关节，具备良好的稳定性和一定的灵活性，符合人体直立运动的生物力学要求。髋臼作为髋关节的骨盆侧结构，参与骨盆和髋关节的生物力学构成，起到承上启下的作用。在空间结构上，髋臼位于髂骨的外侧面的中

部，呈倒杯形。髋臼开口向前、外、下侧，形成了外展角和前倾角。外展角是髋臼中心轴与身体纵轴的夹角（27°~51°），前倾角是髋臼轴在横断面上的投影与水平轴的夹角（12°~39°）。外展角和前倾角的生物力学意义在于适应髋关节以矢状面屈曲运动为主的生理特点，维持了髋关节屈曲运动的稳定性。在构成方面，髋臼由髂骨、坐骨、耻骨 3 块骨构成。Judet 将三者的关系描述为倒"Y"结构，并且将髋臼前半部、耻骨、髂嵴划分为前柱（髂耻柱），将髋臼后部、坐骨、坐骨棘划分为后柱（髂坐柱）。前后柱之间是臼顶，占髋臼的 2/5，是主要的负重区。

静止站立状态下，一部分重力沿髂股弓传递至髋臼，另一部分来自股骨的反作用力沿股骨颈传递至股骨头，在股骨头与髋臼的接触部位，最大接触应力分布在髋臼的臼顶区，为高应力状态。Widmer 等通过尸体骨盆试验证明，髋臼的应力分布位于髋臼周边，应力与应变主要集中分布在臼顶、髋臼后下区和前下区，呈 3 点传导股骨头的应力，并且对股骨头具有把持稳定作用。孙剑伟等将 4 具人骨盆标本按照髋臼边缘构成的平面及闭孔平面进行切割，观察其切面的骨小梁分布模式，发现在髋臼关节面下骨松质区域的骨小梁以髋臼为中心呈放射样分布，靠近外侧层面可观察到骨小梁增粗且明显分为 3 组，即髂骨束、骶耻束与髂坐束，致密区位于坐骨大切迹、髂耻隆起及骶耻束与髂坐束相交部位，这也从微观的角度验证了髋臼及骨盆的应力分布特点。Ghosh 等对以往的髋臼有限元模型进行改进，构建了一个包含软骨及解剖型股骨头（非简化半球体）的完整的个体化半骨盆有限元模型。研究表明应力主要通过髋臼正上方的外侧皮质（坐骨大切迹附近）传递至骶髂关节和耻骨联合，髋臼深部的应力较低，而髋臼上壁（臼顶附近）应力较高。

髋关节在承重的同时，还同时具备运动功能。一般认为，在一个步态周期中，髋关节有两个受力波峰，分别在足后跟着地及趾尖离地前，但具体的应力分布特点与运动形式相关，情形复杂，

存在很多的未知和争议，因不属于静力学范畴，故在此不做赘述。

四、韧带与肌肉

前已述及，骨盆的稳定性不仅依赖于骨盆诸骨，同时还依赖于一系列坚实的韧带。骨盆的韧带十分复杂，依据起止点可分为 4 组：①连接骶骨和髂骨的骶髂前韧带、骶髂后韧带、骶髂骨间韧带；②连接骶骨和坐骨的骶结节韧带和骶棘韧带；③连接两侧耻骨的联合韧带；④连接骶骨和尾骨的骶尾韧带。早期有学者试图通过骨盆韧带逐次切断试验来探索韧带对骨盆稳定性影响的生物力学机制，并且认为骶棘韧带有限制半骨盆外旋的作用；而骶髂后韧带可抵抗垂直剪切暴力，Dujardin 等的研究也证实了这一点。但 Abdelfattah 所得出的结论却略有不同，认为骶髂前韧带和骶髂后韧带在维持骨盆外旋稳定性上发挥主要作用，而骶结节韧带和骶棘韧带的作用微乎其微。这种结论上的差异可能与韧带切断的顺序有关。Varga 等通过生物力学试验证明骶结节韧带和骶棘韧带的生物力学稳定性作用很有限，且两者的力学强度仅仅为 80 N。同时 Varga 发现在韧带的纵轴切面内存在神经结构，所以其推断骶结节韧带和骶棘韧带具有本体感觉的功能，从而通过肌肉增加骶髂关节的稳定性。

同样的，有关骶髂前韧带的生物力学作用争议颇大。Harrison 等认为骶髂前韧带能够限制骶骨的腹侧移位，而有学者认为骶髂前韧带解剖上观察较菲薄，对于骨盆稳定性的作用不大。较为一致的观点是骶髂骨间韧带是最粗大、坚实的韧带，与骶髂后韧带一起在维持骶髂关节的稳定性上发挥重要作用，但精确的生物力学分析仍然有待进一步研究。事实上，骨盆的韧带是一个相互交错的整体，很多韧带有着相近甚至共同的附着点，功能上也会有所重叠。骨盆的稳定是所有韧带共同作用的结果，而并非某条或某组韧带的单一效应。

此外，由于上述韧带并非孤立存在，其功能的实现必然依赖于周围结构的完整和辅助。很多学者同时对骨盆韧带周围结构进行研究。Pool-Goudzwaard 等通过对比冰冻尸体切片和 MRI 影像结果发现，髂腰韧带有一部分与骶髂骨间韧带融合，这部分髂腰韧带对骶髂关节的运动有一定限制作用。Bogduk 的报道称背阔肌会对骶髂关节有微弱的稳定作用。Barker 等观察到股二头肌、半腱肌、半膜肌均有肌纤维辐射至骶结节韧带，因为有相同的附着点，所以这些肌肉可加强骶髂关节后方韧带紧张度，从而稳定骶髂关节。由于上述韧带和肌肉的连接，我们可以看出骨盆的稳定不仅仅依赖于内部的自稳结构，还与脊柱及下肢密切相关，与腰部区域的解剖和功能相互影响，形成稳定的整体。

第四节　骨盆运动学特征

骨盆最重要的功能是传导载荷和保护脏器，这一生理功能要求骨盆的首要力学特征是稳定、坚固，其次才是具备一定的弹性、灵活性以增加下肢的运动范围。骨盆的运动主要包括由脊柱及髋关节主导的外在的整体运动，以及自身关节及韧带肌肉作用下的内部的小关节运动，即骶髂关节和耻骨联合。骨盆内部的运动会引起各组成部分相对位置的改变，与一些慢性疾病（如下腰背痛）和生理现象

（女性妊娠分娩）密切相关。

一、骶髂关节

骶髂关节的运动十分复杂，没有单一的模型或固定的轴向，是伴有旋转和平移的三维空间上的复合运动，其运动学特征至今仍存在很大争议。由于骶髂关节被坚强致密的韧带包裹，一直以来被认

为是不动关节而被忽略。Hippocrates 最早观察到女性的骶髂关节在妊娠和分娩期间具有可移动性。这可能与激素造成胶原纤维性状改变有关。关节周围韧带组织变松，进而使得骶髂关节的活动度增大，有利于增加骨性产道的内径，使胎儿顺利娩出。18世纪早期，众多研究显示男性和女性都存在骶髂关节的运动。随后在 1854 年，Duncan 提出骶髂关节的运动轴心位于骶髂关节耳状面背侧的髂骨结节。1955 年 Weisl 证明骶髂关节的运动是包含旋转和平移的复合运动，并使用术语"点头运动"来描述骶骨与髂骨的相对运动关系。在几十年的研究中，骶髂关节的运动成了学界关注的焦点。Egund 发现骶髂关节的运动在体位转化时会发生改变。Sturesson等则进一步研究揭示，当人体由仰卧位转换为站立位或坐位时，骶骨的受力增加而向前倾斜，发生相对于髂骨的"点头运动"，旋转范围 1°~2°，并且证明骶髂关节的最大运动发生在站立位转换为俯卧位且下肢过伸时。Walker 总结了 19~20 世纪有关骶髂关节运动的报道，对于运动范围的结论差异巨大，旋转角度的范围为 1°~12°，而平移距离的范围为 3~16 mm。

综上所有的研究可以看出，骶髂关节的运动特征与体位和载荷有关。尽管有大量文献已经证明骶髂关节的运动是以旋转运动为主的，发生在 3 个平面上的复合运动，但具体的运动范围以及区别正常与异常的标准还存在很大的争议。而耳状面的解剖结构一直被认为存在巨大的个体差异，这无疑又增加了研究难度。以生物力学的观点来看，结构与功能相一致且必然适应其生物力学需求。骶髂关节这种复杂的运动形式在躯干重力力矩及下肢反作用力力矩的吸收中有重要意义。其在不破坏骨盆稳定性的同时，又为力的传递提供了足够的弹性支持，避免骨盆的环状刚性结构被破坏，保护髋关节及骶髂关节周围的软组织。

二、耻骨联合

耻骨联合是由两侧耻骨构成，由纤维软骨板将两侧紧密连接，是骨盆前环中唯一可动的关节。随着体位的改变，耻骨联合的受力也有所不同。正常的耻骨联合具有强大的韧性，对抗人在日常活动中不同体位下所产生的压应力、张应力以及剪切力。相较于骶髂关节等骨盆的重要结构，有关耻骨联合的生物力学研究数量较少且大多年代久远。早期人们认为耻骨联合主要抵消来自对侧的压应力，但 Meissner 等通过尸体研究证明在双足静止站立位时，耻骨联合上方承受压应力，耻骨联合下方承受张应力；在坐位、仰卧位时，耻骨联合主要承受张应力；俯卧位时由于承受对侧自身的重力，此时耻骨联合主要承受压应力；在模拟步行的单足静立时，剪切力成为最主要的应力。刘洋等学者根据弹性力学原理，制作静止站立位人体骨盆模型，选择多点应力测定，经过测量认为在站立位时骨盆的后环结构主要承载压应力，而耻骨上 / 下支、耻骨联合主要承载张应力。耻骨联合应力的方向及大小在不同文献中的报道各不相同。在大部分研究中，耻骨联合部分仅一笔带过，甚至没有具体的数据报道。因此更为翔实、精确的数据还有待进一步研究。在运动方面，现有的研究认为耻骨联合的运动具有显著的性别差异，且女性的运动范围更大。Wallheim 和 Wurdinger 先后通过活体试验证明了此结论，结果具有一定的可信度。Herman 认为耻骨联合运动范围上的性别差异可能与女性分娩有关。Garras 将志愿者分为男性（15 人）、未生育女性（15 人）以及已生育女性（15 人），分别测量在单足站立时耻骨联合的平均总位移，发现男性与未生育女性的位移并无显著差别（男性：1.4 ± 1.0 mm，未生育女性：1.6 ± 0.8 mm，P=0.63），而已生育女性的平均总位移显著高于其他两组（3.1 ± 1.5 mm，P=0.002），证明了 Herman 的猜想。此外，Pool-Goudzwaard 等在新鲜尸体上的力学试验测量进一步验证了耻骨联合活动度的性别差异。还有少量早期针对耻骨联合旋转运动的研究，由于样本量少，研究方法各异，所得出的结论差异性很大，没有太大的实际意义及参考价值，这里就不再赘述。总之，有关耻骨联合的生物力学研究还处于初级阶段，从现有的有限报道中我们可以总结出，耻骨联合的运动是小范围、多方向的运动，且经产女性的活动度显著高于男性及未经产女性。

第五节　结　语

本章从研究方法、静力学以及运动学等多角度对骨盆的生物力学特征进行概述。现已认识到，重力载荷由骶骨通过骶髂关节传递至髂骨，再由承重弓向下传递，即骨盆是躯干与下肢连接的纽带，其最重要的力学特征是稳定。而后环结构在骨盆的稳定性作用中占60%，其中又以骶髂后负重复合体的完整最为重要。参与构成承重复合体的韧带结构能够限制骨块间的相对位移，增加骨盆的稳定性，而这个效应是韧带、筋膜与肌肉共同作用的结果，故不应过分强调单一韧带的作用。此外，骨盆环上的关节（骶髂关节、耻骨联合）能够进行小范围、多方向的运动。由于骨盆由骨松质构成，其独特的"三明治"式骨结构是适应载荷传递的结果，但抵抗外界暴力的强度远不及骨皮质坚硬，所以骨盆环上一定范围的运动能够起到缓冲暴力的作用，使骨盆兼具刚性与弹性。可以看出，尽管随着计算机的发展以及多学科的协作，对骨盆生物力学机制的理解也越来越深入，但目前的研究还处于相对粗浅的阶段。由于缺乏统一有效的研究方法和模型、骨盆骨结构的不规则、个体差异明显、运动形式复杂等因素，导致研究结果也参差不齐，甚至出现完全相反的结论，相似类型的试验之间也没有可比性。因此生物力学领域，特别是骨盆生物力学还有很多未知与争议亟待进一步的探索与研究，为临床中修复骨盆缺损、重建骨盆的力学结构及恢复其功能提供理论依据。

（杨　东　李国东）

参考文献

[1] 郭磊, 范广宇, 高鹏飞, 等. 人体骨盆生物力学三维光弹性的实验研究 [J]. 中华实验外科杂志, 2001, 18(2): 131-132.

[2] Watson P J, Dostanpor A, Fagan M J, et al. The effect of boundary constraints on finite element modelling of the human pelvis[J]. Medical Engineering & Physics, 2017, 4348.

[3] 苏佳灿, 张春才, 陈学强, 等. 静载荷作用下骨盆三维有限元分析及其生物力学意义 [J]. 中国临床康复, 2005, (06): 66-67.

[4] Wang F, Shi D F, Wang Q G, et al. Construction of a finite element model of human pelvis basing on the visible human cryosection and its initial verification[J]. Fudan University Journal of Medical Sciences, 2010, 37(4): 384-390.

[5] Shi D, Wang F, Wang D, et al. 3-D finite element analysis of the influence of synovial condition in sacroiliac joint on the load transmission in human pelvic system[J]. Medical Engineering & Physics, 2014, 36(6): 745-753.

[6] Anderson A E, Peters C L, Tuttle B D, et al. Subject-specific finite element model of the pelvis: development, validation and sensitivity studies[J]. Journal of Biomechanical Engineering, 2005, 127(3): 364.

[7] Hammer N, Steinke H, Lingslebe U, et al. Ligamentous influence in pelvic load distribution[J]. Spine Journal Official Journal of the North American Spine Society, 2013, 13(10): 1321-1330.

[8] Vleeming A, Schuenke M D, Masi A T, et al. The sacroiliac joint: an overview of its anatomy, function and potential clinical implications[J]. Journal of Anatomy, 2012, 221(6): 537-567.

[9] Camino W G, Zderic I, Gras F, et al. Analysis of sacro-iliac joint screw fixation: does quality of reduction and screw orientation influence joint stability? A biomechanical study[J]. International Orthopaedics, 2016, 40(7): 1-7.

[10] 钱齐荣, 黄本才. 不同体位骶髂关节面应力分布的三维有限元分析研究 [J]. 中华骨科杂志, 2000, 20(3): 173-176.

[11] Dar G, Khamis S, Peleg S, et al. Sacroiliac joint fusion and the implications for manual therapy diagnosis and treatment[J]. Manual Therapy, 2008, 13(2): 155.

[12] Stem E S, O'Connor M I, Kransdorf M J, et al. Computed tomography analysis of acetabular anteversion and abduction[J]. Skeletal Radiology, 2006, 35(6): 385-389.

[13] Wang G Y, Zhang C C, Shuo-Gui X U. Three-dimensional finite element pelvic modeling during standard gait and

its biomechanical significances[J]. Journal of the Fourth Military Medical University, 2007, 28(4): 379-382.

[14] Widmer K H, Zurfluh B, Morscher E W. Load transfer and fixation mode of press-fit acetabular sockets[J]. Journal of Arthroplasty, 2002, 17(7): 926-935.

[15] 孙剑伟, 尹望平, 张春才, 等. 髋臼区域松质骨骨小梁束的大体分布及力学 [J]. 中国组织工程研究, 2012, 16(30): 5554-5557.

[16] Ghosh R, Pal B, Ghosh D, et al. Finite element analysis of a hemi-pelvis: the effect of inclusion of cartilage layer on acetabular stresses and strain[J]. Computer Methods in Biomechanics & Biomedical Engineering, 2015, 18(7): 697-710.

[17] Dujardin F H, Roussignol X, Hossenbaccus M, et al. Experimental study of the sacroiliac joint micromotion in pelvic disruption[J]. Journal of Orthopaedic Trauma, 2002, 16(2): 99.

[18] Abdelfattah A, Moed B R. Ligamentous contributions to pelvic stability in a rotationally unstable open-book injury: a cadaver study[J]. Injury-International Journal of the Care of the Injured, 2014, 45(10): 1599-1603.

[19] Varga E, Dudas B, Tile M. Putative proprioceptive function of the pelvic ligaments: biomechanical and histological studies[J]. Injury-International Journal of the Care of the Injured, 2008, 39(8): 858-864.

[20] 潘进社, 康红军, 张英泽, 等. 骨盆韧带损伤对骶髂关节稳定性影响的生物力学研究 [J]. 中华创伤骨科杂志, 2008, 10(1): 68-71.

[21] Puhakka K B, Melsen F, Jurik A G, et al. MR imaging of the normal sacroiliac joint with correlation to histology[J]. Skeletal Radiology, 2004, 33(1): 15-28.

[22] Steinke H, Hammer N, Slowik V, et al. Novel insights into the sacroiliac joint ligaments[J]. Spine, 2010, 35(3): 257.

[23] Pool Goudzwaard A, Hoek van D G, Mulder P, et al. The iliolumbar ligament: its influence on stability of the sacroiliac joint[J]. Clinical Biomechanics, 2003, 18(2): 99-105.

[24] Pool-Goudzwaard A L, Kleinrensink G J, Snijders C J, et al. The sacroiliac part of the iliolumbar ligament[J]. Journal of Anatomy, 2001, 199(4): 457-463.

[25] Barker P J, Briggs C A, Bogeski G. Tensile transmission across the lumbar fasciae in unembalmed cadavers: effects of tension to various muscular attachments[J]. Spine, 2004, 29(2): 129-138.

[26] Sturesson B, Uden A, Vleeming A. A radiostereometric analysis of movements of the sacroiliac joints during the standing hip flexion test[J]. Spine, 2000, 25(3): 364-368.

[27] Sturesson B, Uden A, Vleeming A. A radiostereometric analysis of the movements of the sacroiliac joints in the reciprocal straddle position[J]. Spine, 2000, 25(2): 214-217.

[28] Lee D, Vleeming A. CHAPTER 40–An integrated therapeutic approach to the treatment of pelvic girdle pain[J]. Movement Stability & Lumbopelvic Pain, 2007, 621-38.

[29] Ines B, Woodley S J, Stringer M D. The adult human pubic symphysis: a systematic review[J]. Journal of Anatomy, 2010, 217(5): 475-487.

[30] 刘洋, 陈方舟, 梅红军, 等. 静止站立位正常骨盆的生物力学研究 [J]. 临床医学工程, 2010, 17(6): 7-11.

[31] Wurdinger S, Humbsch K, Reichenbach J R, et al. MRI of the pelvic ring joints postpartum: normal and pathological findings[J]. Journal of Magnetic Resonance Imaging Jmri, 2002, 15(3): 324.

[32] Hermann K G, Halle H, Reisshauer A, et al. Peripartum changes of the pelvic ring: usefulness of magnetic resonance imaging[J]. Rfo Fortschritte Auf Dem Gebiete Der Rntgenstrahlen Und Der Nuklearmedizin, 2007, 179(12): 1243-1250.

[33] Garras D N, Carothers J T, Olson S A. Single-leg-stance (flamingo) radiographs to assess pelvic instability: how much motion is normal?[J]. Journal of Bone & Joint Surgery American Volume, 2008, 90(10): 2114.

[34] Pool-Goudzwaard A, Gnat R, Spoor K. Deformation of the innominate bone and mobility of the pubic symphysis during asymmetric moment application to the pelvis[J]. Manual Therapy, 2012, 17(1): 66.

骨盆物理检查和特殊检查

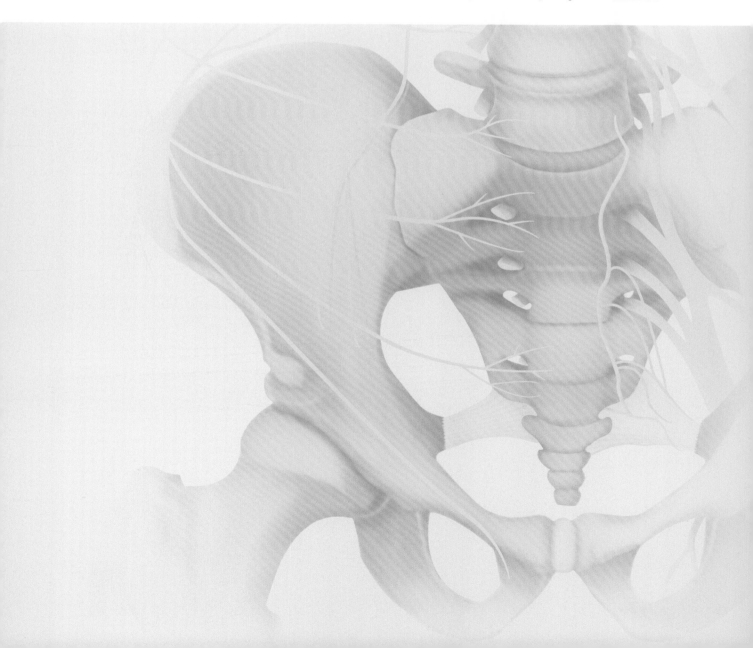

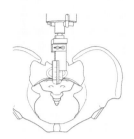

第五章
骨盆物理检查

　　骨盆的物理检查是诊断骨盆疾病的最简单、最基本也是最直接的手段。通过物理检查所得资料与病史结合，常能对骨盆疾病做出初步、正确的判断。因此，对每一个疑有骨盆疾患的患者，必须仔细地进行局部物理检查。同时，骨盆疾病往往为全身疾病的局部表现，有时与其他各系统疾病相关联，这就要求在做局部检查的同时，还要重视全身系统的一般体格检查。本章主要介绍骨盆物理检查的方法及注意事项，为便于正确地描述和记录以及正确认识骨盆的正常结构，下面首先介绍骨盆的骨性标志和表面解剖。

第一节　骨盆骨性标志和表面解剖

　　骨盆是数个扁骨连结组成的盆形骨环，它由后部的骶骨、尾骨以及侧方和前方的髂骨、耻骨、坐骨联合构成。左右耻骨体在前方正中连结构成耻骨联合，耻骨联合上、外侧有耻骨结节。髂骨上端宽厚线为髂嵴，呈弧形，髂嵴前方骨性突起为髂前上棘，其下方的骨性突起即为髂前下棘，因位置较深常难以触及，髂嵴后方的骨性突起为髂后上棘。站立时，从髂后上棘至髂前上棘连一线，此线向前、向下与水平线成 15° 角，肥胖者此角较大，瘦弱者较小。两侧髂后上棘连线经过第一、第二骶后孔之间，相当于蛛网膜下隙终末处。

　　在髂后上棘的内侧有一凹陷，相当于骶髂关节，它是骨盆环中最主要的关节。由骶骨的耳状关节面与髂骨的后内面相互接触构成，关节的前后均有极坚强的韧带连接，属于微动关节，其上为坚厚的软组织所覆盖，往深处触摸较为困难。髂骨的外侧面为臀肌所覆盖，不能触及。

　　髂后上棘内侧有一凹陷，相当于骶髂关节水平，两侧为髂后上棘，上端平 L5 棘突下方，下端为两侧髂后上棘至骶髂关节连线，称为 Michaelis 菱形区或米氏凹。骶骨背侧正中线上，一列纵行隆起为各棘突愈合形成的骶正中嵴，有 3~4 个结节，第二和第三最显著。两侧骶后孔外侧一拇指宽处另有两列隆起，为各横突愈合形成的骶外侧嵴，为经骶后孔做骶神经阻滞麻醉时的标志。尾骨底的后、外侧触到 2 个隆起为骶尾角，是骶管裂孔的侧壁。在骶正中嵴的两侧，各有一条连续的骶中间嵴，由各骶椎的关节突连成，在每侧骶中间嵴的外侧各有 4 个骶后孔，骶神经的后支由此经过。在每侧骶后孔的外侧，又有一条连续的骶外侧嵴，由各骶椎横突构成。

骶尾骨盆面的形状可经肛门或阴道检查，由骶前孔传出的神经及由盆腔经坐骨切迹走出的重要血管和神经，有的可触及。

第二节　骨盆物理检查法

一、视诊

1. 骨盆是否平衡　骨盆是将躯干重力均衡地传至下肢的重要环节，骨盆的平衡是整个人体姿势的基础，因而检查时应首先注意骨盆的平衡问题。

（1）骨盆前后倾斜：正常人站立时，寰枕关节、肩关节、髋关节、膝关节与踝关节等的横轴都在一个垂直平面上，此时骨盆入口平面与水平面形成 60° 角，此角 >60° 即骨盆前倾，<60° 为骨盆后倾（图 2-5-1）。

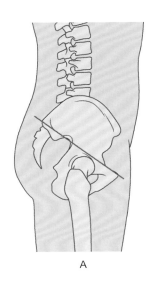 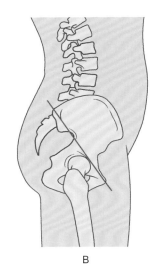 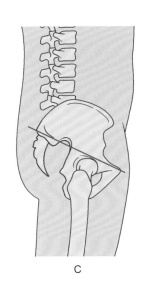

A　　　　　　　　　B　　　　　　　　　C

图 2-5-1　骨盆前后倾斜
A. 中立位；B. 骨盆前倾；C. 骨盆后倾

（2）骨盆左右倾斜：正常骨盆两侧髂嵴应在同一水平线上，否则即表示有骨盆倾斜现象。导致骨盆倾斜的原因很多，除骨盆本身骨折、脱位外，常继发于脊柱侧弯、臀肌麻痹、内收肌痉挛以及双下肢不等长、关节强直等。

（3）测量方法：测量骨盆有无位移和畸形的方法主要有以下 2 种。

1）剑突至髂前上棘的长度：比较两侧自剑突至髂前上棘的长度，若不等长，则表示有骨盆倾斜。

2）划线法：自两侧髂嵴最高点做一连线，再沿躯干纵轴做一线。正常时两线相交成直角。如一侧呈明显锐角则表示对侧骨盆上移，可能为骶髂关节及耻骨联合同时向上脱位，或髂骨体部及耻骨坐骨支同时骨折向上位移的结果（图 2-5-2）。

2. 两侧髂后上棘有无向后突出畸形　骶髂关节脱位时，由于髂肋肌往上牵引，患侧的髂骨会向上、后位移。

3. 患者有无外伤　应特别注意腹股沟及大腿内侧生殖皱襞部有无肿胀及淤血或淤斑、耻骨骨折等，此现象极为常见。如疑有尿道或膀胱损伤时，宜进行导尿检查。

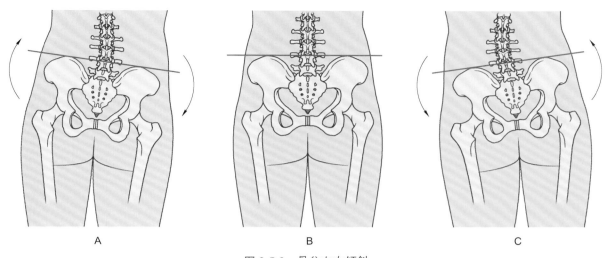

图 2-5-2　骨盆左右倾斜
A.骨盆右侧倾斜；B.中立位；C.骨盆左侧倾斜

4. 骨盆部位有无肿块　实质性肿块常见于骨盆肿瘤，非实质性肿块常见于骨盆骨与关节感染，亦可见于血管瘤等，此外还应检查局部有无窦道及瘢痕等。

二、触诊

根据患者的症状，有目的地触诊。骶髂关节有炎性疾患（如结核、类风湿关节炎）时，于米氏凹可有压痛。如有髂窝脓肿，则可触及肿块，并有压痛。髂嵴部、髂骨体部、耻骨及坐骨支有骨折时，均可出现疼痛。粗略测知疼痛区域后再以手指按压骨盆各处，其顺序为髂嵴、髂前上棘、髂前下棘、耻骨横行支、耻骨联合、股生殖皱襞（耻骨降支、坐骨升支）及坐骨体部。压痛点最明显部位即代表损伤最严重的部位。

髂骶关节的前方有急性炎症反应时，压迫两侧下腹部，可产生压痛。对瘦弱患者，在腹部可清楚触及骶骨体前部，易与腹部肿块混淆，怀疑肿块时，可将手加压于该肿块进行侧位 X 线摄片检查。若骶髂关节炎形成脓肿，常见于髂后上棘，臀中肌附近点可触到肿块。骨盆骨折，尤其是耻骨上支或髂骨体部骨折，常导致腹膜后血肿，产生反射性腹肌痉挛，应注意与真性腹内出血或腹内脏器伤所致的腹膜炎相鉴别。

三、叩诊

骨盆部位有叩痛的地方常提示有病变，比如骶髂关节有病变时，于该关节背侧部常有明显叩击痛；大转子叩痛提示髋关节病变或骨折；耻骨联合叩痛提示耻骨部位骨折或病变。膀胱叩诊：一般从脐下叩至耻骨联合上方，了解膀胱充盈度。

四、直肠指诊

如骶尾部有明显压痛或怀疑有骶尾部骨肿瘤，应进行直肠指诊（图 2-5-3）。患者取侧卧位或俯

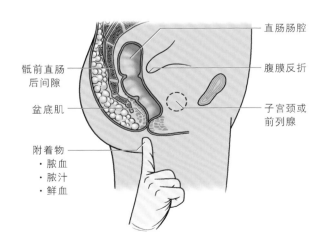

图 2-5-3　直肠指诊

卧位,检查者右手戴手套,以示指(食指)蘸少量液状石蜡后,由肛门轻轻插入,嘱患者下腹用力如排大便状,以利肛门松弛。右手拇指置于尾骶骨外方,两指轻轻挤压及按触,如有异常活动或摸到有不平滑骨折线,可能为骨折或脱位。如触及肿块,应记录其质地、边界、形状、移动度、肿块表面情况及其有无压痛、手指有无血迹等。

五、运动

骨盆环是一个完整体,除骶髂关节有微动外,基本不能单独活动。只有通过运动骨盆周围的关节,间接观察骨盆关节疾患的表现。

1. 站立时腰部运动 骶髂关节有疾患时腰部各方向活动均受到明显限制。骶髂关节有疾患时,患者常习惯将体重支撑于健侧下肢,以便患肢松弛,髋关节呈屈曲状,腰部前屈及旋转活动均受限制,但后伸及侧屈活动受限较小。

2. 坐位时腰部运动 坐位时检查腰部活动,应注意与站立位检查结果相比较。骶髂关节病变患者坐位时常将患侧臀部掀起,身体偏向健侧。坐位腰前屈时,由于骨盆相对固定,其疼痛及活动限制范围比站立时减轻甚至无限制。而腰骶关节疾病患者在坐位时所做的腰部各方向活动与站立时情况相同,疼痛与活动范围均无明显改善。

3. 卧位运动 对有骶髂关节病变的患者,卧位屈伸髋关节时,可引起骶髂关节痛。对有骶髂关节松弛的患者,检查者用一手置于骶髂关节部,同时伸屈患者髋关节,可感觉到髋部运动时伴有滑脱响声。症状严重者响声出现前,有剧烈疼痛,但弹响之后,疼痛即可缓解或消失,这是由于不光滑的骶髂关节面相互摩擦的结果。另外,骶髂关节有疾患时,患者习惯取健侧卧位,双下肢屈曲,翻身困难。严重病例,翻身时需由他人帮助推动臀部,几乎所有骶关节疾病患者均有阳性体征。

六、特殊检查

通过前述骨盆的一般检查,对疾患的部位和性质有了初步的了解。为进一步明确诊断,需有针对性地做相关特殊检查。

1. 骨盆环挤压及分离试验 患者取仰卧位,检查者两手分别按住患者两侧髂前上棘处,将骨盆分别做向外分离及向内挤压的动作(图2-5-4)。如骨盆环有骨折,骨折部位会有剧痛;若骶髂关节有病变,则导致骶髂关节疼痛。

2. Patrick sign 即"4"字征试验 患者取仰卧位,患侧下肢髋膝关节屈伸并外旋,将足外踝部置于另侧直位的大腿上。检查者一手按住对侧髂前上棘处,以稳定骨盆,另一手将屈曲的膝部下压(图2-5-5)。若骶髂关节部有疼痛,说明骶髂

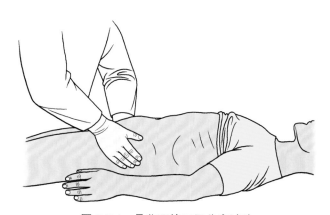

图 2-5-4 骨盆环挤压及分离试验

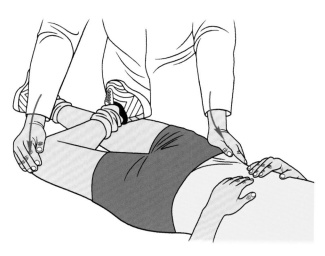

图 2-5-5 "4"字征试验

关节有病变。

3. Gaenslen 征即床边试验　患者靠近床边仰卧，先将健侧髋膝关节尽量屈曲，嘱患者双手抱住该膝以稳定骨盆，另腿伸直，垂于床边。检查者一手稍用力压下床边的大腿（图 2-5-6），若有骶髂关节疼痛，说用骶髂关节有病变。

4. Yeomen 征即伸髋试验　患者取俯卧位，检查者一手按住骶髂关节，另一手将患肢大腿向上提取，使髋关节做后伸姿势（图 2-5-7），此时股四头肌紧张，该侧髂骨发生前倾和旋转运作。如骶髂关节部有疼痛，表示骶髂关节有疾患。

5. 斜搬试验　患者侧卧于右侧，右腿伸直，左腿屈曲。检查者左手扶住患者左肩部并向后推，右手扶在患者左侧髂嵴，并向前轻按，腰椎即扭转。而后，再卧于左侧，做相同检查，观察有无腰骶部疼痛（图 2-5-8）。

6. 抱膝试验　患者取仰卧位，双手抱膝（图 2-5-9）。如有腰骶关节部位疼痛，表示可能有腰骶部病变。

7. 仰卧伸腰试验　患者取俯卧位，两腿伸直。检查者站于患者左侧，将右前臂置于两膝下，左手按住腰骶部，尽力慢慢抬起两膝（图 2-5-10）。若腰骶部或腰部发生疼痛即为阳性。

8. 骨盆旋转试验　患者坐位，检查者面向患者，以两大腿内侧夹住患者两膝以稳定骨盆，再用两手分别扶住两肩，将躯干做左右旋转活动（图 2-5-11）。若骶髂关节处病变，则在病变侧有疼痛反应。

9. Compbell 征　患者站立或取坐位。骶髂关节有病变时，盆骨不动，躯干可以前倾；腰骶关节有病变时，则骨盆及躯干同时前倾。

10. Ely 征　患者取俯卧位，一侧膝关节屈曲，直至脚跟部接近臀部。正常者骨盆前倾，腰椎弧度增大。骶髂关节有病变时，则骨盆自床上提起，腰椎活动度受限。

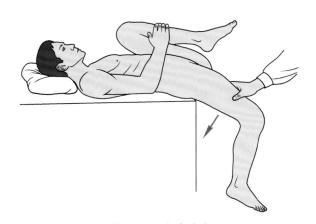

图 2-5-6　床边试验

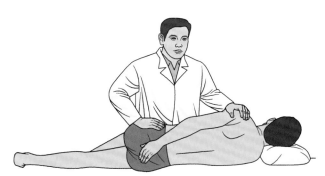

图 2-5-8　斜搬试验

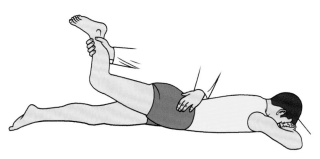

图 2-5-7　伸髋试验

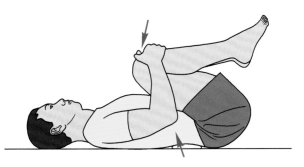

图 2-5-9　抱膝试验

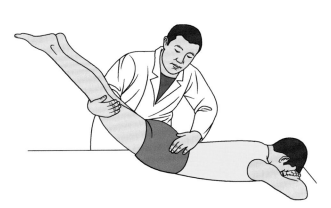

图 2-5-10　俯卧伸腰试验

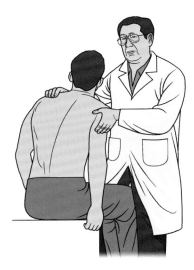

图 2-5-11　骨盆旋转试验

（马小军）

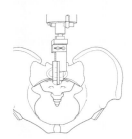

第六章
骨盆 X 线检查

第一节　X 线检查方法及正常表现

X线是一种电磁波，与普通光线一样沿直线前进。它的波长很短，一般为 $(0.005\sim500) \times 10^{-10}$ m。诊断用X线机产生X线波长为 $(0.08\sim0.31) \times 10^{-10}$ m（相当于X线管电压40~150 kV时所发生的X线）。X线的特点和应用，在此主要介绍与医学有关的内容。

一、穿透性

X线波长很短，穿透能力很强，它能穿透普通光线所不能穿透的物质（包括人体），故可用此特点来观察人体内部器官的结构和功能。X线的穿透性与物质的密度和厚度有关，密度及厚度越大的，吸收的X线越多，穿透越少。X线穿透性还与X线本身的波长有关，波长越短，穿透力越强。波长的长短由X线管两极间的电压来决定，电压越大，产生的X线波长愈短。因此，实际工作中常以 kV 来代表X线的穿透性（即X线的质），以单位时间内通过的X线管的电流（mA）与时间（s）的乘积来代表X线的量，即通常所说的 mA×s。X线的穿透性是X线成像的基础。

二、荧光效应

X线是肉眼所看不见的，当它照射到某些荧光物质上（如钨酸钙及硫代锌镉等）时，这些物质就可以吸收X线而发出波长较长的光，在电磁辐射谱中介于可见光与紫外线之间，称为荧光。荧光能为肉眼所见，这种转换叫作荧光效应，该特性是透视检查的基础。X线透视就是用硫代锌镉所制成的荧光屏，在X线作用下产生荧光，使我们能用肉眼来观察人体结构的一种检查方法。磷质乳剂或钨酸钙的化合物具有增强X线的作用，可制成X线摄影所用的暗盒内的增感屏。

三、感光效应

X线和普通光线一样，可以使摄影用的胶片感光，即经照射的胶片，其乳剂中的溴化银放出银离子，产生潜影，经显影和定影处理。感光的溴化银中的银离子被还原成金属银，并沉淀于胶片的胶膜内，在胶片上呈黑色。而未感光的溴化银在定影及冲洗过程中，从 X 线胶片上被洗掉，显出胶片片基的透明本色，感光效应是 X 线摄影的依据。

四、电离效应

X 线通过任何物质都可产生电离效应，使组成物质的分子分解成正负离子。如空气被 X 线通过时，即产生一定的正负离子量，空气的电离程度与空气所吸收的 X 线的量成正比，因而可通过仪表测量空气电离的程度，用以计算 X 线的量。

五、生物效应

X 线照射机体后，同样也产生电离作用，发生生物学方面的改变，即生物效应。人体内的性器官（睾丸、卵巢）、晶状体、甲状腺、血液及皮肤对 X 线特别敏感。肿瘤组织尤其是比较原始和分化较低的，对 X 线也高度敏感。生物效应是放射防护学和放射治疗学的理论基础。

第二节　X 线诊断

一、正常骨盆 X 线表现

骨盆由左、右两侧的髋骨和后面的骶骨、尾骨构成。髋骨属于不规则骨，由髂骨、坐骨及耻骨三骨结合而成，它的上部是髂骨，后下部是坐骨，前下部是耻骨，三骨会合于髋臼。两侧髂骨与骶骨构成骶髂关节。两侧耻骨由纤维软骨连接为耻骨联合。胚胎期髂骨、耻骨、坐骨三骨各有一骨化中心，于髋骨中部构成髋臼。4~5 岁时髋臼未骨化的软骨呈“Y”形；9~14 岁时，“Y”形软骨中心出现二次骨化中心。在正位 X 线片上，髋臼“Y”形软骨内有多个长条状化骨核与关节重叠，极不规则，易误诊为病理改变。青春期髂骨嵴、坐骨结节分别出现长条状骨骺。

X 线检查骨盆时一般采用前后位投照；检查骶、尾骨时加照侧位；检查骶髂关节时，加照 45°斜位。骨盆前后位上，骶骨中线应通过耻骨联合。骶髂关节左右对称，关节间隙下半部分可以显示，上半部分因关节面是斜面而显示不清晰，常表现为模糊双线影，关节间隙前部构成外侧线，后部构成内侧线。从骶髂关节下端向外、向前下绕到耻骨联合的弧形致密线称为髂耻线，两侧髂耻线（弓状线）加上骶骨岬前缘与耻骨联合上缘围成一个类圆形的环，此称为小骨盆的入口。以此为界，上为大骨盆，下为小骨盆（真骨盆）。

大骨盆在骶髂关节外方的髂骨翼，成人髂骨嵴密度高，而髂骨窝密度低，中心可见放射状或“Y”形血管沟。由髂骨外端向下见髂前上棘、髂前下棘、髂骨翼后缘在正位片上因与骶骨重叠而显示不清。

坐骨棘在正位片上表现为髂耻线中部向内的三角形突起，髂耻线的外侧为髋关节，下方为椭圆形的闭孔。闭孔上为耻骨上支，下为耻骨及坐骨下支，闭孔外下为坐骨结节，两侧闭孔之间以耻骨联合。两侧耻骨、坐骨下缘经过耻骨联合下缘的边线叫耻骨弓；耻骨弓的夹角叫耻骨角，正常男性为锐角，女性则为钝角，骨盆出口的前界为耻骨弓。

骨盆侧位片上，后方为骶骨、尾骨，前缘为凹面，可显示骶尾关节。髋关节、坐骨棘以及坐骨大/小切迹和坐骨结节均为两侧重叠影，在髋关节前方显示。耻骨联合断面像呈双凸透镜样，前部有髂影，也为双侧的重叠像。

二、骨盆的正常变异

以下情况属于骨盆的正常变异：

（1）小儿的髋关节诸骨，因软骨较厚，关节腔显得较宽，各骨间距离也较远，所以很难肯定是否为髋关节脱臼。尤其在投照时，若两下肢的位置不对称，一侧稍外旋，股骨显得较短，可能误诊为脱臼。Shenton 线有助于鉴别。

（2）2~4 岁小儿髋臼边缘高低不平欠规则，10 岁以后逐渐趋向整齐，14~18 岁时髋臼外缘可能出现多余的化骨核，呈三角形或卵圆形，有时可分离为 3~4 个小块，称髋臼小骨。

（3）髂嵴在初生时是光滑的。在 2~3 岁时变得较为不规则，青春期出现二次化骨核，往往表现为不整齐，呈分叶状。

（4）在髂骨翼部有时可找到放射状或平行的以及"Y"形营养血管沟阴影。

（5）髂角：为发自髂骨翼部向上、向后突出的骨质隆起，为多种内胚层或外胚层发育缺陷之一。

（6）骨棘：表现在髂前上棘处刺状骨突起。

（7）海绵骨硬化，多在骶髂关节旁的髂骨内较致密骨影。

（8）盆腔内气泡与髂骨重叠，好像骨质破坏。

（9）骶髂关节骶侧的二次骨化中心，多于 15~16 岁出现。此时关节面略呈模糊并增宽。

（10）骶骨下切迹，骶骨下部一侧或两侧有局限性骨凹陷，深度不一，两侧往往不对称，甚至偶尔表现出一侧骶骨缺如，极像瘤样病变。

（11）第一骶椎腰化，一侧或两侧有发育成横突趋势。

（12）骶椎椎裂，并发游离棘突。

（13）各种骶骨形状，如上凸形、钩形（尾椎呈锐角）、弧形。

（14）骶髂关节旁沟，即解剖学上的耳前沟，位于小骨盆腔后缘、骶髂关节下方骨侧。表现为半圆形或浅弧形切迹。常为双侧，为骶髂韧带附着处，少数人出现于骶骨侧，称为骶骨骶髂关节旁沟。

（15）坐骨与耻骨间愈合的速度和形态多不一致，常在 7~8 岁愈合，有时显示愈合部分不规则和局部扩大，可凸入闭孔内。

（16）坐骨结节的二次化骨核有时不完整，呈分节状。

（17）妇女的耻骨联合在生育后增宽，可出现透裂隙（潜在关节腔），其出现率可达 41.5%。

三、骨盆病变 X 线表现

（一）骨盆病变 X 线表现

1. 骨质疏松 是指一定单位体积内正常钙化的骨组织减少，即骨组织的有机成分与无机成分均减少，但每克骨内的钙盐含量正常。X 线表现主要是骨密度减低，骨小梁变细、减少，骨小梁变细后分界清楚，此与骨质硬化者不同。

骨质疏松见于多种疾病。广泛性骨质疏松一般主要由于成骨减少，临床上常见于老年绝经后的妇女、代谢或内分泌障碍以及营养不良患者等；局限性骨质疏松则多由于制动废用而继发骨质疏松。单凭骨质疏松这一征象，难以对病因做出诊断。

2. 骨质软化 是指一定单位体积内骨组织有机成分正常，而矿物质含量减少，因此，每克骨内的钙盐含量降低，使骨发生软化。X 线表现主要是因为钙盐减少而使骨密度减低，骨小梁和骨皮质边界模糊不清，此点与骨质疏松中骨小梁变细而分界清楚不同。骨质软化常表现为骨骼压缩变形（如骨盆内陷）。假骨折线是诊断骨质软化的定性征象，表现为宽 1~2 mm 的光滑透明线，与骨皮质垂直，边缘稍致密，好发于耻骨支等处。

在成骨过程中，能造成骨样组织的钙盐沉积不足的原因均可导致骨质软化，这种软化改变通常都是全身性发病。发生在生长期为佝偻病，发生在成年则为骨软化症。

3. 骨质增生或硬化 是一定单位体积内骨量增加，成骨增多或破骨减少或两者同时存在所致。绝大多数是通过疾病影响成骨细胞的活动所致，只有少数是病理细胞自行成骨。X 线表现为骨质密度增高，伴有或不伴有骨骼的增大，骨小梁粗密，呈象牙质样。髓腔变窄、消失、骨质增厚。

骨质增生或硬化通常是机体的一种修复过程，

可见于多种疾病，如局限性骨质增生见于慢性炎症、外伤和某些原发成骨性肿瘤或成骨性转移瘤；也见于某些金属中毒，如铅、铍、镉中毒；全身性骨质增生或硬化则见于石骨症、氟骨症和致密性成骨不全等疾病。

4. **骨质破坏**　是局限性骨组织为病理组织所代替的骨组织消失。骨松质或骨皮质均可发生破坏；可由病理组织本身直接使骨质溶解所致，也可由病理组织间接引起破骨细胞生成和活动亢进而致骨质破坏。

骨质破坏见于炎症、肉芽肿瘤样病变或肿瘤。不同病变造成的骨质破坏，其X线表现并无显著特征。只有综合分析，观察破坏区与正常骨质分界是否清楚。破坏区的部位、大小、数目以及有无骨膜增生，才有可能判断病变性质。一般发展慢的病变，如良性肿瘤、瘤样病变和肉芽肿，破坏区与正常骨质之间分界多较清楚；发展快的病变，如恶性肿瘤、急性炎症等，则分界多不清楚。

5. **骨质坏死**　骨质局部新陈代谢停止称为骨质坏死，坏死的骨称为死骨。

形成死骨的直接原因主要是血供中断。骨质坏死多见于慢性骨髓炎，也见于骨缺血性坏死和外伤骨折后。X线表现为骨质局限性密度增高，在周围骨质疏松的衬托下和肉芽、脓液的包围下，死骨显得格外致密。恶性骨肿瘤内的残留骨有时为死骨，有活性的称为瘤骨。

6. **骨膜增生**　又称为骨膜反应，表示有病变存在。引起骨膜增生的原因很多，其中最主要的原因是慢性刺激。骨膜受到刺激后，骨膜内成骨细胞活动增强促使骨膜新生骨形成。骨膜增生多见于炎症、肿瘤、外伤、骨膜下出血和骨生长发育异常。

X线表现在早期一般是长短不定、与骨皮质平行的细线状致密影，与骨皮质之间可见1~2 mm的透亮间隙，继而骨膜增生逐渐增厚。

骨膜增生由于新生的骨小梁排列形式不同而有多种不同的X线形态，常见的有线状、层状、针状、放射状、花边状、葱皮样，各种形态的骨膜增生可分别发生于多种疾病，需结合其他表现综合分析才能做出准确判断。

7. **骨内和软骨内钙化**　骨内钙化多见于骨松质内的肿瘤、出血和骨质坏死，钙化的密度比死骨还要致密，常显示为无结构、不整形的颗粒状深白影。

软骨内钙化可见于原发于骨的软骨类肿瘤，反映骨内或软骨外有软骨组织或瘤软骨的存在。X线表现为环形、半环形，小者只有1 mm，大者可达2~3 cm，中心密度减低。环形钙化可集中成团，彼此连接，也可分散存在。一般良性病变中的软骨或软骨肿瘤的钙化密度高，边缘清楚。软骨肉瘤的钙化不充分、密度低、边缘模糊、钙化环残缺不全。

8. **骨内矿物质沉积**　铅、磷、铋等矿物质进入人体后，大部分沉积于骨内，多集中于正处于生长发育中的干骺部，表现为多条横行相互平行的致密带，厚薄不一，成年则不易显示。氟进入人体内与骨基质中的钙质结合，多沉积于全身骨骼中，以躯干最为明显，称为氟骨症。X线表现为骨小梁粗糙、紊乱，骨质密度增高。

9. **骨骼大小与形态的改变**　骨骼大小与形态的改变多合并存在，两者关系密切。可累及一骨、多骨或全身骨骼，局部病变或全身性病变均可引起。局部骨骼增大见于血液供应增多、长期肌肉功能增强和发育畸形等病变，如巨肢、骨纤维异常增殖症、软组织和骨血管瘤。全身骨骼短小可见于内分泌功能障碍或垂体功能减退等疾病，如垂体性侏儒等。骨肿瘤可使局部膨大、变形。骨软化症和成骨不全使全身骨骼变形。

10. **周围软组织改变**　许多骨关节疾病常可引起或伴有周围软组织改变，而软组织本身病变也可导致骨骼的改变。结合软组织的X线改变，往往对骨关节疾病的诊断有很大的帮助。外伤和感染引起的软组织肿胀，X线表现为局部软组织肿胀、密度增高、正常软组织之间的层次不清；外伤后引起骨化性肌炎可表现为软组织内钙化和骨化。开放性损伤合并产气杆菌感染则可见软组织内积气。恶性骨肿瘤侵犯软组织或软组织肿瘤本身可见软组织肿块，肢体长期运动受限可见肌肉变细、萎缩。软组织溃疡或瘘管常常表现为局部皮肤僵硬、不整或内陷。

（二）骨盆关节病变基本 X 线表现

1. **关节肿胀**　常由于关节积液或关节囊及其周围软组织充血、水肿、出血和炎症所致。关节肿胀包括关节腔内积液和关节周围软组织肿胀，X 线难以将两者区别。X 线表现都是关节周围软组织肿胀，脂肪垫和肌肉间脂肪层移位变形或模糊消失。关节间隙增宽且密度增高常见于炎症、外伤和出血性疾病，也见于关节周围软组织感染。

2. **关节破坏**　关节破坏是关节软骨及其下方骨质的破坏。早期一般仅累及关节软骨，表现为关节间隙狭窄，病变继续发展。侵及软骨下骨质时，则形成关节骨端骨缺损，严重者可产生关节脱位和畸形。

关节破坏的部位及进展的快慢因疾病性质而异。急性化脓性关节炎的软骨破坏始于承重部位，进展很快，以日计，不久即累及关节软骨下骨质且破坏范围广泛。滑膜型关节结核的破坏常始于非承重部位的关节两侧，进展缓慢，以月计，累及骨质较晚，表现为边缘部分的虫蚀状破坏。类风湿性关节炎到晚期才引起关节骨质破坏，进展更慢，常以年计，呈小囊状破坏。

3. **关节退行性变**　可见于骨关节病、缺血性坏死、神经病性关节炎和大骨节病，病种虽不同，但基本病理变化均为关节软骨变性、坏死，代之以纤维组织，表现为不同程度的关节间隙狭窄，继而造成骨性关节骨质增生硬化，并于骨缘形成骨赘，关节囊肥厚，韧带钙化。

早期 X 线表现主要是骨性关节面模糊、中断、消失；中、晚期表现为关节间隙狭窄、软骨下骨质囊变和骨性关节面边缘骨赘形成，不发生骨质破坏。

关节退行性变发生于老年患者是老年人生理组织衰退的表现；慢性创伤过多、承受牵拉也是一个重要原因，因此也常见于运动员和搬运工。股骨头缺血性坏死痊愈期、潜水员的骨关节栓塞以及化脓性关节炎愈合后，也可发生继发性退行性骨关节病。

4. **关节强直**　是关节软骨全部被破坏的结果，可分为骨性关节强直与纤维性强直两种。骨性关节强直是关节破坏比较严重时，关节骨端关节面互相衔接，两端的新生骨小梁相互连接融合。X 线表现为关节间隙显著狭窄或消失，并见粗大的骨小梁贯穿于关节间隙之间，多见于急性化脓性关节炎愈合后。

纤维性强直是指关节内有纤维组织粘连并失去关节活动功能，也是关节破坏的结果，X 线片上虽可见狭窄的关节间隙，但无骨小梁跨越其间。常见于类风湿性关节炎，但需结合临床表现。

5. **关节脱位**　是构成关节的两个骨端脱离正常的解剖位置，依其脱位程度分为半脱位和全脱位。关节组成骨部分脱开者为半脱位，X 线表现为关节面相对分开，但还有部分连在一起。关节组成骨完全脱开者为全脱位，X 线表现为相对关节面整个分开。

关节脱位从病因上可分为外伤性、先天性和病理性三种。外伤性者有明确的外伤史。先天性者常见于婴幼儿，好发于髋关节。继发于关节或邻近组织疾病的脱位为病理性脱位。任何关节疾病造成关节破坏后都能发生关节脱位。

（马小军）

第六章

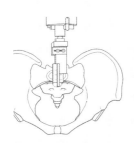

第七章
骨盆 CT 与 MRI 检查

第一节　骨盆 CT 检查方法及正常表现

对于怀疑骨盆病变的患者来说，计算机断层扫描术（computer tomography，CT）已公认为十分重要的诊断手段。因为 CT 可把复杂的解剖结构显示得十分清楚。通过 CT 横断面图像以及冠状面、矢状面重建图像不但能准确显示盆腔正常和异常解剖结构，还能显示肿瘤对邻近组织的侵犯。如今超高端螺旋 CT 可进行三维成像，为临床诊断分期、放射治疗设计以及手术方案的选择提供了重要的信息。

一、检查方法

患者取仰卧位，扫描自坐骨结节下缘向上至髂嵴水平，依据病情可上、下加层扫描，层厚 10 mm、层距 10 mm；对于较小的病灶可薄层 1~5 mm 扫描；对于拟行三维重建的患者，要以层厚 2 mm、层距 1 mm 螺旋扫描。

骨盆 CT 检查一般无须特殊准备。若打算了解骨盆肿瘤对盆腔脏器的侵犯情况，应在扫描时将所有肠腔充满造影剂，一般是让患者在检查前一晚口服 2% 泛影葡胺 500~1 000 ml，在 CT 扫描

前 45 分钟再服 350~500 ml，这样可使消化道尤其是回肠和结肠近端充盈造影剂。以免未充盈造影剂的肠子伸入盆腔，被误认为软组织肿块。为了使直肠和远端结肠也能显示清楚，可用 1% 泛影葡胺或空气 300 ml 在扫描前注入直肠。对于已婚女性患者，扫描前应放置阴道塞子以便明确阴道和宫颈的位置。为区别输尿管和肿大淋巴结，应静脉注射造影剂。骨盆外伤者可免去上述准备。

二、正常骨盆 CT 解剖

骨盆的骨性解剖相当复杂，由骶骨和两个半侧骨盆连接而成。半侧骨盆又由髂骨、坐骨和耻骨组成。两侧的耻骨在前面形成耻骨联合。半侧骨盆呈曲线状，厚薄不等，在空间关系上骨盆的 3 块组成骨相互成角，而且有性别差异。

骶髂关节相对固定，骨盆只能做整体运动。任何区域的 X 线投照都不能避免骨性结构的重叠，粪便和肠道气体影更加影响了骶骨与髂骨在常规平片上的观察。由于 CT 是横断成像，故可

清楚显示骨盆病灶的解剖部位和骨内分布范围以及骨皮质的完整性。骨科病房已上石膏、悬吊和牵引的患者仍可接受 CT 检查，通过小心处理和安排，几乎所有骨科患者都可以进行 CT 检查。

骶髂关节不同于其他滑膜关节，有两种关节类型：前下 1/3 为滑膜关节，后 1/3 为韧带关节，滑膜部分的关节软骨较其他滑膜关节薄，表面呈波浪状，可稍微活动。韧带部分关节呈"V"字形，靠近滑膜部分的关节腔最窄，后面部分则较宽，也呈波浪状，骨间韧带附着处有一些较深的凹陷，正常骶髂关节 CT 切面应两侧对称，皮质薄而均匀，整个关节间隙的厚度也是薄而均匀的。由于弧形皮质的部分容积效应，而致局部关节面可能不那么锐利。

髋关节是一种杵臼关节，复杂的关节杵臼由 3 块骨骼在三叉软骨处连接而成。在小儿，3 块骨骼是相互分开的，此时可以看到髋臼顶由髂骨、耻骨前内侧的一小部分以及坐骨后内侧的一大部分组成。成人髋关节的 CT 图上所示的髋臼，并不是一个单纯的臼，而是一个局部凹陷。股骨头位于髋臼中心。关节软骨间隙的厚度不一定能显示出来；当患者仰卧位时，髋关节处于松弛状态，由于重力关系，关节间隙的前面较后面稍宽些。CT 检查可显示髋关节软组织以及与骨骼的关系。CT 对髋关节的最大用处在于显示骨折及脱位，证实或排除关节腔内及骨盆内或者盆壁软组织内有无移位的骨折碎片，辅助评估髋关节的稳定性与和谐性，还可用于异物定位，有助于外科医师决定是否有必要显露关节。

骨盆软组织的解剖也同样复杂，骨盆内外有肌肉、血管、神经和淋巴结；骨盆内有直肠和泌尿生殖器官，用体检的方法很难对这些结构做出恰当的判断，常规摄影、尿路造影与钡剂检查均不能很好地显示软组织异常。CT 与上述检查相比具有明显的优越性，因为 CT 密度分辨率高，对骨盆软组织病灶能清楚显示，还能利用 CT 造影增强扫描，更有助于软组织病变的检出。

三、正常组织的 CT 表现

1. **骨骼组织** 组成骨盆各骨块的形态各异，但骨的结构大致相同，均由骨皮质、骨松质和骨髓腔组成。骨皮质的表面尚有骨膜，骨膜在正常情况下 CT 不能显示，其他均能在 CT 图像上清楚显示。骨盆骨皮质较薄，CT 表现为致密的高密度影，表面光整，肌肉附着处可稍粗糙，骨皮质内缘靠骨髓腔侧可不整齐。骨松质由高密度的骨小梁和低密度的骨髓间隙组成，骨小梁纵横交错呈网状，网格内为骨髓组织，骨髓腔内含有多量脂肪，CT 表现为低密度区，夹在骨盆两层骨皮质之间。

2. **关节** 关节是两骨或数骨的连接部分，包括关节腔、关节面、滑膜与韧带。关节腔内有少量滑液，关节面由组成关节的骨端的骨皮质构成。关节腔在 CT 图像显示为低密度的裂隙；关节面上 CT 显示为骨密度结构；组成关节的滑膜与韧带在 CT 图像上显示欠佳；髋关节在适当调整窗宽与窗位后有时可见关节周围韧带的断面。

3. **软组织** CT 平扫可显示骨周围的肌肉、筋膜和脂肪组织。脂肪是密度极低的组织，CT 值在 $-50\ HU$ 以下，肌肉为软组织密度，CT 值在 $40\ HU$ 左右。每块肌肉之间为含脂肪的低密度筋膜分隔，使每块肌肉分界清楚。最外层的皮肤在皮下脂肪组织的衬托下，CT 表现为线样软组织密度，厚 1~2 mm，均匀而连续。走行在皮下的血管和神经 CT 表现为点状软组织密度的断面，增强扫描后，血管呈点状或线样强化的高密度影。

第二节　骨盆 MRI 检查方法及正常表现

骨盆的器官组织较为固定，受呼吸和肠蠕动的影响较小，所得的骨盆 MRI（磁共振成像）图像优于腹部。MRI 显示解剖结构清晰而逼真，在良好的解剖背景下显示病变是 MRI 的突出优点，三维成像和流空效应使病变定位更为准确，并可观察病变与血管的关系。MRI 不含射线，是一种对人体健康不会带来任何不良影响的非损伤性检查，但检查时间较长，费用较高，急诊外科不能合作者或神志不清者不适宜做 MRI 检查。

MRI 的检查目的为发现有无异常，做出可能的鉴别诊断、观察病变的侵犯程度及做出必要的疗效观察。

一、检查方法

常规患者采用仰卧位，特殊情况可用俯卧位。检查前嘱患者去掉身体上的金属物，有金属宫内节育器者不适合做此项检查，非金属材料制造的宫内节育器可以行此检查。为提高图像质量，可用小肠解痉药、直肠灌注对比剂（如空气、脂肪溶液、水等），已婚女性可用阴道塞子。检查时膀胱中等程度充盈，既可作为周围器官的标志，也能在一定程度上将肠襻推出盆腔。切勿让膀胱过度充盈，因检查时间较长，患者可能会耐受不住而影响检查。

骨盆的 MRI 检查使用体线圈，一般使用横切位、冠状位和矢状位。因为骨盆含丰富的脂肪，加之 MRI 有其固有的高软组织对比度和多方向成像能力，MRI 对软组织病变的显示比 CT 好。

二、正常组织的 MRI 表现

1. **骨骼组织**　骨皮质内所含质子密度很小，因此在所有序列上均表现为低信号的黑色结构。钙化软骨的质子密度特点与骨皮质相同，所以也表现为低信号的黑色结构。纤维软骨组织则与钙化软骨不同，具有一定的质子密度，会产生一定的磁共振信号。透明软骨含有较大的质子密度，并具有长 T1 和长 T2 弛豫时间，因此，T1 加权相表现为较低信号，T2 加权像表现为较高信号。骨松质显示为高、低混合信号。骨小梁表现为条带状低信号。

2. **骨髓与脂肪组织**　由于骨髓与脂肪组织含有较高的质子密度，且这些质子具有非常短的 T1 和长的 T2 弛豫时间，在所有序列上均为高信号。

3. **肌肉组织与淋巴结肌肉组织**　肌肉组织所含的质子密度明显少于骨髓与脂肪组织，且有较长的 T1 和较短的 T2 弛豫时间特点。因而 T1 加权像上表现为低信号的灰黑色，T2 加权像上表现为中等灰黑色。韧带和肌腱组织的质子密度低于肌肉组织，无论在 T1 或 T2 加权像上均呈低于肌肉组织的黑色影。淋巴结组织的质子密度较高，具有较长的 T1 和较短的 T2 弛豫时间特点，T1 与 T2 加权像均表现为中等灰黑色的低信号。

4. **流动血液**　血管内流动的血液在进行 MRI 检查时，被射频脉冲激励过并做了相应编码的质子，在采集信号时，因射频脱冲和采集信号间的时间差，而流出采集信号的层面，造成采集落空而出现黑色密度影像，称为流空效应。在 T1 或 T2 加权像上均表现为无信号的黑色密度影。若回波延迟时间长，血管内有涡流存在，可使血管内血液信号增高。此外，由于存在血液层流现象，即血管壁内周围血流速度较血管中心部血流速度慢，在血管的截面上信号强度出现差异。

5. **关节**　MRI 可显示关节内及周围的细微结构，包括关节内软骨、韧带、骨端骨皮质、关节内软骨、韧带和关节囊均表现为黑色的低信号。关节腔内的滑液在 T1 加权像为薄层低信号，而在 T2 加权像上显示为细条状高信号。

第三节 骨盆 CT 与 MRI 诊断

一、骨盆创伤

骨盆外伤为由于外力的作用机制和外力强度的不同，表现不同程度的骨盆创伤，出现骨盆骨折、骨盆软组织的挫伤以及骨盆软组织内异物。CT 检查的目的在于：①了解骨折线是否累及骶髂关节；②骨盆环骨折及脱位的情况；③骨盆骨折是否累及盆腔脏器；④明确骨折片是否移位于盆腔或者关节腔；⑤骨盆软组织挫伤的部位以及出现血肿的大小；⑥明确异物的部位与深浅度，是否涉及关节腔。

（一）骨盆骨折

1. 骨盆边缘骨折

（1）髂前上、下棘骨骺分离：发生于 15~20 岁青少年，踢球、赛跑起步或中途，使缝匠肌强烈收缩，均可引起此型骨折。CT 表现为髂前上、下棘骨骺分离，向下移位。常合并髂骨嵴骨骺分离，骨骺呈长条状翘起，骺线增宽与骨分离，并向前、向外移位。

（2）髂前上棘撕脱骨折：发生于成年人，损伤机制同上所述，CT 表现为撕脱骨折片不规则或粉碎状向下移位。

（3）坐骨结节骨骺分离或撕脱骨折：甚少见。

（4）髂骨翼骨折：多为直接暴力引起，重者可合并骨盆内脏器损伤，出现休克表现，CT 直接显示骨折线与骨折片分离移位的情况，调整合适的窗宽与窗位可显示骨盆软组织内血肿以及盆腔脏器损伤的表现。

（5）骶尾部骨折、脱位：骶尾部骨折或脱位的 CT 诊断必须建立在有肯定的临床症状和骨折征象的基础上。有明确的外伤史，局部肿胀压痛；CT 显示骨皮质不连续；新鲜骨折可显示骶骨、直肠间软组织增厚，局部有血肿。骶尾部骨折脱位可见骶尾关节分离或尾骨向前移位，要特别注意骶尾部的正常变异，如钩形尾椎可被误诊为尾骨脱位，结合临床是否有明确压痛可做鉴别。

2. 骨盆环骨折

（1）耻骨骨折：几乎所有骨盆环的损伤都累及耻骨，因该部位向前突出，且结构薄弱，骨折发生率高。耻骨骨折主要包括以下 3 种类型：①一侧耻骨上、下支骨折，上支向下错位，骨块旋转，两骨折端重叠，骨盆入口缩小，而另一侧由于对侧上、下支骨折，在旋转时可发生类似青枝骨折样的扭曲骨折，常表现为局部骨松质和骨小梁扭曲错乱（图 2-7-1）。②耻骨体骨折常发生于耻骨上支的髋臼部，骨折线可纵行向下达闭孔内缘。③耻骨联合分离常合并耻骨支骨折，且常发生单侧或双侧骶髂关节分离。CT 表现为耻骨联合部增宽、分离，中心部纵行低密度区为耻骨联合真空，耻骨联合上、下错位，有时可见撕脱骨折（图 2-7-2、图 2-7-3）。

（2）坐骨体和坐骨上、下支骨折：可见 2 条骨折线，一条可从坐骨切迹开始沿坐骨上支纵行向下达坐骨结节部；另一条水平向后横贯髋臼底部及后缘。有时合并髋臼后部粉碎性骨折。错位严重时，耻骨、坐骨及髋臼向盆腔内陷入，发生髋关节中心脱位，也可合并骶髂关节分离、脱位。

（3）骶髂关节分离、脱位：无论发生于单侧或双侧，都必然发生耻骨坐骨支骨折或耻骨联合分离。CT 表现为骶髂关节间隙增宽，可达 1~2 cm，关节面不平行；关节内可有薄骨片，骶髂关节严重分离时，可发生骶骨侧块骨折；骶髂关节上部或上部韧带撕裂，则表现为骶髂关节的两个间隙上宽下窄或下宽上窄（图 2-7-4）。

骶髂关节前后韧带的完全断裂，在关节分离的过程中，极易发生上下脱位，一般表现为髂骨向上移位（图 2-7-2、图 2-7-3）。

（4）髋臼骨折：外伤性股骨头脱位常合并有

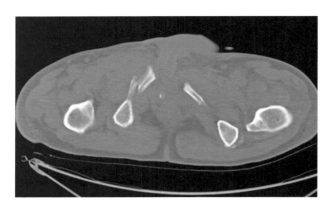

图 2-7-1　CT 平扫双侧耻骨水平

右侧耻骨下支骨折

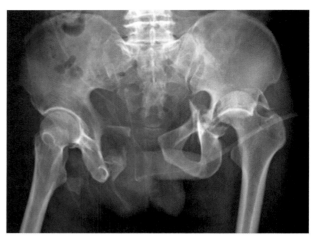

图 2-7-2　骨盆环骨折的 X 线片

骶髂关节分离，左侧髋臼骨折脱位、耻骨骨折伴耻骨联合分离

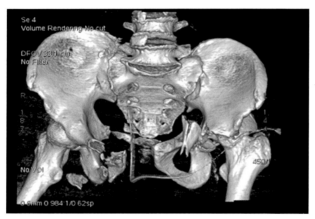

图 2-7-3　骨盆环骨折的 CT 重建

骶髂关节分离，左侧髋臼骨折脱位、耻骨骨折伴耻骨联合分离

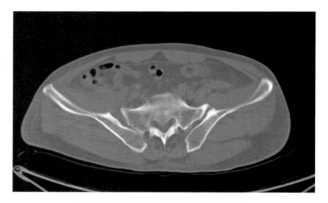

图 2-7-4　CT 平扫骶髂关节平面

右侧骶髂关节分离

股骨头或髋臼骨折，CT 检查的目的在于明确骨折的部位与范围，以及股骨头前脱位、后脱位及中心脱位的程度，明确髋关节腔内有无碎骨片。髋臼上缘的撕脱骨折是关节囊损伤的表现。关节内骨折，血液及骨髓内脂肪进入关节腔内，形成关节腔内积脂血征；若有气体进入关节囊内，则可见 3 种成分组成的关节内积气脂血征，此征是关节骨折的重要表现。

（二）骨盆软组织内血肿

外伤后不久的早期皮下血肿，浸润脂肪，密度与肌肉接近；中期肌肉内血肿，部分机化，部分液化，密度不均匀，部分密度低于肌肉组织密度；后期肌肉内血肿，全部液化，密度明显低于肌肉组织密度，且增强后无强化表现。有时后期肌肉内血肿可出现钙化或骨化，CT 表现为高密度影。

（三）骨盆及其软组织内异物定位

由于骨盆复杂的解剖结构，使外伤所致的异物用其他影像定位往往不是很精确，CT 能显示异物的精细解剖位置，即在骨内、关节内，还是在软组织内，外科医师可在 CT 精确定位下准确取出异物，避免定位不准确而行大范围探查。

（四）CT 在全髋关节置换术中的应用

半侧骨盆骨折后，拟行全髋关节置换术，CT 可发现髋部晚期继发的关节炎、骨连接不全或不连接、股骨头及髋臼变形的情况，还能判断髋臼的稳定性，以便在实施置换术前充分考虑需要注意的问题。

二、骨盆化脓性疾病

1. **髂骨骨髓炎** 并不多见，多由血行性感染而致，致病菌大多为金黄色葡萄球菌。多见于 15 岁以下的儿童。病变好发于邻近髂骨嵴的髂骨翼部和髋部上缘，可向整个髂骨扩散，并可侵犯髋关节和骶髂关节。急性期 1 个月左右，慢性期最短 4~8 个月，最长可超过 10 年。儿童常有全身毒血症表现，成人则以局部症状为主。

(1) CT 表现：早期可无明显改变，约 2 周后出现骨质疏松和骨小梁模糊；3~4 周在骨质疏松区出现斑点样骨质破坏，在骨质破坏的同时也可见骨质增生，慢性期可见骨质有广泛硬化，不规则破坏和空洞形成。因髂骨血液丰富且皮质薄，因此多无大块死骨形成，小死骨形成也易随脓液经窦道排出，死骨 CT 表现为高密度的小骨块，周边绕以低密度环。在痊愈期，骨再生能力甚差，骨缺损可永久存在。

(2) MRI 表现：MRI 对骨和软组织的炎症高度敏感。骨髓发生炎症渗出和炎细胞浸润，水分含量增加，故在 T1W 像上表现为低信号，而 T2W 像上表现为明显高信号。若出现骨质破坏，则在 T2W 像上见受累部骨皮质变薄、不规则或消失，由高信号强度的炎症组织代替。急性感染时，病灶边界不清楚；慢性感染时，病灶边界清楚。

2. **化脓性骶髂关节炎** 为化脓性细菌侵犯关节而引起的急性炎症，大多由葡萄球菌、链球菌、肺炎双球菌等经血液循环引起关节炎症。化脓性骶髂关节炎常见于青年和中年患者。男性多于女性，可发生于任何关节，但以四肢承重关节（如膝关节、髋关节）最常见，其次为踝关节、肘关节、骶髂关节及腕关节。通常为单发性，儿童可累及多个关节，无对称趋势。

CT 表现：早期关节囊肿胀，关节间隙增宽，骨质稀疏，有时关节骨皮质尚无改变。而在骨皮质下可见线状稀疏带，该处骨小梁结构消失，局部软组织肿胀。晚期关节间隙变窄，骨质破坏、增生，关节纤维性强直，关节周围软组织钙化。

3. **骶髂关节炎** 较少见，好发于青壮年，小儿极少见。多继发于骶骨或髂骨结核，常为单侧发病，病灶大多位于骶髂关节中下部。

CT 表现：早期表现为关节面模糊，边缘糜烂，与关节间隙增宽。随后出现骨质破坏，关节间隙中可见长圆形骨质缺损，破坏严重的可引起关节半脱位，表现为耻骨联合向上移位；严重骨质破坏区中央可见片状死骨。骨质疏松不如其他关节明显，有骨质硬化；病程末期常发生骨性关节强直，常伴发寒性脓肿和窦道形成，表现为臀部或盆腔软组织内低密度灶，边缘较清楚。

该病需与类风湿关节炎、髂骨致密性骨炎相鉴别。

三、骨盆非化脓性疾病

1. **类风湿关节炎** 该病是一种以非化脓性炎症为主要特征的慢性关节病变，起病和发展很缓慢。病程可达数年至数十年不等，临床症状轻重不一。本病多见于 20~40 岁女性，常侵犯全身多个关节，多呈对称性。好发于手足小关节，也可侵犯全身任何大关节。

发生于骶髂关节者，早期表现为关节面骨皮质密度减低，继而关节面下出现小囊状骨缺损，周围伴有不同程度的硬化。病变较易侵犯骶髂关节的上半部，骨质疏松较为明显。病变常为一侧发病，如为双侧发病，则两侧病变程度往往不同。

2. **强直性脊柱炎** 该病是一种慢性进行性全身性疾病，主要侵犯骶髂关节、椎间关节和肋椎关节。主要临床症状为下背痛和腰活动不便，随后出现脊柱强直。

骶髂关节处表现为：一般骶髂关节最先受累，在关节的下 2/3 开始，早期出现关节周围骨质密度增高，为硬化期，主要在髂骨侧，而骶骨侧较轻微。随后关节软骨受到破坏，关节间隙不规则。

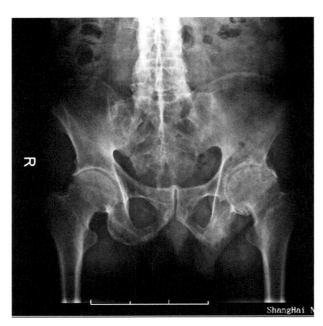

图 2-7-5　强直性脊柱炎 X 线表现
脊柱呈现竹节样改变、骶髂关节融合

最后整个关节受侵犯，关节间隙变窄，骨桥形成，关节间隙消失，发生骨性强直，骶髂关节病变常呈双侧对称性（图 2-7-5）。

四、髂骨致密性骨炎

　　该病是一种骨质硬化性疾病，好发于 20~25 岁青年，女性居多，50 岁以后少见，多数学者认为与骨盆的承重、局部解剖有关。近年来有学者认为本病为一种特殊的缺血性坏死。临床症状轻微，常诉腰背痛、骶髂痛或耻骨联合部痛，并放射至大腿或臀部，不少病例无症状。

　　CT 表现主要为髂骨耳状面呈均匀性密度增高的硬化区，骨结构不清，其内缘以关节为界，一般不累及骶髂关节，其外缘大多模糊不清，移行于正常骨质中，无骨质破坏，也无软组织肿块。

五、骨盆肿瘤与瘤样病变

（一）常见良性原发性骨盆肿瘤

　　1. 骨软骨瘤　该病是最常见的良性骨肿瘤，分单发与多发两种。单发性骨软骨瘤又称为单发

性外生骨疣，瘤体一般较小，无遗传性。单发性骨软骨瘤者多在 10~20 岁发病，男女发病率相同。多发性骨软骨瘤者有显著的遗传病史，亦称为遗传性多发性骨软骨瘤；常对称性发生，下肢发病多于上肢。单发性与多发性骨软骨瘤均有恶变趋向，且多发性更易恶变。组织学上肿瘤由骨质成分构成的瘤体、透明软骨帽和纤维组织包膜 3 种组织构成。

　　（1）CT 表现：与骨皮质相连的骨性突起，其顶端由一薄层软骨帽覆盖，呈圆形或菜花状；肿瘤边缘锐利，中间为透亮的机化骨基质，髓腔与肿瘤起源的骨相连，肿瘤停止生长后则形成光滑的线样骨板。若已停止生长的肿瘤突然加速生长，则应考虑恶变的可能，CT 表现为软骨帽的钙化密度变淡，边界不清，钙化环残缺不全或仅隐约可见，呈现不规则的骨质破坏，同周围软组织失去清晰界限。

　　（2）MRI 表现：肿瘤常有一细长的蒂或宽阔的基底，分别与骨松质或骨皮质相连，瘤体内的骨髓组织与正常骨的骨髓组织连续，其信号强度特征一致，在所有序列上均表现为高信号。软骨帽外观呈分叶状，其中含有大量均匀一致的透明软骨，在 T1W 像上为低信号，在 T2W 像上为高信号，软骨帽在 T2W 像表现为高信号说明患者正处于骨的生长阶段或为静止状态的软骨残存；如在 MRI 上看不到软骨帽，说明骨软骨瘤已停止生长。软骨帽的分叶间隔在 T1W、T2W 像均表现为低信号；软骨膜也表现为低信号，注射 GD-DTPA 没有增强表现。对于骨软骨瘤生长状态的推测，MRI 有明显的优越性。

　　2. 软骨瘤　该病为一常见的良性骨肿瘤，好发于四肢短骨，偶见于骨盆，分为内生型、外生型或皮质旁型。大多为内生型，可单发或多发，多发性内生型软骨瘤合并畸形者又称为 Ollier 病，合并有血管瘤者称为 Maffucci 病。本病无遗传性，可发生恶性变，比骨软骨瘤、骨瘤恶变的发生率高，恶变率为 5%。病理表现呈分叶状，有纤维包膜。主要成分为透明软骨，其次为软骨退化

所形成的胶状假囊肿和钙化或骨化的软骨。

（1）CT 表现：内生型软骨瘤，肿瘤呈中心性生长，邻近的骨皮质呈梭形膨胀，变薄，肿瘤的周围有一层骨质增生硬化现象，肿瘤内可有多数间隔及散在的沙粒样钙化。CT 图像上软骨组织显示为低密度区，增强后稍有强化，钙化显示为高密度灶，可无定形或呈小环状，钙化灶位于骨盆腔内。

外生型软骨瘤发生于骨盆者较少见，可发生显著的膨胀现象及骨质破坏，骨盆的巨大外生型软骨瘤可压迫内脏并使之移位。

皮质旁型软骨瘤较罕见，CT 表现为在皮质旁的软组织肿块压迫其下方的骨皮质形成表浅的骨皮质缺损，缺损边缘尚有增生硬化现象，软组织肿块附近有成骨反应带，而非骨本身的破坏。

（2）MRI 表现：MRI 对小的钙化带不敏感，骨性成分在 T1W 与 T2W 像上均表现为低信号。在 T2W 像上通常可发现长 T1 和长 T2 弛豫时间的软骨组织，表现为高信号。

3. **骨样骨瘤**　是一种表现特殊的骨肿瘤。好发于青少年，很少超过 30 岁。主要症状是疼痛，以夜间痛和休息痛为主，服水杨酸钠类药物疼痛可以缓解，病情加重则疼痛转为持续性，组织学特征为中央部为血管丰富的结缔组织，放射状骨样小梁和不同程度钙化或骨化所构成的瘤巢，周围为硬化骨带。

（1）CT 表现：瘤巢为中央低密度，硬化骨带表现为周围高密度区，瘤巢内有时可见钙化灶。

（2）MRI 表现：骨样骨瘤的钙化或硬化在 T1W 和 T2W 像上均表现为低密度区，瘤巢则在 T2W 像上显示为高信号。

（二）骨盆骨巨细胞瘤

骨巨细胞瘤是一种常见的骨肿瘤，是一种进行性、局灶性破坏性病变，起源于骨髓结缔组织的间充质细胞，因含有巨细胞而得名，其多核巨细胞的起源各家尚有争论。骨巨细胞瘤在临床和病理上有很大的差异，病理组织属于交界性肿瘤，

临床具有复发、转移和恶变趋向。好发于四肢长骨的骨骺区，无明显性别差异。绝大多数发病于 20~40 岁成年人，骨盆较少发病。本病起病缓慢，常有局部间歇性钝痛，较大肿瘤可有肿块，局部皮肤发亮、潮红、静脉曲张及压痛，发生于骶骨的巨细胞瘤可有尿潴留等骶尾症状。

（1）CT 表现：膨胀性分隔的低密度区，骨皮质变薄，可清楚显示骨包壳征象，病灶周围高密度带，病灶内若有出血可呈高密度，但其中不应有钙化，骨破坏周围不应有新生骨，增强后病灶可无强化，巨细胞瘤伴骨折时可见骨皮质断裂和软组织肿块。骨盆骨巨细胞瘤巨大的分叶分层的软组织块可伸向盆腔内压迫脏器，增强后肿块周围和肿块内呈分隔状强化（图 2-7-6）。

（2）MRI 表现：通常在 T1W 像显示为低信号或中等信号强度，T2W 像呈低到高的信号强度（图 2-7-6）。某些病例可见局灶的高信号，肿瘤出血时，则在 T1W 和 T2W 像上呈均匀高信号。

（三）常见恶性原发性骨盆肿瘤

1. **骨肉瘤**　是最常见的一种起源于骨组织的恶性肿瘤，由肉瘤性成骨细胞及其产生的骨样组织、骨肿瘤所形成。以 10~25 岁的青少年发病最多，好发于四肢长骨的干骺端。骨盆肉瘤以髂骨、坐骨最常见，根据肿瘤钙化和骨化的多少，大致可分为成骨型、溶骨型和混合型 3 种。临床上常有疼痛和肿胀，开始为间歇性，可迅速转变为持续性剧痛。骨盆区的骨肉瘤，如位于髂骨者则可引起坐骨神经痛，并向大腿放射（图 2-7-7）。

（1）CT 表现：平扫可显示骨肉瘤不同程度的骨质破坏、不规则皮质增厚和骨钙化；骨膜增生表现为高密度。肿瘤侵犯髓腔可使原先低密度的髓腔密度增高，肿瘤向外增长可突破骨皮质，显示皮质中断，并在骨外形成软组织肿块，肿瘤内瘤组织由于坏死可出现不强化的低密度区。CT 还可显示骨肉瘤推移或侵犯邻近肌肉和血管（图 2-7-8）。

骨肉瘤的 CT 表现复杂，较有特征性的改变为肿瘤性新骨形成；象牙质样瘤骨、棉絮状瘤骨、

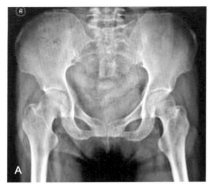
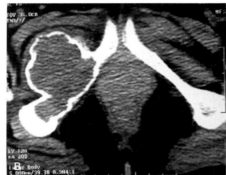
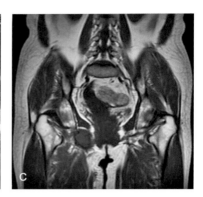
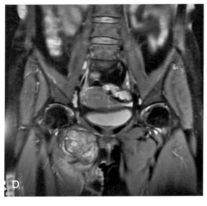
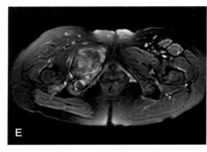

图 2-7-6　骨盆骨巨细胞瘤 X 线、CT 和 MRI 表现
A. 骨盆平片：右侧坐骨溶骨病变；
B. CT 平扫：右侧坐骨溶骨病变；
C. MRI T1：右侧坐骨低信号改变；
D、E. MRI T2：右侧坐骨高信号改变

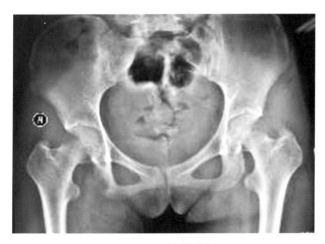

图 2-7-7　骨盆平片
右侧坐骨溶骨性改变，术后提示骨肉瘤

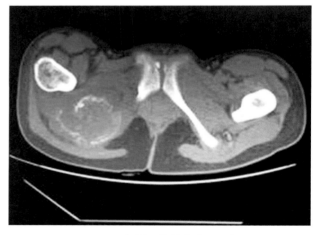

图 2-7-8　右侧坐骨骨肉瘤 CT 表现

针刺状瘤骨在 CT 上均表现为高密度。放射状瘤骨可伸入软组织块内。局限性骨皮质破坏，CT 表现为皮质内外和骨松质内呈现小而密集的虫蚀样低密度区。

一般溶骨型肉瘤以皮质、髓腔的溶骨性破坏为主，软组织肿块明显；瘤骨增生和骨膜反应不显著成骨型肉瘤则以瘤骨形成、髓腔硬化和骨膜反应为主；而混合型兼有成骨型和溶骨型的表现。

CT 横断面显示肿瘤的径向扩散情况，较平片提供更加精确的肿瘤解剖部位，如肿瘤仅限于骨内可局部切除，如已突破皮质但仍限第一层筋膜内，仍可考虑单块或整块切除，若肿瘤已深入到软组织内，则无法保留血管和神经，需选择其他治疗方法。

（2）MRI 表现：主要取决于骨肉瘤组织中主要细胞类型和肿瘤出血及坏死情况。骨髓腔内病

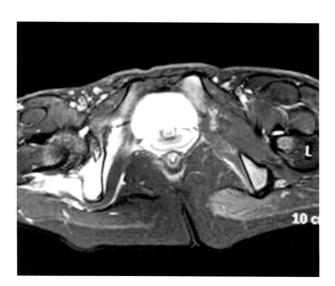

图 2-7-9　右侧坐骨骨肉瘤 MRI T2 序列

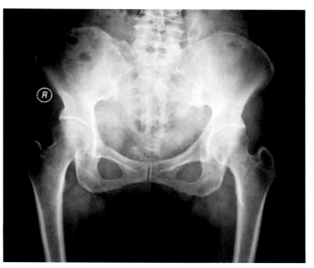

图 2-7-10　软骨肉瘤 X 线平片
右侧髋臼钙化伴软组织钙化

灶在 T1W 像上主要显示为更低信号区或混杂信号区。MRI 容易发现髓内扩散灶，其冠状面及矢状面容易发现跳跃式转移灶髓内肿瘤组织周围的水肿区和反应性改变，在 T1W 像上表现为低信号，在 T2W 像上为高信号；水肿区内往往有小肿瘤灶。病灶浸润皮质在 T2W 像上表现为低信号的骨皮质内有高信号的瘤组织，使皮质中断缺损。肿瘤在软组织内扩散。横断面 T2W 像显示最为理想（图 2-7-9），表现为高信号，与略低信号的肌肉组织形成良好对比，肿瘤血管丰富者，可显示较多点状、条状或放射状排列的无信号条纹；肿瘤的钙化、骨化和骨膜反应均表现为低信号。冠状面或矢状面图像可显示低信号的 Codman 三角位于稍高信号的软组织与低信号的骨皮质之间，具有一定特征性。

2. **软骨肉瘤**　是起源于软骨或成软骨结缔组织的恶性骨肿瘤，发病率仅次于骨肉瘤，根据发病部位可分为中心型和边缘型。中心型软骨肉瘤发生于骨髓的间叶组织，呈中心性生长，边缘型软骨肉瘤起始于骨膜或骨表面向外生长（图 2-7-10）。根据肿瘤的发展过程又可分为原发性和继发性两种。原发性软骨肉瘤发病年龄在 30 岁以下居多，好发于四肢长骨，发展快，预后差，多表现为中心型。继发性软骨肉瘤以周围型表现居多，多见

于 30 岁以上成年人，好发于骨盆，多由软骨瘤、骨软骨瘤发展慢，预后不佳，发生于骨盆者常不易被察觉，常常是肿瘤压迫内脏产生相应症状时方被发现。

（1）CT 表现：中心型软骨肉瘤表现为骨髓腔内混杂密度灶，被破坏的残余骨、瘤骨。钙化和骨化均呈高密度，其中以钙化为主。发生于骨盆时，由于骨皮质较薄，常在早期即穿破骨皮质而形成明显的软组织块，向盆腔内外突出呈哑铃状，可压迫直肠或膀胱等脏器，囊变则表现为低密度。周围型软骨肉瘤可见有蒂与骨皮质相连，肿瘤顶部有一层软骨帽，密度常低于同层肌肉组织，可伴有散在高密度钙化灶。两型均可有软组织肿块，常呈分叶状、结节状，轮廓清楚，其中可见斑点状钙化（图 2-7-11）。

（2）MRI 表现：软骨肉瘤的钙化、骨化、瘤骨及骨质破坏的残余骨在 T1W 和 T2W 像上均表现为低信号区（图 2-7-12）；软骨基质则在 T2W 像上表现为非常高的信号。MRI 可清楚显示软骨帽的厚度，勾画出肿瘤的轮廓。

3. **骨纤维肉瘤**　是一种甚少见的原发于骨的恶性肿瘤，起源于成纤维结缔组织，肿瘤实质由成纤维细胞及胶原纤维构成，也分为中央型与周围型两种。中央型骨纤维肉瘤起源于髓腔，显示

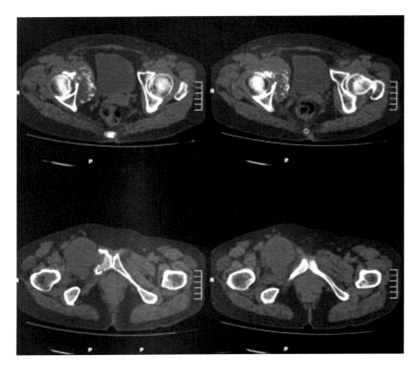

图 2-7-11　右侧髋臼软骨肉瘤 CT 表现
髋臼混合型骨破坏伴软组织包块形成

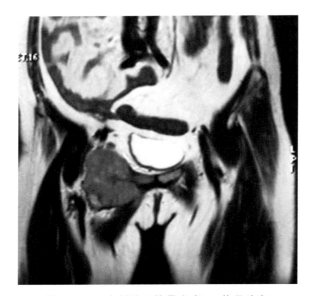

图 2-7-12　右侧髋臼软骨肉瘤 T1 信号改变

为骨内病变，以后可穿破骨皮质形成软组织肿块；周围型骨纤维肉瘤开始于骨膜，多绕骨皮质向外生长。该病多见于青年人及成年人，10 岁以下及 50 岁以上发病者少见。好发于四肢长骨干骺端或骨干，扁骨如骨盆、颅骨、椎骨及下颌骨也有发病。

（1）CT 表现：中央型骨纤维肉瘤 CT 平扫表现为局部骨轻度膨胀，皮质变薄，病灶区密度减低，可见高密度的点状钙化；不伴有软骨、骨组织或骨样组织的产生。周围型骨纤维肉瘤发生于骨膜，肿瘤常位于软组织肿块内。密度不均匀，其中可见少数均匀的高密度钙化点。若肿瘤坏死则表现为：软组织肿块内低密度区，增强后软组织肿块不均匀强化，坏死部分无明显强化。

（2）MRI 表现：在 T1W 像上表现为低信号。T2W 像上依据肿瘤的分化程度，可以表现为高信号、低信号或混杂信号。

4. 尤因肉瘤　本病于 1921 年首先由 Ewing 描述，当时定名为弥漫性内皮细胞瘤或骨皮质骨髓瘤。因对肿瘤的细胞起源有长时间的争论，故沿用尤因肉瘤这一病名。现在认为该瘤起源于骨髓未成熟的网状细胞。好发于青少年，好发部位为四肢长骨骨干，以股骨、骨盆、肱骨及胫骨多见，有早期肺及骨转移倾向，却很少累及淋巴结。对放射线极为敏感，临床上以疼痛为主要症状，随之局部出现肿块。

（1）CT 表现：尤因肉瘤在骨盆的基本表现为进行性溶骨型骨质破坏，表现为骨盆斑片状低密度骨质破坏区，呈圆形或椭圆形，有时破坏病灶内可出现絮状瘤骨。肿瘤内可有骨质硬化，有葱皮样或垂直样骨膜反应以及软组织肿块。若肿瘤在骨髓内生长，平扫可显示骨髓组织密度增高，肿瘤通过皮质向外生长则出现斑点状低密度区，继续向外生长则出现骨盆外软组织肿块。肿块内密度不均匀，大部边边缘模糊，增强后肿块边缘有显著的环状强化。骨髓穿刺可显示，骨皮质及其骨膜呈层状或放射状。

（2）MRI 表现：典型表现为 T1W 像上为均匀低信号，在 T2W 像上为非常强的高信号。

5. **骶骨脊索瘤** 脊索瘤发生于残余的胚胎性脊索组织，是一种生长缓慢、很少发生转移的局部低度恶性肿瘤。可发生于脊柱的两端或其他部位，但以骶尾部为好发部位。可发生于任何年龄，多数在 30~60 岁发病。最早出现的症状是疼痛。骶尾部骨脊索瘤者常引起尾部疼痛，随后出现局

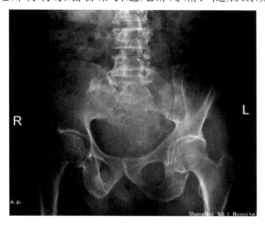

图 2-7-13　骶骨脊索瘤骨盆平片
骶骨呈现溶骨性破坏

部肿块（图 2-7-13）。向后发展则隆起于皮下；向盆腔内发展，则可出现膀胱、直肠等器官的压迫症状，表现出便秘、尿失禁、坐骨神经痛等症状。

（1）CT 表现：①骶尾部骨质呈溶骨性膨胀性破坏，边缘不整，膨胀的骨包壳不完整。②肿瘤从骨内向骨外生长，穿破骨皮质，向盆腔内或外延伸，形成边缘清楚的软组织肿块。密度不均匀，可以有残余骨和钙化。软组织肿块向盆腔内生长可推压盆腔脏器，向外则可推压或侵犯臀肌和骨盆肌。③软组织肿块增强后明显强化。④骶孔扩大，表现为肿瘤一侧或两侧骶孔因骨质破坏而扩大，周边可有硬化（图 2-7-14）。

（2）MRI 表现：MRI 能清楚显示肿瘤范围和生长方向，特别是显示肿瘤椎管内上、下生长的情况。在 T1W 像上肿瘤信号不均，多为低的混杂信号，若有出血时则出现高信号。在 T2W 像上表现为高信号，钙化和血管则表现为斑片、斑点状低信号。GD-DTPA 增强后肿瘤轻度强化（图 2-7-15）。

（四）骨盆瘤样病变

1. **骨囊肿** 骨囊肿是一种生长缓慢的瘤样病变，在骨内形成一个充满棕黄色液体的囊腔。病因尚不完全明确，可能是由于骨髓腔内出血形成局限性包囊，进而骨吸收、液化而形成骨囊肿。可发生于任何年龄，多为 20 岁以下的青少年，多发生于长管状骨，以肱骨和股骨上段较多见，少

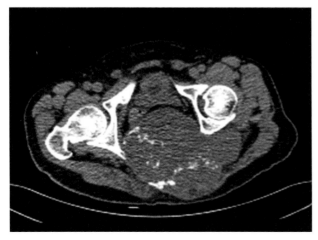

图 2-7-14　骶骨脊索瘤 CT 平扫

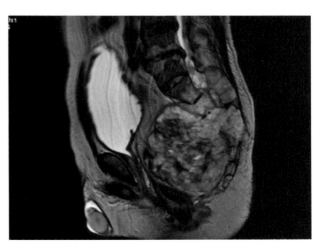

图 2-7-15　骶骨脊索瘤 MRI

数见于骨盆（如髂骨）。临床上很少有症状，大多因病理性骨折后摄 X 线片被发现。

（1）CT 表现：发生于骨盆等扁骨少见，此部位的骨囊肿常不完全，具备长骨骨囊肿的典型征象。CT 表现为均匀一致的局限性、膨胀性低密度区。CT 值接近水的密度，正常骨小梁结构消失，可有不规则骨小梁间隔，呈皂泡状或蜂窝状，囊壁边缘光滑。若伴有病理骨折时，囊壁可断裂，囊内因出血密度会变高。小的骨囊肿可见骨增生，硬化环在其周围，病变周围软组织正常。

（2）MRI 表现：骨囊肿 MRI 表现很典型，在 T1W 像上表现为均匀低信号，在 T2W 像上为异常高信号，边缘很光滑。若骨囊肿内富含蛋白质和出血，则在 T1W 像上表现为高信号，通常没有低信号环。

2. **动脉瘤样骨囊肿**　是一种良性瘤样膨胀性骨性病变。因本病显示为吹泡样膨出的动脉瘤样外形，囊内充满暗红色的血液而得名。病因尚不完全清楚，大多学者认为动静脉交通致静脉血栓而使骨局部发生血流动力学变化，使静脉压力持续性增高致受累骨质吸收，发生继发性、反应性修复而形成囊肿，可能与血管发育障碍或者外伤有关。该病病理表现为由许多海绵状血管腔组成，呈多数大小不等且互通的薄壁囊腔，其中充满不凝固的暗红色血液。

（1）CT 表现：具有特征性表现，为膨胀性低密度病灶伴有薄层的高密度硬化骨壳，或边界清楚的软组织肿块，边缘绕以高密度环。内常显示液－液平面，上方密度较低，其下方密度较高。增强后囊内可出现斑片状强化，为造影剂在瘤内血管滞留所致。

（2）MRI 表现：显示为边界清楚的膨胀性肿块和完整的低信号环，偶尔可见低信号分隔。MRI 可显示不凝固血液分层而造成的液体平面这一较为特征性的征象。囊腔内在 T1W 和 T2W 像上均显示为高信号区，且信号可变化。

3. **骨纤维结构不良**　又称为骨纤维异常增殖症，是一种正常骨髓和骨组织为异常增殖纤维组织所代替的骨病。它不是一个真正的骨肿瘤，但它具

备骨肿瘤的部分特征，因此将它归类为骨肿瘤样病变。病因不明，目前公认为原始间叶组织发育异常、骨骼内纤维组织异常增生所致。男女发病无明显差异，发病年龄范围较宽，病程较长，往往在青春期或成年才被发现。病变初期无症状，随后有酸痛或间歇痛，最后肢体发生畸变。据发病部位可分为单骨型与多骨型，多骨型者若合并有皮肤色素沉着、性早熟等内分泌紊乱者则称为多发性骨纤维发育不良伴性早熟综合征（Mccune-Albright syndrome，MAS），可恶变为骨肉瘤、骨纤维肉瘤等。

（1）CT 表现：骨窗显示骨粗大或板障骨增厚，病变可呈磨玻璃样高密度结构，并夹杂有斑片状低密度区，无软组织肿块，恶变时病灶局部出现溶骨性破坏或伴有成骨性改变。典型者可见放射状瘤骨，发生于骨盆时，CT 表现髂骨内溶骨与硬化相混合病灶，位于髂骨内低密度灶，周围有一圈硬化带。

（2）MRI 表现：病灶内有大量纤维组织，因此在 T1W 和 T2W 像上均表现为典型的低信号区。

4. **非骨化性纤维瘤**　是一种由骨髓结缔组织发生的良性肿瘤，无成骨趋向，不会形成骨质，病灶周围有一层薄的硬化骨组织包围。肿瘤表面的骨皮质由于肿瘤在骨内膜面的侵蚀而变薄，若无骨折，一般无骨膜增生，好发于青少年的四肢长骨，以胫骨、股骨和腓骨最为多见。病灶常位于干骺端以下，少数发病于骨盆等处。

（1）非骨化性纤维瘤与骨皮质缺损在病理上极为相似，两者有相似的组织学表现和相同的发病部位。名称上，前者强调组织学特征，后者强调发病部位。一般将病灶小而无症状，仅局限于骨皮质的病变称为骨皮质缺损；将病灶大且有症状，病变膨胀并侵及髓腔者称为非骨化性纤维瘤。本病发病缓慢，症状轻微，以局部酸痛和肿胀为主。

（2）CT 表现：为骨皮质下方单房或多房的圆形、椭圆形低密度区，常有硬化边缘。肿瘤局部的骨皮质大多膨胀变薄，无骨膜反应，也无软组织肿胀。

5. **骨嗜酸性肉芽肿**　为网状内皮细胞增生和

嗜酸性细胞浸润所形成的肉芽肿，自髓腔侵蚀骨皮质。在病理组织学上，骨嗜酸性肉芽肿和黄脂瘤病、婴幼儿网状内皮细胞增生症三者难以区分，且嗜酸性肉芽肿可转变为黄脂瘤病。因此认为三者为同一类疾病在不同时期的不同表现。1953 年 Liehitenstein 将三者总称为组织细胞增生症。好发于儿童及青年，颅骨、骨盆、股骨及脊柱为好发部位，临床症状轻，有局部痛和肿胀。

CT 表现：发生于骨盆者多见于髂骨、髋臼上方部分，表现为圆形或椭圆形、溶骨性、穿凿样低密度骨质破坏区，为肉芽组织密度，周边骨硬化甚明显，不伴软组织肿块为本病较特征性改变。

（五）骨盆转移瘤

1. 转移途径　骨盆转移瘤是指癌、肉瘤或其他恶性病变转移至骨盆，也称为骨盆的继发性肿瘤，骨盆转移瘤的转移途径有以下 3 种。

（1）直接转移：骨周围的恶性肿瘤直接向邻近骨侵蚀蔓延，使骨质破坏。如前列腺癌、子宫癌、直肠癌、膀胱癌及软组织肉瘤直接侵蚀骨盆。

（2）血行转移：血行转移最多见，肿瘤栓子或肿瘤细胞脱落于血液循环，随血液循环至全身任何部位。

（3）淋巴转移：常表现为原发性肿瘤向邻近的骨发生转移，如前列腺癌转移至骨盆。

上述 3 种方式在转移性骨肿瘤中并非孤立地起作用，也可以同时发挥转移作用。

2. 临床及影像表现　转移性骨肿瘤除原发性肿瘤所表现的症状外，最先出现和最突出的症状为转移骨局部疼痛，开始为间歇性疼痛，后变为持续性深部疼痛，最后出现软组织肿块，全身情况恶化（图 2-7-16）。

（1）CT 表现：骨盆转移瘤表现有成骨型、溶骨型或两种同时存在的混合型转移灶，以溶骨型最多见。溶骨型转移瘤表现为低密度区，边线相对较清楚，无硬化边缘。成骨型转移瘤表现为高密度灶，边缘模糊。混合型转移瘤则表现为高、低混杂密度区。骨盆转移瘤多发于髋臼附近。因骨盆骨具有骨皮质薄、骨松质多的特点，所以转移瘤早期出现穿凿样、虫蚀样骨破坏；随后发生浸润性骨破坏，边界不清；继而局部发生骨质疏松区，出现斑片状骨质破坏区。CT 可显示骨盆转移瘤的软组织肿块，其中可有残余骨片，而无肿瘤骨形成，此点可与原发性恶性骨肿瘤鉴别。骨盆转移瘤破坏严重时，可引起病理骨折，特别是髋臼上部溶骨性破坏，极易发生髋关节中心脱位（图 2-7-17）。髂骨转移瘤可跨越骶髂关节侵犯骶骨，直至骶骨孔、骶管；还能跨越髋臼底侵犯耻骨与坐骨。

（2）MRI 表现：MRI 对水肿很敏感，能准确

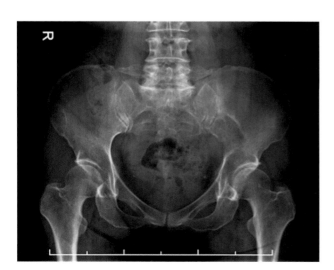

图 2-7-16　骨盆转移癌 X 线
左侧髋臼顶部溶骨性破坏，边界不清

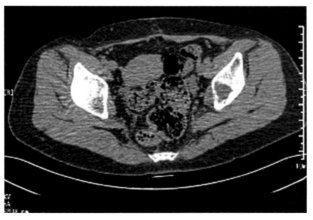

图 2-7-17　骨盆转移癌 CT 平扫
左侧髋臼溶骨性改变

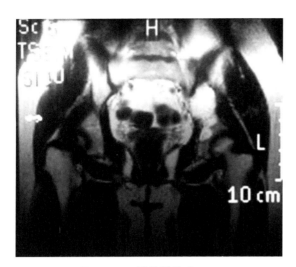

图 2-7-18　骨盆转移癌 MRI
左侧髋臼顶高信号

发现转移灶的数目和范围。T1W 像可灵敏而准确地发现转移瘤的骨髓侵犯，表现为低信号区（图2-7-18）；在 T2W 像上表现为高信号区。MRI 还有较好的软组织分辨率。

（六）骨盆软组织肿瘤

1. 纤维肉瘤　纤维肉瘤是来自成纤维细胞的恶性肿瘤，占软组织肉瘤的 10%。纤维肉瘤按年龄和预后分为成人型与婴儿型，发生于皮下软组织内或者隆起于皮肤表面的纤维肉瘤，又称为隆凸性皮肤纤维肉瘤（纤维肉瘤的亚型）。成人型纤维肉瘤大多发生于青壮年，恶性程度较高，且容易发生转移。

纤维肉瘤可发生血行转移，最常见转移至肺、肝和骨骼，淋巴结转移非常罕见。成人型纤维肉瘤病因尚不明确。本病可继发于皮肤隆凸性纤维肉瘤、孤立性纤维瘤、分化较好的脂肪肉瘤等，另外纤维肉瘤的原位复发率非常高。

MRI 可显示病灶位置、大小、信号特点及与周围组织的关系。隆凸性皮肤纤维肉瘤（dermato fibrosarcoma protuberans，DFSP）是纤维肉瘤的一种亚型，其发生于真皮层，向皮肤表面呈突起性生长，T1WI 呈等信号，T2WI 呈混杂信号，即高信号夹杂多发片状低信号，病灶均未累及骨质或发生钙化，这可能和病灶多发生于表浅部位且生长缓慢

有关，DFSP 可突破肌筋膜向深部肌肉侵犯。

成人型纤维肉瘤多位于深筋膜周围，提示病灶与深筋膜关系密切。累及深筋膜的纤维肉瘤在 MRI 上可以出现"尾征"，为肿瘤挤压周围筋膜或者为肿瘤周围正常组织细胞受压萎缩而形成的层状纤维包膜。

隆凸性皮肤纤维肉瘤为隆起于表皮的软组织肿块，诊断不难；成人型纤维肉瘤大多为发生在肌肉软组织内的巨大团块状肿块，与周围深筋膜关系密切。T1W 上大多为与肌肉等同（或稍高）的信号。T2W 上多为高信号背景中夹杂低信号分隔或伴随囊变、坏死及出血信号，增强扫描呈中等强化，分隔与囊变坏死区不强化。只要掌握上述典型特征，诊断纤维肉瘤并不困难。

2. 骨盆滑膜周围组织肿瘤　起源于滑膜周围组织的肿瘤主要有腱鞘巨细胞瘤和滑膜肉瘤。滑膜肉瘤是一种恶性程度相对较高的软组织肉瘤，属于起源未定的肿瘤，好发于青壮年，多见于关节邻近部位，发生于骶髂关节。因此，临床上很少能触及软组织肿块，往往只表现为疼痛与功能障碍。影像学检查对于确定肿瘤大小与局部累及范围非常重要。

（1）滑膜肉瘤的影像学特点（X 线或 CT）多表现为邻近关节的不规则、结节状软组织肿块，边界清楚或不清楚，内部密度不均匀，病灶内可有钙化或骨化，肿瘤邻近骨质可发生骨质破坏、受压骨吸收等改变，这是本病比较有价值的影像学改变，有助于滑膜肉瘤与其他软组织肿瘤相鉴别。少数病例可伴有广泛的骨样组织形成，一般认为钙化广泛的滑膜肉瘤多提示肿瘤分化。

（2）MRI 表现：该肿瘤的 MRI 表现取决于肿瘤的分化极向。镜下观察肿瘤有双极性分化趋向，即向上皮细胞或成纤维细胞分化，故分为梭形细胞型、上皮细胞型、混合型 3 种。梭形细胞型表现为 T1W 像上低于肌肉的信号强度；T2W 像上呈中等增高信号，内部坏死囊变则显示为更高信号。上皮细胞型者，T1W 像上信号强度高于肌肉组织；在 T2W 像上信号强度均匀增高。混合型兼有以上

两型信号改变特点。形态学上，与其他恶性软组织肿瘤无法区别。

3. **骨盆血管组织肿瘤** 起源于血管组织的肿瘤可分为良性、中间型、恶性 3 种。良性以血管瘤为代表，根据血管腔的大小和血管壁的厚度。血管瘤又可分为毛细血管瘤、海绵状血管瘤、静脉性血管瘤和混杂血管瘤。中间型以血管内皮瘤为代表，由血管内皮细胞产生。此两型常见于青少年。肿瘤位于体表者临床容易确诊，部位较深时 CT 与 MRI 对定位及定性均有帮助，良性与中间型 CT 与 MRI 不能完全区分。

(1) CT 表现：为软组织肿块，边界清楚、完整。有圆形钙化，有学者认为伴有钙化的多发条索状不规则低密度影是血管瘤特征性改变，增强后病灶显著强化。

(2) MRI 表现：可为形态规则的软组织肿块影，也可呈条状、结节状影，T1W 和 T2W 像均表现为非常高的信号。有学者认为 T2W 像上大小不一的条带状高信号结构中，有低信号的纤维脂肪组织分隔是血管瘤特征性 MRI 表现，T1W 像和 T2W 像上血管瘤周围均可见到低信号区，这是由于含铁血黄素所致。

恶性血管组织肿瘤见于恶性血管外皮瘤，由血管外皮细胞产生，多见于成人，四肢多见。发生部位较深，肿瘤一般较大，多数无包膜，呈结节状分叶。内部可见扩张的血管腔、出血及囊变，血管瘤和血管内皮瘤的 CT 与 MRI 表现大致相同，但肿瘤边界不清，侵犯周围组织。

4. **骨盆脂肪组织肿瘤**

(1) 脂肪瘤：限于皮下或肌肉内，可活动，无压痛，肿物有明确的边界和包膜，是最常见的软组织良性肿瘤。

1) CT 表现：具有特征性。表现为软组织内一个或几个密度均匀的极低密度区。CT 值为 −100 HU 左右，边界清晰，有完整包膜，形态规则，有时内部可分隔。

2) MRI 表现：也有特征性。在所有序列中，其信号变化均与脂肪信号同步。T1W 像上为高信号，T2W 像其信号增高与正常脂肪组织相同，信号均匀，部分可见低信号分隔。

(2) 脂肪肉瘤：脂肪肉瘤多发生于 45 岁以前的成年人。

1) CT 表现：与肿瘤的分化程度密切相关，未分化的脂肪肉瘤脂肪含量少，表现为软组织密度影，可有钙化灶。分化成熟的脂肪肉瘤脂肪成分多，密度为脂肪密度，CT 值为 −120~−80 HU，有的 CT 值介于水与脂肪之间，水样密度部分为黏液样改变，增强后不均匀强化。

2) MRI 表现：信号改变同样也取决于脂肪肉瘤的分化程度。分化好的脂肪肉瘤 MRI 可见局灶样或条索状脂肪信号，脂肪肉瘤没有低信号分隔。分化差的脂肪肉瘤 T1W 像可出现低、高混合信号；T2W 像上呈不均匀高信号，病灶可伴有出血、坏死区。

5. **骨盆神经组织肿瘤** 骶骨的神经源性肿瘤包括神经多纤维瘤和神经鞘瘤，两者均由包绕神经轴突的神经膜细胞（Schwann cell）发生。神经鞘瘤的瘤组织主要由神经鞘细胞组成，含少量胶原和基质组织，而神经纤维瘤主要由神经内膜、神经束膜和神经鞘细胞组成，含有丰富的胶原组织，均为良性神经源性肿瘤。临床上两者有相同的症状，表现为相应神经支配处有麻木感。

(1) CT 表现：两者均表现为骶骨的骶管、骶孔扩大，破坏边缘清楚。破坏区呈类圆形、膨胀性改变；在骶管中可偏于一侧，呈团块状均匀的软组织密度，与神经根密度相同，无钙化，也无成骨表现，增强后轻度强化。若发生在骨盆软组织则表现为软组织内圆形低密度灶，边界清楚，有时可见完整包膜。

(2) MRI 表现：神经纤维瘤与神经鞘瘤两者信号差异不大，T1W 像上为低、中等信号，T2W 像上表现为中、高等信号。肿瘤形态规则，边缘清晰，信号均匀。增强后 T2W 像上肿瘤明显增强，周围血管肌肉推压移位，界限清楚。

6. **骨盆肌肉肿瘤** 骨盆肌肉组织起源的肿瘤以横纹肌肉瘤较多见，好发于成人，而良性横纹肌肉瘤非常罕见。横纹肌肉瘤由不同程度分化的横纹肌细胞组成，分为多形性腺泡型和胚胎型横纹肌肉瘤，切除后易复发。

（1）CT 表现：多种多样，主要表现为肌肉内肿物，呈结节状，有分房间隔。中央部分为低密度区。常以肌间隙为界形成一假包膜。肌肉内肿块较大时，常有数块肌肉受累，但仍陷于深筋膜内，低密度肿块中有多个高密度环，增强后中心低密度区不增强为坏死液化区。周围有环状强化，

为肿瘤和液化的张力作用挤压周围正常组织所形成的环形致密层。几乎不能见到钙化灶，以此可与滑膜肉瘤鉴别。横纹肌肉瘤可造成患者正常肌肉萎缩，表现为正常肌肉束细小、肌间脂肪增宽。

（2）MRI 表现：T1W 像为高于正常肌肉组织信号强度肿块，有假包膜者界限清楚，浸润者界限不清。T2W 像表现为信号强度增高明显，信号不均。常常难与其他恶性软组织肿瘤鉴别。

（马小军）

参考文献

[1] 蔡郑东. 骨盆外科学 [M]. 南京：江苏科学技术出版社，1999.

[2] 蔡郑东，侯春林，王义生，等. 现代骨科学：骨病卷 [M]. 2版. 北京：科学出版社，2014.

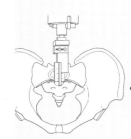

第八章
骨盆血管造影和介入治疗

第一节 骨盆血管造影

骨盆血管造影是骨盆部病变行血管介入治疗前的必要步骤，常用以明确骨盆外伤时有无血管损伤、骨盆肿瘤及肿瘤病变的供血情况，帮助诊断并为介入治疗提供"途径"。

一、骨盆血管的基本X线解剖

腹主动脉在L3~L5椎体水平分为双侧髂总动脉。一般来说，在X线透视下（中心线位于S1~S2时），分叉多投影于L4椎体下缘水平，部分可位于L3或L5椎体上、下缘，年龄小者位置较高。分叉部中部后壁向下分出骶正中动脉，较细，是腹主动脉的终末支。双侧髂总脉在双侧骶髂关节前方再分成髂内、外动脉，其分叉点在X线透视下常投影于骶髂关节的中上部。髂内动脉长3~4 cm，远端分为前、后两支，通常称前支为脏支，后支为壁支。与骨盆外科联系密切的主要为壁支，其分支有髂腰动脉、髂外侧动脉、臀上动脉、臀下动脉和闭孔动脉。前支分为膀胱上动脉、膀胱下动脉（男）、阴部内动脉、子宫动脉（女）等（图2-8-1）。虽然习惯上将髂内动脉分支分为前、后支，但实际上变异很多，并没有统一的分类，而且在血管造影时，其具体分支往往不易分辨清楚。

髂内动脉存在广泛的侧支，主要包括：①腰动脉与髂腰动脉之间的吻合；②骶正中动脉与骶外侧动脉之间的吻合；③直肠上动脉与直肠下动脉之间的吻合；④卵巢动脉和子宫动脉之间的吻合；⑤旋髂浅动脉、股深动脉与臀下动脉之间的

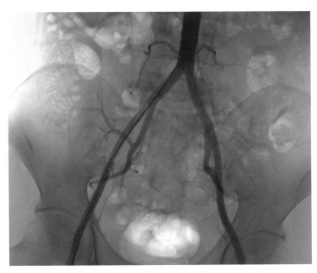

图2-8-1 盆腔髂内髂外动脉及其分支

吻合；⑥腹壁下动脉之耻骨支与闭孔动脉之间的吻合等。由于存在众多的吻合，用常规栓塞剂（不用无水乙醇）栓塞髂内动脉后一般不致引起内脏或肌肉坏死及功能障碍等严重并发症。

二、造影方法

将导管头置于腹主动脉分叉上方造影，可同时显示双侧髂总动脉、髂外动脉、髂内动脉及其分支，通常这一造影已能达到诊断目的，偶尔需要做超选择性髂内动脉造影。

采用 Seldinger 法，经股动脉穿刺插管。除非穿刺点处受病变影响不适合穿刺外，选择健侧或患侧做股动脉穿刺均可。有时因外伤造成失血性休克，股动脉搏动微弱甚至摸不到，此时在 X 线透视下可以经穿刺点向股骨头边缘之内中 1/3 交界处穿刺，因股动脉投影于此的位置相对固定。若反复穿刺不到，则需将穿刺点处切开，将股动脉分离显示后穿刺。穿刺成功后，沿导丝将 4~5 F 带端侧孔的直导管或猪尾巴导管送至腹主动脉分叉上方 3~5 cm 处，用碘克沙醇 30~40 ml，注射速度为 15~18 ml/s 造影，延迟 0.5 秒后摄片，程序为（2 张 / 秒 ×2 秒）+（1 张 / 秒 ×2 秒）。有学者认为摄片时间要长达 20 秒，以期显示出肿瘤性病变的实质期改变。但根据笔者的经验，因为髂内动、静脉之间回流时间较短，不存在类似肝脏的门静脉供血系统，在注射造影剂后 10 秒内，盆腔脏器及肿瘤内的造影剂均已回流至静脉内，故按以上摄片程序摄片能满足要求。因为双侧髂总动脉造影时，部分造影剂进入髂外动脉，高浓度泛影葡胺可引起下肢远端剧痛，故在经济条件许可的情况下，宜选用非离子型造影剂，如碘普罗胺、碘海醇，用量同泛影葡胺。若用数字减影血管造影技术（DSA），则造影剂总量用 25~35 ml 即可，注射速度为 10~12 ml/s，此时可用端孔导管。

在双侧髂总动脉造影成功后，将导管换成专用的髂内动脉导管，目前较常用为子宫动脉导管（RUC），若经右侧股动脉插管则用脾型导管（RS

型管），经左侧股动脉则用肝型导管（RH 型管），这样经一侧穿刺可顺利地超选至双侧髂内动脉。髂内动脉造影用碘克沙醇 25~30 ml，注射速度为 6~8 ml/s。若行 DSA，则总量为 18~24 ml，速度为 4~6 ml/s，摄片程序同前。

三、造影表现

（一）造影阳性表现

当因外伤伤及血管或形成血肿时造影会有所表现，与外伤的类型及受伤时间的长短有关。

1. **造影剂外溢** 是最常见、最可靠的出血征象。当出血量达 5 ml/min 时，血管造影即可显示，表现为高密度造影剂溢出血管腔外，边缘一般比较模糊；局限性包裹时，边缘较清楚（图 2-8-2）。当外伤时间较长，形成假性动脉瘤时，此时边缘可清楚或模糊。瘤体大时因造影剂不能将整个瘤腔均匀充盈，边缘即模糊；瘤体小时则造影剂能将其充盈，边缘较清楚（图 2-8-3）。

2. **动脉闭塞** 也是血管损伤的一个重要征象。可因骨折引起血管断裂或锐器直接截断血管（刺伤）、血管痉挛或血管栓塞等造成。通常血肿造成的压迫不会将动脉压闭，单凭血管造影不能区分堵塞原因。

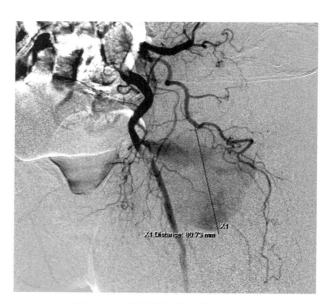

图 2-8-2　造影剂外溢形成局限包裹

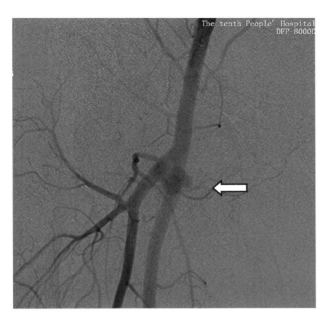

图 2-8-3　箭头示股动脉假性动脉瘤

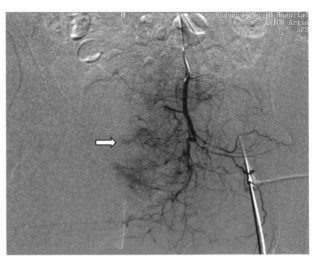

图 2-8-4　肿瘤周围血供丰富

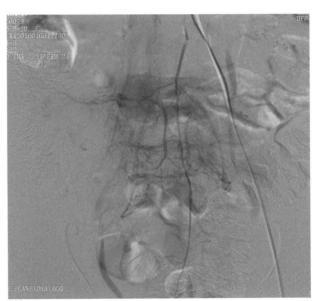

图 2-8-5　肿瘤性异常血管形成"肿瘤湖"

3. **动脉狭窄**　可因动脉挫伤造成内膜掀起、夹层内积血、动脉痉挛、形成附壁血栓、邻近血肿或者假性动脉瘤压迫及失血后血管痉挛引起。单凭血管造影有时也较难确定原因。

4. **血肿表面细小血管网形成及实质期染色**　当血肿形成一段时间后，其外周形成纤维包膜，表面可有细网状成熟小血管，实质期因包膜肉芽组织内有造影剂滞留，可显示"实质"染色，但一般密度较淡。

5. **动静脉瘘**　当动静脉同时损伤且其周围组织、筋膜将其包裹时即可形成动静脉瘘。造影时动脉早期即可见静脉显影，可同时伴有假性动脉瘤。

6. **血管外压移位**　由邻近血肿或假性动脉瘤压迫引起，造影时可见血管移位，分支展开。

（二）肿瘤及瘤样病变

1. **恶性肿瘤**

（1）局部血液循环增加：表现为肿瘤的供血动脉及其分支增多、增粗，直达肿瘤边缘（图 2-8-4）。

（2）肿瘤附近的动脉突然中断或局限性变细：后者又称肿瘤包绕血管征（arterial encasement）（图 2-8-5）。这种动脉可以是"路过"的动脉或者是肿瘤的供血动脉，形成的原因是肿瘤组织栓子产生的栓塞或梗死，或者肿瘤直接侵蚀、包裹血管。

（3）肿瘤性异常血管形成：包括肿瘤周围混乱、扭曲的细小血管，以及肿瘤内、外粗细不均、走行不规则的幼稚血管，这些血管因缺乏正常的平滑肌，故不会收缩。有时可见颗粒状或小斑片状造影剂滞留区，称"肿瘤湖"或"血池"（图 2-8-5），可能是缺乏弹性的肿瘤血管形成局限性腔隙，也可能为肿瘤内部形成的出血坏死腔。

（4）静脉早期显影：在动脉期即可见伴行的

静脉显影，这是因为肿瘤侵蚀动静脉形成动静脉瘘，或者新生的肿瘤血管缺乏正常的毛细血管网而致动静脉短路所致。

（5）肿瘤染色：因恶性肿瘤大多富含血管，其实质内血管空间（vascular space）较多，造影剂常早期充盈，均匀或不均匀地分布于肿瘤内，使肿瘤密度增高（图 2-8-6）。对于钙化较多的软骨肉瘤，因其分化程度较高，血管相对较少，肿瘤染色所致密度增高不显著，与骶骨、髂骨及肿瘤钙化的高密度影重叠，普通血管造影往往不易显示，而 DSA 可将"蒙片"（mask）上的组织影"减掉"，从而可将其显示。

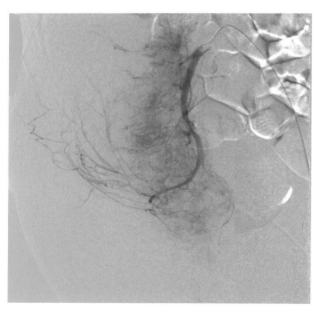

图 2-8-6　肿瘤血供丰富，形成肿瘤染色

（6）肿瘤内的乏血管区：常位于肿瘤中央，表示肿瘤坏死区，表现为肿瘤染色高密度影中间之低密度区。在部分病例中，可见乏血管区周围有一细小血管巢，这一征象只在恶性肿瘤及软组织脓肿中出现，故在骨盆肿瘤造影只要看到这一征象即可明确为恶性肿瘤。

（7）异常增粗的引流静脉：在动脉造影后期，可见肿瘤周围有一些直线行走与正常静脉连接的静脉影，无瓣膜显示，为肿瘤的引流静脉。

（8）软组织影：骨盆部肿瘤通过 CT、MRI 检查，绝大多数恶性肿瘤均可形成突出骨骼轮廓的软组织影，但 X 线平片常不易显示。血管造影尤其是 DSA，可以将染色的软组织块清晰显示，这对指导穿刺活检有很大的意义。良性肿瘤一般不会形成软组织内肿块，所以一旦血管造影发现软组织内肿块几乎可以确诊为恶性肿瘤。

需要强调的是，并非所有的骨盆恶性肿瘤均可出现以上所有的造影表现。对于某一具体病例来说，往往只表现为其中一部分征象。并且一些低度恶性的肿瘤如脊索瘤、分化较好的软骨肉瘤，血管相对较少，肿瘤染色也较轻。另外，有时髂骨的淋巴瘤染色也不甚明显，但其软组织肿块往往较大。骨盆转移性肿瘤的供血动脉增粗、肿瘤幼稚、血管形成相对较少，但肿瘤染色比较明显。一般而言，绝大多数骨盆恶性肿瘤都可由血管造影确诊，但阴性结果不能完全排除恶性肿瘤的可能性。

2. **良性肿瘤**　骨盆部的良性肿瘤除骨软骨瘤有时可推移血管外，血管造影很少有异常发现。值得一提的是，骶尾部神经纤维瘤、巨细胞瘤行血管造影尤其是 DSA 时，往往可见较丰富的血管及瘤实质染色，但一般来说，血管较成熟，肿瘤内造影剂出现较恶性肿瘤相对要迟，边缘也较清楚。

3. **瘤样病变**　骨盆部较多见的瘤样病变是动脉瘤样骨囊肿（ABC）及骨纤维异常增殖症。前者动脉造影可表现出某些恶性肿瘤的征象，如大量的"肿瘤"血管、血池、"软组织肿块"及"肿瘤"染色。但诚如其 CT 表现所示，因有一极薄的膨胀的皮质（X 线平片往往不能显示），故其染色部分的边缘常常比较清楚，结合临床病史及 CT 表现多能做出正确诊断。少数病例，因为其内部可发生纤维化及血窦闭塞，动脉造影可以没有特殊发现，仅见髂内动脉受压移位，骨纤维异常增殖症，血管造影可以没有任何改变。其他少见病如非外伤性髂窝内血肿（血友病性、特发性等）造影表现如前所述。

第二节　骨盆疾病的介入治疗

一、外伤

（一）急性失血性休克

虽然骨盆骨折尤其是多发性后环骨折引起盆腔大血管的直接损伤仅约 2%，但是常发生致命性的大出血。临床上除急性失血性休克表现外，尚可见到臀部、阴囊及会阴部血肿逐渐增大，足背动脉搏动减弱乃至消失。相对而言，大血管损伤引起的失血量大、速度快，休克在很短的时间内即可发生；而单纯骨盆骨折引起之弥漫性出血所致休克，发生的时间相对要长些，但也多在数小时内发生。这两种情况，除了紧急开放静脉通道，大量输液、输全血外，首选的且最有效的方法就是行急诊髂动脉造影，将一侧或双侧髂内动脉进行栓塞。合并大血管损伤者几乎均为髂内动脉分支，髂总动脉及髂外动脉损伤极为罕见，此时血管造影可见造影剂外溢（图 2-8-7~图 2-8-9）。弥漫性出血造影时往往找不到出血点，而仅有动脉痉挛变细或动脉移位（血肿形成）。在栓塞髂内动脉时，不必也不太可能超选至某一根具体的动脉分支，只需在髂内动脉主干内栓塞即可。常用的

栓塞材料为明胶海绵，剪成 1~3 mm 的颗粒，用水溶性造影剂混合均匀后在 X 线电视监测下经导管注入，直至髂内动脉血流缓慢或者其分支内血流停止，此时血压会立即上升（术中可用导管直接在腹主动脉内测压）。明胶海绵廉价，使用方便，效果确实，一般在 3 周左右血管会再通，不会引起明显的并发症。不主要使用自体血凝块、

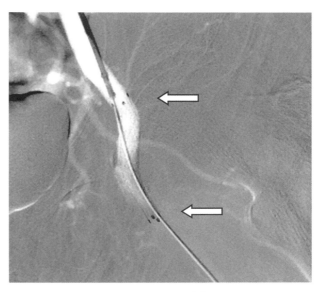

图 2-8-8　置入支架

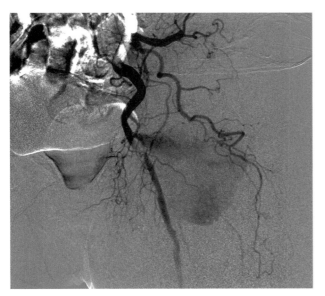

图 2-8-7　术前造影

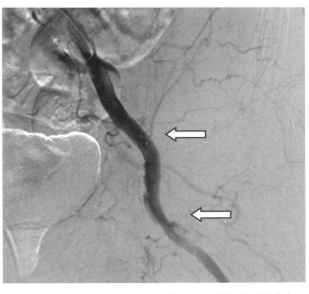

图 2-8-9　支架置入术后复造影，对比剂外溢显影消失

第八章

不锈钢钢丝圈及记忆合金栓塞器不主张使用。在失血性休克时，临床上往往大量输入液体，组织液也进入血液使血液稀释，此时血流凝固性差，不易形成血块；即使顺利制得血凝块，血液内的纤溶系统会造成血块溶解，栓塞效果不太理想。而钢丝圈及记忆合金栓塞器价格昂贵，且又是永久性栓塞器，在处理失血性休克时是不合适的。

（二）慢性血肿

骨盆部慢性血肿引起继发性出血时，或者在手术清除血肿前为防止术中大出血，可将同侧的髂内动脉栓塞。方法如前所述，栓塞材料也以明胶海绵为首选。

（三）假性动脉瘤

髂总（外）动脉假性动脉瘤的治疗以介入治疗为首选，此时只需将导管送入动脉瘤的瘤体内，注入适量的明胶海绵，然后再用适当规格的钢丝圈、记忆合金栓塞器或可脱落球囊将假性动脉瘤开口处闭塞即可，有时需用多枚栓塞器。若开口处较窄或呈漏斗状，直接用钢丝圈、可解脱球囊等栓塞即可。根据近年对腹主动脉瘤血管内旁路术的研究分析，只需有合适的血管内植物，那么采用血管内旁路术将成为一种方便实用、疗效确实的方法，但目前血管内植物极其昂贵，应用受限。髂内动脉形成的假性动脉瘤罕见，若遇到则可按前文所述将髂内动脉直接用明胶海绵栓塞即可，必要时再加钢丝圈等永久性栓塞器栓塞（图2-8-10、图2-8-11）。

（四）动静脉瘘

髂总（外）动静脉瘘原则上以手术治疗为主（图2-8-12、图2-8-13），介入性治疗只是作为辅助手段在手术开始前用球囊导管将瘘近端的动脉暂时性堵塞，以使手术简化，减少出血，从而确保手术顺利完成。当然若用血管内旁路方法，则可用介入治疗方法达到目的。若是髂内动静脉瘘，则直接用钢丝圈、记忆合金栓塞器或可脱落球囊将髂内动脉主干栓塞即可。

（五）副作用及并发症

髂内动脉栓塞术后，常见的反应是发热，以明胶海绵栓塞者尤为明显，可达38~39℃，一般1周内消失。臀部疼痛也很常见，有时非常剧烈，是

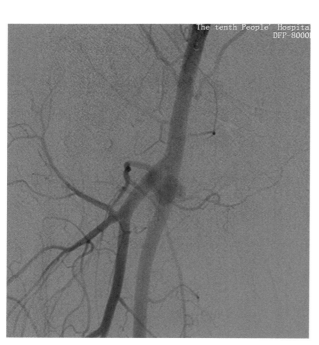

图 2-8-10　股动脉假性动脉瘤术前造影

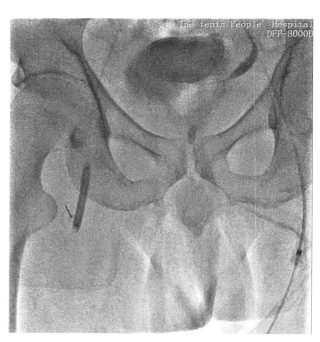

图 2-8-11　术中球囊暂时封堵

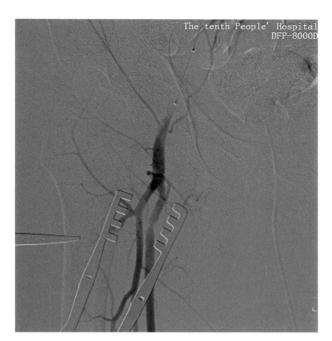

图 2-8-12　术中切开缝合股动脉

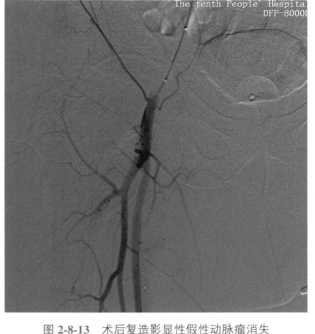

图 2-8-13　术后复造影显性假性动脉瘤消失

由缺血引起，均只需对症处理即可。一过性感觉异常或消失也可出现。严重并发症如膀胱坏死、排尿困难、大便失禁、阳痿等均比较少见，只要明胶海绵颗粒大小恰当（不宜太小），一般不会出现。

二、骨盆肿瘤及瘤样病变

（一）恶性肿瘤

1. **介入治疗的目的**　骨盆恶性肿瘤介入治疗的目的有三：一是术前行髂内动脉化学治疗、栓塞，术中不需要再行髂内动脉结扎，使手术简化，出血减少，同时使肿瘤发生坏死，有利于肿瘤的较完整切除，减少术后复发及转移。结合术后的病理观察，判断肿瘤对化学治疗药物的敏感性，为术后制订化学治疗方案提供依据。二是作为姑息性治疗，与放射治疗、静脉化学治疗、中药治疗及免疫治疗等结合，使肿瘤缩小或生长减缓，减轻疼痛，延长生命。三是术后动脉化学治疗，杀灭残存的瘤细胞，减少复发及转移，提高生存率。

2. **介入治疗的依据**　骨盆恶性肿瘤介入治疗的基本方法为髂内动脉药物灌注及栓塞，其优点或应用原理为：①药物的首过效应，即药物首次通过靶器官时被大量摄取及代谢并产生相应的效应。Sumiyoshi 等经狗的髂动脉分叉处注射吡柔吡星（pirarubicin）1~2 小时后，测得盆腔组织内药物浓度是静脉途径的 8 倍，而其他组织内药物浓度两种方法相差不明显。②化学治疗药物起作用的部分主要为游离部分，而静脉给药时因药物浓度低，体内运行途径长，当药物到达靶器官时大部分与血浆蛋白结合，如顺铂（DDP）经静脉给药 2 小时，98% 呈结合状态，仅 2% 呈游离态发挥抗癌作用。经动脉给药时，因药物大量、短时间内注入，大部分药物呈游离态（流经靶血管的血量在短时间内是有限的，其血浆蛋白也是很有限的），这样肿瘤内的药物浓度可以很高。③动脉内药物灌注后再行动脉栓塞，因为瘤区血液循环中断，理论上说，被瘤组织摄取的药物会滞留更长时间，而缺血造成的低氧、低 pH 环境可增强某些化学治疗药物的细胞毒作用。除了在术后进行的常规动脉化学治疗外，不管是术前化学治疗还是姑息性化学治疗，均可同时进行髂内动脉的栓塞，仍以明胶海绵为佳。对于姑息性治疗而言，为了不使以后的介入治疗途径堵塞，钢丝圈等永久性栓塞材料应列为禁忌（图 2-8-14~ 图 2-8-16）。

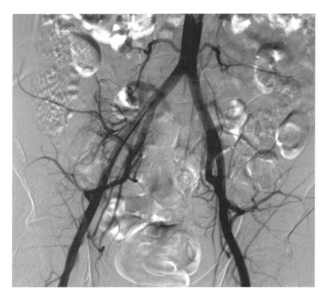

图 2-8-14　术前腹主动脉造影

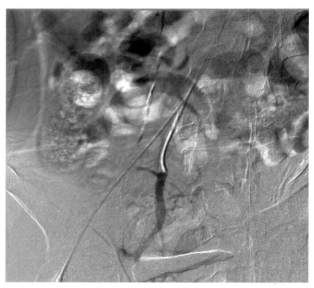

图 2-8-16　栓塞后髂内动脉造影

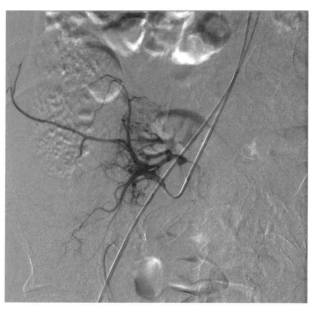

图 2-8-15　术前髂内动脉造影

3. **动脉治疗方案**　到目前为止，尚无大病例专门讨论骨盆恶性肿瘤的动脉灌注方案。与其他部位骨肉瘤的动脉药物灌注方案一样，目前尚无统一的治疗方案。20 世纪 80 年代有学者报道，大剂量 DDP 灌注后加水化利尿的，即用 DDP 120~200　mg/m² 体表面积，溶于 3% 高渗盐水 300 ml，并加肝素 3 000 U，2~24 小时内动脉灌注，每隔 2 周进行一次（为一疗程），共 4~7 个疗程。因 DDP 的肾脏毒性，故采用水化利尿

以尽快将其排出体外。一般在动脉灌注 DDP 前 2~10 小时静脉输液（葡萄糖盐水）150~200 ml/h，灌注 DDP 前快速静脉滴注 20% 甘露醇 50 ml。灌注 DDP 后 24 小时内继续静脉滴注液体 2 000~4 000 ml，20% 甘露醇 200 ml，必要时静脉推注呋塞米（速尿）20~40 mg。因上述方法较烦琐，故现在一般采用术后保持输液量 >3 000 ml/d，连续 3 日，液体中用硫代硫酸钠，第一日 6.4 g，后两日用 3.2~6.4 g。另有报道用大剂量氨甲蝶呤（MTX）动脉灌注并用四氢叶酸钙（CF）解毒的疗法，即 MTX 2 000~5 000 mg 一次动脉灌注后，再经导管注入 CF 6~9 mg，以后每 6 小时肌内注射 CF 12 mg，连续用 3 日，以减轻骨髓抑制。

目前动脉化学治疗方案已倾向于多种药物联合应用，单一用药方案已渐趋淘汰，且给药方式也变成大剂量冲击治疗，即在短时间内（一次治疗在数十分钟内）完成，条件允许再行动脉栓塞。常用药物为：卡铂 200~300 mg（或 DDP 60~80 mg，但其毒性相对较大），阿霉素（ADM）30~40 mg，MTX 600~1 000 mg，丝裂霉素（MMC）20 mg，有时视肿瘤来源再选用 5- 氟尿嘧啶（5-FU）及环磷酰胺（CTX），2~3 种药物联合应用，介入治疗后 1~2 周手术切除，若不能

手术切除则 1~2 个月后再行动脉化学治疗或做其他治疗，如动脉化学治疗等，但中药治疗及免疫治疗可同时进行。

4. **介入治疗后副作用及其处理** 髂内动脉化学治疗、栓塞后，常见的不良反应为发热、臀部疼痛（栓塞所致缺血性疼痛）、恶心、呕吐、乏力、白细胞减少等。对一般性反应可对症治疗，如肌内注射甲氧氯普胺（胃复安）或格兰西隆止吐，哌替啶（杜冷丁）止痛，吲哚美辛（消炎痛）栓塞肛门内退热，常规输液 3 日以上，每日用量 3 000 ml 以上，在使用卡铂或顺铂时尤需如此，以防肾脏损伤。对于白细胞减低，根据笔者的经验，口服复方阿胶浆，每次 1 支，每日 2 次，效果较用鲨肝醇、利血生等明显。若白细胞计数低于 2×10^9/L 时可输白细胞悬液或新鲜全血，并严防感染。条件允许可住入血液科层流室内隔离，应用粒细胞集落刺激因子（G-CSF）。

5. **疗效评价**

（1）临床评价：治疗后肿瘤性疼痛明显减轻或消失。有时因栓塞髂内动脉可引起臀部疼痛，但常在 2~3 日内消失。肿瘤较大形成软组织内肿块及肿胀者，可见肿块缩小，肿胀减轻。

（2）影像学评价：X 线平片上可见到瘤区成骨或钙化增多，密度增高，这是治疗有效的可靠表现。CT、MRI 尚可显示肿瘤大小的改变，但对坏死组织的显示仍不能确定，血管造影可显示肿瘤血管减少，但若进行过髂内动脉栓塞，则血管变细、肿瘤血管减少不能成为治疗有效的肯定依据。

（3）实验室检查：最具价值的是碱性磷酸酶（AKP）的改变，下降则表示有效，否则无效或效果不明显。一般在治疗后 2~3 周可有改变。

（4）病理评价：以肿瘤坏死的多少评价较为可靠，因为肿瘤较大时可发生自发性坏死，而显微镜视野较小，受取材部位的影响，观察结果不可靠，故笔者认为应以大体标本观察结果为准，目前无统一标准。Jaffe 等认为肿瘤坏死 40%~60% 时可能化学治疗有效，60%~90% 时肯定部分有效，90%~100% 时完全有效。

（二）良性肿瘤及瘤样病变

骨盆部良性肿瘤及瘤样病变介入治疗的目的，主要是在手术前将髂内动脉栓塞从而免去术中结扎髂内动脉，使手术简化，减少出血。用的栓塞材料以明胶海绵为首选，不需要用永久性栓塞器，栓塞方法如前文所述。

（曹传武）

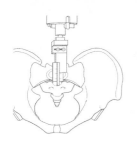

第九章
骨盆核素检查

骨骼系统影像学检查手段主要有两大类，一类是以形态学为主的 X 线、CT、MRI 等，另一类就是以功能学为主的核医学诊断。由于大多数骨骼疾病在早期通常先有血流和代谢的变化，形态学改变相对滞后或者目前的形态学手段无法早期探及，因此决定了核医学功能检查具有很高的灵敏度，能更早地显示病变的存在。核素骨显像是临床最常用的一种核医学功能检查方法，现已成为许多骨骼疾病，尤其是早期诊断恶性肿瘤有无骨转移的常规检查项目。核素骨显像最主要的缺点是特异性不高，几乎所有骨病都会出现骨代谢的异常，仅凭骨显像孤立的局部性显像剂浓聚增高（或减少）难以做出明确的定性诊断。近年来随着骨 SPECT/CT 融合影像诊断的应用，对骨骼病灶的定位和定性诊断进一步提高了准确性。另外 ^{18}F-NaF 和 ^{18}F-FDG 等正电子药物目前也逐渐应用到骨和关节疾病的诊断中，促进了核医学的发展，成为核医学发展的重要里程碑。

第一节　骨显像原理及检查适应证

一、原理

骨显像剂经静脉注射随血流到达全身骨骼，与骨骼组织中的羟基磷灰石晶体通过离子交换或化学吸附作用而分布于骨骼组织，局部骨骼对显像剂的摄取与局部血流量、骨骼无机盐代谢和成骨活跃程度成正比。当骨骼组织局部血流增加、无机盐代谢旺盛、成骨细胞活跃或新骨形成时，可较正常骨聚集更多的显像剂，表现为"热区"；反之当骨组织血供减少或病损区发生溶骨性改变时，骨显像剂的聚集也随之减少，出现"冷区"。

二、适应证

骨显像的适应证包括：①恶性肿瘤评估是否有骨转移及转移灶的疗效。②原发性骨肿瘤病灶侵犯范围、转移及复发情况。③骨痛的筛查。④早期诊断骨髓炎。⑤股骨头缺血性坏死的早期诊断。⑥移植骨的血供和存活情况评价。⑦各种代谢性骨病的诊断。⑧X 线检查未能确定的隐匿性骨折。⑨关节炎的诊断。⑩人工关节置换后随访。⑪骨活体标本检查定位。

第二节 骨显像技术及影像表现

一、显像技术

1. 全身骨显像 常用显像剂为^{99m}Tc-MDP，患者无须特殊准备，静脉注射显像剂2~4小时后显像。常规采集前位和后位图像。根据全身图像所见结果，必要时加做局部平面或断层显像。

2. 断层显像 断层显像可改善图像的对比度和分辨率，克服平面显像结构重叠的不足，对于深部病变的探测更为准确和敏感。所得断层图像还可以和CT图像融合，对病变的定位和鉴别更有帮助（图2-9-1）。

3. 三相骨显像 静脉注射显像剂后于不同时间进行连续动态采集，分别获得局部骨及周围组织的血流、血池及延迟静态骨显像的图像，故称三相骨显像（图2-9-2）。本方法可同时了解骨骼和邻近软组织的血流情况和骨盐代谢情况。

二、影像表现

1. 正常影像 正常全身各部位骨骼影像清晰，显像剂分布基本对称均匀。通常骨密质或长骨骨干显像剂浓聚较低，而骨松质或扁骨及长骨的骨骺端

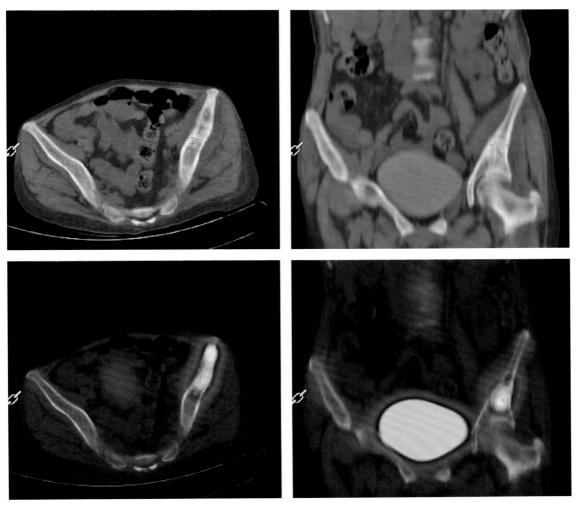

图 2-9-1 肺癌左侧髂骨转移

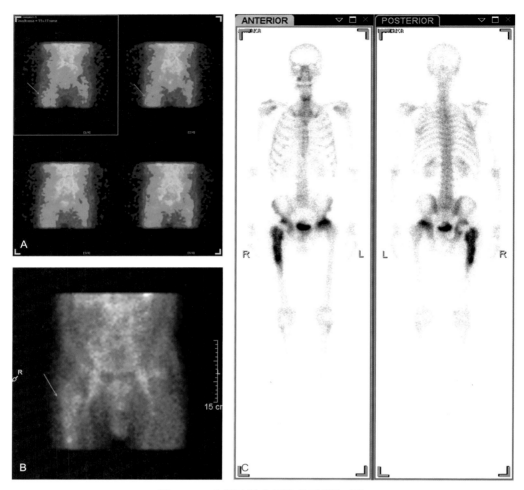

图 2-9-2　右侧髋关节置换术后假体感染
A. 血流相；B. 血池相；C. 延迟静态骨显像

等显影较浓，肾脏及膀胱影像可见。正常儿童、青少年骨显像与成人有差异，正常骨骺生长中心部位及骨更新较快的骨骼摄取显像剂较浓。

2. 异常影像

（1）显像剂分布异常浓聚：是骨显像的常见表现，可表现为单部位或多部位的异常浓聚，其中多发、非对称性无规律分布的显像剂浓聚灶为骨转移瘤的典型表现（图 2-9-3）。

（2）显像剂分布异常减低或缺损：通常出现在骨骼组织血供减少或局部骨质病变以破骨过程为主的病灶。

（3）显像剂分布异常浓聚伴缺损：表现为病灶中心区呈显像剂冷区，在冷区周围环绕显像剂增高影，形成所谓"炸面圈"征。主要因为在溶骨性病变周围伴有成骨修复过程活跃而导致病灶周边摄取显像剂增加。

（4）超级骨显像：表现为全身骨骼显像剂呈普遍、均匀的摄取增加，双肾常不显影，其产生机制可能与弥漫的反应性骨形成有关。超级骨显像见于多发骨转移及代谢性骨病（图 2-9-4）。

（5）闪耀现象：表现为骨病灶治疗后出现更多、更明显的显像剂集聚，其临床意义不是肿瘤骨转移病灶的恶化，而是反映其周围的骨组织修复活动增强。

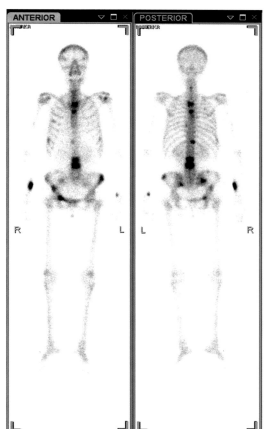

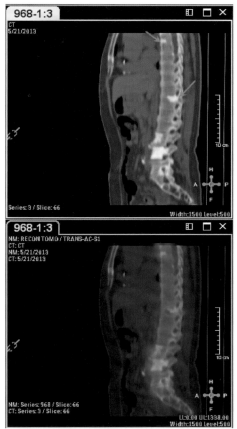

图 2-9-3　肺癌多发骨转移

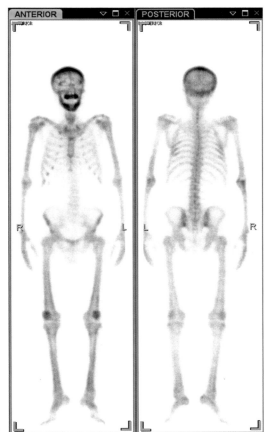

图 2-9-4　代谢性骨病（高功能性甲状旁腺腺瘤）

第三节　骨显像在骨盆疾患诊断中的应用

1. **骨盆转移性骨肿瘤**　骨盆是恶性肿瘤好发转移部位，在已知恶性肿瘤患者中，骨盆的单发病灶有 60%~70% 的概率是转移病灶。早期发现转移灶的存在与否对于患者的治疗决策具有重要影响。全身骨显像可以了解恶性肿瘤患者全身骨骼的转移情况，是探测转移性骨肿瘤最常用且灵敏的方法。骨显像可较 X 线检查提早 3~6 个月发现骨转移灶，因此临床上骨显像被作为恶性肿瘤患者诊断骨转移灶时首选的筛选检查。骨转移骨显像的特征性表现是随机多发、非均匀性、不规则分布，以中轴骨受累较多。如果对于异常征象部位不能明确判断，SPECT/CT 对于提高骨显像鉴别诊断（尤其是对于单发病变）的准确性和特异性很有帮助。^{18}F-NaF PET 骨显像在探测骨转移病灶方面较 ^{99m}Tc-MDP 显像更为敏感。

2. **原发性骨肿瘤**　骨显像对原发性骨肿瘤的诊断价值是有限的，不论是良性或恶性均可表现为显像剂浓聚。相对于其他形态学影像，骨显像的意义在于：①早期发现病变；②显示原发肿瘤浸润的实际范围；③检出转移灶，改善肿瘤分期；④疗效评价和判断预后；⑤活体标本检查的定位。

3. **髋关节置换术后假体松动与感染的鉴别**　人工髋关节置换术常见的术后并发症包括假体的松动与感染，两者的临床表现为关节疼痛和活动障碍，但治疗方案却大不相同。由于假体的置入限制了 CT 及 MRI 的应用，所以核素显像对假体置换术后感染与松动的鉴别诊断起着重要的作用。髋关节置换术后假体松动表现为假体远端或两端骨组织显像剂浓聚增高；假体感染表现为假体周围弥漫性显像剂浓聚增高。

4. **髋臼唇损伤**　骨显像对隐匿性骨损伤具有重要价值。髋臼唇损伤多发生在髋臼的前上缘，影像学表现多样，以 MRI 检查价值较大。SPECT 断层显像能通过核素显像剂在髋臼唇浓聚的情况评估和确认是否存在损伤，因此，两者有机结合可对髋臼唇损伤进行早期、及时、准确的诊断，并能鉴别该损伤处于进展期还是稳定状态。

5. **股骨头缺血性坏死**　骨显像对股骨头缺血性坏死的诊断优于 X 线，在症状早期甚至在出现症状之前即可发现一些特征性的异常改变，有助于早期进行治疗而避免远期并发症（图 2-9-5）。SPECT/CT 融合图像能明确显示股骨头核素分布状态，尤其对股骨头核素分布稀疏或缺损的病变诊断优势明显，有利于缺血性骨坏死的早期诊断、鉴别诊断及疾病的分期和指导治疗、预后等。

6. **强直性脊柱炎**　骨显像的意义不仅在于早期发现强直性脊柱炎，并且能评估强直性脊柱炎是否处于活动期，为临床早期诊断和治疗提供客观依据。强直性脊柱炎表现为脊柱弥漫性显像剂摄取增高，椎体两侧小关节形成两条线样增高带。

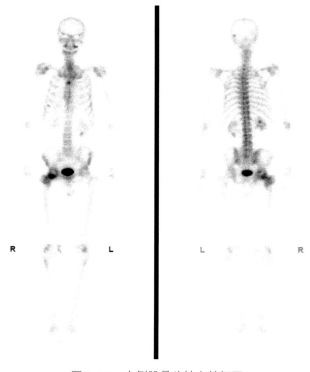

图 2-9-5　右侧股骨头缺血性坏死

第四节　PET-CT 在骨盆疾患诊断中的应用

1. ^{18}F-NaF PET 骨骼影像　正常的 ^{18}F-NaF PET 骨骼影像与 ^{99m}Tc-MDP 骨骼影像表现基本相同，但骨骼对 ^{18}F-NaF 摄取率很高，图像分辨率较高，影像显得更为清晰，因此较 ^{99m}Tc-MDP 骨显像诊断骨转移、鉴别骨的良恶性病变具有更高准确性，并且 PET 可以获得全身的立体三维图像以及横断面、矢状面和冠状面影像，对判断患者病情具有更多的优势。异常图像表现和分析与 ^{99m}Tc-MDP 骨显像基本类似。

2. ^{18}F-FDG 显像　^{18}F-FDG 在葡萄糖转运蛋白的作用下进入细胞，在己糖激酶的催化下磷酸化成为 6-P-^{18}F-FDG，由于结构的差异不能被降解从而滞留在细胞内。由于肿瘤组织葡萄糖代谢旺盛，摄取 ^{18}F-FDG 增多，从而使肿瘤组织显像。其优点在于 ^{18}F-FDG 直接进入肿瘤细胞，不引起骨组织的反应，与 ^{18}F-NaF 不同，^{18}F-FDG

是一种广谱肿瘤显像剂，不仅适用于骨肿瘤，还适用于软组织肿瘤（图 2-9-6）。临床常用于骨盆肿瘤的诊断与分期、术后疗效评估、穿刺活检定位等。

3. ^{18}F-FDG PET/CT 在骨盆肿瘤中的应用

（1）骨盆肿瘤的良恶性鉴别、恶性肿瘤的分级与分期：^{18}F-FDG PET/CT 显像通常通过标准化吸收率（standardized uptake value，SUV）检测病变组织的糖代谢水平来评估组织的良恶性（图 2-9-7、图 2-9-8），在骨与软组织肿瘤诊断方面有较高的敏感度、特异度以及准确度，并作为辅助手段用于骨肿瘤的诊断、分级与分期，指导骨肿瘤临床治疗决策。在骨盆肿瘤临床实践中，组织病理学分级和临床分期是预测患者预后的重要因素之一。尽管目前 PET/CT 不能替代组织病理学用于恶性肿瘤的分级，但多项研究表

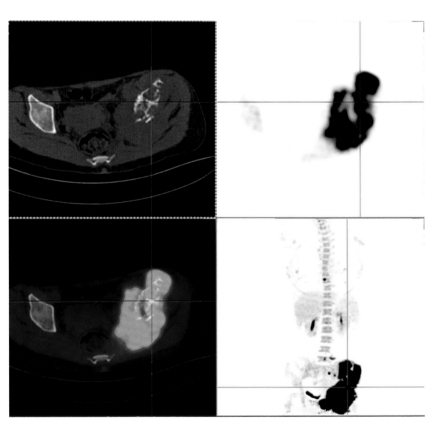

图 2-9-6　左侧骨盆弥漫性大 B 细胞淋巴瘤

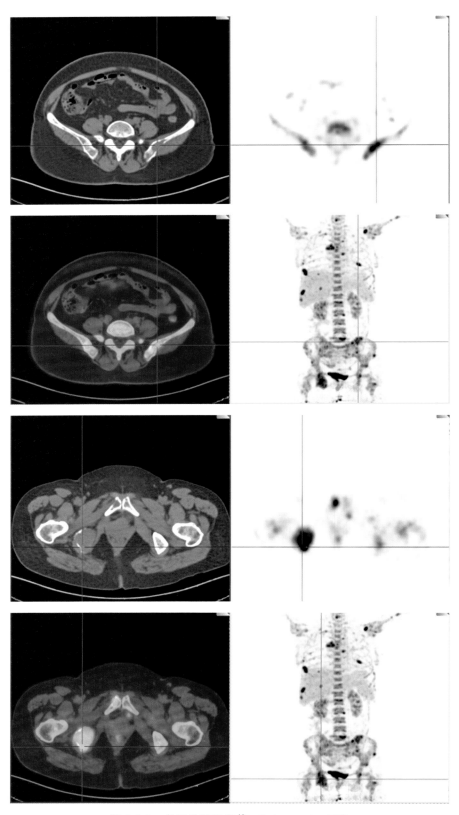

图 2-9-7　多发性骨髓瘤 ^{18}F-FDG PET/CT 显像

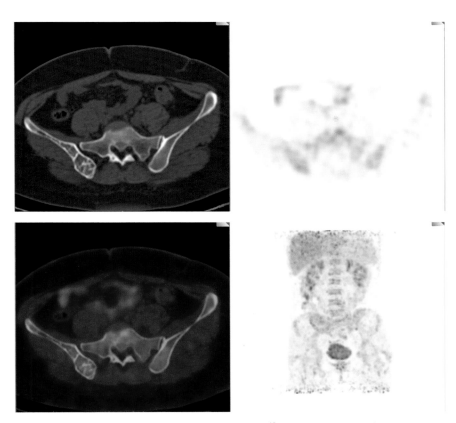

图 2-9-8　右侧髂骨骨纤维结构不良 ^{18}F-FDG PET/CT 显像

明，PET 提供的糖代谢水平可与肿瘤的分化程度具有一定相关性；而在恶性肿瘤的临床分期方面，PET/CT 则具备无可替代的价值，可以进行全身评估，精确分期，为临床治疗方案提供可靠的依据，明显优于传统影像学检查方法。

（2）PET/CT 在骨盆恶性肿瘤复发与转移中的应用：骨盆肿瘤患者经过治疗后 3 年内是肿瘤复发、转移的主要时期。^{18}F-FDG PET/CT 能早期准确地检出局部复发和远处转移，从而指导临床及时调整治疗方案，改善患者预后。^{18}F-FDG PET/CT 在鉴别术后纤维化、瘢痕组织与肿瘤复发较传统影像学诊断手段更准确，同时在探查远处转移方面具有明显的优势和价值。

（3）骨盆恶性肿瘤的疗效评估：骨盆恶性肿瘤通常采取综合治疗方案，治疗反应的评价对方案的调整和预后判断十分重要。临床上使用传统的影像学手段，通过形态学的特点和变化来评估

疗效，然而骨肿瘤因为生长速度较慢，形态学改变明显滞后，不能及时有效地评估肿瘤治疗疗效。^{18}F-FDG PET/CT 从细胞的葡萄糖代谢水平直接反映肿瘤组织的活性，通过肿瘤放射性的浓聚和 SUV 值的变化可以直观和无创地早期评估肿瘤治疗反应，从而实现个性化的治疗方案，显著改善预后。

（4）引导骨盆肿瘤的活体标本检查：骨盆肿瘤诊断的金标准是组织病理检测，然后在活体标本检查过程中可能因标本检查的区域不当而导致误诊，尤其是在体积较大的肿瘤穿刺活检时较容易出现穿刺得到的组织并非肿瘤细胞分裂最活跃的部位，从而导致肿瘤分级偏低。^{18}F-FDG PET/CT 可以确定瘤灶中细胞代谢活力最强的部位，引导获取高代谢部位活体标本进行病理组织学观察，避免出现误诊（图 2-9-9）。

（5）骨盆转移瘤原发灶的定位：许多肿瘤，

特别是肺癌、乳腺癌、前列腺癌等常常会转移到骨盆，甚至以转移瘤为首发症状而就诊（图 2-9-10）。如果原发灶不明，临床治疗相对困难，其中位生存期仅为 6~12 个月。^{18}F-FDG PET/CT 在原发病灶的探测方面具有明显的优势：PET 显像的常规方式就是全身显像，对于原发灶的定位具有独到的检测优势；作为分子影像的 PET 具有高的灵敏度，在发现微小肿瘤灶方面有优势；PET 显像在寻找原发灶的同时可进行肿瘤的分期，及时制订有针对性的治疗方案（图 2-9-11）；PET/CT 结合了 PET 的功能显像与 CT 的解剖显像，明显提高了诊断的准确性。但采用 ^{18}F-FDG PET/CT 寻找多发性骨转移瘤原发灶时，仍可能出现假阳性及假阴性：某些感染性病变可能产生假阳性，如炎性病变和结核性肉芽肿等由于葡萄糖转运蛋白的高表达所致（图 2-9-12）；同样也可出现假阴性，主要原因包括肿瘤的病理学类型和分化程度导致摄取 ^{18}F-FDG 较低或不摄取。

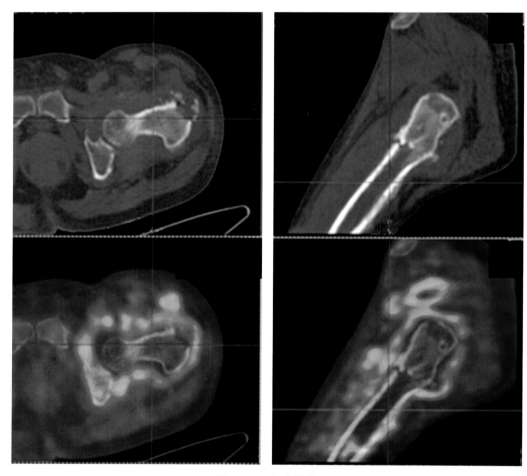

图 2-9-9　肉瘤样癌

MRI 提示左侧股骨上段髓腔异常信号，2 次髓腔内穿刺和 1 次病灶切开活检病理均失败，PET 引导下改高肿瘤活性软组织活检

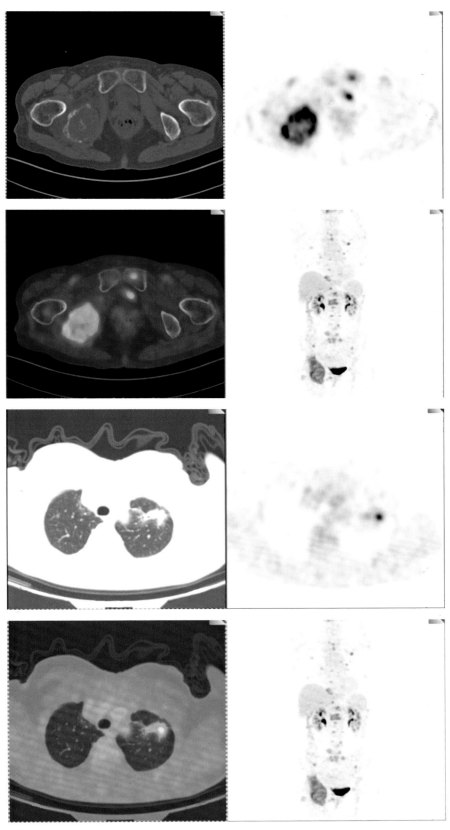

图 2-9-10　骨盆肿瘤入院，原发灶为肺癌

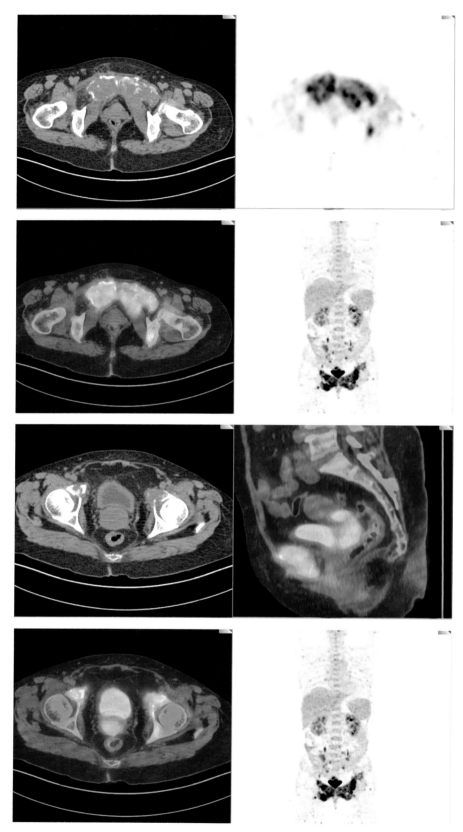

图 2-9-11　骨盆肿瘤
入院诊断为原发性宫颈鳞状细胞癌，伴多发骨转移和多发淋巴结转移

骨盆物理检查和特殊检查

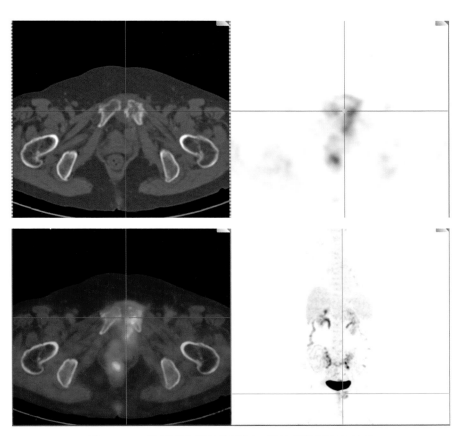

图 2-9-12　耻骨联合病灶高代谢，活检病理证实为结核

（蔡海东）

参考文献

[1] 中华医学会.临床技术操作规范：核医学分册[M].北京：人民军医出版社，2004.

[2] 张永学.核医学[M].3版.北京：人民卫生出版社，2016：214-257.

[3] 崔新建，兰克涛.实用PET/CT肿瘤诊断学[M].北京：人民卫生出版社，2010.

[4] 潘中允.实用核医学[M].北京：人民卫生出版社，2014.

[5] Sarikaya I, Sarikaya A, Holder L E. The role of single photon emission computed tomography in bone imaging[J]. Semin Nucl Med, 2001, 31(1): 3-16.

[6] Israel O, Goldberg A, Nachtigal A, et al. FDG-PET and CT patterns of bone metastases and their relationship to previously administered anti-cancer therapy[J]. Eur J Nucl Med Mol Imaging, 2006, 33(11): 1280-1284.

第九章

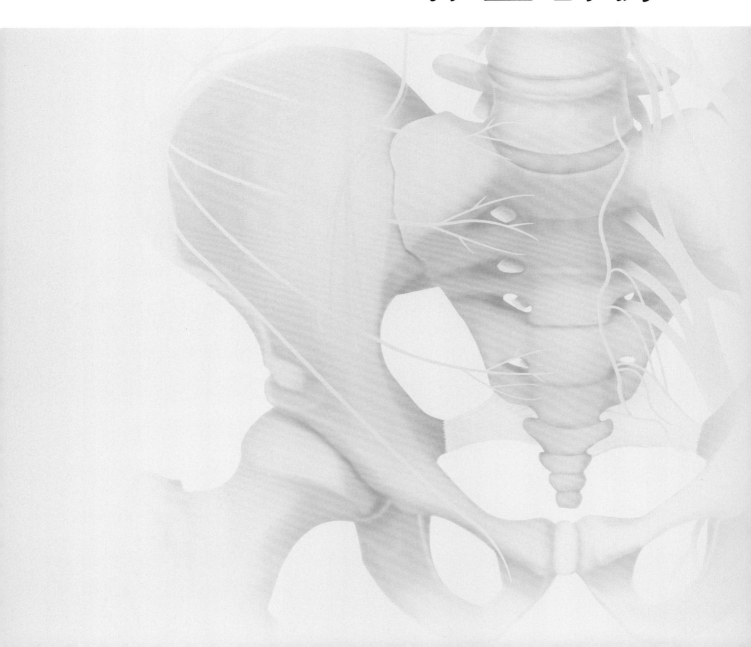

第三篇

骨盆创伤

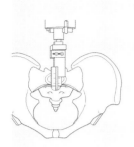

第十章
骨盆创伤的概述

第一节　骨盆和髋臼创伤病理

　　骨盆和髋臼损伤的病理研究过去一直不充分，一方面是由于既往采取手术治疗的病例较少，另一方面是直接尸体解剖的材料较少。近年来随着经济的发展，机动车数量增加，交通事故频发，骨盆及髋臼损伤的发生率也逐渐增加。在国外的资料统计中，骨盆及髋臼损伤有 50% 是由交通事故造成（少数资料报道占 79%~92%），骨盆及髋臼损伤逐渐成为严重影响现代人健康生活的问题，因此近年来许多学者对骨盆及髋臼损伤做了大量的研究工作，其中损伤后的病理变化也逐渐受到学者们的重视。本节作者将分别阐述骨盆及髋臼受伤后的病理解剖，在了解解剖学、受伤机制的基础上去理解这类难治性损伤的创伤病理。

一、骨盆环的病理解剖

（一）概述

　　在国外一项回顾性研究中，总结了 1994~1996 年美国阿拉巴马验尸办公室接收的所有机动车交通事故患者，收集死者年龄、死亡原因、血液酒精含量、其他药物的含量以及死亡环境等，共获得 392 例死者资料；分析死者的 X 线片，明确是否存在骨盆及髋臼损伤以及损伤类型。此外还分析了死亡原因、死者在交通事件（motor vehicle accident，MVA）中的位置、暴力方向、是否带安全带以及是否服用了成瘾物质，结果发现：77% 的死者死于骨盆及髋臼骨折，死者中最多的是司机（50%），其次是乘客（24%）；骨盆骨折死者中，最常见的暴力方向是正面撞击；MVA 死者中大部分都没有佩戴安全带，其他死者多死于酒精或可卡因等。

　　1981 年 Bucholz 报道死于 MVA 并接受尸检的 150 人，其中 147 人存在骨盆创伤，32 例有骨盆 X 线片及尸检结果，22 例是单侧双垂直骨折，4 例有双侧骨折，其余是髋臼骨折或者复合型。根据生物力学，骨盆环结构的破坏应该同时存在于前环和后环两个部位，Bucholz 进一步证实了这一理论。

　　在 Bucholz 的第一组病例（14 例尸体）中，所有病例均有一特点，即 X 线片显示只有前损伤而没有后损伤，但在尸检中，所有尸体都存在没有移位的骶骨前骨折或者骶髂前韧带的撕裂。这就肯定了 Gertzbein 用多磷酸锝的发现，即所有 X

线片诊断为没有发生移位的前部耻骨支骨折患者，骶髂区都存在多磷酸锝的摄取增加，因此再一次证实环形结构一处受损必然伴有另一处破坏。

在 Bucholz 的第二组病例（14 例尸体）中，除了骨盆环的前损伤以外，X 线片还提示存在后部损伤，一般是骶髂前韧带的撕裂，但没有累及强有力的后韧带。Chenoweth 的研究小组使用放射显影技术发现，多磷酸锝沉积于微小的撕裂韧带中，在这组病例中，由于后韧带完整，因而骨盆环相对稳定。

上面的两组病例代表了外旋暴力所致的开书型损伤，这两类损伤相对稳定。另外还证实了所有环形结构必然存在前后部同时损伤的原则，所有以 4 个耻骨支全部骨折的骑跨伤都伴有后部损伤，但在 X 线片上并不一定能够发现。

在 Bucholz 的第三组病例（11 例尸体）中，骶髂前后韧带均断裂，产生明显的前、后方移位以及伤侧的外旋畸形。由于失去了所有软组织支撑，骨盆的整体稳定性完全丧失。在 Bucholz 的研究中并没有提及骶结节韧带和骶棘韧带，但 Tile 的研究发现这些韧带必须存在撕裂后才会产生 3 个平面的移位。对这类垂直断裂进行后路手术复位和内固定时，Tile 的发现与 Bucholz 的研究一致，他们发现后部结构中除了皮肤保留完整外，其余结构均存在不同程度的损伤，有些开放型骨折中皮肤的完整性也被破坏；切开皮肤后，可以发现后部韧带均存在不同程度撕裂。由于这些韧带是人体最坚韧的韧带，除非明显移位的骨折或脱位，术者很难能触摸到后腹膜和直肠等盆腔脏器，较早期的手术可以移开嵌入的软组织复位；同时 Bucholz 发现不稳定骨折由于有韧带嵌入，复位通常比较困难。

（二）损伤部位

骨盆环的损伤可以累及前后环的多个部位，相比骨盆环本身的损伤，其对骨盆环稳定性造成的影响更重要。因此，骨盆及髋臼损伤后，要注重骨盆环稳定性的评估。

1. 前方损伤 前方损伤可能累及耻骨联合、一侧或双侧的耻骨上下支。同时，耻骨联合的分离也可能伴有耻骨上下支的骨折，耻骨联合分离尽管通常只有韧带等软组织的断裂，但也可发生骨的撕脱。一项在美国阿拉巴马大学工程系的研究发现，耻骨联合损伤后可以回弹到任何解剖位置，因此这类损伤可能不会像我们预期的那样严重。该试验中，耻骨联合被放入一个坚硬的夹具中进行测试，通过 MTS（一种生物力学测试仪）使张力和压缩力在耻骨联合上产生平面轴向负荷以及横向和矢向的力矩，使用计算机采集系统记录负荷、移位和弯曲角度。结果显示受撞击的关节，不管是否受到暴力，平均刚度都有所下降；与低负荷率（0.01 mm/s）相比，高负荷率（100 mm/s）产生的刚度反应更大、破坏更强。

生物力学数据显示，即使这种前方结构损伤从 X 线片上看可能不是很严重，但在撞击过程中会有大量的软组织损伤和移位，然后回到邻近的解剖位置。

2. 后方损伤 后方损伤可能累及骶髂关节或者骶骨，常见的损伤有骶髂关节脱位、骶骨骨折（通常贯穿骶孔）、髂骨骨折及骶髂关节骨折脱位。骨折脱位常见的形式是骶髂关节脱位伴髂骨后方的骨折或骶骨骨折，这是一种严重的损伤，发生率相对偏低。

骶骨的垂直骨折可能发生在骶孔的内侧、外侧或贯穿骶骨孔。少数情况下，纵向垂直骨折可以发生在中线上，其他还包括双侧骨折或者 H 型骨折。据大多数文献报道，骶骨骨折和骶髂关节脱位（不管是否伴有骨折）都占后方损伤的 90%，其余 10% 是髂骨骨折。同前方损伤一样，后方脱位情况下会发生显著的病理变化，可能存在不同程度的韧带撕裂以及撕脱骨折。在儿童或青少年，髂后上棘等后方韧带附着处的完全撕脱可能造成严重的后方不稳定。

二、髋臼的病理解剖

Letournel 是第一个开展尸体髋臼研究的学

者，奠定了髋臼的病理解剖学基础，为我们研究这类难治性骨折的解剖学、X 线片及处理原则提供了指导。不同于骨盆环，目前髋臼骨折的尸体研究还相对较少，Tile 的资料均来自生物力学实验室内的尸体撞击实验。随着近 30 年来学术界的发展，越来越多的骨科医师受到了此类损伤的培训，获得了更多的临床经验。

（一）损伤机制

股骨头因暴力原因撞击骨盆，导致髋臼骨折。因此，股骨头损伤都要考虑到髋臼骨折的可能，与此同时，暴力还经常向下传导，导致膝关节损伤的可能，但这一点常常被忽略。髋臼骨折的类型取决于暴力作用时股骨头的位置，两者之间的关系如图 3-10-1 所示。在某些情况下，如"仪表盘损伤"，外力作用于弯曲的膝关节，然后传导至大转子、髋关节和腰骶区，如图 3-10-2 所示。

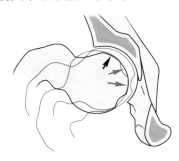

图 3-10-1 髋臼骨折的类型取决于暴力作用时股骨头的位置
外旋位（黑色箭头），前柱受累；内旋位（红色箭头），后柱受累

虽然典型的髋臼骨折难以在实验室模拟，但可以肯定暴力与骨折类型之间的临床相关性。其各种机制损伤的概述如下：①"仪表盘损伤"，基于暴力方向，主要引起各种类型的后壁骨折，包括后柱骨折或横行骨折，髋关节后脱位也常见。②直接作用于大转子的暴力与髋臼骨折的类型的相关性，股骨头外旋时会损伤髋臼前部，内旋损伤髋臼内部，外展位造成中下方骨折，内收位造成侧上方骨折。

（二）损伤部位

Tile 对机动车碰撞相关的髋臼模型研究证实了暴力类型与骨折类型之间的关系，他们的结论与 Letournel 的生物力学研究结论相一致，许多因素均与骨折的类型相关，如受伤时的姿势、暴力大小与方向等。

受伤时的姿势是影响髋臼骨折类型的重要因素，撞击时的各种体位，内旋 / 外旋、内收 / 外展或曲 / 伸及其角度都可造成不同类型的骨折，另一个影响因素是伤者的体重，同样的暴力在不同类型的人群会造成不同类型的骨折。

同时，正面、侧面或离轴的暴力可以造成不同的骨折类型，Tile 对 83 名髋臼骨折患者进行评估，其中男性 41 名、女性 42 名，平均年龄为 32.8 岁，作用于股骨干轴的暴力（正面暴力）明显与男性和卡车有关。在统计学上，作用于大转

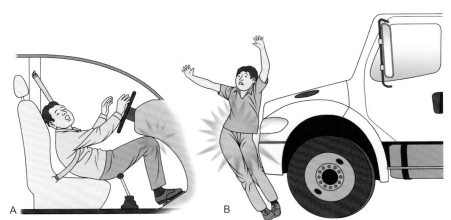

图 3-10-2 创伤暴力作用于弯曲的膝关节
A. 创伤导致髌骨骨折、膝关节不全后脱位、后十字韧带不稳和髋臼后壁骨折，此外，暴力还可作用于大转子；B. 创伤引起髋臼的前柱骨折和横行骨折

第十章

子上的骨折多发于侧面撞击，女性在小型车中发生离轴暴力所致骨折的比例更高（后壁横行骨折）。

从身体受约束的方式来评估损伤的类型，初步结果显示，最严重的骨折发生于仅打开安全气囊而未系安全带的情况。安全气囊虽然可以保护头部和胸部，避免死亡，但是由于没有安全带的固定，乘客会在气囊下滑动，造成骨盆和下肢严重的损伤。负荷也是一重要影响因素，短时间内的高负荷将造成最严重的损伤。Tile 关于髋臼侧面撞击有限元的工作模拟试验显示，仅需 55 秒即可造成髋臼骨折。

需要谨记，这类创伤中受到损伤的可能不仅仅是髋臼，髋臼修复后仍有疼痛时，应仔细检查耻骨联合和骶髂关节。有些患者在术后 3~4 年仍有疼痛，但 X 线片和关节活动度正常，说明髋臼骨折已完全愈合，接受髋关节成行术后疼痛仍无缓解的患者，经检查后常可发现骶髂关节炎，行药物注射和关节固定术后，疼痛方可消退。

虽然髋臼的病理解剖学研究在过去 30 年有了一定的基础，但很多研究尚处于起步阶段，一些相对复杂的问题仍需进一步研究和论证。由于髋臼骨折本身比骨盆骨折更复杂，治疗相对更难，为了更透彻地理解其发生机制，指导分型和治疗，下一步学者们仍需进行更多的生物力学和尸体研究。

第二节 多发创伤及骨盆创伤的处理原则

一、概述

多发创伤是指创伤严重度评分（ISS）大于 17，并导致其他未受伤器官和重要系统发生功能障碍的全身性创伤反应。因此，多发创伤是全身性疾病，而不仅仅是多个部位的局部创伤。据估算，我国每年有 1 000 万 ~1 500 万创伤患者，约 190 万需住院治疗，尤其是突发灾难性事故及日益增多的恐怖活动可造成大批烧创复合伤及多发伤伤员。在全球范围内机动车交通事故中，每年约 130 万人死亡、5 000 万人伤残，这已经成为 10~24 岁年轻人的主要死因。一旦发生多发创伤，机体会继发一系列的病理和生理反应，其病死率高。据报道，严重多发创伤患者的病死率高达 42%~65%，且死亡时间多呈"三态病死率"分布，即受伤当时、入院后 24 小时内以及入院后 2~3 周，这些无疑给外科医师的治疗带来了巨大挑战。

近年来随着社会经济的发展以及医疗技术的提高，多发创伤越来越受到学者们的重视，"损伤控制（DC）"在临床上的运用越来越广泛，多发创伤的诊治有了一定的突破和进展，但是其继发的一些全身性严重反应以及多器官功能障碍（MOF）一直是临床上面临的难题，因此其病死率目前仍居高不下。但是有一点学术界已经达成共识，即正确的急救处理和治疗可以明显减少入院后 24 小时内失血过多导致的死亡，以及住院后败血症性多器官功能衰竭（MOF）导致的死亡。

对于创伤骨科医师来讲，"中轴骨"（骨盆、脊柱和股骨）骨折在多发创伤时经常发生，其中骨盆及髋臼骨折是致残和死亡的决定因素之一。骨盆及髋臼作为人体骨骼系统的中心部分和传导枢纽，拥有强有力的韧带和骨性结构，十分坚固，一般需要高能量的暴力机制才会发生骨折。同时与其他任何部位的骨折相比，骨盆环断裂更容易导致严重的并发症，如大出血和盆腔器官损伤，其中大出血是骨盆骨折最可怕的并发症，一旦发生，病死率极高。此外，骨盆作为盆腔的骨性结构，承载着器官、马尾和下肢的重要神经，这些结构的严重损伤将大大提高总体损伤程度。

骨盆及髋臼骨折的严重程度一方面取决于骨折本身的程度，还取决于其他部位的损伤情况。一般来讲，骨盆环不稳定、存在移位的骨盆与髋臼骨折更严重，其治疗和护理都存在明显的困难。同时，开放性（混合性）或者伤及大血管的骨盆骨折，其病死率高达 50%。然而有意思的是，合并骨盆及髋臼骨折的多发创伤患者，其预后更多取决于脏器损伤和并发症，而不是骨折本身。Poole 等对死亡原因的研究发现，多发创伤患者的死因多是头部创伤或骨盆外组织出血，仅 1/7 是骨盆骨折。其他研究小组也有类似的报道：多发损伤患者，骨盆创伤相关的病死率为 7%~18%。Tile 等的研究显示，病死率的决定性因素包括年龄、ISS 及是否存在严重的出血，而不是骨盆环创伤类型或入院时 APACHE Ⅱ 评分。但是很明显，骨盆环破裂的严重程度间接反映了创伤的总体情况，并会导致更严重的出血。

既往报道多发创伤的治疗原则大多针对单纯骨盆环破裂，包括快速评估和诊断、控制出血、骨盆复位和初步固定等。需根据其他部位合并的创伤制订不同的诊疗方案，所以多发创伤的患者急救顺序、止血方法和骨盆固定的时间选择都不同于单纯骨盆环破裂。本节作者将结合团队长期的临床经验，系统总结和阐述多发创伤和骨盆创伤患者的一般诊治原则，并对骨盆及髋臼骨折的处理与其他创伤的相互影响进行探讨。

二、一般原则

多发创伤患者常伴有严重的血流动力学不稳定，早期处置很关键，主要目的是维持生命，尽可能恢复正常的认知功能。由于多发创伤后引起的全身创伤反应是隐匿的，因此了解严重创伤后的病理生理学改变十分重要（图 3-10-3）。严重创伤后的全身反应（机体防御应答）是机体对组织损伤、低血压、低氧血症、疼痛和应激等抗原负荷的生理反应，但是如果不能迅速消除或减少"抗原负荷"，机体的防御应答就会转变为机体防御功能衰竭，这种病理生理学反应将导致永久性的功能障碍甚至死亡。

因此多发创伤的处置应把握一个原则，即抢救生命的前提下尽可能恢复患者功能。首先应积

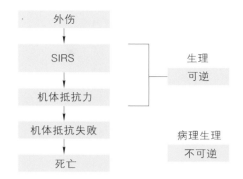

图 3-10-3　严重创伤后机体的免疫反应
SIRS：全身性炎症反应综合征（systemic inflammatory response syndrome）

极进行有效的复苏和致命性创伤的处理，至于骨折的准确复位和固定则可后期处理。早期应进行准确合理的评估，然后有条不紊地开展急救工作，这需要多学科合作的急救团队，且参与人员要有一定的临床经验。该团队一般由创伤外科医师和其他创伤学专家共同指挥，协调急救中心的资源配置，此模式的应用能显著提高救治成功率。

同时，早期处置时应把握争分夺秒的原则，急诊室的第一个小时往往是"黄金时段"，对提高生存率和降低病死率至关重要，"黄金时段"的诊疗步骤如图 3-10-4。对于多发创伤的患者，应做到早期评估、及时治疗，然后进行后期的进一步检查和处理。一旦急救团队有了合理的评估，就应该按计划实施治疗方案，特殊情况下也要灵活紧急处理。紧急处理包括：立即对重要器官进行功能评估与复苏，有针对性地快速诊断，以及适当的外科处理，包括控制创伤反应进一步发展，然后转入 ICU 进一步治疗。

据多发创伤的死因分析显示，死亡原因主要是低体温、酸中毒和凝血功能障碍（图 3-10-5），且三者相互作用，形成恶性循环，一旦发生则很难纠正；同时，死亡原因与死亡时间也密切相关，这对急救的处置有指导意义。如受伤后 24 小时内的主要问题是大出血和头部严重创伤，而后期死亡则多由单器官或多器官衰竭所致，因此初步诊治的基本目的是快速诊断和控制大出血、清除急性颅内血肿。为了更好地保护重要器官的功能，

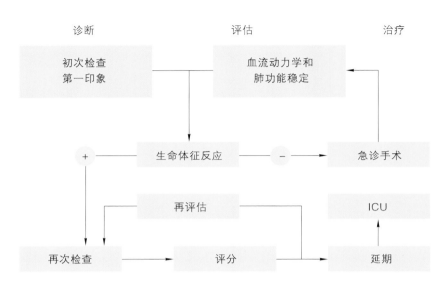

图 3-10-4 "黄金时段"的阶梯式诊疗步骤

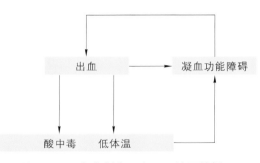

图 3-10-5 多发创伤三大死因的恶性循环

已经制订了诊断治疗分步处理原则（图 3-10-4），主要目的是及时诊断和处理危及生命的创伤。当出现急性循环或呼吸衰竭时，应立即停止诊断程序，将患者送至手术室进行创伤控制，包括体腔减压、止血和控制感染等。

三、复苏原则

多发创伤患者在事故现场就应开始复苏，需要早期气管插管和积极补液（图 3-10-6）。进入急诊室（ER）后，重要器官功能的恢复和维持与损伤控制同时进行。

（一）初步检查

初步检查应在急救小团队的协作下完成，一

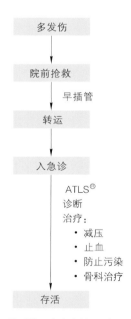

图 3-10-6 从现场到重症护理中心的诊疗流程
ATLS：高级创伤生命支持（advanced trauma life support）

般需要 3~5 分钟，然后对患者进行初步评估；对于有大出血或生命体征消失的患者，应立即开始进行复苏。复苏时应同时兼顾多个系统，如呼吸系统、心血管系统、中枢神经系统等，还要考虑到骨折及软组织损伤情况。初步检查主要包括以下内容，如表 3-10-1 所示，其中以呼吸系统、循环系统和中枢神经系统最重要，同时，也要注意排除其他部位损伤的可能。

表 3-10-1　初步检查的系统及评估内容

初步检查系统	评估内容
呼吸系统	①呼吸道是否通畅；②是否存在胸部外伤，如肋骨骨折、胸骨骨折、连伽胸和肋软骨分离等；③呼吸（通气和换气）是否稳定，是否存在气胸、血气胸等情况；④颈椎是否稳定
心血管系统	①是否存在低容量性休克；②是否存在明显的外伤性出血；③血压和心率是否稳定；④是否存在"隐性休克"的情况
中枢神经系统	①瞳孔反射和 Glasgow 评分（GCS）；②怀疑颅内病变时，到 ER 后及时行头颅 CT 检查
腹腔及盆腔脏器	①是否存在实质性脏器损伤；②空腔脏器是否存在损伤
四肢、骨盆及脊柱系统	①是否存在骨折；②软组织损伤情况，有无开放伤、伤部肿胀情况，有无血管损伤等；③是否存在周围神经损伤

（二）复苏

完成初步检查和评估后，急救小团队即应开始复苏，复苏阶段一般需 10~15 分钟，有时可能会更快（图 3-10-7）。虽然我们对复苏的具体操作按照一定的先后顺序进行描述，但在临床实际中复苏的相关措施应尽可能同时进行。开始复苏后，应反复评估重要脏器的功能，并在复苏无效时立即开始损伤控制。对于多发创伤的患者，机体会发生一系列病理和生理改变，最终主要影响患者的呼吸和循环功能，因此，在早期复苏的过程中，应重点关注患者的呼吸和循环，在此笔者将重点介绍如何评估和维持呼吸、循环功能的稳定。

1. **呼吸系统**　保持呼吸道的通畅，维持正常

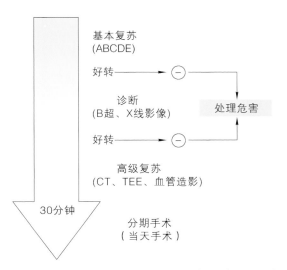

图 3-10-7　受伤后开始有效复苏，并反复评估重要器官功能，而后进一步处理
TEE：经食管超声心动图（transesophageal echocardiography）

的通气和换气。

对于多发创伤的患者，一方面受伤可能直接累及胸部，另一方面创伤后的一系列炎症反应也会对肺组织造成损伤，导致肺通气或换气功能降低，创伤组织供氧减少，加重组织缺氧。缺氧会诱导细胞因子释放，从而激活巨噬细胞和中性粒细胞，迅速发生肺及全身的微血管改变，最终引发多器官功能衰竭。急性呼吸窘迫综合征（ARDS）常常是多器官功能障碍综合征（MODS）的先兆，表明肺功能的改变在救治中起关键性作用。若存在严重的头部创伤时，持续性低氧血症或低血压可导致脑组织损伤进一步加重，病死率很高。

因此，保持呼吸道的通畅，维持正常的通气和换气是整个复苏过程的关键一步。对于上呼吸道存在梗阻的患者，初步检查时就应立即处理。基于大部分多发创伤患者需要进行气管内插管，在临床实际中应把握气管插管的几个指征：①肺内气体交换减少或呼吸肌力受损；②低容量性休克；③中枢神经系统病变导致气道反射受损等。在插管的过程中应注意排除颈椎受损或不稳定的情况，如果存在这种情况，此时经鼻气管插管是最佳选择，因为它对头部的姿势没有过多要求，但尝试这种方法必须具备一定的专业技能，需要有一定资历的医师来完成。另外紧急救治或无气管插管条件时，环甲膜穿刺或切开术也是一种重要且安全的方法，气管切开术仅在某些情况下选用。当下呼吸道受累时，90% 的胸部顿挫伤需要

进行胸腔引流，具体指征是怀疑存在气胸、胸腔积液或积血，应由专职的胸外科医师进行评估和处理。

2. 心血管系统　多发创伤的患者，大部分存在低容量性休克，维持血流动力学的稳定也是早期复苏原则中很重要的一步。首先应建立两条以上的静脉通道，分别选择位于上下肢远端的静脉穿刺，但要注意避开骨折附近的肢体，两次经皮穿刺失败后应及时行中心静脉穿刺。然后输注 3:1 的晶体／胶体混合液，输注的速度要快，不建议只输注晶体液，慎重使用血管加压药或碳酸氢钠。对于存在严重或急剧的大出血患者，应立即输入万能供血者的血液，条件允许时可用同血型的血液，甚至使用经过交叉配血的血液。注意输注过程中应预先加温静脉液体，避免输液引起的低体温。

液体复苏开始后，应抽血查血常规、生化、凝血功能及血气分析等，乳酸水平不断升高说明容量不足，细胞处于持续缺氧状态，需进一步治疗。血气分析有助于早期判断休克的严重程度和持续时间，利于后期的监控。

当多发创伤患者发生心源性休克时，原因最可能是心包填塞、张力性气胸或者心脏挫伤导致的广泛性心肌梗死。如果是张力性气胸或心包填塞，应立即行胸腔引流或心包穿刺，心肌挫伤有明显低血压的患者，强心药可能有效。

对于存在脊柱骨折、脊髓受压或断裂的患者，常易发生脊髓休克。处理此类患者时，经常发现大量的血液流入脊髓周围的受损区域，建议同时输液和使用血管加压药。

（三）进一步检查和诊断

对于多发创伤的患者，由于伤情复杂多变，在进行初步检查和复苏后，往往需要进一步对全身所有系统进行检查，以更加明确诊断，指导进一步治疗。但应当注意，当检查需要搬动患者时要谨慎考虑，一般待患者情况稍微稳定后再实施。对于多发伤患者的诊断程序一般分为初级和次级诊断，初级诊断仅需数分钟即可在 ER 中完成，而次级诊断程序常需将患者送到专门的检查室（表3-10-2）。在此应当强调初级诊断的重要性，一个有经验的急救团队应该对患者的伤情有较全面的评估，同时进行 ATLS 程序，多科室的医师协调处置，协调相关的医疗资源，把握轻重缓解、先后次序，才能对患者整个处置过程做到有条不紊。

四、损伤控制原则

"损伤控制（damage control，DC）"的概念由 Rotondo 等团队于 1993 年提出，最常用于严重的腹部外伤，近 20 年来随着学者们认识的不断深入，DC 理念在多发伤领域的应用越来越广泛。这一概念是指在严重创伤疾病时，经初步处理和进一步的调控，达到治疗的目的。需要强调的是这是贯穿治疗全过程的一种理念和策略，更注重多发伤患者的生理状态（稳定或不稳定或生命垂危），以决定治疗重点和次序，决非单纯地针对控制创伤／病变而言，更非单纯指手术处理。更进一步的理解应是不仅控制原发伤，更重要的是控制复苏以及医疗操作对已受损伤的机体增加更多的损伤。简而言之，损伤控制的含义是迅速控制

表 3-10-2　多发创伤患者的诊断程序

诊断程序	检查内容
初级诊断程序	①严格的体格检查；②全身多个部位 X 线片（怀疑存在骨折的部位、胸片排除气胸等）；③ B 超检查（胸腔、腹腔、盆腔及泌尿系等）；④全身多个部位 CT 检查（头颅、胸腹盆腔及四肢、关节等）；⑤血常规、生化、凝血功能、血气分析等；⑥心电图等
次级诊断程序	① CT 复查的必要性（如脑外伤、头颅出血等、胸腔积液等）；②三维 CT、MRI 等（复杂的骨折、脊柱骨折累及椎管等）；③增强对比 CT、血管造影等；④经食管超声心动、逆行尿道造影等

复杂、危重的伤情，利于抗休克、复苏，避免过多操作、延长手术时间、增加损伤，减轻第二次打击，也就是"既要控制原发损伤，又要控制后继的医源性损伤"。归根结底，"损伤控制"可通俗地理解为"先救命，后治伤"，先积极设法维持患者主要生命器官的功能，恢复已经受损的生理状态，挽救生命，然后再治疗创伤或疾病。

对于多发创伤的患者，病情复杂且伤情往往较重，在综合评估患者病情的基础上，"损伤控制性原则"的合理应用是提高患者救治成功率的重要因素。而涉及骨科需要实施损伤控制（DCO）的多发伤患者，实施 DCO 的基本策略就是：①控制出血和感染；②临时固定骨折；③处理软组织伤口；④维护必要生理功能；⑤避免额外打击；⑥筹划下一步治疗计划。

（一）如何把握需要实施 DCO 的人群

对于多发伤的患者，初步评估时根据患者的状况，往往将患者分为生命垂危、不稳定、临界状态、稳定状态等 4 大群体。对于哪一部分群体需要实施骨科损伤控制原则，目前尚无统一定论，笔者及团队结合多年临床诊治经验，认为以下群体应积极实施 DCO，即：①合并严重骨折的多发伤患者，如股骨骨折（单侧或双侧）、骨盆骨折、老年人发生骨折等；②特殊类型的群体，如胸部损伤（双侧）、头颅损伤等；③ 3 m 以上的高处坠落伤；④严重车祸伤，如正面撞击导致的位移超过 50~75 cm，速度变化超过 30 km/h，车祸涉及一名行人或两轮车、一名司机或乘客死亡和（或）弹出等。

（二）实施 DCO 的步骤

对于多发伤需要实施 DCO 的患者，根据不同阶段患者的病理和生理学反应，损伤控制性手术的使用越来越受到学者们的重视和青睐，其目的是为了控制损伤、减少应激、控制全身病情恶化，为后续治疗奠定基础，而不是一味完成确定性手术。损伤控制性手术的实施总体分为 3 个阶段，如图 3-10-8 所示。

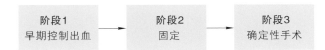

图 3-10-8　骨科损伤控制性手术的实施步骤

在整个治疗过程中，DCO 往往会贯穿治疗的全过程，根据不同的阶段采取不同的策略进行处理，其实施步骤大致分为 4 步，如表 3-10-3 所示。

至于最终确定性手术时机的把握，主要取决于患者机体的生理状况，一般选择在伤后 5~10 天，因为这个阶段处于早期高炎症反应阶段（伤后 2~4 天）与后期免疫抑制阶段（伤后 11~21 天）之间，此时进行手术相对最安全，对机体损伤也较小。伤后 2~4 天行手术治疗，机体处于高炎症反应阶段，容易出现系统性炎症反应综合征（SIRS），诱发 MODS；而后期即伤后 11~21 天实施确定性手术，由于机体处于免疫抑制状态，容易出现感染而诱发 MODS。

当然，实施最终确定性手术时要尽可能减少手术对机体的"二次打击"，一般应把握以下原则。①优先原则：如腹部探查（止血及清除污染）优于骨折固定；骨盆骨折涉及前后环时，前环的固定优

表 3-10-3　DCO 实施的分步策略

步　骤	分　期	时　间	处 理 策 略
步骤 1	急性期（认识阶段）	受伤后 1~2 小时	急诊室的治疗：生命支持（急救与复苏）
步骤 2	初期（早期手术阶段）	受伤后 1 天	补救手术：止血、清创、复位、固定、减压
步骤 3	二期（ICU 阶段）	受伤后 48~72 小时	ICU 护理：恢复生理及免疫基础，调整生命体征，做好下一步规划
步骤 4	三期（重建阶段）	受伤后 >72 小时	预期的确切修复重建处理

于后环。②简单原则：针对患者情况灵活处理，可以考虑切除代替修复、简单代替复杂、微创代替巨创等。③省时原则：要尽量控制手术时间，手术时间越长，越容易出现乳酸堆积、内环境紊乱，同时手术时间也是影响预后的一个重要因素。④互补原则：即整个治疗的总体规划不发生冲突，要把握和分清楚主次矛盾。⑤"舍得"原则：当需要处理多个部位损伤时，在把握主次矛盾的基础上，要优先和必须处理好主要矛盾，次要矛盾可以暂时不处理，争取以最小的代价获得最大的利益。

五、多发创伤合并骨盆骨折的特殊处理

对于合并骨盆环破裂的多发伤患者，伤情往往复杂且严重，病死率高，最好根据患者入院时的血流动力学状态及其在复苏过程中的变化决定诊断和治疗程序，如图 3-10-9 所示。

其中，伤情最复杂的往往是生命体征消失以及大出血的患者，这些患者早期即需要输血、机械复苏及使用血管活性药物等。有时常规诊断步

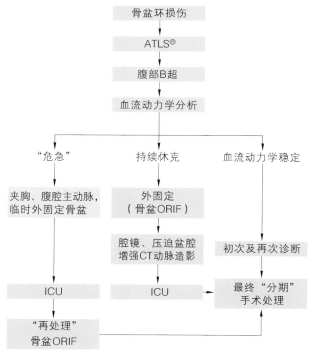

图 3-10-9　骨盆创伤患者的损伤控制处理
ATLS：高级创伤生命支持（advanced trauma life support）；
ORIF：切开复位内固定（open reduction internal fixation）

骤不能正常进行，大多需要紧急开胸手术、开腹手术或主动脉钳夹以及腹腔/盆腔填塞等。还有一部分患者经过 2 小时的输血，补液后仍处于持续性休克状态（收缩压 <90 mmHg，脉搏 >100 次/分，CVP<5 cm H_2O，尿量 <30 ml/h）。其诊断手段包括超声、诊断性腹腔灌洗（DPL）、胸腹部 X 线片、CT 检查等，在此强调 CT 检查的重要性，CT 可以更好地评估骨盆环后方的损伤，评价移位程度和压缩程度、骨块的旋转移位情况，了解神经根孔的情况及血肿的情况等。

对于这类损伤的患者，早期控制出血以及液体复苏是急救的关键，迅速有效的院前抗休克急救和降低院内休克持续的时间可以明显降低患者的病死率。早期评估时，除了监测患者生命体征外，还要对患者进行严格的骨科物理检查，包括髂前上棘挤压分离试验、检查肢体短缩和旋转移位情况、有无开放伤（潜行）或脱套伤等，然后进行骨盆 CT 的检查，评估骨折的分型及损伤严重程度。对于 Young-Burgess 分型中的 APC Ⅱ 型或 Ⅲ 型、LC Ⅲ 型、VS 型、CM 型等患者，提示出血风险高，这时要尽早开始液体复苏和控制出血。控制出血的措施常常包括减少容积、稳定骨盆、增加压力、阻断血流，其中固定骨盆是减少出血最重要的措施，固定的方式常常包括骨盆约束带、外固定架、骨盆 C 型钳（后环损伤）；同时，对于大出血的患者，骨盆填塞和动脉造影栓塞术也是有效的止血措施，其中骨盆填塞是迅速有效的止血方法，比造影速度快。

因此，无论出血与否，对于合并骨盆创伤的多发伤患者，早期正确的处理措施主要包括：①闭合复位术（入院时）；②外固定：以床单等包裹骨盆，使双膝处于微曲、内旋位；外固定器；骨盆 C 型钳；充气式抗休克衣等；③控制出血：开腹手术、骨盆填塞或血管造影；④控制污染：泌尿生殖器和直肠损伤的修复；开放性创伤患者坏死组织的清除。对于骨盆骨折的总体急救流程如图 3-10-10 所示，具体急救措施见本篇"第十一章第四节　骨盆骨折急救"。

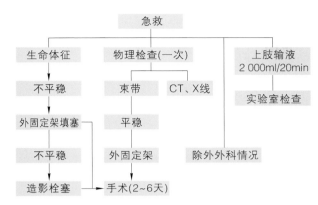

图 3-10-10　骨盆骨折的总体急救流程

六、多发损伤患者正确的骨折处理原则

经过诊断和早期损伤控制的初步处理后，大部分骨折都得到了临时固定，此时患者往往被送至 ICU 进行进一步的复苏，进一步稳定患者的血流动力学和肺功能，这是下一步治疗的前提，同时骨折处理往往也是损伤控制的最后一步。早期的骨科处理主要包括对骨盆环破裂、长骨骨折和不稳定大关节的紧急外固定、外周动脉的修补、软组织损伤的彻底清创、开放性骨折的碎片处理以及解除筋膜间室综合征等，同时操作时应尽可能缩短操作时间，避免热量和血液丢失。早期对骨折进行临时固定后有利于护理、利于肺功能的恢复、缩短使用呼吸机的时间，从而有效降低病死率和致残率。

待患者生命体征更加平稳后应进一步完善骨科相关的检查，如三维 CT、MRI 等，然后进一步评估骨折累及部位、移位情况、粉碎程度、周围软组织损伤及肿胀情况等，然后制订骨折的下一步治疗方案，等待手术时机。

最终确定性手术治疗一般选择在伤后 1 周末，包括切开复位内固定、所有骨折的内固定、关节重建以及其他重建性手术等。所有二期的治疗尽量在伤后第二周末之前完成，因为伤后 2 周患者机体的免疫抑制逐渐接近高峰，这将大大增加感染风险。当然，对于有明显开放伤的患者，应当根据创面愈合情况，综合评估最终骨折的手术时机。

在完善创伤处理体系后，应该逐渐间断拆机并拔管，逐渐减少镇静及止痛药的剂量，康复治疗在离开 ICU 后即可开始，并根据骨折固定情况渐进指导患肢的康复锻炼，定期复查，并持续到身体功能及社会功能完全恢复。

（纪　方　王光超　刘培钊　王　洋）

参考文献

[1] Adams J E, Davis G G, Heidepriem Ⅲ R W, et al. Analysis of the incidence of pelvic trauma in fatal automobile accidents[J]. American Journal of Forensic Medicine & Pathology, 2002, 23(2): 132-136.

[2] Platz A, Heinzelmann M, Trentz O. Assessment - Principles and management of major trauma beyond ATLS®[J]. Current Orthopaedics, 2001, 15(3): 167-175.

[3] Demetriades D, Karaiskakis M, Toutouzas K, et al. Pelvic fractures: epidemiology and predictors of associated abdominal injuries and outcomes [J]. Journal of the American College of Surgeons, 2002, 195(1): 1-10.

[4] Ertel W, Eid K, Keel M, et al. Therapeutical strategies and outcome of polytraumatized patients with pelvic injuries [J]. European Journal of Trauma, 2000, 26(6): 278-286.

[5] Keel M, Trentz O. Pathophysiology of polytrauma [J]. Injury, 2005, 36(6): 691-709.

[6] Giannoudis P V, Pape H C. Damage control orthopaedics in unstable pelvic ring injuries [J]. Injury, 2004, 35(7): 671-677.

[7] Probst C, Probst T, Gaensslen A, et al. Timing and duration of the initial pelvic stabilization after multiple trauma in patients from the German trauma registry: is there an influence on outcome? [J]. Journal of Trauma and Acute Care Surgery, 2007, 62(2): 370-377.

[8] Stahel P F, Heyde C E, Ertel W. Current concepts of polytrauma management [J]. European Journal of Trauma, 2005, 31(3): 200-211.

[9] Ertel W, Keel M, Eid K, et al. Control of severe hemorrhage using C-clamp and pelvic packing in multiply injured patients with pelvic ring disruption [J]. Journal of orthopaedic trauma, 2001, 15(7): 468-474.

[10] Smith B R, Stabile B E. Emerging trends in peptic ulcer disease and damage control surgery in the H. pylofiera[J]. Am Surg, 2005, 71(4): 797-801.

[11] Schreyer N, Allard D. "Damage control surgery" (DCS): just the surgery the patient needs[J]. Rev Med Suisse, 2008, 4(167): 1754-1756, 1758.

[12] Jaunoo S S, Harji D P. Damage control surgery[J]. Int J Surg, 2009, 7(2): 110-113.

第十章

[13] Beuran M, Iordache F M. Damage control surgery-new concept or reenacting of a classical idea? [J].J Med Life, 2008, 1(3): 247-253.

[14] Cotton B A, Reddy N, Hatch Q M, et al. Damage control resuscitation is associated with a reduction in resuscitation volumes and improvement in survival in 390 damage control laparotomy patients[J]. Ann Surg, 2011, 254(4): 598-605.

[15] Hess J R, Holcomb J B, Hoyt D B. Damage control resuscitation: the need for specific blood products to treat the coagulopathy of trauma[J]. Transfusion, 2006, 46(5): 685-686.

[16] Holcomb J B, Jenkins D, Rhee P, et al. Damage control resuscitation: directly addressing the early coagulopathy of trauma[J]. J Trauma, 2007, 62(2): 307-310.

[17] Le Noël A, Mérat S, Ausset S, et al. The damage control resuscitation concept[J]. Ann Fr Anesth Reanim, 2011, 30(9): 665-678.

[18] Jiménez Vizuete J M, Pérez Valdivieso J M, Navarro S R, et al. Resuscitation damage control in the patient with severe trauma[J]. Rev Esp Anestesiol Reanim, 2012, 59(1): 31-42.

[19] Scalea T M, Boswell S A, Scott J D, et al. External fixation as a bridge to intramedullary nailing for patients with multiple injuries and with femur fractures: damage control orthopedics [J]. Journal of Trauma and Acute Care Surgery, 2000, 48(4): 613-623.

[20] Eastridge B J, Starr A, Minei J P, et al. The importance of fracture pattern in guiding therapeutic decision-making in patients with hemorrhagic shock and pelvic ring disruptions [J]. Journal of Trauma and Acute Care Surgery, 2002, 53(3): 446-451.

[21] Martinelli T, Thony F, Decléty P, et al. Intra-aortic balloon occlusion to salvage patients with life-threatening hemorrhagic shocks from pelvic fractures [J]. Journal of Trauma and Acute Care Surgery, 2010, 68(4): 942-948.

[22] Pohlemann T, Stengel D, Tosounidis G, et al. Survival trends and predictors of mortality in severe pelvic trauma: estimates from the German Pelvic Trauma Registry Initiative [J]. Injury, 2011, 42(10): 997-1002.

[23] Vallier H A, Wang X, Moore T A, et al. Timing of orthopaedic surgery in multiple trauma patients: development of a protocol for early appropriate care [J]. Journal of orthopaedic trauma, 2013, 27(10): 543-551.

[24] Jeske H C, Larndorfer R, Krappinger D, et al. Management of hemorrhage in severe pelvic injuries [J]. Journal of Trauma and Acute Care Surgery, 2010, 68(2): 415-420.

[25] Burkhardt M, Nienaber U, Pizanis A, et al. Acute management and outcome of multiple trauma patients with pelvic disruptions [J]. Critical Care, 2012, 16(4): R163.

[26] Burkhardt M, Kristen A, Culemann U, et al. Pelvic fracture in multiple trauma: are we still up-to-date with massive fluid resuscitation? [J]. Injury, 2014, 45: S70-S75.

[27] Mardanpour K, Rahbar M. The outcome of surgically treated traumatic unstable pelvic fractures by open reduction and internal fixation [J]. Journal of Injury and Violence Research, 2013, 5(2): 77.

第三篇

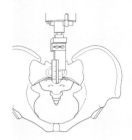

第十一章
骨盆骨折

第一节　骨盆骨折概述

骨盆位于躯干与下肢之间，是负重的主要结构之一；同时盆腔内有许多重要脏器，骨盆对它起着保护作用。因此骨盆骨折有两大主要后果，一是可能造成骨骼系统功能障碍，即失去躯干与下肢之间的桥梁作用；二是可能造成盆腔内重要脏器损伤导致相应部位功能障碍。随着现代工农业的发展和交通的发达，各种意外和交通事故迅猛增加，骨盆骨折的发生率也逐渐升高，在所有骨折中，骨盆骨折占1%~3%。在交通事故死亡的患者中，骨盆骨折是第三位死亡原因。骨盆骨折的发生率有两个年龄段高峰：其一是20~40岁；其二是65岁以后。

Huittinen和Slätis将骨盆骨折分为两大类型。第一类是由低能量损伤造成，大部分为稳定性骨折，如发生在青年的因肌肉骤然用力收缩而致的撕脱骨折，常见的有髂嵴骨骺、髂前上棘、坐骨结节撕脱骨折；发生在老年人因跌倒所致的多为单纯髂骨或耻骨、坐骨骨折。此类骨盆骨折处理相对简单，予以休息、止痛、牵引等治疗，患者很快即可恢复正常活动。第二类是由高能量损伤所致，特别是交通事故造成的损伤。此类骨盆骨折常伴有严重的软组织损伤及其他骨骼的骨折，且骨盆骨折本身大多为不稳定性骨折。骨盆的稳定有赖于骨盆前、后环，特别是后环的完整性，在整个后环的构件中，位于骶椎外侧块和骶椎体之间的骶神经通道是潜在的薄弱部位，此部位常易损伤而造成骨盆不稳定性骨折。此类骨折处理十分困难，困难不在于骨折本身，而在于其引起复杂的并发症。

骨盆骨折的致伤机制多系直接暴力所致，其中最常见的外伤是骨盆左、右侧面或前、后面被机动车辆或倒塌重物挤压。骨盆侧面受到挤压时，损伤多局限于耻骨支和耻骨联合处，包括一侧耻骨单支或上、下支骨折，或两侧耻骨上、下支骨折，有时可伴有一侧髂骨骨折。骨盆前、后面受到挤压时，如患者被车辆撞挤于固定物上，则造成耻骨部和髂骨部联合骨折，其损伤可能包括耻骨联合分离合并骶髂关节脱位，或耻骨联合分离合并髂骨骨折，或一侧耻骨上、下支骨折合并同侧骶髂关节脱位或髂骨骨折。间接暴力致伤如肌肉突然收缩引起的髂前上棘撕脱骨折、跌倒后引起的骶尾骨骨折等。

在 1890 年之前，骨盆骨折的病死率为 84%，到 1905 年下降至 50%，至 1950~1916 年约为 40%，21 世纪 30 年代约为 30%。在近 20 年，由于诊疗器械的发展、应用扩充血容量、早期外科技术的应用、各种监测技术等广泛开展，骨盆骨折的病死率下降至 5%~20%。在死亡的病例中，虽然年轻人较易遭受高能量创伤，但老年人还是占死亡病例的大多数。早期死亡原因主要是出血性休克、多器官功能衰竭及败血症，另外与骨盆骨折的严重程度、是否合并有脑外伤、胸部外伤、腹部外伤以及是否及时送往医院等有关。

骨盆骨折的主要危险在于其并发症，其中出血性休克是导致死亡的第一位因素。出血的危险不仅仅是指大的动静脉受损，还包括骨折表面的渗血不止及静脉丛受损，有时甚至几种出血源同时存在。骨盆有 4 组血管：①后中环，包括髂腰动静脉、骶外侧动静脉、臀上动静脉，主要供应骨盆后部的骨组织血运，当骨盆后部骨折如骶髂关节骨折脱位、骶骨和髂骨骨折时，可损伤后中环血管；②前中环，包括闭孔动静脉（在耻骨后方经越闭孔）、阴部内动静脉、髂外动静脉及其分支，当耻骨、坐骨及耻骨联合骨折分离时，可伤及前中环血管；③两侧侧环为髋臼部，包括双侧闭孔动静脉及其分支，髋臼骨折可伤及；此外盆腔内还有异常丰富的静脉丛，为动脉面积的 10~15 倍，主要围绕盆腔内壁，且相互通连，构成"血管湖"。在严重复杂的骨盆骨折，可致数组血管同时受损，并伤及静脉丛，当骨折为开放性时更会引起不可控制的大出血而致死亡。

在骨盆盆腔内还有诸多脏器，依其内容可分为 3 层：①骨盆腹膜腔，其内有直肠、小肠、结肠；②骨盆腹膜下腔，其上为腹膜，下为盆筋膜，腔内有膀胱和直肠的腹膜外部分，女性还有子宫和阴道；③骨盆皮下腔，位于盆筋膜下面和皮肤之间，相当于会阴部，前有泌尿生殖器官，后为直肠末端。骨盆骨折可引起相应部位的内脏损伤，造成严重的并发症，给骨盆骨折的处理带来很大的困难和挑战。

此外，在盆腔内还有重要的神经丛及神经干，主要有骶丛等贴于骶髂关节和骶骨盆面，当骶髂关节部骨折脱位时，可损伤骶丛；神经干有坐骨神经，可受到骨折端的牵拉、挫伤，当骶骨骨折错位时可伤及骶神经根，闭孔神经在耻骨上、下支骨折时也可受损。

骨盆骨折对内脏、血管、神经的影响与引起骨折的暴力机制密切相关。如后方压迫或外旋暴力导致骨折移位，常常会并发内脏的损伤、严重的出血和神经的牵拉损伤。侧方压迫常伴发内脏的穿孔，例如：部分骨盆骨折盆底未受损而膀胱已有出血。神经损伤常是牵拉或卡压引起的。骨盆损伤中对内脏的影响将会在下面分类部分中进行详细的讨论。

第二节　骨盆骨折分类

一、分类的相关因素

定义骨盆骨折类型需要对患者自身因素和骨盆损伤因素都进行仔细的评价。只有全面考虑了所有这些因素，才能制订适合患者的特定治疗决策。要辨析骨盆骨折类型，我们必须了解患者各方面因素，包括以下部分：①骨折移位的程度；②骨盆环的稳定性；③外力的方向；④软组织损伤情况（开放或闭合）；⑤骨盆的正常解剖；⑥相关毗邻组织的损伤情况。

通过分型之后，在骨折的诊治和预后上有许多参考和借鉴的地方，所以其意义主要包括：①判断血液动力学的稳定程度；②帮助判断直肠、泌尿生殖道等器官的损伤；③判断骨盆环的稳定性；④有助于理解受伤的机制；⑤最重要的是指导骨盆骨折急救和最终的治疗方法。

常见的分类依据有：解剖部位、稳定性或畸形程度、受伤暴力和伴随损伤等。每一种分类方法都是对骨折损伤的一种特定的描述，所以没有一种分类方法能够包含所有因素。分类很重要，尤其是对学术研究而言，因为只有进行了分类，我们才能尽可能将相似类型的损伤进行比较。如果我们试图将每一个因素都包括在内的话，分类将变得很烦琐。因此，这些分类方法必须适当地进行调整。将现有的分类与所有其他的影响因素相结合，经过准确的体格检查、仔细的病史询问和应用目前的影像学技术，才能对骨折的类型做出正确的判断。笔者建议多种分类方法联合应用，这样更加有利于对骨盆骨折做详细的判断。

二、历史回顾

早在 1938 年，Watson-Jones 将骨盆骨折脱位分为 3 组：第一组：因肌肉骤然猛力收缩引起的撕脱骨折；第二组：因撞击引起的骨盆环的骨折脱位；第三组：骶、尾骨损伤。大部分骨折归入第二组，并将第二组分为两个亚组：①单独的髂骨损伤或骶髂关节半脱位；②骨盆环的复合损伤，包括耻骨部分两处以上损伤或髂骨、耻骨的复合损伤。

Key 和 Conwel 在 1951 年提出将骨盆骨折分为 4 型，各型又有几个亚型。Ⅰ型为骨盆环的完整性不受破坏的单一骨的骨折，其中有 5 个亚型：①撕脱骨折；②耻骨或坐骨骨折；③髂骨翼骨折；④骶骨骨折；⑤尾骨骨折脱位。Ⅱ型为骨盆环单处断裂的骨折，其中有：①一侧耻骨上、下支骨折；②耻骨联合分离；③骶髂关节分离或其附近骨折。Ⅲ型为骨盆环双处断裂的骨折，其中有：①一侧耻骨上、下支骨折合并同侧骶髂关节脱位或髂骨骨折；②耻骨联合分离合并一侧骶髂关节脱位或髂骨骨折；③两侧耻骨上、下支骨折；④耻骨联合分离合并一侧耻骨上、下支骨折；⑤骨盆环多处骨折。Ⅳ型为髋臼骨折（移位和不移位）。

1965 年，Pennal 根据骨折部位是否通过骨盆负重区将骨盆骨折分为两类：第一类：Pennal Ⅰ型，为不影响骨盆负重的骨折，占 47%，包括：①骨盆撕脱骨折；②单发性髂骨翼骨折（Dverey 骨折）：系髂骨翼受到直接打击所致，临床上常见腹壁强直、压痛，诊断上易与急腹症等混淆，需摄 X 线片以明确诊断；③一侧或双侧耻骨支骨折，常伴有生殖道损伤。第二类：Pennal Ⅱ型，影响骨盆负重的骨折，占 53%。①单一骶骨骨折；②髋臼骨折或髋关节中央脱位；③耻骨联合分离；④半骨盆骨折，即 Malgaigne 骨折。

1969 年，Conoly 和 Hedberg 将累及从脊柱到髋臼这条负重线的骨盆骨折或是耻骨双侧同时上、下支骨折归为严重骨折，其余的骨盆骨折为不严重骨折。严重骨折包括髋臼骨折、耻骨支双侧骨折、耻骨联合分离和骶骨骨折；不严重骨折包括单侧耻骨支骨折、髂骨单一骨折、骨盆各部的撕脱骨折。1972 年 Huitinen 和 Slatis 强调暴力的方向与骨盆骨折的病理之间的紧密关系，将骨盆骨折分为低能量损伤和高能量损伤两种类型，并讨论高、低能量致伤的不同病理情况。第一类是由低能量损伤所致，大部分为稳定性骨折，如发生在青年因肌肉骤然用力收缩而致的撕脱骨折，常见的有髂嵴骨骺、髂前上棘、坐骨结节撕脱骨折；发生在老年人因跌倒所致的多为单纯髂骨或耻骨、坐骨骨折。第二类是由高能量损伤所致，特别是交通事故造成的损伤，此类骨盆骨折常伴有严重的软组织损伤及其他骨骼的骨折，且骨盆骨折本身大多为不稳定性骨折。

1974 年 Trunkey 按粉碎性、不稳定、稳定三方面将骨盆骨折分为三类：Ⅰ型为粉碎性骨折，即骨盆前后环 3 处以上骨折，常不稳定，约占 25%。Ⅱ型是同侧前后环骨折移位即 Malgaigne 骨折，为不稳定型，需要固定或牵引以减轻出血和维持负重部骨折的位置，此型骨折占 32%。Ⅲ型是骨盆孤立性骨折，骨盆环无破坏，为稳定型，占 43%。

1976 年 Looser 和 Crombie 提出将骨盆骨折分为前、后方骨折两种类型：Ⅰ型为骨盆前方骨折，此型骨折仅局限于耻骨、坐骨、髋臼和耻骨联合；Ⅱ型为骨盆后方骨折，此型骨折累及骶骨、髂骨或骶髂关节。临床上Ⅰ型骨折可单独发生，但Ⅱ型骨折常合并有Ⅰ型骨折，单纯Ⅱ型骨折少见。其报道100例骨盆骨折中，单纯Ⅰ型骨折62例，单纯Ⅱ型骨折6例，两者复合者有32例，Ⅱ型骨折常为不稳定，出血量多，常有低血压，并发症发生率也较高。

从1980年Pennal的分类法出现以后，现代的分类方法开始更加注重受伤机制、血流动力学和骨骼系统的稳定性。Pennal提出按外力方向分为3种类型：Ⅰ型为由前后方向压力造成的骨折，有两个亚型：①开书型骨折即耻骨联合的破裂，常伴骶骨髂前韧带断裂，后韧带一般完整，属相对稳定性骨折；②骑跨伤：即双侧耻骨上、下支骨折。Ⅱ型为由侧方压力挤压骨盆，使该侧半骨盆内旋，产生各种不同的骨折，有4个亚型：①包含同侧前、后部位损伤，通常为一侧耻骨支骨折伴同侧骶骨、髂骨或骶髂关节骨折；②包含一侧后部损伤、对侧前部损伤，如一侧耻骨支骨折伴对侧骶髂部损伤，常可致肢体短缩内旋；③双侧耻骨上、下支骨折并骶髂骨骨折；④混杂性骨折，包含单一耻骨支骨折合并髋臼骨折、单独的一侧耻骨上、下支骨折。Ⅲ型为由垂直剪切力如沿身体纵轴的暴力（高空坠下等）或高速车辆事故造成的骨折，包含耻骨联合分离或2~4支耻骨支骨折及骨盆后部的骨折，如骶骨、髂骨骨折或骶髂关节分离。常伴有伤侧骨盆向后上移位。

在Pennal分类的基础上，Tile于1988年提出稳定性概念，将骨盆骨折分为稳定、垂直方向稳定但旋转方向不稳定、旋转方向和垂直方向均不稳定3种类型。同年Crer进一步修改完善这个分类方法。根据受伤后急诊所摄骨盆前后位X线平片，按骨折移位程度及裂缝宽度分类。将不稳定性骨折定义为骨盆环上任何部位（前、后部位或髋臼）骨折有0.5 cm以上的移位或裂缝者，其余为稳定性骨折。

Müller等采用了Tile、Kelam、Ganz和Isler的理论作为AO的全球统一分类命名法（AO分类法），在这一分类中，骨折按照严重性的增加而分类（A型、B型或C型），并对许多亚型进行细化。

三、损伤类型的定义

（一）前方损伤

1. **耻骨联合** 前方损伤可能导致耻骨联合的断裂。在大多数病例中，这种断裂是一种从骨质上的撕脱，即耻骨联合本身从一个或另一个半骨盆上撕脱下来。耻骨联合损伤也可能在其实质部分撕裂，如果损伤的机制是侧方压力型的话，耻骨联合也可能重叠并交锁。

2. **耻骨支** 前方损伤可能是两个耻骨支的骨折，偶尔也可能是耻骨上支的骨折并扩展到耻骨联合。耻骨联合和耻骨支损伤可以有不同的组合，经耻骨上支的骨折可能会延伸到髋臼的前柱。

3. **腹直肌附着点撕脱** 有时一块很小的前方骨片，就是腹直肌附着点的位置，可能从耻骨联合上撕脱下来。耻骨联合的断裂常伴有这种骨折。

4. **联合损伤** 描述的几种骨折模式与前述的损伤可能会合并发生，包括所有4个耻骨支的骨折以及与耻骨联合断裂相关的两个耻骨支骨折（倾斜骨折）。

（二）后方损伤

后方损伤的严重性，主要根据损伤在何部位、是单侧还是双侧的、有无移位、是否稳定等来决定。后方损伤可能累及髂骨、骶髂关节或骶骨。

1. **髂骨** 髂骨骨折常常从坐骨大切迹扩展到髂嵴，但偶尔也会扩展到髋臼的后柱。

2. **骶髂关节** 骶髂关节损伤可能是单纯的脱位，但更常见的是包括一部分髂骨或骶骨骨折。

3. **骶骨** 骶骨骨折可能是垂直的或骶臀线以下的横行骨折。垂直骨折在骨盆环断裂中常见，而横行骨折属于脊柱损伤范畴。垂直骨折可能经过骶骨裂孔、其外侧或其内侧。有时，骶骨骨折是复合型的，同时有横行和垂直的成分，即与从高处坠落有关的所谓的 H 型骨折。

垂直骨折可能由侧方压力造成，导致骶骨的骨松质受压；或者由剪切力造成，导致骨松质内的裂隙。这两种类型在相关损伤的程度、稳定性和预后等方面均不同。

后方损伤可能是双侧的，即两侧的骶髂复合体可能都已断裂。双侧的后方损伤可能两侧均不稳定、两侧都稳定或一侧稳定而另一侧不稳定。双侧损伤对不稳定骨盆环的处理有显著的影响。后方复合体的移位程度是重要的预后指标。入口位骨盆 X 线片利于评价后方移位，但在危急情况下很少能做到。在这种情况下，标准的前后位影像学检查也可以判断。骶臀线如果不连续，后方移位可能性大。骨盆 CT 对后方移位评价较准确，随着影像学的发展和医疗条件的改善和 CT 影像技术的普及，骨盆骨折疑似后方移位者建议常规 CT 平扫。

（三）稳定性

由于稳定性与骨骼肌肉的创伤有关，稳定性必须理解成可以在一定范围内有不同程度的变化。骨盆环稳定性的关键是后方负重弓的完整性和盆底的完整性。由于无附着的骨性结构没有固有的稳定性，所以稳定性就来自软组织，主要是韧带。将骶骨连接到两侧髂骨上的后方的韧带结构的形状从横断面看，这一区域很像一个吊桥，两个髂后上棘像两个支柱，骶骨像两个支柱之间的连接，骶髂骨间韧带就像吊臂。因此，后方负重弓就由骶髂复合体和将 L5 横突连接在髂骨上的髂腰韧带来维持，这些结构可以被认为是骨盆的后方张力带。盆底的肌肉、筋膜和韧带在决定骨盆的稳定性上起着重要的作用。骶棘韧带限制了外旋，骶结节韧带则限制了矢状面上的旋转，两条韧带都附着在骶髂关节的前方。

外旋力和剪切力倾向于使盆底分离，而侧方压力就没有这种特点。创伤后可能发生的情况，主要取决于损伤了哪些软组织和骨质。如果后方

张力带的完整性得以维持或盆底未受损，则骨盆的垂直和后方稳定性就得到保证。韧带断裂的程度各不相同，所以骨盆环不稳定的程度必然不同。

稳定性损伤是指骨性骨盆周围的软组织未受损，或未累及骨盆环本身的损伤（如髂骨翼损伤）。如果所有的软组织都未受损，则骨盆环骨折就不会移位。

部分稳定性（旋转不稳定，垂直和后方稳定）损伤与不稳定性（旋转、垂直和后方的）损伤则相反。在稳定性天平的另一侧或不稳定的一端是骨盆后复合体的损伤，其特点是骶髂后方韧带及盆底的断裂或撕脱，导致大体的移位。剪切力常常引起这种损伤，可能为单侧，也可能是双侧。临床检查表现为受累的半骨盆大体上有明显的畸形活动，影像学检查（尤其是入口像）或 CT 则显示为骨盆环的后方或垂直移位。

骶骨或髂骨的骨松质或骶髂关节可能被剪切力明显地分开。如果半骨盆出现了完全的不稳定，那么骶结节韧带和骶棘韧带必然是断的。因此，坐骨棘或骶骨的邻近部位的撕脱骨折，意味着骶棘韧带的撕脱，是不稳定的一种特征性改变。

不稳定的程度可能是完全的（如受累的半骨盆可能只有皮肤和皮下组织连接，事实上这种损伤是一种半骨盆的内切除）；也可能是不完全的，如果一些韧带性的附着仍保持着连续性的话就是不完全的。

不稳定患者的致死率几乎是骨盆环稳定性损伤患者的 3 倍，因此需要更严密的监护。他们丢失了高达 3 倍的血量。因此，不稳定的诊断对患者的一般处理有着重要的临床意义。

不稳定的征象：当出现某些临床和影像学特点时，稳定性天平就会倾斜向不稳定的一侧。①严重的移位，包括骨盆的旋转和（或）体格检查时发现下肢缩短，骶髂后方复合体的移位 >1.0 cm。②以挫伤和肿胀为特点的明显的后方断裂，或影像学证实后方裂隙存在。③触诊时半骨盆的大体不稳定。④内脏、血管或神经的严重损伤。⑤开放性损伤。⑥影像学上存在骶骨或

骶棘韧带坐骨末端的撕脱骨折，L5 横突的撕脱骨折等以及通过耻骨支和坐骨支的垂直骨折等。

四、骨盆骨折分类

（一）Tile 分类

1988 年 Tile 提出稳定性概念，将骨盆骨折分为以下 3 种类型：①稳定型；②部分稳定型，即垂直方向稳定但旋转方向不稳定；③完全不稳定型，即旋转方向和垂直方向均不稳定。此分类法是目前最常用的分类方法，依据稳定性或畸形程度进行分类，可供临床医师判断预后和选择诊疗方案，具有很强的合理性和科学性。

稳定型又分为：①不累及骨盆环的骨盆骨折；②骨盆环骨折有少许移位但稳定。部分稳定型（旋转方向不稳定但垂直方向稳定）分为：①开书型骨折；②同侧侧方压缩骨折；③双侧侧方压缩骨折。完全不稳定型（旋转垂直方向皆不稳定）分为：①单侧型骨折；②双侧型骨折；③累及髋臼的骨折。详细情况如下述。

1.A 型 稳定骨折，可有轻度移位，后弓完整。

（1）A1 型，无损于骨盆环完整的骨折，如髂骨的撕脱骨折，可发生在髂前上棘、髂前下棘、坐骨结节等骨突部（图 3-11-1）。

（2）A2 型，稳定，髂骨翼分离或微小移位的骨盆环骨折，如耻骨支或坐骨支的单侧或双侧骨折等。① A2.1 型：髂骨翼分离，不包含骨盆环骨折；② A2.2 型：骨盆环无移位或轻微移位的稳定骨折；③ A2.3 型：骨盆前环分离损伤及所谓的前方四柱骨折（图 3-11-2）。

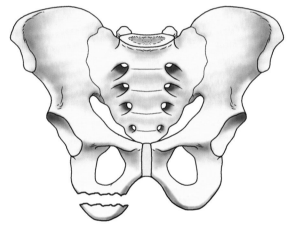
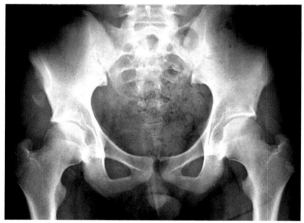

图 3-11-1　A1 型：无损于骨盆环完整的骨折

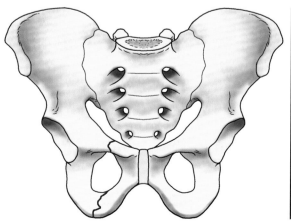
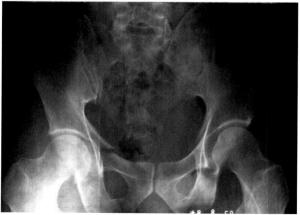

图 3-11-2　A2 型：稳定，骨盆环移位较小的骨折

（3）A3 型，骶尾骨的横行骨折，不波及骨盆环。① A3.1 型：尾骨骨折或骶尾关节脱位；② A3.2 型：无移位的骶骨横行骨折；③ A3.3 型：移位的骶骨横行骨折（图 3-11-3）。

2. B 型 部分稳定骨折，后弓部分不完全断裂，即旋转不稳定，垂直稳定性骨折。

（1）B1 型，开书型骨折，即骨盆的外旋不稳定损伤，前后方向挤压暴力或外旋暴力作用在骨盆上，造成耻骨联合分离，使得骨盆像开着的书

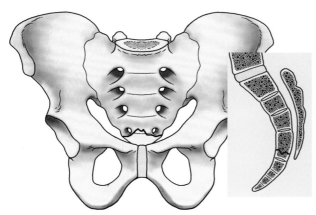

图 3-11-3　A3 型：骶尾骨的横行骨折，不波及骨盆环

本。可分为 3 个阶段：①耻骨联合分离 <2.5 cm，一般不涉及骨盆后环；②耻骨联合分离 >2.5 cm，骨盆后环单侧损伤；③耻骨联合分离 >2.5 cm，骨盆后环双侧累及（图 3-11-4）。

（2）B2 型，关书型骨折，骨盆侧方挤压损伤或髋骨旋转损伤，即骨盆的内旋不稳定。可分为 3 个亚型：① B2.1 型，同侧损伤，前方和后方的骨折位于骨盆的同一侧；② B2.2 型：对侧损伤，前方和后方的骨折分别位于骨盆的左右两侧，即桶柄样损伤；③ B2.3 型：后方骶髂关节复合体侧方挤压损伤，伴有前环的耻坐骨支四支骨折（图 3-11-5）。

（3）B3 型，双侧部分稳定型骨折。① B3.1 型：双侧 B1 型损伤；② B3.2 型：一侧为 B1 型，另一侧为 B2 型损伤；③ B3.3 型：双侧 B2 型损伤（图 3-11-6）。

3. C 型 不稳定性骨折，旋转及垂直方向均不稳定，包括骶髂后复合体和骶结节和骶棘韧带的断裂。

（1）C1 型，单侧损伤，后部损伤可能为髂骨骨折，骶髂关节无损伤；也可能是骶髂关节单

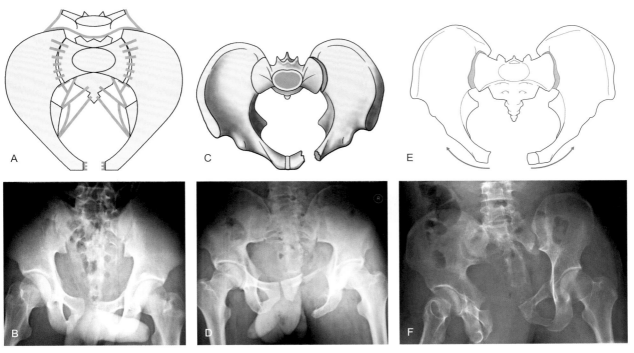

图 3-11-4　B1 型：开书型骨折

A、B. 第一阶段：耻骨联合分离 <2.5 cm，不涉及骨盆后环；C、D. 第二阶段：耻骨联合分离 >2.5 cm，骨盆后环单侧损伤；E、F. 第三阶段：耻骨联合分离 >2.5 cm，骨盆后环双侧累及

第十一章

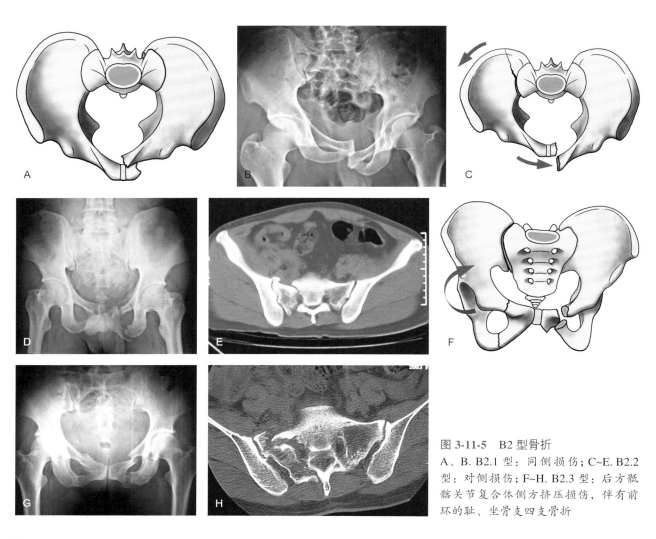

图 3-11-5　B2 型骨折
A、B. B2.1 型：同侧损伤；C~E. B2.2
型：对侧损伤；F~H. B2.3 型：后方骶
髂关节复合体侧方挤压损伤，伴有前
环的耻、坐骨支四支骨折

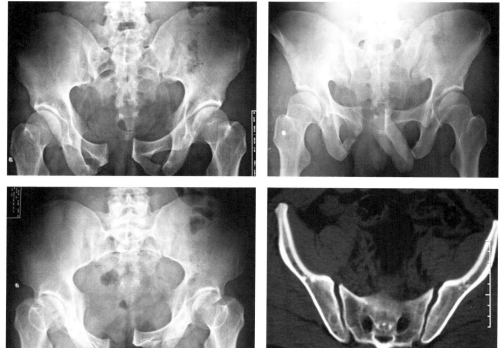

图 3-11-6　B3 型：双
侧 B 型损伤

纯脱位或合并骨折；或骶骨骨折，半侧骨盆移向
上方。① C1.1 型：后方损伤为髂骨骨折；② C1.2
型：后方损伤为骶髂关节脱位或者骨折脱位；
③ C1.3 型：后方损伤为骶骨骨折（图 3-11-7）。

　　（2）C2 型，一侧为不稳定骨折，另一侧为稳

定骨折；受力侧髂骨后部和耻骨支骨折，对侧骶
髂后韧带、骶棘和骶结节韧带损伤，髋骨外旋，
骶髂关节脱位（图 3-11-8）。

　　（3）C3 型，双侧不稳定骨折，罕见的双侧骶
髂关节脱位但前弓完整的损伤（图 3-11-9）。

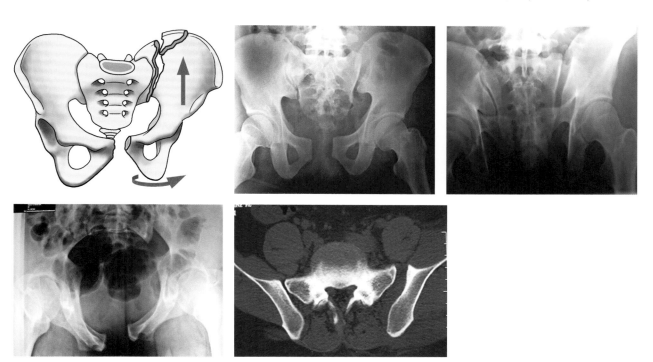

图 3-11-7　C1 型骨折：单侧损伤

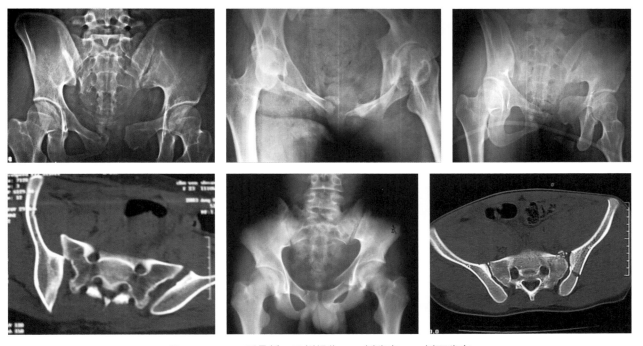

图 3-11-8　C2 型骨折：双侧损伤，一侧稳定，一侧不稳定

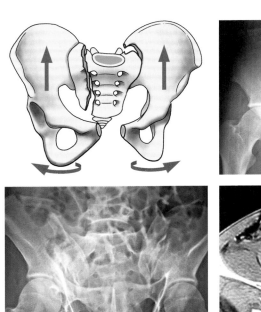

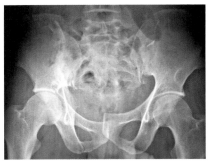

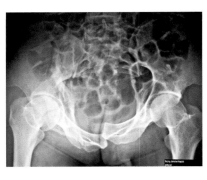

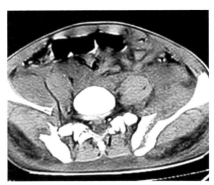

图 3-11-9　C3 型骨折：双侧不稳定

（二）Young-Burgess 分类法

1990 年 Burgess 和 Young 在总结 Pennal 和 Tile 分类的基础上，提出了更全面的分类方案。将骨盆骨折分为：①侧方压缩型（lateral compression，LC）；②前后压缩型（anterior posterior compression，APC）；③垂直压缩型（vertical shear，VS）；④混合型（combined mechanical，CM）。此分类系统对临床处理上的帮助主要体现在以下 3 点：①提醒临床医师注意勿漏诊，特别是后环骨折；②注意受伤局部可能存在与其他部位的合并伤，并预见性地采取相应的复苏手段；③能帮助临床医师根据伤员总体情况和血流动力学状况对病情准确认识，选择最适当的治疗措施，从而降低发病率和病死率。以下详细叙述该分类系统。

1.侧方压缩型（LC）　有 3 个亚型，属于内向爆炸的一种，致伤机制：侧向暴力直接或通过股骨近端和髂嵴作用于一侧骨盆，使之发生骨折，同时该受伤侧骨盆向中线旋转。可造成腹侧骨盆韧带包括骶髂腹侧韧带、骶结节韧带、骶棘韧带和局部血管短缩，严重者骨折端可刺破相应血管。当发生出血时，骨盆环上未受损韧带可起到防止骨盆过度松散和压迫止血作用。LC 骨折前部的伤况可以是单侧、双侧或数支耻骨支骨折，但总有一支耻骨支为横行骨折，后部情况则各亚型不一样。有以下 3 个亚型。

（1）LC Ⅰ 型：前部为典型的 LC 型骨折合并伤侧骶骨压缩骨折。当临床上在一前后位骨盆 X 线平片上发现一侧耻骨支骨折时，经仔细阅读 X 线片，可见骶孔轮廓变形，边缘不平滑，表明同时存在骶骨压缩骨折，此即为 LC Ⅰ 型骨盆骨折（图 3-11-10）。

（2）LC Ⅱ 型：为前部的横行骨折并同侧髂骨翼内旋骨折。机制为外侧暴力作用使骶髂关节前缘或附近髂骨翼骨折，髂骨其余部分在骨折同时向内侧旋转，留下通过强大的背侧骶髂韧带牢固附于骶骨的后半部分髂骨，在 X 线片上表现为半月形髂骨，称为半月形骨折。此半月形状由两个缘组成，相对直的一边是前部的骨折线，弯曲的一边包括髂嵴后大半部、髂后上 / 下棘及坐骨大折迹顶的大部（图 3-11-11）。

（3）LC Ⅲ 型：具有 LC Ⅰ 、Ⅱ 型骨折特点，同时伴有对侧开书型损伤。特征为暴力过于强大，受打击的一侧半骨盆向内旋转，而对侧半骨盆向外侧旋转。常见于行人受高速行驶车辆撞击且车辆碾过骨盆而造成此种损伤（图 3-11-12）。

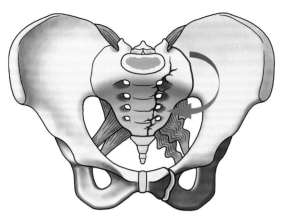
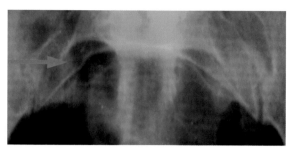

图 3-11-10　LC Ⅰ型：骶骨压缩

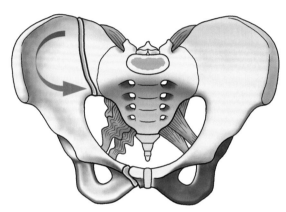
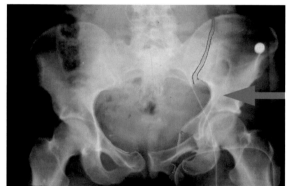

图 3-11-11　LC Ⅱ型：髂骨翼骨折

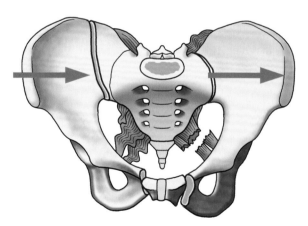
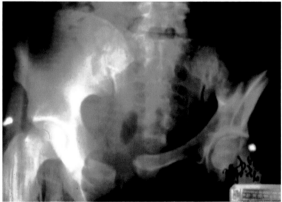
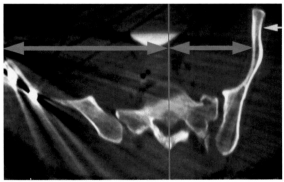

图 3-11-12　LC Ⅲ型：风卷样损伤

第十一章

2. 前后压缩型（APC）　致伤机制为前、后向暴力挤压骨盆，使骨盆前、后部发生骨折脱位。特点是耻骨联合分离或耻骨支垂直方向骨折，没有半侧骨盆向头侧移位，伴有骶髂关节不同程度的分裂（各亚型不尽相同）。临床上如果最初发现 X 线片上有耻骨联合分离或耻骨支纵向（垂直）骨折，应仔细观察双侧骶髂关节，一般可发现一侧或双侧骶髂关节分离。如果创伤力量较小，仅骶髂腹侧韧带断裂，则表现为前部分骶髂关节分离，如果暴力过大，则所有骶髂部韧带均断裂，表现为整个骶髂关节分离（但无纵向移位）。依据骶髂关节分离程度将 APC 型骨盆骨折分为 APC Ⅰ、APC Ⅱ、APC Ⅲ 3 个亚型，严重性递增、骨盆容积急剧增加、韧带受损程度递增。

（1）APC Ⅰ 型：此型较少见，受前或后方暴力撞击，造成耻骨联合分离（1~2 cm）。可能同时伴一侧骶髂关节轻度分离，但双侧骶髂韧带、骶结节韧带、骶棘韧带无断裂（也可能有少许拉长），骨盆分离挤压试验阴性（图 3-11-13）。

（2）APC Ⅱ 型：受前或后方暴力撞击，同一侧骶髂前韧带、髋结节韧带、骶棘韧带均撕裂，耻骨联合分离同时伴有骶髂关节前部分离，呈开书型骨折特征，X 线片上骶髂关节前部分离的特性可作为软组织严重损伤，以及与骶髂关节紧密相邻的脏器（如髂内血管和腰骶神经丛）损伤的影像学标志（图 3-11-14）。

（3）APC Ⅲ 型：这是严重的 APC 型骨折，半侧骨盆包括对侧髋骨和髋骨完全从剩下的骨盆环上分离。前部是完全的耻骨联合分离，后部是包括骶髂关节的（包括前后部）完全分离。其与严重的垂直压缩型骨折的不同在于半侧骨盆无垂直方向移位，而且是前后方向暴力撞击此型骨折后部韧带断裂时导致血管损伤出血，由于后部韧带断裂失去"止血带"样作用，使得后腹膜腔变成巨大的空间，出血无法停止（图 3-11-15）。

3. 垂直压缩型（VS）　由上、下方向的暴力致伤，例如从高处跌落双下肢伸直位着地等。造成单侧或双侧前部的耻骨联合分离或耻骨支纵向骨折，后部的骶髂关节分离，偶伴有髂骨翼和（或）骶骨骨折。特征在于有半侧骨盆的纵向移位，前后位 X 线平片可看到此特征，但以骨盆出口片看向头侧移位更加清楚，以骨盆入口片看向后侧移位也较清楚（图 3-11-16）。

4. 混合型（CM）　由多个不同方向的暴力混合造成骨盆不同部位骨折，移位方向不尽相同。CM 型骨折通常由两个方向以上的暴力如前后与侧方暴力同时作用，其骨折是 APC 型与四型骨折综合的特点（图 3-11-17）。

（三）AO 全面分类法

全面分类法的基础包括修改者对前部损伤的补充以及后部损伤的更多细节，其分类基于 Tile 分型，并与之相对应。

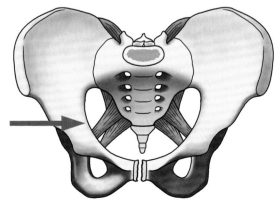
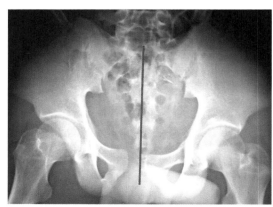

图 3-11-13　APC Ⅰ 型：耻骨联合分离，韧带受到牵拉，未断裂

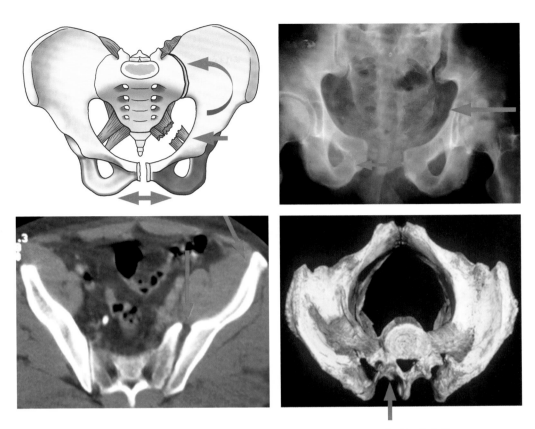

图 3-11-14　APC Ⅱ型：盆底韧带及骶髂前韧带撕裂，骶髂后韧带完整

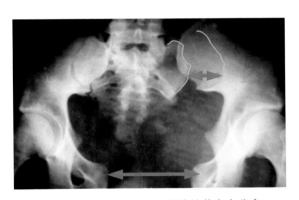

图 3-11-15　APC Ⅲ型：骶髂关节完全分离

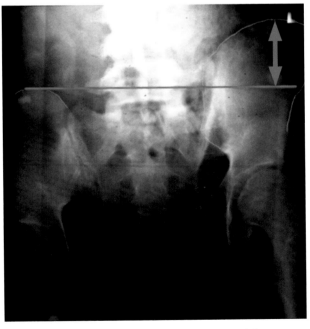

图 3-11-16　VS 型：半侧骨盆的纵向移位

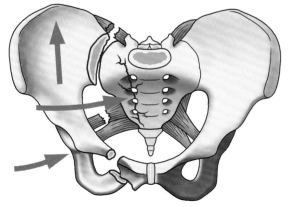

图 3-11-17　混合型（CM）

第十一章

1. A 型（稳定型）　A 型骨折是不伴有后环不稳定的骨盆骨折，可以分为主要的两类。第一类是未累及骨盆环，即撕脱骨折、髂骨翼骨折，以及骶骨和尾骨的横行骨折。第二类是指累及骨盆环但骨折移位非常小而软组织未受损的骨折。这种稳定的 A 型骨折可以进一步分类如下。

（1）A1 型：撕脱骨折。撕脱通常经过骨突部位，最常见的是髂前上棘。常常发生在处于生长发育末期的青少年，但并不只限于发生在青少年，也可以发生在成年人。而髂前上棘的撕脱骨折几乎总是发生在青少年年龄段，缝匠肌从髂骨上拉下髂骨骨突的一部分。髂前下棘的撕脱骨折常常发生在短跑运动员、青少年或成人，是由股直肌突然的抗阻收缩造成的。耻骨棘的撕脱骨折和髂嵴的撕脱骨折相对少见。坐骨结节的撕脱骨折可能是急性的或慢性的，是由腘绳肌的突然抗阻收缩引起的。

（2）A2 型：稳定的髂骨翼骨折或移位很小的骨盆环骨折。可分为 A2.1 型：孤立的髂骨翼骨折；A2.2 型：稳定的、无移位的或移位很小的骨盆环骨折；A2.3 型：孤立的前环损伤。

（3）A3 型：尾骨和骶骨的横行骨折。分为A3.1 型：尾骨骨折或骶尾脱位；A3.2 型和 A3.3型：骶骨的横行骨折。

2. B 型（部分稳定型）　这些骨折是旋转不稳定的，而垂直和后方的骨折是稳定的。它们可能有经过耻骨联合和（或）耻骨支的前方移位，但没有垂直或后方移位，虽然有半骨盆的旋转，移位也通常小于 1 cm。B 型损伤以后方张力带未受损为特点，即骶髂后方韧带得以保存；其另一个特点是盆底完整。

（1）B1 型：开书型损伤（外旋不稳定）。

1）典型的损伤：作用于固定的骨盆的髂前上棘的前后方压力或通过外旋的股骨作用于骨盆的力都可能把骨盆像书一样打开，相反地，作用于髂后上棘的后方撞击可能会产生相似的损伤。耻骨联合断裂合并单侧或双侧骶髂关节前方断裂是这种损伤的特点。强韧的骶髂后方韧带仍然完好，

维持着这种损伤模式中骨盆环的后方张力带。

2）非典型损伤：开书型损伤的变异很常见，和常规类型中所见的一样，前方是耻骨联合的分离，但后方损伤是髂骨的骨折（单侧或双侧），而不是骶髂关节的前方断裂。前方损伤也可能是耻骨支骨折而不是耻骨联合分离。开书型损伤变异的所有骨折都保留了骨盆后方复合体的整体性。应用改良的分类法，可以很容易地将这些变异归入通用的分类中。

大于 2.5 cm 的耻骨联合的损伤类型应注意，外旋力和剪力可能会合分离更常合并有严重的不稳定 C 型损伤，可能克服骶髂后方韧带的张力，从而使这些结构断裂并需要更积极的治疗。这些损伤应该被恰当地归入 C 型不稳定性剪切损伤，但 X 线片可能会引起误导，应以临床评价为指导，并进行更准确的影像学检查，如 CT。这些也是 Young-Burgess III 型前后压迫型损伤。

（2）B2 型：侧方压迫型损伤。这些损伤的特点是后弓的单侧部分断裂而保留了垂直和后方稳定性（内旋）。

直接作用于骨盆环的侧方压力可能导致两种类型的损伤，一种是前后方损伤在骨盆的同一侧（同侧的），另一种移位是在相反的一侧（对侧，桶柄伤）。由于侧方压力的特点是导致骨盆后方复合体的压缩，故后方韧带完好使稳定性得以维持。更重要的是，压力并不撕裂盆底的肌肉和韧带。因此，确保了垂直或后方稳定性。尤其是在骶骨的骨松质很坚强的年轻人，即使侧方压力使骶髂后方韧带断裂，完好的盆底也能防止半骨盆的垂直和后方移位。

任何侧方压迫型骨折类型都可能同时有后方碾压伤和韧带损伤，骶髂后方韧带未受损时，在移位的位置上后方复合体可能被压缩或在主要韧带损伤时遭受很小的后方压迫。应对每一个特异性损伤进行仔细个体评价。

1）B2.1 型：同侧前方和后方损伤。当侧方压力作用于髂嵴时，受累的半骨盆承受了内旋应力，导致骨盆环的前方损伤。这种损伤常可能是耻骨

上支和下支的骨折或很少见的耻骨联合交锁或倾斜骨折。受压缩时，骨盆支可能会旋转并撞在对侧的半骨盆。当外力持续向内，则骶骨前方被压迫，但骶髂后方韧带可能仍然完好，盆底的完整性也得以维持，从而防止了半骨盆的垂直和后方移位。这是 Young-Burgess Ⅰ型侧方压迫性损伤。

耻骨联合交锁和倾斜骨折常见，前方损伤可能是耻骨上支骨折，常常累及髋臼的前柱。随着侧方压力的持续作用，耻骨上支绕耻骨联合旋转，并最终经耻骨联合断裂，形成倾斜骨折。

后方损伤可能很难看出，但常存在。只有在治疗过程中用骨盆吊带或护理患者时使其翻向一侧时，原始的移位才可能被看出。因此，虽然未受损的骶髂后方韧带和盆底为骨盆环提供了一个稳定性因素，但如果只通过骨折外观单纯的表现来评价的话，骨盆环原始移位的量可能会被大大地低估。许多外观无移位的骨折也会导致膀胱的破裂。

2）B2.1 型：对侧型（桶柄伤）。如果侧方压力联合一个旋转的成分的话，就会产生不同的损伤类型。前方损伤无论是耻骨联合分离或 2 个耻骨支骨折，还是所有 4 个耻骨上下支骨折，均合并对侧的后方复合体损伤。由于盆底相对完好，所以垂直和后方稳定性得以维持，所致的半骨盆移位是向上并且内旋，像水桶的柄，故也称为桶柄样损伤。

Young 和 Burgess 描述了一种相似的骨折类型，它继发于直接作用于髂嵴更靠前方的侧方压力。Ⅱ型侧方压迫性损伤可以通过内旋和并发的骶骨前方压迫以及骶髂后方韧带（LC Ⅱ A）断裂或经髂骨翼的骨折，即新月形骨折（LC Ⅱ B）来识别。

（3）B3 型：双侧 B 型损伤。B3.1 型损伤是经典的开书型损伤，尽管骨盆环仍有相对的稳定性，但由于盆底断裂，内脏损伤很常见。B3.1 型损伤在 X 线片或 CT 片上可能看不到后方或垂直移位。此型（B3.1 型）中后方韧带仍然完好，因此骨盆环的垂直和后方稳定性得以相对维持，但外旋是不稳定的。

侧方压力造成的双侧 B2 型损伤很常见。少见的是一侧为单侧 B1 开书型损伤，而另一侧是 B2 型侧方压迫性损伤。Young-Burgess 将其描述为 Ⅲ 型侧方压迫性损伤或风吹骨盆（windswept pelvis）。

3. C 型（不稳定型） C 型不稳定损伤是一种骶髂后方复合体的完全断裂，涉及垂直剪力的作用。这种骨折几乎总是由严重创伤造成的，如高处坠落、碾压伤或摩托车事故。移位提示所涉及的力通常是在垂直或后方平面，这些剪力必然导致骨盆环和周围软组织的大量断裂。前方损伤可能使耻骨联合和（或）2 个耻骨支或所有 4 个耻骨支断裂。

C 型不稳定损伤的特征是骶髂后方复合体的大体可见断裂。大体的移位和不稳定是经过骶骨、骶髂关节或髂骨发生的，这些损伤的每一种都是不同的，它们形成了亚型的基础。

（1）C1 型：单侧。

1）C1.1 型：髂骨骨折。髂骨骨折是后方损伤中最少见也最容易处理的，骨折通常开始于骶髂关节的下部并向后向髂嵴延伸，在这种单纯的损伤中，骶髂关节是完好的。单纯髂骨骨折合并的神经和血管损伤也少见。

2）C1.2 型：骶髂关节脱位或骨折脱位。因为骶髂韧带是人体中最强韧的韧带之一，所以其断裂常常是由严重的剪力和外旋力造成的。经骶髂关节的骨折脱位比单纯的脱位更常见，也常由剪力所致。最常见的骨折脱位是骶髂关节的前方脱位合并髂骨后方的骨折。在某些情况下，骨折位于冠状位。经骶骨的骨折合并骶髂关节脱位少见。

3）C1.3 型：骶骨骨折。最常见的后方 C 型损伤是骶骨骨折，也是由剪力造成的。骶骨骨折可能有几种类型。骶骨骨折最常经骶骨孔发生（C1.3 a2），即骶骨的最薄弱点，但骨折也可能发生于骶骨孔外侧（C1.3 a1）或其内侧（C1.3 a3）。神经损伤的发生率随骨折向中线的靠近而增加，在不稳定的骶骨骨折中高达 50%，这些损伤是牵拉性损伤且预后较好。复杂的骶骨骨折尤其见于从很高的高处坠落的患者，在这种特殊的高能量损伤中可以见到 H 型骨折，即两个垂直骨折合并一个横行骨折线。这些损伤很难分类，但通常被归入双侧损伤中（C3 型）。

（2）C2 型：双侧损伤，一侧为 B 型，另一侧为 C 型。在这种类型中，后方损伤只是部分不稳定的。即它或者是一个 B1 单侧开书型损伤，或者是一个 B2 侧方压迫型损伤；另一侧是一个不稳定的 C 型损伤，经过髂骨、骶髂关节或骶骨。

（3）C3 型：双侧损伤，均为 C 型。这种损伤通常是高能量造成的，产生最不稳定的骨盆断裂类型而且预后最差。由于每一侧半骨盆都是一个 C 型不稳定类型，因此整个盆底是双侧断裂的。内脏、神经和动脉损伤很常见。

（4）C3 型变异：双侧骶髂关节脱位而前弓完整。这种损伤实际上是 C3 型的变异，是由患者处于过度屈曲位时传向骶骨的外力造成的，使整个骶骨体进入骨盆。X 线片显示，前方复合体仍完整，但两侧的骶髂关节后方均已脱位。临床上，后方的畸形很明显，合并有后方的青紫、骨擦音和畸形，过度屈曲的姿势使骶髂关节向后移而屈曲的大腿似乎保护了前方复合体。

（5）骨盆环断裂合并髋臼骨折。大多数移位的髋臼骨折或合并骨盆环骨折或合并骶髂关节断裂。许多髋臼骨折也合并对侧的骨盆环断裂，这提示为侧方压迫机制。CT 能够很明确地显示这些损伤。由于每一种损伤的预后更多地依赖于髋臼成分而不是骨盆环断裂，所以应该单独进行讨论。在 Pennal 等对髋臼骨折的阐述中，认为很大的髋臼骨折合并严重的骨盆环断裂比许多其他类型的预后更差。

总之，骨折分类对临床医师而言是治疗指南。当遇到严重的骨盆断裂病例时，应该仔细对损伤做出"个性"评价。正确区分稳定和不稳定骨盆骨折，会提醒医师警惕严重并发症的可能性与立即采取措施的必要性。在急诊复苏措施之后，对损伤进行个体化评价可以提示存在何种类型的损伤，即：它是稳定的、部分稳定的或不稳定的，以及产生损伤的力学特征，而且这也会提示我们选择骨骼、软组织损伤的最佳处理方法。

第三节　骨盆骨折的临床表现和诊断

一、临床表现

（一）全身表现

骨盆骨折的全身表现主要与受伤情况、合并损伤、骨折本身的严重程度及所致的并发症等有关，具体临床表现不尽相同。

低能量致伤的骨盆骨折，如肌肉骤然用力所致的髂前上棘撕脱骨折、跌倒后单纯髂骨翼骨折等，由于外力轻、无合并重要脏器损伤、骨折程度轻及无严重并发症发生，所以全身情况平稳。

高能量致伤的骨盆骨折，特别是在交通事故中，由于暴力强大，受伤当时往往合并颅脑、胸部、腹部脏器、脊柱等重要组织损伤，且骨折大多呈不稳定型，并发血管、盆腔脏器、泌尿生殖道、神经等损伤，此类伤员可出现全身各系统损伤的症状体征，如图 3-11-18 所示。如合并颅脑、胸部伤时，可有脑外伤、胸外伤的症状体征；合并有腹部脏器损伤时，可有腹内出血、腹膜刺激症状、移动性浊音阳性、肝浊音界消失、肠鸣音消失等症状体征。严重的骨盆骨折可造成大出血，此时主要是失血性休克的表现，程度轻重不一。骨折损伤尿道及膀胱时出现排尿困难、血尿、会阴部及下肢部尿液外渗，下腹部有腹膜刺激症状，试插导尿管可发现血尿或导尿管无法插入，尿道逆行造影可发现尿道断裂或膀胱破裂。直肠、肛管受损时肛门指诊可发现破裂口，女性生殖道损伤时阴道指诊可有与肛门指诊相似的发现，如图 3-11-19 所示。骨折端损伤盆腔内神经丛或神经干

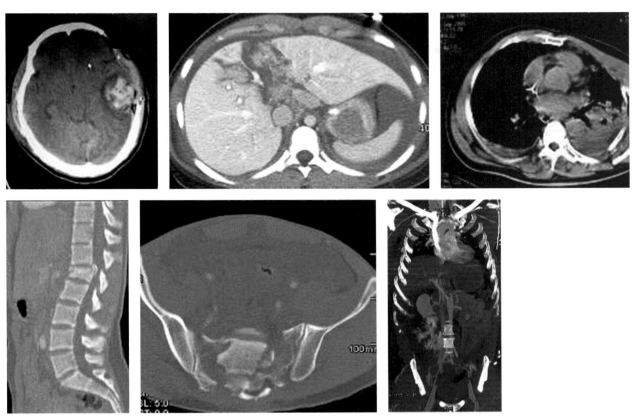

图 3-11-18　严重骨盆骨折伴颅脑、胸部、腹部、脊柱等重要组织损伤组图

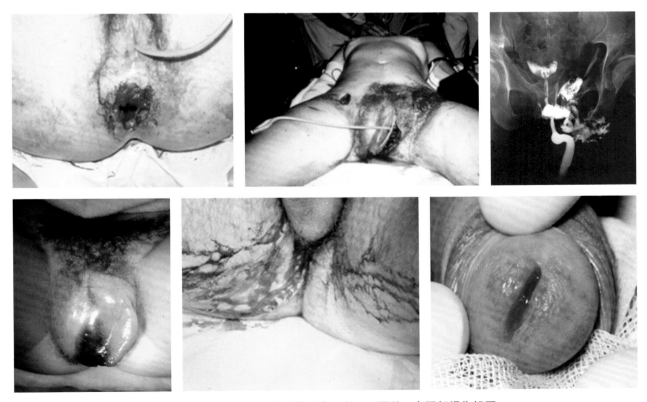

图 3-11-19　严重骨盆骨折伴肛管、直肠、尿道、会阴部损伤组图

时可有相应的表现，如腰丛、骶丛、坐骨神经受损可出现下肢运动感觉障碍，马尾神经受损可有大、小便障碍及会阴部感觉丧失。

（二）局部表现

不同部位的骨盆骨折可有不同的症状体征，下面分 3 个部分叙述。

1. **骨盆前方骨折的症状体征**　骨盆前方骨折包括耻骨上 / 下支骨折、耻骨联合分离、坐骨支骨折、坐骨结节撕脱骨折等，此部分骨折脱位时腹股沟、会阴部耻骨联合部及坐骨结节部疼痛明显，活动受限患者不能站立和行走，会阴部、下腹部可出现淤血和淤斑，伤侧髋关节活动受限，过伸、外展髋关节可使疼痛加重，不能自动抬高伤侧肢体，耻骨部、坐骨部明显压痛，可触及异常活动及骨擦音。骨盆分离、挤压试验呈阳性。

2. **骨盆外侧部骨折的症状体征**　骨盆外侧部骨折包括髂骨骨折、髂前上 / 下棘撕脱骨折，症状体征有骨折局部肿胀、疼痛、伤侧下肢因疼痛而活动受限，被动活动伤侧肢体可使疼痛加重，局部压痛明显，可触及骨折异常活动及骨擦音。髂骨骨折时骨盆分离、挤压试验呈阳性，髂前下棘撕脱骨折可有"逆行性"运动，即不能向前移动行走，但能向后倒退行走。

3. **骨盆后方骨折的症状体征**　骨盆后方骨折包括骶髂关节脱位、骶骨骨折、尾骨骨折脱位。症状体征有骶髂关节及髋骨处肿胀、疼痛，活动受限，不能坐立翻身，严重者疼痛剧烈，局部皮下淤血明显，肢体不能活动，骨盆变形，两侧不对称，伤侧髂嵴升高、下肢短缩、局部压痛明显。"4"字试验、骨盆分离挤压试验呈阳性（尾、骶骨骨折者可阴性）。骶髂关节完全脱位时脐棘距（髂前上棘至肚脐的距离）不等。骶骨横断及尾骨骨折者肛门指诊可触及尾、骶骨异常活动。

严重骨盆骨折多由高能量损伤引起，局部软组织表现明显，如肿胀、青紫、大面积皮肤撕脱伤或脱套伤等（图 3-11-20），这给骨盆骨折的处理带来了极大的困难和挑战。

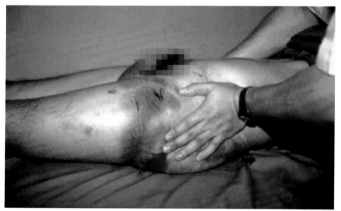

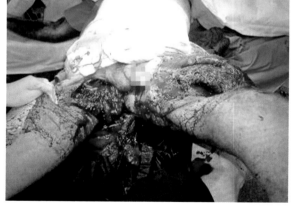

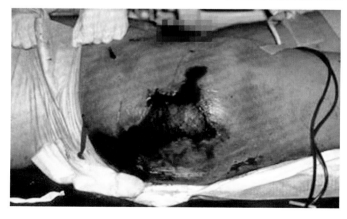

图 3-11-20　严重骨盆骨折局部肿胀、大面积皮肤撕脱和脱套伤表现

二、诊断

（一）外伤史

骨盆骨折常因交通事故、高处坠落、重物压砸等致伤，亦可因行走滑倒、肌肉骤然收缩等造成。在病史询问中，须弄清受伤的时间、受伤方式和受伤原因，如果伤员意识清醒，应询问受伤后即刻的处理方式、伤后液体摄入情况以及大小便情况，女性患者应询问月经史、是否妊娠等。

（二）症状

见上述临床表现。

（三）体格检查

1. **一般检查**　仔细检查患者全身情况，明确是否存在出血性休克、盆腔内脏器损伤，是否合并颅脑、胸部、腹内脏器损伤。

2. **骨盆部检查**

（1）视诊：伤员活动受限，局部皮肤挫裂伤及皮下淤血和淤斑存在，有时伤口内可直接看到骨折线或骨折碎块，可看到骨盆变形、肢体不等长等征象。

（2）触诊：正常解剖标志发生变化，如耻骨结节、耻骨联合、髂嵴、髂前上棘、坐骨结节、骶髂关节、骶尾骨背侧可发现其存在触痛、位置发生变化或本身碎裂及异常活动，可存在骨擦音。肛门指诊可发现尾、骶骨有凹凸不平的骨折线或存在异常活动的碎骨片；尾骨突向前方，可有直肠壁破裂，手指退出时可能有血液或便液随手指流出等。

（3）特殊试验：①骨盆分离试验：以两手按压左、右两侧髂前上棘并向后、外推压，出现非按压处疼痛者为阳性，表明骨盆环完整性破坏；②骨盆挤压试验：以两手分别扶住两侧髂前上棘并同时向内挤压骨盆或一手向下按压耻骨联合处，出现疼痛者为阳性，意义同分离试验；③"4"字试验：阳性者表明该侧骶髂关节损伤。

（4）特殊体征：① Destot 征：腹股沟韧带上方下腹部、会阴部及大腿根部出现皮下血肿，预示存在骨盆骨折；② Ruox 征：大转子至耻骨结节间距离缩短，预示存在侧方压缩骨折；③ Earle 征：直肠检查时触及骨性突起或大血肿且沿骨折线有压痛存在，预示尾骶骨骨折。

（四）X 线检查

X 线是诊断骨盆骨折的主要手段，不仅可明确诊断，更重要的是能观察到骨盆损伤的部位、骨折类型，并根据骨折移位的程度（是否移位或裂缝 >0.5 cm）判断骨折为稳定或不稳定及可能发生的并发症。一般来说，大部分骨盆骨折仅摄骨盆前后位 X 线片即可诊断，但由于软组织阴影、骨性重叠以及骨盆环呈矢状面倾斜，故在血液动力学稳定的前提下，有时尚需加摄骨盆入口位 X 线片（体位：伤员仰卧，X 线由伤员头部方向与骨盆中部成 40° 角斜射摄 X 线片）和骨盆出口位片（体位：伤员仰卧，X 线从伤员足部与耻骨联合成 40° 角斜射摄 X 线片）以进一步明确有无耻骨支、骶骨骨折，以及骨盆骨折有无上下、前后移位和是否旋转（图 3-11-21）。在 X 线片上如果发现骨盆环有一处骨折且骨折移位，则必定存在另一处骨折，须仔细辨认。当得到 3 张不同体位的 X 线片时，应全面阅读，注意以下几个方面：①髂骨有无向外或向内旋转；②对比双侧骶髂关节间隙；③骶骨孔结构变化；④腰大肌影像变化。

低能量损伤造成的不影响骨盆稳定的骨折如单纯耻骨支、坐骨支骨折、耻骨联合分离、髂骨翼骨折、髂前上/下棘撕脱骨折等的 X 线片表现比较易于辨认。高能量外力造成的骨盆前后环同时受损的不稳定骨折需 3 张不同体位 X 线片结合以了解骨折移位情况：①侧方压缩型骨折：X 线片显示骨盆压缩变形，骨盆向健侧旋转，骨折端重叠，伤侧髂骨内旋，髂骨翼影像变窄，闭孔变大，耻骨联合向对侧移位，耻骨支骨折端重叠。②前后压缩型骨折：X 线片显示骨盆张开，伤侧骶骨外翻外旋，髂骨翼影像变宽，闭孔变小，耻骨联合或耻骨断端互相分离，髂骨与骶骨影像重

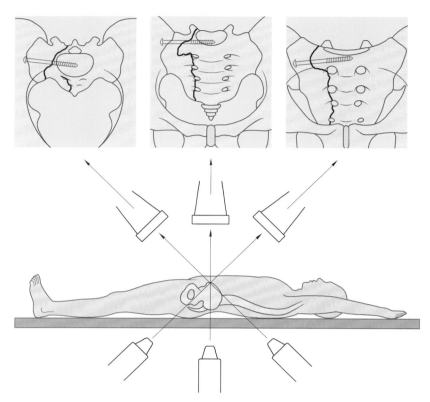

图 3-11-21　骨盆骨折 X 线片检查示意图

正位 X 线（AP），入口位（40°尾侧倾斜），出口位（40°头侧倾斜）

叠，坐骨结节异常隆凸，股骨外旋，严重者半侧骨盆向上移位。③垂直压缩型骨折：X 线片显示伤侧半骨盆向上移位，无髂骨翼扭转变形。

（五）CT 扫描

CT 的评估对骨盆骨折的诊断非常重要，与 X 线平片相比，CT 扫描有以下优点：①能对骨盆骨及软组织损伤特别是骨盆环后部损伤的严重程度提供连续的横断面扫描，能发现一些 X 线平片不能显示的骨折；②能够准确评价骨折移位程度和压缩程度、骨块的旋转移位情况，了解神经根孔损伤的情况以及血肿的部位及大小等情况，为手术治疗提供直接的判断依据；③对伴有髋臼骨折特别适用；④对需行内固定的骨盆骨折，CT 能准确显示骨折复位情况、内植物位置是否恰当以及骨折愈合的进展情况。

（六）核素扫描

核素扫描适用于骨盆环骨折后存在骨盆后部及前部疼痛的患者，以发现疼痛的原因，对骨质疏松引起的骶骨骨折的诊断特别有帮助。本法不适用于高能量外力所造成的骨盆损伤。

（七）MRI

MRI 适用发现骨盆骨折的并发损伤，如盆内血管的损伤、脏器的破裂等，骨盆骨折急性期则较少选用。

（八）数字减影血管造影技术

数字减影血管造影（DSA）对骨盆骨折并发大血管损伤特别适用，可发现并同时栓塞部分出血血管，既可明确出血原因及部位，又可起到急救治疗作用。

第四节　骨盆骨折急救

骨盆骨折多数由交通事故中车辆撞击碾挫、高处坠落、重物压砸等高能量外力致伤。除了骨折本身可造成出血性休克及实质脏器破裂外，常合并全身其他系统的危及生命的损伤，如脑外伤、胸外伤及腹部外伤等。骨盆骨折的急救除了紧急处理骨折及其并发症外，很重要的一点是正确处理合并伤。

骨盆骨折在所有骨折中的发生率为3%~8%，在多发骨折中占25%~30%。总病死率为8%~15%，复杂骨盆骨折病死率占20%，开放骨盆骨折病死率升至50%。骨盆的创伤往往是由交通意外、重物砸伤、高处坠落伤所致的高能量骨盆损伤，这意味着可能会导致骨盆外旋及垂直不稳定，以及骨盆周围软组织及骨折表面的大量出血。而其中软组织损伤及出血：10%为动脉出血，30%来自骨折端，60%~70%为静脉出血。

骨盆骨折的急救首先需评估受伤的严重程度，包括有无休克的症状、有无其他出血的表现等；其次是稳定骨盆环；最后是止血的紧急处理。而预后的影响因素包括：治疗的时机（休克的黄金期），能否有效地按照流程进行治疗，通过治疗达到骨盆的稳定、恢复骨盆的容积，设备使用的安全性和有效性等。

一、骨盆骨折整体救治方案

（一）现场急救

伤员遭受急性严重创伤后发生死亡有3个高峰期：第一个高峰发生在伤后1小时内，多因严重的脑外伤或心血管损伤致死；第二个高峰发生在伤后1~4小时内，死因多为不可控制的大出血等；第三个高峰发生在伤后数周内，多因发生严重的并发症致死。急救主要是针对第一和第二高峰期内的伤员。

抢救人员在到达事故现场后，首先应解救伤员，去除压在伤员身上的所有重物，注意勿将伤员从压砸物下直接拖拉而出，以免遭受进一步损伤。随后应快速检查伤员情况并做应急处理。一般按以下顺序进行处理：①气道情况：判断气道是否通畅，有无呼吸道梗阻。气道不畅或梗阻应予以解除，保持气道通畅，条件允许时行气管插管以保持通气。②呼吸情况：如果伤员气道通畅仍不能正常呼吸则应注意胸部的损伤，特别注意有无张力性气胸及连枷胸存在，可对存在的伤口加压包扎并固定胸部，条件允许时可给予穿刺抽气减压。③循环情况：判断心跳是否存在，必要时行胸外心脏按压；判明有无出血及出血部位，直接用手指或敷料按压，有条件者可应用抗休克裤加压止血。④骨折情况：初步判定骨盆骨折的严重程度，以宽绷带、腹带或床单包扎骨盆，双膝双踝之间夹以软枕，把两腿捆在一起，然后将患者抬到担架上，并用布带将膝上、下部捆住，固定在硬担架上，如发现有开放伤口，应用干净敷料覆盖。⑤运送伤员：一般现场抢救要求在10分钟之内完成，而后将伤员送到附近有一定抢救条件的医院，运送途中注意平稳、舒适、迅速、不倾斜、少震动，臀部两旁可衬以软垫或衣物以避免震动，减少疼痛。

（二）急诊室内的抢救

一般说伤员从事故现场到达急诊室即进入第二个死亡高峰期，可死于低血容量休克。急诊室内的抢救是抢救的黄金时间，如果措施得力，复苏有效，往往能挽救患者的生命。急诊室内的抢救一般包括以下3个阶段。

1. 初步检查　理想的创伤抢救小组成员应该包括：1名对各类创伤都有丰富经验的组长或创伤外科医师、1名骨科医师、1名麻醉医师、2名护士以及其他相关专科医师。初步检查时，应使患者处于标准体位，并剪去衣服充分显露。初步检查需要 3~5 分钟，对于有大出血或生命体征消失的患者，应同时开始进行复苏。

（1）呼吸系统：首先保证气道通畅，并对整个呼吸系统进行评估。将患者头部后仰抬高下颌，用吸引器清除口中异物。注意避免过度活动颈椎，因为 15% 意识丧失的患者存在颈椎不稳。检查下呼吸道时需显露胸部，保证足够的通气量和有效的气体交换。小心地触诊胸部，明确是否存在肋骨骨折、胸骨骨折、连枷胸和肋软骨分离等。

（2）心血管系统：大多数多发损伤患者因失血过多会发生低容量性休克，从而损伤心血管系统。检查生命体征、颈动脉、股动脉和周围血管的搏动，毛细血管充盈试验判断组织灌注情况，同时开始复苏。对明显的出血部位直接加压止血。

年轻患者在丢失 30% 总血容量时仍可耐受，可以没有低血压、心动过速等明显的失血表现。而且短时间内血红蛋白和血细胞比容降低的程度不能反映真正的失血量，可能低估患者真正的血流动力学状态，导致严重后果。血气分析中碱缺乏和乳酸升高可以帮助我们发现"隐性休克"。多位学者对危重患者和严重创伤患者的研究表明，乳酸水平同实际失血量相符，并与预后相关。病理生理学方面，当组织缺氧时，丙酮酸氧化作用减少导致乳酸水平增加，乳酸生成量与总氧债有关，而后者取决于低灌注和失血性休克的严重程度。因此，相较于血红蛋白和血细胞比容，乳酸水平更能反映低容量导致的组织低灌注和局部缺氧。

（3）中枢神经系统：迅速进行神经系统评估，包括瞳孔反射和 Glasgow 评分（GCS），其他具体的神经系统检查此时不必进行。比较 ER 中的 GCS 评分与事故现场和运送期间的评分。怀疑颅内病变时，必须行 CT 检查，尤其是双侧瞳孔反射不对称的患者。

2. 复苏　复苏阶段需 10~15 分钟，应尽可能快速进行。虽然我们对具体操作的描述按照一定的先后顺序，但在实际复苏中应尽可能同时进行。

（1）保持气道通畅：严重的胸部创伤和休克会减少肺内气体交换，创伤组织供氧减少，加重组织缺氧。缺氧会诱导细胞因子释放从而激活巨噬细胞和中性粒细胞，迅速发生肺及全身的微血管改变，最终引发多器官衰竭。急性呼吸窘迫综合征（ARDS）常常是 MODS 的先兆，说明肺功能的改变在救治中起关键性作用。存在严重的头部创伤时，持续性低氧血症或低血压可导致脑组织进一步损伤，病死率较高。

上呼吸道的问题多在初步检查时得到处理，多发损伤患者大部分需气管内插管，气管内插管的 3 个重要指征是：①肺内气体交换减少或呼吸肌力受损；②低容量性休克；③中枢神经系统病变导致气道反射受损。另外，早期插管还可以减少应激反应，保证充分镇痛。当可能存在颈椎不稳时，经鼻气管插管是最佳选择，因为它对头部姿势没有过多要求。尝试这种方法必须具备一定的专业技能。大约 1% 的患者需要外科处理，建议采用环甲膜切开术，因为这是最安全可靠的外科方法。气管切开术仅在某些情况下选用。

下呼吸道受累时，90% 的胸部钝挫伤需要胸腔引流，具体指征是怀疑存在气胸或胸腔积血，可在腋中线第四或第五肋间插入单孔（32~36 F）胸管，接上引流管监测引流情况，积气或积血过多时可能需行开胸手术。开胸的指征包括：初始引流量达 1 000 ml，总引流量超过 1 500 ml，或连续 4 小时出血量大于 250~300 ml/h。持续有气泡产生或肺不张提示可能有气管胸膜瘘，需手术修补。

（2）心血管系统：创伤患者休克的常见原因是低血容量。纠正低血容量的第一步要建立两条以上的静脉通路，并使用大孔径的针头（≥ 16号）。选择分别位于上下肢远端的静脉穿刺，但不要选骨折附近的肢体。两次经皮穿刺失败，应行静脉切开。刚开始以能承受的最大速度输入 3:1 的晶体 / 胶体混合液，不建议只输晶体液。低容量性休克不使用血管升压药或碳酸氢钠。

出现严重或急剧的大出血时，立即输入万能供血者的血液。条件允许，可用同血型的血液，甚至使用经过交叉配血的血液。每 5 L 血液替代品中应含有 2~3 U 的新鲜冰冻血浆和 7~8 U 的血小板，同时监测患者的凝血状态，包括部分凝血活酶时间、凝血酶原时间、血小板计数和纤维蛋白等。预先加温静脉液体，避免输液引起的低体温。乳酸水平不断升高证明液体量不足，细胞持续缺氧，持续的酸中毒，需进一步治疗。

同时抽血做至少 6 项血液检查、血红蛋白、血细胞比容、白细胞计数、血糖、尿素氮和血清电解质。最好还包括血肌酐和动脉血气分析，血气分析有助于早期判断休克的严重程度和持续时间，利于以后的监控。

创伤患者发生心源性休克的原因可能是心包填塞、张力性气胸压迫或者心脏挫伤导致的广泛性心肌梗死。如果是张力性气胸或心包填塞，应立即行胸腔引流或心包穿刺。心肌挫伤有明显低血压的患者强心药可能有效。

脊柱骨折、脊髓受压或断裂的患者可能发生脊髓休克。处理此类患者时，经常发现大量的血液流入脊髓周围的受损区域，建议同时输液和使用血管加压药。

3. 二次评价和进一步治疗　进一步对全身所有系统进行检查，诊断和 ATLS 同时进行。但对于多发损伤需要搬动的患者，检查时需谨慎。对多发损伤患者的诊断程序分为初级诊断和次级诊断。初级诊断程序仅需数分钟即可在 ER 中完成，而次级诊断程序常需专科检查。另外，诊断程序耗时较长，有重要器官衰竭危及生命时需延迟外科处理。

（1）血气分析对于评价肺功能和"隐性"失血性休克的重要性在复苏原则中已有描述。

（2）腹部和胸部超声以及胸部 X 线片用于发现腹腔、胸腔和心包腔积血。虽然超声是标准检查方法，但某些中心仍采用诊断性腹腔灌洗（DPL）。DPL 有助于发现肥胖或皮下气肿患者的腹腔出血，有经验的医师需要 2~3 分钟，通过 4 次灌洗来判断整个胸腹腔是否存在游离液体并估计液体量。当存在游离液体（>500 ml）但血流动力学稳定时，应行胸部、腹部及骨盆 CT。如果超声显示明显的腹腔积血（腹内游离液体超过1 000 ml）并且血流动力学不稳定，则不必再行腹部 CT 检查。患者应马上被送入手术室，开腹探查止血。

（3）胸部正位 X 线片用来排除胸腔内创伤，特别是气胸或张力性气胸。临床检查和骨盆正位片确定是否有不稳定的骨盆创伤。必须强调的是，除非有严重的脱位，ER 的骨盆 X 线片通常不能清楚地显示后环损伤。骨盆创伤一经确诊，立即用床单裹紧骨盆，并用绷带将两膝和两踝分别缠在一起，使膝关节处于微屈内旋位，闭合骨盆。有前肋骨折或胸骨创伤时，应马上考虑心肌挫伤的可能，行心电图检查。心肌挫伤在创伤时较常见，但漏诊率也较高。急救医师最希望看到的是患者有足量清澈的尿液，所以有"黄金尿"之称。插尿管前一定要排除下尿道损伤的可能。如果男性排尿后有尿道出血，应做逆行尿道造影。如果直肠检查触及前列腺移动度过大、会阴血肿或不稳定骨盆骨折（开书型骨折或垂直撕裂骨折），也应行尿道造影。若时间不允许做这些检查，则暂不插管，并通过中心静脉压（CVP）监测心脏输出。13% 的骨盆骨折存在膀胱或尿道损伤。膀胱损伤在女性中更常见，而在男性中，尿道尤其是尿道膜部的损伤更加普遍。

4. **低血容量休克的救治**　由于骨盆骨折最严重的并发症是大出血而致的低血容量休克，所以骨盆骨折的急救主要是抗休克。

（1）对出血性休克的救治：尽可能迅速控制内、外出血，外出血用敷料压迫止血，腹膜后及盆腔内出血用抗休克裤压迫止血，有条件者可在充分输液输血并控制血压在 12 kPa（90 mmHg）以上时行 DSA 下双侧髂内动脉栓塞。

（2）快速有效补充血容量：初期可快速输入

2 000~3 000 ml 平衡液，而后迅速补充全血，应确保有 3 000 ml 以上的全血（最好是新鲜全血）补充血容量。另外可加用血浆、右旋糖酐等。经过快速有效的输液输血后，如果患者血压稳定、CVP 正常、神志清楚、脉搏有力、心率减慢，说明扩容有效，维持一定量的液体输入即可。如果经输液和输血后仍不能维持血压或血压上升但在液体减慢后又下降，说明仍有活动性出血，应继续输液特别是胶体液输入，全血是最好的胶体液。应尽可能实施紧急手术止血。

在大量扩容的同时应考虑到其不利的一面，过多地输入晶体液可导致急性肺水肿的发生；而过多输入库存血后可降低体温而影响休克复苏。在全身器官组织缺血一定时间后，经大量扩容而获得重新灌注，应考虑其发生再灌注损伤，可在扩容复苏同时予以氧自由基清除剂等对器官组织加以保护。

（3）保证足量的通气与氧合及较高的血氧饱和度是抗低血容量休克的关键辅助措施之一。应尽快给予高浓度、高流量面罩吸氧，必要时行气管插管使用正压通气以改善气体交换，提高血氧饱和度。

（4）纠正酸中毒休克时常伴有代谢性酸中毒。在 pH>7.25、$PaCO_2<5.33$ kPa 时，对心血管系统和血管活性药物无不利影响，且可增加血红蛋白氧的释放，血清值亦保持在安全水平上。此时虽稍偏酸，不必过早使用碱性药物。碳酸氢钠的使用最初可给予每千克体重 1 mmol/L，以后在血气分析结果指导下决定用量。

（5）应用血管活性药物一般可应用多巴胺，最初剂量为 2~5 μg/（kg·min），最大可加至 50 μg/（kg·min）。

5. **常见合并伤的救治** 严重骨盆骨折由高能量损伤引起，多伴有颅脑、胸腹部等合并伤，如下图 3-11-22 病例所示。

（1）颅脑外伤：经 CT 扫描如发现存在进行性增大的血肿，有颅压增高、发生脑疝的危险时，应在伤情略为稳定的条件下进行血肿清除手术以挽救生命。

（2）胸部外伤：发生多根肋骨骨折时应予以胸廓固定，有血气胸特别是张力性血气胸存在时应紧急行闭式引流，有心包填塞时应紧急行心包减压。

（3）腹部外伤：骨盆骨折常合并腹腔内脏器损伤，应在病情稳定后行急诊剖腹探查。实质脏器损伤出血予以止血修复，空腔脏器破裂予以修补或待二期处理。

6. **开放性骨盆骨折的救治** 开放性骨盆骨折的病死率为 30%~50%，多系高能量外力致伤，如图 3-11-23 所示。一般包括两种类型：一是外伤后骨折端通过阴道、直肠、会阴部或其他撕裂的皮肤直接与外界相通；二是骨折原本为闭合状态，但随后通过各个间隙置放的引流管而与外界相通。需要急救的是第一种类型。

（1）诊断：对于有广泛性皮肤撕裂及存在会阴部伤口者，诊断不难。但对仅有小的阴道或直肠撕裂口的骨盆骨折，则需仔细检查才能发现，X 线片或 CT 扫描发现的软组织中存在气体有助于诊断。有时简单的直肠指诊即可确诊。

（2）治疗

1）大出血的处理：除了常规止血及抗休克处理外，对碾压性创伤的患者在情况紧急时，可行广泛的软组织清除，甚至行半骨盆切除术以挽救生命。

2）软组织撕裂的处理：彻底清创，去除污染物及失活组织，伤口不能一期缝合，充分引流，待二期再缝合伤口或行皮瓣转移以覆盖创面。对会阴部、臀部深处伤口，行膀胱造瘘或结肠造口术，二期闭合伤口。

3）膀胱、尿道撕裂伤的处理：行耻骨上膀胱造瘘，一期修复破裂膀胱，二期修复断裂尿道。

4）直肠撕裂：行结肠造口术，二期修复直肠伤口。

5）阴道撕裂：彻底清创后一期修复。

6）骨折的处理：分期治疗，急诊先行骨折外固定，待患者状态许可时再行内固定治疗。

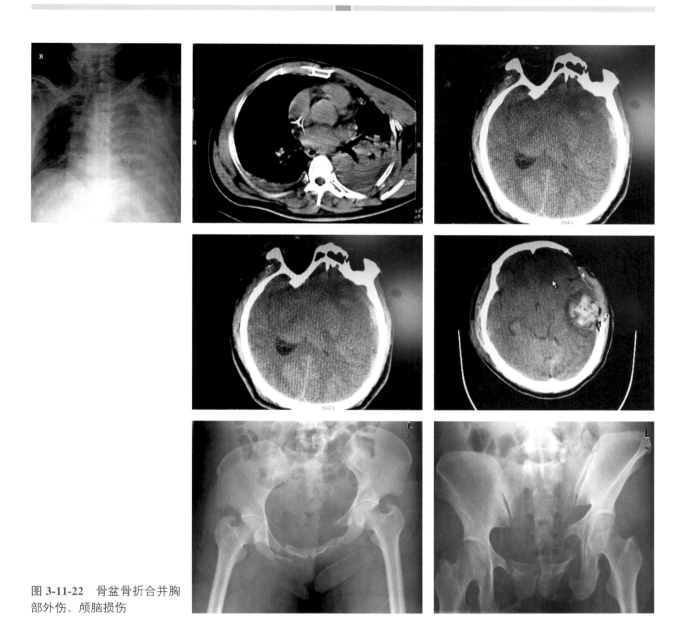

图 3-11-22　骨盆骨折合并胸部外伤、颅脑损伤

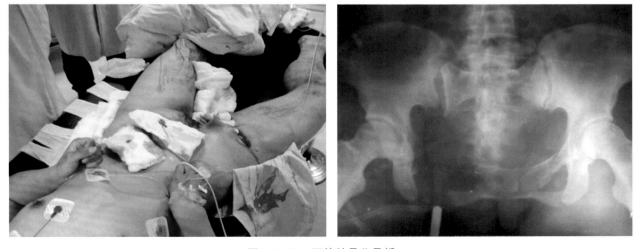

图 3-11-23　开放性骨盆骨折

二、骨盆骨折局部急救策略

（一）充气抗休克裤、骨盆制动带的应用

1. **充气抗休克裤（PAG 或 MAST）** 用于急救现场，如怀疑有骨盆骨折，尤其是在合并有下肢骨折和低血压情况下，可有效控制出血，并方便运送。新型的抗休克裤有腹部、双下肢3个可充气的气囊，包被于气囊的编织布相互连接如长裤，3个气囊分别包绕伤员腹部（包括盆骨）和双下肢（图 3-11-24）。充气后，抗休克裤不仅有抗休克作用，也有固定骨盆的功效，其作用机制主要是通过充气夹板压迫双下肢和下腹部而使外周血管压力增高，间接起到压迫止血和升压作用。

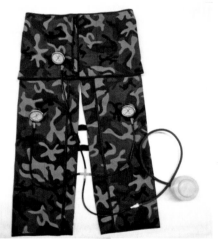

图 3-11-24　充气抗休克裤（PAG）

PAG 通过临时稳定骨端，降低骨折面渗血，并使骨盆环容积相对恒定而发挥填塞效应，以控制静脉性出血，同时起一定的抗休克作用。

PAG 需要通过一定的压力压迫，整个腹部、骨盆及双下肢被包裹和压迫，对呼吸运动有一定影响，不利于一些抢救和诊断措施的实施，且使用不当时可造成压疮、下肢骨筋膜室综合征、肢体坏死等严重并发症。目前仍建议 PAG 仅用于转运患者需要 30 分钟以上路程时，并且应控制压力在 40 mmHg 以下，每 2 小时放松一次，送达医院后及时放松或更换成外固定架。在病情紧急、时间不允许的情况下，可穿戴 PAG 直接送手术室探查。

2. **骨盆制动带（PIB）** 作用机制与抗休克裤类似，但不良并发症较抗休克裤要低。PIB 有 3 个充气气囊，可完成骨盆周围的加压，其中两个臀部周围的气囊，一个容积为其他气囊一半的耻骨上气囊（图 3-11-25）。充气后可以对骨盆周围加压，充气气囊可减少骨盆的容积，前环不受影响的情况下完成骨盆骨性结构的稳定，后方气囊对臀肌间室的加压可有效地减少出血，前方气囊压迫软组织与骶椎的凸起一起在骨盆内形成压塞。

另外可用宽的床单单纯束缚盆周，也能起到类似作用（图 3-11-26）。需要提醒注意的是，使用床单时固定范围要尽量包含双侧大腿，且双下肢尽量处于屈曲内旋位，此体位有利于闭合骨盆。

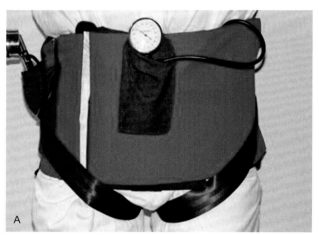
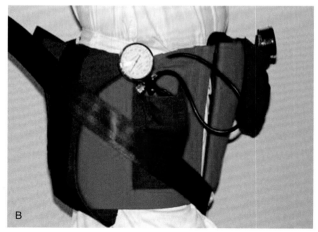

图 3-11-25　骨盆制动带（PIB）
A. 正位示意图；B. 侧位示意图

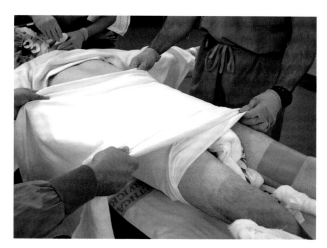

图 3-11-26　床单临时固定骨盆，缩小盆腔容积

（二）骨盆外固定架

骨盆外固定器种类繁多，目前国内外常用的支架有 Ganz、Hohmann、Slatis、AO、Johnson 等多种形式。这些器械的共同优点是：结构简单、操作方便、使用灵活；能减少并发症，降低病死率；力学性能比较稳定；手术创伤小，术后便于护理；使用外固定架后，对处理盆腹腔脏器或肢体损伤不会造成明显干扰；用于多发伤患者的早期救治，能为其他治疗赢得时间，详见"骨盆骨折的手术治疗"。

尽管外固定器有许多优越性，但任何治疗方法都有其适应证与局限性。前方支架一般不具备足够的强度来稳定后侧骶髂关节复合体，所以 Slatis 等只用于治疗 Tile B 型骨折，而在处理 Tile C 型损伤时，一定要结合后环器械（C 型钳等）或辅以骨牵引治疗。

骨盆外固定架在骨盆骨折控制出血的治疗中也起着非常重要的作用，多种形式的外固定架均可快速可靠地稳定骨盆环，用于早期控制出血。在复苏抢救阶段，外固定架可以稳定骨盆环，缩小或固定骨盆容积，间接增加盆腔内压力，增加填塞效应，有效减少骨盆出血。同时，外固定架也可以单独或结合其他内植物作为某些骨盆骨折的终极治疗手段。

外固定架控制出血的主要原理，即通过复位固定骨折，不仅使骨折面渗血减少，同时也使盆腔容积减少并能保持恒定，从而有效发挥骨盆的填塞效应，阻止静脉和微小动脉的出血。骨折稳定后，不再因反常活动而破坏凝血块或刺伤血管，也起到了升压作用。外固定架没有 PAG 引起的并发症，不影响下肢损伤的检查和开放伤口的处理，也不妨碍动脉造影和开腹手术。对于不稳定骨盆骨折，应尽早应用外固定架，尤其在血流动力学障碍的情况下，甚至可做急诊常规应用。估计出血量超过 4~6 U 时，即有固定骨盆环指征。对已用 PAG 制动的，应及时更换为外固定架。应用外固定架使骨盆骨折的病死率由 22% 下降至 8%。

（三）动脉造影和栓塞术

经过以上治疗措施以后仍然循环不稳，失血性休克不能有效纠正的，应考虑盆腔内是否存在动脉损伤。近年来，有学者主张将动脉造影和栓塞术纳入骨盆骨折大出血的紧急救治措施。对严重骨盆骨折休克的患者，特别是经液体复苏救治循环状态不稳定或无明显效果者立即行动脉造影（图 3-11-27），以确认动脉损伤并栓塞止血。目前，公认的动脉造影指征为：① DPL 阴性，排除腹腔内出血；② 24 小时内输血超过 4 U；③ 48 小时输血超过 6 U；④ CT 或开腹时发现腹膜后巨大

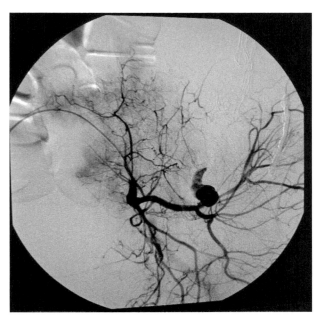

图 3-11-27　骨盆骨折动脉造影和栓塞术止血

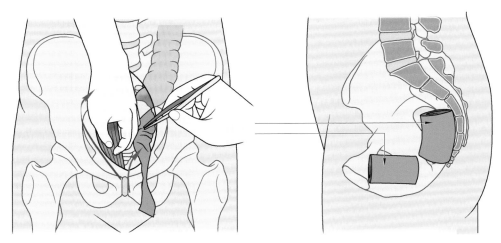

图 3-11-28　骨盆填塞止血示意图

血肿。需要注意的是，动脉造影术在骨盆骨折所占的比例很小（3%~15%），且主要对直径 <3 mm 的中小动脉损伤有显著疗效。近期研究显示，需要动脉造影的骨盆骨折的比例为 10% 和 15%，栓塞有效率为 63% 和 66%，病死率为 43% 和 28%。

（四）手术探查

极少部分患者经过以上积极治疗仍不能恢复血流动力学平衡，且无其他部位出血时，在应做但无条件做造影和栓塞的骨盆骨折大出血时，可进行手术探查，作为最后的止血手段。手术不仅能做盆腔内填塞（图 3-11-28），也可结扎出血各中小动脉，或直接结扎一侧或双侧髂内动脉以快速控制出血，甚至在极端情况下可行半骨盆离断术（图 3-11-29）以挽救患者生命。但手术会破坏腹膜后血肿，填塞物又常需二次手术取出，骨盆内血管侧支循环发达而使结扎效果并不理想，同时手术又增加了凶险的感染危险，故目前除了对明确为难以控制的大动脉如腹主动脉、髂总动脉和髂外动脉损伤，以及需要重建血管以保证下肢血运外，对其他血管损伤很少采用手术治疗。

但是，对于多发伤患者判断出血部位是有困难的，因此对经 B 超检查证实严重骨盆骨折伴有明显腹腔内脏器损伤出血者，应先行剖腹探查术。由于髂内动脉结扎术效果并不可靠，而且还可能导致感染，因而逐渐被动脉造影和栓塞术取代。

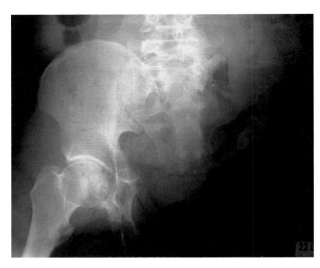

图 3-11-29　半骨盆离断术术后

腹膜后填塞技术在骨盆骨折大出血中的应用尚存争议，未能得到广泛的认同和应用。Totterman 等主张将腹膜后填塞技术和外固定架或 C 型钳合并使用以控制骨盆出血。

综上所述，目前用于骨盆局部急救的方法较多，有些尚存在一定争议，需要及时诊断并有针对性地选择合理的止血方法，成功的关键是早期迅速的治疗。在没有条件时，简单的方法（如床单固定）也能为急救争取时间；在具有相应条件时，外固定架和动脉造影栓塞应该是目前骨盆失血性休克救治的主要措施。应根据患者的出血部位和所在医疗机构的救治能力、医师的经验等因素决定采用何种措施。

第五节 骨盆骨折的手术治疗

骨盆骨折多由高能量损伤所致，早期应开展急救、按照损伤控制的原则进行处理，待患者情况稳定后采取最终的治疗。稳定型骨盆骨折通常采取保守治疗即可，而不稳定型骨盆骨折通常需要进行手术治疗。采取手术治疗时，由于骨折累及的部位较多、错位明显，且骨盆环稳定性破坏，加之骨盆特殊的解剖结构和周围重要血管、神经、脏器毗邻，这对骨盆骨折的手术处理，尤其是切口暴露、骨折的复位、内植物放置等带来很大的挑战。总体来说，手术处理骨盆骨折通常包括外固定架和内固定放置两种方式，近年来随着微创技术的发展和手术技术的不断提高，有一部分骨盆骨折也可以采取微创的方式进行处理。本节将结合骨盆骨折的特点，重点介绍其内固定治疗和外固定治疗方案，希望给读者提供一定的参考和借鉴。

一、骨盆骨折的内固定治疗

对于不稳定型骨盆骨折，由于骨盆环的稳定性遭到破坏，切开复位内固定是最终治疗的一种选择方式。

（一）内固定的优缺点及使用原则

1. 内固定的优点

（1）获得和维持解剖学复位：对于骨盆环损伤的患者而言，治疗的效果主要由残余的畸形程度及损伤的并发症决定。在内固定应用以前，常常会发生骨不连，导致下肢的长度不等长，行走、坐立困难。虽然损伤的并发症很多都远非外科手术可以控制，但在某种程度而言，通过内固定恢复及维持复位是外科操作可以达到的，以此可以达到减少骨不连、下肢不等长等后期并发症的目的。

（2）允许早期活动：基于内固定的使用原则，内固定可以使患者获得较好的固定效果和生物力学优势，尤其对于多发伤的患者，内固定技术的进步对其早期离床活动有显著的帮助，同时还能缩短平均住院日、降低卧床并发症的发生。但同时必须对骨折环稳定的生物力学有所了解，使术后的功能康复和护理更加有据可循，如果患者过早、过度活动很可能会导致固定的松动，尤其是全身承重的患者。据 Graph 的生物力学研究显示，骨盆的稳定性，40% 由前方结构提供，60% 由后方结构提供，所以对于不稳定型骨盆骨折的固定而言要兼顾前后方结构，当然骨折的类型也应考虑在内。即使这样，对于严重的内侧骨盆半切损伤，最好的固定也只能承受 1.5 倍自身的体重。所以，保护性的承重对于防止固定的松动是至关重要的。

2. 内固定的风险

（1）能否达到预想总体效果：对多发伤的手术干预需要总体计划救治步骤和内固定方案，虽然骨折的稳定对患者的护理和功能有益，但是绝对不能忽视患者的整体状况。如操作时间过长、失血过多，从而引起并发症发生概率过高，对部分患者风险就要高于内固定所带来的益处。因此，整体效果才是治疗的最终目的。

（2）医源性损伤：由于骨盆特殊的解剖结构，周围毗邻很多重要神经、血管及膀胱等脏器，在手术过程中易损伤，尤其是陈旧性骨盆骨折的处理中，由于组织粘连、暴露困难，更易造成附加损伤。为此，充分的术前肠道准备、放置尿管、制订详细的手术计划及意外应对措施等必要准备，会降低医源性损伤的概率。

（3）内植物松动、断裂：不恰当的内植物选择和固定通常会导致内固定的失败。因此应该根据骨折类型选择最合适的固定器械，同时根据固定的具体情况设定个体化的康复方案，切忌过早、过度的活动，降低内植物松动和断裂的概率。

（4）感染：骨盆骨折内固定对医师的要求非

第十一章

常高，技术不熟练的医师可能出现手术时间过长、出血过多，而这将大大增加感染的风险，骨盆骨折手术一旦发生感染，由于位置深、腔隙大、操作困难，很难根治，后果不堪设想。因此，术中及术后合理应用抗生素也至关重要，尤其是术中超过 3 小时需及时追加抗生素。

3. 内固定的使用原则 基于患者的伤情和骨折类型，提倡治疗个体化，详细评估患者使用内固定的益处和风险，如益处明显大于风险建议内固定治疗，同时需要详细制订手术计划，包括切口、内植物的选择，术中特殊情况的处理等。一般说来，骨盆骨折中稳定的 A 型与部分稳定的 B 型占了 70%~80% 的比例，这些通常都能用简单的方法治疗，且预后良好。在开书型骨折中，耻骨联合的稳定对治疗也很重要。在侧方应力性骨折中，内固定较少推荐使用。在不稳定型骨折（C 型；APC Ⅲ 型；Bucholz Ⅲ 型）中内固定疗效最好，如果前、后位固定都良好，将会获得非常有利于患者的结果。总体来说，内固定的使用应把握以下原则：

（1）在治疗不稳定型骨盆骨折上，我们首先要掌握骨盆环的生物力学情况。

（2）固定时应该将骨盆环作为一个整体来考虑。

（3）骨盆前环的内固定较外固定更稳定。而对于不稳定型骨折而言，后方的内固定联合前方外固定可以为患者的活动提供足够的稳定性。

（4）单独外固定架不能为垂直或不稳定型骨折提供足够的稳定性。

（5）通过内固定重塑骨盆前后环可以获得最大的稳定性。

（6）对于单侧的骶髂关节分离或骨折脱位，骶髂加压螺钉固定、经骶骨螺栓固定、经骶骨接骨板以及前方骶髂接骨板都能够在骨盆前环稳定的条件下重建骨盆后环的稳定性，满足患者活动的需求。目前的研究表明，骶髂螺钉和两块耻骨联合接骨板取用能达到最大的生物力学稳定性。

（7）对于经骶孔的骨折，可用骶髂螺钉、经髂骨的螺钉、经骶骨接骨板或在前环稳定的情况下直接后方显露骶骨并采用内固定来获得足够的稳定性。

（8）对于双侧的骨盆后环损伤，至少一侧的后方损伤要轴向固定在脊柱上，以便对骶骨复位后提供足够的稳定性。骶髂螺钉及经骶骨螺钉或接骨板的联合应用，能更好地对抗双侧骶髂关节移位。

（9）通过髋臼上方在髂前上棘与髂前下棘之间置入 Schanz 针可以增强前方外固定的稳定性。

（10）长螺纹的骶髂螺钉置入骶骨体可获得很好的稳定。

（11）对于完全不稳定的骨盆断裂，应该考虑半骨盆截骨术，同时固定前方和后方可能仍不足以允许无限制的负重，可能出现再移位。因为这种固定方式最多只能承受身体 1.5 倍的重量，术后的康复治疗必须对此加以考虑。

（二）前方固定

1. 适应证

（1）耻骨联合分离：不稳定型（C 型）骨盆断裂；耻骨联合分离 >2.5 cm；耻骨联合交锁；因膀胱损伤正在进行剖腹手术者。

（2）耻骨支骨折：合并重要动脉如股动脉、神经损伤者；明显移位（不稳定型 C 型骨盆骨折）；骨折断端倾斜伴耻骨支突入阴道；合并髋臼前柱骨折。

（3）耻骨联合的分离主张及早固定，联合分离 >2.5 cm 需要切开复位钢板固定。如果需要开腹或者骨盆血管有损伤，对耻骨联合或联合旁骨折进行固定有利于患者的治疗。如果有粪便的污染，那么外固定是一种更安全和被推荐的方式。耻骨上膀胱造瘘管也是另一种感染的危险因素。耻骨支移位大的骨折也应该要进行内固定，因为骨折断端可能会伤及重要血管和神经。

（4）耻骨联合交锁且不能通过闭合方法复位时需要切开复位内固定。合并髋臼前柱的骨折也需要内固定。对于耻骨支骨折，如果后方损伤复位固定后耻骨支仍有 100% 移位，应予以复位固定以增加后方稳定性。如用钢板固定骶骨骨折时，前方的外固定器对于骶骨的固定是必要的补充。

2. **手术入路** 骨盆骨折采取前方固定时，首先要明确手术入路的选择，选择手术入路应根据骨折的类型、软组织情况、全身情况等多方面进行综合衡量，常用的前方手术入路包括 Pfannenstiel 入路、改良的 Stoppa 入路。此外对于一些合并后方骶髂部损伤的骨盆骨折，可能需要使用前方和后方的联合入路。常见手术入路的操作详见"第二十七章 骨盆手术入路"。

（三）后方固定

1. **适应证** 对于骨盆环后方结构的损伤，后方结构的稳定性遭到破坏时，通常需要后方入路进行固定，主要包括：①骶髂关节不稳定，移位超过 1 cm，尤其是经过骶髂关节的骨折或脱位；②开放性骨折伴有后方（不是会阴部）伤口；③后方结构不稳定伴髋臼骨折。

对于完全的损伤，不稳定的后方损伤通常需要闭合的复位及对于后方与垂直的移位用牵引维持复位，还要用外固定控制旋转移位。这种治疗需要卧床 6~12 周，这对大多数患者来说都是难以忍受的，且卧床并发症发生率较高。但是如果患者的情况不能耐受手术或者希望避免手术的相关风险，这也是一种可选择的方法。

当骶髂分离或骨折移位 >1 cm，复位必须达到解剖复位或接近解剖复位。如果复位欠佳，后期可能会出现骨折后疼痛与不适，造成骨松质巨大移位与缺损的损伤可能，导致延期愈合或骨不连，此时应考虑使用后方内固定的方法进行处理。

对于合并神经损伤的患者，若有一侧骨盆或骶骨的移位，那么出现渐进性加重的神经损伤，早期切开复位内固定对神经的减压是有帮助的。在多发伤的患者中尤其伴同侧或对侧四肢伤的患者，固定骨盆对促进伤后活动与康复有益。

2. **优缺点** 后方固定的主要优点是其提供了对骶髂连接部绝佳的压迫力，对于骶髂连接部和髂骨的骨折移位，此入路复位和固定相对比较方便；髂环骨折应用此入路也可以很容易暴露，还可以获得很好的断端间的固定。另外，骶骨骨折的开放复位也需要此入路。

后方固定的主要缺点是伤口的坏死和感染。当骨盆骨折是由于高能量外力直接作用于半侧骨盆时，局部的皮肤、皮下组织和肌肉的撕裂是比较严重的，再加上手术的创伤，切口的感染、坏死的风险较高，这也是采取后方固定的缺点。

由于髂环后结节的上提作用，骶髂连接部并不能完全暴露。骨折复位只能通过对坐骨大切迹和骶翼的触诊来确认。因此术中需要 X 线透视，不仅检查内固定是否在位，也评估骨折部和连接部的复位情况。

当然，无论采取前路还是后路，都可能损伤骶髂连接后韧带，主要的决定因素为：①损伤的类型（骶髂脱位或髂环骨折对比于骶骨断裂）；②软组织情况；③其他需治疗的合并骨盆环损伤；④外科医师的偏爱和经验；⑤患者的一般情况（患者不适合俯卧位）。

3. **常见手术入路** 后方固定时常用的手术入路包括骶髂联合的前入路、骶髂联合的后入路、骶骨骨折后入路，每种入路均有其相应的优缺点和相对适应证，选择时应根据骨折累及的部位和类型、局部软组织情况、全身情况进行综合衡量。常见的手术入路操作详见"第二十七章 骨盆手术入路"。

（四）开放复位、固定技巧

采取内固定治疗时，无论是前入路还是后入路，术前计划对成功处理骨盆损伤十分重要。术者必须对患者损伤类型、多角度 X 线片、CT 扫描图像、三维重建图像进行仔细研究，制订精密的手术计划，做好术前准备。近年来，有些学者甚至根据 3D 打印模型模拟术中复位和放置内植物情况。同时，术中必须进行有效透视来确定骨折复位以及内植物固定的情况。所以，不管采用哪种入路方式，都需要患者躺在可透过射线的操作平台上，方便术中透视，必须确保拍摄高质量的骨盆正位、髂骨斜位、闭孔斜位片；对于涉及骶骨和骶髂关节的骨盆损伤，还要确保骶骨前位、内位、外位以及骶骨侧位片。

由于骨盆骨折的手术时间相对长，术中应常规使用抗生素，必要时术中追加抗生素，且手术出血较多，可准备自体血回输和适当输血。骨盆骨折复位困难，需要配备一些特殊的手术器械，例如一系列的大骨钳用来复位，大的扩张器用来分离组织，其中一个关键的复位工具便是大的骨盆复位钳，其可以在旋转操作时固定骨折断端；其他的一些复位钳可以旋进骨质或是特殊的齿突等来固定钳子的位置，以防止压碎下面的骨质；也可临时置入骨松质螺钉，通过钳夹螺钉复位骨折。如果延期治疗，可将骨折端短缩，虽不是常规方法，但也可满足患者的基本需求。内植物可以提前预弯和旋转，以适应骨盆的大小，缩短手术时间。

1. 前环损伤

（1）耻骨联合的破裂（单侧 B1 型 / 双侧 B3 型）

1）复位技巧：骨盆骨折的复位通过使用一些特殊夹骨钳可以变得相对简便，例如法拉波夫或莱恩夹，或者特殊改造的复位钳，在复位过程中尽量纠正分离和旋转。连接 4.5 mm 螺钉的骨盆复位钳十分有用，耻骨的前后两侧皆可应用。通过钳子提供的很好控制力，复位变得相对方便。通过内旋大腿和挤压髂骨翼辅助复位。如果外固定在位，不推荐抓握当成手柄应用，不然可能造成外固定的脱落甚至引起髂骨翼的骨折。复位的另一种方法是在两侧耻骨各放置 1 枚 3.5 mm 的螺钉，然后放置一 8 字线，收紧线来达到复位，然后放置钢板；还有一种方法，可以用法拉波夫钳来代替 8 字线；也可以事先将钢板折弯，先固定一侧钢板，另一侧复位后再进行固定。

复位成功后可以通过触诊确认，也可通过摄片确认。必须在膀胱里触到 Foley 导管，记载连续的尿液排出，以确保膀胱或膀胱颈没有被卡住。

2）固定类型：对于前环损伤，前方结构受到破坏、前方稳定性遭到破坏时，往往需要使用 1 块钢板进行固定。因为在活动时，耻骨有一些旋转的动作，不利于康复，但是在应用两孔、四孔还是更长的钢板上目前仍存在争议。两孔的钢板可以允许耻骨的旋转运动，并且对主要的骨折固定良好；四孔的钢板可以控制旋转运动，使螺钉不至于松动，但钢板可能会断裂，对文献的回顾发现两者间无明显差异。目前，大部分外科医师使用四孔 3.5 mm 或 4.5 mm 的动态压缩（DC）钢板，根据患者的体型，选用合适的螺钉来固定。钢板要安放准确，螺孔不能在耻骨联合部，因为此处骨质弱，容易导致钢板置入失败。生物力学研究发现，在上侧安装一块两孔 3.5~4.5 mm DC 钢板，前侧一块四到六孔的 3.5 mm DC 钢板，可以达到最好的机械稳定性。然而，这在 B1 型骨折中很少用到，通常在合并较重的骨质疏松时使用。

（2）C 型耻骨联合骨折（不稳定型）：对于耻骨联合骨折合并不稳定骨盆损伤来说，最好先使其变为稳定型，然后简化处理。这种特殊的骨折，如果不考虑后侧稳定性，需要 2 块正确成角的钢板来重建骨盆环的稳定性。对严重创伤的患者，或伴有脓毒血症和其他严重的并发症，无论哪个外科医师都不敢保证术中可以安全到达后侧损伤部位，此时应用上述的 2 块钢板的方法可以达到最大限度的稳定，此方法也可能成为确定的治疗方案。跨过耻骨联合上表面放置一块四孔的钢板，然后在前面放置一块四到六孔的钢板。需要注意的是，单独的前侧固定只是一种折中的方法，还需要外固定架来增强骨盆环的稳定性，因为当患者直立并用健侧下肢承重时骨盆环不稳定，其只是复位骨盆骨折和重建稳定性的一种简单方法，可能对患者下床到椅子上活动有利。

（3）侧方压缩性损伤的前环：侧方压缩性损伤一般不需要开放复位和内固定。然而，有一些特殊的适应证，最常见的原因是不能接受的畸形，如两侧肢体的长度不一致或是内旋畸形。在后侧方损伤中，受伤侧骨盆向内上方移位，造成两侧肢体长度不一致，也可能造成伤侧下肢不能越过中线的外旋畸形。这时就要考虑对骨盆进行复位和固定。

双下肢长度相差多少需要实施手术还在论证，但是超过 2 cm 就应该引起重视。在紧急状况下，不能准确判断肢体的准确长度，这时前位的骨盆平片、CT 对于测定两侧的髋臼和髋关节的长度十分实用。当侧方压缩伤合并髂骨翼骨折时，情况比较特殊，因为内旋损伤合并后方嵌插的力往往使闭合复位十分困难，相反，手术开放复位却是十分方便。其他的适应证还包括无法闭合复位的耻骨联合骨折和斜行骨折，在前面所提到的女性患者中要尤其注意。

1) 复位技巧：由于伤侧骨盆的畸形，内旋造成压缩性损伤，所以复位需要外旋。手法复位时，将伤侧下肢摆成"4"字形，向下按压膝关节，同时通过股骨头外旋髋关节；但是，这种复位方法易造成股骨颈骨折，特别是老年患者，要特别注意。因此，手法按压髂骨翼和髂前上棘更为实用。大多数病例，闭合复位就可以达到满意的复位。也可以在髂骨翼置入外固定针，直接作用于脱位的骨盆，然后，在外固定针上安装手柄，轻轻地外旋。在对侧髂嵴放置外固定针或股骨牵引，在髋臼上方允许轻度反旋，但是必须确认固定针在位，否则可能继发医源性骨折，使复位失败。骨盆复位钳对复位也可能有帮助，复位钳要在牵引模式下使用。

2) 固定技巧：对上述情况，固定技巧是一致的。对这种相对稳定的损伤，要用到 4~6 孔的前置钢板。耻骨支骨折需要更长的钢板，注意侧方螺钉不要进入髋关节。在稳定的斜行骨折中，还有一种微创方法，在导航或者透视下闭合从耻骨联合沿耻骨支到髂骨翼，用 1 枚螺钉贯穿固定。

3) 术后康复：由于骨折的结构特征，大多数损伤应用内固定后比较稳定，允许患者健侧承重移动是安全的。6~8 周后患者可以用伤侧部分承重。随着治疗进展，3 个月后患者可用伤侧完全承重。

2. 后环损伤　骨盆的生物力学稳定性主要依靠后侧紧密的骶髂复合物，所以为恢复其稳定性，对碎裂的后侧骶髂复合物的内固定是必需的；由于骨盆是一个环状结构，所以髂骨和骶髂关节的损伤往往不是单独发生的，必然伴随着其他结构的二次损伤。二次损伤的结构一般位于前环，在承重和抵抗旋转时，前环结构起支柱作用。虽然前环在维护骨盆稳定上起较小作用，但是在后环损伤时，对前环的内固定相对后环的内固定也是必需的。所以在髂骨和骶髂关节骨折时，上述的前环内固定技巧同样适用。虽然这些损伤有一共同结构，即造成后骶髂关节的破裂，但是它们各有其特点，因此，处理的方法也不尽相同。

（1）髂骨翼骨折：孤立的髂骨翼骨折并不涉及骨盆的承重区，生物力学稳定性好，非手术治疗效果良好。然而，对于移位大的髂骨翼骨折和破坏骨盆承重区的髂骨骨折，往往造成半侧骨盆的旋转而导致畸形，这时往往需要开放复位和内固定。髂骨翼的不稳定骨折可以完全在关节外，也可以不同程度地牵涉骶髂关节。从骶髂关节中点延伸的骨折（新月形骨折），由于后方韧带结构将髂后上棘牢牢附着于骶骨上，对这类骨折和关节外的骨折在内固定上要归为一类。新月形骨折的一个重要特征是同侧的骶骨前方骨折，侧方挤压力可能是其原因。对于这些骨折，关节外的内固定可以达到稳定状态。而对于向后通过骶髂关节的骨折和移位，由于髂后上棘和骶骨只有小部分残留的连接，应和骶髂关节脱位归为一类，因为都需要跨关节内固定。

（2）稳定的关节外髂骨骨折：这类骨折可以从前侧骨盆内或是后侧骨盆外进入，而前侧入路对软组织的损伤更小，所以应用更多。延伸骶髂关节的骨折必须由前路才能充分暴露，可以直接复位关节，也能同时评估髂骨翼和关节的受损情况。

1) 复位技巧：对于这类骨折，通常在髂前上棘使用 Schanz 螺钉作为操作杆，上提和旋转骨折端，大部分均可获得较好的复位。

2) 内固定技巧：内固定通常是沿髂嵴放置 1 枚

拉力螺钉，中间沿髂嵴和或坐骨支柱下放置钢板。关节外髂骨翼骨折首选后入路。在髂嵴外翻开臀部肌肉，复位骨折并可应用 3.5 mm、6.5 mm、7.5 mm 的螺钉牢固固定。由于骨松质骨折的两侧面往往相互交错，可以不需要进一步的内固定。如果担心稳定性，可在髂嵴中部放置 1 块钢板。

（3）不稳定的关节外髂骨骨折：一般采用髂腹股沟入路，患者取仰卧位，下肢自由放置，根据术中需要放松缝匠肌等前方结构，术中使用可透视的手术床。

1）复位技巧：关节外骨折有一共同特点，即骨折线都自然地向双侧髋臼倾斜。所以，复位时可以跨过骨折线在髂嵴上方安置一复位钳，只需要翻开一小点髂骨外表面的肌肉即可。在前后嵴的切迹上放置 1 把 Farabeuf 钳可帮助复位。为了获得更好的复位质量，有时需要在髂嵴水平放置1 把复位钳。

2）内固定技巧：骨折复位后，一般通过空心螺钉或者一个支撑钢板来完成内固定。理想的空心螺钉要放在髂嵴、骨盆边缘、髂骨前内侧。具体放置位置应根据骨折类型决定，通常使用的空心螺钉为直径 3.5 mm；然而，髂前内侧需要直径7.3 mm 的空心螺钉。一般沿髂嵴内侧放置钢板，而髂嵴前侧也可放置钢板，不过，放置钢板后就无法在此处使用螺钉。放置内植物后，均要透视确认。

（4）关节内髂骨骨折：对于这类骨折，入路的选择取决于髂骨骨折和骶髂关节的关系，一般以后入路居多。例如典型的新月形骨折通常采用后入路，虽然仰卧位也可以完成手术，但侧卧位更有利于复位；使用侧卧位时，必须注意消毒区域包括身体后正中线，同时患者应稍前倾。由于后入路暴露至坐骨大切迹水平时，向前的延伸被臀浅神经血管束限制，因此对于只涉及骶髂关节前部分的骨折与脱位，应用前述的前入路更为简单和方便。如果骨折线前移到后嵴水平，采用后路会导致臀大肌的广泛损伤，还会牵涉臀中肌的起点，牵拉血管神经束。前路的相对适应证包括

不能术中俯卧与侧卧位的，如多发伤和双侧骨盆受伤者，同时对于大骨折片前移到髂翼前方的新月形骨折也可应用前入路。

1）复位技巧：新月形骨折常从前内侧向后外侧成角，同时半侧骨盆内旋并向后平移，损伤的前侧为脱位的骶髂关节。对此类骨折脱位的一种复位方法就是在坐骨大切迹处上复位钳，与单纯的脱位一样，这是骨折复位很好的一种方法。然而，如果合并骶骨前侧的压缩骨折，此法的使用就受到了限制，此时，可以在骨折部位的任一侧置入螺钉，然后插入复位钳。因为内旋和后平移作用，需要更大的力来复位，所以 Farabeuf 钳更加适用。当然也可以在髂嵴水平，跨骨折线放置第二把复位钳，就像前述的关节外骨折复位一样。有时像之前所述那样，在髂嵴水平另取切口，在骨折线前侧再放置 1 把复位钳也是很有用的，可以通过复位来防止旋转畸形。

2）固定技巧：完成复位后，可以在靠近后上嵴线、后前嵴线或髂嵴水平放置 1 块 3.5 mm 骨盆重建板，配合以螺钉（直径 3.5 mm）进行固定。然而，髂后上棘的骨折需要使用直径 4.5 mm 的螺钉。关于钢板、螺钉的确切位置与结合方式由具体的骨折类型决定，但须注意复位钳放置的螺钉与确切内固定放置的螺钉不相冲突。一种方法是在准备好放置钢板的地方放内固定螺钉，在螺钉打入后，取走复位钳，代之以钢板。当骨折线延及髂嵴时，可以通过二次切口完成复位内固定。

对新月形骨折来说，前环的固定十分重要，并与骶骨前侧压缩的程度密切相关。如果没有前环提供的支柱，半侧骨盆就会内旋直至接触到骶骨，与侧方压缩性骨折造成的内旋畸形相似。尽管满意的关节外新月形骨折内固定已经完成，内旋畸形依然会发生。对耻骨联合前侧断裂分离的病例，可以使用钢板固定。对于前侧骨折的患者只需外固定支架即可，一般 6 周左右愈合后拆除。

（5）骶髂关节脱位和骨折脱位：对于骶髂关节的骨折脱位，骶骨与髂骨的骨折移位与单纯的

脱位表现一致，而生物力学不稳定的 C 型损伤需要跨关节的内固定。对髂骨骨折靠近骶髂关节和单纯脱位来说，内固定可以通过前置的骶髂关节钢板或骶髂关节螺钉来完成。而对于合并骶骨骨折的脱位来说，骶骨的骨折往往影响前方放置钢板。

对合并前环损伤的内固定指征包括：耻骨联合分离大于 10 mm、骨折移位大于 20 mm 等。生物力学研究显示前置钢板的效果较外固定好，合并前环损伤的内固定时，两者都可以提供足够的稳定性，优先固定后环是通常惯例。然而，如果耻骨联合断裂而两侧的无名骨没有损伤（例如没有耻骨支骨折、髋臼骨折和髂骨骨折），那就要优先处理耻骨联合；通过复位耻骨联合往往有利于后环损伤的复位，前环的解剖复位可能导致后环脱位的完全复位，尤其受伤在 7 天内的患者。对这种病例，可以选用闭合复位技术，而不用切开复位。

对于骶髂关节脱位以及骨折脱位采取手术治疗时，通常可以采取经后路的复位和内固定、经前路的复位和内固定两种方式，具体内固定治疗详见骶髂关节脱位章节。

（五）禁忌证及高危因素

由于骨盆骨折的复杂性，手术失血多，创伤相对较大，采取内固定治疗时应注意其禁忌证，通常包括患者、伤情及治疗团队等多个因素。患者因素多指健康及与疾病相关因素。在多发伤的情况下，常常合并颅脑损伤、多器官衰竭及败血症，一般需在开展损伤控制的基础上数周后再行内固定。然而在临床实际中，对一些患者行内固定是不合适的，此时必须使用牵引与外固定来维持骨盆的复位。发生在外伤治疗过程中的各种软组织损伤，如耻骨弓上的套管、结肠造口术及切口位置的引流均是危险因素，长期使用耻骨弓上套管会引起不被发觉的污染或感染，而这会增加内固定术后感染的风险。如果可能，对于耻骨弓上留有套管的或结肠造口者不予前入路术式，以防污染切口。由于大多数内固定手术依赖于影像技术，所以对于影像学上未完全明确的骨折类型，不主张盲目开展手术，同时手术的实施一般由手术经验丰富的骨科医师来完成。

当患者的血流动力学稳定，且经严格评估发现内固定可行时，应该立即将患者转移到有手术经验的骨科医师手中，完善各项术前准备，尽早完成骨折的内固定治疗，因为长时间的拖延可能会给术中复位和固定带来困难。只有这样，患者才能获得确切的治疗，改善最终的预后。

（六）典型病例

【病例 1】 患者，女性，39 岁，车祸伤。术前 X 线片、CT 提示骨盆骨折，骨折累及右侧髂骨翼和髋臼，为 Tile B 型骨折。采取切开复位内固定治疗，术后复位及固定良好（图 3-11-30）。

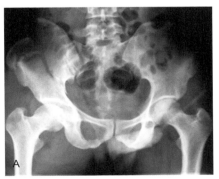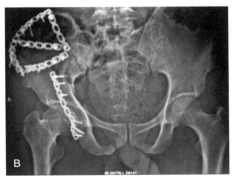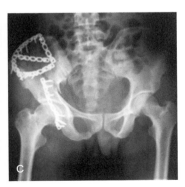

图 3-11-30 髂骨翼骨折合并髋臼骨折

A. 术前 X 线片提示右侧髂骨翼及髋臼骨折，髂骨翼骨折断端分离明显；B. 术后 X 线片提示骨折复位及固定良好；C. 术后 3 个月 X 线片提示骨折愈合良好，内固定在位

【病例2】 患者，女性，15岁，车祸伤。术前X线片、CT、三维重建图像提示左侧耻骨上、下支骨折，伴右侧骶骨骨折，耻骨上支骨块明显移位，为 Tile B 型骨折。采用 Stoppa 入路进行切开复位内固定，术后骨盆前环稳定性良好（图3-11-31）。

【病例3】 患者，男性，46岁，车祸伤。术前X线片、CT提示骨盆骨折，骨折累及左侧骶髂关节和髂骨翼，为新月型骨折。采用俯卧位，后方入路，LCP钢板进行内固定。术后X线片、CT提示骨折固定可靠，后环稳定性恢复（图3-11-32）。

二、骨盆骨折的外固定治疗

近年来，随着外固定器械的发展及生物力学研究的不断深入，外固定器用于骨盆骨折的治疗越来越广泛。它不仅是骨盆骨折急救的一项重要手段，通过急诊外固定器的置入，可以早期稳定骨盆环，减少内出血，提高救治成功率；同时对于一些骨盆骨折，它还可以作为最终的治疗措施，如部分骨盆前环的骨折；此外，对于严重的多发伤患者，外固定器是早期治疗的一种重要措施，为最终的内固定治疗争取时间。

（一）生物力学

1. 生物机制　外固定器是稳定骨盆环的一项重要措施，其维持骨盆环的稳定性主要取决于：骨折的类型、框架设计、针的位置及型号。Gunterberg 及其团队在最初的生物力学研究中对骨盆外固定器得出了以下的结论：①双侧损伤中，前方支架给予的稳定性不允许早期承重，单侧损伤中也是一样，例如骶髂关节脱位、髂骨或骶骨的垂直骨折；②前方骨折伴有髂骨或骶骨的斜行骨折给予前方的支架固定，即使早期承重也可以

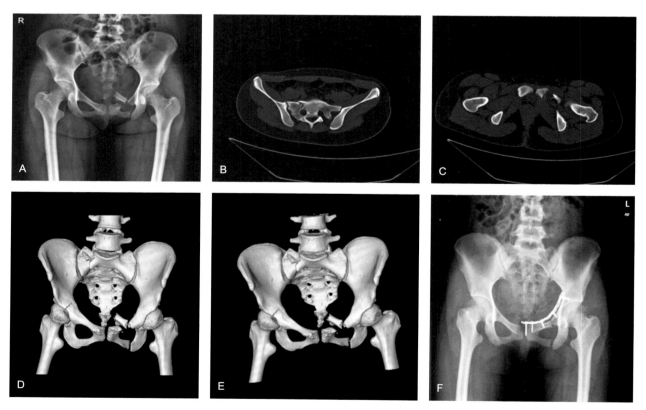

图 3-11-31　耻骨上、下支骨折

A. 术前X线片提示左侧耻骨上、下支骨折，耻骨上支骨块分离移位；B. 术前CT提示左侧耻骨支骨折；C. 术前CT提示右侧骶骨骨折，断端移位可；D、E. 术前三维重建图像提示耻骨上支骨块分离移位；F. 术后X线片提示左侧耻骨上支复位良好，固定可靠

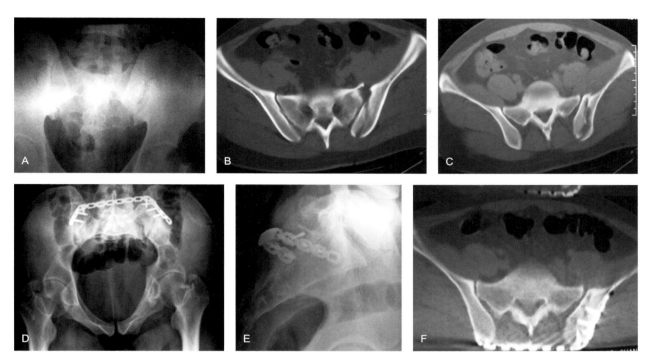

图 3-11-32　骶髂关节骨折脱位

A. 术前 X 线片提示左侧骶髂关节及髂骨翼骨折；B、C. 术前 CT 提示骨折主要累及骶髂关节；D、E. 术后 X 线提示骨折复位可，后方 LCP 固定可靠；F. 术后 CT 提示骶髂关节骨折复位良好，LCP 固定可靠

保持稳定。Mears 和 Fu 通过对前置支架的研究，证实了外固定支架在固定不稳定型骨盆骨折的不足之处，并且希望通过用连接前后两个支架来解决这个问题，虽然这种方法保证了固定的稳定性，却给术后的护理带来了极大的困扰，所以这项技术被搁置而未进一步开展。随后他们将螺钉改成 5 mm，于前方再加一组螺钉并将钉棒改成三角稳定系统，以求获得前置支架的稳定。后来 Brown 及其团队将外固定系统设置为双平面，并将一组螺钉从上置入髂嵴，另一组从前经髂前上、下棘置入髂骨。最终 Mears 提倡对于复杂的病例，要将内固定与外固定联合运用，他指出经骶髂关节后置入螺钉与前 Slatis 支架联合固定的稳定性相当于完整的骨盆环。

随后，McBroom 和 Tile 测试了外固定、内固定及内外联合固定的力学特性。测试的骨折模型是：①由耻骨联合、骶棘及骶髂前关节分离产生的是外旋开书型骨折；②由耻骨联合、骶棘韧带、骶髂关节分离产生的骨折完全不稳定。外固定支架的测试：在稳定型外旋开书型骨盆骨折和完全

不稳定型骨折中，均测试了梯形支架（Slatis）、三角形支架和双支架固定的稳定性。他们的生物力学研究表明：对于稳定型旋转开书型骨折，所有的外固定都可以使骨盆环足够稳定，患者可以运动。但必须牢记的是，骨盆的后方张力必须在损伤中完好。而对于采用前后支架固定完全不稳定型骨盆骨折，尚未有测试证实有任何外固定支架可以稳定骨盆环。当然支架至少改善了后方的承重，适当改变针的位置、大小及支架的设计可以一定程度改善支架的稳定，但还远未达到自身承重的程度。

Pohlemann 将外固定支架的生物力学特性进行了对比（双侧带髋臼上螺钉的简单支架），他们比较了源于 Ganz 的骨盆 C 形压板及 Browner 变形压板（ACE 压板）在不稳定旋转开书型损伤及其他两种不同类型损伤（骶管骨折及骶髂关节分离）中的应用。对不稳定型旋转开书型骨折，所有的外固定方式均能承受体重；而对于完全不稳定性的损伤，仅少许重量便不能承重。因此，对于骶髂关节分离，两者都能提供可靠的固定能力，

但骶骨骨折的模型却不能承受大于 40 N 的重量。基于此，他们决定通过前方外固定支架结合后放钢板固定来治疗完全不稳定型骨折。

Egbers 通过不同类型的 AO 支架及针的不同位置来测试其稳定性，其中 5 mm 的 Schanz 螺钉分别被放入髂嵴、髂前上棘、髂前上棘与髂前下棘间的髂骨、髂前下棘。该研究指出：稳定性取决于前下方的螺钉（在髂前上棘与髂前下棘间的骨质），尤其将其以 30° 打入骶髂关节稳定性更可靠，而自制的弓形固定器稳定性最高，它可将压力传递于不稳定的骨盆环背侧。

Kim 和 Tile 将两种外固定器（Orthofix，Huntersville，NC；AO 管状固定器，Synthes USA，Paoli，PA）及针位置做了研究，发现不稳定性外旋开书型骨折及完全不稳定损伤中，前下位的针位（在髂前上棘与髂前下棘间的骨质）比前上位的针位（髂嵴）在控制骶髂关节移位中可获得更显著的成效，于是得出结论，前下位的针道可以提高外固定的稳定性。

通过以上生物力学的相关研究可以得出以下结论：①对于旋转型不稳定型骨折，前方外固定可以提供足够稳定；但是不能为完全性骨盆不稳提供足够稳定性，除非从后方予以内固定。②实验室的相关研究表明：唯有内固定通过其长度及韧性方可使剪切应力骨折患者早期离床活动，相关研究还表明：只要用 5 mm 的代替 4 mm 的 Schanz 螺钉，并且从髋臼骨致密处打入髂前下棘，即使使用简单的外固定装置也能获得满意的稳定度。

2. 生物机制与临床情况对比 大量的生物力学研究是为了解决前方骨盆外固定并不能对后方及垂直方向骨盆不稳提供足够支撑这一问题。针对这一问题，解决的方案包括了足够的内固定、钉道不同位置的变化及支架的设计，但最终得出了矛盾的结论，Tile 将这种差异归因于力学实验是在尸体骨盆上进行，与实际的承重有一定的差距，而越来越多的研究显现了髋臼钉道在临床及生物力学方面的优势。另外，我们必须认识到对

于合并伤及严重创伤患者，支架的及时使用可以达到早期固定的目的，它的作用远远超过固定是否达到解剖复位。总的来说，在尸体上的相关研究虽然对于测试支架的结构、针形及针道、附属固定的效能及其他的骨折是必需的，但不能等同于临床常见问题。

（1）实验室的研究只是基于骨骼的解剖结构及其连接的韧带，却忽略了对维持稳定起重要作用的软组织，包括腹部、骨盆、棘突旁及肢体的肌肉组织等。Ghanayem 及其团队在 5 具新鲜尸体上研究了单侧开书型骨折中腹部肌肉群对骨盆环的稳定作用，并得出结论：剖腹手术会加剧开书型骨折的不稳定性并且增加骨盆内的容量；在不稳定型骨折中，当腹部闭合至切开时，耻骨联合的分离可从 3.9 cm 变为 9.3 cm，他将其归因于腹壁通过附着于髂骨翼的张力带给不稳定型骨盆骨折提供了部分稳定性。双侧髂骨翼各置入 1 枚螺钉可对抗腹部手术产生的不稳定，而对于伴有失血性休克的骨盆骨折的治疗，推荐立即实施外固定，急救时这种方法比较合理。此时，使用外固定架并非是使患者完全负重，而是维持真骨盆的适当大小，尤其是维持骨盆的直径，防止骨折块的移位，导致血凝块脱落。因此，许多骨盆不稳定损伤可通过带有骨牵引的外固定架来治疗，骨牵引术后应注意观察患者的肺功能和伤口情况。

（2）关于针道，在实验室中大多在直视下将螺钉置入髂骨翼的两层骨皮质之间，而实际手术中，如此完美地置入每一枚螺钉是不可能的。事实上无论是切开还是经皮固定，钢针的位置常不够理想，它并非能真正完全固定于髂骨（即髂骨翼的两层骨皮质之间）。实际上，根据 Shock 创伤中心的统计，6 枚螺钉的外固定架中，两侧髂嵴 3 枚螺钉中各有一根在髂骨翼入口处有 2~3 cm，其他作者统计螺钉位置的不正确率为 18%，且认为这些患者存在螺钉松动和骨盆骨折复位丢失的风险。目前，文献建议将螺钉固定于髋臼上方，因为髋臼上方骨密度高，固定可靠。对于肥胖患者，坚强固定和方向正确地置入螺钉可使复位效果更加理想。

（3）评估外固定架的生物力学差异时，应将后方稳定的骨盆环骨折（骶髂后韧带完整）和完全不稳定型骨盆骨折（骶髂前后韧带全部断裂或者类似情况）区分开来。在临床上，对于旋转不稳定而垂直稳定的 B1 型和 B3.1 型骨盆骨折，只需要使用最简单的外固定支架，因为术者只需要"合上书本"即可使骨盆骨折复位。对于侧方压缩或内旋作用力引起的骨盆骨折（B2 型），由于骶髂韧带、骶棘韧带、骶结节韧带保持完整，所以骨折固定时，需要外界提供的稳定作用很小。由于这些内外旋转的骨盆骨折复位和固定时，很少影响垂直方向的稳定性，因此使用最简单的外固定架即可。

对于 C 型骨盆骨折，垂直方向和后方均不稳定，骨盆环断裂，治疗时不仅要考虑外固定架固定的生物力学优点，也要考虑护理和生活是否方便。令人遗憾的是，对于不稳定型骨盆环骨折，目前尚无外固定架能够能提供令人满意的稳定性，且应注意，所有外固定架的稳定性均次于内固定（螺钉、钢板、经骶骨的钢棒或联合使用等）。待患者全身状况稳定以后，可强化外固定架结构或者用内固定取代外固定，这些操作多是在多发伤二期处理的早期完成。一项关于 222 例不稳定骨盆骨折病例的回顾性研究表明，66% 的 B 型骨折和 75% 的 C 型骨折治疗时，首选外固定；52% 的 B 型和 55% 的 C 型骨折中，前方外固定架可完全固定前方骨盆，73% 的后方 C 型骨盆骨折需要另

外行后方骨盆环固定，以恢复骨盆环的正常解剖结构，维持骨盆的足够稳定。

（4）无论外固定架是作为最终治疗还是急救治疗，其生物力学原理并无差异。前者外固定架固定于半侧骨盆，治疗骨折；后者急救复位骨盆骨折后行外固定，可以恢复盆腔的容积、控制盆腔出血，是多发伤患者全身急救的一部分。

在此，对外固定架的生物力学机制进行简单总结：①B 型旋转不稳定骨盆骨折（垂直方向稳定），简单的外固定架就可提供足够的稳定性；②完全不稳定骨盆骨折时，所有的外固定架只能提供部分稳定性，尚不足以使患者负重和行走；③补充或者替代行切开复位内固定术可以提供更好的稳定性。

（二）适应证

骨盆骨折外固定有 4 项适应证：①严重骨盆骨折患者，急诊时控制内出血和临时固定；②多发伤患者早期外固定，利于护理，减轻疼痛；③作为某些骨折的最终治疗，以便维持复位，使患者能坐起及离床活动；④与内固定同时使用，增强后方内固定的稳定性（表 3-11-1）。

（1）骨盆环外固定架的第一适应证是急救的重要手段。对伴有低血压的严重骨盆骨折患者，应立即行外固定术。体格检查、骨盆正位片、CT 可以明确骨折的类型和骨盆环的稳定性。如果骨盆骨折存在旋转，垂直和后方均不稳定，应高度

表 3-11-1　骨盆环的固定汇总

损伤类型[a]	固定		
	急诊	早期	最终
A 型（稳定）	无	无	无
B1 型（开书样）	固定架[b]	固定架 耻骨联合钢板[c]	外固定或切开复位和（或）前方钢板固定
B2 型（侧方压缩型）	无	固定架 耻骨联合钢板[c]	持续复位 外固定，偶尔前方螺钉或钢板固定
C 型（不稳定）	固定架	固定架	切开复位内固定（后路或前路），或者前方外固定，后方内固定

注：[a] 根据 Tile 分型；[b] 存在血流动力学不稳定，多发伤或严重的盆周软组织损伤；[c] 如果腹部开放性损伤没有污染脏器。

怀疑和警惕骨折导致局部大出血而引起低血压。对伴有低血容量性休克的骨盆骨折患者，在抗休克治疗的基础上，应积极完善术前准备，急诊行外固定术，必要时可在床边局麻行外固定支架固定。而伴有不稳定型骨盆骨折患者需行腹部手术时，应在腹部切开前行外固定，以免患者进一步加剧出血。因为急救时的紧迫性，外固定架应尽可能简单化，每侧骨盆的髋臼上致密骨内至多插入2枚外固定螺钉，同时最好在透视下完成，确保螺钉的位置准确，避免其进入髋关节腔。外固定架的使用不能耽误随后腹部手术的进行。尽管髂前下棘的位置比较理想，但急诊时将外固定螺钉置入髂前上棘后方2~3 cm更简单。

（2）骨盆环外固定架的第二个适应证是多发伤患者的骨盆骨折。尽管骨盆损伤可能较轻（如侧方压缩型，B2型），无其他伴随损伤时可以保守治疗，但是对于多发伤患者，为了缓解疼痛、恢复患者活动能力，建议使用外固定架。当不稳定的骨盆环骨折，伴有严重盆周软组织或盆腔脏器损伤时，可以使用外固定架来固定骨盆，因为此类患者行内固定感染风险太高，在软组织损伤修复之前，外固定是最佳选择。而外固定存在钉道感染的风险，不宜将内固定作为最终的治疗，对于上述两种适应证中，应慎重考虑是否有必要行外固定。

（3）骨盆环外固定架的第三个适应证是开书型或外旋型骨盆骨折（B1型）、内旋型骨盆骨折（B2型）或更加不稳定的骨盆骨折（C型）。针对这几种情况，有使用外固定架的指征，用于复位或维持复位，尽可能恢复骨盆环的稳定性。对于单纯的开书型骨折（B1型），耻骨联合复位后，内固定术（前方钢板）也是固定骨盆的一种方法，但当伴随其他损伤、软组织条件欠佳或凝血机制障碍时，不适合行内固定术，此时可以考虑行外固定，使断裂的耻骨联合恢复并尽可能达到解剖复位。而内旋不稳定的骨盆骨折，未纠正内旋时，骨盆会出现严重的畸形愈合，此时外固定架可以较轻松地恢复骨盆的稳定性并维持骨盆于外旋位。

对于C型骨折，单纯外固定很少能真正固定骨盆，然而外固定架在完全不稳定骨盆骨折治疗中，对于前方不稳定仍有重要的作用；由于很多患者伤情复杂，前方内固定术并非总能实现，此时外固定架就是一个很好的选择，当然患肢的牵引也是一项重要措施，但护理困难。

（4）骨盆环外固定架的第四个适应证是作为后方内固定术的补充，尤其在前方骨盆骨折尚未复位时，前方骨盆简易外固定架的应用，可以极大地增强骨盆整体的稳定性。

总之，上述4个适应证是根据骨盆骨折的类型、患者血流动力学状态、软组织条件、其他伴随损伤等方面进行综合评估。对于旋转不稳定、垂直和后方稳定的骨盆骨折（B型），外固定术既可作为急诊临时固定的方法，也可以作为最终的治疗方法；而对于垂直方向不稳定的骨盆骨折，所有患者急救时都可以行外固定术，但外固定术只能治愈部分患者；对于完全不稳定型骨盆骨折，外固定术可以作为临时或部分治疗的措施，而最终的治疗还是切开复位内固定术，如前方骶髂钢板、骶骨棒、前方耻骨联合钢板或耻骨上支的固定术等。

（三）方法

骨盆骨折采取外固定术治疗时，受许多因素影响，包括骨盆解剖、骨折类型、外固定针的位置以及外固定架的结构。

1. 解剖因素　为了获得精确的钉道和支架结构，术前必须要考虑影响切口的皮肤、皮下及骨盆内脏器的相互解剖关系。

首先，患者取仰卧位时，其骨盆与手术台和身体的水平轴均不垂直，真骨盆的开口与外倾的髂骨翼及手术台和水平轴均成45°，这在CT上可以清楚看到。未复位、外旋的半骨盆中，髂骨翼的外翻成角往往增大，这一点术者往往未能引起足够的重视，如果要将外固定螺钉固定于髂前上棘和髂结节之间的髂嵴内，或固定于髋臼上方或后上方的致密骨内，术者必须根据骨盆入口的倾斜度和外侧髂骨的宽度调整外固定钉的方向，否则将出现外固定钉的位置欠佳。外固定钉定位时常出现的两种错误为外固定钉垂直于人体纵轴或者直接垂直打入骨盆内，导致外固定钉位于髂骨的外侧。术者必须清楚髂骨是弧形的，因此垂直于髂骨固定外固定钉是绝对禁忌，每枚外固定螺钉均应该独立置入，以使外固定钉和髂骨达到最完美的解剖关系，2~3 枚外固定螺钉的固定亦同样如此。如果术者要将外固定螺钉置于未复位的骨盆内，就必须考虑到骨盆骨折复位后解剖关系的变化。术者必须清楚地认识到，治疗开始后数小时或数天内，由于骨折的复位和腰围的改变（由水肿、体重增加或减轻引起），骨盆和其周围软组织之间的关系（皮肤、皮下，尤其是髂嵴上方区域）也将随之变化。同时，相对于人体正常轴线的骨盆倾斜度，髂骨翼的正常弧度和髂骨－软组织交界面位置的改变，都将影响外固定钉的固定位置。

2. 外固定钉固定　能否正确地使用外固定架，这与外固定螺钉的位置、大小和数量均有关系。在此需强调，急诊固定的外固定钉和在血流动力学稳定的骨盆骨折患者身上或实验中尸体或骨盆标本上固定得到的外固定螺钉，两者截然不同。

（1）固定针型号：临床效果和实验室的数据均提示使用 5 mm 的固定针最佳。Mears 和 Rubash 表明：对于外固定架的稳定性，5 mm 的固定针要强于 4 mm 固定针。我们的经验表明，直径 6 mm 的固定针太粗，不适用于大多数成人，但是髋臼上部的致密骨可以使用 6 mm 的固定针。手术时，各种长度的固定针（180 mm、200 mm、220 mm）都应该准备，以适应患者各异的身材和皮下软组织厚度。切记固定针大小的选择要因人而异，有时固定针直径的选择只能在术前髂嵴的狭窄度确定以后才能决定。

（2）固定针位置及数量：固定针的位置及数量取决于所用外固定架的类型，外固定架结构的设计（形状和材料）和时机也对此有重要影响。固定针的位置和数量如下：①在每块髂骨，每枚固定针应固定于髂前上棘后方 2~3 cm，并进入髂骨前缘；②在每侧髂嵴，用 2~3 枚固定针共同指向髋臼上缘的致密骨；③两对固定针固定，一对固定于髂嵴，另一对固定于髂前下棘，穿过紧靠髋臼头侧的髂骨；④一或两对固定针固定于髂前下棘，并穿过紧靠髋臼头侧的髂骨。

固定针的定位取决于以下因素：①急诊快速固定的需要；②临时还是最终固定骨盆环；③术者确认固定针固定于髂骨最致密的骨质内，因为对于完全不稳定的骨盆环骨折，无论是简单或复杂的骨折，没有一种外固定架能够提供良好的稳定性，而且现如今早期行内固定术越加普遍，安置前方简单的外固定架作为临时固定已成为趋势，有学者更愿意将 1~2 枚固定针对准坐骨大切迹方向，从髂前下棘表面进入紧临的髋臼头侧髂骨内。还有一种方法是将一组 3 枚汇聚的固定针固定于髂嵴。置入外固定钉的过程中，术者必须考虑到皮肤和髂嵴或髂前下棘之间的软组织深度，不仅要考虑到外固定钉的长度，有时还需考虑皮肤和髂骨间钢针的方向轨迹。例如对于偏瘦的患者，皮肤直接附着于髂嵴上，皮肤切开后可能直接进入髂骨翼；而对于肥胖或水肿患者，皮肤切口离髂嵴越远，当固定针的深度进入髂骨的深度大于 1.5 cm 后，外露的固定针应足够长，以确保能固定于髋臼头侧的髂骨。由于皮肤和髂前下棘之间的距离常常大于髂前上棘和髂嵴之间的距离，因此切口应位于髂前下棘的外侧，且必须足够长，以保证髋关节活动时固定针周围软组织也能够随之活动。

（3）固定针的置入：固定针的置入可以采取切开、经皮或者微创的方法，当固定针位置欠佳时，外固定架能够提供的稳定性和固定力较小。随着微创外科的发展，目前越来越多的学者更倾向于微创置钉，特殊的定位技术可以辅助置钉。

1）固定针置于髂嵴：将固定针固定于髂嵴时，横切口无法提供开阔的视野，但是能避免两个重要的并发症：①经过髂嵴上的长切口往往能够降低腹膜外血肿的部分压力；②更重要的是，当骨折手法复位后或患者水肿及体重变化导致腰围改变后，可能需要调整固定针的位置，而这时固定针与切口的夹角常为90°，利于固定针的调整。一般情况下于髂嵴处置钉，1枚针位于髂嵴的中部，1枚针位于髂骨翼的外侧，2枚针朝向髋臼顶部的髂嵴两边缘和髂骨平面，保证了髂骨两平面内固定针位置的安全性和正确性。当然，置钉时也可使用套管针系统，套管针的入点在髂嵴中外1/3~1/2，由于骨盆外侧有外展肌肉附着，所以外侧要预留出部分套管针，放置套管针系统后，牢牢固定，根据套管针固定的髂骨翼范围和角度检查其内外面。同时，术者必须确保固定针头尾方向正确，固定针固定时应偏向于头侧，且固定于髂嵴的外固定钉可构成外固定的简易框架。从头侧向尾侧钻孔时，一助应观察钻孔器与矢状面角度，确保螺钉固定于合适的位置，即位于髂骨两表面内且位于髋臼头侧的致密髂骨内，而非固定于髋臼后侧相对薄弱处。当然术中的透视也很必要，透视可以进一步明确固定针的位置，其中骨盆出口位可以正确显示固定于髂嵴内的外固定钉，而闭孔斜位片可以显示外固定钉是否在髂骨内。

2）固定针置于髂前下棘：这种方法与髂嵴置针十分相似，但需要特别关注以下几个方面：①将固定针固定于骨盆前下方时，可以选择皮肤横切口，由于皮肤和髂骨之间距离较深，切口应偏向髂前下棘的外侧。②注意不要损伤到股外侧皮神经，因此应纵行而非横行分离皮下组织。③由于髋臼上方骨质强度大，克氏针往往不能插入。因此有学者建议，透视下对准坐骨大结节，固定针与冠状面或矢状面成30°~45°，在钻头的帮助下插入套管针，钻头的方向既可以垂直于人体纵轴，也可稍偏向头侧，这取决于坐骨大结节上所取的参照点的位置。④预钻孔应在放射下进行，避免钻进关节腔或者损伤坐骨大结节，孔道长度需要预先计算好，以便Schanz螺钉长度合适，一般50~70 mm长度的Schanz螺钉是合适的。

（4）外支架的设计：Mears、Egbers、Slatis和Karaharju等描述了不同高度、外形复杂的外固定架，他们希望不稳定骨盆骨折外固定后，能有一定程度的压缩。一个简单的低外固定架用横杆连接后，能控制骨盆各个部分。这种简单的外固定架使用于：①血流动力学不稳定的患者；②高度怀疑完全骨盆骨折的患者（如果X线片尚不能完全诊断）；③很可能需要剖腹手术的患者。为方便于行剖腹手术，外固定钉固定于髂前下棘时，腹部切开后很容易进入腹腔。紧急情况下，两边连接固定针的固定杆不能距离皮肤太近，因为这些患者可能出现活动性出血或者局部水肿，导致软组织进一步肿胀，这会减少骨盆周围软组织和固定架之间的距离，最终由于固定架直接压迫导致皮肤变性坏死。

（四）术后护理

1. **外固定钉道和皮肤的护理**　首先，应高度重视外固定钉及其周围皮肤的护理情况，确保外固定钉周围没有任何紧绷皱褶的皮肤。手术结束后，钢钉周围皮肤应该很松弛，没有太大的张力。贴身周围绷带环绕固定后，可给予抗生素喷雾剂，并及时更换敷料和检查伤口。一旦发现固定针周围有紧绷的皮肤，可考虑局麻下切开。为了保持引流通畅，钉道口周围的结痂都应该予以清除。外固定钉松动并不少见，一般骨盆外固定架可以维持6~12周，12周后骨盆外固定螺钉常常松动，此时应去除外固定架。因此，骨盆外固定架很少保留12周以上。

2. **骨折的护理**　患者术后护理包括全身护理和局部护理，局部护理的措施取决于骨折的稳定性。如果是治疗后方稳定的骨盆骨折，如开书型骨折或侧方压缩性骨折，骨盆足够稳定，患者可以取站立位，一般患肢3周后即可以开始部分负重。而伴有耻骨联合分离的开书型骨折，外固定架至少应固定6周，固定后期可以松开外固定架，在透视下观察耻骨联合有无分离以及分离的程度；此时，耻骨联合常有一定程度的分离，如果分离较少，可以拆除外固定架；如果分离较大，则需要再保留 4 周或者行内固定术治疗。对于不稳定的耻骨支骨折，4~6 周后可以去除外固定，此时骨盆本身有一定的稳定性，因此无须再固定前方骨盆。

一般情况下，侧方压缩性骨盆骨折，在 6~8 周后就足够稳定，此时同样可松开外固定架，在透视下或拍摄 X 线片下观察骨盆的稳定性，如果骨折足够稳定，就可以去除外固定架。而不稳定型骨盆骨折（C 型骨折），就不能单行前方外固定，对患者稍做治疗后，可以进一步行 X 线片检查（骨盆前后位、出口位和入口位）和 CT 检查，确定后方骨盆的损伤程度，术者有两种选择来防止不稳定的骨盆向上移位，即骨盆后方内固定术和骨牵引术，如果条件允许，应该尽可能行内固定术。

（五）典型病例

【病例 1】 患者，男性，48 岁，车祸伤。术前 X 线片、CT 提示前方耻骨联合分离，行外固定架固定。术后 X 线片提示骨折复位良好，固定可靠（图 3-11-33）。

【病例 2】 患者，女性，42 岁，车祸伤。术前 X 线片、CT 提示右侧耻骨上下支骨折、左侧耻骨上支骨折，骨盆前环不稳定，予复位后外固定架固定。术后 X 线片提示骨折复位尚可，前环固定可靠（图 3-11-34）。

【病例 3】 患者，男性，32 岁，车祸伤。术前 X 线片、CT 提示骨盆外旋开书型骨折，耻骨联合分离、左侧耻骨支骨折、前环不稳定，同时后方髂骨翼骨折、骶髂关节损伤、后环不稳定，予前环外固定架联合后环 LCP 进行固定。术后 X 线片提示复位良好，固定可靠。于术后 8 周拆除外固定架，指导患者康复锻炼，1 年后患者功能恢复良好（图 3-11-35）。

三、小结

本节笔者讨论了骨盆骨折的内固定治疗和外固定治疗。在内固定治疗部分，笔者概述了内固定的优缺点及使用原则、前方固定、后方固定以及开放复位和固定的技巧。在外固定治疗部分，首先阐述了其生物力学以及实际应用中的相关知

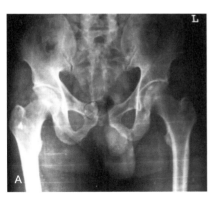
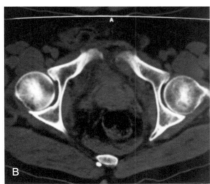
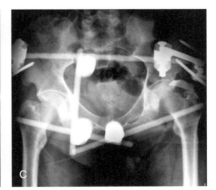
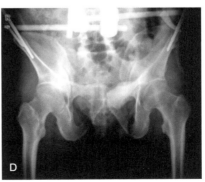

图 3-11-33　耻骨联合分离
A. 术前 X 线片提示耻骨联合分离；B. 术前 CT 提示单纯的耻骨联合分离；
C、D. 术后 X 线片提示耻骨联合已复位，外固定固定可靠

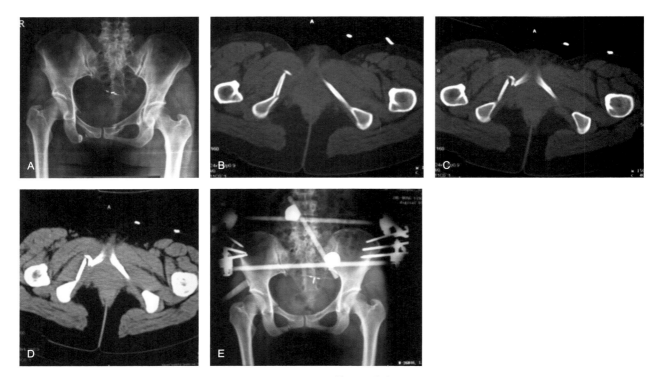

图 3-11-34　前环不稳定

A. 术前 X 线片提示右侧耻骨上 / 下支骨折、左侧耻骨上支骨折；B~D. 术前 CT 平扫；E. 术后 X 线片提示骨折复位可、前环固定可靠

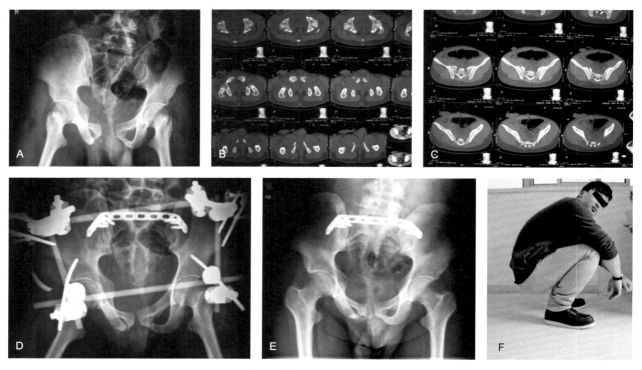

图 3-11-35　开书型骨折，前环外固定架 + 后方 LCP 固定

A. 术前 X 线片提示耻骨联合明显分离，外旋开书型骨折；B、C. 术前 CT 平扫提示前方开书型骨折，后方髂骨翼骨折，骶髂关节损伤，后环不稳定；D. 术后 X 线片提示前环和后环均获得稳定；E. 8 周后拆除外固定架，拍片复查；F. 术后 1 年功能恢复良好

识，虽然文献中更多阐述的是外固定架的生物力学理论研究，但临床上更多遇到的是外固定架的使用问题，如骨折的类型、伴随损伤、个体体质以及如何快速固定等。目前，治疗骨盆骨折时，虽然外固定架依然不可或缺，但是它更多的是作为一种临时固定的措施，而非最终治疗方案。总体来说，骨盆骨折的治疗应遵循个体化原则，根据患者各方面情况进行综合衡量，选择恰当的固定方式进行治疗。同时，近年来随着微创外科的发展，骨盆骨折的微创治疗也成为新热点，是治疗骨盆骨折的新趋势，值得广大骨科学者进行参考和借鉴。

第六节　骨盆骨折的并发症

骨盆骨折是创伤骨科常见的一种严重损伤，常常发生或遗留一些并发症。目前，对于骨盆骨折并发症（complication）的界定各家主张不一，笔者认为骨盆骨折并发症在骨折的不同时期有所不同。在骨折同时发生的一些合并伤和并发症可以看成骨盆骨折早期并发症，如失血性休克、腹膜后血肿及膀胱尿道损伤等。而在骨折发生后一定时间发生的、由骨折损伤后导致机体遗留的症状和体征，可以看成骨盆骨折晚期并发症，如血管栓塞性疾病、骨折畸形愈合或不愈合所招致的伤残等。

一、早期并发症

严重骨盆骨折多为高能量损伤所致，早期并发症发生率及病死率较高。

（一）失血性休克

骨盆骨质大部分由骨松质组成，血供非常丰富，再加上盆腔内由众多知名的大小血管走行于骨质表面，而且还有位于各脏器周围和骶骨前方的静脉丛。除此之外，骨盆腔内血管间有丰富的交通支，构成多个侧支循环（具体血供见图3-11-36）。

这些解剖学特点决定了骨盆骨折后极易出血。高能量损伤常导致不稳定型骨盆骨折，这种损伤可以伴有致命的大失血，出血量常与骨折的严重程度以及合并多发伤的多少相一致。在这种损伤发生后很快就会出现失血性休克，其发生率可高达30%~58%。严重的失血性休克常常导致患者死亡，必须尽早诊断并进行干预，早期给予积极的液体复苏，并注意防治凝血功能障碍，以挽救伤者生命。

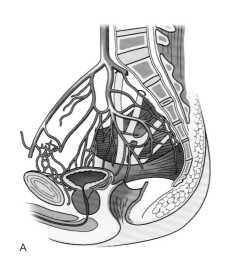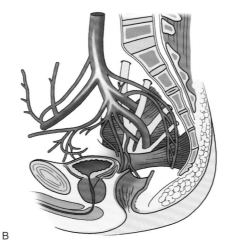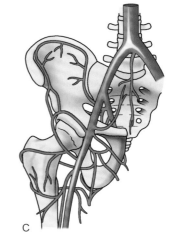

图3-11-36　骨盆腔内血管
A.静脉丛；B、C.骨盆内血管

1. **出血来源**　骨盆骨折出血有多个来源，主要包括：①骨折断端渗血，骨折端移位活动导致的断面持续渗血。②静脉出血，盆内中小静脉和静脉丛丰富且血管壁较薄，易受损伤。破裂的静脉收缩力差，其周围组织结构松软，难以产生压迫止血作用，一旦损伤将导致大量持续的出血，是重要的出血来源。③动脉出血，骨盆骨折伤及动脉，造成大出血的概率较低，因为动脉管壁厚，富有弹性，经动脉造影或尸检证实骨盆骨折大出血来自动脉者占 2.4%~18%。骨盆骨折可能损伤各知名中小动脉而导致出血，甚至大动脉损伤出血。骨盆内动脉破裂出血汹涌，可危及生命。④盆腔壁肌肉软组织损伤出血，骨盆骨折常并发盆壁软组织和盆内脏器损伤导致出血。

2. **骨折类型与出血的关系**　如果能由骨折类型推断出血的严重程度和出血的主要原因，则能有针对性地选择治疗方案，减少抢救的盲目性，最终降低出血引起的病死率，并对急救复苏的预后做出初步判断。Cryer 等的研究发现骨盆骨折的稳定性与出血量、动脉损伤及病死率明显相关，准确度达 90%。在稳定型骨折中，15%~26% 输血超过 4 U，动脉损伤为 0~2%，病死率为 10%。而在不稳定型骨折中，50%~69% 输血超过 4 U，动脉损伤为 6%~18%，病死率高达 23%。完整而稳定的骨盆环容积相对恒定，而不稳定的骨盆环甚至开放性骨折时，盆腔内压力减低而造成大量的出血。因此，骨折越不稳定，移位越大，所受的破坏就越严重，相应的大出血风险就越高。目前，最为常用的分型系统为 Tile 法或改良 Tile 法和 Young-Burgess 法，前者强调骨折的稳定性，后者强调受伤机制，两者均可反映骨盆环稳定性，由此可以推断出血流动力学的变化，并指导旨在恢复骨盆稳定性的治疗。

3. **治疗**　对于伴有失血性休克的骨盆骨折患者来说，早期准确判断出血原因，有针对性地开展及时有效的治疗，把握伤后几个小时的黄金时间，是降低病死率的关键措施。高能量导致的骨盆损伤，常合并其他系统的损伤，且与病死率明确相关。颅脑损伤和胸部损伤易被及时诊断及治疗，但腹腔闭合性损伤不易确诊，故在急救阶段，必须明确出血原因系单纯骨盆骨折造成，还是合并的肝脾等腹腔脏器损伤所致，因为循环不稳时不允许进行细致的 CT 检查。应及时做床旁超声或诊断性腹腔穿刺。必须遵循一定的程序进行急救复苏，需要多科合作，以排除合并伤并明确出血的主要原因。目前，有许多类似的复苏流程规范，其中以美国外科医师协会的指南（Advanced Trauma Lifesupport Guidelines）最为广泛应用。

对于单纯因骨盆骨折引起出血，针对骨盆骨折的出血来源，除了立即建立静脉通道进行液体复苏以外，目前常用的有抗休克裤、骨盆外固定支架、动脉造影和栓塞术、手术探查止血等，每种方法均存在一定争议（详见第四节　骨盆骨折的急救）。

（二）腹膜后血肿

腹膜后血肿是骨盆创伤发生后导致腹膜后组织、血管以及脏器损伤的一种常见并发症，骨盆骨折出血量较大时，可在短时间内出现腹膜后血肿，使腹腔内压力增高，严重者可形成盆腔间隔室综合征（pelvic compartment syndrome），可导致双侧输尿管梗阻、急性肾功能衰竭，严重时可导致患者死亡。

1. **腹膜后血肿的形成**　血管损伤是骨盆骨折的严重并发症，往往引起大出血及休克，并且是患者死亡的主要原因。骨盆骨折出血的病死率更高，腹膜后血肿是骨盆骨折出血常见的结果。从临床观察及报道看，骨端出血、软组织微小动静脉、静脉丛的出血，通过外固定、抗休克裤治疗往往可收到良好的效果，当后腹膜压力增大到一定程度时，也可阻止小静脉出血。一些大的动静脉出血，往往因出血凶猛，患者未等送到医院就已死亡。临床也观察到，骨盆骨折出血后患者只行动脉栓塞，而静脉不予处理，患者的血压就逐渐稳定并达到止血目的。Cook 等对 39 例血液动力学不稳的骨盆骨折患者进行了骨盆动脉造影，

95%患者有明显的动脉损伤出血，97.43%为髂动脉及其分支出血。因此，中小动脉破裂出血是引起后腹膜血肿的主要原因。

2. **腹膜后血肿的诊断**　腹膜后血肿由于解剖位置较深，缺乏特异性的临床表现，并发症较多，易被腹腔脏器损伤所致的腹膜炎掩盖，故临床急诊诊断腹膜后血肿较为困难。腹膜后血肿与腹腔内脏器损伤的鉴别见表3-11-2。而以骨盆骨折和肾损伤所致腹膜后血肿在临床上最为常见，占50%~60%。腹膜后出现较大血肿时，常伴有血压缓慢下降、脉率快等症状，还可引起腹痛、腹胀、腹肌紧张及肠鸣音减弱等相应表现。骨盆骨折伴失血性休克时应考虑腹膜后血肿存在。B超、X线、CT及腹腔穿刺等辅助检查对明确腹膜后血肿诊断中具有积极意义。B超和CT检查能清晰显示腹部实质脏器的形态改变及腹膜后的结构改变、组织受压及移位情况，甚至可以明确诊断血肿为何种脏器损伤所致。此外常规胸、腹部B超和CT检查也可避免发生各型创伤性腹膜后血肿后不必要的手术探查，缩短诊治时间，降低病死率。

表 3-11-2　腹膜后血肿与腹腔内脏器损伤的鉴别

鉴　别	腹膜后血肿	腹腔内出血脏器损伤
腹膜刺激征	较轻，单侧	显著，全腹
肝浊音界	存在	可消失
移动性浊音	无	有

3. **腹膜后血肿的治疗**　骨盆骨折并发的腹膜后血肿多为盆腔型腹膜后血肿（图3-11-37），部分合并有膀胱、直肠损伤，诊断多无困难，对盆腔型血肿在排除髂血管、股血管破裂，膀胱、直肠损伤后，一般应尽量保守治疗，避免行血肿切开手术，史陈让将盆腔型血肿的探查指征归纳为：①摸不到股动脉搏动；②有直肠、膀胱、输尿管损伤；③血肿与会阴部创口相通或已破入腹腔；④血肿为扩张型或搏动型。如患者合并腹腔脏器损伤在开腹术中发现此类单纯性血肿，不宜贸然

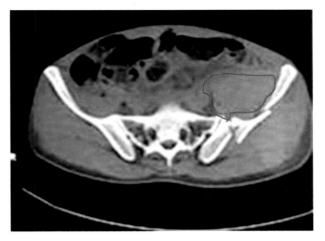

图 3-11-37　腹膜后血肿

切开血肿探查，应保持腹膜后间隙的封闭性。

也有学者主张应积极控制腹膜后出血，然后进行观察，根据测定的腹腔压力进行相应的处理：腹腔内压力为10~15 mmHg时，行维持有效血容量的保守治疗；腹腔内压力为16~25 mmHg时，行积极的液体复苏以维持心排血量；腹腔内压力为26~35 mmHg时，可行各种腹腔减压术；腹腔内压力大于35 mmHg时，所有的患者均存在呼吸系统、心血管系统和肾功能障碍，应行标准的开腹减压术。在少数情况下，巨大腹膜后血肿可压迫双侧输尿管而导致急性肾功能衰竭，文献报道的此类病例极少。在此种情况下，一些学者主张行血肿清除和引流术以达到减压目的，防治急性肾功能衰竭。但清除腹膜后血肿可能导致更多的出血，增加感染概率，因而有学者主张采用肾造瘘术。而笔者主张在采用外固定支架固定骨盆等措施控制出血和控制性复苏技术后，可使用输尿管支架支撑双侧输尿管暂时维持肾功能，等待患者腹膜后血肿吸收，这样既避免了清除腹膜后血肿可能带来的大出血和感染，也免除了肾造瘘术带来的损害。

总之，腹膜后血肿是一种严重而又复杂的腹部外伤，其通常合并有腹腔脏器和大血管损伤等情况，因此临床医师需严格掌握紧急救助措施，抓紧抢救时机，快速做出正确判断并采取有效处理措施，以提高患者的治愈率和预后效果。

（三）尿道损伤和膀胱损伤

尿道损伤是骨盆骨折常见的并发症，发生率为3.5%～21%，以男性后尿道损伤多见，女性尿道短粗，可被耻骨骨折伤及，但发生率低且多伴有阴道损伤。

1. 临床表现及诊断　有尿道外流血、下腹及会阴部胀痛、有尿意但不能排尿等。在尿道完全断裂时，患者膀胱充盈，尿液渗至膀胱颈和前列腺周围，引起耻骨上和会阴部肿胀、压痛。B超、尿道逆行造影或排泄性尿道造影、特殊成像的MRI对协助诊断尿道损伤有重要意义（图3-11-38）。

2. 治疗　骨盆骨折多数为膜部尿道断裂或破裂。怀疑有尿道损伤者，应进行试探性导尿术。能插入尿管者，多数是不完全性尿道损伤，导尿成功后留置导尿3周左右即可治愈。对插管困难需借助金属芯插管时，不宜用力过大，防止经尿道裂口插出，形成假道。

完全性尿道损伤者，由于断端错位和近端挛缩，导尿通常很难获得成功。伤情不重者，可行尿道会师术或早期做膀胱造瘘手术，择期行尿道修复术。严重骨盆骨折单纯行尿道会师效果欠佳，因为骨盆骨折时，尿道断裂或撕裂，耻骨前列腺韧带断裂，前列腺尿道向后上方移位，造成两断端分离和错位，会师很难使两端对合。

单纯膀胱损伤的发生率为6%～11%，同时伤及膀胱和尿道者为0.5%～2.5%。损伤后多表现为后下腹疼痛、有尿意但不能排尿、尿道口有少量血性尿液或血迹、查体可有腹膜刺激征等。导尿检查、注水试验和膀胱造影有助于诊断。膀胱破裂诊断明确者，应在全身情况允许时行急诊探查膀胱修复术。

（四）肠道损伤

1. 直肠损伤　是骨盆骨折的一种较为少见并发损伤，文献报道的发生率为1.25%～6%，为开放性骨盆骨折的一种类型，Gustilo分型为Ⅲ度损伤。其主要临床表现为下腹痛、里急后重感和肛门出血，肛门指诊可在手套上发现血迹；如果直肠破裂在腹膜反折以上，即会出现明显的腹膜刺激征。由于直肠位置较深，损伤后诊断困难，可使用内镜检查协助诊断。诊断明确后，需急诊手术修补破口，并行近端结肠造口术。

2. 肠嵌顿（bowel entrapment）　也是骨盆骨折的一种少见并发症。由于骨盆骨折常伴发的腹膜后血肿和骨盆骨折本身等均可刺激腹膜引起腹胀和大便不畅等症状，使得肠嵌顿的诊断较为困难，往往待其发展到肠穿孔时才出现典型的腹膜刺激征和完全停止肛门排便、排气时才被引起重视，虽得到诊治，但常常为时已晚，给患者带来巨大的痛苦。对于骨盆骨折后腹胀明显患者均要保持高度的警惕性，及时行CT检查并认真分析CT检查结果，明确有无肠嵌顿，以达到早期诊

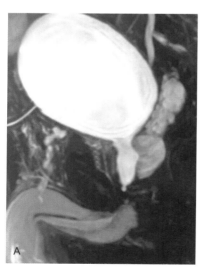
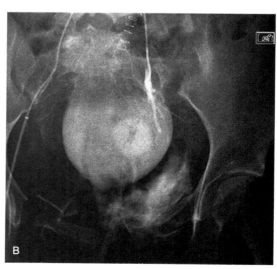

图3-11-38　尿道损伤
A. MRI；B. X线片

断；一经诊断，及时行剖腹探查和嵌顿肠管松解术，挽救嵌顿的肠管。如果嵌顿的肠管已发生坏死，可行坏死肠管切除吻合术。

3. **肠疝** 极少数情况下，肠道可通过骨盆骨折形成的缺口突出到腹膜后形成肠疝（bowel herniation），其诊断困难，致死率极高。Lu 等认为结合临床表现，仔细的 CT 检查可发现此种损伤。诊断明确后，可根据肠道是否坏死直接将其纳回或切除坏死肠段，吻合正常肠段。

（五）神经损伤

骨盆骨折合并神经损伤并不常见，而且容易被严重的创伤伤情所遮掩。致伤机制多为骨折移位于神经经行部位而发生损伤。盆腔内神经主要为骶神经丛和盆部自主神经，只有闭孔神经来自腰丛。其中，骶丛位于盆腔后壁、梨状肌前面，呈三角形，沿腰大肌内缘下行斜向下外，经骶髂关节前方至坐骨大孔出盆至臀部。而自主神经包含交感和副交感神经纤维，后者支配膀胱、尿道、直肠的平滑肌和阴茎或阴蒂的勃起（图 3-11-39）。在骨盆创伤中，神经损伤的发病率为 10%~15%。但在垂直剪力所致的不稳定骨盆骨折中，其神经损伤的发病率可高达 40%~50%。永久性的神经损伤是在骨盆断裂后致残的常见病因。因此，对于骨盆骨折并发神经损伤也需要予以足够重视。

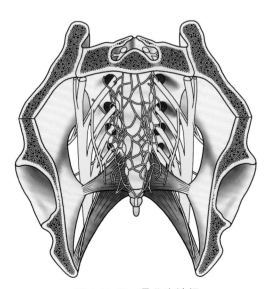

图 3-11-39 骨盆内神经

应对骨盆骨折患者进行早期细致的神经系统检查。首先需要进行会阴区感觉功能的检查，以免漏诊骶神经损伤。骶神经的损伤可能会导致远期泌尿生殖系统的功能障碍，一旦怀疑有骶神经损伤，应早期请泌尿科会诊，并行膀胱内压测量。进行双下肢肌力检查，如出现双下肢肌力异常，则提示可能有股神经和坐骨神经损伤。另外，神经电生理检查对于诊断神经损伤是一种更客观和有价值的方法。

大多数神经损伤多由牵拉伤或挤压伤所致，早期复位和固定可以避免神经根受到进一步的牵拉，可以使嵌顿于骨折间的神经得到减压。因此，多数可采用保守治疗，少数情况下需手术解除神经的压迫和牵拉。有许多关于修复重要的周围神经的报道，但仅有少数病例成功。虽然许多骨盆骨折造成的神经损伤难以恢复，但是也有文献指出，无论是一期或二期对嵌顿的骶神经进行减压均可改善预后。

（六）其他少见的并发症

文献报道的其他少见并发症包括臀上动脉损伤、腹膜后感染、假性动脉瘤等，这些并发症发生率极低，诊治的关键是保持足够的警惕性，结合临床表现、体征和辅助检查进行综合判断。

二、晚期并发症

对于骨盆骨折的患者，在临床工作中会经常遇到由于种种原因而不能早期进行确定性手术的情况，有的是受多发伤、复合伤的影响，手术被迫延期，有的是受医疗条件的限制而无法及时行骨折复位固定，有的虽然在早期进行了合适的治疗，但由于术后患者依从性不佳，也会导致术后长期疼痛、骨折畸形愈合、骨不愈合、深静脉血栓形成等不良后果，这些不良后果称为晚期并发症。其中，终身残疾和长期慢性疼痛是骨盆骨折后期最常见的并发症。晚期并发症的发生往往是有原因的，有些甚至是可以通过医患双方共同努力而避免的。

目前，创伤骨科领域对于骨盆骨折晚期并发症造成终身残疾的问题越来越重视。骨盆骨折早期复位、内固定或外固定可以明显改善预后，可以降低遗留疼痛的发生率，减少畸形愈合或骨不连及双下肢不等长的可能，帮助患者更好地恢复正常步态。对于骨盆骨折积极手术治疗虽然可以使患者获益，然而，随着人们越来越热衷于手术治疗，接受此类手术的患者数量剧增，鉴于骨盆骨折手术的复杂性，随之而来的医源性并发症的数量同样也在增加。甚至，在一些病例中，手术治疗所造成的致残程度要远大于损伤本身产生的伤残。因此，骨盆骨折并发症的治疗重点应该在于预防。

（一）长期性疼痛

骨盆后方疼痛是很多骨盆创伤后遗症中较为常见的症状，这类患者多会有骨盆环的畸形愈合。有研究显示，超过一半的骶髂关节脱位患者会出现持续的疼痛，难以完成重体力工作。Slatis 和 Huittinen 报道，在垂直不稳定型骨折的患者中，会有 32% 的患者出现步态不正常，有 17% 的患者有严重的疼痛。Tile 等报道，在所有骨折治疗不满意的患者中普遍都有骨盆后方的疼痛。疼痛的发生率与骨折类型有密切的相关性，其中发生率最高的是不稳定剪力骨折。Henderson 回顾了 26 例骨盆前后方联合损伤的非手术病例，结果证实骨盆骨折移位的程度与长期并发症之间有着直接的关系。骨盆的畸形愈合在骨盆倾斜时可以伴或不伴有疼痛、下肢不等长及步态异常。同样，骨不连可以使得骨盆后方的骶髂复合体产生不稳而引起疼痛。

相较于骶骨和髂骨的骨折，骶髂关节脱位后没有达到解剖复位会造成关节的不稳，容易出现疼痛。有明显骨盆倾斜的患者疼痛常伴有下腰背疼痛，在活动时加重，在休息时缓解，在坐位时也可以有疼痛出现。

远期疼痛也可能与神经系统损伤有关。神经

损伤易被漏诊或者低估病情，特别是累及骶神经根的损伤，治疗非常复杂，仍然没有满意的治疗方法。

（二）畸形愈合

1. **畸形愈合与骨折类型**　畸形愈合与骨折类型有明显的相关性。

（1）C 型骨折是旋转和垂直不稳定，最容易出现畸形愈合。在这种损伤中，支撑骨盆的大多数软组织包括骨盆底都会发生破裂，从而造成骨盆向后、向上的移位。如果没有通过牵引、内固定、外固定或综合多种手段的治疗，畸形愈合的发生将在所难免。

（2）B 型骨折是侧方压缩损伤，虽然在垂直方向上是稳定的，但仍可以导致畸形愈合。在最严重的侧方压缩损伤中，尽管骨盆后方的张力带是完整的，但是仍可以造成明显的内旋畸形。骨盆前方的桶柄样损伤可能波及会阴，特别是女性。骨盆环的倾斜和严重的内旋损伤可能导致下肢的不等长畸形。

2. **临床表现及诊断**　骨盆畸形愈合可造成双下肢不等长。患者疼痛等症状与移位程度有着密切的相关性。当骨盆畸形移位小于 1 cm，不会有明显的功能障碍和临床症状；当骨盆畸形移位大于 1 cm 时，可以造成骨盆的旋转畸形或骨盆倾斜（图 3-11-40）。骨盆畸形愈合可以导致疼痛、步态

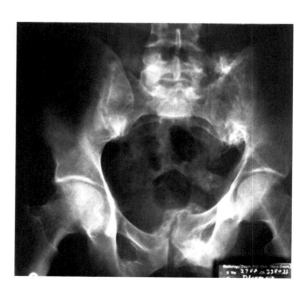

图 3-11-40　骨盆骨折畸形愈合

异常、坐位困难、性生活障碍、分娩困难等，除此之外，患者也常常对外形不满意。有些患者有畸形愈合，但并没有疼痛，说明其骨盆后方的负重复合体已经稳定。畸形不一定都会疼痛，但是疼痛多伴有畸形。

畸形愈合可以出现在任何平面。在冠状面上的短缩可以造成下肢不等长，可见于纯粹的垂直剪切损伤。在有旋转机制的损伤、侧方压缩、前后方压缩或是联合损伤，畸形愈合发生率高，这些损伤可以改变足的位置，进而影响步态。在许多病例中，旋转可以造成轴线的倾斜，从而造成髋臼相对高度的变化，引起继发性的下肢不等长。

三维 CT 以及 MRI 技术的快速发展，再加上计算机软件技术的辅助，对于骨盆畸形愈合的诊断及具体形态的反映变得更加容易且更加直观，有助于医师进一步完善治疗计划。

3. **畸形愈合治疗** 医师应该慎重评估伤情，避免草率地进行外科手术的治疗。必须仔细考虑患者的个性特点和身体的耐受程度。有些患者即使不施行手术治疗，疼痛也会随着时间的推移有所减轻，直至可以耐受。

双下肢不等长的治疗需要综合考虑患者的下肢不等长的程度、是否伴有疼痛和神经功能障碍症状、年龄、是否有其他伴发疾病以及解剖结构受损程度等多种因素。轻度肢体不等长的患者以及老年患者，通过矫形鞋便可以得到矫治；对于儿童患者，有时可以通过骺板融合术使双下肢达到等长。对于青年患者，虽然有很多方法治疗严重的双下肢不等长，但所有这些方法都有潜在的手术风险。

（1）肢体短缩术：对于那些双下肢存在明显不等长但并没有骨盆疼痛或是畸形的患者，下肢的长度可以通过股骨的短缩来平衡，利用现代技术和工具也可以保证在最低程度的手术并发症风险的前提下实施肢体短缩术。由 Ilizarov 发明的骨牵引肢体延长术已经广泛应用，这种方法虽然有效，却伴有一个长而疼痛的延长过程，还会引发其他的相关并发症。所以，对于那些轻微不等长

的患者，特别是成人，应尽量避免使用这种方法。

（2）髋骨截骨术：髋骨截骨术是治疗明显下肢不等长的另一种可能的方法，特别是伴有骨盆内旋畸形的患者。通过远端部分的外旋，这种方法可以将下肢的内旋矫正到正常位置。同时，打开骨盆缘的前方可以使肢体延长 1.5~2.5 cm 的长度。

（3）双侧髋骨截骨术：骨盆固定倾斜引起的下肢不等长可以通过双侧髋骨截骨术矫治。从长的一侧切取一块适当大小的骨块移植到短的一侧，从而恢复下肢的平衡。为了减轻髋关节的压力，必须将延长侧的腰大肌肌腱劈裂，用 4.5 mm 的螺钉或塑形好的钢板固定骨折。这种方法对于青少年和年轻人应该慎重使用。

（4）畸形愈合处的直接截骨术：这是一个特别困难的手术方法，所以要有谨慎而完善的术前计划，术者必须具备非常丰富骨盆损伤治疗经验。在 Rubash 的报道中，平均的手术时间是 6 小时，平均的失血量为 1 200 ml。前后方畸形愈合一般都可以直接显露，可以用电锯或骨刀打开骨折线。前方和后方的截骨完成后，可使用股骨牵引器和骨盆复位钳复位畸形愈合处。一旦复位成功，必须将前后方稳定固定，固定的方法应根据损伤的情况而定，可以在骨盆后方使用加压钢板和拉力螺钉。骶骨棒由于不能对骨折块之间加压，容易造成骨折的移位和固定位置的丢失，所以目前不主张使用这种固定方法。前路固定一般是在耻骨联合和耻骨支。也可使用螺钉固定，偶尔也能用外固定装置。可采用前路－后路－前路或后路－前路－后路的手术程序。对于长期处于畸形愈合状态的骨盆骨折，在复位和固定之后可能出现医源性的腰骶神经损伤。首先通过骨盆"前路"和"后路"截骨后，在股骨远端放置牵引针，牵引 10~14 天后，仔细检测肢体的神经功能情况，重新打开骨盆的原手术切口，复位后使用内固定。在一期矫治过程中建议使用术中神经监测，这样可减小医源性损伤风险。术后的康复训练取决于固定的稳定程度。如果进行了牢固的钢板和螺钉固定，在患肢不负重的情况下可以早期活动。如

果认为固定不够坚固，则必须至少卧床 6 周以后方可活动。

（5）骶髂关节融合术：对于多数时间较长的骶髂关节畸形患者，要重新获得解剖复位是非常困难的，一般可以选择关节融合术治疗。

（三）骨不连

1. 发生机制　不稳定的垂直剪力型骨盆骨折大多数会有软组织的损伤，特别是会造成骶结节韧带和骶棘韧带的损伤，这是造成骨不连的最常见因素。后方负重区域的骨盆骨折不稳定，软组织嵌插于骶髂关节或邻近的骶骨或髂骨骨折间，可以阻碍骨折的愈合。侧方压缩骨折是导致骨盆骨折骨不连的第二位因素，在这种伤情下发生的骨不连通常会出现在骨盆的前方和耻骨支，但这种骨不连经常是无症状的。前后方向的压缩（开书型）骨折一般不会损伤到骨盆后方的肌腱束。虽然下肢主要负重力的传导是通过骶髂关节到股骨的，但是耻骨联合处较大范围的断裂仍然会造成骨盆的旋转不稳定。这样的患者常常会有耻骨联合前方的疼痛（图 3-11-41）。

骨不连的发生也与治疗的方法密切相关。有时，用非手术方法治疗不稳定的骨盆骨折，制动的时间往往需要很长。据报道，发生骨不连患者的平均制动时间是 6~8 周，对于严重的骨折显然是不够的。年轻的患者通过骨盆骨松质的剪力骨

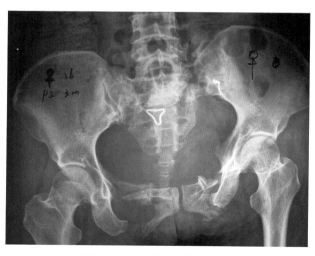

图 3-11-41　骨盆骨折骨不连

折会有骨折的延迟愈合，通过骨折间的加压，将不稳定的骨松质骨折转化为稳定的骨折类型，可以避免骨折延迟愈合和不愈合。但如果必须采用非手术治疗则必须要卧床休息，直至骨折完全愈合。在垂直和旋转不稳定的 C 型骨折中，制动的时间要达到 12~16 周。

2. 临床表现与诊断　疼痛是骨盆后方骨不连最突出的特点，而骨盆前方骨不连可以是无症状的。后方的疼痛多位于骶髂区，而且程度较为严重。由于这个部位与负重区相连，所以，患者长距离行走或跑步后会出现疼痛。疼痛可能伴有下肢后方的放射痛，甚至会累及踝部，使得患者丧失重体力劳动或体育活动能力。

可以通过临床检查和影像学检查进行诊断。骨盆分离挤压实验可以明确骨不连导致的半侧骨盆的不稳。在大多轻微不稳定的患者，骨盆不稳定仅通过查体难以确诊。影像学的检查则是必需的。X 线检查用于进一步确定诊断，通过交替单足站立拍摄骨盆前后位片可能会发现半侧骨盆有明显的向上和向后的移位。对于有些病例，透视下的动力性检查有助于诊断。

3. 治疗　治疗的原则是牢固固定骨盆环，必要时在骨不连处植骨。由于大多数病例都会涉及骨盆的前后方受损，所以手术采用前、后方入路直接显露损伤部位。唯一例外的是前后方向的压缩（开书型）骨折，它导致的是耻骨联合的不稳定。

（1）前方入路

1）耻骨联合骨不连：通过 Pfannenstiel 切口，术前常规放置导尿管，在切开分离的耻骨联合时应该避免损伤膀胱。应用骨盆复位钳复位分离的耻骨，在复位牵拉时，一定要注意保护膀胱，复位后使用钢板固定。

2）耻骨支骨不连：可以采用直接的手术切口显露。通过前方加压钢板固定耻骨上支的骨不连，然后再植入骨松质。耻骨下支的骨不连经常是萎缩型的，而且通常出现在坐骨结节或其附近，会对坐姿产生影响。手术入路应该根据骨不连的准确位置而选定。在有些患者可以通过截石位的直

接手术切口，可用长的骨松质拉力螺钉穿过骨折不愈合处固定。如果有导航定位技术将简化手术操作。如果骨不连处非常靠近近端，可以通过标准的 Kocher-Langenbeck 切口显露。在此切口内可以见到髋臼的后柱，其远端到坐骨结节，可以用拉力螺钉和钢板行切开复位内固定。

（2）后方入路：骨盆骨不连症状主要由骨盆后方的不稳定导致，因此，后方稳定性重建是治疗的关键。大多数后方不稳可通过后方的直接入路治疗。骶髂关节不稳更适合后方入路，更容易进行骨折间的加压固定，也可以通过前方切口进行显露。

1）后方切口：在髂后上、下棘的外侧做一纵行切口。如果有骶髂关节损伤，应切除关节间所有的纤维和软骨组织，然后用骨松质填塞。最适宜的固定方法是用 6.5 mm、7.0 mm 或 7.3 mm 空心螺钉贯穿骶髂关节固定，可以用外侧钢板作为垫圈使用。研究结果显示，当螺钉通过骶骨体时会明显增加固定的牢固性。另外，在后方使用 3.5 mm 或 4.5 mm 的重建钢板作为张力带固定或置于髂后上棘之间，可以明显地增加支持作用（图 3-11-42）。如果骨不连涉及骶骨，病变处应该在良好的显露下清除骨折间的软组织并行植骨术，对骨折端进行加压固定。但是如果骨折涉及骶骨孔则不能进行加压。如果骨不连通过了髂骨，在钢板螺钉内固定后行自体髂骨移植。

2）骶髂关节的前方入路：前方显露骶髂关节并不困难，可在髂嵴的外侧做切口，将髂肌和腰大肌从髂骨的内板剥离，在后方可达骶髂关节。在骶翼的前下方有 L5 神经根通过，在此应注意保护。关节被切开后，清除其间的纤维组织，再进行植骨。可采用行经皮骶髂关节的空心螺钉技术辅以前路钢板固定，可提供骨折间加压作用。

（四）医源性并发症

随着新技术和新器械的出现，过去认为是非常困难的手术入路现在也得到了改进。虽然这些手术入路已为大多数骨科医师所熟悉，但是，真正在此方面具有丰富经验的医师人数不多。在这些手术入路中，损伤血管和神经的风险很高。虽然在骨盆骨折内植物的设计上有改变，包括骨盆骨折重建钢板的出现，由于它的易塑性，使得手术操作变得容易，但是应牢记用拉力钉和加压钢板使骨折稳定固定的基本原则。影像技术及图像质量的改善极大地改进了其可视性，而且降低了 X 线辐射剂量，增强了经皮穿刺固定骶骨骨折和骶髂关节脱位的可操作性，一个很小的切口就可以保证拉力螺钉的安全置入，但是这却产生了医源性损伤的风险。在这个小孔中有可能损伤马尾神经和血管，甚至对于经验丰富的医师，这项技术仍有一定的风险和困难。通过透视和CT进行的计算机辅助定位技术改革了这项技术，它可以极大地降低并发症的概率，却不可能完全避免并发症的发生。固定耻骨联合和耻骨支的前路钢板有损伤膀胱、精索、圆韧带和神经血管的危险。对于骨质疏松的患者固定是非常困难的，尤其在后方固定不牢固的情况下，前方固定的失败几乎是必然的。在骶髂关节分离时，行前路钢板固定时将会损伤经过骶翼的 L5 神经根。

所有的骨盆手术都有可能出现软组织的并发症和感染的危险，特别是在开放性骨折中，这种风险更会增高，甚至在闭合骨折中也会有严重的软组织损伤。在损伤早期，皮下脱套伤的范围可能会被掩盖，但在后期的重建过程中，感染和软组织的缺失可能是面临的最大挑战和困难。

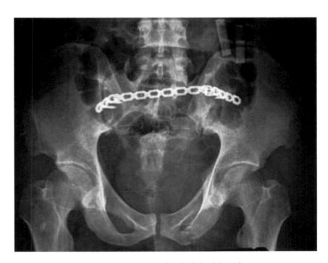

图 3-11-42　后方重建钢板固定

（五）深静脉血栓形成

1. **发病率及临床问题**　深静脉血栓形成（deep vein thrombosis，DVT）是骨盆和下肢创伤中最常见的并发症。据报道，骨盆骨折后在脑部出现 DVT 的概率可达 40%~60%，这其中最重要的是有 4%~22% 为肺栓塞，而肺栓塞的病死率是 2%~3%。

DVT 的发病机制是多因素的。后静脉炎综合征可能会引起不典型的主诉，如下肢沉重和疼痛。客观体征包括水肿和营养状况的改变或溃疡形成，在肢体近端 DVT 出现 3 年内，这些体征会在 2/3 的患者中出现，其严重程度在不同的个体变化较大。血栓可能自受伤时就已开始形成，血液的高凝状态及局部或系统的血流淤滞都可能是血栓形成的原因。骨盆骨折的预防治疗可以避免 DVT 的形成，通过早期的救治、骨折的复位固定、患者的制动及药物或机械方法，可以明显预防血栓的发生。但是有一项研究证明，至少有 7% 的患者无论使用药物还是机械的方法均不能避免 DVT 的发生。

2. **治疗及预防**　血栓的诊断一旦确立，药物治疗可以遏制血栓的进一步发展，甚至可以出现血管的快速完全再通。对于血栓症，很难确定何种治疗模式是最理想的，多长的治疗时间是最恰当的。尽管最近已经有关于低分子肝素治疗剂量的报道，但大多数专家仍然推荐血栓早期的全肝素抗凝治疗。静脉滴注肝素、全身抗凝治疗后改用华法林口服，治疗可以持续 3~6 个月，使凝血酶原时间接近正常的 1.5 或 2 倍。由于凝血酶原时间波动较大，现在大多数内科医师主张监测 INR，并且使其维持在 2~3 的范围内。

大多数骨盆骨折合并有 DVT 且患者在早期并不适合抗凝治疗，这些患者包括抗凝剂难融的血栓患者，抗凝可能会造成出血，使手术治疗受阻，可能是引起急慢性出血的因素。腔静脉阻断技术的发展明显地降低了大多数 DVT 患者的肺栓塞的发生率。

早期下腔静脉阻断的技术是腔外结扎、褶皱及网片放置法，这些都需要较广泛的切开手术，这些技术又造成了下腔静脉的高栓塞率。早期的腔内静脉阻断的方法也导致了较高的下腔静脉的栓塞率（60%~70%）。这些问题促进了新的滤网的设计和发展。与此装置相关的并发症包括滤网的游走（29%）、倾斜（7%）、穿透血管壁（9%）、装置失效（2%）及嵌入血栓中（22%）。通过使用新的设计和技术已经极大地降低了并发症的发生。过去一些远期的并发症（如下腔静脉血栓和后静脉综合征）在新的技术使用时已经很少出现。在早期的系列研究中，放置静脉滤网所选择的患者多是患有恶性肿瘤患者且生存时间有限，以及其他患者，这些装置并未用于年轻的创伤患者。Sekharan 等最近报道了在 108 例年轻创伤患者中预防性放置静脉滤网的 5 年随访结果，尽管没有大的并发症出现，但是只对 36 人进行了随访，最后完成随访的仅 33 人。Langan 等也报道了类似的结果。在欧洲，取出下腔静脉滤网的手术已经进行了 15 年之久，永久放置的滤网可能具有潜在致病性，所以取出滤网成为大多数医师的选择。大多数治疗医师认为：出于预防急性血栓形成的考虑，在下腔静脉放置滤网后仍需短期使用抗凝治疗，最佳治疗时限的选择至今难以确定，但是多数学者认为抗凝治疗 3 个月为基本的原则。

对于抗凝剂的选用临床医师仍有着各自不同的选择。最近的一篇文献中建议临床医师在选用治疗药物时应根据其风险收益比做出判断。在参考了大量文献后，在 Geers 等发表的综述中，他们推荐了创伤患者 4 个抗凝治疗原则：①对于可确定有血栓栓塞风险的创伤患者，应该尽可能使用预防性抗凝治疗。如果不存在使用 LMWH 的禁忌证，一旦安全条件允许，应该使用 LMWH（这是一个强的 I A 型推荐指征，它建立在利弊比和方法论的基础上，通过方法论证实 LMWH 的治疗作用是有效的）。② LMWH 的预防机制虽然被推荐，但由于担心出血而被延期使用。这个推荐指征（I C 型）强烈要求检查潜在的风险收益比。使用抗凝剂虽然有益处，但通过方法论显示：

已经收集到的支持数据的强度相对较弱。③患者存在血栓栓塞的高风险，患者已经采用了不太好的预防抗凝治疗，建议超声检查。如前所述的理由，这也是ⅠC型的推荐指征。④置入下腔静脉滤网后出现近端的 DVT，推荐指征ⅠC型⁺，推荐使用抗凝治疗。另外，潜在风险收益比提示：虽然益处比较高，但是支持数据是来自观察研究或是不相似患者群体的推断数据。这些在方法论上的缺陷使得支持证据被认为很勉强，所以，其推荐指征是 C⁺。但是，在使用 IVC 滤网时预防抗凝治疗的推荐指征是ⅠC型。

唐佩福等专家就创伤骨科患者深静脉血栓形成筛查与治疗形成专家共识，具体诊断处理流程见图 3-11-43。术前确诊为 DVT（新鲜近段血栓），如需急诊或限期手术，建议放置下腔静脉滤器后手术，无抗凝禁忌者给予抗凝治疗；对于有抗凝禁忌者建议放置下腔静脉滤器，1 周后再评估：如抗凝禁忌已不存在，则给予 4~6 周抗凝治疗后再行手术治疗，如仍存在抗凝禁忌，则结合此时是否需急诊或限期手术的情况判断是否在放置下腔静脉滤器后实施手术治疗。

术后确诊为 DVT，则按照《中国深静脉血栓形成的诊断和治疗指南》（第二版）进行处理，处理措施包括以下 4 个方面。①抗凝：对于创伤骨科患者术后出现的 DVT，抗凝治疗 3 个月。②下腔静脉滤器：对于多数 DVT 患者，不推荐常规应用下腔静脉滤器；对于抗凝治疗有禁忌或有并发症，或在充分抗凝治疗的情况下仍发生 PE 者，建议置入下腔静脉滤器。③溶栓：对于急性期中央型或混合型 DVT，在全身情况好、预期生存期 ≥1 年、出血风险较小的前提下，首选导管接触性溶栓。如不具备导管溶栓的条件，可行系统溶栓。④手术取栓：髂股静脉及其主要侧支均被血栓堵塞时，静脉回流严重受阻，临床表现为股青肿时应立即手术取栓。对于发病 7 天以内的中央型或混合型 DVT 患者，全身情况良好，无重要脏器功能障碍也可手术取栓。

抗栓塞治疗是一个快速发展的领域，以上的推荐指征只能作为一个指导原则，同时应留意原则可能已经有所变化。能够特异性地作用于栓塞部位的药物仍在研究和发展中，对于患者最佳治疗方法的选择仍需关注新的发现和进展。

综上所述，骨盆环骨折引起远期致残的因素有很多。早期和适当的干预治疗已经明显降低了患者严重并发症的发生率。新技术和设备以及对于手术入路的日渐熟悉，已经增强了我们治疗远期并发症的能力。临床医师的根本目的是要通过本书所提供的详细方法来预防并发症的出现。

第十一章

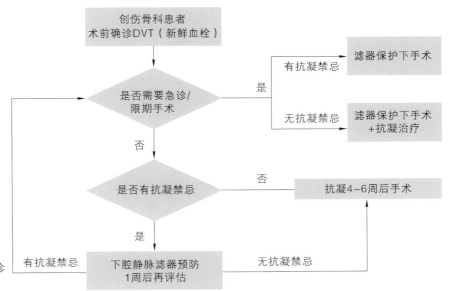

图 3-11-43　创伤骨科患者术前确诊 DVT 的处理流程

第七节　几种特殊类型的骨盆损伤

一、开放性骨盆骨折

（一）概述

开放性骨盆骨折又称为致命性骨盆骨折，是指与外界相通（包括与直肠、尿道或阴道相通）的骨盆骨折，占所有骨盆骨折的 2%~4%，高能量损伤居多，致伤机制复杂，常常有合并伤存在，易引发多种并发症。北美国家统计 2000~2006 年创伤骨科协会（OTA）会员登记的 64 例开放性骨盆骨折的病死率为 23%，山东省立医院创伤骨科收治 48 例开放性骨盆骨折的病死率为 14.6%。

开放性骨盆骨折死亡原因包括：①早期难以控制的大出血（最主要）；②合并伤（多且严重）；③败血症；④大面积皮肤撕脱难以覆盖所致；⑤后期盆腔内化脓性感染。

此类骨折由于尿道、阴道或胃肠道内容物而造成的骨折污染很常见，软组织损伤常伴有明显的骨盆环畸形，并伴有难以控制的大出血，因此对开放性骨盆骨折应首先注意气道、呼吸和循环方面的急救，然后再考虑骨盆骨折的治疗。

（二）开放性骨盆骨折的分类

1. **Hanson 分类法**　1991 年，Hanson 等结合闭合骨盆骨折的分类法与长骨开放性骨折伤口的分类法，提出开放性骨盆骨折的分类法。

（1）Ⅰ型：单纯髂骨或骶骨开放性骨折。

（2）Ⅱ型：骨盆穿透性损伤（包括枪弹伤）。

（3）Ⅲ型：开放性骨盆骨折——会阴撕裂伤。这是最常见、最典型的损伤类型，分为 2 个亚型：①单纯性开放骨盆骨折：除骨盆开放性骨折外，会阴部有大小、深浅不一的撕裂伤，但不波及泌尿生殖道及肛门直肠。②复杂性开放骨盆骨折：会阴撕裂伤波及泌尿生殖道及肛门直肠。会阴部伤口所遭受的污染程度较为严重，感染的发生机会也较高。

（4）Ⅳ型：创伤性半骨盆离断。这是最为严重的一种类型。由于一侧的髋骨从骶骨和耻骨联合广泛的分离，腹股沟区软组织大范围的撕裂，一侧髂外血管撕断，股神经及坐骨神经严重牵拉伤，患肢失去血供及神经支配，常伴有直肠肛门及泌尿生殖道的损伤，所以在解剖上和功能上已构成创伤性截肢。立即半骨盆截除术并正确处理其他损伤是治疗的主要手段。

2. **Jones-Powell 分类法**　1997 年 Jones 和 Powell 联合提出了 Jones-Powell 开放性骨盆骨折分型。

（1）Ⅰ级：骨盆环稳定的开放性骨折。

（2）Ⅱ级：损伤导致骨盆环旋转或纵向不稳定，而且不伴有可导致污染的直肠或者会阴损伤。

（3）Ⅲ级：损伤导致骨盆环旋转或纵向不稳定，但是伴有可导致污染的直肠或者会阴损伤。

3. **山东省立医院提出的分类法**　山东省立医院创伤骨科于 2008 年结合上述两种分类方法以及救治 98 例开放性骨盆骨折的临床经验，根据抢救治疗原则的不同，提出了一种新的开放性骨盆骨折分类方法。

（1）Ⅰ级：单纯开放性骨盆骨折，包括贯通伤。

（2）Ⅱ级：骨折端与阴道、尿道、直肠等腔道相通。

（3）Ⅲ级：骨折端与阴道、尿道、直肠等腔道相通，同时合并会阴部撕裂伤。

（4）Ⅳ级：创伤性半骨盆或碾挫毁损伤。

本分类方法简便实用，便于在临床抢救治疗中的应用。

（三）开放性骨盆骨折的急救处理

骨盆骨折急救的首要目的为挽救患者生命，应优先接触危及患者生命的情况，使病情得到初步控制，然后再进行后续处理。必须优先抢救的急症包括心搏骤停、严重颅脑外伤、血气胸、张力性气胸、大出血和休克等。

患者入院后立即对气道、颅脑、颈椎、呼吸质量、循环状态进行评估，及时发现危及生命的损伤，迅速进行有效处理。原则上评估与治疗同时进行。在急诊室（ER）的第一个小时（"黄金时段"）对提高生存率和降低病死率至关重要，其复苏可按照以下程序进行。

1. **心肺复苏** 心搏骤停时，在急诊室应立即进行体外心脏按压，并尽快给予高浓度、高流量面罩吸氧或气管插管接呼吸机辅助呼吸；在心电监测下电除颤，开胸心脏按压；药物除颤等。

血凝块、呕吐物或舌后坠等可造成呼吸道阻塞，导致通气功能障碍，其可在很短时间内使患者窒息死亡，故应争分夺秒解除呼吸道阻塞，维持呼吸道通畅，如果改变体位、吸氧等措施难以维持气道通畅时应行气管插管。行气管插管时不要过多地搬动头部，对存在不稳定颈椎骨折脱位的伤员而言，经鼻咽气管插管是最安全的途径，因为此法改变头的位置幅度最小。有通气障碍的伤者大约1%需要施行气管切开术。气管切开虽然可能导致一些肺部并发症，但这是使气道通畅最有效、最简单的方法。

2. **液体复苏、扩充血容量、改善循环及组织灌注** 迅速建立双通道静脉输液，在2~3次静脉穿刺失败后，应考虑行静脉切开术。首先应快速滴注等渗盐水或平衡盐溶液，45分钟内输入1 000~2 000 ml。若患者血压恢复正常并能维持，则表明失血量较小且已停止出血。如果患者的血细胞比容为30%以上，则可继续输上述溶液（补充量可达估计失血量的3倍），不必进行输血。如果失血量大或继续有失血则应行输全血或浓缩红细胞治疗，但仍应补给部分等渗盐水或平衡盐溶液。

3. **控制出血** 大出血是骨盆骨折最常见、最紧急、最严重的并发症，也是造成骨盆骨折死亡的主要原因。一般认为，在3小时内出血量超过血容量的50%为大出血。骨盆骨折出血来源主要为骨盆壁血管、盆腔静脉丛、盆腔内脏器、骨折断端和盆壁软组织等。由于急诊急救时常难以判断出血的来源，所以处理比较棘手。各种止血措施的应用效果与出血血管的走行分布密切相关。常见的损伤血管有：髂内血管（臀上臀下动脉及闭孔动静脉）、髂外血管（股动静脉）、"死亡冠"（闭孔动静脉与髂外动静脉的吻合支）（图3-11-44）等。骨盆骨折合并大出血的治疗，主要是补充血容量和进行有效的止血。

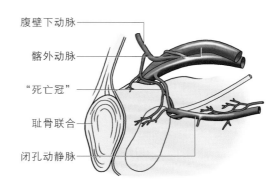

图 3-11-44 闭孔动静脉与髂外动静脉吻合构成"死亡冠"

（1）大出血的一般治疗：主要为输血输液，补充血容量，维持有效循环。

（2）骨折复位并临时固定：为控制盆腔内出血的重要措施之一。在复苏及抗休克的同时，即应尽早进行骨盆骨折的复位与固定，实现骨盆容积控制。可应用骨盆束缚带、C型钳及骨盆外固定架。

（3）动脉血管内造影栓塞止血：经积极输液、输血等抗休克疗法情况仍不见好转，怀疑有较大的盆腔血管损伤出血者，可经选择性动脉栓塞术控制或减少出血。该技术适合于中等量出血，采用此技术治疗骨盆骨折出血效果满意。

（4）暂时性腹主动脉阻断术：暂时性腹主动脉阻断术是指将导管经股动脉插入腹主动脉，并在肾动脉水平以下用球囊阻断（图3-11-45），其目的是控制盆腔、骨盆、下肢出血。其病理生理是在此水平阻断腹主动脉，能够阻止循环血量的继续流失，保证有效循环血量和重要组织器官的血流灌注，为抢救生命争取时间。并且在阻断水平以下的供血范围内，没有对缺血较为敏感的器

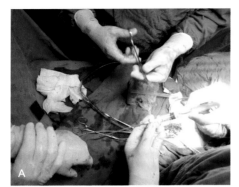
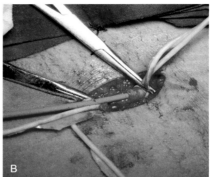
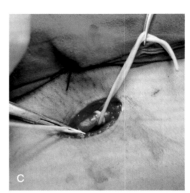
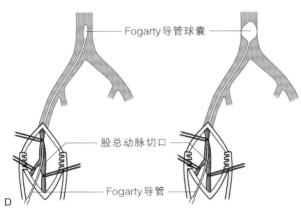
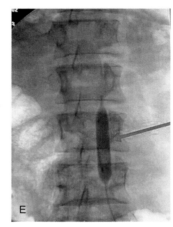

图 3-11-45　暂时性腹主动脉阻断术中操作图

A. 暂时性腹主动脉阻断术简图；B. 显露股动脉，并用两根橡皮条分别上下暂时阻断股动脉；C. 向股动脉内插入 Fogarty 导管；D. 向导管内注入生理盐水或泛影葡安造影剂；E. 手术中 X 线透视证实阻断节段位于肾动脉以下水平

官，是目前临床上应用于骨盆骨折大出血的有效方法，止血效果显著。此外，在腹主动脉阻断基础上将双侧或单侧髂内动脉结扎，止血效果会更加显著、稳定。该技术主要适用于 3~4 小时内输血 3 000 ml 以上血流动力学仍不稳定，并且排除肝脾破裂的大出血患者。笔者于 2003~2008 年中将该技术运用于 24 例骨盆骨折患者急救，24 例均抢救成功，效果较好。具体操作步骤：①股动脉插管。②置入 Forgarty 导管（腹股沟韧带为起点）：阻断腹主动脉进管 20 cm 左右；阻断单侧髂总动脉进管 14~16 cm。③气囊充生理盐水（如难以确定球囊位置，可注入泛影葡安造影剂定位）。

（5）局部填塞止血：局部填塞也是一种简单有效的止血方法。对于来源于静脉丛的骨盆骨折出血，栓塞不能有效控制隐性静脉出血，因此该技术可作为骨盆骨折出血的有效控制手段之一。过去认为骨盆填塞主要适用于非常严重的低血压患者和来源

不及行血管栓塞的患者，然而鉴于骨盆骨折出血85% 源于后腹膜静脉，现在认为骨盆填塞在理论上应该更有效，并认为其结合 C 型钳或外固定架固定骨盆后环，填塞止血效果会更加显著。

（6）髂内动脉结扎术：多数学者认为骨盆侧支循环极为丰富，结扎髂内动脉并不能控制出血，而且手术增加了创伤出血，破坏了腹腔后血肿的自身止血作用。因此除非临床上或血管造影确认有大血管破裂，经积极抗休克等处理大出血仍不能控制，患者情况持续恶化，才考虑行一侧或两侧髂内动脉结扎术。

（四）不同类型开放性骨盆骨折的治疗

1. 各级开放性骨盆骨折的治疗原则　①Ⅰ级：清创后根据情况行一期内外固定手术；②Ⅱ级：对于泌尿系或阴道损伤，行修补术后可行一期内、外固定术；对于直肠损伤者，应先行造瘘术，再行外

固定；③Ⅲ级：造瘘和会阴清创后，仅做外固定；④Ⅳ级：彻底清创，行髋关节或半骨盆离断术。

2. **各级开放性骨盆骨折的处理**

（1）Ⅰ级开放性骨盆骨折：Ⅰ级开放性骨盆骨折即单纯开放性骨盆骨折，常见为髂骨开放性骨折，其次是骶骨开放性骨折，由于骨折断端贯穿直肠的发生率很高，故移位的骶骨骨折要常规进行直肠检查。另外，贯通伤所致骨盆骨折往往并不严重，而盆腔内组织、器官可有不同范围和程度损伤；轻的仅一般软组织损伤，严重的可伤及泌尿生殖器官、直肠和血管神经。

根据受伤的情况不同，治疗也有相应的变化：①处理局部伤口，清创后修复血管等软组织损伤，若伤口条件允许，可一期缝合，同时行骨折内固定治疗；②对于皮肤撕脱伤的患者应彻底清创后力求一期封闭创面，并行一期外固定或延期内固定；③对于贯通伤的处理要做到对贯通伤道彻底探查止血，对周围的组织、器官要仔细辨认是否损伤，对清洁伤口可一期封闭，对污染伤口（尤其是火器伤）应延期缝合。

【**典型病例 1**】 患者，男性，32 岁，车祸伤。入院诊断为：①开放性骨盆骨折，骨盆骨折 AO 分型 A1 型；②右侧髂骨开放性粉碎性骨折伴股动脉损伤；③右侧股骨转子间骨折；④左侧股骨踝间骨折。患者一期行彻底清创、血管修复、骨盆骨折内固定，伤口一期愈合（图 3-11-46）。

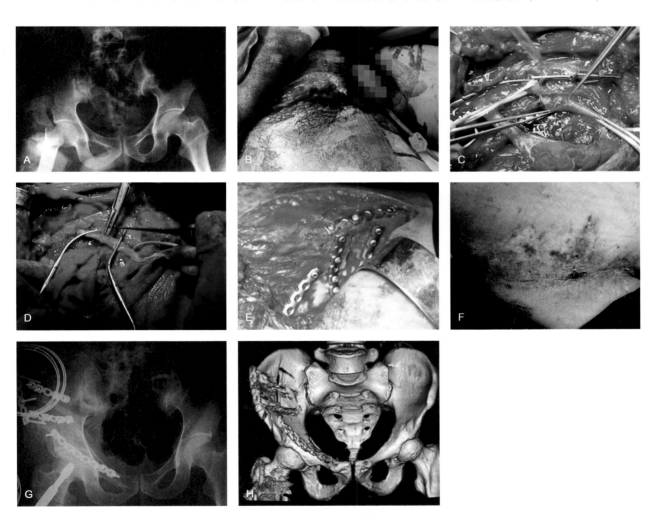

图 3-11-46　典型病例 1

A. 术前骨盆前后位 X 线片显示右侧髂骨骨折、右侧股骨转子间骨折；B. 腹股沟区单纯开放性骨盆骨折；C. 术中见合并有股动脉损伤；D. 术中修复股动脉；E. 术中重建钢板内固定情况；F. 手术后伤口愈合良好；G、H. 术后骨盆前后位 X 线片及 CT 三维重建显示骨盆骨折复位满意，内固定可靠

（2）Ⅱ级开放性骨盆骨折

1）合并泌尿系损伤：该类损伤的常见原因为侧方挤压或垂直暴力导致耻骨联合及耻骨支骨折脱位。对于合并后尿道损伤的治疗，我们建议行尿道会师加牵引术，该方法简单，损伤小，既恢复了尿道的连续性，又通过牵引作用让撕脱的尿道黏膜尽可能复位，是早期处理后尿道损伤较为理想的方法。

骨盆骨折合并膀胱破裂多由耻骨联合及耻骨支骨折脱位后间接暴力引起。临床上常根据膀胱破裂口与腹膜的关系将膀胱破裂分为腹膜内型、腹膜外型和腹膜内外型三种。临床上可通过膀胱注水试验或膀胱造影确诊。膀胱破裂一旦确诊，应实施膀胱修补造瘘术。

2）合并阴道损伤：骨盆前环骨折明显移位时，可直接穿通阴道壁、子宫，成为开放性骨折，而且其多合并膀胱破裂及尿道断裂，临床容易发生误诊、漏诊，所以女性骨盆骨折患者如发现阴道流血应高度警惕阴道损伤。

骨盆骨折合并阴道损伤多为不稳定型骨折，致伤暴力较大，常同时合并其他脏器损伤等严重并发症，出血性休克是早期致死的主要原因。因此早期治疗应以抢救生命为原则，采取有效措施控制大出血，维持有效循环血容量，稳定血流动力学。阴道损伤可先填塞纱布块压迫止血，生命体征稳定后尽早手术，力争早期彻底清创，修补阴道损伤，降低远期并发症的发生。

3）合并直肠损伤：骨盆骨折合并直肠损伤是较为常见的一类开放性骨盆骨折，其诊治难度极具挑战性，对于复杂的骨盆骨折，若发现有腹膜炎刺激症状，应考虑是否有直肠损伤。骨盆骨折合并直肠损伤的治疗原则是先积极挽救生命，再最大限度地保留器官功能，提高远期生存质量。

A. 积极抗休克治疗。

B. 防止感染：感染是威胁伴有直肠损伤的骨盆骨折患者生命的重要因素之一，早期足量、联合应用抗生素对控制感染和防止其进一步扩散有良好效果。

C. 早期积极手术处理。生命体征稳定后，早期积极手术治疗直肠损伤可减少腹膜炎或腹膜外间隙感染的发生，减少并发症和死亡。直肠破裂是急症结肠造瘘转流术的绝对指征，一旦确诊应早期行结肠造瘘术。结肠造瘘术的适应证：①骨盆骨折累及直肠、肛管的会阴部损伤；②骨盆骨折虽未累及直肠、肛管，但软组织损伤广泛的会阴部损伤。

（3）Ⅲ级开放性骨盆骨折：骨折伴会阴撕裂伤中，骨盆骨折大多是开书型损伤所致。盆底创面大，腔隙大，损伤距肛门口很近，有的肛门有撕裂，由于严重创伤后大多数患者都出现大便稀、次数多，易污染创面，所以感染难以避免。盆底为疏松结缔组织，一旦感染扩展迅速，再加上腔隙巨大，感染会相当严重，同时粪便污染的感染大多为粪肠球菌，对许多抗生素不敏感。诸多因素相加导致感染难以控制，易造成严重后果。

早期创口处理必须考虑是否影响血流动力学的稳定，可以在骨盆外固定支架固定维持骨盆环稳定后予以创口冲洗、敷料填塞止血，以帮助稳定血流动力学，待其稳定后再进行创口的清创。骨盆骨折伴有会阴撕裂伤是否行结肠造瘘术存在争论，我们认为会阴区（距离肛门 5 cm 以内）如果存在伤口，早期进行结肠造瘘是减少感染发生、避免创口持续污染的重要措施。由于这类损伤的伤口距肛门很近，所以不能长期使用肠外营养，且伤口护理困难，大便易污染创面，造成感染。另外，会阴为疏松结缔组织且腔隙巨大，一旦感染将迅速扩展，并相当严重。

1）开放性骨盆骨折伴会阴撕裂伤的病例，我们建议的救治程序如下：①早期以保住生命为目的，快速补液、输血、抗休克治疗，维持血流动力学稳定。②判明伤情后，优先处理有出血的脏器损伤。③骨盆骨折应以外固定架固定为主，稳定骨盆环。④对会阴部损伤进行彻底清创、纱布填塞止血、结肠造瘘和骶骨前充分引流，尽早使用广谱抗生素，防止感染。⑤会阴部创口反复清创和负压封闭引流。

2）开放性骨盆骨折伴会阴撕裂伤发生感染的原因：①清创不彻底，早期损伤组织坏死范围不易辨明，残留的失活组织和骨折处血肿可成为细菌的良好培养基。②引流不通畅，由于创口位置特别，容易因为挤压、体位、创腔深大等原因导致渗液及坏死组织难以引出。③早期大量失血使得机体免疫功能低下，更易导致感染加重和扩散。

3）开放性骨盆骨折伴会阴撕裂伤发生感染的治疗：感染后反复多次清创和创口封闭负压引流是控制感染的关键。早期清创时不易彻底清除坏死组织，而反复清创可以及时清除坏死组织和感染病灶，更有利于感染的控制。创口封闭负压引流可起到一定清创和杀灭细菌的作用，并将液化坏死组织和部分毒素引流出体外，使清创后创面能够保持清洁，避免再次感染。

【典型病例2】 患者，男性，35岁，车祸伤。开放性骨盆骨折（骨盆骨折AO分型：C3型）；会阴部、骶尾区软组织撕裂；肛门破裂。经彻底清创、结肠造瘘术、引流、外固定等治疗，3个月后创面愈合（图3-11-47）。

（4）Ⅳ级开放性骨盆骨折：开放性半骨盆离断伤是开放损伤中最为严重的一种损伤，此类损伤多为机动车碾压伤所致。半骨盆离断伤有髂血管的断裂伤或不完全断裂伤及骨盆底血管丛的损伤，创伤性休克发生早、失血量大且迅速，迅速果断地结扎损伤的大血管及填塞加压包扎盆腹部是抢救成功的关键，同时建立动静脉通路，迅速有效纠正血容量不足，维持心脑血供。

半骨盆不完全离断伤，虽有部分骨与软组织连接，但由于碾压造成患者损伤严重，受损骨质失去血运，创面大及污染严重，加之重度休克使伤者免疫功能下降，所以失活组织应彻底清除，彻底结扎止血，大部分病例一期行下肢截肢术。当臀部及下腹部软组织缺损时，在保证内脏不外

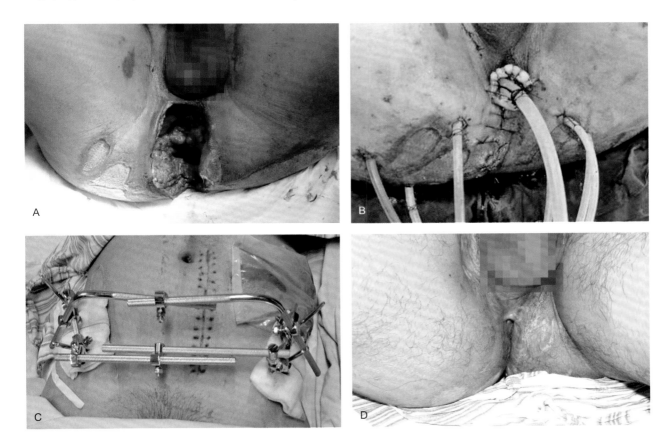

图3-11-47 典型病例2

A. 会阴部、骶尾区软组织撕裂，肛门破裂；B. 术后多根引流管负压吸引；C. 彻底清创后予结肠造瘘术及外固定；D. 患者创面封闭

露的前提下，应采用腹壁或腰部皮瓣转移术，争取一期修复缺损。腹膜损伤应及时修复，这样可防止感染的发生。总之，及时积极抗休克的同时及早止血、扩创，彻底清除游离骨块及失去血运的软组织，应用广谱抗生素预防感染，才是成功抢救生命的关键所在。

（五）开放性骨盆骨折合并伤的处理

1. 合并直肠损伤

（1）损伤机制、分类和特点：直肠损伤是骨盆骨折较为常见且较难处理的合并损伤，其主要是由于骨盆骨折断端移位直接刺伤，或由于暴力致骨盆环移位变形较大使其撕裂。直肠损伤根据损伤部位与腹膜反折线的关系分为腹膜内损伤和腹膜外损伤。

直肠损伤的特点：①局部血液循环丰富，直肠上动静脉与直肠下动静脉之间有广泛吻合支，并且周围有骶前静脉丛，故损伤后出血较多；②直肠肛管周围有多个软组织间隙，间隙内充满脂肪结缔组织，易被感染，且感染后容易扩散；③直肠肛管间隙内神经分布少，感觉迟钝，伤后有时疼痛不明显；④直肠肛管有大量细菌聚集，损伤后易污染周围组织而引起肛周感染；⑤容易合并损伤邻近组织器官，引起直肠尿道瘘、直肠阴道瘘。

（2）临床表现：直肠损伤的症状因损伤的轻重、部位和直肠及血管损伤是否广泛而有所不同：①腹膜内直肠损伤有典型的腹膜炎表现，表现为下腹痛及腹膜刺激症状，部分直肠损伤可见腹腔游离气体或直肠周围和腹膜后积气。②腹膜外直肠损伤无腹膜炎表现，早期疼痛也不明显，但延误诊断后感染一般严重，多合并厌氧菌感染，且向直肠周围间隙扩散。一般表现为：肛门渗血或便血；会阴部、骶尾部及臀部伤口有粪便溢出；尿液中有粪便残渣或尿液自肛门流出。

（3）诊断：腹膜内损伤的症状比较明显，容易诊断。腹膜外损伤即腹膜反折以下、肛提肌以上的损伤，由于症状不明显，且合并伤多，对病情程度的判断比较困难。

1）病史和体检：有明确的外伤史。骨盆骨折有下列情况之一者均应考虑直肠损伤的可能：肛门流血；肛门溢尿，阴道溢便；典型的下腹痛及腹膜刺激症状；肝浊音界缩小或消失，并排除其他消化道穿孔可能；会阴部、臀部、大腿部的任何开放伤，如有粪便自伤口溢出。

2）直肠指诊：骨盆骨折特别是伴有肛门渗血或血便时，直肠指诊应列为常规检查。直肠指诊时指套上常染有血迹或尿液，如损伤部位低可扪到直肠破裂口，破损区有肿胀和压痛等即可确诊，阳性率可达80%。并可了解括约肌有无损伤，括约肌完全断裂时，肛门失去张力，可容纳3~4指伸入。

3）阴道指诊：对疑有直肠损伤的已婚女性进行阴道指诊有助于诊断，可触及直肠前壁破裂口，并明确是否合并阴道损伤。

4）直肠镜检查：对指诊阴性者，若仍怀疑有直肠损伤时，可行直肠镜检查，但应注意病情是否允许，不亦作为常规检查。进行直肠镜检查可发现指诊未能达到或漏诊的直肠破裂，因其能直观显示损伤部位、范围和严重程度，常能提供进一步处理的可靠依据。

5）X线检查：是诊断直肠损伤的重要手段。发现膈下游离气体提示腹膜内直肠损伤；通过骨盆相可了解骨盆骨折状况，在骨盆壁软组织见到气泡则提示腹膜外直肠破裂。

（4）治疗：直肠破裂是急症行结肠造瘘转流术的手术指征，一旦确诊应早期行结肠造瘘术，使粪便转流并充分引流直肠周围间隙。

1）对于腹膜内直肠损伤，应行剖腹探查并乙状结肠造瘘，术中彻底清洗腹腔并充分引流，破口小、污染轻的可行直肠修补术；破口大时需行直肠切除吻合术。

2）腹膜外直肠损伤，一般应先剖腹探查再行结肠造瘘，并大量冲洗肠腔，同时经会阴清创、修补直肠损伤，充分引流直肠周围间隙。

行结肠造瘘转流手术时应注意：①造瘘部位

首选乙状结肠，其次是横结肠；②襻式造瘘手术操作简单、迅速、易行，但有向远端流大便，污染会阴部伤口的可能；单口造瘘可做到粪便完全转流，保证会阴部伤口清洁，但手术相对复杂；③将造瘘口远端肠腔内粪便清除干净，并反复冲洗远端肠腔；④直肠周围间隙应充分引流。

【典型病例3】 患者，男性，34岁。卡车挤压伤致开放性骨盆骨折（骨盆骨折 AO 分型：C3型），合并直肠破裂、肛门撕裂、右侧股骨骨折。入院时患者已处于休克状态，血压为 60/30 mmHg，即行心肺复苏，经输血、输液后，患者血压不能维持，急行剖腹探查、止血、纱布填塞，并行结肠造瘘，外固定架固定，抢救成功，24 小时内输血11 000 ml，经过 1 周抢救，共输血 16 000 ml，患者病情稳定（图 3-11-48）。

2. 合并泌尿系统损伤 膀胱及尿道损伤是骨盆骨折常见的合并伤，在骨盆骨折中，膀胱和尿道损伤的发生率为 13%。尿道损伤常见于男性（通常为尿道膜部损伤）；而女性患者中，膀胱损伤更常见。

（1）膀胱损伤

1）损伤机制：膀胱空虚时完全位于骨盆腔内，在充盈时其顶部高于耻骨联合，此时受到暴力作用，膀胱易受创伤。骨盆骨折时耻骨联合的分离及耻骨支骨折脱位的间接暴力可引起膀胱损伤，骨折的断端也可直接刺伤膀胱，引起膀胱损伤。

2）分类：膀胱损伤主要分为挫伤和膀胱破裂。

A. 挫伤：膀胱壁未破裂，仅伤及膀胱黏膜或肌层，无尿液外渗，但可发生血尿。

B. 膀胱破裂：膀胱全层破裂，有尿液外渗，根据损伤部位、机制及与腹膜关系，可分为以下3 类。①腹膜内破裂：膀胱壁破裂与腹腔相通，大量膀胱尿液溢入腹腔，引起腹膜炎，多见于膀胱后壁和顶部损伤。②腹膜外破裂：膀胱壁破裂，但腹膜完整。尿液外渗到膀胱周围组织及耻骨后

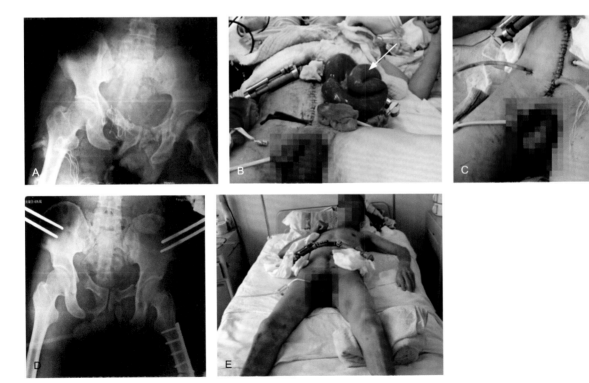

图 3-11-48　典型病例 3

A. 伤后骨盆前后位 X 线片显示骨盆骨折（C3 型）、右侧股骨骨折；B. 第一次剖腹探查、造瘘术后 48 小时，有腹膜后广泛出血，腹内压过高导致部分肠管从造瘘口脱出（箭头所示），立即行剖腹探查，将脱出的肠管部分切除；C. 6 天后患者病情稳定，将纱布取出（箭头所示）；D. 1 周后患者情况及 X 线片检查；E. 1 个月后患者病情稳定

第十一章

间隙，蔓延到肾区。骨盆骨折合并伤中此型多见，破裂口均在无腹膜覆盖的前壁或颈部。③混合型破裂：腹膜内外破裂同时存在，大多有其他脏器合并伤。

3）临床表现：轻度膀胱壁挫伤仅有少量终末血尿，并在短期内自行消失。膀胱全层破裂时症状明显：①排尿障碍和血尿：膀胱破裂后，尿外渗到膀胱周围或腹腔内，患者有尿意，但无尿液排出或仅排出少量血性尿液。②局部肿胀和淤斑：尿液外渗至膀胱周围和耻骨后间隙可导致局部肿胀和皮肤淤斑，直肠指检可触及直肠前壁饱满感或液性肿胀感。③尿瘘：膀胱损伤如与直肠、阴道相通，则可经肛门、阴道排出血性尿液。

4）诊断

A. 病史和体检：骨盆部受暴力损伤后，出现排尿困难和血尿，体检发现局部肿胀和淤斑。

B. 导尿试验：导尿管能顺利插入膀胱，但无尿液流出或流出少许血尿。

C. 膀胱造影：膀胱造影检查确诊率可达85%~100%，是诊断膀胱破裂的可靠方法。X线显示膀胱造影后造影剂流入膀胱周围间隙或腹腔内。如应用空气造影，X线显示膈下游离气体。

D. 注水试验：经导尿管向膀胱注入 200 ml 生理盐水，如回抽的量明显少于或多于注入的量，即为注水试验阳性。在急救阶段，膀胱注水试验是诊断膀胱破裂较为简易且价值较高的方法。

5）治疗：根据损伤的类型和程度进行积极处理：

A. 轻度的闭合性挫伤，可经尿道插入导尿管持续引流，保持尿液流出通畅，膀胱损伤可自行愈合。

B. 膀胱完全破裂，应在积极抗休克治疗后，尽早手术：①探查并修复膀胱破口；②完全的尿流改道；③充分引流。

腹膜内膀胱破裂一般需行手术探查并修复膀胱，彻底清除腹腔内尿液，缝合腹膜并在膀胱外修补膀胱破口，行腹膜外高位膀胱造瘘，充分引流。

腹膜外膀胱破裂需行手术探查并修复膀胱，如破口较大，需同时行膀胱造瘘，充分引流膀胱周围尿液，以防盆腔脓肿形成。

【典型病例4】 患者，男性，47 岁。高处坠落伤致开放性骨盆骨折（骨盆骨折 AO 分型：C1型）、膀胱破裂。在急诊室 4 小时内输血 3 000 ml，生命体征不能维持，急诊行剖腹探查止血、膀胱修补术，一期行骨折内固定（图 3-11-49）。

（2）尿道损伤

1）损伤机制和分类：骨盆骨折合并尿道损伤多发生在男性。男性膜部尿道穿过尿生殖膈，当骨盆骨折时，附着于耻骨下支的尿生殖膈突然移位，产生剪切样暴力，使薄弱的膜部尿道撕裂。骨盆环变形、盆底的前列腺附着处和耻骨前列腺韧带受到强烈的牵拉而撕裂，致前列腺突然向上后方移位，前列腺尿道和膜部尿道交界处撕裂。

骨盆骨折合并后尿道损伤分型：①Ⅰ型：牵拉伤，尿道完整无破裂。②Ⅱ型：尿生殖膈上的尿道部分或完全断裂，尿外渗至盆部。③Ⅲ型：损伤同时累及尿生殖膈上、下的前后尿道，两者同时出现部分或完全断裂，尿液外渗至会阴部，亦同时外渗至盆部。④Ⅳ型：膀胱损伤延伸到后尿道，尿外渗至会阴部及盆部。

2）临床表现

A. 尿道外口出血：大部分尿道损伤患者尿道外口可见血液流出。尽管无特异性，尿道外口出血仍是提示尿道损伤的首要指征。尿道出血程度和尿道损伤严重程度不一定一致。

B. 排尿困难或尿潴留：尿道损伤后，尿道的连续性中断或血块堵塞，伤后不能自行排尿，引起排尿困难或尿潴留。排尿困难程度与尿道损伤程度成正相关。

C. 巨大血肿及皮肤淤斑：后尿道断裂时，尿液沿前列腺尖处外渗到耻骨后间隙和膀胱周围，向上沿腹膜外及腹膜后间隙蔓延。骨盆骨折及盆腔血管丛损伤引起大量出血，在前列腺和膀胱周围形成大血肿。

3）诊断

A. 病史与症状：骨盆骨折患者出现会阴部巨

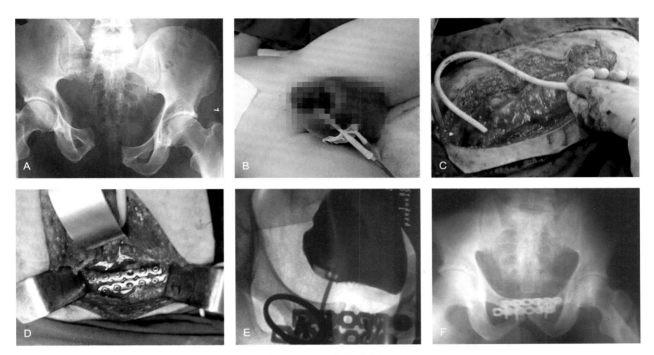

图 3-11-49 典型病例 4
A. 术前：骨盆前后位 X 线片显示 C1 型骨盆骨折；B. 术前会阴及阴囊肿胀淤血严重，导尿管引流出新鲜出血；C. 术中探查发现有膀胱破裂，遂行膀胱修补造瘘术；D. 术中行耻骨联合分离重建钢板内固定术；E. 术中行膀胱造影术显示膀胱无造影剂外漏，说明膀胱修补完好；F. 术后 X 线片显示骨折复位固定良好

大血肿，不能自行排尿，尿道外口流出少量血液时，应考虑合并尿道损伤。

B. 体检：查体发现下腹肌紧张，耻骨上压痛，叩诊浊音（血肿或充盈膀胱），会阴血肿。直肠指诊可触及直肠前方有柔软、压痛的血肿，发现前列腺浮于高位。

C. 尿道造影：逆行尿道造影是诊断的重要依据，可确定尿道损伤的程度。取造影剂做逆行尿道造影，如尿道显影且无造影剂外溢提示挫伤或部分裂伤；如尿道显影并有造影剂外溢提示部分破裂；如造影剂未进入近端尿道而大量外溢提示严重破裂或断裂。

D. 诊断性导尿：诊断性导尿可能使部分性尿道损伤成为完全性损伤，加重出血，并造成血肿继发感染，应慎用。

4）治疗：骨盆骨折合并尿道损伤的处理原则：防治休克、感染及并发症，引流外渗尿液，争取早期恢复尿道的连续性。

骨盆骨折合并尿道损伤如早期处理不当可导

致尿道狭窄、尿失禁、性功能障碍等并发症，直接影响疗效和生活质量。对于尿道不完全断裂，如早期能顺利将导尿管插入膀胱，则可以导尿管为支架，留置 3 周，尿道损伤可愈合。对于骨盆骨折合并的后尿道完全断裂：①主张早期行尿道会师术，尿道会师术能早期恢复尿道连续性，并通过牵引作用让撕脱的尿道黏膜尽可能复位，手术操作相对简单，创伤相对较小，费时少，术后结合适当的治疗能取得较高的治愈率，有明显的安全性和有效性，只要操作细致，并不加重尿道、勃起神经和血管的损伤，是骨盆骨折合并后尿道断裂早期处理较为合适、有效的方法。②对于病情危重，血流动力学不稳定的患者，在早期急救时不适合行尿道会师术，应单纯行耻骨上膀胱造瘘术，充分引流尿液，待患者病情稳定后再早期行尿道会师术，恢复尿道连续性。

（3）合并阴道损伤

1）损伤机制：骨盆骨折的骨折端可刺伤阴道壁，耻骨联合分离可造成阴道纵深撕裂；双侧上下支骨折后骨盆环前部游离形成剪切应力致阴道横断；骨盆内径改变使盆内组织发生挤压伤亦可导致阴道损伤。

2）临床表现

A. 出血：由于阴道富有动脉血供和静脉网，损伤后阴道流血常比较明显。但阴道又是一个肌性管道，创伤刺激和疼痛可致其痉挛而引起出血不明显，从而容易早期漏诊。

B. 外阴血肿：外阴部皮下及黏膜下组织疏松，血管丰富，阴道损伤时很易形成血肿，局部组织常有明显肿胀、坠感和剧痛。

3）诊断

A. 阴道出血：阴道血供丰富，损伤后常有明显出血，女性骨盆骨折合并阴道流血应高度怀疑并发阴道损伤。

B. 骨盆骨折类型：女性骨盆骨折存在骨盆前环损伤、骨折明显移位和（或）耻骨联合分离明显时，应高度怀疑并发阴道损伤的可能性，此时应常规行泌尿生殖道检查。

C. 泌尿生殖道检查：包括阴道指诊及内镜检查，特别是内镜检查能直观损伤部位、范围和严重程度，常能同时提供处理依据。

4）治疗：阴道损伤早期诊断后，一期清创并施行修补术，采用肠线缝合愈合效果满意。

根据损伤的严重程度，采取不同的治疗方法：①如果单纯的黏膜损伤无须缝合。②较深的撕裂伤，准确缝合关键的出血部位，有活动出血的血管应缝扎。③阴道壁破裂严重，早期多伴有剧烈出血，可仅做简单缝合并用碘仿棉柱填塞止血，7天后拔除碘仿棉柱，阴道壁黏膜即可愈合。

注意事项：①经阴道修补穹隆部裂伤时，应防止误伤腹腔脏器及邻近阴道穹隆的子宫动脉。②创口做充分引流以防阴道血肿继发盆腔感染，同时针对骨盆骨折移位行有效复位。③阴道损伤延误治疗将增加形成盆腔脓肿的危险性，一旦脓肿形成，应该及时有效切开引流，应用足量抗生素避免骨髓炎的发生。

阴道修复能力较强，早期诊断并积极修复，

一般预后良好，但仍有部分患者后期易并发阴道狭窄而致痛经、性交疼痛、分娩困难等。阴道狭窄可行定期阴道扩张术，如未获改善，可考虑行阴道成型术。

【典型病例5】 患者，女性，23岁，当地医院转诊。当地受伤及救治情况为：工厂内叉车挤压致开放性骨盆骨折（骨盆骨折AO分型：B型），同时伴肝脾脏器损伤，行清创抢救生命等治疗，病情稳定，7天后出现高热等症状转入我院。入院后急行CT等检查示有阴道周围及盆腔内脓肿，检查有阴道损伤，遂行清创引流术、外固定架固定、伤口冲洗等治疗，32天后伤口愈合，4个月后骨折基本愈合，拆除外固定架（图3-11-50）。

（4）半骨盆离断伤的急救和处理：创伤性半骨盆离断伤最早于1915年报道，是开放损伤中最为严重的一种损伤，此类损伤多为高能量损伤所致，以机动车碾压伤多见。文献报道发生率为0.6%~1.8%。由于多数患者在到达医院前已经死亡，所以病死率很高但并无确切的数据报道。笔者统计有文献报道的半骨盆离断伤患者（均到达医院进行了救治）共111例，其中救治成活75例。

1）创伤性半骨盆离断伤常见有两种类型：①Ⅰ型：一侧骨盆完全离断，受损半侧骨盆离断后，下腹壁软组织大部分缺损，尿道或膀胱均可伤及，甚至伤侧腰背部软组织严重损伤。②Ⅱ型：骨盆不完全离断，部分皮肤等软组织仍有连续，髂血管、神经完全断离，无法重建下肢功能。

创伤性半骨盆离断伤的软组织损伤包括骨盆血管、神经、泌尿生殖道、肛门直肠以及肌肉损伤，并伴有骨折，创面大及污染严重，失血量大且迅速，易发生低血容量性休克。

2）创伤性半骨盆离断伤的急救

A. 急救程序：半骨盆离断伤患者病情危重，患者到达医院后，应立即组织急救人员进行抢救，原则上遵循高级创伤生命支持准则（advanced trauma life support guidelines，ATLS准则）及损伤控制原则，各步骤可依序进行或同时进行。①简

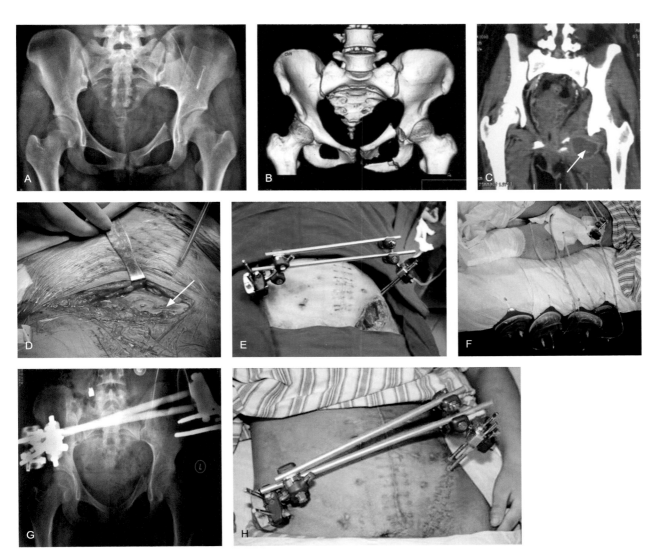

图 3-11-50 典型病例 5

A、B. 伤后骨盆前后位 X 线片及 CT 三维重建显示 B 型骨盆骨折，左侧耻骨上、下支坐骨支粉碎性骨折；C. 入院后 CT 检查可见阴道周围及盆腔内脓肿（箭头所示）；D. 行腹股沟入路切开引流，可见大量脓液溢出（箭头所示）；E. 同时行外固定架固定术；F. 术后引流情况；G. 术后 4 个月随访，X 线片可见骨折已基本愈合；H. 切口已愈合

单迅速及全面地评估，立即开通 2 条以上静脉通道。②维持呼吸功能，保持呼吸道通畅。③迅速进行输液、输血、纠正低血压等液体复苏措施。④心电监护，吸氧，给予血管活性药物治疗。⑤采用骨盆束缚带或床单对骨盆进行简单有效的固定。⑥对患者进行全身检查，优先处理最危及生命的损伤。⑦对于病情不稳定或出血仍不能控制的患者，应积极进行手术治疗，骨盆骨折患者进行外固定治疗，控制骨盆容积，对怀疑肝脾破裂的患者以及腹膜后出血的患者，可急诊行剖腹探查术，行腹腔或盆腔纱布填塞术。⑧如果接受输血超过 3 000 ml 生命体征仍然不稳定的患者，应考虑手术同时行暂时性腹主动脉阻断术。在此，我们不建议行动脉造影并栓塞术，因为行动脉造影并栓塞术，操作时间较长，实施过程中患者有死亡的风险，且该方法只对动脉破裂性出血有效。⑨半骨盆切除术作为挽救生命的手段，损伤的肢体即使有某些组织的连续性，肢体尚有一点微弱的血运，然而实际上骨、软组织及血管神经的损害，业已完全丧失了结构和功能，根本没有保留的价值。因此，任何姑息保留都可能导致难于控制的失血、失液和吸收感染毒素的危害，造成生

命难于挽救的后果。必须立即行完全性半骨盆切除术，为救命第一重大抉择。

B. 合并伤的治疗：尿道破裂的患者置入导尿管作为支架，或行膀胱造瘘术。腹腔内膀胱破裂可在剖腹探查下手术缝合，而输尿管损伤以修复为主。对于直肠肛门损伤的患者，应急诊行转流性结肠造瘘术。

C. 术后处理原则：①引流通畅：所有开放性骨盆骨折在彻底清创的情况下，一定要确保引流通畅。②保持创面清洁：对渗出、感染的创面要保持清洁（及时更换敷料），必要时反复清创。③抗生素应用：术后要按抗生素应用原则用药，可联合应用或根据药物敏感性试验结果针对性用药。主要包括创面处理与控制感染、漏尿问题、粘连性肠梗阻问题。

D. 并发症的处理：主要包括以下内容。

a. 创面处理与控制感染：半骨盆离断伤患者常伴有广泛的软组织损伤、大面积的皮肤撕脱伤或软组织缺损，伤口可波及会阴部、臀部和腹股沟区，并可深达肛周、直肠前和骶前间隙，伤口污染严重。大出血造成的腹膜后血肿又成为良好的细菌培养基，腹膜后血肿感染是继发全身脓毒血症和多器官功能衰竭综合征的早期危险因素，感染及其继发脓毒血症和多器官功能衰竭是患者死亡的又一重要原因。经抢救患者生命体征平稳后，应在无菌条件下行认真彻底的清创。

伤口处理的目的是止血、减少感染及促进愈合。①清创通常采用大量生理盐水、过氧化氢、碘伏液反复彻底冲洗伤口，清除伤口内坏死组织，伤口内放置多根引流管。②多数伤口因需要压迫止血而不能一期缝合，可用纱布填塞，并加强换药，更换无菌敷料，必要时可置入双腔引流管，通过换药及冲洗伤口，一般1~3个月伤口逐渐缩小、愈合。③对大量感染的坏死组织，早期大范围切除不但可引起出血、感染扩散，还可使大量毒素吸收，发生败血症。采用分次清除坏死组织的方法，并采用无菌敷料或 VAC 覆盖创面。④创面感染得到控制后，再在清洁创面上行中厚

游离植皮，以封闭创面。⑤ VSD 负压吸引的注意事项：术后特别要注意体液的丢失，防止出现水、电解质紊乱情况的发生；密切观察创面渗出情况，按照严格的无菌原则更换敷料，保持创面的清洁；避免感染，静脉使用广谱抗生素；注意观察创面是否封闭严密，并注意保持各管道通畅及接头部连接的紧密，必要时需及时更换引流管或引流敷料。

b. 漏尿问题：下腹部及盆腔严重损伤常可造成膀胱破裂，由于局部损伤严重，急诊行膀胱修补术后，伤口常再度裂开，漏出尿液。尿液外渗可加重创面感染，感染又可加重膀胱壁的炎症反应，使漏口难于愈合，形成恶性循环。因此，积极控制创面感染的同时，采用各种方法引流尿液，减轻创面感染，选择膀胱壁炎症减轻时，再次施行膀胱漏口清创缝合术或用髂腹股皮瓣转移修补术可获得成功，解决了漏尿及创面感染相互加重的难题。

c. 粘连性肠梗阻问题：这类伤员常有下腹部腹壁缺损和肠管外露等情况，创面较大，经换药等处理后，创面下肠管之间常形成广泛粘连，如遇伤员饮食不当或排便不畅，即可诱发粘连性肠梗阻。通常采用积极的非手术治疗可获缓解；非手术治疗无效时，只能行肠粘连松解术，在肠壁粗糙面上涂以透明质酸钠溶液，可预防粘连性梗阻复发。

【典型病例6】 患者，女性，35岁。车祸致右侧髋部及上下肢创伤，转入我院时右下肢缺血已22小时。来院时一般情况差，烦躁，血压80/40 mmHg，右下肢冰冷，无血运，已出现缺血坏死性淤斑。诊断：①创伤性休克；②开放性骨盆骨折；③骨盆骨折（C3 型）；④右侧髂总动静脉损伤；⑤右下肢肢体坏死；⑥结肠破裂。入院急诊行暂时性腹主动脉阻断术右侧髋关节离断术、外固定架固定术、钢板固定右侧耻骨支，术中剖腹探查发现粪便污染、肠管破裂，行结肠造瘘术。术后患者生命体征稳定，恢复良好，4个月后骨折基本愈合，拆除外固定架（图3-11-51）。

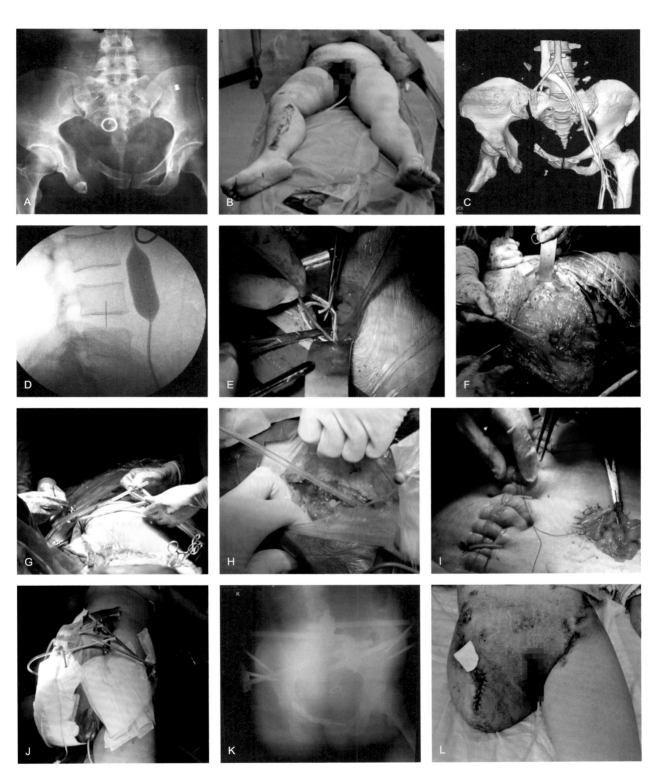

图 3-11-51　典型病例 6

A. 骨盆前后位 X 线片；B. 入院后患肢情况；C. CTA 显示右侧髂总动静脉完全损伤、闭塞；D、E. 急诊行暂时性腹主动脉阻断术；F、G. 术中行右侧髋关节离断术、外固定架固定术、钢板固定右侧耻骨支；H、I. 术中行剖腹探查发现粪便污染、肠管破裂，行结肠造瘘术；J. 肢体离断术后；K. 术后 X 线片；L. 4 个月后骨折愈合，拆除外固定

3. 胸腹部损伤

(1) 胸部损伤：呼吸频率增加和呼吸节律的改变是胸部损伤或缺氧的重要征象，但通常表现不明显，特别是出现逐渐增多的浅呼吸。发绀是胸部损伤患者缺氧的后期征象。然而，没有发绀并不能表明充足的组织供氧或气道正常。

胸部损伤包括气胸、血胸、多发肋骨骨折、创伤性膈疝等，其中气胸又分为闭合性气胸、张力性气胸、连枷胸及创伤性膈疝。

1) 闭合性气胸：闭合性气胸是指气胸发生后破损的脏层胸膜随着肺萎缩而闭合，自行封闭，呼气与吸气时均无气体进入胸膜腔。肺撕裂伤导致空气泄露是闭合性损伤导致气胸的最常见原因。

A. 临床表现：少量气胸（肺萎陷 <20%）时，无明显临床症状；大量气胸（肺萎陷 >50%）时，患者有胸闷、憋气、气急以及胸痛等症状。患侧胸部饱满，肺部听诊呼吸音减弱或消失，叩诊为过清音。

B. 诊断：典型的临床表现，直立位呼气相胸部 X 线检查提示部分肺萎陷，胸膜腔内积气，胸膜腔穿刺抽出气体可确诊。

C. 治疗：少量气胸无须特殊处理，待空气自行吸收。大量闭合性气胸，患者有明显症状，需行胸膜腔穿刺抽气或胸膜腔闭式引流，同时应用抗生素预防感染。

2) 张力性气胸：肺裂伤时伤口可呈活瓣状，吸气时活瓣张开，空气进入胸膜腔，呼气时活瓣闭合，气体不能排出，致使胸膜腔内的气压不断增加，压力不断增高，形成张力性气胸。

A. 临床表现：患者典型表现为胸痛、气短、呼吸困难、心动过速、低血压、气管偏斜、患侧呼吸音消失和颈静脉怒张，后期可出现发绀。查体可见患侧胸部饱满，叩诊呈过清音，气管及心尖搏动向健侧移位。可产生胸部、颈部及头面部皮下气肿。听诊患侧呼吸音减弱或消失。

B. 诊断：典型的临床表现，胸腔穿刺负压消失并有高压气体排出即可明确诊断。

C. 治疗：张力性气胸需要马上减压治疗，可迅速用大孔径针头插入受累侧胸部锁骨中线第二肋间。后续的治疗通常只要求在第五肋间腋前线和腋中线间插入胸腔引流管。

3）连枷胸：当胸壁的一部分与胸廓的其余部分无骨性连接时可发生连枷胸，这种情况常发生于多个肋骨骨折损伤的患者。

A. 临床表现：患者呼吸运动弱，胸部运动可不对称和不协调。X 线片提示多发的肋骨骨折，动脉血气分析提示缺氧以致呼吸衰竭。

B. 诊断：如有不正常的呼吸运动和肋骨或软骨骨折的捻发感有助于诊断。影像学检查及血气分析结果。

C. 治疗：治疗包括充分的通气、供给湿化的氧气以及补充液体。连枷胸时受损肺对低容量性休克和水负荷过多均很敏感，必须进行特殊测定以保证合适的血容量。

4）创伤性膈疝：骨盆骨折合并创伤性膈疝的临床发生率为 1.9%，其发病机制为：造成骨盆骨折的巨大前后暴力挤压盆部和腹部，使腹压骤然升高，挤压腹腔脏器穿破膈肌的薄弱区进入胸腔，同时因胸腔内负压的作用，胸腔内的腹腔脏器不易复位。右侧的膈疝内容物通常为肝脏，左侧通常为脾脏、胃、小肠等。腹腔内脏器疝入胸腔可致肺塌陷，肺通气障碍，严重时纵隔移向健侧，致回心血量减少，循环障碍，膈肌破裂口勒紧疝内容物，可导致血液循环中断，发生嵌顿、绞窄、坏死、穿孔及胸腔积液，最后形成脓毒血症。

骨盆骨折合并创伤性膈疝误诊和漏诊率较高，一旦漏诊，预后较差，病死率很高。

A. 临床漏诊的原因：①创伤严重或患者处于休克状态，膈疝易被创伤性、失血性休克及其他合并症状所掩盖。②早期膈肌破裂口较小，被邻近组织（如胃）贴附，并未疝入，临床表现缺少特异性体征；当胸腹腔压力差增大时，胃肠等腹内器官疝入胸腔后症状出现，方能明确诊断。③膈疝容易并发胸腹部损伤，若不做相应深入检查、分析，易将膈疝误诊为其他损伤。

B. 膈疝的诊断：①不能用其他原因解释的持续性上腹痛；②胸闷、胸痛、呼吸困难；③胸腔闭式引流引出大网膜或胆汁；④胸部听诊有肠鸣音，伴呼吸音减弱或消失；⑤ Tile B1 型骨盆骨折易发生膈疝。胸腹部 X 线片对于创伤性膈疝有较高的诊断价值。

C. 膈疝的治疗：创伤性膈疝一经确诊，多需急症手术，立即请胸外科医师协助处理。少数症状较轻、未危及生命的创伤性膈疝，也可以保守治疗，但是必须严密观察病情变化。

（2）腹部损伤：在患者损伤的初期评估中，腹部损伤评估是最关键的评估之一。对钝性伤患者进行循环状况评估，早期发现可能存在的出血部位。患者损伤机制、损伤部位及患者的血流动力学状态决定了腹部评估的时机。

躯干部创伤后未察觉的腹部损伤一直是患者可预防的死亡原因之一。绝大多数医师认为，空腔脏器破裂或实质脏器出血所导致的腹膜炎易于诊断，但是在临床工作中，受伤患者多为全身多发伤，腹膜炎常漏诊。此外，腹腔内大量失血的患者外观及实验室检查数据也可无明显改变。所以对于开放性骨盆骨折患者，由直接打击或减速伤所导致的严重躯干部损伤的患者，必须考虑到可能伴有腹部脏器损伤。

1）肝损伤

A. 临床表现：①急性失血引起的全身症状，可表现为眩晕、虚弱、严重低血压或临床休克。②局部体征：右上腹触痛、肌卫、腹胀、腹肌强直、反跳痛。③右胸部、下肋部及腹部的挫伤、擦伤或穿透伤，提示潜在的肝损伤。肝损伤常合并右下肋骨折。

B. 诊断：①体检和实验室检查并无特异性。②腹部平片有一定的价值，床旁超声检查可显示腹内积液和其他提示肝损伤的结果，诊断性腹腔灌洗术对于腹腔内出血诊断极其灵敏，但对出血来源的诊断无帮助。CT 扫描能很好地显示肝损伤的程度及邻近器官的损伤。

C. 治疗：对于急性创伤和血流动力学不稳定，

推测有腹内出血和肝损伤者，可紧急剖腹探查。对于临床可疑腹内出血伴多处钝性创伤患者，行床旁超声或诊断性腹腔灌洗术。行手术治疗还是非手术治疗取决于有无明显腹腔内出血体征，根据诊断措施有手术指征者和非手术治疗失败的患者，应行剖腹探查术。血液动力学稳定，没有腹内其他脏器损伤的证据且经影像学检查证实为孤立性肝损伤者，可考虑非手术治疗。

2）脾脏损伤

A. 临床表现：①急性失血所致的全身症状，严重低血压或临床休克。②局部体征：左上腹压痛、左肩胛区放射性疼痛、腹胀、腹肌强直、反跳痛。③胸腹、肋部挫伤、擦伤等提示可能有潜在的脾脏损伤。

B. 诊断：腹部平片检查特异性差，胸部 X 线检查可呈现左 / 下肋骨骨折、左侧膈肌上升、左侧胸腔积液。床旁超声显示有腹腔内积液提示脾损伤，多可直接看到明显的脾脏破裂。CT 扫描能很好地显示脾损伤的程度及邻近器官的损伤。

C. 治疗：有明显腹腔内出血体征，据诊断措施有手术指征者和非手术治疗失败的患者，应行剖腹探查术。根据脾损伤的程度决定脾切除还是保留。血液动力学稳定，没有腹内其他脏器损伤的证据且经影像学检查证实为单一性脾损伤者，可考虑非手术治疗。

3）外伤性胃肠破裂

A. 临床表现：①腹痛及腹膜刺激征。②腹壁挫伤。③失血多时可有休克表现。④大便潜血阳性。⑤进行性腹痛、肠梗阻、尿量减少、心动过速等，提示胃肠损伤。

B. 诊断：腹膜炎症状明显；平片对诊断膈下游离气体敏感性低。CT 提示胃肠损伤的特异性征象是：无法解释的腹腔内游离气体、胃壁或肠壁增厚，胃肠壁内血肿，肠襻间液体和肠系膜呈条索状。诊断性腹腔灌洗对于临床上怀疑胃肠破裂，但腹部 CT 检查无法支持的病情不稳定的患者有助于诊断。

C. 治疗：积极的液体复苏，鼻胃管减压，膨出的小肠应以湿纱布覆盖，刺入异物不应在急诊室拔除。有肠脱出、腹痛伴低血压、腹膜灌洗阳性或CT阳性、胸腹疝、异物刺入等需要剖腹探查手术。

4）胰腺损伤

A. 临床表现：①上腹部疼痛，其程度常和体检或生命体征表现不成比例。②上腹部软组织挫伤。③低位肋骨或肋软骨损伤。④急腹症，常伴有相关腹内脏器损伤。⑤低血压。

B. 诊断：确定疼痛的部位，严重程度，有无肌紧张及反跳痛。淀粉酶并非胰腺损伤的可靠指标，淀粉酶升高可作为胰腺损伤的早期指标。对于持续性血淀粉酶升高或不明原因腹痛患者行内镜逆行胰胆管造影（ERCP）检查，有助于诊断。

C. 治疗：胰腺损伤的患者需要全面评估病情，胰腺损伤诊断明确时，需补液复苏支持治疗，血流动力学检测，给予抗生素及止痛等治疗，动态评估患者伤情。

5）肾脏损伤

A. 临床表现：①血尿：可出现镜下血尿和肉眼血尿。②腰痛和肿块：腰部肌肉受伤及出血和尿外渗，引起肾区肿胀疼痛、肌紧张，并可在腰部出现不规则包块，若出血和尿外渗未得到控制，包块可逐渐增大。③出血：是肾损伤常见的严重现象，出血量大小不一。④休克：程度依失血量而定，在严重损伤时发生，肾挫伤无休克表现。⑤腹膜刺激征：尿液或血液进入腹腔或同时伴有腹腔脏器损伤，可出现腹部压痛、反跳痛及肌肉紧张。

B. 影像学检查：①X线平片：患者肾影增大，提示肾包膜下血肿，肾轮廓增大，边缘模糊，腰大肌阴影消失，脊柱弯向伤侧，膈肌抬高，提示肾周血肿或尿外渗。②静脉尿路造影：对判断肾脏损伤十分重要，并可了解对侧肾的情况。严重损伤可见不规则阴影向肾周弥散。③B超：肾脏破裂可见肾盂肾盏回声散乱，肾盂积血时可见肾盂肾盏分离；肾周血肿时，显示肾周围有低回声暗区。④CT：是诊断肾脏损伤、估计肾实质损伤程度的重要手段，可显示肾实质破裂、尿外渗、肾周血肿的范围，增强CT扫描可发现造影剂外溢。⑤肾动脉造影：适用于疑有肾血管损伤或静脉尿路造影不显影的患者，表现为造影剂外溢、肾动脉闭塞、移位，实质期肾影增大及界线清楚的异常透亮区。

C. 诊断：①了解受伤史对肾脏损伤的诊断有重要意义。②检查腰部皮下有无淤斑。③观察有无肉眼血尿及镜下血尿。④确定诊断有赖于影像学检查，如X线片、B超、CT、静脉尿路造影等。

D. 治疗：①积极纠正休克，迅速输血、输液等支持治疗。②插导尿管，观察血尿及计尿量。③绝对卧床休息。④病情稳定时，可进行实验室及影像学检查，及时复查血常规及B超，了解有无活动性出血。⑤在积极内科治疗的情况下，血红蛋白进行性下降，B超显示肾周血肿进行性增大，应行手术探查，特殊情况下可选择肾动脉造影栓塞。

（六）开放性骨盆骨折的固定

对于开放性骨盆骨折，在进行初期的输液之后，应对骨盆进行临时性骨盆外固定，包括外固定支架、C型钳以及骨盆束缚带（图3-11-52）等，其不仅可暂时稳定骨盆骨折，有效恢复骨盆容积，提高生存率，而且可以减少骨折端活动与出血，有利于抗休克治疗。其优点是：①调整腹膜后容积，对腹膜后血肿有控制作用；②减少骨折断端的移动，有利于凝血、减少对软组织的进一步损伤；③有利于患者的搬移。对于合并尿道损伤或直肠损伤等需剖腹探查时可一并行骨盆骨折切开复位内固定。此外，对于不稳定型骨盆骨折，根据损伤控制理论（DCS），待患者病情稳定后，择期行骨折切开复位内固定。

二、骶骨骨折

（一）概述

骶骨骨折约占脊柱骨折的1%，但是在临床工作中容易漏诊。骶骨骨折特别是粉碎性骶骨骨折，虽然发病率较低，但具有很高的神经损伤的

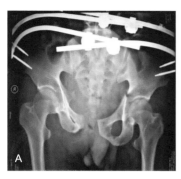
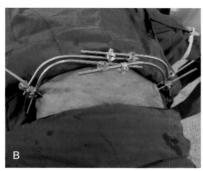
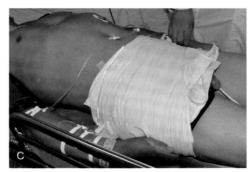

图 3-11-52　骨盆骨折的临时固定
A. 患者外固定术后骨盆 X 线片；B. 骨盆骨折行外固定架固定；C. 骨盆束缚带临时固定骨盆

发生率，因此对骶骨骨折的治疗具有一定的挑战性。骨盆后环是承担上身重量的重要部位，占骨盆功能的 60%，骶髂关节复合体是构成后环的重要结构，其稳定性直接关系到骨盆的稳定性，因此恢复骶髂关节复合体稳定性对提高骨盆稳定性和改善病情都有重要影响。作为骨盆环的重要组成部分，骶骨骨折可能对骨盆的稳定性产生损害，其治疗效果对骨盆功能的恢复有重要意义，其治疗包括复位、恢复骨盆的稳定性、解除或避免神经压迫等。目前已有多种方法用于治疗骶骨骨折，如经皮骶髂螺钉固定、横栓固定、骶髂前路钢板固定、后路钢板固定及腰椎－骨盆内固定系统等。

　　骶骨骨折的治疗方法仍存在争议，是否行手术治疗取决于两方面的因素：骨盆的稳定性和神经系统受累的程度。骶骨骨折常常伴发于骨盆骨折，骨盆的稳定性往往决定着骶骨骨折的治疗。对于稳定的骨盆骨折，可采用非手术治疗。对于不稳定的骶骨骨折，无论是否存在神经损伤，均应考虑手术治疗。手术的目的在于重建骶骨的稳定，恢复脊柱力学传导，纠正和防止腰骶部畸形，避免进一步神经损害或治疗现有的神经损伤。而且有利于患者早期功能锻炼，可以预防由于长期卧床引起的并发症。对不稳定型骶骨骨折的早期急救主张采取骨盆复位固定钳或应用外固定架固定，虽然操作方便，手术损伤小，但是外固定对垂直、旋转不稳定型骨盆骨折效果不好，不能提供充分的稳定，尤其对后环的固定效果差。关于骶骨骨折的内固定技术，临床上应用较多的方法包括骶

骨棒固定和骶髂螺钉内固定。骶骨棒适用于 Denis Ⅰ 型骨折，不适用于 Denis Ⅱ、Ⅲ型骨折，骶骨棒的横向加压作用可能引起或加重神经损伤，骶骨棒抗垂直剪切但几乎不能抗扭转。骶髂拉力螺钉稳定性良好，但是置钉难度大，要求置入位置精确，否则有可能损伤马尾神经和骶神经。

　　粉碎性骶骨骨折的治疗则更复杂，更具有挑战性。其中主要的内固定方法有以下几种：①有学者报道用 π 棒治疗骶骨骨折。π 棒由骶骨棒和 CD 棒组合而成，由于有 CD 棒的纵向支撑对抗骶骨的垂直移位，此种技术目前应用较少。②三角接骨术，即联合应用椎弓根螺钉系统和骶骨横行固定系统，适用于治疗垂直剪力引起的骶骨骨折，能够提供多平面的稳定，但是可能会产生应力遮挡且手术创伤大。③骶骨后路经髂骨钢板固定，后路经髂骨钢板对保持骨折复位非常有效，但是需要良好的软组织覆盖。随着内固定器械的发展，锁定加压钢板固定逐渐用于固定骶骨骨折，主要适用于骨质疏松患者或骨皮质薄的患者（Denis Ⅱ/Ⅲ型及粉碎性骨折）。④腰椎－骨盆内固定系统适用于骨盆后环骨折脱位并严重的骶骨Ⅱ、Ⅲ区骨折，它可以使骨盆环获得良好的旋转与垂直稳定性，但是国外已有固定失败的病例报道。⑤骶骨局部钢板是近年来发展起来的一种新的内固定方法。Marc Sabourin 等报道了骶骨短缩截骨并行骶－骶钢板（骶骨局部钢板）固定治疗 U 型骶骨骨折，获得了良好的临床效果。他们认为此种方法与复杂的腰椎－骨盆内固定系统相比并没

有明显的劣势，但是对于 H 型骨折和 U 型骨折合并骶髂关节完全分离的病例，此种骶－骶固定的强度不足，需要骶髂螺钉联合固定。生物力学实验研究显示骶骨局部钢板固定可达到与骶髂螺钉相当的生物力学稳定性。

笔者应用骶骨局部钢板联合骶后后路经髂骨钢板治疗复杂的骶骨骨折，获得了初步良好的临床效果。笔者认为此种方法的适应证适用于 Denis Ⅱ / Ⅲ 型骨折及粉碎性骨折，特别是骶骨横行骨折的患者，以及伴有神经损伤者，并且骶骨外侧翼比较完整的患者。对于骶骨横行骨折的患者，骶骨棒以及经髂骨钢板只能对骶骨进行横向加压固定，不能纵向固定，而骶骨局部钢板则可以对骶骨横行骨折行纵向固定。笔者采用骶后正中纵行切口暴露骶骨骨折部位，首先探查神经损伤情况，通过后路打开骶管或扩大骶后孔对受损神经减压，如果神经探查不彻底，还可以通过骨盆前环的手术切口从前方探查神经受损的情况。根据骶骨骨折的形态，复位骶骨骨折，合理放置骶骨局部钢板，可以纵行或横行放置，使用锁定钢板，螺钉置入的位置为骶孔外侧的骶翼上，在矢状面上螺钉向外倾斜 20°，术中要防止螺钉穿入骶髂关节或损伤从骶孔出来的骶神经，然后放置骶后路经髂骨钢板加强固定。但是骶骨局部钢板技术要求较高的骨科手术技巧，需要有丰富骨科手术经验并且熟悉腰骶部解剖的创伤骨科医

师才能实施，术中置入螺钉时可以采用椎弓根螺钉探针技术。该方法具有以下优点：①相较其他的固定方法，骶骨局部钢板是对骶骨骨折直接固定的方法，具有有效的生物力学稳定性；②适用于伴有神经损伤的骶骨骨折，行内固定的同时可以行神经探查减压术；③对于严重粉碎的骶骨骨折，骶骨局部钢板可以根据骶骨骨折线的方向合理放置，并联合骶后后路经髂骨钢板加强固定的强度。

（二）骶骨骨折的复位固定技术

1. **手术入路**　纵行正中切口或骶髂关节横行切口。

2. **体位**　俯卧位。

3. **神经减压及复位技术**　经手术入路切口显露后，利用椎板撑开器谨慎地牵开骨折线，检查并清理整条骨折线，根据术前 CT 显示来确定造成骶椎管狭窄的碎骨块的位置，压迫骶神经的骨碎片要完全取出；仔细探查骶神经根至腹侧骶孔水平，需谨慎细致，避免骶前静脉丛出血（图 3-11-53）。对于移位的骨块，可用尖端复位钳夹持骨块，轻柔操作使其复位。

4. **固定技术**

（1）骶髂螺钉固定：适用于骶骨 Ⅰ 或 Ⅱ 区移位不严重的骨折，并且不伴有腰骶丛损伤的病例（图 3-11-54）。其固定技术如前所述。

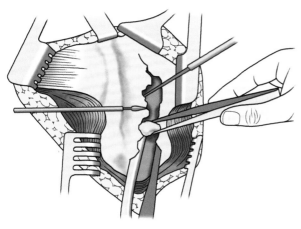

图 3-11-53　骶神经根减压术
通过使用椎板撑开器检查整个骨折线

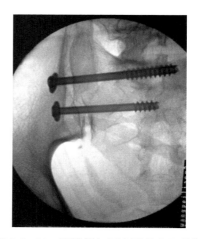

图 3-11-54　骶髂螺钉固定骶骨 Ⅰ 区骨折

（2）骶后钢板：适用于各种类型的骶骨骨折，其优点为内固定时可同时做骶管减压。为适合骶骨后方的形态，可以把钢板预弯成"M"形，也可通过钢板螺孔，应用螺钉对移位的骶骨骨折进行复位，并增加固定的稳定性（图3-11-55）。

为加强骶骨骨折的稳定性，可在其下方加用横行钢板直接固定骶骨纵行骨折（图3-11-56）。

有时骶骨骨折并非为单一骨折线，如在纵行骨折线伴有横行骨折，可另外加用1块钢板纵行固定（图3-11-57）。

（3）脊柱－骨盆内固定术：即自腰椎固定到髂骨后区来获得稳定。适合于骶骨横行、井型、H型、T型等粉碎性骨折。

对于伴有骶神经损伤的Ⅱ型或Ⅲ型骨折应先进行骶椎板切除、骶管减压、骶神经探查，在神经减压、骨折复位完成后，向两侧分离显露双侧髂嵴后区，分别置入椎弓根螺钉，在L4和L5的两侧椎弓根分别拧入2枚椎弓根螺钉，然后在双侧髂骨内各拧入1枚螺钉，采用标准的椎弓根内固定系统，插入钉棒，根据骨折移位情况提升、

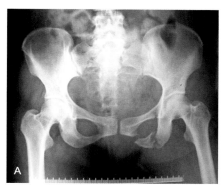
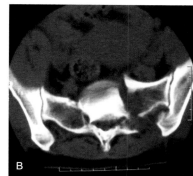
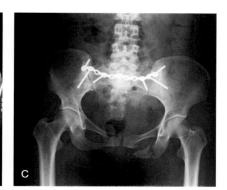
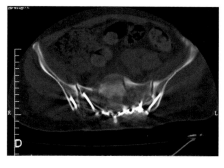

图 3-11-55　骶骨骨折 M 形钢板固定技术

A. 术前骨盆前后位 X 线片显示双侧耻骨及左侧骶骨骨折；B. CT 横断面显示双侧骶骨骨折，左侧移位明显；C. 骶骨骨折行后路钢板固定术后 X 线片；D. 术后 CT 横断面显示 M 形钢板固定骶骨骨折，复位良好

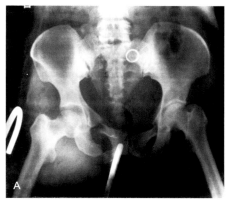
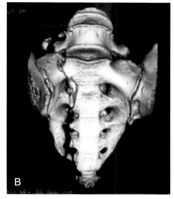
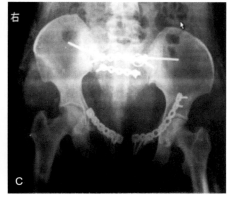

图 3-11-56　经髂骨钢板固定骶髂关节脱位

A. 术前骨盆前后位 X 线片显示骨盆 Tile C 型骨折；B. 术前 CT 三维重建显示：右侧骶骨 Denis Ⅱ型骨折，可见纵行骨折线；C. 术后 X 线片可见为加强骶骨骨折的稳定性，M 形钢板的下方加 1 块横行钢板固定骶骨骨折

固定钉棒。该固定系统可单侧固定，也可双侧同时固定（图 3-11-58）。

（4）经髂骨棒固定：经髂骨棒固定的适应证是移位不严重的骶骨骨折，但同后路拉力螺钉合用，也适于骶髂关节脱位、双侧型骶骨骨折（图 3-11-59）。

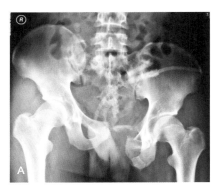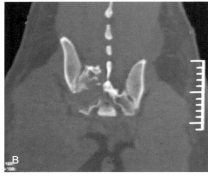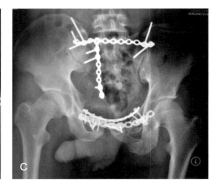

图 3-11-57　接骨板固定骶骨骨折

A. 骨盆前后位 X 线片显示骨盆骨折 Tile C 型，耻骨联合分离，左侧耻骨支骨折，右侧骶骨骨折，右半骨盆垂直向上移位；B. CT 冠状面显示右侧骶骨骨折伴横行骨折线；C. 术后 X 线显示前环双钢板固定，后环 1 枚横行钢板及 1 枚纵行钢板固定骶骨骨折

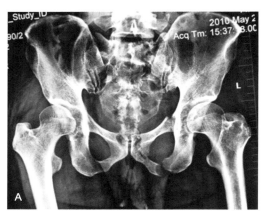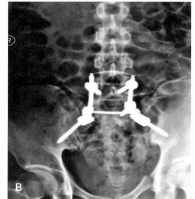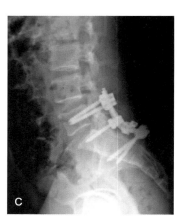

图 3-11-58　脊柱－骨盆内固定系统治疗粉碎性骶骨骨折

A. 术前 X 线片显示骶骨左侧 Ⅱ 区骨折；B. 术后 X 线片显示双侧骨盆－脊柱内固定，内植物位置良好，骨折复位可；C. 术后腰骶侧位片显示脊柱内固定螺钉均在椎弓根内，位置良好

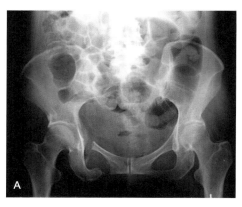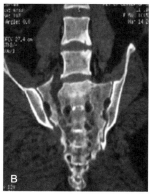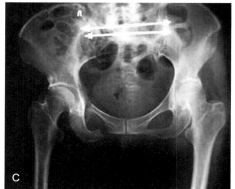

图 3-11-59　骶骨骨折经髂骨棒固定技术

A. 术前前后位 X 线片显示骶骨骨折、右侧耻骨支骨折；B. CT 冠状面显示骶骨 Ⅰ 区骨折；C. 术后 X 线片显示经髂骨棒固定骶骨，复位良好

（三）前后环联合复位固定技术

骨盆骨折前后环联合损伤，可以为单侧损伤，也可为双侧同时损伤，其治疗原则均应采用前后联合固定。

1. 复位技术　前面已经详细介绍了骨盆前环及后环骨折的各种复位技术，在此主要介绍骨盆骨折前后环损伤的联合固定技术。

2. 固定技术

（1）前路钢板技术：经前路切口 Pfannenstiel 延长切口和骶髂关节前切口；标准的内固定方式是前方入路采用重建钢板固定耻骨联合或耻骨支骨折及骶髂关节（图3-11-60）。

（2）前路钢板、后路钢板或骶骨棒技术：经前后联合切口——前环 Pfannenstiel 切口和后环骶髂关节后入路，前环采用重建钢板固定，后环采用重建钢板（图3-11-61）或骶骨棒固定（图3-11-62）。

（3）前路钢板、后路空心螺钉技术：骨盆前环采用重建钢板固定，后环采用骶髂螺钉固定（图3-11-63）。

（4）前后环螺钉固定技术：在某些无移位或移位较轻的双侧前后环骨盆骨折病例，可在导航系统辅助或透视下，以长螺钉经髓内固定耻骨支；以骶髂螺钉固定后环的骶髂关节脱位或骶骨Ⅰ、Ⅱ区骨折。

（四）3D 打印在骶骨骨折治疗中的作用

3D 打印技术作为新兴学科，已在脊柱、颌面、髋臼等复杂部位的手术中体现出优势。通过3D 打印骨折模型在术前直观地观察骨折形态学及进行预手术，可以进行充分的术前准备。

数十年来，随着医疗相关科技的发展，影像

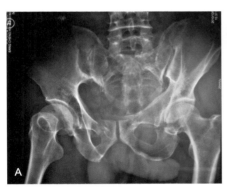
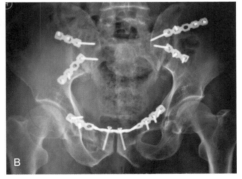

图 3-11-60　经前路钢板前后环固定技术

A. 术前骨盆前后位 X 线片显示 Tile C 型骨折，双侧耻骨骨折、骶髂关节骨折脱位；B. 术后 X 线片显示双侧骶髂关节钢板固定、耻骨支骨折行跨耻骨联合钢板固定，骨盆环较术前明显改善

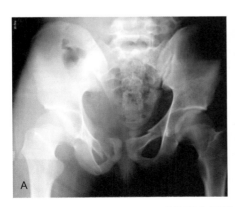
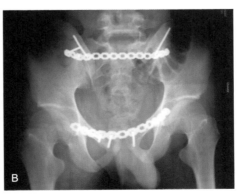

图 3-11-61　耻骨联合钢板、骶髂关节后路重建钢板技术

A. X 线片显示前环损伤合并单侧骶骨骨折；B. 术后 X 线片显示以钢板固定耻骨联合、耻骨支，以 M 形钢板固定后环

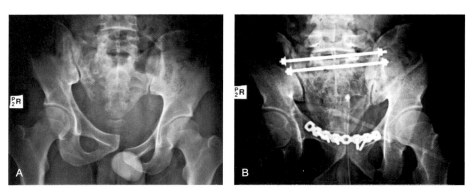

图 3-11-62　骨盆前环钢板、后环经髂骨棒固定技术

A. 术前骨盆前后位 X 线片显示骨盆 Tile C 型骨折（耻骨联合垂直和旋转移位、骶髂关节垂直移位）；B. 术后 X 线片显示前环钢板固定，后环以 2 根经髂骨棒固定，位置良好

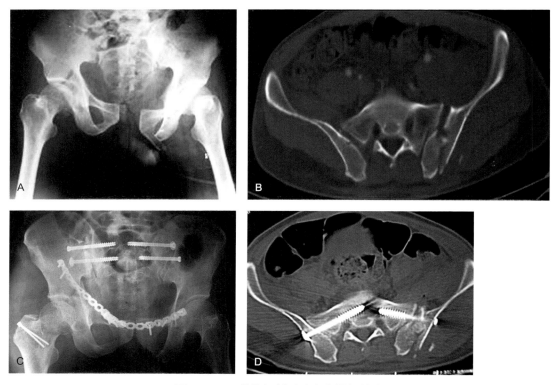

图 3-11-63　前路钢板后路空心螺钉技术

A. 术前骨盆前后位 X 线片显示骨盆骨折 Tile C 型，耻骨联合分离、左侧耻骨支骨折、右侧髋臼骨折及双侧骶髂关节脱位；B. 术前 CT 显示左侧骶髂关节骨折脱位，右侧脱位；C. 术后 X 线片显示以长重建钢板固定骨盆前环骨折、双侧骶髂关节分别以 2 枚骶髂螺钉固定；D. 术后 CT 横断面显示螺钉位置佳，双侧骶髂关节复位良好

学技术取得了突飞猛进的发展，CT 三维重建和计算机导航技术的出现为骶骨骨折解剖复位提供了全新方法，但依然存在一些缺陷。传统观察骨折形态学的方法是 X 线片、CT 及三维重建，这些方法便于医师仔细观察骨折情况并分类，但依然仅局限于二维平面，难以真正做到全面、细致地了解骨折形态，对于复杂的骶骨骨折更是如此。

这就给骨折分类和诊断带来诸多问题，进而影响手术计划。尽管 CT 三维重建可以清晰地观察骨折的形态学改变，但依旧是二维平面的图片，医师对骨折情况缺少三维立体感官，难以在术前做详尽的手术计划。3D 打印技术在医疗领域的应用是其最重要的革新领域之一。传统手术只是凭借医师的肉眼和经验进行定位，其可靠性和精确度难免受到质疑。通过 3D 打印模型，手术前医师可以根据三维模型对骨折的详细情况进行全面了解，从而制订出最佳的手术方案，并在术中与术野情况对照，为手术顺利进行和最大限度解剖复位提供帮助。3D 打印骨折模型不仅可以分辨骨折线和碎骨片，更可以精确地观察骨折线位置和不同骨折块之间的位置关系，使医师对骨折形态有直观、立体的感受，有助于骨折块的立体定位和骨折的正确分型。此外，3D 打印骨折模型还可以为手术入路的选择和手术方案的制订提供直观、可靠的根据。通过观察骨折线的位置及骨折块的移位方式，确定所需暴露的范围，从而选择最合适的手术入路。

在 3D 打印骨折模型上进行模拟手术是传统术前计划所不具备的优势。对于复杂的骶骨骨折，复位及固定一直是难点，通过 3D 打印骨折模型可以有效计划复位及固定方法。通过模拟手术，可以预弯钢板、预置螺钉，选择最为恰当的固定方式，通过判断螺钉的置入角度可以避免损伤神经。术中依据术前的设计使得复位更加准确，固定更加合理可靠。可在减少术中复位时间、提高复位质量、减少手术时间的同时减少感染、术中失血等并发症出现的可能性。

（五）骶骨骨折内固定治疗进展

1. 髂 – 髂固定系统

（1）横栓固定：横栓固定也称为髂骨棒固定或骶骨棒固定。该方法是使用横栓将两侧髂骨连接起来。通过施加压力使两侧髂骨向内产生压力，从而使骶骨向内聚拢，达到促进损伤修复的目的。横栓固定作为一种较早应用于临床的内固定技术，其生物力学稳定性不强，传统横栓固定对垂直和旋转不稳定骨折固定效果较差，可以与其他内固定技术联合应用以增强生物力学稳定性。随着对横栓固定技术的不断改良，使其具有了较理想的抗垂直、旋转稳定性。Dienstknecht 等使用改良后的横栓固定对 67 例骨盆后环损伤的患者进行治疗，该方法使用椎弓根钉置入髂骨并进

行横棒连接，只有 1 例患者出现固定失效，没有发生医源性血管和神经损伤，该方法的最大优势是微创，即便对于皮肤条件欠佳的患者也能进行手术，67 例患者中只有 4 例患者出现伤口感染，平均出血量仅 50 ml。Dienstknecht 等将这种方法与骨盆后环张力带钢板、骶髂螺钉固定技术进行生物力学对比分析，发现三者对于 C 型（AO 分型）骨折固定效果相似。Vigdorchik 等将改良后的横栓固定与 S1 螺钉、S1+S2 螺钉、横栓固定+S1 螺钉进行生物力学对比，结果表明骶骨骨折时横栓固定较其他固定方式无明显区别，但是当骶髂关节分离时横栓固定效果较差。张前法等将改良 Galveston 技术和横栓固定联合用于骶髂关节复合体损伤，具有良好的抗垂直压缩和抗扭转压缩能力。桑建新等对 15 例不稳定性骨盆骨折患者进行治疗，骶髂关节分离者采用横栓联合外固定支架固定，所有患者均获得随访，随访时间 1~2 年，所有病例骨折愈合良好，功能恢复良好，无下肢疼痛、缩短等并发症。张邵军等最早报道使用髂 – 髂拉力螺钉固定骨盆后环技术，该方法是在横栓固定和后路钢板固定的基础上进行改良而成。庞伟峰认为髂 – 髂拉力螺钉在骨盆后环损伤治疗中具有较高的安全性，医源性血管神经损伤可能性小，是一种可以广泛应用的手术技术。但是髂 – 髂拉力螺钉固定尚没有明确的生物力学研究，临床试验较少，疗效尚待进一步验证。横栓固定具有微创、手术操作简易等优点，但髂后上棘损伤、双侧骶髂关节复合体损伤时使用较为困难。在进行手术之前应在 CT 片上测量以确定横栓的长度，手术时横栓放置高度不能低于 S1，以免损伤骶神经。横栓有加压作用，但不应过度加压而造成骶神经损伤。

（2）后路钢板固定：后路钢板固定技术是依据张力带原理，将重建钢板塑形后跨骶髂关节固定于已经复位的损伤处。后方入路的手术适应证有：①骶髂关节脱位，合并骶骨骨折，尤其是同侧骶骨的 Ⅰ、Ⅱ 区骨折；②骶髂关节脱位合并有骶神经损伤，需行骶管减压者；③腹部软组织条

件较差者；④骶髂关节脱位且术前已诊断有腹膜后血肿。其优点是手术适应证广，相对安全、简便，手术创伤小、出血少，手术难度不大，固定确切可靠，可以达到生物力学稳定。单纯使用后路钢板固定技术只能对骶骨损伤进行水平连接，而对抗垂直剪切力、旋转效果差，必要时应联合其他固定方式。Kobbe 等对 23 例后环不稳定的 C 型（AO 分型）骨盆骨折患者进行微创锁定加压钢板治疗，其中 21 例患者得到随访超过 30 个月，骨盆功能评分优秀率达到 47.6%，无医源性损伤发生。Hao 等应用该技术治疗 21 例患者，影像学评估优秀率达 85%，功能评分优良率达 90%，未发生医源性损伤、深部感染、内植物失效等并发症。Kobbe 及 Hao 等均认为微创锁定加压钢板治疗骨盆不稳定型骨折相对安全，手术操作难度小，是一种效果确切的后环损伤治疗方式。Chen 等通过有限元方法建立骨盆后环垂直骨折模型，分析后路钢板及骶髂螺钉治疗的生物力学效果，发现后路钢板治疗组的位移及应力变化值均较骶髂螺钉治疗组理想，Chen 等认为后路钢板治疗较骶髂螺钉更加具有优势。王伟峰等对 42 例行后路钢板固定的骨盆后环损伤患者进行回顾性研究，发现该术式手术时间短（1~2 小时），术中出血少（80~300 ml），患者均无医源性神经损伤及感染，术后复位效果根据 Matta 标准评定，优良率达 88.1%，术后功能根据 Majeed 评分，优良率达 85.7%。骨盆后路钢板在固定双侧髂骨的基础上置入骶骨螺钉，则成为一种骶髂固定方式，可以增加固定强度及后环稳定性，但在置入骶骨螺钉时有损伤神经的可能，故手术应当由经验丰富的医师完成。

2. 髂-骶固定系统 常用的为经皮骶髂螺钉固定。1989 年由 Matta 和 Saucedo 报道骶髂螺钉技术固定骶髂关节复合体。该方法是在透视下从髂骨拧入 1~2 枚拉力螺钉通过骶髂关节进入 S1 椎体，从而实现确切固定。骶髂螺钉固定具有创伤小、出血少、效果确切、恢复快等优点，从而在临床上得到广泛应用。但是骶髂螺钉固定技术要

求骶髂关节基本复位，并且 S1 水平有重要神经和血管，为防止拧入螺钉时因操作不熟练而导致神经和血管损伤，对术者手术技术要求高，并需要术中反复透视。近年来，随着医学影像学技术的发展，使用导航技术引导下进行骶髂螺钉置入技术已日渐成熟，导航技术可以提供术中实时解剖图像，从而使骶髂螺钉置入的操作过程更直观、简便，在提高手术成功率、改善预后的同时也可以防止血管神经损伤等并发症。周东生等报道使用导航技术置入骶骨钉微创治疗骶骨骨折，患者均复位满意，并发症有轻度骶髂部疼痛、骶丛损伤，术后恢复良好，导航引导下置入骶髂螺钉是一种临床实用的治疗方法。骶髂螺钉的置钉安全通道一直是研究热点。Zheng 等将计算机辅助技术与热塑膜技术相结合以提高骶髂螺钉置钉准确性，通过对 26 例 C 型（Tile 分型）患者进行骶髂螺钉固定，13 例使用传统方法，13 例使用计算机辅助技术联合热塑膜技术，传统方法置入的 18 枚螺钉中有 2 枚处于非安全区，计算机辅助技术与热塑膜技术结合置入的 21 枚螺钉全部处于安全区，该方法对提高骶髂螺钉置入准确性有积极作用。Takao 等报道使用 CT-3D 导航仪进行经皮骶髂空心螺钉置入的研究，通过模拟 0、1、2、3 cm 4 种不同程度的骶髂关节脱位情况，应用导航技术置入 S1、S2 骶髂螺钉，所有螺钉均准确置入，平均漂移距离为 1.2 mm，Takao 认为可以不用过多考虑骨盆骨折的类型和位移情况，在导航引导下有足够的安全区域在 S1 椎体和 S2 椎体置入螺钉，该方法在临床上具有可操作性。

3. 脊柱-骨盆固定系统

（1）腰髂固定技术：腰髂固定是基于脊柱钉棒系统的技术，将脊柱万向螺钉置于脊柱及髂骨处，使用连接棒连接万向螺钉将腰椎与髂骨固定为一体，力通过连接棒由脊柱传导至骨盆，以促进骶髂关节复合体损伤愈合。其优点是螺钉把持力好，易于复位固定，对骨盆前环损伤也有一定的固定作用。周东生等联合应用 Colorado 2 TM 脊柱内固定系统及髂骨螺钉治疗 8 例骨盆后环损

伤病例，其中 C 型（AO 分型）7 例、B 型 1 例，术后按 Majeed 评分进行功能评价，其中优良 7 例、一般 1 例，周东生等认为腰髂固定可以使骨盆具有良好的抗旋转和垂直稳定性，从而实现稳定持久的良好复位效果，术中可以对受压神经直视下减压松解，为骶髂关节复合体损伤治疗提供一种新的方式。腰髂固定没有直接固定骶骨，可以用于骶骨粉碎性骨折所致丧失 S1、S2 骶髂螺钉置钉安全通道的病例。

（2）三角固定技术：三角固定也称为腰 - 骶 - 髂固定，该方法最先由 Schildhauer 等改良提出，该技术在腰椎骨盆支撑的基础上与骶骨横向固定装置联合使用，从而形成三角形的固定方式，循环负荷试验和单腿站立测试中，三角固定技术显示出其可靠的固定能力，尤其对垂直不稳定性骨盆骨折的固定效果最可靠，但是同腰髂固定一样，该技术手术操作创伤大、出血多，并且钉尾过度突出会导致疼痛、感染、压疮等并发症。Sagi 等报道使用三角固定系统治疗 58 例骨盆后环损伤的病例，其中 97% 患者经治疗后可以继续正常工作，然而高达 95% 患者出现钉尾过度突出及腰骶部疼痛。Hu 等应用三角固定技术治疗 26 例骶髂关节复合体垂直损伤病例，24 例达到优良愈合，19 例患者功能评分达优良，没有出现固定失效、骨折不愈合等并发症，Hu 等认为三角固定是一种高强度固定，允许患者及早进行功能锻炼，并且术中可以进行直视下神经探查，有助于神经损伤的恢复。Dawei 等对传统三角固定技术进行改良，使用钢缆代替张力带钢板连接双侧髂骨，通过生物力学试验 Dawei 等认为该技术具有良好的抗旋转、抗剪力作用，可以作为骨盆后环损伤治疗的新选择，但是该研究没有与传统三角固定技术做对比，生物力学效果尚待研究。

三、女性、儿童、老年骨盆骨折

（一）女性骨盆骨折（妊娠期）

女性妊娠期是一个特殊时期，此期发生骨盆骨折的特点是，创伤重，病死率高，孕妇病死率为 10%，胎儿病死率为 50%~65%。治疗以抢救孕妇生命为优先，孕周 >28 周时，可以考虑剖宫产以增加孕妇和胎儿的生存率。

1. 妊娠期骨盆骨折的特点

（1）胎儿病死率高：妊娠骨盆骨折中胎儿病死率为 50%~65%。即使胎儿在创伤后存活，也有较高的早产和神经系统发育障碍的概率，而且在成长过程中有较高的脑瘫和发育迟缓的概率，这可能与孕妇低血压和胎盘栓塞引起的胎儿缺氧有关。妊娠 >12 周时，即便小的创伤也能引起早产、胎盘栓塞和胎儿死亡。

（2）妊娠期血容量增加，心排血量增加：妊娠 >20 周时，孕妇血容量明显增加，失血量 >1 500 ml 时才会表现出血流动力学不稳，而胎儿可能已经休克。在液体复苏时，也比正常需要多输注 50% 的液体。同时，孕妇动脉血 CO_2 分压比正常低，如果血气分析显示 PCO_2 为正常值，则说明胎儿已经缺氧，可给予 100% 纯氧经鼻吸入。妊娠期外周血量及心排血量增加，且创伤早期母体以减少胎儿的供血量来代偿失血，故即使血压及脉搏变化很小，失血性休克仍可能存在。妊娠期静脉压增高，骨折后出血量大，是导致失血性休克的主要原因，不恰当的搬运更会加重出血。

（3）急救时应当采取左侧卧位 15°：妊娠 >12 周时，增大的子宫在平卧位时会压迫下腔静脉，阻止静脉回流，减少回心血量，降低心排血量。在骨盆骨折急救时，应用骨盆带和床单临时固定时，这个问题会进一步加重。左侧卧位 15° 可以让子宫滑向左侧，减轻下腔静脉受压程度，增加 30% 的心排血量。当患者状况不稳定，无法左侧卧位或者合并脊柱骨折时，可以采用在左侧加楔形垫或者整床旋转 15° 的方法。如果有经验丰富的产科医师在场，可以手法复位将子宫向左移，可以达到相同的目的。

2. 临床表现 女性妊娠期骨盆骨折是一种特殊类型的损伤，需要详细的病史、妊娠周期和外伤情况。在钝性创伤时，孕妇容易遭受腹部创伤。

女性外伤后阴道口出血应高度警惕，孕周 <12 周时，妊娠表现不明显。因此，需要对所有育龄期女性骨盆骨折患者行尿妊娠试验。阴道口出血时，除阴道损伤外，应排除胎盘前置、胎盘早剥、流产等，也有可能是膀胱损伤。

胎儿创伤表现与母体妊娠月龄密切相关。妊娠到 12 周时，胎儿完全限制在骨盆内，得到相应的保护。在妊娠第三个月时，由于胎儿位于骨盆外，羊水量减少，子宫壁变薄，此时胎头固定，从而更容易受伤。所以，母体骨盆骨折时胎头创伤（硬膜下和蛛网膜下腔出血、颅骨骨折）均有报道。

特殊检查有助于孕妇骨盆骨折的诊断和胎儿状况的判断。虽然超声有可能漏诊严重的胎盘早剥，但是它可以帮助确定妊娠时间和胎儿的活力，同时可以明确母体有无腹腔损伤。对于所有妊娠超过 20~24 周患者应该进行胎心、胎动监测。CT 检查有助于诊断母体损伤，同时可以发现胎盘早剥。由于母体存活是保证胎儿存活最重要的因素，因此大多数学者提倡对任何母体损伤进行必要的放射学检查以明确诊断。检查时尽可能采用屏蔽措施以避免不必要的放射线。妊娠 2~15 周的胎儿在中间和高剂量放射暴露时有发生躯体畸形的高风险。常规骨盆 X 线片暴露粗略估计 2 mGy。一方面，应尽量减少胎儿的放射暴露；另一方面，也不能因顾虑胎儿的放射暴露而放弃必要的检查导致漏诊、误诊。

3. **治疗原则**　女性妊娠期骨盆骨折的治疗原则是优先抢救治疗孕妇，因为孕妇的及时复苏和急救能够增加胎儿的成活率，而不合时宜的保胎对孕妇和胎儿都是致命的。孕周 >24 周时，可以通过引产和保温箱增加胎儿的成活率，这对孕妇的急救和止血有帮助。孕周 <24 周时，胎儿离开子宫后无法存活。

妊娠期呼吸系统呈过度通气状态，血中酸碱缓冲能力下降，同时孕妇动脉血 CO_2 分压比正常低，如果血气分析显示 PCO_2 为正常值，则说明胎儿已经缺氧，可给予 100% 纯氧经鼻吸入。对

危重孕妇，应积极行气管插管术，保证良好通气，减少胎儿缺氧的风险。创伤孕妇血管栓塞及 DIC 发生的危险性增高，充分的抗休克治疗是预防 DIC 及血管栓塞的前提。孕妇胃肠道蠕动减缓，排空期延长，易造成吸入性肺炎，故危重患者应常规留置胃管，并负压吸引。

抢救治疗危重孕妇的措施是：减少持续出血、止痛、左侧卧位、早期外固定。在足月胎儿存活的患者，通常采用牵引或者外固定维持骨盆暂时稳定。在凝血状态稳定后，可以采用手术治疗。基于胎儿放射暴露危险的考虑，应选择最小的放射暴露且达到良好效果的手术方法，特别在妊娠早期，需要反复透视的手术方法应尽量避免。

女性妊娠合并骨盆骨折是创伤骨科医师面临的一组特殊群体，在急诊情况下，骨科医师需要积极发现和处理软组织损伤，确实地进行骨盆检查，并请妇产科医师和泌尿科医师会诊，坚持多科室协作，早期明确诊断和治疗。

4. **注意事项**

（1）胎儿的处理：一般认为，孕周 >24 周时，胎儿离开子宫可以存活，但是孕周 <30 周时脑瘫概率明显增高。对于孕周 >24 周的妊娠骨盆骨折，应当进行胎心监测和宫缩监测。如果患者昏迷，可以根据子宫的位置判断妊娠周数。如果孕妇发生心搏骤停或已经进行心肺复苏，急诊剖宫产应在心搏骤停 5 分钟内进行，以增加孕妇和胎儿的存活率。

（2）大出血和凝血障碍：由于血液中凝血因子增加，怀孕时母体血液处于高凝状态。胎盘和羊水有高浓度的组织凝血活酶，胎盘早剥和羊水栓塞增加了弥散性血管内凝血的风险。如果孕周 >24 周，在发生胎盘剥离或子宫破裂时，应当进行急诊剖宫产，并送入新生儿监护室。如果孕妇存在大出血和凝血障碍，应当行子宫切除术。若骨盆稳定，血小板、纤维蛋白原和凝血因子的置换是治疗产科损伤的辅助方法。

【**典型病例 1**】　患者，22 岁，妊娠 20 周，车祸伤，具体情况如图 3-11-64 所示。

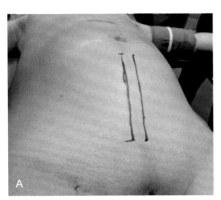
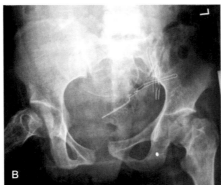
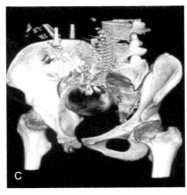
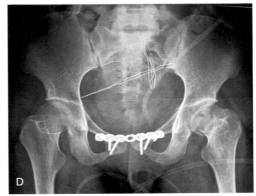

图 3-11-64　典型病例 1
A. 术前腹部情况；B. 骨盆前后位 X 线片显示耻骨联合分离、右侧耻骨支骨折和骶髂关节分离；C. 术前三维 CT 重建；D. 患者病情平稳后行内固定治疗

（二）儿童骨盆骨折

儿童骨盆骨折的主要特点是创伤重、骨折轻、出血少、合并伤多、病死率低，在诊断、治疗及预后方面与成人骨盆骨折有较明显的区别。由于儿童骨盆在不断发育之中，其预后与成人不同。儿童骨盆骨折的并发症多而且严重，尤其骨折累及次级骨化中心时，如骨折累及 Y 形软骨可发生髋臼发育不良而导致所谓的"小髋臼"，其原因是Y 形软骨的早期闭合。

1. 儿童骨盆骨折的特点

（1）创伤重但骨折轻：儿童骨盆结构与成人有明显的不同，其软骨板及骨膜均较厚，骨皮质尚未发育成熟，呈多孔状，而且骶髂关节和耻骨联合的软骨更厚，因而，儿童骨盆弹性很好，能够耐受较大的创伤，可产生塑性畸形和青枝骨折，而很少发生粉碎骨折，需要较大的创伤才能导致骨盆骨折，也可以发生骶髂关节脱位。因此，儿童骨盆骨折是高能量创伤的标志。

（2）侧方挤压骨折多见：儿童骨盆骨折与成人骨盆骨折的损伤机制不同，多数是因行走时受侧方车辆撞伤引起，因此，多数是侧方挤压骨折。这可能也是儿童骨折出血较少和合并伤多的原因。撕脱骨折多为运动伤。骨盆撕脱骨折在儿童中并不少见，这种损伤通常在运动中发生，主要表现是疼痛，出血少，一般没有合并伤，无生命危险，无须急救。

（3）合并伤多：儿童骨盆骨折多数由高能量损伤引起，因此，儿童骨盆骨折的并发症多而且严重，特别是胸腹部外伤和颅脑外伤。其中，脑外伤是最常见的合并伤，约有 38.8% 的儿童骨盆骨折合并有脑外伤。约 14% 的儿童骨盆骨折合并胸腹部外伤。在超重及肥胖的儿童中 Morel-Lavallée 损伤多见。

（4）失血性休克出现晚：儿童骨盆未发育成熟的特点也决定了其出血较少。较厚的骨膜在骨盆骨折时并不断裂，覆盖或填塞在骨盆骨折断端，可以阻止骨折块的出血。此外，儿童血管出血后收缩性更好，对血管活性因子的反应更灵敏，这种特点可以很好地限制骨盆骨折出血，但是也会掩盖出血性休克的早期表现。一旦儿童骨盆骨折出现失血性休

第三篇

克的表现，往往已经在发展为中、晚期。

（5）Y形软骨是否闭合对处理的影响：Y形软骨是否闭合关系到能否按照成人骨折的方式来治疗。Silber和Flynn研究证实Y形软骨是判断骨骼成熟度的最佳标志。Y形软骨闭合前发生的骨盆骨折中孤立的髂骨翼和耻骨骨折占29%，如果骨折累及Y形软骨可发生髋臼发育不良而导致所谓的"小髋臼"，其原因是Y形软骨的早期闭合。然而在Y形软骨闭合后，骨折类型与成人相似。

2. 儿童骨盆骨折的分类　合理的分型有赖于全面的临床检查，如骨盆X线检查、CT和CT三维成像，后者有利于进行骨盆后环观察。常见的儿童骨盆骨折分类方法主要有Tile分类法和Torode与Zeig分类法。

（1）Tile分类法：与成人骨盆骨折分类方法相似。A型包括所有次级骨化中心的撕脱骨折。B型指骨盆部分不稳定的骨折，包括开书型损伤和常累及髋臼Y形软骨的侧方压缩骨折。C型为不稳定型骨折，前方损伤可为耻骨联合分离或耻骨支骨折，或两者同时存在，后方损伤常为骶髂关节脱位，偶有骶骨或髂骨骨折。

（2）Torode和Zeig分类法：根据受伤机制进行分类。它将骨盆骨折分为4型。Ⅰ型：撕脱骨折，多为软骨板的撕脱伤，类似运动伤。Ⅱ型：髂骨翼骨折，多为直接暴力所致。Ⅲ型：单环骨折，包括耻骨支骨折或耻骨联合分离。Ⅳ型：骨盆环断裂的骨折，骨折或关节分离产生骨盆环的不稳定，包括：①双侧耻骨支骨折；②一侧耻骨支骨折或耻骨联合分离累及骨盆后部骨折或骶髂关节分离；③骨折累及前环和髋臼。

3. 临床表现　儿童骨盆骨折表现与成人骨盆骨折相似，但又有一些与成人不同的特征，主要临床表现有以下几点。

（1）体格检查：询问病史时应注重了解损伤机制、暴力大小和方向。仔细的体格检查有无肉眼可见的骨盆畸形和下肢短缩，阴囊、阴唇和腹股沟周围有无肿胀、淤斑，触诊以确定骨盆不稳

定的程度。最常见的异常骨盆体征是骨盆触痛。骨盆骨折体格检查具有敏感性和特异性，但是如有意识障碍可能影响检查的敏感性和特异性，同时要注意腹腔脏器、泌尿生殖系统、神经系统和会阴部、阴道的检查。开放性骨盆骨折在儿童中的表现不典型，易漏诊，因此，应对每个儿童骨盆骨折患者进行仔细的检查，注意阴囊、阴唇和腹股沟周围有无肿胀、淤斑，阴道及尿道有无出血，直肠指检是必要的检查之一。怀疑有泌尿系统损伤时可行逆行造影检查。

（2）X线检查：X线检查包括3个标准的骨盆像，即入口、出口和前后位像。另加闭孔斜位和髂骨斜位像，有利于髋臼骨折和三角软骨损伤的诊断。

（3）CT扫描：对骨盆骨折的诊断很有价值，可清晰地显示骶髂关节后复合体。但CT扫描在急诊处理时难以及时应用，且会增加患儿的射线接触量。

（4）三维CT检查：三维CT虽然射线剂量较大，但可大大提高儿童骨盆骨折的诊断率，对外伤性骨盆骨折或髋臼骨折确定损伤范围和制订治疗方案具有重要意义。其对复杂性损伤尤为适宜。

（5）骨盆对角线测定：儿童骨盆骨折的诊断较为困难，尤其骨盆环后部结构、骶骨侧方及骶髂关节的损伤。因为许多骨盆骨折为非典型的，诊断非常困难。为此提出骨盆对角线概念，即用普通前后位X线片，从骶髂关节的下缘到对侧髋臼底内侧的中点连线，正常时两侧对角线长度相等或差别小于4 mm。髂骨侧方单侧骨折伴骶髂关节损伤者对角线长度相差可达6~8 mm，前后环同时损伤者对角线长度相差可高达13~25 mm。

4. 治疗原则　儿童骨盆骨折治疗要求骨盆骨折的确切复位和稳定的固定，以减少可能的骨盆畸形、步态异常、骶髂或髋关节骨关节炎，以及其他影响工作和正常生活的后遗症。

早期文献认为儿童骨盆骨折的治疗仅限于支持疗法，大部分患儿卧床几天至1周，疼痛能够忍受且其他损伤允许时即可下地。对有耻骨联合

分离和骶髂关节分离者则行髋"人"字形石膏固定。部分患儿需行牵引复位，对保守治疗不能复位的患儿再行切开复位内固定治疗。近年来治疗的观点有了改变，对儿童的不稳定和移位骨折要予以固定。多数医师倾向于使用外固定，通过减少骨盆容量而治疗腹膜后出血，减轻疼痛，便于护理和多发伤的治疗，并允许早期活动。对严重移位的不稳定骨折外固定不能足以维持复位，如后部损伤（骶髂关节分离）需进行内固定治疗。如存在移位的髋臼骨折，要恢复关节的完整性，需选择切开复位牢固内固定，并要早期活动。

（1）A型（稳定型骨折）

1）A1型：撕脱骨折。临床检查和放射学检查证实有次级骨化中心的撕脱骨折，治疗方法取决于骨折移位的程度。对髂前上、下棘撕脱骨折，在屈髋时骨折块移位不明显者可以采取保守治疗，移位明显者则应当采取手术治疗，使骨折复位，并用钢丝固定。3~4周后骨折即可愈合。

2）A2型：骨盆环或髂骨翼的骨折。A2型骨盆骨折多数可以采取保守治疗，青少年的此型骨折治疗原则与成人相同。

（2）B型（部分不稳定型骨折）

1）B1型：开书样损伤。开书样损伤时耻骨联合严重分离，我们主张采取保守治疗。此类患者可采用在全身麻醉下取侧卧位，进行手法复位，然后用双侧髋"人"字形石膏固定。这样既可以保持骨盆的稳定性又可以及早功能锻炼，有利于早期康复。

2）B2型：侧方压缩骨折。

A. B2.1型：侧方压缩骨折（Y形软骨损伤）。怀疑有侧方压缩暴力时，应当检查有没有骨折移位。如果有移位穿过Y形软骨说明有髋臼骨折。首先可以采取在全麻下进行闭合复位，复位后采用骨牵引固定3~4周。

B. B2.2型：侧方压缩骨折（半侧骨盆脱位）。此型骨折由于半侧骨盆向内侧旋转，所以常常有明显的下肢短缩畸形和骨盆旋转畸形。治疗可以采取全身麻醉下闭合复位；对年龄较小的儿童，

整复后用髋"人"字形石膏绷带外固定，并保持下肢外旋中立位直至骨折愈合。对年龄较大的儿童，外固定要保持下肢的外旋并要保持好力线。少数情况下，如果畸形明显，下肢短缩较重而闭合复位失败时可考虑手术内固定。

（3）C型（不稳定型骨折）。由于此型骨折尿路和神经损伤的发生率很高，对儿童不稳定型骨盆骨折患者需要进行认真的评估，并且必须建立完善的抢救措施。

Bryan和Tullo强调骨盆骨折的早期复位，因为儿童骨折愈合很快，如果损伤后不及时复位，可能会很难复位。所以一旦发现半侧骨盆有明显的向上、向外侧移位，应及时在全身麻醉下闭合复位，有双侧移位则同样要求立即复位。复位后可以采用骨牵引维持。闭合复位失败时则应当果断采取手术切开复位。骶髂关节或周围骨折用钢丝、骨栓或骨针固定，手术后用髋"人"字形石膏或骨牵引固定维持、或用外固定支架固定。复位失败的后果有骨不连、严重的骨盆倾斜和下肢短缩。我们认为积极的手术治疗可比单纯的保守治疗可更有效地避免这些并发症。

多数学者认为，不稳定型骨折应该早期闭合复位和外固定，减少骨盆移位和再出血，控制或减少出血，可明显降低复杂骨盆骨折的病死率及致残率。早期骨牵引和外固定对治疗儿童骨盆骨折极为重要，儿童骨折治疗最重要的是对线，保证良好的力线。笔者认为对于外固定治疗不稳定型骨折应该注意以下方面：①术前明确骨折类型，通过骨盆前后位、入口位、出口位X线片及CT扫描明确骨折类型，有报道其准确率可达96%，两者相互补充。②患儿年龄不应过小，年龄越小，髂骨板越薄，不易稳定钢针，也有穿通进入盆腔损伤内脏的危险。③使用外固定架一定要小心，因为通过髂峰的斯氏针有可能损伤局部的生长板。

【典型病例2】 患者，男性，10岁。车祸导致耻骨联合分离、双侧耻骨支骨折、骶骨骨折，行闭合复位外固定术，术后2个月拆除外固定，患者恢复良好（图3-11-65）。

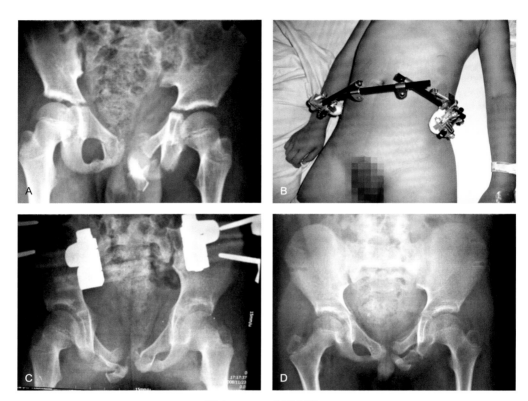

图 3-11-65 典型病例 2

A. 入院后前后位 X 线片显示骨盆骨折；B. 患者闭合复位外固定术后照片；C. 患者术后 X 线片可见耻骨联合复位良好；D. 术后 2 个月，去除外固定支架后 X 线片

（三）老年骨盆骨折

骨盆骨折占全身骨折的 1%~3%，其中老年骨盆骨折占 35%。骨折发生率有两个高峰段，20~40 岁和 65 岁之后。由于老年人具有与青壮年人群不同的生理特点，因而老年人骨盆骨折具有不同的特点和治疗原则。

1. **老年骨盆骨折的特点** 老年骨盆骨折的特点是创伤轻、骨折重、出血多、合并伤少，容易诱发心脑肺疾病，病死率高。

（1）多为粉碎性骨折，低能量损伤往往导致严重粉碎骨折。老年人由于骨骼中的有机物减少，导致骨的脆性增加，因此同等程度暴力造成的骨盆髋臼骨折，粉碎程度一般比年轻人严重。关节面的压缩和塌陷也多见，髋臼被相对比较坚硬的股骨头撞击，撞击部位多发生关节面的压缩和塌陷。同等程度暴力造成的骨盆髋臼骨折，粉碎程度一般比年轻人严重。

（2）出血多。老年人血管弹性变差，而且多伴有动脉粥样硬化等血管病变，血管对肾上腺素、血管加压素等机体释放的血管活性因子敏感性不高，因此，骨盆骨折后血管损伤导致的出血量增加。随着骨质疏松的进展，骨质内部血窦的孔径增加，骨膜变薄，在发生脆性骨折时，骨折块引起的出血量比年轻人也明显增加。

（3）并发症多，诱发心脏病最常见。老年人心肺功能差，合并疾病往往较多，其中最常见的是缺血性心脏病，包括冠心病和心肌梗死等，骨盆骨折也可以诱发缺血性心脏病的发生。而且，在发生骨盆骨折大出血时，血容量突然减少，这可以诱发心力衰竭和心源性哮喘。心力衰竭则容易同失血性休克相互掩盖，容易漏诊。因此在老年骨盆骨折中，应特别强调早期积极的液体复苏，以减少缺血性心脏病和心力衰竭的发生概率。

（4）侧方挤压骨折多见。老年骨盆骨折的受伤机制同青年不同，多数是因行走时受侧方车辆撞伤引起，因此多是侧方挤压骨折。但同年轻人

LC 骨折出血较少不同的是，因为老年人骨质疏松、骨折严重粉碎、血管反应差等因素，老年人骨盆骨折多引起大出血。

（5）复位和固定比较困难。由于骨折粉碎比较严重，骨折碎块比较多，增加了复位的难度；由于严重的骨质疏松，骨盆复位器械和复位技术的应用受到限制，例如应用 Farabeuf 钳的双螺钉技术时，易发生螺钉松脱、骨质切割、拉豁甚至碎裂现象。

2. 临床表现　老年骨盆骨折临床表现与成人骨盆骨折相似，但又有一些与成人不同的特征。

详细的病史是诊断骨盆骨折的关键，如果有外伤史诊断并不困难；但是，骨质疏松性骨折患者往往没有外伤史或者外伤很轻微。如果骨折累及耻骨，患者往往主诉腹股沟区钝性酸痛。骶骨骨折可以表现为下腰痛，也可以放射到臀部，多数患者并无神经症状。如果怀疑骨折，体格检查需要触诊耻骨支，检查双侧很有必要，因为需与健侧比较。通常这一区域痛觉很敏感，在评价骶骨时，触诊疼痛很明显。

老年骨盆骨折 X 线片表现各异，有些直到后期骨折愈合时才被发现。骨折发生的典型位置有：耻骨支、耻骨联合周围、骶翼和髂骨翼。这些部位早期 X 线片可以表现为模糊的放射透明线，容易被肠气掩盖。

3. 治疗原则　老年骨盆骨折出血量大，病死率高，预后差，其治疗原则是积极抢救生命，注重保守治疗，必要时快速外固定，同时更积极地输血。内固定治疗需严格掌握手术适应证。

老年人合并较多基础疾病，尤其是心血管系统疾病，这是造成老年骨盆骨折急救预后差的重要原因，应当引起特别的注意。心血管系统疾病可由骨盆骨折诱发，并相互掩盖，对骨盆骨折急救的影响，表现在干扰低血容量的判断、更易产生酸中毒和凝血功能障碍、对输血量要求更多等。对于创伤骨科医师，掌握一定的老年心血管系统疾病知识，并同内科的合作是很关键的。

老年人都有不同程度的骨质疏松，尤其是女性，内固定容易失败，在决定治疗方案时必须考虑这一点。在术前有条件的应进行双能 X 线检查，根据骨质疏松的程度评估内固定成功的可能性，如果内固定成功的可能性不大，应行保守治疗。

四、骶髂关节前脱位

（一）概述

骶髂关节骨折脱位是成年人严重骨盆创伤中较常见的一种类型，约占骨盆骨折后环损伤的 1/6。骶髂关节骨折脱位会破坏骶髂复合体（sacroiliac complex）的完整性，从而引发骨盆环的不稳定，导致较高的病残率，因此临床上骶髂关节骨折脱位的远期疗效不甚理想。

骶髂关节前脱位非常罕见，多见于儿童患者，国内外鲜有报道，受伤暴力相较于后脱位更大。其可能的损伤机制为直接暴力作用于骶髂关节的后方或侧后方，破坏骶髂关节稳定结构的同时，髂骨移向骶骨前方，从而发生前脱位。不仅后环完全损伤及旋转垂直不稳定，常常合并前环的损伤，包括耻骨支骨折、耻骨联合损伤等。

（二）分型

张英泽将骶髂关节前脱位分为两型：A 型（稳定型），不伴有骨盆其他部位骨折或合并骨盆环稳定骨折；B 型（不稳定型），合并骨盆环不稳定骨折或对侧骶髂关节损伤。

（三）治疗

对于骶髂关节前脱位的患者，手术治疗是最好的方式，其手术方式主要为前方入路骶髂关节前路钢板固定术；若合并对侧骶髂关节损伤，则还需要进行后路固定，包括经髂骨钢板、骶髂螺钉、腰盆固定等方式。下面简要介绍前方手术技术。

1. 麻醉　全麻。

2. 体位　患者取健侧卧位，患侧垫高。

3. 切口与手术入路　选择沿髂嵴弧形切口入

路，始于髂嵴最高点，然后沿髂嵴向前下延伸，用手触摸髂嵴引导切口的方向，止于髂前上棘远端4~5 cm。逐层切开腹外斜肌、腹内斜肌和腹横肌，在骨膜下和髂骨内板之间剥离髂肌，向内下剥离后可以显示骨盆环，向后方剥离可以邻近骶髂关节；屈髋、屈膝后，可以使髂腰肌松弛，有利于显露；L5神经位于骶髂关节内侧2~3 cm处，由前内走向外后，应避免对腰大肌的过度牵拉，从而减轻对神经根的牵拉，游离此神经根较困难，所以只有防止牵拉过度。骶翼显示后，要特别注意骶髂关节前方骨盆上口处要清理干净，继而显露盆内部分及四方区前方至坐骨大切迹，此区的风险是损伤臀上动脉及L5神经根。向内牵拉保护腹腔脏器，预防腹膜破裂。切口显露应仔细而清晰，以有利于关节复位。

4. 复位与固定　显露骶髂关节后，观察骨折移位和关节脱位的情况。可以用持骨钳或点式复位钳钳夹在髂嵴的内外侧，通过提拉挤压达到复位。有时骶髂关节面出现嵌合交锁，复位困难，可以用Farabeuf钳或骨盆复位钳分别钳夹固定在骶骨岬和髂骨上的锚定螺钉，先略做撑开后会更易复位，复位后迅速钳夹固定。

可选择2块3.5 mm的动力加压钢板或是4孔重建钢板跨越骶髂关节进行固定。一般骶骨岬上只能放置1枚螺钉。将钢板塑形后，2块钢板相互交叉成60°~90°角放置，全螺纹螺钉固定。螺钉应固定在髂骨后上方骨质致密的区域，这样会有良好的把持力。国内周东生教授应用骶髂前路蝶形钢板替代双钢板固定，简化了手术操作，提高了固定强度，获得了良好的临床效果（图3-11-66）。

5. 注意事项　治疗骶髂关节前脱位时，术中注意勿损伤L5神经或臀上动脉。L5神经位于骶髂关节内侧2 cm，向下方与骶神经联合，跨过骶髂关节。因此，骶骨一侧仅能固定1枚螺钉，其暴露范围也只有1.5 cm左右。在剥离骶髂关节内侧及其下方时，要充分了解L5神经的走行特征和毗邻关系。臀上动脉经坐骨大切迹转向骨盆后方，损伤后可能大量出血，可采用压迫，局部应用止血药、明胶海绵或止血纱布等，如果不奏效，则需要解剖出臀上动脉，仔细结扎止血。前方入路治疗骶髂关节损伤有时难以达到坚强固定，术后应避免早期负重。

6. 术后处理　逐层缝合伤口，放置引流管。

对于新鲜骨折，前方入路可以很好地进行复位，固定起来也相对容易。但是对于陈旧性骨折，由于骨折嵌压、软组织机化、骨痂形成等因素，复位相当困难。笔者团队采用髂骨截骨复位法，取得了良好的效果，在此介绍一典型病例，供大家共勉。

【典型病例】　患者，男性，30岁，车祸伤。初步诊断：①骨盆骨折，髂骨前脱位；②腰骶丛

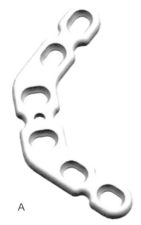
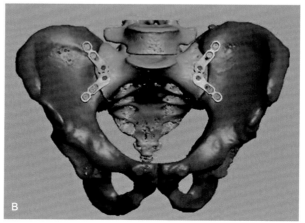

图3-11-66　骶髂前路蝶形钢板固定术
A.骶髂前路蝶形钢板设计图；B.骶髂前路蝶形钢板固定示意图

损伤；③肋骨骨折；④膀胱修补术后。如图 3-11-67 所示。

受伤时的影像学检查可见骶髂关节前脱位，由于受伤时是开放性骨盆骨折，合并膀胱损伤，二期处理骨折时已经是陈旧性骨折，我们通过前方入路行髂骨截骨，将嵌压的骨块切除后，复位，再将骨盆进行回植、固定，取得了良好的复位和固定效果。

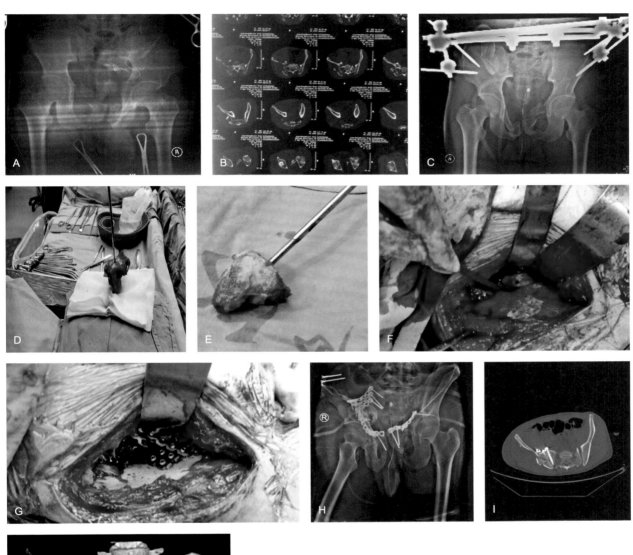

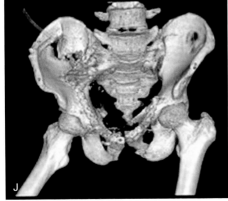

图 3-11-67　典型病例

A. 受伤时 X 线片；B. 受伤时 CT 扫描；C. 急诊行外固定架固定后的 X 线片；D、E. 前方入路，髂骨截骨；F、G. 复位、固定骶髂关节及骨盆；H. 术后 X 线片；I. 术后 CT 扫描；J. 术后三维 CT

（纪　方　章　浩　王光超　周东生　刘培钊　蔡晓冰　王　洋）

参考文献

[1] 邱贵兴, 戴克戎. 骨科手术学 [M]. 3 版. 北京: 人民卫生出版社, 2005.

[2] 黄旭东, 刘晋才. 骨盆骨折和的急诊处理 [J]. 创伤外科杂志. 2003, 5(3): 227-229.

[3] Khoury A, Kreder H, Skrinskas T, et al. Lateral compression fracture of the pelvis represents a heterogeneous group of cpmplex 3D patterns of displacement[J]. Injury, 2008, 39(8): 893-902.

[4] Halvorson J J, Lamothe J, Martin C R, et al. Combined acetabulum and pelvic ring injuries[J]. J Am Acad Orthop Surg, 2014, 22(5): 304-314.

[5] Scheinfeld M H, Dyn A A, Spektor M, et al. Acetabular fracture: what radiologists should know and how 3D CT can aid classification[J]. Radiographies, 2015, 35(2): 555-577.

[6] Brown G A, Willis M C, Firoozbakhsh K, et al. Computes tomography image-guided surgery in complex acetabular fractures[J]. Clin Orthop Relat Res, 2000, (370): 219-226.

[7] Ertel W, Eid K, Keel M, et al. Therapeutical strategies and outcome of polytraumatized patients with pelvic injuries a six-year experience[J]. European Journal of Trauma, 2000, 26(6): 278-286.

[8] Biffl W L, Smith W R, Moore E E, et al. Evolution of a multidisciplinary clinical pathway for the management of unstable patients with pelvic fractures[J]. Annals of Surgery, 2001, 233(6): 843.

[9] Pennal G, Tile M, Waddell J. Pelvic disruption: assessment and classification[J]. Orthopedic Trauma Directions, 2008, 6(05): 29-33.

[10] Rommens P M, Hessmann M H. Staged reconstruction of pelvic ring disruption: differences in morbidity, mortality, radiologic results, and functional outcomes between B1, B2/B3, and C-type lesions[J]. Journal of Orthopaedic Trauma, 2002, 16(2): 92-98.

[11] Eastridge B J, Starr A, Minei J P, et al. The importance of fracture pattern in guiding therapeutic decision-making in patients with hemorrhagic shock and pelvic ring disruptions[J]. Journal of Trauma and Acute Care Surgery, 2002, 53(3): 446-451.

[12] Routt Jr M L C, Nork S E, Mills W J. Percutaneous fixation of pelvic ring disruptions[J]. Clinical Orthopaedics and Related Research, 2000, 375: 15-29.

[13] Schweitzer D, Zylberberg A, Córdova M, et al. Closed reduction and iliosacral percutaneous fixation of unstable pelvic ring fractures[J]. Injury, 2008, 39(8): 869-874.

[14] Kabak S, Halici M, Tuncel M, et al. Functional outcome of open reduction and internal fixation for completely unstable pelvic ring fractures(type C): a report of 40 cases[J]. Journal of Orthopaedic Trauma, 2003, 17(8): 555-562.

[15] Vaidya R, Colen R, Vigdorchik J, et al. Treatment of unstable pelvic ring injuries with an internal anterior fixator and posterior fixation: initial clinical series[J]. Journal of Orthopaedic Trauma, 2012, 26(1): 1-8.

[16] Griffin D R, Starr A J, Reinert C M, et al. Vertically unstable pelvic fractures fixed with percutaneous iliosacral screws: does posterior injury pattern predict fixation failure?[J]. Journal of Orthopaedic Trauma, 2006, 20(1): S30-S36.

[17] Oh C W, Kim P T, Kim J W, et al. Anterior plating and percutaneous iliosacral screwing in an unstable pelvic ring injury[J]. Journal of Orthopaedic Science, 2008, 13(2): 107-115.

[18] Lindahl J, Hirvensalo E. Outcome of operatively treated type-C injuries of the pelvic ring[J]. Acta Orthopaedica, 2005, 76(5): 667-678.

[19] Vaidya R, Colen R, Vigdorchik J, et al. Treatment of unstable pelvic ring injuries with an internal anterior fixator and posterior fixation: initial clinical series[J]. Journal of Orthopaedic Trauma, 2012, 26(1): 1-8.

[20] Hirvensalo E, Lindahl J, Kiljunen V. Modified and new approaches for pelvic and acetabular surgery[J]. Injury, 2007, 38(4): 431-441.

[21] Ponsen K J, Joosse P, Schigt A, et al. Internal fracture fixation using the Stoppa approach in pelvic ring and acetabular fractures: technical aspects and operative results[J]. Journal of Trauma and Acute Care Surgery, 2006, 61(3): 662-667.

[22] Scheyerer M J, Zimmermann S M, Osterhoff G, et al. Anterior subcutaneous internal fixation for treatment of unstable pelvic fractures[J]. BMC Research Notes, 2014, 7(1): 133.

[23] Barei D P, Shafer B L, Beingessner D M, et al. The impact of open reduction internal fixation on acute pain management in unstable pelvic ring injuries[J]. Journal of Trauma and Acute Care Surgery, 2010, 68(4): 949-953.

[24] Mardanpour K, Rahbar M. The outcome of surgically treated traumatic unstable pelvic fractures by open reduction and internal fixation[J]. Journal of Injury and Violence Research, 2013, 5(2): 77.

[25] Ayoub M A. Vertically unstable sacral fractures with neurological insult: outcomes of surgical decompression and reconstruction plate internal fixation[J]. International Orthopaedics, 2009, 33(1): 261-267.

[26] Suzuki T, Shindo M, Soma K, et al. Long-term functional outcome after unstable pelvic ring fracture[J]. Journal of Trauma and Acute Care Surgery, 2007, 63(4): 884-888.

[27] Scaglione M, Parchi P, Digrandi G, et al. External fixation in pelvic fractures[J]. Musculoskeletal Surgery, 2010, 94(2): 63-70.

[28] Gänsslen A, Pohlemann T, Krettek C. A simple supraacetabular external fixation for pelvic ring fractures[J]. Operative Orthopadie and Traumatologie, 2005, 17(3): 296-312.

[29] Burlew C C, Moore E E, Smith W R, et al. Preperitoneal pelvic packing/external fixation with secondary angioembolization: optimal care for life-threatening hemorrhage from unstable pelvic fractures[J]. Journal of the American College of Surgeons, 2011, 212(4): 628-635.

第三篇

[30] García J M, Doblare M, Seral B, et al. Three-dimensional finite element analysis of several internal and external pelvis fixations[J]. Journal of Biomechanical Engineering, 2000, 122(5): 516-522.

[31] Scaglione M, Parchi P, Digrandi G, et al. External fixation in pelvic fractures[J]. Musculoskeletal Surgery, 2010, 94(2): 63-70.

[32] Yinger K, Scalise J, Olson S A, et al. Biomechanical comparison of posterior pelvic ring fixation[J]. Journal of Orthopaedic Trauma, 2003, 17(7): 481-487.

[33] Cole P A, Gauger E M, Anavian J, et al. Anterior pelvic external fixator versus subcutaneous internal fixator in the treatment of anterior ring pelvic fractures[J]. Journal of Orthopaedic Trauma, 2012, 26(5): 269-277.

[34] Ponsen K J, Hoek van Dijke G A, Joosse P, et al. External fixators for pelvic fractures: comparison of the stiffness of current systems[J]. Acta Orthopaedica Scandinavica, 2003, 74(2): 165-171.

[35] Hu S B, Xu H, Guo H B, et al. External fixation in early treatment of unstable pelvic fractures[J]. Chinese Medical Journal, 2012, 125(8): 1420-1424.

[36] Solomon L B, Pohl A P, Sukthankar A, et al. The subcristal pelvic external fixator: technique, results, and rationale[J]. Journal of Orthopaedic Trauma, 2009, 23(5): 365-369.

[37] Galois L, Pfeffer F, Mainard D, et al. The value of external fixation for unstable pelvic ring injuries[J]. Acta Orthopaedica Belgica, 2003, 69(4): 321-327.

[38] Ponsen K, Joosse P, Hoek Van Dijke G A, et al. External fixation of the pelvic ring: an experimental study on the role of pin diameter, pin position, and parasymphyseal fixator pins[J]. Acta Orthopaedica, 2007, 78(5): 648-653.

[39] Arazi M, Kutlu A, Mutlu M, et al. The pelvic external fixation: the mid-term results of 41 patients treated with a newly designed fixator[J]. Archives of Orthopaedic and Trauma Surgery, 2000, 120(10): 584-586.

[40] Ghaemmaghami V, Sperry J, Gunst M, et al. Effects of early use of external pelvic compression on transfusion requirements and mortality in pelvic fractures[J]. The American Journal of Surgery, 2007, 194(6): 720-723.

[41] Mason W T M, Khan S N, James C L, et al. Complications of temporary and definitive external fixation of pelvic ring injuries[J]. Injury, 2005, 36(5): 599-604.

[42] Vaidya R, Kubiak E N, Bergin P F, et al. Complications of anterior subcutaneous internal fixation for unstable pelvis fractures: a multicenter study[J]. Clinical Orthopaedics & Related Research, 2012, 470(8): 2124-2131.

[43] Mason W T, Khan S N, James C L, et al. Complications of temporary and definitive external fixation of pelvic ring injuries[J]. Injury-international Journal of the Care of the Injured, 2005, 36(5): 599.

[44] Zong Z W, Bao Q W, Liu H Y, et al. Diagnosis and treatment of rare complications of pelvic fractures[J]. Chinese Journal of Traumatology, 2016, 19(4): 199.

[45] Joshi P M, Desai D J, Shah D, et al. Injury in pelvic fracture urethral injury is embranobulbar: fact or myth[J]. Urology, 2017, 102: e9-e10.

[46] Tripathy S K, Goyal T, Sen R K. Nonunions and malunions of the pelvis[J]. European Journal of Trauma and Emergency Surgery, 2015, 41(4): 335-342.

[47] Patel D N, Fok C S, Webster G D, et al. Female urethral injuries associated with pelvic fracture: a systematic review of the literature[J]. Bju International, 2017, 120(6): 766.

[48] Tonetti J, Jouffroy P, Club P A. Recent progress in the diagnosis and treatment of pelvic ring and acetabular fracture[J]. Orthopaedics & Traumatology Surgery & Research, 2017.

[49] 中华医学会骨科学分会创伤骨科学组. 创伤骨科患者深静脉血栓形成筛查与治疗的专家共识 [D]. 2013.

[50] 宗兆文, 沈岳. 骨盆骨折并发症的诊疗进展 [J]. 重庆医学, 2010, 39(9): 1088-1089.

[51] 曹奇勇, 王满宜, 吴新宝, 等. 骨盆骨折出血及其治疗 [J]. 国际骨科学杂志, 2003, 24(4): 214-216.

[52] Dente C J, Feliciano D V, Rozycki G S, et al. The outcome of open pelvic fractures in the modern era[J]. American Journal of Surgery, 2005, 190(6): 831-837.

[53] Sathy A K, Starr A J, Smith W R, et al. The effect of pelvic fracture on mortality after trauma: an analysis of 63 000 trauma patients[J]. Journal of Bone & Joint Surgery-American Volume, 2009, 91(12): 2803-2810.

[54] Dong J L, Zhou D S. Management and outcome of open pelvic fractures: a retrospective study of 41 cases[J]. Injury-international Journal of the Care of the Injured, 2011, 42(10): 1003-1007.

[55] Fu G, Wang D, Qin B, et al. Modified classification and repair of perineal soft tissue injuries associated with open pelvic fractures[J]. J Reconstr Microsurg, 2014, 31(01): 12-19.

[56] Andrich D E, Greenwell T J, Mundy A R. Treatment of pelvic fracture-related urethral trauma: a survey of current practice in the UK[J]. Bju International, 2015, 96(1): 127-130.

[57] Koraitim M M. Post-traumatic posterior urethral strictures: preoperative decision making[J]. Urology, 2004, 64(2): 228-231.

[58] 周东生, 吴军卫, 王伯珉, 等. 伴有直肠肛管损伤的开放性骨盆骨折的治疗 [J]. 中华创伤骨科杂志, 2009, 11(7): 614-618.

[59] Tosounidis T I, Giannoudis P V. Pelvic fractures presenting with haemodynamic instability: treatment options and outcomes[J]. Surgeon, 2013, 11(6): 344-351.

[60] Perkins Z B, Maytham G D, Koers L, et al. Impact on outcome of a targeted performance improvement programme in haemodynamicallyunstable patients with a pelvic fracture[J]. Bone Joint J, 2014, 96-B(8): 1090-1097.

[61] Hasankhani E G, Omidi-Kashani F. Treatment outcomes of open pelvic fractures associated with extensive perineal injuries[J]. Clin Orthop Surg, 2013, 5(4): 263-268.

[62] Pavelka T, Houcek P, et al. Urogenital trauma associated with pelvic ring fractures[J]. Acta Chir Orthop, 2010, 77(1): 18-23.

[63] Cannada LK, Taylor R M, Reddix R, et al. The Jones-Powell Classification of open pelvic fractures: a multicenter study

evaluating mortality rates[J]. J Trauma Acute Care Surg, 2013, 74(3): 901-906.

[64] Chen L, Zhang G, Wu Y, et al. Percutaneous limited internal fixation combined with external fixation to treat open pelvic fracturesconcomitant with perineal lacerations[J]. Orthopedics, 2011, 34(12): e827-e831.

[65] Black E A, Lawson C M, Smith S, et al. Open pelvic fractures: The University of Tennessee Medical Center at Knoxville experience over ten years[J]. Iowa Orthop J, 2011, 31: 193-198.

[66] 周东生，董金磊，王伯珉，等．伴直肠肛管损伤的开放性骨盆骨折的早期急救处理策略及死亡危险因素分析 [J]. 中华骨科杂志，2010, 30(11): 1121-1126.

[67] Wang G, Zhou D, Shen W J, et al. Management of partial traumatic hemipelvectomy[J]. Orthopedics, 2013, 36(11): E1340-E1345.

第三篇

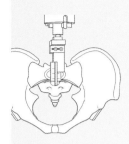

第十二章
髋臼骨折

第一节 髋臼骨折概述

在过去的几十年中，虽然在髋臼骨折的处理上有了很大的进步，但髋臼骨折依然是骨科医师的处理难题。即便已经迈入新千年，关于髋臼损伤仍然有很多问题没有解决，只是我们面临的问题有所不同：哪些骨折需要手术治疗，哪些骨折保守治疗更好（尤其是老年骨折）；一些新技术和新器械的应用其作用究竟如何；另外，新的切口、新的复位方式以及新的固定方法也同样带来新的问题和争议，尤其微创技术在髋臼骨折治疗中的角色如何，仍有很多问题需要我们去解决。尽管大家已经普遍接受了处理关节内骨折的基本原则，即解剖复位、牢固固定和早期功能锻炼，但是由于术后约有 20% 的患者会出现并发症，其预后并不理想。相较而言，髋臼骨折并不常见，因此一般水平的骨科医师处理的经验有限，这就提出了另一个重要的问题：应该由谁来处理髋臼骨折。显然，髋臼骨折已经成为创伤骨科领域的一个重要分支，因此，这些骨折应该由接受过特殊训练的创伤骨科医师来处理。在过去的几十年中，人们对许多问题已经达成了共识：如果涉及负重面的髋臼骨折未能复位，预后效果很差。

因此，如果髋臼骨折移位导致髋关节对合不良或不稳定，最佳的处理方式为：①解剖复位，预防继发性骨关节炎；②早期活动以恢复关节功能。闭合复位有时也能获得并保持良好的关节对合，结果通常是满意的。然而，如果闭合复位不能获得良好的对位，在技术可行的情况下，手术是解决问题的唯一选择，这种处理原则已被大家普遍接受，但是还有很多因素会影响措施的实施。患者的年龄即是一个重要的因素，特别是当骨的质量受到年龄的影响时，骨质疏松会造成固定不稳定，不能维持复位。严重的粉碎性骨折以及与手术相关的并发症会影响最终的预后，即使是最有经验的医师也不例外。

总之，解剖复位和牢靠固定是处理不稳定、明显移位髋臼骨折的关键。稳定且对合良好的髋臼骨折非手术治疗效果较好，患者可以在保护性负重下早期进行功能锻炼。在急诊时可采用骨牵引，作为最终的治疗方式时应该严格限制适应证。

最后，对于老年人的严重粉碎性骨折可以考虑早期行全髋关节置换术，只有在髋关节不稳定或对合不良时才行全髋关节置换术。如果预计手术很可能会出现继发的对合不良（如老年人出现双柱骨折），最好选择保守治疗，早期活动并逐渐负重，结果可能是满意的。如果仍达不到较好的效果，可于必要时行全髋关节置换术。

综合文献资料，对于髋臼骨折不论是保守治疗还是手术复位，股骨头和髋臼的良好对位是获得长期满意疗效的关键。研究这种损伤，并进行总体评价的结果往往令人困惑，因为不同文献之间报道的明显的移位骨折的比例差别很大。总体的结果并不重要，因为当中可能有很大比例的"非逻辑骨折"，即髋臼上壁和后壁完整的骨折。骨折移位的严重程度与治疗结果具有相关性。在对文献进行回顾分析时，只有相似的骨折才可以进行比较。尽管早期的文献所报道的病例数较少，还是形成了一定的治疗趋势。1961 年，Rowe 和 Lowell 报道了在麻省总院接受治疗的 90 例患者共 93 处骨折，研究者强调最终的结果和骨折的类型有关，没有移位的线型骨折预后较好；相反，如果髋臼后缘骨折合并后脱位，闭合复位后仍存在不稳，应行手术复位，否则预后较差。最终结果和下述因素有关：①股骨头和髋臼碎片的对合关系恢复的程度；②股骨头的损伤程度；③复位后关节的稳定性。

仔细研究这篇经典的文献让我们学到很多经验教训。首先，如果高能量损伤引起髋关节不稳（后方型）和（或）髋臼顶的破坏，要获得长期满意的疗效必须进行解剖复位（需手术），对于年轻的患者更是如此。对于老年患者的髋臼内壁和前壁骨折，如果通过牵引能获得良好的对位，则预后较好。老年人病例组中有很多是双柱骨折，骨折后的关节对位尚可，这类患者非手术治疗预后良好。Larson 的病例组和 Carnesale、Pennal 的病例组得出相似的结论。在 Pennal 的 103 例患者的病例组中，随访时 66 例发生移位，72% 的患者影像学上出现退变，37 例轻微移位的患者只有 30% 出现退变。

1964 年，Judet 和他的同事建议所有移位的髋臼骨折行手术切开复位内固定，并根据损伤类型对髋臼骨折进行分类。在后续的报道中，他们报道了 350 例髋臼骨折手术治疗的结果。根据严格的评价标准，75.2% 的患者预后很好（髋关节正常或接近正常），8.3% 的患者预后尚可，16.5% 预后差。满意率与骨折类型有关，临床结果与复位质量密切相关：74% 的患者最终得到了解剖复位，其中 90% 的患者临床结果满意。其余复位不太满意的患者（26%）统计如下：如果股骨头位于髋臼穹隆的中心，55% 的预后尚可；如果关节间隙有改变，只有 54.2% 的预后尚可；当有中心脱位时，只有 11% 的患者预后尚可；如果髋臼不能复位，则只有 9% 的患者预后尚可。结果不满意的 16% 是由于手术并发症引起的。

Senegas 及其同事建议对所有移位的髋臼骨折在全麻下行闭合复位。在 71 例病例中，42 例股骨头和髋臼穹隆的对位关系没有恢复，28 例患者采用手术治疗，从外侧经大转子入路，结果 85% 满意。结果不满意的原因包括复位欠佳、股骨头无菌性坏死和异位骨化。

Ruggieri 及其同事对 356 例髋臼骨折中的 188 例进行手术治疗并随访。如果可以获得解剖复位且没有手术并发症出现，则长期随访结果满意。早期并发症包括股骨头无菌性坏死（4 例）、坐骨神经麻痹（6 例）、深部感染（3 例）、异位骨化（12 例）和 Sudeck 肌萎缩（12 例）。

Sudeck 对其中 58 例患者进行了长达 5 年的随访，结果 12% 的患者存在"影像学骨关节炎"，但只有 9% 有临床症状。10 年后，另外 32 例患者（16%）出现"影像学骨关节炎"，其中 12.5% 有临床症状。

1986 年，Matta 及其同事对 204 例髋臼骨折进行了回顾性的影像学分析，并对其中有移位的 64 例骨折进行临床评估，其中 43 例接受了手术治疗，平均随访时间 3.7 年。在这篇文献中，他们介绍了完整穹隆百分比的概念，以用于决定是否手术治疗。在这方面 Day 和他的同事进行生物力学的研究，如果髋臼穹隆能够保持 45° 角，可以考虑非手术治疗；如果角度小于 30°，则有手术指征。其中 21 例患者出现骨折移位，进行了平均 7 周的牵引治疗，只有 5 例（24%）结果为好或很好，16 例（76%）结果一般或很差。43 例手术治疗（所有都采用后外侧入路），只有 3 例加用了前方入路，其中 17 例结果好或很好（40%），另外 26 例结果一般或差（60%）。临床结果与影像学表现密切相关。除了不能获得解剖复位，其他并发症包括伤口感染（9%）、医源性神经损伤（9%）、肺栓塞（2%）和股骨头无菌性坏死，坏死率在手术组为 9%，非手术组为 24%。研究者的结论是只有负重区保持完整时，对有移位的骨折采用闭合复位才有可能获得满意的结果。如果不出现并发症，解剖复位可以明显改善预后。影像学表现和临床结果密切相关，对大部分有移位的骨折，建议行手术切开复位内固定。手术应由经过专门训练的医师实施。Matta 及其同事又在 1988 年对 118 例（共 121 处骨折）患者进行了前瞻性研究，所有骨折都有移位（最小移位 5 mm）。大多数患者是摩托车事故中受伤的年轻人：23 例牵引治疗，98 例手术切开复位内固定，其中 55 例经 Kocher-Langenbeck 入路，19 例经延长的髂骨入路，26 例经髂腹股沟入路。对其中 74 例骨折进行了为期至少 26 个月的随访，牵引治疗的 9 例中有 6 例（66%）结果为好或很好。这些病例大多数为双柱骨折，骨折后的对合关系尚可。手术切开复位内固定中，65 例有 54 例（83%）结果为好或很好。影像学分析时，移位 3 mm 或以上为不满意，小于 3 mm 为满意，小于 1 mm 为解剖复位。使用上述标准进行评估，91% 的结果满意，其中 63% 为解剖复位。随着医师经验的积累，不满意病例逐渐减少，解剖复位逐渐增加。2012 年，来自爱尔兰三级转诊中心的 Paul 等通过随访 10 年以上复杂髋臼骨折手术患者的治疗效果，指出髋臼骨折的手术目的在于恢复头臼关系的匹配，骨折复位质量的好坏决定了髋关节功能的恢复，而复位质量又与手术时机、复位技巧、手术医师的临床经验密切相关。研究结果与 Briffa 等在 2011 年报道的情况类似。他们报道了 257 例于 1989~1998

年间接受手术的髋臼骨折患者（108 例简单骨折，149 例复杂骨折），其中 161 例接受至少 10 年的随访。统计指标涉及人体测量数据、骨折类型、手术时间、合并伤、手术入路、并发症及临床结果和影像学结果。随访结果：75 例满意（47%），41 例良好（25%），12 例一般（7%），33 例较差（20%）。不利的影响因素包括患者年龄增长、手术延迟、复位质量以及骨折类型。研究结果表明，中长期内并发症仍比较普遍，而功能恢复结果多变。最终研究者提出：移位的髋臼骨折的标准治疗，仍是由专业骨科医师在专业治疗机构开展及时的切开复位内固定手术。如果不出现并发症，临床结果和复位情况密切相关。

2005 年 Giannoudis 等发表了一篇荟萃分析，共收录 3670 名髋臼骨折手术患者资料，分析了骨折类型、并发症发生率、功能恢复情况。结果显示最常见的手术后远期并发症为骨关节炎（约 20%），其次为异位骨化、无菌性缺血性股骨头坏死（发生率均小于 10%），大约 8% 的患者远期仍需接受全髋关节置换术。在平均 5 年的随访过程中，75%~80% 患者获得满意或良好临床结果。影响手术患者功能恢复的相关因素中，不可控因素包括骨折类型、移位程度、股骨头受损程度、其他相关或联合损伤，而可控因素包括手术时机、手术入路、复位质量、局部并发症。基于以上结果，研究者强调髋臼骨折手术过程中，尽量通过损伤最小的入路获得最精确的骨折复位尤为重要。这再一次证明了手术复位效果与临床结果密切相关。

2000 年，Moed 及其同事回顾了 94 例后壁骨折合并髋关节不稳定的手术患者，平均随访 3.5 年。术中 X 线平片提示 92 例获得解剖复位，其中 59 例术后接受了 CT 扫描，6 例存在 2 mm 以上移位，44 例存在 2 mm 以上骨折裂缝。术后并发症包括切口深部感染（1 例）、深静脉血栓形成（7 例）、二次手术重修更换螺钉（1 例）。临床结果：34 例满意（36%），49 例良好（52%），2 例一般（2%），9 例较差（10%）。影像学结果：79 例满意（84%），4 例良好（4%），2 例一般

（2%），9 例较差（10%）。临床效果与影像学评级密切相关。这组病例均为后壁骨折，研究表明髋臼后壁骨折手术效果受诸多因素影响：年龄大于 55 岁、合并髋关节脱位者获得复位时间超过 24 小时、骨折移位 >1 cm、严重的关节内骨折等均属相关危险因素。单纯后壁骨折的治疗结果，甚至与累积后壁的复杂骨折手术效果类似，这些结论再次说明，对于复杂髋臼骨折采用手术治疗还是非手术治疗仍存在许多争议。

Spencer 回顾了 25 例年龄大于 65 岁的单侧髋臼骨折病例，所有病例均采用非手术治疗。14 例为低能量创伤（跌落伤），其余 11 例为高能量创伤。17 例最初的影像学资料未显示移位，但后来发现存在移位。7 例患者因为后柱移位、骨质疏松、延误诊断、牵引时间过短或负重过早，结果差。这组病例提出了处理老年人骨折时应注意的问题——骨质疏松，这是影响治疗结果的重要因素。

2012 年，Gregorios 及其团队报道了一组 19 例髋关节后脱位伴后壁骨折手术治疗的长期随访结果。虽然病例数有限（共 17 例男性，2 例女性，年龄为 16~54 岁），但随访年限长，具有很好的长期指导意义（随访 15~23 年，平均随访 18.5 年）。最终随访结果显示，影像学上 6 例满意（31.58%）、11 例良好（57.89%）、2 例一般（10.53%）；临床上 10 例满意（52.63%）、6 例良好（31.58%）、3 例一般（15.79%）。若术中获得解剖复位，则术后影像学、临床结果的优良率可分别达到 100% 和 87.50%，这表明在髋臼后壁骨折中手术复位质量决定了长期治疗结果。本组病例也验证了复位质量与最终结果的相关性，并且复位质量是影响预后最重要的可控性因素。

Kebaish 及其同事对 90 例有移位的髋臼骨折患者平均随访 8 年，其中 54 例接受了手术治疗，36 例未行手术治疗。很好的临床结果与解剖复位相关密切：解剖复位时 86% 的患者结果为好或很好，只有 30% 的患者存在残余移位。手术切开复位时，最终结果还和医师的经验相关，本组的情

况也证明了这一点。总的结果显示，手术组的结果要优于非手术组。Letournel 的病例组是目前为止最大的，他和早期 David Helfet 的研究结果都应被视为金标准。

最近来自 Letournel、Matta 和我们在 Sunnybrook 的结果以及其他学者的一些报道都证明了恢复关节的对合关系和临床结果之间的相关性，主要并发症仍然是异位骨化，骨质疏松时难以复位并保持位置。由于术中加强保护措施以及监测技术的发展，医源性的神经损伤正在呈递减的趋势。

总结文献，不难看出：决定髋臼骨折预后的因素有以下方面：①骨折移位程度以及由此造成的关节不稳和对合不良。②负重区的损伤程度，包括骨折的粉碎程度、关节腔碎片和股骨头关节面的损伤程度。③复位程度，包括后柱骨折脱位时关节稳定性的恢复情况，股骨头和髋臼对合关系的恢复程度。④骨折晚期并发症与骨折和治疗措施相关，如股骨头无菌性坏死、异位骨化、软骨破坏、关节内植物、感染、坐骨神经痛、股神经或臀上神经麻痹。

由此可见，髋臼骨折的愈后与其他负重关节相似：如果复位后关节对位良好并保持稳定，则临床结果满意，否则关节会出现早期的退变。制订合理的治疗方案必须遵循下肢关节骨折的基本处理原则：在技术可行的条件下，选择解剖复位、牢固的内固定以及早期功能锻炼。在这个特殊的领域，解剖的复杂性使复位异常困难，骨折片严重粉碎、固定困难、患者的一般情况差等因素往往使得某些情况很难处理。尽管手术可能存在一定的风险，但是尽量地修复骨折还是我们应坚持的基本原则。对于老年患者，全髋关节置换有时是一个明智的选择。髋关节如果对位良好，并能保持稳定，可以选择保守治疗。当然，老年患者双柱骨折后如果继发对合一致，也可进行保守治疗。

在未来，我们应该对现行的分类方法进行细化，分类应该包括影响骨折自然病程的因素，从而提高对本病的治疗效果。由于治疗效果与术者

技术直接相关，因此建立专门的救治中心十分关键，现在世界上已有不少该类救治中心。处理这类复杂骨折的骨科医师，需要具备广博的骨折处理知识、髋部的解剖理论知识以及接受持续的系统训练。该领域的骨科医师对于手术效果的评价应保持开放的眼光、开阔的思路。当然，对于合并骨质疏松的老年患者的复杂骨折（例如T型骨折和双柱骨折），如何达到最佳的治疗效果还需进一步的临床研究。全髋关节置换在处理该类骨折中的作用也待进一步验证。

第二节　髋臼骨折分类

髋臼骨折十分复杂，至今也没有一种可称得上是"完美"的分型方法。因为损伤的类型取决于受压时股骨头的准确位置，所以骨折的类型可以说是无限的。对骨折进行分类的目的有两个：①帮助临床医师针对具体的患者制订合理的治疗方案；②允许医师对经过不同方法治疗的相似骨折进行比较。现在的普遍观点认为特定的骨折应该依"骨折个性"决定治疗方式，由于骨折"个性化"的参数决定了骨折的预后，所以在制订治疗方案时必须慎重考虑这些参数，包括解剖的类型、外力的大小（低能量或高能量损伤）、移位的方向、是否合并脱位、碎片的数量、边缘是否有压缩、股骨头和（或）髋臼关节面的破坏程度等，所有这些因素对于制订治疗方案都是非常重要的。这些参数和分类是明显不同的，目前的分类系统都是基于解剖进行的，并不包含上述的那些参数。例如，T型骨折可能发生移位，也可能没有发生移位。如果有移位，两柱的移位程度可能不同，也可能有髋臼壁骨折，伴或不伴脱位。另外，骨折可能是高能量创伤、粉碎性骨折，也可能是由于低能量创伤导致的老年骨折。上述的各种骨折虽然从解剖角度上都可以归为T型骨折，但他们的预后却大不一样。Judet-Letournel对AO分型进行改良，试图囊括所有的参数，但由于这种方法过于烦琐而没有得到广泛的应用。因此，目前基于解剖的分类方法，最多可以在不同中心的治疗结果进行比较和制订治疗方案时作为一个大致的参考工具。所有创伤患者的治疗方案都应该个体化。

一、解剖分型

解剖分型应用最广的是Judet-Letournel分型。这种分型方法把所有的骨折分为两大类型：简单骨折和复杂骨折，每种类型又分为许多的亚型（图3-12-1）。Judet-Letournel分型共10型，其中简单骨折5型：前壁骨折、前柱骨折、后壁骨折、后柱骨折、横行骨折；复杂骨折5型：T型骨折、后柱伴后壁骨折、横行伴后壁骨折、前方伴后方半横行骨折、双柱骨折。

他们对于这一领域的贡献是不容低估的，并且了解解剖分型有助于选择手术切口及固定方法。但是，这种分型方法没有考虑影响骨折自然病程的许多因素，包括移位的程度和方向、骨折粉碎的程度、上壁负重区的完整性、是否合并脱位等，比如横行骨折可能移位也可能不移位，可能是粉碎性骨折并且伴有股骨头中央脱位或后脱位，这些都是判断预后的重要因素。

二、AO分型（改良的 Judet–Letournel分型）

为了便于比较病例，理想的分型应该包括所有的骨折类型，便于临床医师在同一标准下进行交流。在过去的10多年中，AO研究小组一直致力于这方面的研究。通过将国际创伤骨科协会和骨伤科协会的标准整合，在四肢骨干骨折和关节骨折分型方面已形成部分一致意见。骨折首先根据严重程度分为3个类型：A型、B型和C型，

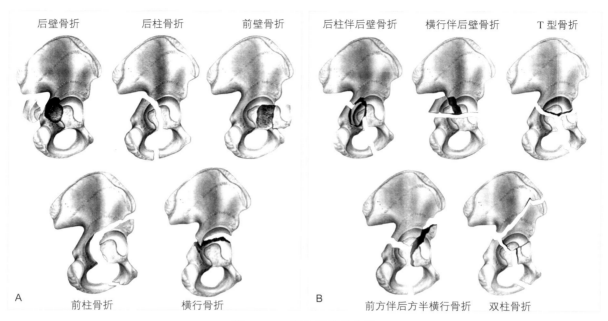

图 3-12-1　髋臼骨折的分类
A. 简单骨折；B. 复杂骨折

严重程度依次递增，A 型最轻，C 型最重。每一型又可以再分各种亚型，这样就可以对骨折进行完全的分类。然而，AO 广泛分型法归根结底仍然只是改良的 Judet-Letournel 分型。在其他部位的关节骨折，从 A 型到 B 型再到 C 型的演变是从单纯的关节骨折（A 型）到"一袋碎骨"（C 型）。事实证明保留解剖分类是必要的，因为解剖分类有助于制订治疗方案。由于 AO 分型有助于判断预后，可以和解剖分类联合应用。使用 Judet-Letournel 分型时应该考虑骨折的粉碎程度，这样有利于对预后的判断。下面详述 AO 分型（改良的 Judet-Letournel 分型）。

（一）A 型（部分关节面骨折）

在这类骨折中，只有部分髋臼关节面受累，其余部分保持完整。这类骨折常常伴有髋关节前脱位或后脱位，尤其是后脱位。

1. A1 型（后壁骨折）　见图 3-12-2。①受伤多是由处于膝关节屈曲位受撞击引起，因此常伴膝部损伤。②髋关节后脱位常见。③后脱位对预后影响很大，因为此时股骨头无菌性坏死和坐骨神经损伤的概率大大增加。

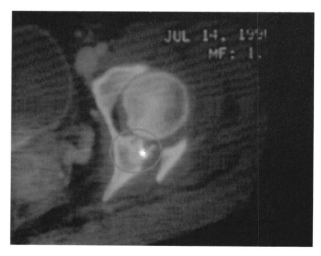

图 3-12-2　后壁骨折

这里描述的后壁骨折是孤立的，通常伴有后脱位。但实际上，后壁骨折常伴有其他类型的骨折，如 A2 型（后柱骨折）、B1 型（横行骨折）、B2 型（T 型骨折）以及复杂的 C 型（双柱骨折）。后壁骨折经常累及后方关节面。骨折片可为单个或多个，可大可小，可高可低。伴有股骨头脱位时髋臼缘压缩并不少见（图 3-12-3）。如果骨折片较大，脱位复位后骨折可能不能复位，所以，髋关节仍然不稳定。

为了包括各种参数，完全分类法在每一类骨

折下又分为若干组和亚组。

（1）A1.1 型：单纯骨折－脱位（单个骨折片）（图 3-12-4）。A1.1 型骨折是只有一个后方骨折片的单纯骨折－脱位，骨折片可在后方、后上方或后下方。后方骨折和后下方骨折在髋关节屈曲内旋位不稳定，后上方骨折即使在髋部伸直位也极度不稳定。

（2）A1.2 型：单纯骨折－脱位（多个骨折片）（图 3-12-5）。该型骨折后壁碎片很多，手术修补非常困难。

（3）A1.3 型：单纯骨折－脱位伴边缘压缩（图 3-12-6）。这类骨折有一个重要的影响预后的因素。脱位的股骨头可把一个或多个髋臼后壁骨折碎片挤入骨松质。术中可看到这些碎片和股骨头、髋臼缘成 90° 角。由于这些碎片可能已经失去了血液供应，即使解剖复位，术后也可能会继发塌陷。由于髋臼后上方是负重区，该处的骨折尤其重要。

2. A2 型（后柱骨折） 部分关节面，单柱骨折。后柱为从坐骨大切迹经髋臼至耻骨下支的中点（图 3-12-7）。单纯的后柱骨折少见，但认识这种骨折仍然非常重要。在 X 线片上可以看到这种骨折的独特表现（图 3-12-8）。统一分类法中 A2 型骨折可以再分成几个亚型（图 3-12-9）。

（1）A2.1 型：坐骨骨折。骨折局限于坐骨内，骨折从后柱延伸至髋臼后壁，其实这是后壁骨折的扩展形式。

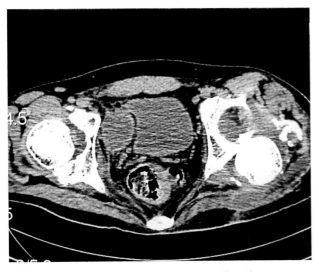

图 3-12-3 股骨头脱位时髋臼缘压缩

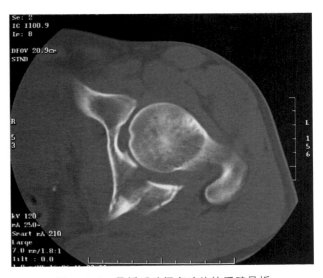

图 3-12-5 骨折后壁很多碎片的后壁骨折

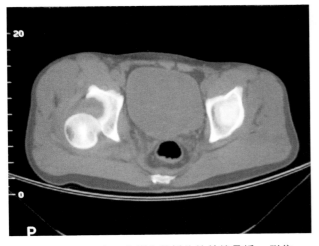

图 3-12-4 只有一个后方骨折片的单纯骨折－脱位

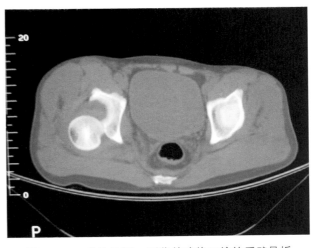

图 3-12-6 单纯骨折－脱位伴边缘压缩的后壁骨折

（2）A2.2 型：骨折经过闭孔环。典型的后柱骨折经过闭孔环，保护泪滴，偶尔骨折也会累及泪滴。

（3）A2.3 型：后柱骨折伴后壁骨折。后壁骨折非常重要，它的特点包括其位置（后方、后上或后下）、骨折片的数量和骨折片边缘是否有压缩。由于后壁骨折导致髋关节不稳定，大部分情况下需要手术切开复位内固定。

3. A3 型 [前柱和（或）前壁，部分关节面骨折] 通常认为单纯的前方骨折较罕见，在髋臼骨折中所占的比例不大。然而事实并非如此，外侧压缩型骨盆环离断时耻骨上支骨折（前柱）经常进入髋关节。因此，这类骨折通常被认为是骨盆环骨折，这类损伤是下肢处于外旋位时大转子处受撞击引起。一般前方骨折很少伴有髋关节前

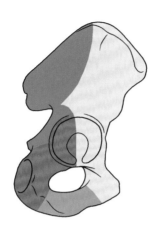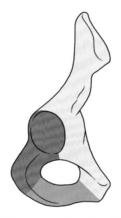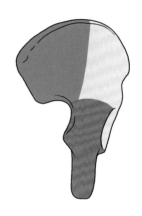

图 3-12-7 髋臼的后柱

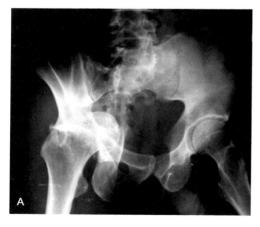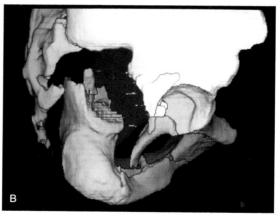

图 3-12-8 后柱伴后壁骨折
A. X 线片；B. 3D CT 扫描

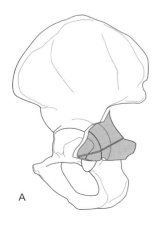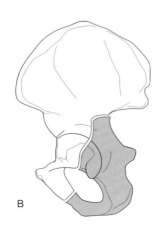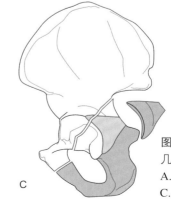

图 3-12-9 后柱骨折的几个亚型
A. A2.1 型；B. A2.2 型；C. A2.3 型

脱位，而后方骨折常常伴有髋关节后脱位，所以，与后方骨折相比，前方骨折预后较好。对前方部分关节面骨折分类如下。

（1）A3.1 型：前壁骨折（图 3-12-10）。单纯前壁骨折是由外展、外旋应力造成的，发病少见但几乎都伴有髋关节前脱位。前壁骨折片可为单个或多个，并可伴有边缘压缩。诊断依据是前方有骨折片而后方没有。与所有的髋臼壁骨折一样，轴位 CT 扫描对确定病变的范围意义重大。

（2）A3.2 型 /A3.3 型：前柱骨折 / 部分关节面。前柱从髂嵴延伸到髋臼前部再到耻骨上支和耻骨联合，其中任何部分都可能发生骨折（图 3-12-11）。

（二）B 型：横行骨折或 T 型骨折（部分关节面骨折）

1. B1 型（**横行骨折**）　横行骨折把半骨盆分成两部分，因此两柱都受累。骨折线位置不定，

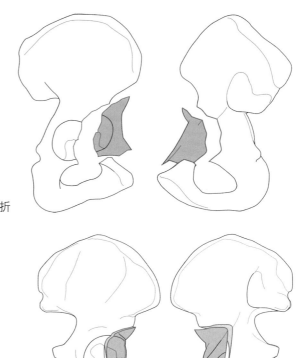

图 3-12-10　前壁骨折

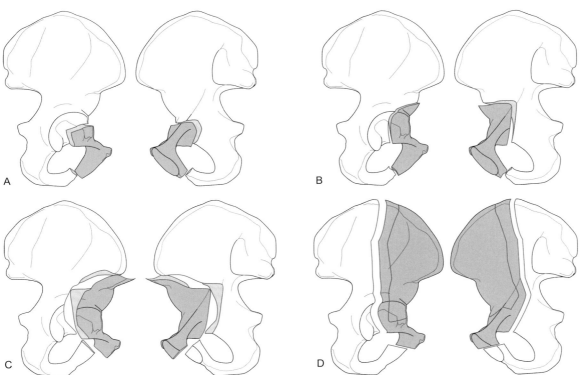

图 3-12-11　前柱骨折的几种情况

A. 低位骨折（骨折线在髂前下棘以下）；B、C. 中位骨折（骨折线在髂嵴前方）；D. 高位骨折（骨折线在髂嵴中部），髋关节前脱位少见

但一般都通过髋臼窝的上部边缘，有时向近端或远端有所偏移。骨折移位程度和脱位与否是判断预后的重要因素。最常见的移位方式是远端骨折片移向内侧，围绕耻骨联合旋转，但是在完全中心脱位的情况下，近端骨折片也可经分离的骶髂关节旋转。这类骨折和下面介绍的 T 型骨折一般是因为受到高能量创伤的剪切应力造成的，虽然看似简单，但在所有的髋臼骨折中是预后最差的。

（1）B1.1 型：臼底型。这类横行骨折可以非手术治疗，未受累的内侧壁往往能维持关节的对合关系。

（2）B1.2 型：臼缘型。骨折线通过髋臼窝和关节面的交界处。

（3）B1.3 型：臼上型。骨折线通过髋臼顶的负重面，所以是这类骨折中预后最差的（图3-12-12）。

（4）复杂的横行骨折（B1）和髋臼后壁骨折。修正因子"a"代表后壁骨折片的情况，分以下 4 种情况：① a1：单纯横行骨折，后壁未累及；② a2：后壁单个骨折片；③ a3：后壁多个骨折片；④ a4：后壁多个骨折片并有边缘压缩。

横行骨折常常伴有后壁骨折（约 20%）。此外，这类骨折常和高能量创伤有关，并常伴有髋关节后脱位。对预后做出判断时必须考虑这些方面的因素。

2. B2 型（T 型骨折，部分关节面） T 型骨折是在横行骨折的基础上，多了一条垂直分割髋臼的骨折线（图 3-12-13）。横行骨折线可以在骨盆的任何平面，通过髋臼的任何部分。与单纯横行骨折一样，骨折线通常在髋臼窝的上方。垂直骨折线通常分割髋臼的中部和耻骨下支。图 3-12-14 显示了垂直骨折线的其他可能方向，可偏前

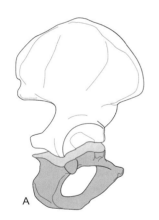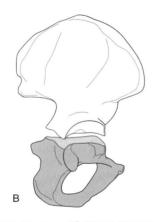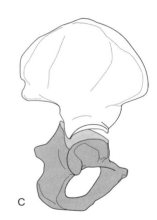

图 3-12-12　3 种类型的横行骨折
A. 臼底型；B. 臼缘型；C. 臼上型

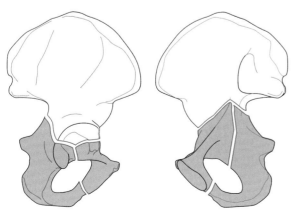

图 3-12-13　T 型骨折的示意图

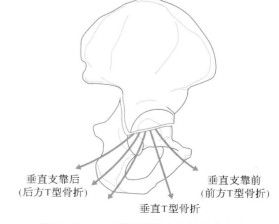

垂直支靠后
（后方T型骨折）

垂直支靠前
（前方T型骨折）

垂直T型骨折

图 3-12-14　T 型骨折垂直支的几个方向

第三篇

或偏后，有时甚至并不经过闭孔。和单纯横行骨折一样，股骨头可有不同程度的脱位，由于这类骨折致伤的能量更高，因而股骨头中心脱位更常见。无论早前还是最近的报道，T 型骨折的预后最差。即使最有经验的治疗中心，解剖复位率也不超过 60%；而且，由于股骨头和关节面破坏广泛，并发症常见。根据横行骨折线的水平和垂直骨折线的位置，T 型骨折又分成几个亚型。分型以病变的严重程度为顺序，因此可用于判断预后。与横行骨折一样，修正因子 a 代表后壁骨折的情况。

（1）B2.1 型（窝下型）：①后方垂直骨折线；②垂直骨折线经闭孔；③前方垂直骨折线。

（2）B2.2 型（窝边型）：①后方垂直骨折线；②垂直骨折线经闭孔；③前方垂直骨折线。

（3）B2.3 型（经穹隆型）：①后方垂直骨折线；②垂直骨折线经闭孔；③前方垂直骨折线。

（4）T 型骨折伴髋臼后壁骨折：和 B1 型横行骨折一样，修正因子 a 代表后壁骨折的情况，分类如下：① a1：无后壁骨折；② a2：+ 后壁骨折，单个骨折片；③ a3：+ 后壁骨折，多个骨折片；④ a4：+ 后壁骨折，多个骨折片并有边缘压缩。

T 型骨折（B2 型）伴后壁骨折时常合并髋关节后脱位，预后一般很差，因此使用修正因子对骨折进一步分类非常重要（图 3-12-15）。

3. B3 型（前柱骨折合并后柱横行骨折）　这

种骨折其实是 T 型骨折的一种变异，临床上并不少见，CT 或 3D-CT 可以清楚地显示骨折的情况。这类骨折包括前柱的骨折和后柱的横行骨折，股骨头向前方脱位或半脱位，病变在闭孔斜位象或 CT 上显示清楚。尽管这类骨折相对少见，但认清骨折对手术非常重要。若细心检查，可能忽略前柱的骨折而选择后方入路，而对后柱解剖复位和内固定并不能使前柱复位，甚至不能使半脱位的股骨头复位。根据前壁骨折线的水平和骨折粉碎程度对骨折进一步分类：① B3.1 型：前壁骨折；② B3.2 型：前柱骨折（高位）；③ B3.3 型：前柱骨折（低位）（图 3-12-16）。

根据修正因子分类：① a1：前柱单个骨折片；② a2：前柱两个骨折片；③ a3：前柱超过两个骨折片。

（三）C 型（双柱骨折，关节面完全破坏）

这类骨折也被称作"漂浮髋臼"，由于关节面与骨骼轴线不相连，所以在分类上属于完全关节面骨折。骨折多为高能量创伤，以股骨头中心脱位常见，髂骨和髋臼的粉碎骨折也常见。髋臼壁骨折影响预后，必须仔细鉴定是否存在髋臼壁骨折。

1. C1 型（双柱骨折，高位型）　这类骨折的骨折线延伸至髂嵴，并分成以下几个亚组（图 3-12-17）。

（1）C1.1 型：典型的表现为每柱是一个单一的碎片。

（2）C1.2 型：后柱为单一的骨折片，前柱碎成两片或以上。

（3）C1.3 型：后柱骨折和髋臼后壁骨折合并存在。修正因子 a 描述前柱骨折片的数目（a1、a2、a3），修正因子 b 用来描述后壁骨折片的数量和复杂性（b1、b2、b3、b4），这些修正因子同样适用于 C2 型和 C3 型骨折。

2. C2 型（双柱骨折，低位型）　在 C2 组，骨折线出自髂嵴下，通常在髂前上棘下（图 3-12-18），亚组分法同 C1 组。

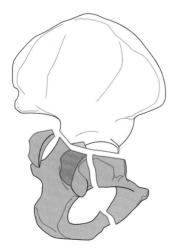

图 3-12-15　T 型骨折伴后壁骨折

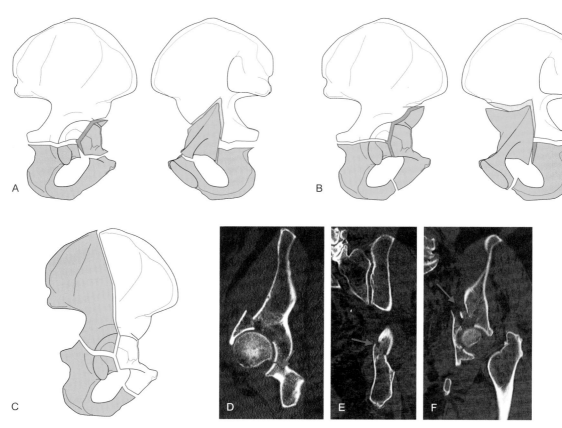

图 3-12-16　前柱骨折合并后柱横行骨折的亚型
A、D. B3.1 型；B、E. B3.2 型；C、F. B3.3 型

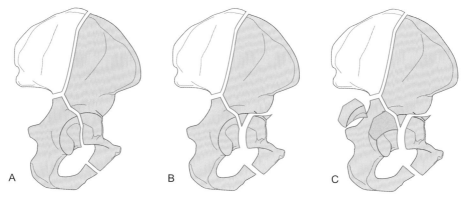

图 3-12-17　C1 型（双柱骨折，高位型）
A. C1.1 型；B. C1.2 型；C. C1.3 型

（1）C2.1 型：每柱为单一骨折片。

（2）C2.2 型：后柱为单一骨折片，前柱碎成
两片以上。

（3）C2.3 型：后柱骨折合并后壁骨折。修正
因子的用法同上。

3. C3 型（双柱骨折，累及骶髂关节）　在 C3
组，髂骨骨折线累及骶髂关节（图 3-12-19）。

（1）C3.1 型：后柱为单一骨折片。

（2）C3.2 型：后柱多处骨折，前柱高位骨折。

（3）C3.3 型：后柱多处骨折，前柱低位骨折。

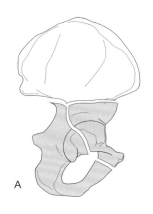 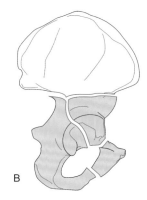 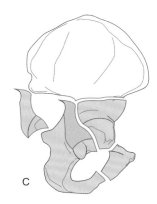

图 3-12-18　C2 型（双柱骨折，低位型）
A. C2.1 型；B. C2.2 型；C. C2.3 型

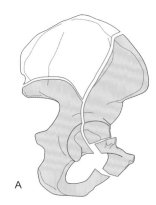 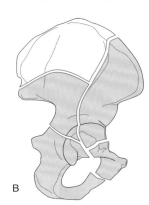 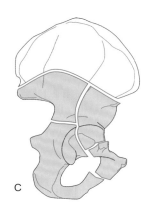

图 3-12-19　C3 型（双柱骨折，累及骶髂关节）
A. C3.1 型；B. C3.2 型；C. C3.3 型

第三节　髋臼骨折临床表现和诊断（评估）

髋臼的解剖结构十分复杂，所以对其骨折做出准确的诊断非常重要。仔细的临床检查可以明确患者的一般情况和受伤机制，但是只有完整的影像学检查才能最终显示骨折的本质。需根据病史、体格检查、影像学检查等评估伤情，制订合理的治疗方案。

一、临床评估

（一）病史

患者的一般情况和创伤后的状态十分重要，因为能否手术常常取决于这些因素。患者的年龄、骨骼状况（是否合并骨质疏松）、一般情况、心脏和呼吸情况决定了手术方案。

（二）体格检查

必须进行仔细的全身检查。①初诊可以发现大转子或是膝关节等部位的淤血。②下肢的姿势可以显示脱位的情况：内旋，后脱位；外旋，前脱位。③活动髋关节可以判断不稳定的程度。④当骨盆环破裂时，将引起大量失血，合并重要脏器损伤也十分常见。⑤对下肢的检查可以发现膝关节向后半脱位、髌骨骨折或坐骨神经损伤。

（三）影像学评估

影像学检查可以准确地判断骨折的解剖，这对制订治疗方案，特别是手术计划十分重要。主要包括 X 线检查，再结合 CT 和 MRI 等影像学技术可以准确地显示骨折的类型和周围软组织的损伤情况。

1. X线检查　骨盆像：因为许多髋臼骨折合并骨盆环的破裂或是同侧骶髂关节的损伤，3个标准的骨盆像检查（前后位、入口位和出口位）对于诊断和治疗都很有帮助。髋臼像：除了标准的髋关节前后位 X 线片，Judet 和 Letournel 提出的两个斜位像检查，即髂骨斜位和闭孔斜位片。在大多数情况下，（前后位、髂骨斜位和闭孔斜位）X 线检查可以帮助骨科医师做出准确的解剖诊断。三维 CT 检查是 X 线检查的补充，但不能取代这三个位置的 X 线检查。

（1）前后位：髋关节前后位 X 线片上可以看到 6 个主要的标志（图 3-12-24）：髂耻线、骨盆缘或是前柱的边缘；髂坐线，后柱的边缘；髋臼顶，泪滴或是髋臼的内壁；髋臼的前缘；髋臼的后缘。

泪滴是一个复杂的解剖结构，它是由冠状面上不同的线汇聚而成。泪滴的底部是闭孔窝的上缘，泪滴的外侧缘是髋臼窝的中间部分，泪滴的内侧缘由闭孔管向后连接髂骨的四边体形成。

（2）闭孔斜位：闭孔斜位是患侧髋关节内旋 45° 位置摄片，我们可以看到整个闭孔（图 3-12-25）。除了闭孔，这个位置的 X 线片还可以显示髋臼的前柱和后唇，由于此时的髂骨翼位于垂直位，我们可以看到两柱骨折时髋臼上方所谓的"马刺征"。

（3）髂骨斜位：髂骨斜位是患侧髋关节外旋 45° 拍摄（图 3-12-26）。在此位置上可以看到整个髂骨翼，但是看不到闭孔。这个位置的 X 线片可以清楚地显示后柱（包括坐骨棘）、髋臼的前缘和整个髂骨翼。

急性损伤的患者在旋转骨盆至此位置拍片时可以引起严重的疼痛或加重出血。遇到这种情况时，可以简化成在两个方向上旋转 X 线球管各 45° 拍片，此时获得的 X 线片可能有些放大，但是也可以准确地显示髋臼的损伤情况。

2. CT 检查

（1）CT 平扫检查：CT 对髋臼损伤的诊断优

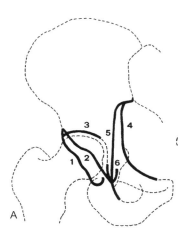
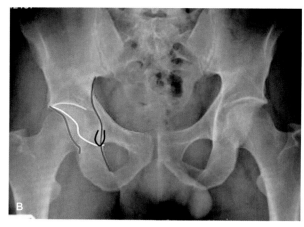

图 3-12-24　骨盆前后位片
A. 1. 髋臼后唇线，2. 髋臼前唇线，3. 髋臼顶，4. 髂耻线，5. 髂坐线，6. 泪滴；B. X 线片

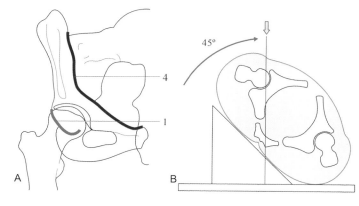

图 3-12-25　髋臼闭孔斜位 X 线示意图
A. 1. 髋臼后唇线，4. 髂耻线；B. 摄片体位

势明显，三维 CT 重建对髋臼骨折诊断和治疗都十分重要。传统 CT 是对损伤部位进行连续或是重叠的薄层扫描，以便在较短的时间内获得最好的图像。CT 检查的突出优点是不用翻动患者的体位，这是传统的 X 线片检查无法做到的。

常规的 CT 断层扫描在显示髋臼骨折的许多方面比 X 线片更敏感，如髋臼壁骨折的部位和范围、髋臼顶部负重区的粉碎性和压缩性骨折、关节内的骨折片、股骨头的损伤、骨盆血肿、骶髂

关节的完整性。虽然 X 线片可以很清楚地显示髋关节的脱位，但是 CT 偶尔可以显示出 X 线片表现不明显的脱位。

（2）三维（3D-CT）：复杂的软件所显示出的 3D-CT 图像对于明确髋臼骨折更有价值，此技术的特别优势是能够去除不需要的结构（如股骨），这样就可以显示确切的骨折类型和从各个角度观察 3D-CT 图像（图 3-12-27），这对无法主诉病情的复杂骨折脱位患者特别重要（图 3-12-28）。对

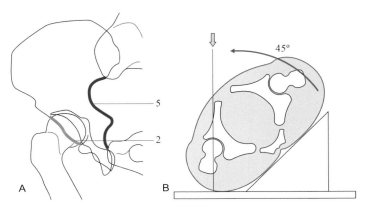

图 3-12-26　髋臼髂骨斜位 X 线示意图
A. 2. 髋臼前唇线，5. 髂坐线；B. 摄片体位

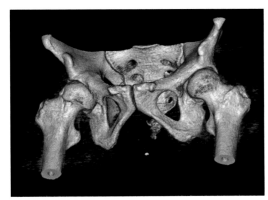

图 3-12-27　正常髋臼三维重建

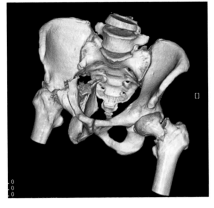

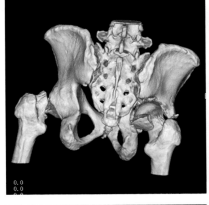

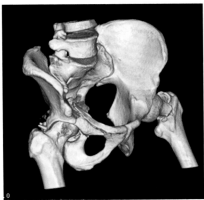

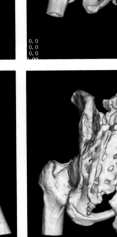

图 3-12-28　复杂髋臼骨折的三维重建图像

于显示边缘压缩骨折和关节内骨块等解剖细节方面，矢状面和冠状面重建十分有帮助，有助于制订合适的治疗方案（图3-12-29）。

如果决定需要手术治疗，3D-CT对于确定手术入路很有价值。创伤骨科医师通过从各个角度观察实际的骨折情况，可以帮助他们选择正确的手术入路，同时对于预防并发症也有一定的作用。

3. 磁共振检查　磁共振可以通过参数的调整来增加信号并减少内植物造成的人为频率移位，这可以用来检查早期的股骨头坏死、异位骨化和（或）内植物造成的坐骨神经嵌压。使用MRI检查评估髋臼骨折是因为MRI具有软组织对比高、解剖细节清楚和多平面扫描的能力。MRI可以将骨皮质同骨松质区分开来，也可以将关节软骨同纤维软骨盂唇区分开来。高分辨技术可以评估股骨头的关节软骨损伤和坐骨神经的损伤。由于它

具有较高的组织对比范围，MRI在发现隐性股骨头损伤或早期坐骨神经变化上比CT更敏感。即使在有手术内固定的情况下，术后的MRI检查能够发现迟发性的骨坏死和（或）早期的关节病。

（四）影像学的解释

对影像学资料的正确解释是制订合理治疗方案的关键。必须在X线片上检查各个位置（前后位、闭孔斜位和髂骨斜位）的所有线。如果只有一条线，如髂耻线（前柱）（图3-12-30）或髂坐线（后柱）（图3-12-31）断裂，应该怀疑单柱骨折（A型）。如果两条线断裂，但是髋臼表面有部分附着于髂骨，可能是横行骨折（B型）（图3-12-32）。如果通过检查闭孔环发现在横行骨折（B型）中有两柱分离，可能是T型骨折（B2/B3型）。因为环状结构不能发生单一骨折，如果发现闭孔下支骨折，往往有另

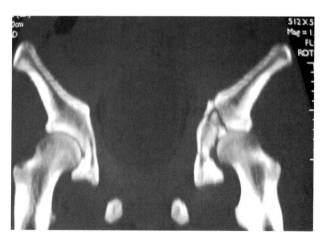

图 3-12-29　冠状面显示骨折和关节内骨折块解剖细节

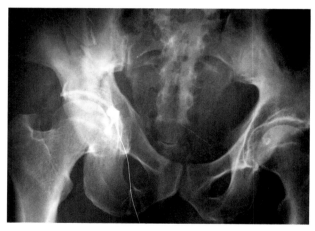

图 3-12-30　前柱骨折

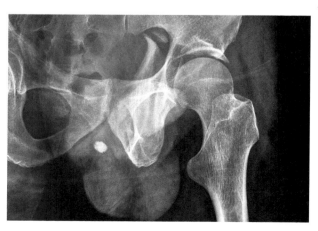

图 3-12-31　后柱骨折

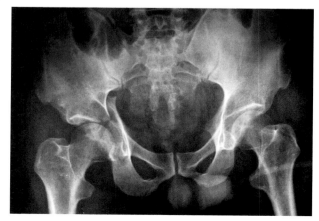

图 3-12-32　横行骨折

一支骨折通过关节。因此，如果存在耻骨下支骨折，那么另一支骨折肯定通过髋臼（图 3-12-33）。

双柱骨折（C 型，浮髋症）是在冠状面通过关节上方髂骨的真正 T 型骨折。因为我们经常忘记髋臼上方的髂骨远端呈 90°，所以经常引起混淆。因此，Judet 等所描述的在闭孔斜位上看到的"马刺征"是特征性表现（图 3-12-34）。通过髂骨的骨折将髋臼关节软骨和中轴骨分开，因此称为浮髋症。如果髋臼上方的骨折线通过髂嵴为 C1型，通过髂骨前缘为 C2 型，或者在所有的 3 个位置上都通过骶髂关节。如果在连续的断层图像上没有发现髋臼内的骨折块与髂骨相连，通过 CT 诊断将变得十分简单。在 CT 上也可以观察到"马刺征"，此型骨折的 3D-CT 图像也是十分典型的。

（五）术后评估

CT 和 3D-CT 检查是术后评估的主要方法。CT 对于判断螺钉是否穿过关节软骨进入髋关节内

有很大的价值，当怀疑这个问题时必须进行 CT 检查（图 3-12-35）。

二、并发症和相关损伤的影像学检查

1. 神经损伤　术前 MRI 检查可以用来寻找引起神经瘫痪的原因，包括血肿压迫或骨块移位。神经周围脂肪的消失是发现潜在神经损伤的重要线索。然而，如果神经包绕在肌肉内或骨盆血肿内，术前判断神经是否横断很困难。

2. 血管损伤　动脉损伤可以通过血压下降或血红蛋白 / 血细胞比容下降来证实。影像学检查的作用是诊断和治疗。传统的动脉造影可以证实动脉或静脉的活动性出血，并在诊断后进行栓塞治疗。除非可以进行连续的监测，否则不建议对不稳定的患者行 MRI 动脉造影。

3. 静脉血栓形成　据报道，髋臼或骨盆创伤后 DVT/PE 的发生率为 14%~61%，肺栓塞的发生

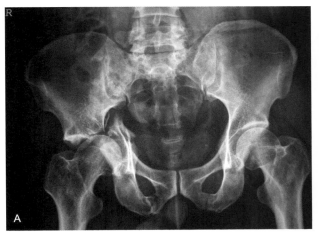

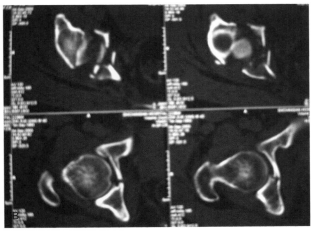

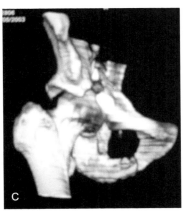

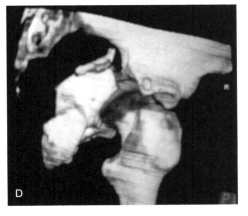

图 3-12-33　T 型骨折
A. X 线片；B. CT；C、D. 3D-CT

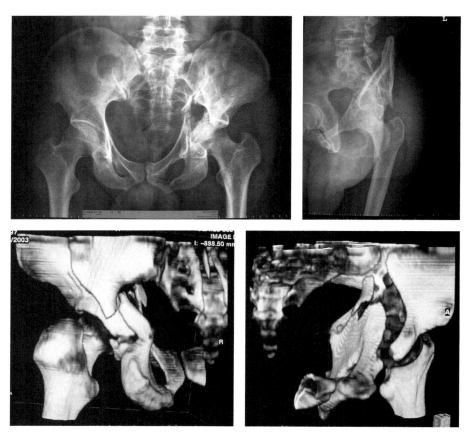

图 3-12-34　双柱骨折（马刺征）

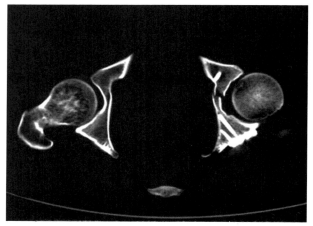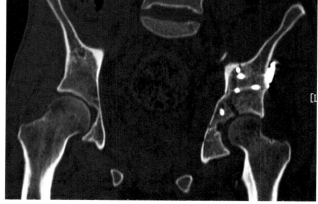

图 3-12-35　术后 CT 评估

率为 2%。血栓可以发生在骨盆和下肢的任何静脉。CT 血管造影可以发现隐性骨盆血栓。如果发现有血栓，患者需安放下腔静脉滤网。

　　国外有报道，通过 MRI 静脉造影检查骨盆血栓。对有内植物的患者，使用 3D 的对比增强 MRI 静脉造影术可以像传统的数字减影血管造影术一样去除背景，这样就可以减少血流伪影的影响。即使在有较多内植物的情况下，使用较小的脉冲序列参数调整可以清楚地显示血管。在理想的情况下，对术前 MRI 静脉造影有血栓的患者可以放置可移除的下腔静脉滤网，因此可以避免放置永久性滤网和相关并发症。

第四节　髋臼骨折的治疗

一、制订治疗方案

任何骨折的处理都需要预先制订合理的治疗方案，这需要对损伤进行仔细的临床和影像学评估。对某一损伤特性的评估包括对患者本人、损伤肢体、骨折脱位的类型和参加治疗人员的评价。理论上，对有移位的髋臼骨折应该像下肢其他的关节内骨折治疗一样，采用解剖复位和稳定的内固定，以进行早期的功能锻炼。如果闭合的方法不能恢复关节的完整性，则应该采用手术切开的方法。如果髋臼顶的负重区骨折，特别是后方损伤，即使闭合复位看上去恢复了髋臼的稳定性也应该选择切开复位内固定治疗。然而，制订治疗方案时应该考虑手术风险受益比。即使对治疗髋臼骨折的专家来说，切开复位和内固定手术也面临很多并发症。因此，必须将患者可能获得的益处和手术的风险进行比较。骨折解剖形态以外的一些因素也很重要，比如患者的因素和骨折的因素一样重要。另外，参与治疗人员的专业知识也很重要。非手术治疗包括：牵引；早期活动；有限地和逐渐地负重。手术治疗包括切开复位和内固定。

（一）与治疗方案有关的因素

1. **患者的因素**　患者的因素对治疗方案的作用同髋臼骨折的形态一样重要。患者的个体因素包括年龄、身体状况或伤后的状态、合并的损伤和对将来的期望。如果患者年轻、体质好并有明确的手术指征，内固定术是最好的选择。但不幸的是很多患者同时存在严重的合并损伤，髋臼重建手术不能在几周内进行。而如果患者年老、骨质不好，不能承受螺钉固定、粉碎性骨折，或全身状况有问题，则切开复位是错误的选择。对于这些患者，非手术治疗可能会取得更好的效果，尤其对于双柱骨折后髋臼重获完整的患者特别适

合。对于大多数的老年患者的治疗可以采用早期活动和逐渐负重，即使患者以后需要行全髋关节置换术，也优于早期手术治疗可能带来的灾难性后果。很明显，许多患者的损伤处于上述两种极端情况之间。如果手术指征强烈，手术治疗对于大部分患者是合适的，但是必须对所有的患者进行认真的手术评估。对于多发创伤的患者，手术治疗的益处在于骨折的早期稳定，以便使患者可以直立起来维持正常的通气功能。如果髋臼骨折相对简单，如后柱或后壁骨折，手术一般可以获得稳定，并且患者面临的危险性相对较低。相对复杂类型的骨折需要长的手术时间和更多的输血，在这种情况下不适当的手术治疗可能引起相反的作用，可能给患者带来生命危险。因此，要做出合理的决定，需要对所有的因素加以考虑。

2. **骨折的因素**　为了制订治疗方案，在对患者评估之后，医师必须考虑与骨折有关的以下因素：①髋关节是否稳定？②股骨头与髋臼是否相称？③粉碎性骨折的程度如何？④是否有股骨头骨折？⑤骨折是否能被有效固定？如果患者没有不良因素存在，对于不稳定或相容性差的髋臼骨折可以采取切开复位和内固定。

3. **髋关节的稳定性**

（1）后方：与其他任何关节相比，髋关节的稳定性更依赖于骨性结构，所以后脱位合并大的后壁骨折的髋关节，即使获得关节复位也是不稳定的。合并后壁骨折的后方脱位的髋关节稳定性很差，因此应该手术稳定。除了不稳定，后脱位还会挤压关节面，这将引起髋关节面不相适应。只有当后方骨块很小，且髋关节在其运动范围内的稳定性好的时候才可以考虑非手术治疗，如单纯髋关节后脱位的病例。因此，后壁骨折合并髋关节后脱位是手术治疗的绝对指征。

（2）前方：虽然比较少见，髋关节前脱位引起的前壁骨折也可以产生髋关节前方不稳定。这

些骨折也需要稳定以防止前脱位复发。

（3）中央/内侧壁：如果四边体存在一个大块骨折，股骨头也可以向中心不稳。即使在切开复位、内固定术后髋臼柱的结构得以恢复，但仍存在四边体骨折时，这种不稳定仍可以存在。没有认识到这一点将导致不好的结果。

（4）相容性：相容性是从拉丁语 congruus（使适合）派生而来。因此髋关节相容性差的意思就是股骨头和髋臼之间的解剖对应关系有改变或是不一致。在一般情况下，股骨头在髋关节的 3 个位置平片上都与髋臼顶部密切匹配。任何一点变形就意味着相容性下降，但是有些类型在临床上更重要一些。髋关节对于任何平面的半脱位的耐受性都很差。

对于前柱远端的骨折移位来说，可以不损伤关节的相容性。但是对于后柱或后壁骨折，相容性会下降。如果 X 线检查显示髋关节相容性被破坏，闭合复位的方法必将失败，保守治疗会引起早期的骨关节炎。

已经有一些单纯通过平片进行相容性评估的研究。Matta 推荐使用髋臼顶弧进行测量，如果测量大于 45°，横行断裂的部位一般比较低，且关节的相容性较好。然而，髋臼顶弧测量对两柱骨折（C 型）没有帮助。

三维 CT 扫描可以更好地评估髋臼的负重面。即使是 T 型骨折，通过平片和 CT 也可以发现一柱相容性好、没有脱位，而另一柱相容性差。对于这些病例，临床医师可以选择只固定相容性差的那一柱骨折。

任何一种类型的髋臼骨折都可能损伤关节的相容性，但是累及髋臼顶部的骨折更易引起，特别是剪切横行骨折、T 型骨折和顶部的三角状分离的骨折。相容性的概念不是很适合两柱骨折（C 型），如果要制订治疗方案，此型骨折后柱的位置有助于选择合适的治疗方案。对于这种骨折，Letournel 引入了继发性相容性的概念。在此骨折类型中，髋臼在冠状面断裂，髋臼前柱和后柱的关节面仍围绕着股骨头，髋臼的两段骨折分离 3~4 mm，但是两者都保持着对股骨头的相容性。这就意味着即使不手术也能使髋关节保持良好的功能并取得较好的长期预后，对于老年最复杂的髋臼骨折（即双柱骨折）可以通过保守治疗取得良好的预后。

（5）其他骨折因素还包括：髋关节面粉碎骨折的程度、患肢股骨头损伤的情况和参与治疗的医师或骨盆外科专家是否能完成骨折的手术治疗。如果有任何一点存有怀疑，应该早期征求相关专家的意见，延误时间过长将影响治疗的效果（图 3-12-36）。

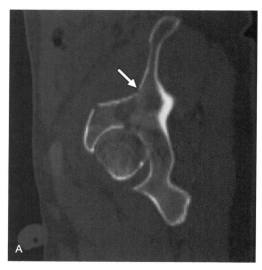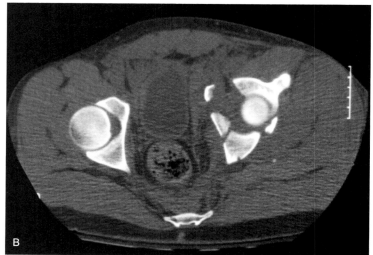

图 3-12-36　髋臼骨折

A. 简单髋臼骨折；B. 复杂髋臼骨折

（二）非手术治疗

1. **适应证** 对 20 世纪早期的研究回顾分析显示：需要牵引维持股骨头和髋臼同心圆复位的髋臼骨折，通过非手术治疗只能在少部分病例中（13%~30% 的满意结果）取得良好的临床结果。1948 年，Urist 注意到髋臼后缘软骨的完整性对最终结果起关键性作用，他报道：在对髋关节后方骨折脱位的保守治疗或切开复位的病例匹配研究中，尽可能恢复关节面的完整性可以获得良好的功能，且可以不致残或只造成轻微的残疾，而只有通过切开复位和内固定才能获得这样的结果。1950 年，Knight 等注意到髋臼骨折治疗的主要目的是恢复髋臼负重顶。1961 年，Rowe 等在髋臼骨折的回顾性研究中报道并证实了影响临床结果的一些因素，他们注意到以下危险因素：①髋臼上方或负重顶破裂；②股骨头和髋臼上方的正常关系丧失（相容性差）；③髋关节早期或晚期的后方不稳定；④股骨头严重的压缩性损伤。

在 20 世纪 80 年代早期，在 Rowe 和 Lowell 的观察结果之后，Matta 提出了测量髋臼顶弧的概念（图 3-12-37）。

Tile 建议，非手术治疗的标准应该是：①髋臼上方完整，可以通过髋臼上方 10 mm 的 CT 扫描的软骨下弧进行判断；②不牵引的情况下，在骨盆前后位、髂骨斜位和闭孔斜位的平片上，股骨头同上方髋臼保持良好的相容性；③没有后方不稳定的证据。

髋臼骨折非手术治疗的其他潜在指征包括：①没有移位的髋臼骨折；②骨质疏松的患者，由于骨骼质量差，切开复位和内固定的效果可能丢失；③严重的系统性疾病或全身多系统损伤的患者，手术治疗的风险远远大于非手术治疗和创伤后关节炎的发生。

2. **非手术治疗的方法**

（1）骨牵引的作用：在以往，骨牵引在有移位的髋臼骨折的最终治疗中的价值是有限的。对于没有移位或是稳定的、相容性好的移位轻微的骨折，不需要进行骨牵引治疗。骨牵引的指征包括：①在骨折急性期手术被推迟时，为了使股骨头离开髋臼可以使用骨牵引治疗；②在患者因多发性创伤病情危重不能接受手术治疗时使用，避免关节软骨的压迫性坏死；③在没有骨科医师或是骨盆治疗的专业人员和患者不可能转诊的情况下，骨牵引是唯一的治疗选择。应该行经股骨髁上的临时牵引。

（2）早期的运动、有限的和逐渐增加的负重：非手术治疗的患者可以在伤肢保护性负重的情况下进行运动。对于双侧损伤的患者，对侧患肢不允许早期负重运动，在这种情况下，患者可以采用由床移到椅子的方式进行运动。可以进行早期的持续被动活动器（CPM）辅助下的主动运动，这对维持髋关节的活动范围和关节的愈合以及预防异位骨化发生都有利。

在伤后的第 8 周可以进行负重活动。同其他关节骨折的非手术治疗一样，骨科医师必须确保骨折的稳定性，密切随访以发现迟发性股骨头半脱位或髋臼骨块的迟发性移位。

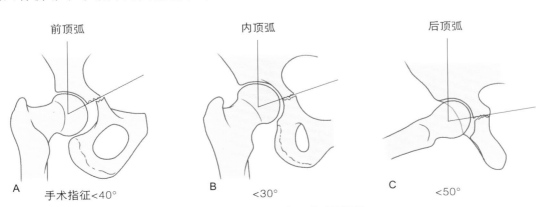

图 3-12-37 Matta 髋臼顶弧的测量
A. 前顶弧（<40° 有手术指征）；B. 内顶弧（<30° 有手术指征）；C. 后顶弧（<50° 有手术指征）

二、手术治疗的适应证与禁忌证

（一）手术治疗的适应证

无论骨折的解剖分型如何，只要有不稳定和（或）髋关节相容性差就有手术指征。对有移位的髋臼骨折行切开复位和内固定治疗有明确的指征。总结如下：①累及髋臼顶部移位大于 5 mm 的骨折（骨折位于髋臼上部 10 mm 的 CT 扫描的软骨下弧）；②在 3 个位置 X 线片上的任何一个 X 线片显示股骨头与髋臼的相容性丧失（半脱位）；③合并髋关节不稳定的后壁骨折；④关节内存在一个使股骨头不能同心圆复位的骨软骨块。

1. 髋关节不稳定

（1）后壁骨折：无论单纯或是合并后柱或横行骨折的后壁骨折，只要骨折块足够大，都有引起髋关节不稳的可能，即需要切开复位和内固定。如果对髋关节的不稳定存在疑问，需要在全麻下对患者进行检查。如果股骨头向髋关节后方的任何一个位置脱位，都必须手术治疗（图 3-12-38）。

（2）前壁骨折：虽然比较少见，但是前壁或前柱骨折也可以导致髋关节的前方脱位或前方不稳（图 3-12-39）。

2. 相容性差

下面介绍几种常见髋臼骨折的相容性情况。

（1）移位的髋臼顶部骨折：所有的骨折类型都可以累及髋臼顶部，造成一个三角形的骨折块。上方的三角形骨折块易发生旋转，通过牵引很少能获得解剖复位。如果骨折块处于移位状态，必须通过切开进行解剖复位进而行内固定进行稳定，否则将引起早期的退变性关节炎。这种骨折很少单独发生，它们通常是复杂骨折的一部分，如横行骨折、T 型骨折（B 型）或双柱骨折（C 型）。为达到良好的手术治疗效果需要仔细的术前准备。

（2）横行骨折（B 型）：新的全面分类系统对横行骨折进行了详细的讲述。就手术指征而言，可以将其分为低位骨折（B2.1 型，并不累及髋臼顶部）和高位骨折（B2.2 型，累及髋臼顶部）（图 3-12-40）。如果横行骨折位于或低于髋臼窝的上缘，髋关节将保持良好的相容性。如果骨折线位置高或通过髋臼顶部，无论是单纯横行骨折、T 型骨折，还是前方骨折都适于手术治疗。

（3）双柱骨折（C 型）：C 型骨折主要的骨折线在冠状面通过髋臼上方的髂骨（图 3-12-41）。如果髋臼顶没有骨折，或者骨折没有移位，或是骨折块围绕股骨头重新获得继发相容性，都可以通过非手术治疗获得满意的结果，特别是老年患者。如果骨折线通过髋臼顶部或存在少见的引起髋关节不稳定的后壁骨折，则需要手术治疗。对

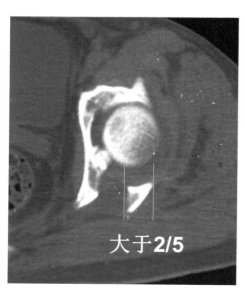

图 3-12-38　后壁骨折导致髋关节不稳

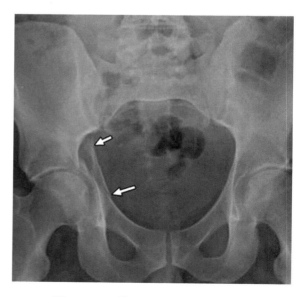

图 3-12-39　前壁骨折导致髋关节不稳

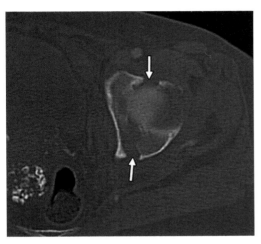

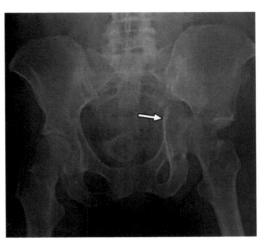

图 3-12-40 移位的髋臼顶部骨折：横行骨折

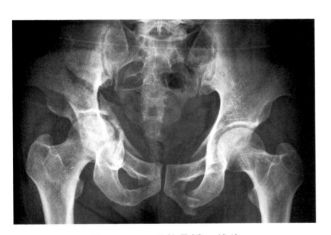

图 3-12-41 双柱骨折 X 线片

这些困难病例的手术治疗，应该由对骨盆和髋臼创伤治疗经验丰富的骨科医师完成。

（4）残留骨块：对于关节内残存的骨块大到造成关节相容性差或阻止脱位复位的病例，手术复位和取出骨块是绝对的手术指征。这些骨块通常在脱位复位时被卡在关节内，阻止髋关节的解剖复位。在 CT 上可以很清楚地看到。

（5）股骨头骨折：股骨头的骨折移位经常需要解剖复位和内固定治疗。

（6）骨或软组织嵌入：在髋关节后脱位复位时，关节囊也可以嵌入阻止解剖复位，这也需要切开复位以便恢复关节的相容性。

3. 其他支持手术治疗的因素

（1）坐骨神经损伤：如果在复位或牵引过程中出现了坐骨神经损伤，必须进行神经和骨折块的探查。在大多数病例中，患者发生了髋关节的

后脱位，因此可能早已存在手术治疗的指征，应该在手术时进行神经探查。

（2）合并股骨骨折：髋臼骨折经常合并同侧股骨骨折，在股骨不稳定骨折的情况下不可能进行有效的牵引。所以，在存在髋臼移位骨折的情况下，应该对股骨骨折进行手术固定。这种髋臼骨折和股骨的合并损伤治疗起来非常困难。

（3）同侧膝关节损伤：因为髋臼骨折经常是在屈曲的膝关节撞到汽车的仪表板上时发生，所以膝关节损伤（如髌骨骨折和后交叉韧带断裂）很常见。较为合适的治疗方法是对髋臼骨折进行手术稳定，以便能允许整个肢体进行早期康复，而不是通过骨牵引来治疗。

（二）急诊切开复位和内固定的手术指征

1. 不可复性脱位 如果在全麻和肌肉松弛的情况下股骨头仍不能复位，应该早期行切开复位。常见的原因包括：①关节内存在较大的骨折块；②软组织嵌入。关节囊或髋臼唇可以被嵌压在关节内，股骨头也可以通过关节囊狭窄的裂口脱位。

2. 复位后不稳定的髋关节 髋臼壁的骨折块很少大到使股骨头不能被包容在髋臼内，有时即使在肢体牵引的情况下也不能使股骨头复位到髋臼内，如对于后脱位采取外展、后伸和外旋位牵引；对于前方脱位采取内旋、屈曲和内收牵引。在这种情况下，外科医师应该积极准备切开复位内固定或是将患者转诊到可以紧急处理此情况的

医疗中心。

3. **神经损伤加重** 在闭合复位前坐骨神经损伤加重是紧急行闭合复位的指征；闭合复位后坐骨神经损伤加重是紧急手术切开复位的指征。

4. **合并血管损伤** 这是一种很少见的手术指征，可见于累及前柱的髋臼骨折造成股动脉破裂。

5. **开放性骨折** 髋臼开放性骨折十分少见，但是如果遇到这种情况，应该按开放性骨折的治疗原则进行处理，包括清洗、清创和稳定。骨牵引和二期切开复位和内固定可能是首选的治疗方案。

6. **骨折手术治疗的可行性** 当确定骨折复位后关节的相容性差、仍存在隐藏的不稳定因素或发现后壁移位的骨折块后，骨科医师必须判断这些情况应手术治疗还是非手术治疗。当经验丰富后，真正不能做手术的病例将减少，然而有经验的骨科医师会根据患者的因素和骨折的因素制订合适的治疗方案。如果患者有任何的手术禁忌证，继续保守治疗可能更安全。患者越年轻，医师越应该努力帮助患者恢复髋关节的功能。对于老年患者，可以选择全髋关节置换术。如果选择全髋关节置换术，应该十分谨慎，因为经常会发生早期的髋臼杯松动。

（三）手术治疗的禁忌证

手术治疗的适应证只是在理想的条件下才有效，许多因素使手术治疗变得不是很合适。手术治疗的禁忌证包括患者因素、骨折情况以及参与手术治疗的人员等。

1. **患者因素** 骨折的个体特征包括：对患者的年龄和全身情况或者伤后的状态，如骨质疏松或严重的合并损伤，即使最有经验的医师也无可奈何。

2. **骨折情况** 很少有骨折能粉碎到让最有经验的骨科医师都认为不能手术治疗的地步，被判断为不可手术治疗的病例与医师对骨折的理解有关。如果医师随着经验的增长能够完全理解平片和 CT 上的表现，真正不能手术治疗的病例数将很少。

3. **参与手术治疗的人员因素** 没有经验的骨科医师行髋臼骨折的切开复位和内固定术是危险

的。如果患者受伤的地区没有这方面的专家，尽量选择非手术治疗。如果有强烈的手术指征，应该将患者转诊到有治疗经验的医院。

三、髋臼骨折的手术技术

（一）手术时机与术前准备

髋臼骨折不宜急诊行常规的切开复位和内固定术。以下情况除外：不能闭合复位的脱位、髋臼后壁显著缺损导致复位后不稳定、复位后出现渐进性坐骨神经麻痹等。少数髋关节开放性骨折及伴有大血管损伤的髋关节骨折均应立即行手术治疗。

一般建议在损伤 3~5 天后再行手术治疗，以使患者一般情况趋于稳定。在此期间，X 线及 CT 检查可进一步评估患者骨折情况，术者可详细计划手术方式。其他术前准备还包括以下两方面。

（1）抗生素：髋臼手术前需用预防性使用抗生素，优先选用头孢菌素，于术前静脉滴注及术后 48 小时应用。如果没有术后并发症，术后 2 天停用抗生素是安全的。

（2）备血：尽管大量出血不应该发生，但是大量出血的可能性是存在的。因此，应备 4~6 U 的红细胞悬液待术中可能使用。自体血回输装置可减轻对库存血的需求。

（二）临床应用解剖基础

1. **股骨头的血运** 旋股内侧动脉、旋股外侧动脉、圆韧带的动脉的骨内终末支可深入到韧带中。普遍认为旋股内侧动脉深支是股骨头最重要的血供，它提供了股骨头承重部位 2/3~3/4 的血供。旋股外侧动脉的分支供应关节囊前壁及股骨颈的血供。圆韧带的动脉一般发自闭孔动脉，偶可源于旋股内侧动脉的分支，成人圆韧带动脉提供的血供可包括除中心凹区域的股骨头的其他区域。另外，第一穿动脉的骨内支和骨内血管网提供股骨干近端以及股骨颈的血供，它们在股骨头处形成吻合，特别是在股骨颈的尾端，但是其主要血供却仅限于股骨颈。

2. 髋臼的血供 关于髋臼血供的信息很少，仅有少量的详细描述。髋臼外侧的血供来源于臀上动脉、臀下动脉、闭孔动脉和旋股内侧动脉；L4动脉、髂腰动脉和闭孔动脉提供髋臼骨盆内侧的血供，同样也形成丰富的血管网络。

髂骨主要的营养动脉直径约1mm，并且是髂腰动脉的主要分支，髂腰动脉常发自髂内动脉的后部，也可发自闭孔动脉，该营养动脉是髋臼血管的主要来源。多普勒血管流量测定在髋臼周围截骨术时选择性地栓塞该营养动脉后，血流量下降40%。该营养动脉由髂骨前方进入骶髂关节及骨盆的外侧缘，然而，约1/2的人群该动脉从骨盆内侧进入骨质中，1/4的人群该动脉发自闭孔动脉。髂腰动脉也发出一上支进入髂前上棘和一下支进入髂前下棘以及髂耻隆起部，并在此和臀上动脉深支的一小分支形成动脉吻合。骨盆外壁的主要血供由臀上动脉供给。臀上动脉主干分成一支到臀大肌的浅支和一支深支。深支又进一步分为4支：上支沿着臀小肌头端边缘走行，下支横穿过臀小肌和同臀上神经伴行的中间支之间，并进入到阔筋膜张肌，这两支终末血管主要给臀小肌和臀中肌提供血供。另外2支为髋臼上支和髋臼支，为髋臼提供血供。髋臼上支进入臀小肌因而受到较好的保护，并在髋臼顶部和髋臼支形成吻合。髋臼上支常发自臀上动脉深支所发出的下支，也可以发于上支或直接发自臀上动脉深支。髋臼支发自臀上动脉深支并沿着臀小肌下缘走行，至髋臼后上方。在其与髋臼上支于髋臼顶部形成血管吻合后，髋臼支继续行于棘突间，并在此与旋股外侧动脉的升支及髂腰动脉形成血管吻合。

闭孔动脉参与盆腔内、外壁的血管化。在盆腔内壁走行时发出细小分支提供四边形板的血供，在其穿出闭孔之后，与臀下动脉及偶尔与旋股内侧动脉深支在前方形成血管吻合。髋臼支经髋臼切迹进入髋关节，深至横韧带，并向圆韧带和髋臼窝的底提供血供。在前下方，旋股外侧动脉深支的两分支参与了髋臼的血管网。其中一支提供关节囊前下部的血供，另一支沿着耻骨肌的外侧缘走行，并提供髋臼前下部的血供，后该支继续走行至髂耻隆起并和髂腰动脉的下支形成血管网。

3. 血管网 骨内和骨膜的血管系统中重要的交通支已经被描述清楚。髋臼周围的骨膜有血管网，髂骨边缘四周有更为丰富的血管网。臀上动脉及其分支、第四腰椎动脉和髂腰动脉以及悬髂动脉的深支和浅支在髂前上棘交汇。在髂前上棘处，臀上动脉、髂腰动脉、旋股外侧动脉的升支形成血管吻合。髋臼周围有以下动脉形成的血管网：闭孔动脉和臀下动脉、臀上和臀下动脉、臀上动脉和髂腰动脉、髂腰动脉和旋股内侧动脉。棘突间脊也存在闭孔动脉经盆腔部与臀上动脉形成的血管吻合。

髋臼上方的骨的血供来源于髂腰动脉以及臀上动脉的髋臼上支和髋臼支。在骨折手术或截骨术中，当手术范围达到髋臼后柱或坐骨板时，骨内来自髂腰动脉的血供可被截断，而余下骨内的血供是由臀上动脉供给的骨膜血管提供的。在上述情况下或者术中行从盆腔内部分离髂肌时，不宜过多地剥离展肌，以避免造成血供失衡。髋臼上支动脉在行髋臼上方骨表面的限制性骨膜下分离时，会受到臀小肌的保护。如果臀小肌在臀部关节的重要区域未受到损伤，在棘突间脊与坐骨切迹之间的展肌上做孔以放置复位钳都是安全的。

解剖变异可导致术中的广泛出血。髂骨的营养动脉进入髂骨的位置常位于盆骨边缘的外侧，在术中可结扎该动脉。然而，如果该动脉由骨盆边缘内进入髂骨，在这种情况下，该动脉往往不可见，同时也很难结扎，我们的样本中有50%这样的情况。另外，髋臼上方骨的截骨术常会阻断该营养动脉，而其骨内部的血管出血也很难控制。

后壁骨折碎片的血供来自于臀下动脉的细小分支及臀上动脉的髋臼支。找到并保护好这些血管是非常困难的，但是对于保留骨折碎片的存活是很重要的。旋股外侧动脉对髋臼上方部分的血供还知之甚少，尽管此处有一髋臼上支动脉和髋臼支动脉所形成的血管网，此血管网对后壁骨折片的血供有重要意义。然而，很多时候髋臼骨折片的血供仅来自关节囊。尽管关节囊血供的确切

第十二章

来源尚不知晓，但是臀上、臀下动脉以及旋股外侧动脉及旋股内侧动脉均参与了关节囊的血供。应尽量避免关节囊切开或扩大已破损的关节囊，因为关节囊的动脉可能是髋臼骨折片唯一的血供。行髋臼附近的球形截骨术时也是这种情况，其余下部分的血供可能仅剩下闭孔动脉的髋臼支。行Bernese 髋臼周围截骨术以及距髋臼相对远的截骨术时，应不损伤闭孔动脉、臀上动脉和臀下动脉，以保证髋臼骨折片充足的血供。

4. **手术意义** 明确了旋股内侧动脉的解剖后，手术医师可通过 Kocher-Langenbeck 或 Gibson 术式行转子截骨术以改变臀肌的位置，而不造成相应部位的缺血性坏死。以此法手术对股骨头血供的保护也得到了连续激光多普勒血管流量测定的证实。相似的研究表明，对支持带动脉进行较紧的结扎可能会阻断股骨头的血供。旋股内侧动脉相对于旋后诸肌肌腱的走行以及距转子间脊的距离在术前都必须明确。手术前需对损伤进行评估，制订不同关节损伤的治疗方案及髋臼骨折解剖复位的方法。旋股内侧动脉深支为闭孔外肌所保护，闭孔内肌同时可限制股骨头移位在 11 cm 以内。只要闭孔外肌没有受损，旋股内侧动脉就不会在髋关节脱位的过程中受到牵拉；如果闭孔外肌有撕裂伤，旋股内侧动脉深支就有可能损伤，股骨头就有缺血性坏死的风险。

现已出版的外科刊物并没有将足够的细节公布出来以指导外科医师手术，甚至提出术中要结扎旋股内侧动脉，建议在旋后诸肌近其与转子交汇部结扎。然而，结扎部位靠近旋股内侧动脉深支，同时行闭孔外肌肌腱切断术时也有损伤旋股内侧动脉的可能。因此，我们建议在游离闭孔外肌肌腱的时候，分离旋后诸肌内侧 1.5 cm 的范围。

穿过梨状肌肌腱的臀下动脉的分支和旋股内侧动脉深支形成重要的吻合，有时选择保留这部分血管吻合是有利的。例如，行该部位肿瘤根治术，旋股内侧动脉必须也去除时，或者股骨近端与髋臼的联合骨折使旋股内侧动脉损伤时，在这种情况下，若保留了该动脉吻合，股骨头仍然有血供。

成人干骺端的血管所提供的血供只占了干骺端血供的很小一部分（KA Siebenrock，尚未出版的资料），这也得到了 Sevitt 等以及多普勒流量测定的证实。这些新的认识给成人股骨颈截除提供了新的可能，并可以避免转子间截骨术的一些并发症，如肢体过度缩短、原位切割样不适等。

（三）麻醉与神经监测

1. **麻醉** 良好的麻醉是必要的，提倡根据不同情况使用全身麻醉、局部麻醉或联合麻醉。决定麻醉的因素包括：医院情况、患者情况、手术时间、是否需要术中神经监测等。显然，局部麻醉是最有利的，有利于术中及术后疼痛治疗，但是局部麻醉需要极富经验的麻醉医师方可施行。

2. **神经监测** 术中下肢神经监测在很多医疗中心已成为常规应用，感觉及运动神经元电位测量已被成功用于该目的。

四、髋臼骨折切开复位内固定技术

骨折复位是骨科手术中最富挑战性的步骤。对骨折机制的认识以及对骨折部位及骨折片上肌肉附着情况的观察，可帮助术者认清骨折的移位情况。

（一）复位技术

1. **后壁骨折** 复位骨折片时，常常会用到一些特殊的器械（图 3-12-42）。Piccador 钳的头端为球形，并且带有尖刺，可推挤骨折片复位，并在固定骨折前保持骨折片的位置。还有一类非常有用的器械叫作点状复位钳，可有不同形状和角度。Farabeuf 钳以及骨盆复位钳是这些器械的代表。利用重建板复位也是常用的方法，通过第二个孔将该板铆着于骨完整的部位，然后上螺钉，将骨拉拢，这样可将骨折片与正常骨完全接合起来，使骨折片之间复位更紧密。球形顶棒和骨盆复位钳也是常用的骨折复位工具。

关节囊连的骨折的复位会受到复位和固定本身力量的影响。边缘嵌顿会加大后壁骨折复位的

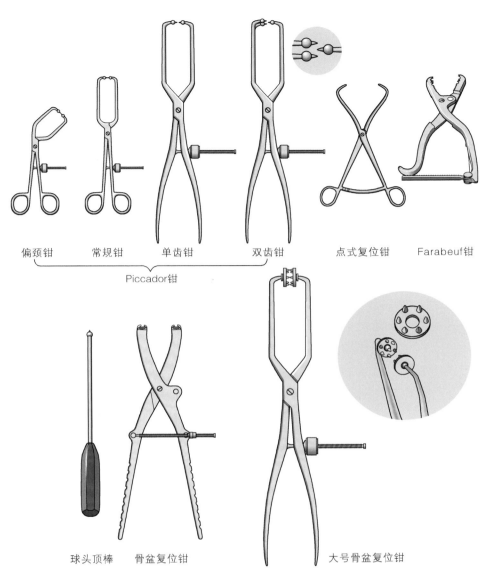

偏颈钳　　常规钳　　单齿钳　　双齿钳　　　点式复位钳　　Farabeuf钳

Piccador钳

球头顶棒　　骨盆复位钳　　　　　　大号骨盆复位钳

图 3-12-42　复位骨折时用到一些特殊的器械

难度。复位后壁前应仔细复原关节面嵌顿，并以股骨头作为模板解剖复位这些骨折片。另一种情况伴有股骨头后脱位，后壁骨折片同所连的关节囊往往嵌入关节窝内。后壁骨折片连同股骨头一起向后脱位，但是骨折片在股骨头前方，此时移位已经达到最大限度，因为后壁骨折片和股骨头是连在一起的。当用力复位股骨头时，后壁骨折片被推入关节窝，易造成关节内嵌顿，关节囊附件仍然保持完整，但是会处于关节窝和已复位的股骨头之间。复位这些骨折片因关节囊附件的存在而变得困难，因为在不改变髋关节位置的情况下动这些骨折片是很困难的。如果患者俯卧，可牵引患者的腿，使股骨头半脱位，然后去除嵌塞的骨折片。

一般说来，小的骨折片可在复位后用弹性钢板固定，后壁骨折片必须固定于整个骨盆后方的重建板上。后壁骨折片必须与支撑钢板牢固贴合以防再脱位。螺钉需向着髋关节拧入，但不能穿入髋关节。可在拧入螺钉前用导针判断复位情况。另一种方法是先在骨折片上钻一孔，通过孔的位置来定位，由此通过检查骨折片表面来确定螺钉于关节外的位置，大的后壁骨块需用加压螺钉（钢板外螺钉）结合钢板固定。

2. 后柱骨折　后柱骨折往往有后内移位以及垂直方向上的内旋。Farabeuf 钳以及骨盆复位钳很重要，可一头钳住骨折片，另一头钳住正常的后方骨盆，再用螺钉复位固定。另外，将带有 T 形柄的 Schanz 螺钉拧入后柱骨折片（往往是坐骨），可用来纠正旋转移位。骨盆复位钳可用来推拉骨折片向前后移动，以正确复位。使用 Schanz 导针固定后，经坐骨大切迹伸入一指，通过触摸来确认复位情况。骨折片旋转移位的情况多种多样。手术的难点在于，如何在去除复位器械行确定性固定时保持骨折片的固定状态，这种情况又要用到三孔重建板临时固定。使用骨盆复位钳将骨折片大致复位后，用 1 颗螺钉将该重建板固定于不稳定的骨折片上。该板的边缘刚好能覆盖稳定骨，当旋紧螺钉时，该板的末端压紧正常骨，可防止后柱进一步移位。然后可去掉复位钳，即使尚未行确定性复位，该板仍能控制骨折片。使用此方法可调整好骨折片的位置。当达到解剖复位后，使用一完全贴合的重建板盖住主要骨折线，再用螺钉从后至前打入四边形板以固定。

当后柱骨折联合有后壁骨折时，必须先复位后柱。可通过后壁的缺损来检查关节面的情况，以判断复位的质量，然后将后壁骨折片用螺钉复位于上述缺损中。

3. 前壁及前柱骨折 此种骨折复位相对困难。股骨头向前内侧脱位，因此髋臼顶内侧常受到撞击。前壁骨折复位必须在撞击所产生的嵌塞得到复位以后进行，这要求股骨头必须复位于完整的前柱所带的关节面的中心，可使用复位钳达到该目的。点状复位钳可沿着骨盆缘进行复位操作。直角点状复位钳可用于钳夹四边形板和未骨折的骨盆，一头钳住四边形板的表面，另一头钳住髂前上棘外侧的骨的外表面。前壁的骨折片可通过此方法复位。

然而，四边形板是支撑着骨折片的，当复位钳保持骨折复位位置时，不能再钳夹四边形板，因为这样会破坏其在骨盆缘上的最佳位置。预先使用骨盆重建板恢复骨盆轮廓，重建板还应注意埋入股骨头血管以及髂腰肌深面，沿着骨盆缘中心。然后从耻骨远端的骨折线开始拧入螺钉，并从骨盆上骨折线的近端开始将重建板沿着骨盆固定，旋紧螺钉以起到对前壁复位钳夹的效果。如果四边形板骨折成单个骨折片或者已粉碎性骨折，那么可用较长的螺钉来固定或者支撑这块薄薄的骨板。有时候螺钉须经髋臼窝内侧穿过。有时可准备一薄的钢板，并弯曲成合适的形状，一头塞入骨盆缘下，另一头顶住四边形板，以支撑破裂的四边形板。

4. 横行骨折 对于顶旁或顶下骨折，用骨盆复位钳复位两骨折片并用 4.5 mm 螺钉固定。当上复位钳和拧紧螺钉时需估计好螺钉的方向，使得骨折片与螺钉大致在一个平面。将 1 枚 4.5 mm 或 5 mm Schanz 螺钉拧入坐骨结节或者坐骨结节的近侧，平行于股骨近端前后缘。此步完成以后，用复位钳轻轻撑开横行骨折线，清理骨折片表面，并通过 Schanz 螺钉调整旋转畸形。可将手指伸入坐骨大切迹触摸四边形板以判断横行骨折的旋转移位情况。通过对 Schanz 螺钉的推拉可改变骨折移位情况，这种移位也可通过加压拧紧骨盆复位钳上的螺帽来消除，特别是当复位钳的一脚钳住坐耻骨的骨折片时特别有效。如果松掉骨盆复位钳臂上的螺钉，再拧紧其脚上的螺钉可将骨折片往上拉并改善骨折片移位的情况。另外，此法可能会产生轻微的成角畸形，进一步的复位可通过摆动钳和扭转钳来实现。

经顶横行骨折更难处理一些，因为移位的骨折片位于髋关节的承重部。根据 Letournel 的说法，这种情况应当使用延长入路。使用点状复位钳可帮助复位，一端在前，固定于前柱后部，朝向髂前下棘，另一端固定于骨盆缘近髂耻隆起远端的部位，此步骤可闭合前部骨折的裂缝，确认复位质量可观察关节前部骨折线。复位后部区域时，复位钳可跨过后柱钳夹骨质，此时可用 Jungbluth 骨盆复位钳，也可再用一把点状复位钳。横行骨折的内部复位以后可用一长螺钉固定。这颗螺钉起于髋臼前部柱形突起的外侧轮廓的后斜面关节缘上一横指的地方，并从后向前方的耻骨结节拧入。横行骨折的后表面常可用一塑形过的重建钢板来固定。

横行骨折伴后壁骨折处理起来也可能非常困难，特别是横行骨折移位伴有后壁一半区域有自然的裂开。后壁的广泛粉碎性骨折往往同时需要行两种手术入路，可经前方入路来处理后柱的骨折，经部分的髂腹股沟入路暴露并复位，尽管用重建钢板从骶髂关节外侧至耻骨联合行固定可能需要4个操作区域。重建骨盆环以后就可关闭前方切口了，然后复位固定后壁的广泛骨折。

5. T型骨折　对于顶旁或顶下横行骨折的复位，Emile Letournel建议先复位后柱。此部骨折常可用Farabeuf钳加2枚螺钉来复位，一枚固定一个骨折片，余下的前柱骨折的移位情况可通过将手指伸入坐骨大切迹沿着四边形板表面触摸的方式来估计。选择上述入路时，点状复位钳伸入坐骨大切迹至前柱后方时需非常小心。可用X线摄片来确认复位情况，或通过触摸四边形板来确认。对T型骨折前柱的部分可用一螺钉来固定，此螺钉从后方向前方拧入，常常紧靠坐骨大切迹成角部位的内侧。在某些前部骨折位置较低的情况下，螺钉会从髋臼窝穿过，因此需仔细核实有没有接触到股骨头。

另一种方法是，先复位前柱，经坐骨大切迹再使用1把复位钳。在后柱复位前，可通过髋关节来控制关节移位及复位。后柱骨折的移位再加做关节囊切开后，可经关节内对骨折进行复位。一旦前部复位成功，可用Kirschner钢缆行暂时固定，永久性固定的方法前已述及，仅仅是螺钉的位置需靠坐骨大切迹外侧，并从后向前与四边形板平行。然后用前述的方法复位后柱。用钢板加螺钉固定不仅可稳定后柱，也可固定前柱。

6. 前柱骨折联合后部半横行骨折　一般来说，股骨头的移位与前柱骨折的特点相同。后部半横行骨折的移位往往不显著，在其与前柱骨折的相交部与骨盆缘处常有中度的粉碎性骨折。前柱骨折沿其长轴常有典型的外旋畸形，常会发生缩短和内侧移位。一块连于未受损的髂骨翼的软骨仍然位于髋关节的后内侧面。纵向牵引，配合大腿的轻微屈曲，可恢复缩短效应，可以利用Hohmann牵开器将位

于内侧髂骨窝沿着骨盆缘的骨折片的近端的"翼状"延伸部抬起以复位。髂骨翼的旋转畸形可通过Schanz导针打入骨折片骨皮质来纠正。拧入转子的Schanz的螺钉提供的侧向牵引力可用来纠正内侧股骨头的半脱位，以达到解剖复位。股骨头复位以后，骨盆缘的正常曲线可显现出来。然后可通过点状复位钳进行微调，最后，将一事先塑形好的较长弯骨盆重建板固定在骨盆缘上。从耻骨体的远侧开始固定该板，并精确复原耻骨支的正常曲线后，再将该板沿着耻骨支固定。该重建板沿着骨盆缘固定后可对前柱骨折复位提供稳定。

下个步骤是从前面对后柱骨折进行复位。通过髂腹股沟入路的第一或第二操作区域可观察四边形板，以评估后柱骨折及其移位情况。通过前后位摄片再次确认外向牵引下股骨头没有仍位于关节面内侧的部分。完成这几个步骤以后，将非对称复位钳小心地从第一或者更常用的第二个操作区域伸入。一端钳住后柱已发生移位的骨折片，另一端钳住已经复位的前柱外表面。然后闭合此复位钳。此操作可使位于下方的后柱骨折片与前柱对合复位。触摸四边形板表面可确认复位的质量。另外，像增强器可用来证实X线摄片中髋臼表面标志的复位情况。后柱固定通过数个从前向后拧入的长螺钉完成，该螺钉可穿过骨盆缘重建板，也可从其外侧穿过。这些螺钉可对后柱进行确定性固定。对于柱螺钉固定技术以及单一入路结合髂坐钢板固定累及双柱骨折技术将在骨盆手术学相关章节进一步论述。

7. 双柱骨折　复位双柱骨折的各部分与前面单独讨论的方法没有什么不同。髋臼发生内侧移位和未受损的髂骨翼的复位是此种骨折最为困难的步骤，因为有时候骨折片会向后嵌入未受损的髂骨翼。

施以侧向和纵向的牵引力，这是处理此类骨折的一个特点，骨折线后方的髂骨翼骨折片需精确复位并固定，该步骤必须在试图刺突水平侧向复位髋臼前完成。此重要复位步骤需结合牵引床及骨盆复位钳才能完成，复位钳需钳住未受损的

髂骨翼和内侧移位髋臼骨折片。复位钳和撬棒可将关节节段的骨向外侧撬，然后用短钢板加螺钉行暂时性固定。该钢板的长度需可覆盖髂骨翼骨折片，并防止髋臼向内侧二次移位。完成上述步骤以后，所谓的"刺突"才算复位成功。用塑形钢板和拉力螺钉行确定性固定时，要保持骨折片的复位状态直到骨生长。

（二）柱螺钉固定技术

微创方法治疗髋臼骨折可以减少术中出血量、感染及广泛的软组织剥离，是目前治疗髋臼骨折的趋势，但是微创技术受骨折类型、放射视野及手术时间延长等因素限制。

笔者推荐一种经前方复位固定后柱的技术。患者取平卧位，可透视手术床。手术切口可以选择髂腹股沟入路，也可以选择 Stoppa 入路或经腹直肌旁入路。先行髋臼前柱、前壁复位；直视下骨折复位满意后，将预先塑形好的钢板放置于前柱表面固定髋臼前壁及前柱；在弓状缘上距离骶髂关节前缘 1 cm、往髂骨翼内侧 2.5 cm 作为进针点；进针方向为坐骨棘与闭孔后缘连线的中点；术中必须借助 X 线的监视，有损伤坐骨神经、臀上血管、神经的风险。南方医科大学南方医院王钢教授针对此项技术发明了导向器，大大降低了风险，缩短了手术时间。

（三）环扎钢丝技术

髋臼骨折中环扎钢丝的应用很有限，主要应用于骨折的复位，特别是高位横行骨折和双柱骨折，在某些情况下也可用于骨折固定。然而，对于更加适合固定的器械，环扎钢丝只能算作一个替代品。

环扎钢丝从坐骨大切迹或小切迹伸入，合理、准确地使用可大大帮助骨折复位。当骨折线延伸至坐骨大切迹时此法甚为有效，这与骨折类型无关。当高位后柱骨折延伸至坐骨切迹上部，或横行骨折的一支位置较高，或者双柱骨折时，牵引股骨头后，可拉紧钢丝达解剖复位。绝大多数情况下，钢丝都需要保留至其在保持骨折复位的情况下，对骨折行更加确切的固定以后伸入钢丝是比较容易的，但是髋臼的两面都必须暴露清楚。坐骨神经拉钩可保护坐骨神经，即置于坐骨大切迹的钝 Hohmann 拉钩，或者特制的在无名骨截骨术中作为 Gigli 钢丝锯的通道的 Rang 拉钩。方法与 Gigli 钢丝锯在 Salter 无名骨截骨术的使用方法类似。18 号钢丝折成双股，穿过坐骨切迹，然后在髂前上棘区域前方拉紧钢丝复位骨折。

某些情况下，可将环扎钢丝穿过臀下切迹。此时钢缆趋于勒紧关节囊，除非钢缆的上支比髂前下棘高。事实上，可在髂前上棘上方钻一空，钢丝由此穿入，可避免勒紧关节囊。

使用钢丝可节约时间，就像其在身体其他部位的骨折中所发挥的作用一样。适合的情况下，这种技术会简化复杂骨折的复位与固定。

（四）钢板固定技术

应用于髋臼骨折与骨盆环的钢板，就其可塑形而言，可塑形钢板应作为首选。因为在折弯弧度与扭曲度上，可塑形钢板为不规则的髋臼－骨盆骨折的固定创造了良好的条件。

（五）记忆合金固定技术

笔者所在医院张春才团队自主设计研发髋臼三维记忆内固定系统（acetabular tridimensional memory-fixation system，ATMFS），源自髋臼三柱壁概念。生物材料取自镍铁记忆合金。

髋臼为不规则骨性结构，与骨盆共同形成密切相关的整体力学特征。遵循解剖形态所设计的 ATMFS 取单程记忆，定型形状的恢复温度为 37 ℃，形变塑形温度为 0~10 ℃。ATMFS 的恢复力与骨性强度相作用，达到三维记忆固定骨折的效果（图 3-12-43）。

根据骨折部位的特征，设计固定力点与钻孔部位，再选择 ATMFS 相关型号。然后在冰水中，应用持针器展开相关部件的弧度与固定臂支，并准确测量固定臂支之间的距离与钻孔间距相吻合（图 3-12-44）。

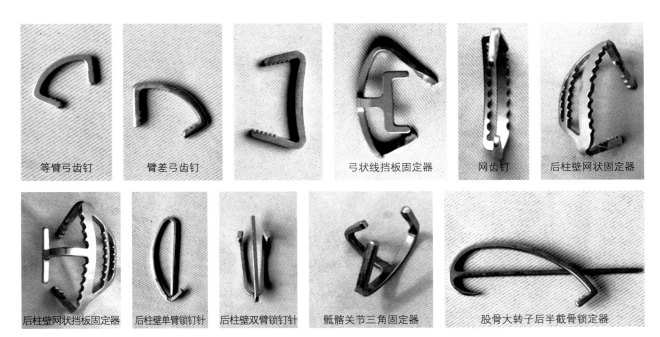

等臂弓齿钉　　臂差弓齿钉　　　　　　弓状线挡板固定器　　网齿钉　　后柱壁网状固定器

后柱壁网状挡板固定器　后柱壁单臂锁钉针　后柱壁双臂锁钉针　骶髂关节三角固定器　　股骨大转子后半截骨锁定器

图 3-12-43　髋臼三维记忆内固定系统（ATMFS 模型）

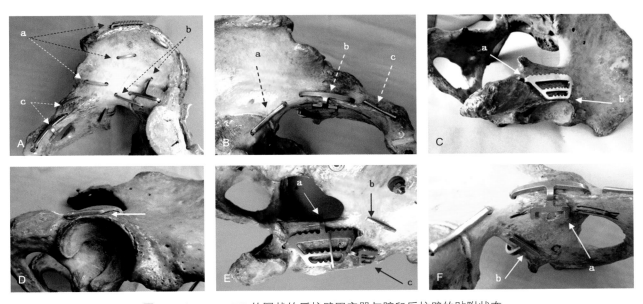

图 3-12-44　ATMFS 的网状的后柱壁固定器与髋臼后柱壁的贴附状态

A. 固定髋臼中柱壁和髋臼前柱壁区域示意图：a. 自髂骨结节下至臼顶部的骨折固定，b. 髋臼前柱弓状线的髂弓与骶骨弓相接的固定，主要用于稳定骶髂关节分离，观察力线与力点，属于不同层面的三角形结构，稳定性优于二维平面钢板，c. 固定髂耻隆起部—弓状线耻弓段的固定；B. 再次分别显示髋臼前柱壁的固定：a. 骶髂弓状线的力线与力点，应用反向弓齿钉将其固定，b. 弓状线的臼弓段，应用弓状线挡板固定器固定，c. 弓状线的耻弓段，应用不同型号的反向弓齿钉将其固定；C.ATMFS 的网状后柱壁固定器固定后柱壁的情景：a. 后柱力线与坐骨体部的固定力点，b. 网状的后柱壁固定器与髋臼唇缘的固定关系，这一特征，有利于关节囊附着处的重建；D. ATMFS 的网状后柱壁固定器与髋臼后柱壁的贴附状态；E. ATMFS 固定髋臼后柱壁和髋臼中柱后壁的状态：a. 应用后柱壁挡板固定器固定，挡板即可稳定大、小坐骨切迹脊线的骨折，又与后柱固定的力点相作用，形成三维锁定，其网状结构与后壁服帖；同时应用后柱壁单臂锁定针，稳定后壁骨折块的固定；b. 涉及后柱与中柱的骨折，在该部位有限的显露下，应用等臂弓齿钉固定；c. 应用选择的小型号网状固定器，固定髋臼中柱后壁的骨折；F. 髋臼前、后柱与方区的三维固定关系：a. 弓状线挡板固定器与臼弓段的固定。b. 后柱壁网状挡板固定器，完成后柱壁的骨折。观察这两个挡板与方区的关系，均在有效的固定线上。只要型号与骨折特征配合适当，在三维记忆锁定中，对于弓状线、后柱壁与方区的粉碎骨折固定起到了独特的固定作用

五、A 型骨折的治疗

（一）A1 型（后壁骨折）

后壁骨折是由前方的直接力作用使得髋关节后脱位而造成，这一机制通常发生于弯曲膝盖撞在汽车的仪表板上。后壁的粉碎性骨折（A1.2 型）、边缘压缩性骨折（A1.3 型）、后壁扩大的骨折片（特别是上壁）、关节和股骨头的损害等因素提示预后不好。

1. 手术入路及体位　通常采用后方 Kocher-Langenbeck 入路。患者的体位可以按照医师的喜好，通常选择侧卧位或俯卧位。术中检查和保护坐骨神经。在明显移位的后壁骨折，切开髂胫束时必须十分注意，因为坐骨神经或股骨头有可能在这个切口之下。常用的识别方法是沿着后壁股方肌的边界寻找坐骨神经。但是，为了避免损伤旋股内侧动脉而降低骨坏死的风险，应避免切断股方肌。同时所有附于后壁的软组织都必须保留，包括粉碎性骨折。可行大转子截骨术以增加显露。

2. 复位及固定技术　后壁骨折片上附有的软组织必须将其归位，就像覆盖一本书一样，暴露软组织下的股骨头。关节囊经常撕裂，撕裂口经常从后壁向外延伸。

严重的后壁粉碎性骨折（A1.2 型）或边缘压缩性骨折（A1.3 型）产生了一些复位和固定的特殊问题。边缘完全性的压缩性骨折可能存在。边缘压缩骨折应该被撬起提升，通过骨松质移植维持位置，否则这些边缘压缩性骨片将阻碍后壁骨折的解剖复位，最重要的是可能会改变髋关节的受力情况。边缘骨折特别是髋臼边缘，应精确地显露以保证解剖复位。复位是通过沿着股骨颈纵向牵引和轻微的下肢外展使得外展肌肉放松而达到的。固定技术如前述。

所有后壁骨折碎片，都应该计划用一个钢板来固定。这个支撑钢板能抵消直接作用后壁的力量并且能防止移位。这块钢板应该被很好地修整以适合后柱，至少用 2 枚螺钉锚在坐骨结节上并且在坚硬的骨头上（上到髋臼）。准确地安放这块支撑钢板到后壁的骨折片段上是非常重要的，但是同时要确保髋关节活动较好。同样如果需要放置 2 块钢板，其中一块可以锚在坐骨上支的上面。同样，所有钻孔必须远离关节，特别是在钢板中心的钻孔要避免进入关节面（图 3-12-45）。

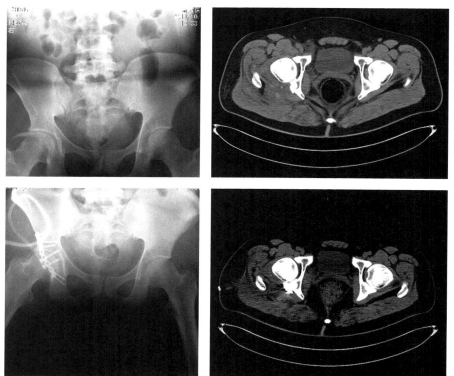

图 3-12-45　后壁骨折病例展示

（二）A2 型（后柱骨折）

单独的后柱骨折是很少见的，经常合并有髋关节的后移位。更常见的是后柱骨折合并后壁骨折。

1. **手术入路及体位**　通常采用俯卧或侧卧位，经后路 Kocher-Langenbeck 显露。大转子截骨对提高坐骨型（A2.1 型）或联合型（A2.3 型）的可视度很有帮助，或者如果骨折片段延伸到比大转子更高的位置。

2. **复位及固定技术**　如前述。后柱的固定应该通过 3.5 mm 的重建钢板从髋臼的上面支撑，注意保证螺钉在关节的外面。对于联合的后柱和后壁骨折（A2.3 型），可以运用同样的技术。这一系列的复位是为了简化和固定后柱，同时利于后壁的固定（在提升任何的压缩片段）（图 3-12-46）。

（三）A3 型（前柱或前壁骨折）

单独的前壁骨折（A3.1 型）是不常见的，经常联合髋关节的前移位、前柱的骨折、后壁的半横行骨折（B3 型）。单独的前柱骨折（A3.2 型和

A3.3 型）事实上非常的常见，许多骨盆侧面的耻骨支上部的侧面的骨折压缩进入关节边缘。

1. **手术入路及体位**　通常选用仰卧位，Anterior Iliofemoral 或改良 Stoppa 入路。

2. **复位及固定技术**　如前述。固定通常是通过从髂前上棘到髂骨翼下的螺钉嵌入完成的。这些都是薄的骨松质，能获得较好的固定效果。如果骨折位于后柱的上面并延伸到髂骨的顶部，第二颗螺钉可以通过髂骨顶部置入。螺钉固定前柱通常需要用 3.5 mm 的重建钢板支撑，一般 1~2 块钢板通常就足够了。如果骨折位置比较低，并且包括了前壁的片段，这个支撑钢板就必须沿着前柱延伸到耻骨联合。拉力螺钉直接固定前壁骨折片段必须十分当心，避免进入关节（图 3-12-47）。

六、B 型骨折的治疗

B 型骨折包括横行骨折或 T 型骨折伴有或者不伴有后壁的骨折。前壁和后壁的半横行骨折是非常难以处理的，复位比较困难，即使对于非常熟练的专家，解剖复位的成功率也只能达到 60%。

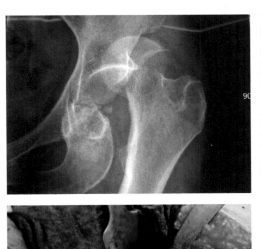
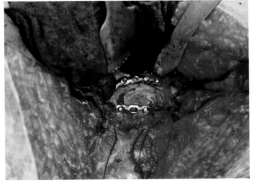
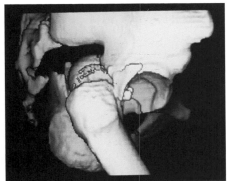
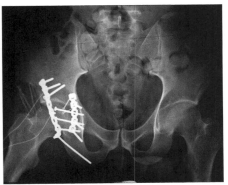

图 3-14-46　后柱骨折病例展示

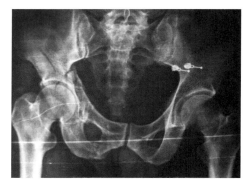
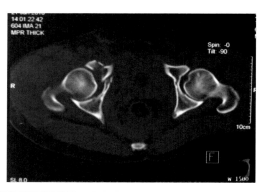
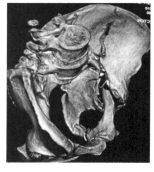
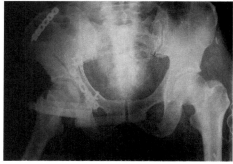

图 3-12-47　前柱骨折病例展示

（一）B1 型（横行骨折）

1. **单纯横行骨折**　手术切口的选择应该取决于横行骨折的水平（即高度）以及其移位方向（即哪一方最高，或涉及更多的负重髋臼部分）、移位程度和旋转。伴有移位和涉及前壁的较高的前面部分手术，入路应经髂腹股沟入路，与后面相似的路径。有些学者提倡双重的或延伸的手术入路，经后入路将股骨转子截骨是最理想的手术方式，这种方式允许充分地暴露后柱、圆顶和关节面。超过 21 天的陈旧骨折最好选择截骨术，使得暴露充分。

2. **横行骨折联合后壁骨折**　标准的 Kocher-Langenbeck 手术入路对于后壁骨折是有帮助的。但是如果横行骨折线比较高或者有明显的前侧移位或旋转，髂腹股沟入路也能提供较好的显露和解剖复位。因为此时后壁骨折成分提升下面的完整的外展肌而复位。除非后方骨块粉碎且影响关节稳定，可通过额外的 Kocher-Langenbeck 入路增加显露。

对于横行骨折的患者选择 Kocher-Langenbeck 入路应采用俯卧位，便于牵引复位，优于侧位。选择髂腹股沟法复位技术入路时应该采用仰卧位；侧卧位可以用在联合或延伸的手术入路时选择。

复位方法如前述。

3. **横行骨折联合后脱位**　伴有髋关节后脱位的横行骨折是比较常见的。

手术方法：Kocher-Langenbeck 常规入路，体位是俯卧在放射床上。

复位技术如前述（图 3-12-48）。

（二）B2 型（T 型骨折）

T 型骨折，尤其是高能量破坏产生的，属局部关节内骨折，是最难处理的骨折。复位一柱并不能保证其他的也复位和固定。如果 T 型骨折可以看成两个独立的柱骨折（前柱和后柱），所有的技术都能使用，只是取决于哪种方法更适用。

1. **手术入路与体位**　较理想的手术方法应该能够同时观察到前柱和后柱，以及髋关节内部情况。单一的前或后入路法以及在对侧间接的复位方法是比较理想的。延伸的髂股方法或其他延伸手术可以允许达到这样的条件，但是可能会增加并发症发病率。

最合适的手术方法应该在仔细评估这类骨折

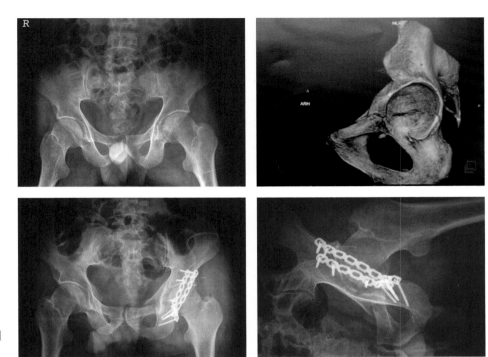

图 3-12-48　横行骨折病例展示

后确定。直接或者间接的手术入路通常是必需的，通常需要进入后柱的入路。横行骨折的水平是决定手术入路的最重要因素，移位越多或者横行骨折成分的倾斜度越高，是选择入路需要的依据。但是，为了获得解剖复位的效果经常需要能看到关节内的情况。最近，Kocher-Langenbeck 法加上股骨转子翻开（Ganz 入路）使得这些都有可能实现。

另一个需要考虑的因素是骨折部位的顶部。如果是坐骨的 T 型骨折，而不是闭孔的 T 型骨折，那么需要一后入路的手术方法。与骨折本身相联系的是壁的情况，明显地，如果 T 型骨折伴有后壁，为了后壁的复位需要一后入路的手术方法。患者的许多因素与手术也密切相关，如果手术在伤后 7~10 天施行，通过间接复位是可行的。如果是延迟比较晚的病例，经常需要延伸的手术入路。

体位：用 Kocher-Langenbeck 法最好选择俯卧位。在经腹股沟管方法中用仰卧位是最好的。侧卧位在延伸手术方法中比较好。侧俯卧位在 Kocher-Langenbeck 联合股骨转子切开中是最好的。运用联合的方法最好选择侧卧位。

2. **复位及固定**　如前述（图 3-12-49）。

（三）B3 型（前柱联合后柱的半横行骨折）

B3 型骨折实际上是一种真正形式的 T 型骨折联合股骨头和前柱或前壁骨折片的前移位，属部分关节骨折。因为后柱在结构上通常是比较容易复位和比较稳定的，所以技术问题实际上是前柱或前壁的骨块。

1. **手术入路及体位**　通常选择的是髂腹股沟入路或改良 Stoppa 入路。患者取仰卧位，除非后柱移位或不稳定，在这种情况通常选用侧位前后联合入路。

2. **复位及固定技术**　仰卧位复位技术与 T 型骨折的复位技术是一样的，前柱和前壁骨折与不稳定的后柱。固定技术和 T 型骨折是一样的（图 3-12-50）。

七、髋臼双柱骨折（C 型）的治疗

双柱骨折包括前后柱的分离和髋臼关节面完整性的丢失，这类骨折均会导致"漂浮髋臼"。前后柱与股骨头向内、上移位后，在闭孔斜位像上，完整的髂骨仅可以看到一半，即所谓的"马刺征"。

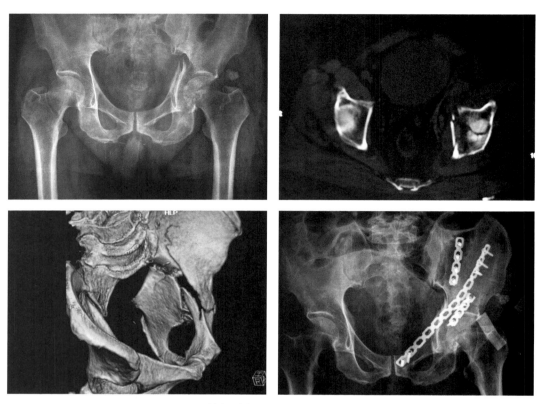

图 3-12-49　前柱联合后柱的半横行骨折病例展示

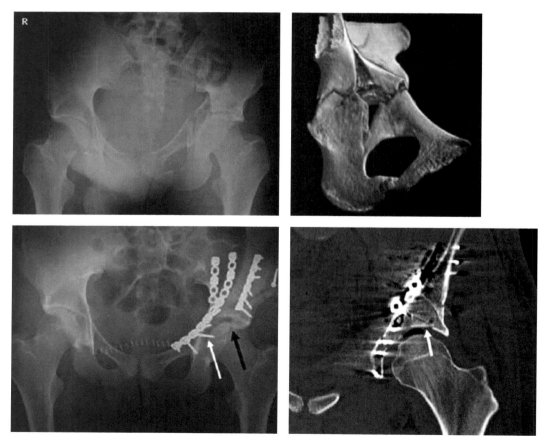

图 3-12-50　T 型骨折病例展示

1. **手术入路与体位**　骨折类型是选择手术入路的决定因素。多数的双柱骨折采取的入路是髂腹股沟入路，与其他入路相比，它的主要设计理念是对关节周围的髂骨进行连续性地解剖复位，通过对关节外移位的矫形和术中透视来评估手术效果。此入路的最大缺点是在进行关节复位时不能对关节面进行直接地评估。如果术前评估需要显露和直视关节面，就需要考虑其他入路或增加辅助入路。髂腹股沟入路在无法完成后柱复位固定时，可考虑辅助 Kocher-Langenbeck 入路。只是在安放前路的内植物时一定要小心，不要影响后方入路的复位操作。

联合入路可同时显露双柱，但会影响双柱各自最佳的暴露和复位的时机。与经详细计划可行的单个手术入路相比，联合入路手术剥离太广泛，并发症也多。延长的髂股入路对于大部分复杂的骨折类型都能进行良好的手术显露，但手术并发症和致残率也高。随着手术技术的不断提高，单一入路治疗双柱骨折越来越受到青睐。

改良的 Stoppa 入路在治疗双柱骨折时，显露效果同髂腹股沟入路基本相似。该入路可以理解为髂腹股沟入路内侧术野的延伸，沿髂嵴延长切口，提供部分或整个髂腹股沟处侧的显露。当然术者对某一特定切口的经验也可能会使得该切口的适应证拓展或减少。同样，患者个体因素（如年龄、骨盆软组织损伤和合并疾病等）也会影响手术入路的选择。延长的入路尽量不要应用于老年人，以免增加手术致残率或延长康复时间。臀肌或转子间的挤压伤，由于合并明显的头部损伤和较高的异位骨化发生率，限制了 Kocher-Langenbeck 入路的应用；同理，腹部损伤及开腹手术等也限制了髂腹股沟入路或改良的 Stoppa 入路的应用。

体位的选择要根据手术切口来定，根据术者的喜好选择手术台。Judet 手术台对于一些标准的手术入路（如 Kocher-Langenbeck 入路、髂腹股沟入路和延长的髂股入路等）是较好的选择。使用该手术台可借助远端与侧方的牵引进行骨折的复位。其他的骨折牵引台由于设计上的安全问题限制了它们的应用。如果没有 Judet 手术台时，髂腹股沟入路最佳的体位，手术台要完全允许 X 线透过，这种体位的优点之一是增加了髋关节的活动度，尤其是屈曲功能，这样可增加外侧切口间隔的暴露，使得通过在神经和血管分隔之间的第二切口间隔更为容易。牵引可由人工完成，也可由经皮放置在股骨近端 Schanz 螺钉上的牵开器来完成。上述的手术准备过程对修正的 Stoppa 入路同样适用。采用 Kocher-Langenbeck 入路或延长髂股入路要求患者取俯卧位或侧卧位，可使用 Jubet 手术台或标准的可透 X 线手术台，需要将下肢消毒铺巾。

2. **手术复位与固定**　第一步是将前柱的髂骨进行解剖复位，恢复前柱的完整性。最常见的复位困难是旋转移位，这必将导致内侧髂窝不能恢复正常的凹度。如果这一步复位不良，那么前柱第二骨折线和后柱的复位注定会随之不良。髂骨的粉碎性骨折及前柱向后延伸的骨折导致仅髂骨大部分完整性丢失的骨折，都增加了前柱复位时的复杂性。

通过髂腹股沟入路来进行后柱的控制和复位，对于后柱节段性骨折和累及骶髂关节的骨折来说，都会变得非常的困难。此外一些少见的类型，如累及后壁一半的骨折或明显的关节粉碎性骨折对髂腹股沟入路来说也是非常严峻的考验。

双柱骨折首要的复位策略主要是依赖远端和侧方的牵引。大部分病例中双柱上面附着的韧带都是完整的，这样就有利于进行骨折的复位，特别是对于急性骨折，血凝块和肉芽组织还没有充填骨折断端。不完全骨折会限制牵引效果，这是因为它们本身就代表移位的稳定型骨折类型，这些骨折多数都会是前柱的骨折延伸到髂嵴上，这样前柱就与髂嵴形成铰链样结构，沿着骨盆边缘向头侧和后方移位，经常与完整的髂骨重叠，在复位时非常困难，需要使用大的复位钳，横跨骨盆边缘移位的部分，放置到完整髋臼的外上面。此外，使用放置在髂前下棘的 Schanz 螺钉可能会对手法复位有帮助。有时需要将这种不完全骨折在髂嵴处变为完全骨折，会对解剖复位有帮助。虽然不完全骨折线往往都是斜行的，但做延伸的截骨线都要垂直于髂嵴。在用窄的细凿进行截骨以前，在髂嵴上预先钻孔进行三角形的拉力螺钉固定会有帮助。这样就会把不完全骨折变成延伸到髂嵴上的典型的前柱完全骨折。需要注意的是，一定要避免出现旋转移位，这要求进行髂嵴外侧局部的显露来评估复位效果。临时固定可使用克氏针、拉力螺钉或位置螺钉所取代，其中使用何种螺钉由骨折线的倾斜度来决定。重建钢板可用来进行固定，但在预弯时要小心，避免出现继发的旋转移位。

在髂嵴复位后，应用预弯过的骨盆缘钢板，无论用作临时固定，还是最终固定，都是一种有效的方法。先在靠近骨折线的边缘向坐骨支侧完整的髂骨置入 1 枚螺钉，起着夹钳的作用。最终钢板可起到支撑的作用，就如同在置入后柱的螺钉下方放置了一扩大的垫圈一样。这类损伤的髂坐钢板复位固定技术将在本书手术章节详细描述。前柱可通过大的复位钳或 Piccador 在骨盆缘进行复位，在骨盆缘外侧置入短的拉力螺钉通过斜行的骨折线进行固定。在前柱获得了解剖复位后，沿髋臼前上方向后置入拉力螺钉或位置螺钉来加强固定。髋臼骨折应用的内植物多是可延展性的重建钢板和直径 3.5 mm 的自攻螺钉，螺钉头要稍大些。对于骨质疏松严重的患者，要考虑术前准备好合适的内植物，近来开始引进自锁钢板来治疗这类患者。

在主要的前柱骨折进行复位和稳定后，接下来就该把重点放到后柱骨折上了。后柱骨折通常向内移位并旋转。再次进行牵引提供初始的复位力量，之后应用下述的方法进行后柱骨折复位：应用复位钳，在髂腹股沟入路的三个显露窗内，或是相应的改良 Stoppa 入路，从四边孔表面到髂窝内侧或髂骨外侧来放置复位钳进行复位，其他方法还有通过局限的髂骨外侧显露，在坐骨小切迹放置骨钩或在无名骨上通过坐骨大切迹环扎钢丝进行手法复位。复位后需要多个平面的影像来确认是否已经解

剖复位。解剖复位后，在重建过的骨盆缘向后边柱置入螺钉进行固定，螺钉最好是通过先前描述过的骨盆缘钢板。螺钉轨迹的调整是根据后柱骨折线在冠状面上的倾斜度来定，如骨折线相对水平，就要选择通过后柱全长的螺钉，随着骨折线倾斜度的增加，螺钉入口就要逐渐移向骨盆缘的外侧，这样才能使螺钉出口在四边孔表面上。有时为获得最佳的螺钉方向，需要经皮在髂骨外侧置入螺钉。无论怎样，应尽量避免将螺钉通过 Cotyloid 孔，这是因为术中影像学相对来说不太准确，不能确认在此位置上螺钉是否进入了关节。

在后柱骨折完全固定后，遗留的前柱下方和耻骨骨折复位和固定在骨盆缘钢板上，最后可以在原位进行钢板弯度的调整。

四边孔表面的粉碎性骨折，如有必要可使用弹力钢板进行固定。需要指出的是，这部分的骨折在最初常常是评估后柱复位的重要标志，而且在结构上来说并不是内固定所包含的重要部分，因此对这些病例，往往是在髂窝内侧骨盆缘钢板的边缘置入斜的拉力螺钉或位置螺钉就足够了。

需要手术治疗的双柱骨折，通过髂腹股沟入路进行典型的复位操作过程。大部分的此类骨折都可通过髂腹股沟入路来进行手术。改良的 Stoppa 入路对于某些骨折类型来说可完全代替髂腹股沟入路。

需要注意的是，累及下方骶髂关节的骨折操作起来具有挑战性，通过延长的髂腹股沟入路进行手术操作。这种损伤主要特征是后柱的节段性骨折和后壁移位，相当于联合后、前柱的骨折延伸。可延长的手术入路可以同时显露出所有的骨折线，有助于在直视下进行关节复位。考虑到该入路可诱发较多并发症，在多数患者中都可以用延续的髂腹股沟入路或 Kocher-Langenbeck 入路来代替，近些年，改良的 Stoppa 入路也越来越多地应用于此类骨折。

双柱骨折要求比较高，要获得理想的手术效果，必须要求严格的术前诊断与评估、详细的手术计划以及熟练掌握各种手术入路（图 3-12-51）。

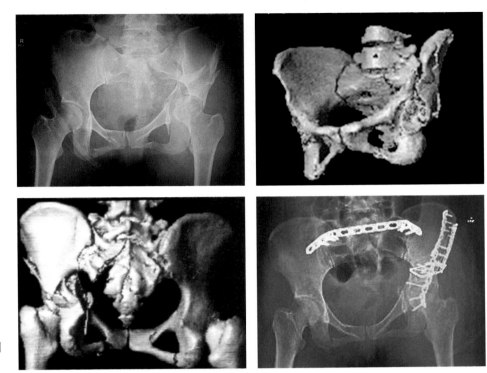

图 3-12-51 双柱骨折病例
展示

第五节 髋臼骨折微创治疗

髋臼骨折内固定术通常需要广泛的手术显露，这可能会引起相关的严重并发症，包括感染、伤口愈合不良、大血管或神经损伤、外展肌失用、异位骨化等。这些并发症大部分与手术显露直接相关，更胜于创伤本身导致的损伤。因此，为了避免较大的手术显露所带来的并发症，对于合适的髋臼骨折病例来说，微创经皮固定是一个比较好的选择。

一、微创治疗的适应证

由于复位及固定的限制，一般建议该技术只能用于治疗年轻人的"简单"骨折。简单骨折有时可用闭合手法或小切口技术获得复位。但是老年人相比年轻人更能接受功能性的复位。同时由于骨质疏松，在老年人中有时传统的切开复位和内固定技术可能会发生失败。因此，这项技术更适合应用于老年人，即使是复杂骨折。有限的显

露、手术时间的缩短及血液丢失减少使得该技术更适合用于不宜进行长时间手术（如切开复位）的老年人。即便在经皮固定术后出现创伤后关节炎，也适合进行髋关节置换术，并且可为后期的全髋关节置换术保留骨量，避免术区出现厚而挛缩的瘢痕，使后期的髋关节置换术变得更加简单。

以下骨折类型比较适合微创手术固定：

（1）无移位（1~3 mm），但潜在不稳定的骨折，包括承重穹隆顶的骨折。穹隆顶弓 <45° 的横行骨折。对这些骨折进行经皮固定可防止骨折块移位，并有利于创伤患者早期活动。

（2）轻度移位骨折（3~5 mm），可用经皮带套筒的螺钉获得复位。在无垂直移位的情况下，一部分前柱骨折、横行骨折、前柱/后半横行骨折、后柱骨折可以通过垂直于骨折线的大直径带套筒螺钉而获得满意的固定。

（3）通过闭合复位后可以归入上述两类情况的移位骨折（>5 mm）。有时，伴有股骨头半脱位

或脱位的横行和前/后柱骨折，可以通过将股骨头复位至承重穹隆顶之下而恢复到比较满意的位置。创伤外科医师也可通过术前或术中的牵引获得更好的复位，也可在双侧髂骨翼上应用Schanz钉和操纵杆来复位部分前柱骨折，并在经皮固定中应用临时外固定维持复位。

（4）有移位但二期恢复良好一致性的双柱骨折，可在前柱和后柱原位打入2枚空心螺钉而获得固定，这能防止骨折后再移位，并可避免术后长期的牵引和制动。经皮固定可让老年患者在典型的老年人双柱状骨折后即刻活动，髋关节可以在以后获得重建。

（5）肥胖患者有移位的髋臼骨折。在这种情况下，由于常规手术方法相关的并发症会大大增加，创伤外科医师可能会接受更大程度的骨折移位。精确地置入经皮带套管螺钉可部分复位和固定骨折并允许活动，同时也可减少手术显露带来的相关并发症。

髋臼后壁骨折很少适合经皮复位和固定。由于在解剖上坐骨神经紧邻骨折块，因此很难在不损伤神经的情况下安全地置入经皮螺钉。为了对髋关节进行充分清创和清理边缘软组织嵌入，切开复位通常也是很有必要的。不稳定的后壁骨折/脱位仍然需要采取传统的切开复位和支持钢板内固定，用或不用带套管螺钉或弹性钢板固定。

二、髋臼骨折微创治疗

早期病例报道，经皮髋臼骨折固定是在标准CT扫描引导下进行的。患者取侧卧位，CT扫描通过骨折部位，并在CT扫描下确定螺钉的合适进针点和进针路线。置入最后的内植物（空心螺钉）前，沿设计好的路线置入针头和导针后应再次行CT扫描。最后的CT扫描可以清楚地显示螺钉的位置和通过带套管螺钉而获得骨折复位情况。首批报道共有25例患者应用该技术，患者的骨折类型分别为前柱骨折、横行骨折和联合骨折（前柱/后柱半横行骨折），应用2枚7.0 mm

或7.3 mm的空心螺钉。将带套筒螺钉垂直于骨折面放置，骨折移位可从术前的平均7 mm减少到2 mm。对于单纯骨折患者，平均术后住院时间为2天。有3例患者残留的移位达5~8 mm，最后接受了全髋关节置换术，余下的至少有2年随访的患者中，髋关节自我评分平均为89分（总分100分）。这些病例有助于明确髋臼骨折微创固定的指征，同时也为临床上继续应用该项技术提供依据。

CT引导技术有一些明显的局限性。因为CT仪器下只有约20°角的空间，复位和牵引不容易操作。即使在技术比较熟练后，每放置1枚螺钉也至少需要45分钟。而且，在整个过程中，患者均暴露于射线下。有时，为了精确的置入，每枚螺钉至少需要45层的CT扫描，射线暴露量相当于拍250张胸片。标准的C型臂透视（不依赖于断层CT）有时对于经皮置入骨盆和髋臼螺钉也是足够的，该技术最大的局限性就是图像每次只有一个平面，骨科医师必须弄清楚每个图像上螺钉的位置，然后取得其他层面上的图像以反复试验置入导针或螺钉。为了在C型臂透视下获得多层面的图像，需要比较长的手术时间。多数骨科医师都对应用该技术治疗髋关节骨折和放置髋内钉的结果感到满意，但手术过程中医师和患者都暴露于大剂量射线。在骨盆这样一个解剖结构复杂的区域，如果仅仅依赖一个层面上的图像作为引导，最初的导针如果放置错误则可能会导致灾难性后果。现代的计算机辅助骨科手术的出现为该技术提供了可能。

（一）计算机辅助下闭合复位固定技术（影像导航外科）

计算机辅助骨科手术（CAOS）在手术过程中利用储存的影像数据进行导航。患者的影像数据来自传统的技术（CT或X线透视），并储存于电脑工作站。电脑系统能利用储存的相关影像数据制订手术路径，并为骨科医师提供相对于患者解剖结构的内植物位置的相关信息。当前最常用的影像导航手术系统都是在手术中利用光学追踪系统（远距离摄像和数字转换器）追随患者和手术内植物的相对位置。手术器械预计相对于储存影像的位置在电脑屏幕上可以显示出来，这个过程就是所谓的手术导航。计算机导航手术系统包括三维 CT 和虚拟 C 型臂，在骨科创伤治疗中都有各自的优点和缺点，该系统在 1996 年首次应用于骨盆和髋臼骨折内固定术。随着技术和设备的不断改进，目前实时手术导航技术正越来越多地应用于外科手术，包括创伤骨科（骨盆和髋臼）领域。

在骨盆骨折固定术时，基于三维 CT 的 CAOS 系统对于设计新的螺钉入路非常有用，同时在执行手术计划时也被证明具有非常高的准确性。通过在虚拟三维模型上确认准确的螺钉入钉点和靶点，可以在术前制订好手术计划并将其储存下来。术前计划软件可帮助确定多种骨盆螺钉应用时的安全路径。早期的经验表明，这项技术在置入骶髂螺钉和使用经皮螺钉固定髋臼柱面骨折时都非常精确。在后方骨盆环固定的临床实际应用中，相比标准的 C 型臂透视技术其手术和 X 线透视时间都显著缩短，并且没有发现螺钉位置不良。虽然三维 CT 导航是一个非常有用的临床工具，但由于重建三维模型需要在骨折手术复位前获得 CT 数据，三维模型不能在骨折复位后及时更新，因此不能在手术复位后为内固定进行导航，所以该技术在骨折中的应用价值有限。总的来说，只有在轻度移位或者在 CT 扫描前可以获得闭合复位并能用外固定维持位置的骨折中才能应用三维 CT 导航进行骨折固定。

随着虚拟 C 型臂透视技术的出现（1999 年），在骨折复位或内植物置入的同时或之后都能获得和储存多平面的影像。该项新技术无须耗时的"注册"过程，而且，通过获取新的影像可以在手术过程中很容易地更新虚拟模型。在获取影像时，医师可以远离手术区，这样在手术导航时患者和医师不需要再接触辐射。虚拟 C 型臂透视技术的发展使得 CAOS 可应用于所有传统需要术中 C 型臂透视的骨折复位和内固定手术。CAOS 技术首

次可以常规用于长骨骨折的治疗，而不仅仅只限于应用在脊柱和骨盆手术。软件包中的新一代角度 / 位移测量系统使关节序列重排和畸形纠正的计划和实施变得更为容易。该系统尤其适用于骨盆和髋臼骨折，包括最初由三维 CT 技术得以实现的微创手术。最新的系统完全由外科医师通过触摸屏操作，不需要助手或技术支持人员，同时该技术不使用鼠标，使手术室的医师和护士变得更易接受。在笔者的临床实践中，新一代的虚拟 C 型臂透视导航实际上已代替了三维 CT 导航技术。

在使用虚拟 C 型臂透视导航置入内植物时，外科医师必须花费一定的时间以获取足够的图像。术者必须对多个特殊的斜位片上的放射解剖结构非常熟悉，尤其是在骨盆和髋臼手术中。患者体形肥胖、肠内胀气或者腹内有残留的造影剂等因素都有可能会影响骨盆的图像质量。在实际应用中常常很难获得理想的垂直于钻孔和固定入路的两个相互垂直的图像，此时手术必须依赖非标准的斜位像。在术中术者必须确保获得足够多的图像。如果不能获得足够的 X 线透视图像，则不能实施导航手术。另外一个问题是该技术的使用者必须先花一定的时间学习使用操作界面和软件。医师、洗手护士和助手必须学会在术中不能妨碍数码照相机观察手术野。如同 C 型臂一样，手术室必须能容纳得下电脑系统和照相机。两个设备间的连接电缆可能会妨碍人员和手术室设备进行移动。在获得图像前不可避免的需要花时间在 C 型臂的系统界面上进行操作和在患者身上放置参照物。同时，CAOS 设备昂贵，这可能使其很难在短期内被广泛推广应用。即便如此，该技术仍然有着许多潜在的好处，包括准确度的提高、手术时间减少、损伤减少等。而且，它最大的好处在于减少了骨科医师术中手术导航相关的电离辐射。CAOS 技术实际上避免了医师身体和双手的辐射暴露。电离辐射对于创伤患者和创伤外科医师来说都是一种潜在的危险。使用计算机辅助技术确实能够减少患者和医师的放射暴露。术中 X 线透视骨盆 1 分钟相当于接受约 4 0mSv（4 拉

德，4 000 mRem）的射线，或者相当于接受 250 张胸片或骨盆 CT 扫描的放射量。细心的医师在进行 X 线透视时接收到的辐射非常少，但仍有来自患者身上散射的射线。患者吸收了绝大部分射线。在临床实践中，医师经常要将手放于放射区内，尤其是在骨折复位和徒手锁紧髓内钉时。职业安全和健康管理协会建议手部每年接受的放射量不应超过 50 Rem，相当于每年只能接受 12 分钟 X 线透视。骨科医师很容易就接受超过这个辐射剂量。

（二）X 线透视辅助下闭合复位固定技术

骨盆环断裂的经皮螺钉固定技术在文献中已经有详尽的描述。经皮固定技术在提供稳定性的同时只需进行有限的显露，并可减少软组织并发症。骶髂关节脱位或骶骨骨折的闭合复位和经皮螺钉固定治疗目前已被广泛接受。经皮螺钉固定治疗髂骨翼后部骨折也已有报道。同样，经皮固定治疗骨盆前环骨折也有报道，且疗效良好。相反，髋臼骨折的经皮螺钉固定技术仍不成熟。到目前为止，经皮固定治疗髋臼骨折的文献报道多局限于无移位或轻度移位的髋臼骨折的治疗、髋臼形态良好的骨折不愈合或作为传统切开复位和内固定方法的辅助技术。原因在于，髋臼骨折的经皮固定不是一项很容易掌握的技术。该技术需要依靠 X 线透视以确保将导针安全地置入骨中。外科医师必须清醒地认识到，在不能直视的情况下，有可能对患者造成损伤。尽管切口很小，但患者发生并发症的危险仍然很大。错误地放置螺钉、夹钳，或不能获得满意的骨折复位、判断及固定均可导致患者的灾难性后果。要想安全地进行这种操作，必须要求术者对骨盆及周围结构三维解剖有充分的了解。另外，要认识到经皮螺钉固定治疗髋臼骨折仍然是一种试验性的外科手术方法，其确切的适应证、并发症及长期随访结果仍有待于进一步研究。因此，该技术应限于在髋臼骨折处理方面经验丰富的骨科医师使用，并逐渐认识到该技术所带来的潜在并发症及益处。

术中复位是一个需要解决的难题。手术在透 X 线的手术床上进行。最常用的体位是仰卧位。在下腹部和同侧的小腿铺无菌巾以便对骨折进行操作。麻醉状态下的复位变得更加容易。另外，手术医师必须确保肠道里无造影剂，否则术中骨的解剖结构的显示可能会受到干扰，变得不够清楚。可以通过 X 线透视来判断骨折是否获得复位。手术医师可观察 C 型臂透视下的多个斜位片上的图像来评估是否获得充分的复位。问题是没有任何一个操作可使所有的髋臼骨折获得复位。在 X 线透视下，尝试多种方法后才可发现使骨折块获得复位的最佳方法。一般来说，髋关节的内旋、外旋或外展，小腿的牵引，都可能有助于髋臼骨折块的复位。闭合复位有赖于髋关节周围软组织的完整性。髋关节的关节囊、髂股韧带及外展肌的起点对复位都很有用。药物麻醉下可使患者的肌肉放松。在外伤后即刻进行复位可增加成功的可能性。当合并其他骨折时，如果延迟几天进行治疗，由于骨折周围血肿机化，使得闭合复位不再可能获得成功。在很多髋臼骨折中，远端的骨折块常常由于股骨头对髋臼的挤压而发生内侧移位。因此髋关节的外旋和大腿的牵引有时可有助于骨折的复位。在某些病例中，可以经伤口或小切口放置器械以使骨折获得复位。利用器械对骨折的复位很有用，在髋关节的外侧经伤口放置的球状钉可以将髂骨翼推向更好的位置。手术医师在外展肌内进行钝性的分离，以使球状钉直接接触髂骨翼。对髂骨翼进行加压可使髂骨与其他骨折块之间获得一定的复位，该操作可用于双柱骨折或累及前柱的髋臼骨折。同样，放置在缝匠肌内侧的复位器可将耻骨梳向下推，以助于前柱骨折的复位。复位器也可放置在髂前下棘正下方的小切口内。小的 Cobb 剥离器可达到同样的目的。需要注意在每个病例中，用血管钳进行钝性分离以便于器械与骨面能够直接接触。采用这种方法可以相对容易地到达耻骨梳，但手术医师必须时刻小心以避免损伤邻近的股血管和神经。这种复位操作对于耻骨梳周围或沿骨盆前缘的粉碎性骨折的复位很有帮助。引起骨折的损伤机制常导致四边形板向内侧移位。因此，有时很有必要将四面板放回到髂骨翼下面。改良骨盆复位钳可用来达到上述目的。复位钳的长直头经过切口到达髂前上棘的内上方。髋关节屈曲以松弛髂腰肌，复位钳的尖端穿过髂骨翼内侧皮质和骨盆边缘，向下到达四边形板的内侧面。当尖端经过四边形板表面时，就可以感觉到骨折线。通常，远端骨折块多向内侧移位。可以在 X 线透视下穿过复位钳的长直头。骨盆的前后位和髂骨斜位片都很有用。前后位可以观察复位钳尖端与骨盆边缘的距离，髂骨斜位片用于观察复位钳尖端在四边形板上的位置。很重要的一点是不要将钳尖端放在坐骨切迹上。一般在髂骨斜位片进行透视以防止这种情况。一旦复位钳的内侧端放好后，其外侧端经过外展肌放在髋臼上方的近端骨折块上。闭合复位钳，使远端骨折块向外侧移位获得骨折的复位。

（三）特殊髋臼骨折的微创螺钉技术

一般来说，如果可获得满意的闭合复位或带套管螺钉复位，则前柱骨折、后柱骨折、横行骨折及前柱 / 后半横行骨折都适合采用经皮固定技术。双柱骨折在获得良好的对位后也可进行原位固定，尤其适用于老年人。后壁骨折在目前还不能采用经皮固定技术获得安全的复位和固定。

1. 髋臼前柱上部骨折　这些冠状面的骨折线横穿髋臼承重穹隆顶，并自髂骨翼穿出。在腹肌和臀肌的作用下，骨折块常会发生明显移位。前方的骨折块包括一定部分的承重穹隆顶，常向头侧移位，可采用纵向牵引使其复位。骨折块多呈外旋状态，但有时也保持中立位。常使用 Schanz 钉的操纵杆对骨折块进行复位，并临时固定维持复位。Judet 的髂骨和闭孔斜位像可对复位效果进行评估。在使用虚拟 C 型臂透视导航时，导航工作站上储存了 4 张不同的 X 线图像。正位、入口位及 Judet 位像通常足以保证螺钉安全置入。在拍摄闭孔斜位像时可向头侧和尾侧成角，这样 C 型

臂的方向就可以与设计的螺钉入路保持一致。真正的骨盆侧位像也很有用，但在肥胖患者中很难得到。沿着直径 2.3 mm 导针，在髂前上棘下方用 2 枚直径 7.3 mm 的空心螺钉对骨折进行固定。第一枚螺钉近似于 LC Ⅱ 螺钉，第二枚始于髂前下棘并向坐骨棘成角。

2. 髋臼横行骨折　无移位的累及髋臼顶的骨折和可用侧方牵引获得复位的有移位骨折都可采用经皮内固定技术。通过在双侧的大转子上放置 Schanz 螺钉，就可在患者身上使用侧方牵引外固定架（撑开）。残留的骨折移位可用垂直于骨折线的带套管螺钉获得复位。真正的骨盆正位和侧位像对放置带套管螺钉通常就足够了。可用顺行或逆行技术在前柱中置入其他的螺钉，可用逆行技术经坐骨结节将螺钉置入后柱。理想的用于手术导航的影像技术仍然在发展之中，但一般来说外科医师应努力获得两张相互垂直的图像，这些图像都应该垂直于预设的螺钉入路。前柱 / 后半横行骨折可用带套管螺钉和 LC Ⅱ 螺钉进行固定。

3. 后柱骨折　后柱骨折常伴有股骨头脱位和半脱位。有时，通过单纯闭合复位或者使用外固定架进行撑开就能获得骨折的满意复位。在髂前下棘的下方经髋关节后方将 1 枚长的空心螺钉置入坐骨棘部位就可获得骨折的固定。

4. 前柱螺钉　前柱螺钉可用顺行或逆行的方式置入。每个方向都在相同的透视体位下进行 X 线透视以保证安全地放置导针。通常逆行方式置入较为简单。然而，在肥胖患者中，对侧大腿可能挡住手术医师的手，使得逆行放置螺钉变得困难。

5. 后柱螺钉　后柱螺钉导针自坐骨结节进针，再经过髋臼后方的坐骨。髋关节和膝关节保持屈曲位，以使坐骨神经远离坐骨的顶点和便于触摸坐骨结节。

6. Magic 螺钉　这种螺钉可使四边形板获得并保持复位。导针的入点在髂骨翼斜面上，并位于髋臼上后方。导针应该穿过四边形板的内侧骨皮质，止于坐骨棘或其附近。在置入导针的过程

中，前后位（AP）、入口位及髂骨斜位片被用来确保导针没有穿入髋臼或经过四边形板进入到真正骨盆。

微创技术在创伤外科的领域有着许多的潜在应用价值，在髋臼骨折的治疗中也将会逐渐成为人们关注的焦点。通过 CAOS 领域里的一些新技术（虚拟 C 型臂透视技术），空心螺钉可只需要少量的 X 线透视图像就能准确地放置在骨盆上。

尽管需要特殊的设备和装置，但该技术可大大减少骨科医师在进行微创手术时所要接受的术中离子辐射。问题在于如何获得能够接受的复位，并维持髋臼的复位直到经皮螺钉能穿过骨折面，要做到这点并不容易。目前的微创技术在髋臼骨折治疗中仍存在适应证较窄、技术难度高、学习曲线长等局限性，髋臼骨折微创治疗技术尚待进一步研究。

第六节　髋臼骨折并发症

对于髋臼骨折可能出现的并发症临床医师应该有足够的认识。合并脱位的髋臼骨折通常是由于高能量的创伤引起的，伴有多发伤，有较高的病死率和并发症发病率。仅对髋臼骨折而言，只有做到髋关节承重面的解剖学复位、股骨头的轴性复位和避免并发症，才能达到满意的治疗效果。并发症包括血栓、坐骨神经损伤、感染、复位不良及内固定失效等，这些并发症的鉴别、处理和预防能有效提高治疗效果。

一、早期并发症

（一）死亡

髋臼骨折外科相关病死率流行病学报道为 0~3.6%。Letourriel 和 Judet 报道了 569 例病例中有 13 例死亡（2.3%），60 岁以上的 13 例患者中有 7 例死亡。最常见的死亡原因为肺动脉栓塞，其中 2 例患者死于原因不明的循环衰竭，推测为不能诊断的肺栓子，遂认为肺栓塞的发生率为 50%。在 100 例患者中，Heifer 和 Schineling 报道了 2 例致命的肺栓塞病例，发生在麻醉诱导后但在外科手术开始前，这 2 例患者都超过了从初发髋臼骨折被搬运救治开始的 15 天。

（二）血管栓塞

肺栓塞是髋部骨折重要的并发症之一，它

在急性髋部骨折中的发病率为 1%~5%。在髋部骨折的文献中报道临床上深静脉栓塞的发生率为 2.3%~5%。利用脉管试验检测，在多发伤伴有下肢损伤的患者中，深静脉栓塞总的发病率接近 60%。而事实上与髋部骨折相关的临床上没有明显症状的深静脉栓塞的发病率要比之前报道的还要高。常规的排除法不足以明确血栓来自于哪些血管，当评估髋部骨折的患者是否有深静脉栓塞时，MRI 静脉成像更优于静脉造影术。现在普遍认为对深静脉栓塞的预防应该成为髋部骨折治疗的一部分。

Helfet 和 Stickney 做了一个前瞻性实验，比较了在术前和术后皮下用 ICS 缓释肝素的作用。ICS 作用于凝血机制而不同于机械作用，或者作用于纤溶机制。另外，这些患者都在入院、术前和术后用非侵袭性脉管超声进行评估。140 名患者参加了这项研究，在只使用 ICS 的患者中，深静脉栓塞的发生率为 16.8%，而抗凝组为 1.8%。该研究支持了对下肢创伤的患者使用 ICS 加入抗凝药物以预防深静脉栓塞，但该研究并没有讨论到致命的肺栓塞的问题。

（三）感染

有关髋臼骨折术后感染发生率的报道为 0~10%。在两组大样本中，早期的发病率较高，这可能归因于术前没有很好地了解病理解剖，"错误的手术入路及长时间的手术操作带来了一些感染。"在 Lerournel 和 Judet 报道的 400 例患者中，术中使用抗生素感染率下降到了 1%。同样 Matta 报道了他一开始的 43 例患者中的发病率为 9%，但后序回顾性研究 98 例患者时，感染率下降到 3%。

在 Letournel 和 Judet 的一系列研究对象中，Kocher-Langenbeck 手术入路的感染发生率为 4.1%（314 中有 13 例）。他们又观察了髂腹股沟手术入路组，感染率令人震惊，达到 13.2%，可是当医师熟练掌握该手术入路、小心地保护淋巴组织和合理运用抗生素后，感染率明显地下降到 5%（158 例中有 8 例）。Helfet 和 Schmeling 报道，采用 Kocher-Langenbeck 手术入路和髂腹股沟手术入路的都没有发生感染。

导致创面感染的其他因素有皮肤的坏死和血肿的形成。在 Letournel 和 Judet 的病例中皮肤坏死和血肿形成的发生率分别为 1.8% 和 7.7%，这两个并发症都可以引发感染。对 Morel-Lavallée 皮肤损伤需要有足够的认识，这样的损伤实质是内部脱套，会撕脱深筋膜上的脂肪组织，严重阻断软组织的血供。这样的损伤通常会发生在大转子部，但也可能在髂窝或在腰区。Hak 报道 24 例此类损伤患者的治疗情况，有 13% 的感染率。术后形成的血肿亦是潜在的感染源，而其主要的治疗方式是预防（止血、引流、早期的清创）。

外科手术感染重在预防。术前要仔细筛查患者可能的感染因素，特别是多发伤并且平躺做牵引的患者。发热、白细胞升高或不正常的尿检都必须明确原因，并在术前充分地治疗。术中要避免损伤和污染软组织，避开已有损伤的入路也是重要的预防措施。转子牵引的牵引针带来的针道问题亦必须在术前及时排除。细致的术前准备和会阴铺单能预防会阴区的污染。细心地对软组织的操作和对自体骨的保护能保证手术部位组织的活性。贯穿于整个手术过程的，间断用大量的生理盐水或抗生素生理盐水冲洗，能有效清除污染物和组织碎屑。控制手术时间是预防感染尤为重要的因素。术后应至少有 48 小时的预防性使用抗生素。如果术后的引流量过大，抗生素应使用到引流干净。术中应放置负压引流装置彻底引流，以避免血肿的形成并清除潜在的坏死组织。严重的术后血肿需要外科清洗和清创术。

（四）神经损伤

神经损伤通常被作为髋臼骨折和外科手术处理的并发症报道的。坐骨神经（胫神经和腓神经）、股神经、阴部神经、闭孔神经、臀上神经和股外侧皮神经都有可能被损伤，可以是单独发生，也可以是合并发生。

1. **坐骨神经损伤**　最常见也是最重要的损伤。术前的坐骨神经损伤发生率为 12%~33%。Letournel 和 Judet 报道股骨头的后脱位与坐骨神经损伤有较大关系。在髋臼横向、后壁的骨折和髋关节的后脱位时，坐骨神经损伤的发生率最高。Helfet 和 Schmeling 所研究的一系列患者中，术前坐骨神经损伤的患者都有髋臼后壁或后柱的骨折。

术后坐骨神经损伤报道的发生率为 2%~16%，手术方法的选择要能尽量减小术后坐骨神经损伤的发生率。术前要做好神经功能的评价，以明确是否为医源性神经损伤。Helfet 和 Schmeling 报道，在术中采用躯体感觉诱发电位（SEP）监测，特别是术前已有损伤或有后部骨折的，得出医源性的坐骨神经损伤的发生率为 2%。其他术中采用躯体感觉诱发电位（SEP）监测区别术后神经损伤也取得了成功。最近，躯体动作诱发电位（SMP）监测已经被用于评价坐骨神经的损伤，用于鉴定压迫性神经损伤。其他作者也认为 Letournel 和 Judet 主张的方法可降低手术神经损伤的发生率。实际上，Middlebrooks 和他的同事认为用躯体感觉诱发电位（SEP）和躯体动作诱发电位（SMP）监测并不一定合理，因为髋关节的屈曲和膝关节的伸展可以大大降低术后神经损伤的可能。

坐骨神经或腓总神经要损伤后 3 年才能代偿恢复。Fassler 和他同事回顾了 14 例坐骨神经损伤的患者，描述了损伤的范围大小和其恢复。较轻的腓神经损伤、较轻的胫神经损伤和较重的胫神经损伤都有较满意的恢复。较重的腓神经损伤患者中只有 1/3 获得较满意的恢复。Helfet 和 Schmeling 观察到了严重的腓神经损伤的恢复率为 100%。Tile 发现 75% 的创伤性神经损伤和 100% 医源性神经损伤能完全恢复或保留部分功能。Letournel 和 Judet 在他们的患者中发现，62% 的坐骨神经损伤的患者能够完全或大部分恢复，24% 能够部分恢复。Fassler 的患者中虽然一些用拐辅助走路，但只有一人没有获得满意的功能恢复。长期的监测和理疗证实坐骨神经有较好的恢复潜力。

2. 股神经损伤　股神经损伤是髋臼骨折创伤后及术后并不常见的并发症。Helfet 和 Schmeling 报道创伤后股神经损伤的发生率为 2%。术前和术后的损伤都能完全恢复。髂腹股沟入路处理神经的风险在于牵引时的手术操作。在做横向牵引时必须小心髂腰肌及周围，因为股神经就走行于其间。

3. 股外侧皮神经损伤　在采用髂腹股沟入路和使用扩张进入法时有损伤股外侧皮神经的风险。Helfet 和 Schmeling 报道当采用髂腹股沟入路时股外侧皮神经术后损伤的发生率为 18%。Letournel 和 Judet 报道 351 例患者中有 45 例（12%）在术后抱怨神经所在部位的神经痛。如果神经没有切开或撕脱，大部分患者都能恢复。当采用扩张进入法时很难保护股外侧皮神经的完整性。神经损伤和使患者大腿外侧的感觉丧失，对患者来说似乎比功能问题更让人烦恼。

4. 阴部神经损伤　当采用后入路手术时（患者取俯卧位），常因阴部受压而造成术后的阴部神经损伤。Helfet 和 Schmeling 报道发生率为 6%。所有患者都为男性并且都能自行恢复。Brumback 和他的同事随访了股骨牵引患者 3 个月，发现阴部神经损伤的发生率为 90%，并且神经损伤与牵引的强度比牵引的时间更有关联。

5. 臀上神经损伤　臀上神经和臀上血管束存在于骨盆高位坐骨切迹内。在坐骨大切迹骨折或在外科手术暴露时，神经血管束有损伤的风险。如果这个位置术中出血，而在没有很好解剖分离的情况下结扎就很容易结扎并损伤臀上神经。Letournel 和 Judet 报道了 461 例采用 Kocher-Langenheck 入路的患者中有 14 例损伤臀上血管束神经，并且有臀上神经损伤，他们认为这和结扎直接相关。Letournel 和 Judet 认为如果坐骨大切棘内出血，采用填塞止血直到止血为止。如果不能止血就要细心地分离出臀上神经再结扎出血血管。

（五）复位不良及固定失败

髋臼骨折外科手术的目的在于髋关节的承重面要解剖复位，并且股骨头在髋臼圆顶下的位置也复位合适。所有的回顾性调查显示，达到以上标准的患者 80% 以上有很好或较好的愈后。相反，如果没能达到解剖学复位或是股骨头复位不完全愈后通常不好。

Mayo 和他的同事报道了 64 例髋臼骨折切开复位内固定术后的患者，术后复位不良或二次脱出的，又再次手术治疗成功的病例。他在 X 线平片的指导下使 36 例患者的复位在 2 mm 以内（56%）。4 年的随访中效果很好的有 27 例（42%）。患者伤后 3 周内再手术的效果（57% 良好）要好于再手术延至 12 周以上的（29% 良好）。虽然效果比不上一期手术的好，但较早的二次手术给复位不良和再脱位提供了较大的补救机会。

Moed 和他的同事强调了骨折复位和临床愈后的关系。他评价了 94 例髋臼后壁骨折行切开复位内固定术患者的愈后。术后 X 线片评价，达到解剖复位（0~1 mm）的有 92 例，不完善复位（2~3 mm）的有 2 例。术后 CT 扫描了 59 例患者，结果显示：关节面下沉 >2 mm 的有 6 例，骨折裂隙 ≥ 2 mm 有 44 例。愈后很好的占 36%，良好的占 52%，一般的占 2%，差的占 10%。愈后差的因素有：年龄 >55 岁，延误复位 24 小时以上，骨折裂口 >1 cm，关节内碎裂包括髋臼圆顶的承重面。这项研究证明了不良复位并不是髋臼后壁骨折愈后差的唯一原因。

固定的失败可发生于不恰当的内植物选择。单纯的钢板固定很难抵消来自工作斜面的巨大剪力。单纯的螺钉固定也不恰当，特别是在骨质减少或粉碎性骨折的情况下。另外金属内植物穿入髋臼也可导致固定失败。需要二次手术将其取出，不然会造成关节炎和关节破坏。

（六）血管损伤

Letournel 和 Judet 发现了 5 例坐骨大切迹处骨折、臀上血管嵌入的病例，该处的出血要非常小心。最初的止血依靠直接加压和局部用促凝剂，只有当这样处理无效时才会结扎或使用血管夹，因为有结扎到臀上神经的风险。臀上神经的损伤会导致髋外展肌的麻痹，导致终身跛行。Bosse 和他的同事报道了有严重髋臼骨折移位入坐骨切迹、臀上动脉损伤的病例。在行血管造影对 8 例患者进行评估后，只有 3 例有臀上动脉损伤。他们建议如果患者需要扩大暴露的手术切口或者要做外展肌皮瓣，术前就需要行血管造影术。Reilly 和他的同事观察髋臼骨折后臀上动脉损伤的发生率，这项研究的目的在于观察造成外展肌坏死的臀上动脉损伤与扩大的髂腹股沟入路的关系。作者挑选了 227 例髋臼骨折中可以做扩大髂腹股沟入路的 41 例患者。所有都是后柱骨折，坐骨切迹移位平均为 25 mm（6~60 mm），术前都没有行血管造影。在术中复位和固定后柱的前后都行血管造影评估臀上动脉，41 例患者中有 40 例出现了搏动血流，包括臀上动脉栓塞的患者在内没有患者完全失去髋关节功能。作者不推荐髋臼手术采用扩大髂腹股沟入路，也不推荐此类患者术前行血管造影。

Letournel 和 Judet 提出了一项极具争议的观点，髂外动脉和上腹深部下的动脉的概念，即"死亡冠"（corona mortis or circle of death），他们称暴露后有 10%~15% 的概率是相连的。Teague 和他的同事称髂骨后的血管解剖学与髂腹股沟入路相关。所有连接闭孔系统的直径大于 2 mm 的

血管只有髂外血管或腹壁下血管系统被证实。在 40 具尸体解剖的 79 次髂腹股沟入路中，59 次发现了至少一次的髂骨后血管交通，动脉占 43%，静脉占 59%。同时他们也在 38 例髋臼骨折髂腹股沟入路手术治疗时发现了 14 例血管有吻合（占 37%）。这种意想不到的血管交通的发生率比以前的要更大。

作为对比的间接复位，在不暴露的情况下完成复杂髋臼骨折的髋臼复位。这样的固定通常需要长螺钉。当螺钉在前柱下方从前到后打入时，股血管有很大的损伤风险。血管走行于髂耻隆起的中部，电钻钻头常从这个位置钻出，使动脉或静脉穿孔，导致严重的出血，这时就需要及时的探查和补救。

二、晚期并发症

（一）股骨头缺血性坏死

一般文献中对股骨头缺血性坏死的发生率为 2%~10%，Tile 报道的发生率为 18%。Letournel 等统计分析髋臼骨折合并脱位的复位时间与股骨头坏死呈正相关，复位时间越长，股骨头缺血性坏死的概率越高，注意复位后至手术前要求持续牵引，因为髋臼骨折合并股骨头脱位极不稳定，稍一活动有可能再发脱位，理论上股骨头脱位时处于非正常生理状态，血液供应明显不足，这是导致股骨头缺血性坏死的重要原因。在后方入路手术中处理外旋肌群时，不切断股方肌，在复位固定髋臼髋臼骨块时，应尽量减少对附着于髋臼壁骨块上的软组织的剥离，以免引起髋臼壁骨块的坏死。Schreurs 等分析股骨颈骨折后股骨头坏死的影响因素，认为受伤时血管损伤的程度已经决定了某些患者将来会出现股骨头坏死。Kumar 等分析髋臼骨折伴脱位 167 例，伤后 6~24 小时复位者坏死率为 8%，伤后 24 小时以后复位者坏死率可达 16%。

（二）异位骨化

异位骨化是髋臼骨折术后一个广泛公认的并

发症。首先由 Reidel 于 1883 年描述。有研究报道，术后未进行预防性治疗患者异位骨化的发生率为 18%~90%，而保守治疗患者的发生率仅为 5%。还有一些文献报道发生率为 3%~69%。一些学者仅报道典型的异位骨化，还有其他一些学者只报道了能使关节活动度丢失超过正常 20% 以上的异位骨化。临床表现为伤后 8~10 周时出现患处疼痛、肿胀、关节活动范围减小。

异位骨化的分类方法有很多，最常用的是 Brooker 分级法，主要依据 X 线平片上骨盆与股骨异位骨间的距离大小而划分：① 0 级：正常；② Ⅰ 级：髋关节周围软组织内有骨岛；③ Ⅱ 级：骨盆或股骨近端有骨刺，与其相对应的骨面之间的间隙不小于 1 cm；④ Ⅲ 级：骨盆或股骨近端有骨刺，与其相对应的骨面之间的间隙小于 1 cm；⑤ Ⅳ 级：髋关节出现骨性强直。它不能精确确定骨盆与髋关节周围异位骨的解剖位置关系，因此不能用来定量分析异位骨化形成程度。此外，用 X 线平片进行评价时很难区分中度与严重异位骨化。Alonso 等描述了一种 CT 分型：① 1 型为髋关节前方或后方存有孤立的骨岛；② 2 型为髋关节前方与后方均有孤立的骨岛；③ 3 型为髋关节周围骨桥形成。这种方法能确定骨盆与髋关节周围异位骨的解剖关系。

髋臼骨折术后异位骨化的发生与下列因素相关：手术入路和时间、手术广泛延伸暴露、合并股骨头损伤、延迟的开放复位内固定手术、骨折类型、损伤的严重程度、伴发损伤、性别、身高、手术病史、有高度增生性的骨关节炎以及有单侧或对侧异位骨化病史。

Alonso 报道扩展的髂股入路被报道异位骨化的发生率可达到 85.7%。Burd 等研究发现经 K-L 入路、联合入路和扩展的髂股入路手术治疗髋臼骨折患者异位骨化发生率分别为 26.3%、45.4% 和 57%。而保守治疗者和经前方入路者异位骨化率较低，表明异位骨化与手术入路相关，并与臀肌的切开剥离密切相关。后入路是异位骨化的高危因素，而扩展的髂股入路发生率最高。

Giannoudis 等回顾性分析 2394 例髋臼骨折，异位骨化的发生率约为 25.6%，经髂腹股沟入路者仅为 1.5%，经 K-L 入路约 11.6%，经扩展的髂股入路约 23.6%。Petsatodis 等经 K-L 入路治疗 50 例髋臼骨折，其中 14 例加用大转子截骨术，术后随访发现有 5 例发生严重的异位骨化。K-L 入路异位骨化发生率很高，但低于扩展的髂股入路。Heineck 等报道应用髂腹股沟入路联合腹直肌横断术治疗 21 例髋臼骨折，术后均未见异位骨化发生。与扩展的髂股入路及后入路相比，髂腹股沟入路不需要广泛剥离软组织及肌肉，尤其是髋外展肌群，因此不会造成更大的软组织损伤及炎症反应。禹宝庆等采用改良的后外侧入路加用骨蜡隔离髋臼内固定与周围的软组织，降低了异位骨化的发生，有利于功能康复，反复冲洗切口与骨折端及肌肉间髋臼骨松质碎渣可减少异位成骨的作用。髋臼骨折损伤至手术时间也是异位骨化发生的重要因素。Daum 等对手术治疗的 38 例髋臼骨折围手术期并发症进行回顾性分析发现，重度异位骨化的发生与受伤至手术时间长短有关。Roetman 等发现 C 型髋臼骨折异位骨化的发生率明显高于 A 型和 B 型髋臼骨折。异位骨化的发生还可能与伴发的胸腹部损伤及闭合性颅脑外伤有关。Pape 等发现脑外伤患者的愈伤组织较正常人明显增大，平均骨折愈合时间较无脑损伤患者缩短 4 周，可见有更多的骨痂形成。

异位骨化重在预防。基于文献报道的预防经验，一些学者采用类固醇类抗炎镇痛药、放射疗法或联合这两种措施来预防髋臼骨折术后异位骨化的发生。术中大量的生理盐水冲洗切口，有助于减少术后异位骨化发生率。类固醇类抗炎镇痛药是目前公认的最有效的药物，最常用的是吲哚美辛、奈普生和双氯芬酸钠，可作为一线药物。但吲哚美辛可引起胃肠道刺激或溃疡、降低血小板凝聚功能、抑制创伤愈合及肾毒性等不良反应，迫切需要找出新的药物来替代。近年来有学者发现维生素 K 类抑制药物华法林可预防异位骨化的发生，其机制可能在于抑制维生素 K 的还原反应，而骨钙素形成过程中的羧化反应必须依赖于维生素 K。放射治疗时一般选择前后位或后前位，主要照射可能发生异位骨化的部位。放射治疗一般是以 7~8 Gy 单次照射，一般在术前 4 小时或术后 3 天内开始放射治疗。放射治疗可能诱发恶性肿瘤、导致不孕不育或畸形，但普遍认为治疗剂量的放射线是安全的。

当异位骨化引起典型的临床症状时，药物、放射治疗、理疗及中医治疗等对已形成异位骨化没有意义，通常需选择手术切除。手术切除需要延迟到异位骨化完全成熟后方可进行。理想的手术时机为：①无局部发热、红肿等急性期表现；② AKP 值正常；③骨扫描显示正常或接近正常，系列定量骨扫描指标应自稳定期下降 2~3 个月后。Carlier 等建议不同病因采取不同手术时间：创伤性异位骨化后 6 个月，脊髓损伤性异位骨化后 1 年，颅脑外伤性异位骨化后 1.5 年。对于手术难以切除的较严重的异位骨化患者，若其还存在髋关节活动度，可考虑行髋臼解剖形态重建。对于严重异位骨化且关节已融合者可直接考虑行关节置换术。

（三）创伤性骨关节炎

骨关节炎为髋臼骨折术后常见的并发症，有文献报道其发生率为 4%~48%。Archdeacon 的研究表明，髋臼负重区骨折纵向移位大于 1 mm 或水平移位大于 3 mm，将会改变关节表面载荷分布，造成关节软骨退变导致继发性骨性关节炎。Murphy 等报道创伤性关节炎发生率在解剖复位和非解剖复位分别小于 5% 和大于 60%，认为骨折的复位质量将直接影响治疗效果，非解剖复位遗留的裂隙或台阶移位即可显著影响头臼接触面积和局部接触压，这种头臼不协调要靠关节软骨代偿，如果超过代偿能力将不可避免出现关节炎。患者原有股骨头关节软骨损伤对创伤性关节炎的形成有一定影响，还有髋臼骨折线越接近髋臼顶，术后出现创伤性关节炎可能性亦增高。Letournel 和 Judet 报道发生率是 17%，其中复位完全者 10%，而不完全复位者达 35%，显示与骨折复位

的质量有关。他们还发现，骨关节病的发病高峰在未达到完美复位的患者中要比达到完美复位的患者早 10 年。

为了确立髋臼骨折创伤后骨关节炎的诊断，需首先排除其他一些可能的原因，包括感染、关节内存在金属附件和复位不良等。髋臼骨折外科的治疗原则是保证股骨头在髋臼臼顶下的完全复位以及髋关节力线的恢复，这是预防创伤后骨关节病的最佳措施。解剖复位提供了获得长期优良临床结果的机会。手术时应该做到以下几点：

（1）髋臼骨折的最佳手术时间一般为伤后 4~9 天，尽量不要超过 2 周，因为这时骨折周围血肿开始机化，损伤组织开始纤维化，将给术中复位增加困难，勉强接受不满意的复位，最终会导致创伤性关节炎发生。

（2）术前应该仔细阅片，进行正确的骨折分型，选择合适的手术入路，不恰当的手术入路难以对骨折有良好的解剖复位及相应的内固定。

（3）Letournel 报道骨折复位质量与术野暴露密切相关，单一前方或后方入路与双入路复位满意率分别为 73% 和 90%，相比之下，增加一个入路对患者所造成的创伤比以后关节功能的恢复，减少创伤性关节炎是有价值的。

（4）应用螺钉内固定时，应时刻注意钻孔、拧钉于安全区，切勿使螺钉穿入关节内，以免造成医源性创伤性关节炎。

（5）严重的后壁粉碎性骨折，可行大块髂骨移植重建后壁以恢复髋臼的完整性。

（6）陈旧性髋臼骨折涉及双柱骨折，往往需要前后联合切口，将前后柱瘢痕组织和骨痂清除后，再行复位和固定。

（7）髋臼内壁骨折合并股骨头脱位，由于内壁很薄，无法坚强固定，术后应该牵引 8~10 周，4~6 个月后再行负重，以免发生迟发性中心型脱位。

随着髋关节骨关节炎的发生，治疗上应依据患者的具体情况，而不应该只依赖 X 线片。大多先采取保守治疗，适当减轻关节负荷。在急性发作期间，可用各种物理治疗或药物治疗以减轻疼

痛及消除肿胀。对于疾病晚期且病情严重者，可视情况采用手术治疗。原则上对高龄患者以全髋关节置换为主，而青壮年患者则可依据情况选择关节清理、表面置换或融合术。

切开复位内固定的临床效果与髋臼骨折后关节面的复位质量及髋关节的良好对合密切相关。多中心研究分析显示：髋臼骨折的切开复位内固定术后创伤后关节炎的发生率与复位的质量密切相关，对于复位后不超过 2 mm 的移位，创伤后关节炎发生率 13.2%；而超过 2 mm 的移位，则创伤后骨关节炎发生率高达 43.5%。骨折复位质量与下列因素有关：①骨折类型：简单骨折容易获得解剖复位，而复杂骨折获得解剖复位可能性要减小许多，尤其对于粉碎性骨折、骨质塌陷缺损、碎骨片进入关节内的骨折。②延迟复位：因为血肿机化、瘢痕等原因将加大解剖复位的难度。③术者的经验水平。④内固定的选择：穿过关节面的螺钉将使治疗效果大受影响，应尽快去除。有的关节内螺钉不产生症状，而有的关节内螺钉可能将使髋关节屈曲外旋受限。Letournel 认为，如果在骨折的急性期由专家实施手术固定，这种并发症的发生率会很低，而术后 CT 扫描积累的经验却发现并非如此，特别是前路手术时有 5.6% 的患者有螺钉位置的异常，而去除内植物对于其中 50% 的患者来说是绝对有益的。

但是尽管获得解剖复位，仍可能发生创伤性骨关节炎，机制可能与关节骨折后出现软骨细胞凋亡有关。现有的老年病例随访结果表明，年龄越大，髋臼骨折后发生骨关节炎的可能越大。进一步研究的结果表明，高龄患者骨关节炎的发生率高仍为骨折复位不良的结果，因为随年龄增大，获得解剖复位的难度增大或是维持解剖复位的难度增大。

三、髋臼骨折手术失败原因

1. **诊断错误**　在诊断不清时，盲目地进行手术，就会导致入路错误。如图 3-12-52 中患者为前柱骨折，错误地在后柱安放钢板，骨折未得到复位和固定。

2. **手术入路选择错误**　髋臼的前柱、后柱、后壁均应妥善固定。如图 3-12-53 中的骨折应该选择前后入路，而术者只做了前入路。

3. **复位技巧不足**　若有骶髂关节脱位和移位的骶骨骨折通常先予以复位，然后有步骤地从周边向髋臼复位，先复位柱的骨折然后再复位壁的骨折，术中使用轴向或侧向牵引以利于股骨头的复位和髋臼的清理。对骨折的移位和复位没有理解，必然会导致复位失败（图 3-12-54），此例患者骨盆复位尚可，髋臼前后柱均未复位。术中应该在前、后柱各置入 1 块钢板，后壁再置入 1 块钢板。

4. **内固定选择错误**　内植物固定不牢，复位丢失，会导致固定失败（图 3-12-55）。此例患者正确的治疗应双钢板固定加拉力螺钉固定以加固后壁。

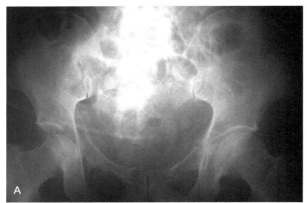
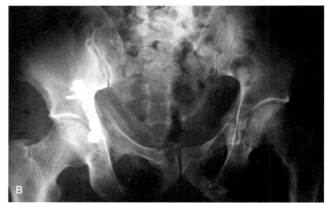

图 3-12-52　错误地在后柱安放钢板，骨折未得到复位和固定
A. 术前；B. 术后

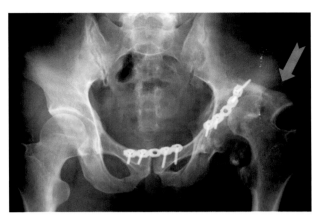

图 3-12-53　前后柱复位尚可，后壁没有复位

由此可见，手术医师经验不足时更应该重视牵引治疗的作用，认识不足盲目手术则后患无穷。

总之，高能量创伤所致的髋臼骨折有较高的并发症发病率和病死率。与创伤及其治疗相关的许多围手术期的并发症有时是不可避免的，但许多并发症可以避免或明显降低，选择合适的手术时机、术前准确评估软组织损伤、严格掌握手术适应证、合适的手术入路、恰当选择内植物以及手术医师的丰富经验等对预防髋臼骨折近晚期并发症起着至关重要的作用。

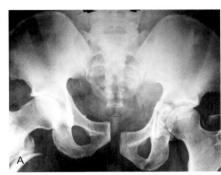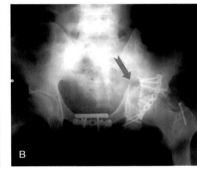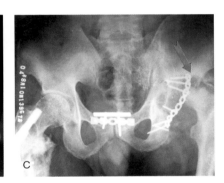

图 3-12-54　复位技巧不足
A. 术前；B. 术后 1 周；C. 术后 8 个月

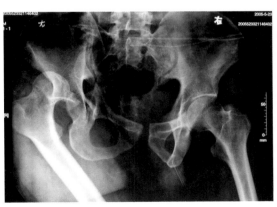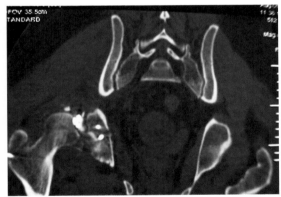

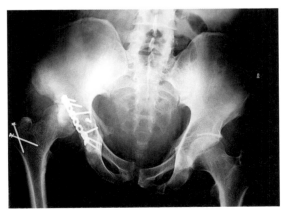

图 3-12-55　内固定选择错误

第七节　陈旧性髋臼骨折

通过外科方法一期重建移位髋臼骨折是获得远期最佳疗效最广为接受的方法。一般认为髋臼骨折手术应当尽早实施，前提是患者生理状态稳定下来以及手术并发症的发生率已降到最低。手术医师应当对解剖知识极为熟悉，并且有能力在造成最小的手术创伤的情况下复位和固定骨折。大多数情况下，在损伤 2 周之内行手术治疗，80% 以上的患者可获得满意的治疗结果。从受伤至复位固定的时间若超过 3 周，损伤周围的软组织及外膜一定会发生变化，骨折片之间的瘢痕组织会增加，骨折线会广泛消失。这些因素会使暴露、复位和固定更加困难，预后也会变差。骨折面会改变并失去解剖上的对合关系，骨折片之间的间隙也会由成熟的纤维组织和骨痂封闭，连着独立骨折片的肌肉因位置丧失而缩短，只有在解剖复位后，拉力平衡才能恢复。

Letournel 将髋臼手术分为 3 个时期：从受伤后到 3 周、从 3 周至 4 个月以及大于 4 个月。在 3 周至 4 个月内行手术固定仍可分辨出一部分骨折线以帮助复位。若超过 4 个月，这些骨折线会变得不能分辨，畸形愈合会成为术中最难纠正的问题。并且随着手术的延期，关节活动的减少也会对髋臼和股骨头的软骨造成损害。在延期复位时，要复位已畸形愈合或已发生骑跨的耻骨支以及联合同时伴有骶髂关节脱位或髂骨翼骨折时，操作非常困难，往往需要不止一个手术入路。延期复位会减小解剖复位的可能性，即便简单骨折类型也需要更加扩大的延长入路。相反，对于 2 周内同类型骨折，仅髂腹股沟入路或 Kocher-Langenbeck 单一入路就可提供足够的暴露。延期复位也会对股骨头的活力造成损害，特别是当股骨头有持续性的移位或半脱位时，髋关节脱位会侵蚀髋臼和股骨头的软骨，致使软骨溶解以及股骨头缺血性坏死的发生率大大增加。

延期复位手术入路的选择很大程度上取决于特定的骨折类型。前柱和前壁的骨折可通过髂腹股沟入路来处理，即使手术时机有明显的延后。同样的，对于独立的后柱骨折或后壁骨折，Kocher-Langenceck 入路也足以满足手术要求。对于更加复杂的联合骨折，这些手术切口的使用取决于能否充分显露、复位和闭合所有的骨折线。对于陈旧性髋臼骨折，如何选择入路仍存很大争议。如果手术治疗有较长的延期，有学者使用延长髂腹股沟入路来完成复位。而另有学者认为 Kocher-Langgenbeck 入路以及联合髂腹股沟入路是较好的选择。因为经验表明，延长髂腹股沟入路可提供更好的暴露、更多的解剖复位以及更高的稳定性。延长髂腹股沟入路直到 1974 年才由 Letournel 和 Judet 提出，从此以后此入路常用于延期复位以及双柱骨折，使用这种入路可使得髋臼骨折的前分和后分均能被操作，并可暴露髂骨翼内表面和外表面。但此入路用于新鲜髋臼骨折至今仍饱受争议。

如果骨折线仍然可见，并且没有显著的骨痂形成，骨折片的清理方法以及合适的内固定技术与 3 周内的手术没有显著区别。去除骨折片表面的瘢痕组织以及新生骨以协助解剖复位。要小心保护连于细小骨折片上的软组织，以避免这些骨折片丧失血供并发生坏死，以致复位失败并最终使髋关节再脱位。通过切开关节囊观察关节面可帮助判断复位的质量。这些清洁裂口并不整齐，也很难回到解剖位置，但是一旦复位成功，可行标准截骨术。

如果发生骨不连或者畸形愈合，需切断纤维组织或去除骨折片为复位提供条件。骨折线仍然会存在于关节软骨中，即使在骨皮质上很难分辨。在切除嵌入到关节间隙中的新生骨之前，需行关节面的截骨术，才能正确复位骨折片。对骨痂行进一步楔形切除才可能完成髋臼的球形重建。横行骨折可能会发展为前部骨折的畸形愈合以及后部骨折片的骨不连。对于横行骨折，需同时行后部瘢痕组织切除和前部畸形愈合截骨术。要多次行实验性复位以求解剖复位。在完成截骨前要通过术中摄片来判断复位质量。

股骨头全脱位或半脱位联合后壁骨折可能是最难处理的。后壁孤立骨折片的移位也可带来困难，哪一部分是畸形愈合的骨以及哪儿才是骨折片皮质的边缘？这些骨折片必须和新生骨分离开，不要附着有纤维组织，术者必须尽量保护连于关节囊软组织，以维持后壁骨折片的活力。如果这些骨折片较细小或者数量较多，并不能通过拉力螺钉来固定，那么手术复位的难度会加大。如果用多枚拉力螺钉来固定这些小骨折片，则会有较多的螺钉穿透关节。则有必要用弹性板来固定这些骨折片，并在用一标准的 3.5 mm 重建板加固。有时也需要松解前部紧缩的关节囊和肌肉附着点，以保持向心性的复位并去除再脱位的倾向以及股骨头上非正常的应力集中。对髋臼骨折的术前评估需要标准 Judet 摄片，包括骨盆前后位、骨盆 45° 内斜位以及 45° 外斜位。三维重建 CT 可提供手术决策的重要信息。若 CT 提示骨折片之间有异位骨化则表明术中操作骨折片时难度会增加。

有报道对 207 例髋臼骨折中的 206 例行 3 周至 4 个月内延期复位，其结果表明其中 187 例患者髋关节仍有功能，预后良好和极佳的患者占 65%，预后一般和差的占 35%，而这些患者平均延期手术时间为 6 周。其中 T 型骨折伴前壁或后壁骨折患者的预后一般或者较差。另外一些报道称早期固定的预后满意率超过 80%，在 3 周至 4 个月内行手术的患者预后良好和极佳的病例数显著下降，只占 65%。

在这一系列报道中，让人惊讶的是复杂的骨折如前柱骨折伴后部半横行骨折以及双柱骨折的预后满意率占 75%。双柱骨折较横行骨折伴后壁骨折的 59% 以及 T 型骨折的 61% 有更高的延期复位后获得良好预后的比例。横行骨折伴后壁骨折可能有一些额外的因素影响了预后，包括股骨头的持续性脱位，股骨头关节面的损伤、溶解以及缺血性坏死。T 型骨折极难达到解剖复位，因为前柱骨折组分位置变化大，以致不易暴露和复位。单独的后柱或后壁骨折的预后最好。即使行延期复位暴露也较容易，复位也不难，也不像前壁骨折、后壁骨折、横行骨折伴后壁骨折或 T 型骨折那么容易发生股骨头的缺血性坏死或关节并发症。

主要并发症的发生率在进行延期治疗时都会增高，其中坐骨神经麻痹是术后最主要的并发症（10.6%），相较早期手术治疗的 4.5% 和 6.5% 有显著提高。这些并发症发生率的增高也反映了延期治疗会增加手术难度。股骨头缺血性坏死仍然是影响患者最严重的并发症，占研究报道的 13.8%（Letournel 的结果是 4.9%）。股骨头的持续性脱位或影响股骨头稳定的前壁、后壁或横行骨折伴后壁骨折的预后都不佳，原因是这类骨折股骨头持续性脱位或半脱位会潜在地增加股骨头关节面受损和溶解的概率。不容忽视的是，孤立的后柱骨折和后柱伴后壁骨折手术失败率达到 11% 和 13%。在长期随访中，骨关节炎的发生率（24%）较 Letournel 所报道的早期治疗患者骨关节炎的发生率（15%）增加了近一倍。使用 Kocher-Letournel 入路或延长髂腹股沟入路时，异位骨化是最严重的术后并发症，而髂腹股沟入路仅 2 例患者发生了轻微的异位骨化。因此对使用 Kocher-Letournel 入路或延长髂腹股沟入路行延期复位的患者应预防异位骨化的发生，使用吲哚美辛可减少异位骨化的发生率及严重程度，但是却不能消除异位骨化。最有效的预防移位骨化的方法是使用吲哚美辛并结合小剂量髋关节放射治疗。

延期手术重建髋臼骨折难度较大，需要术者有丰富的经验以及充足的预防并发症的有效措施。

第十二章

第八节　人工关节置换与髋臼骨折

髋臼骨折常继发于高能量创伤，属关节内骨折，一般要求早期复位并进行内固定治疗。但此处解剖复杂、手术暴露及固定相对困难，后期遗留创伤性关节炎、髋关节功能受限等后遗症的发生率极高，可达 30%~57%。随着近年来人工关节的迅猛发展和手术技术的不断改进与成熟，全髋关节置换术（total hip arthroplasty，THA）提供了一个可以改善此类创伤后髋关节功能的补救措施，但如何在骨折后的髋臼骨床上重建一个稳定的、具有正常解剖功能的髋关节仍是创伤骨科的一大挑战。下面着重探讨延期全髋关节置换术治疗髋臼骨折相关问题。

一、手术指征

由于 THA 术后存在假体松动、骨不连、异位骨化及再翻修等问题，THA 手术不能完全替代内固定方法治疗髋臼骨折，Sermon 等认为 THA 手术只是为髋臼骨折在内固定及其他治疗方法失败后的病例提供了补救的措施，因此行早期或延期 THA 手术治疗髋臼骨折需严格掌握手术指征。Shah 等认为在髋臼骨折早期行 THA 的指征如下：①年龄超过 65 岁的老年患者或严重骨质疏松患者。②骨折前髋关节已合并严重的骨关节炎或股骨头坏死，具有 THA 手术指征。③髋臼骨折合并股骨颈骨折或股骨头劈裂骨折。④关节内粉碎性骨折（碎骨块 ≥ 10 块）。⑤股骨头嵌插或髋臼下陷并波及超过 40% 关节面。髋臼骨折延期行 THA 的指征：①髋臼骨折经保守或内固定手术后创伤性骨关节炎。②股骨头或髋臼骨出现坏死塌陷。③髋臼骨折不愈合。④髋关节半脱或脱位。

二、术前准备

术前应详细了解髋臼骨折发生的时间、机制、分型、早期治疗情况及并发症情况，包括有红细胞沉降率、C 反应蛋白检测以明确是否有感染情况。常规拍摄双髋关节正位、闭孔斜位及髂骨翼位片，髋关节 CT 及三维 CT 重建扫描，了解早期骨折分型、愈合情况，以及骨缺损范围、程度及类型。对既往接受切开复位内固定手术的病例首先要排除感染的可能，其次必须考虑取出金属内植物和手术入路，同时需了解可能影响坐骨神经的既往治疗史和手术时坐骨神经的状态。综合以上信息设计手术入路，入路需考虑既往手术切口位置、骨折缺损类型和髋臼内金属内植物的影响，尽管不需要取出所有内植物，但术者应取出所有影响髋臼显露的金属内植物。参照影像学检查结果及假体模板选择假体类型，并决定骨缺损重建方式及是否采用髋臼加强环进行髋臼重建。既往手术后大量的瘢痕组织增生甚至异位骨化，使手术难度大大增加。此类手术时间长、失血多，术前应充分进行手术准备及拟定术后相关并发症的预防预案。

三、手术入路

确定 THA 手术入路，需综合考虑下列因素：①骨折早期行内固定手术的入路；②早期处理后是否存在异位骨化，并且术中有无处理异位骨化的必要；③术中是否取内植物及需取出内植物所在位置；④早期是否存在坐骨神经损伤。有学者主张尽量避免原切口，理由是原切口大多采用的 Kocher-Langenbeck 入路，易损伤坐骨神经并增加创伤；也有学者主张采用原入路手术，理由是只要常规暴露坐骨神经，反而不易损伤，且方便取内植物。国外对前次手术后异位骨化发生率高、瘢痕重的病例多数采用 Hardinge 切口，可能与国外病例前次手术后异位骨化发生率高、瘢痕严重，再次手术时选用后外侧切口显露困难，易引起坐骨神经损伤有关系。由于髋关节附近软组织丰富，多种切口甚至联合多切口均可以选择且较少出现切口并发症，因此选择入路一般可不受早期手术切口的限制。选择手术入路对手术效果及术后恢复有关键作用，应在充分暴露的前提下，尽可能采用损伤少、并发症少的手术入路。

四、假体选择

合理选择假体类型是手术成功的又一关键因素。假体选择的最重要依据是骨的质量，但同时需根据患者的年龄、内固定方式及植骨方法等综合评定。骨质量差、伴有严重骨质疏松、年龄 >65 岁患者多采用骨水泥假体；髋臼假体与宿主骨有效接触面积大于 50% 可选择骨移植加非骨水泥假体；若有效接触面积小于 50% 可选用支架结构加植骨后，采用骨水泥假体；大块异体骨植骨，特别是涉及负重区时，选择骨水泥假体；宿主骨床有死骨，特别是髋臼壁的骨坏死，选择骨水泥假体；怀疑感染或感染倾向者，选用抗生素骨水泥假体。此外，还要根据骨缺损、骨不连等情况选择特殊假体。

五、既往手术内植物的处理

在延期 THA 术治疗髋臼骨折时，患者髋臼多存在内植物，而取内植物有切口选择困难、出血增加及手术时间延长等缺点。因此，内植物是否取出也是术者术前应慎重考虑的重要内容。在 THA 术中，当髋关节面暴露后，内植物常暴露在直视下，这预示内植物可能松动甚至断裂、关节面已被破坏、髋关节可能脱位。大多学者认为如内植物影响人工关节手术，或有感染可能的必须取出，且在术中遇到即可取出。对于不影响人工关节放置的则不必刻意去取出，如后外侧入路不必刻意取出前侧的内植物，同时术中需考虑取出任何可能影响神经功能的内植物。

六、骨缺损的处理

骨缺损是延期 THA 治疗髋臼骨折经常遇到的情况。髋臼骨折移位压缩及瘢痕填充，局部骨溶解、骨吸收和骨的畸形愈合，既往手术切除碎骨块及全髋关节置换术中去除血运不良骨质等均可导致骨缺损。美国骨科医师学会（American Academy of Orthopaedic Surgeons，AAOS）推荐采用 D'Antonio 提出的描述性分类方法，主要有：Ⅰ 型块状骨缺损、Ⅱ 型腔形缺损、Ⅲ 型混合型（块状和腔形共存）、Ⅳ 型骨盆失去连续性和 Ⅴ 型关节固定等，临床上常见 Ⅰ 型和 Ⅱ 型。一般来说，早期髋臼骨折保守治疗时更多见到骨缺损、骨吸收和骨畸形的情况，而早期行内固定手术治疗的患者则较少见到骨缺损和骨畸形。

对骨质缺损的髋臼修复重建的主要目的有：①恢复髋臼骨结构的完整性；②将髋关节的旋转中心恢复至解剖位置，建立正常的髋关节功能；③在确保假体与宿主骨之间获得最大接触的前提下，使假体获得坚强的初始固定；④对移植的同种异体骨或自体骨进行牢固的固定，提供适当的新假体支撑。

目前临床上所使用的移植骨有 3 种：新鲜自体骨、同种异体骨和异种骨。目前多采用两种方式进行植骨：颗粒性骨移植和结构性骨移植。①颗粒性移植骨进行植骨，术后血管可以快速长入其中，12 个月后骨松质可与宿主骨整合，36 个月后可重新塑形。采用紧密压配植骨技术（sloof-ling 技术），即用试模或用最终型号的髋臼锉反锉将颗粒性移植骨在缺损处紧密挤压，使移植骨与宿主骨之间形成紧密接触，使宿主骨更容易地向移植骨爬行替代，完成骨的整合；同时也为髋臼假体的置入提供初始稳定性。目前在腔隙型骨缺损的修复中，该技术备受推崇。小直径的骨颗粒（2~5 mm）抗旋转能力较差，难以为支撑假体提供足够的稳定性，而大直径的脱脂骨颗粒（5~10 mm）能较好地阻止骨水泥型髋臼假体在骨床上的旋转移位，能为假体提供良好的初始稳定性。②结构移植骨不仅可以较好地耐受力学负荷，而且可为假体提供结构性支持，较多地应用于节段型骨缺损等的修复中。股骨头是最常使用的结构性移植骨。不过，结构移植骨的再血管化和重新塑形将会导致移植骨的吸收、塌陷或移位，随时间延长不可避免地出现骨强度减弱，最终导致手术失败。在较多病例中，无论是移植自体还是异体大结构性骨，其与宿主骨并不能完全整合，骨的整合仅仅发生在移植骨外层的几毫米，而移植骨中心却遗留坏死骨。术后随访时间越长，手术失败率越高。颗粒性骨移植和结构性骨移植的联合应用，有利于弥补两者单独使用中的不足，维持所修复髋臼的强度。

术中应尽量增大髋臼杯与宿主骨的接触面积，同时尽量跨越移植骨与宿主骨，使骨之间形成桥式连接，从而保护移植骨。对于巨大骨缺损，在使用颗粒性骨移植、结构性骨移植和骨水泥的同时，还应根据术中具体情况选择特殊的假体。用自体或异体结构性骨块进行髋臼重建。

七、并发症的处理

（一）感染

延期 THA 术直接导致的手术感染发生率很低，术前即存在感染是延期 THA 术后出现感染的最大原因，感染是关节慢性疼痛原因之一。髋臼骨折采用后侧扩大入路、肥胖症、长期服用非甾体药物或激素、糖尿病、免疫缺陷、放射治疗等都是诱发感染的高危因素。术前进行白细胞分类、红细胞沉降率及 C 反应蛋白测定及穿刺液培养对诊断感染均有帮助，但最可靠的方法是 THA 术中活组织病理检查。若感染诊断明确，术前应进行更充分的准备，细菌培养阴性方可行 THA 术，术中应进行关节腔冲洗、抗生素灌注和假体与界面

间应用抗生素骨水泥，同时应切除股骨颈及坏死骨块，并放置负压引流管。

（二）坐骨神经损伤或麻痹

延期 THA 术治疗髋臼骨折引起坐骨神经损伤的易发因素较多，尤其是曾经行切开复位内固定的患者，其瘢痕组织、内植物的存在、异位骨化、骨折愈合产生的骨痂等均使手术暴露困难，影响组织辨认，坐骨神经甚至被瘢痕组织及骨痂包绕，术中可使用持续电生理测定防止损伤。神经麻痹患者可行神经松解术，后外侧入路容易暴露坐骨神经，游离神经后切除异位骨化和多余的瘢痕，取出内植物，最大可能地清除所有可能引起神经麻痹的因素。

（三）异位骨化

异位骨化的发生与手术切口有密切关系，术后 3 个月内最为明显，如果发现存在影响功能的异位骨化应手术切除以改善功能。预防异位骨化比较有效的方法是放射治疗和口服吲哚美辛（每日 3 次）。一项关于吲哚美辛与放射治疗的比较性研究显示，虽然两种方法同样有效，但前者花费要低得多。但 Burd 等研究结果显示吲哚美辛的预防性治疗可增加长骨不连的危险，因此行大量植骨病例应尽量避免采用该预防性治疗，以免对植骨骨质的骨诱导、再血管化及自体骨质愈合造成不良影响。

综上所述，髋臼骨折后早期保守治疗和内固定手术治疗失败所并发的创伤性关节炎、骨不愈合、畸形愈合等的重建，延期 THA 手术提供了良好的补救措施。同时，THA 手术也是髋臼骨折后关节退行性病变和缺血性坏死解除疼痛和恢复功能的最好选择。但髋臼骨折后延期 THA 手术复杂、难度大，必须区分患者的个体情况，同时注意手术技巧的训练及经验的积累。

第九节　髋臼骨折预后

髋臼解剖结构特殊，骨折类型复杂，特别对于复杂的髋臼骨折，手术复位及内固定难度大，术后易出现相应的并发症。影响髋臼骨折手术预后的因素，可以分为术前相关因素、手术技术因素及术后相关因素。

一、术前相关因素

（一）年龄

年龄较大的髋臼骨折患者通常预后较差，Matta 报道患者的年龄与复位的质量密切相关，40 岁以上髋臼骨折解剖复位率为 57%，而 40 岁以下患者可达 78%；55 岁以上患者的髋臼后壁骨折手术疗效结果"一般"和"差"的比例增多。此外年龄大的患者效果差还与原有髋关节的骨性关节病有关。并且年龄大的患者有较多伴发病如糖尿病、肥胖、高血压和心肺疾患等有关，故康复的耐受性亦差，老年人尤其是绝经后妇女存在骨质疏松，年龄越大，解剖复位的难度越大。髋臼骨折时，髋臼被相对比较坚硬的股骨头撞击，撞击部位多发生关节面的压缩和塌陷，髋臼骨折复位后，由于骨质量差，在内固定后可能会造成再移位导致复位质量的下降。

（二）骨折类型

Fakka 通过多年的随访研究认为：术前确定骨折类型对手术入路的选择、手术复位成功率及降低术后并发症至关重要。目前髋臼骨折术前的诊断主要依靠影像学，髋臼骨折的检查应常规做 X 线平片及 CT 平扫，并将 X 线、CT 二维及三维图像结合起来，为临床提供正确翔实的结果。叶晖等总结正确选择手术入路是获得良好骨折暴露、满意骨折复位、取得良好疗效的关键性因素之一。王钢等认为 CT 三维重建技术可使三维图像围绕 x 轴和 z 轴旋转并切割，记录骨关节前位、后位、内侧位、外侧位、俯视位、仰视位等图像，显示复杂骨关节的解剖特点和骨折形态，有助于骨折块的立体定位和髋臼骨折损伤的正确分型，并有可能在三维空间上进行新的骨折分型。向志敏等认为：CT 三维重建有助于明确髋臼骨折的基本类型，且提出髋臼臼顶部骨折和髋臼内游离骨块型，有助于髋臼骨折治疗方案的选择。

（三）神经损伤

坐骨神经损伤占髋臼骨折病例的 3%~18%。髋关节后面与坐骨神经相邻，脱位的股骨头或骨折块可能压迫或挫伤神经，临床上坐骨神经损伤多见于单纯腓总神经损伤、腓总神经及胫神经联合损伤，而单纯胫神经损伤极少见。各型髋臼骨折均可合并坐骨神经损伤，Letournel 等发现髋关节后脱位的患者中有 75% 伴有创伤性坐骨神经损伤，而髋关节中央型脱位者有 22%，髋臼后柱骨折有 17%，其他类型髋臼骨折与坐骨神经损伤的相关性则更低。Fassler 报道的一系列骨折中，后壁骨折、后柱骨折、后柱合并后壁骨折以及骨折合并股骨头脱位为常见。谢颖涛等报道伴有后壁骨折的后脱位患者中，坐骨神经的损伤率很高。髋臼骨折合并坐骨神经损伤有神经震荡伤、轴索中断或神经断离等类型，其中轴索中断最常见。这类病损可通过以下途径产生：①股骨头脱位或骨折移位直接损伤神经，常表现为神经的牵拉撕脱、压迫或骨块锐刺伤。②股骨头或骨折块未及时复位，致坐骨神经压迫伤，表现为股骨头或骨折块压迫或骨折断端间嵌压。③迟发性坐骨神经损伤，一般是由外伤后血肿机化、瘢痕粘连、异位骨化或骨痂压迫所致，其特点是伤后逐渐出现髋关节屈伸功能障碍，继之发生进行性坐骨神经疼痛及麻痹症状，容易误诊为腰椎间盘突出症。④医源性坐骨神经损伤，髋臼骨折治疗时所致的医源性坐骨神经损伤占髋臼骨折脱位合并坐骨神经损伤的 5%~12%。股骨头后脱位闭合复位后旋转运动可能对坐骨神经产生牵拉伤，股骨头脱位如果不能及时复位可能会导致坐骨神经损伤。对于这种情况，DeLee 建议将保持屈膝伸髋位以减轻坐骨神经的张力。坐骨神经损伤还可根据其分支受累范围，分腓总神经损伤和腓总神经合并胫神经损伤两种类型。行髋臼骨折内固定术时，髋关节前屈或内收位时坐骨神经易受损。此外，使用牵开器时脱位插入坐骨大切迹挤压神经、转孔器穿透、持续同侧膝关节伸直位牵引等均可导致医源性坐骨神经损伤。

髋臼骨折脱位合并坐骨神经损伤是否需要手术治疗，何时实施手术，目前尚无统一意见。有学者主张应早期手术探查，及时对骨折、脱位进行复位固定，解除坐骨神经压迫，以利于坐骨神经功能恢复。但也有人认为，手术不能解决神经根撕裂和牵拉伤的问题，只能对原已受损的神经增加再次创伤的机会，故不主张手术的恢复。Gauson 报道 726 例髋臼骨折仅 4 例发生股神经损伤，其中 2 例为原始损伤，2 例为医源性损伤。平均于术后 18 周开始出现股四头肌运动功能的恢复，术后平均 10 个月股四头肌肌力恢复至 4~5 级，认为髋臼骨折后股神经损伤无须神经探查均可获得满意的恢复，但术前应当注意股神经功能的评估，以免混淆是否为医源性损伤。需要注意的是，临床上医源性坐骨神经损伤并不少见，可能是由于复位后柱时屈曲髋关节使坐骨神经受到牵拉所致。另外，术中为便于显露，于坐骨结节处置一牵开器，故不排除牵开器压迫损伤的可能。术中进行神经监测一般为非常规操作。国外研究报道术中使用体感诱发电位和肌电图监测有利于减少坐骨神经损伤，但 Haidukewyeh 等研究发现术中监测并不能减低医源性损伤。Letournel 提出，如果术中注意患者体位保持膝关节屈曲髋关节伸直位，就可使坐骨神经的损伤从 18.4% 减少到 3.3%。一旦发生神经瘫痪，应使用踝足支具，伤侧功能有望部分恢复或全部恢复。

（四）血管损伤

常见的髋臼骨折血管损伤有以下几种：①后侧入路涉及坐骨大切迹时，骨折片或手术均可能伤及臀上血管，后者在坐骨切迹处断裂，可回缩至盆腔内而导致致命的大出血。其处理措施：如果不能后方结扎，且大多数情况下无法在后方结扎，故宜先暂时填塞伤口，术中迅速消毒对侧腹股沟区，自股动脉插入漂浮导管，深度20~25 cm，至腹主动脉，注入 8~10 ml 生理盐水充盈气囊。缓慢取出术野的纱布垫，寻找臀上动脉损伤的部位。也有学者认为应经同侧腹直肌旁腹膜外切口显露髂内动脉，并缝扎髂内动脉壁支，再进行臀部伤口的处理。

预防措施：正确地认识和使用 K-L 入路。在臀大肌的上、中部交界处钝性分离，避免进入臀大肌的内、中 1/3 部分，可以有效避免臀上动脉浅支的损伤；术前对骨折线涉及坐骨大切迹的高位后柱骨折，可做 CTA 检查或造影，判断臀上动脉状况以及同骨折块之间的关系；也有学者认为可以在髂血管控制下手术以减少手术出血，加快手术速度，减少病死率。后侧入路还可能损伤旋股内动脉的外侧骨骺动脉，从而成股骨头缺血性坏死；髂腹股沟入路可能损伤股血管及伴行淋巴管；髂外血管阻塞或损伤很容易漏诊，进行经皮手术和内固定时特别危险。

（五）骨牵引

Letournel 总结牵引对于髋臼骨折都是必要的，特别是伴有脱位的关节囊或软组织完整的骨折，没有足够的牵引解剖不可能达到复位。骨牵引也是主要的非手术治疗方法。患者取平卧略屈髋、屈膝位，通常采用股骨髁上骨牵引或胫骨结节骨牵引；牵引重量 6~12 kg，牵引时间 6~8 周；定时检查牵引带的松紧，受压皮肤有无红肿或水疱。骨突出处垫以棉垫，定时按摩受压部位，观察肢端皮温、颜色和足背伸活动，防止牵引带下滑卡压膝部、踝部，影响患肢血液循环。去除牵引后不负重练习髋关节功能，8~12 周开始负重行走。

二、手术技术因素

（一）手术指征

一般认为髋臼骨折的手术指征为：①骨折累及髋臼负重顶且移位大于 3 mm；②关节内有游离碎骨片；③后壁骨折缺损大于 40%；④股骨头脱位或半脱位手法复位失败者；⑤股骨头骨折；⑥合并坐骨神经损伤需同时探查者；⑦多发性骨折、合并同侧股骨颈骨折或股骨干骨折，保守牵引治疗无法发挥作用的。

目前，多数学者均认为髋臼骨折治疗的关键在于臼顶负重区的复位，该区的复位程度与预后显著相关。若臼顶受损区复位不良，关节负重面减少、应力集中，关节软骨变性而继发创伤性骨关节炎。髋臼骨折的手术疗效与伤后距手术时间的长短密切相关。髋臼周围有广泛的肌肉组织附着，血液循环很丰富，伤后超过 2~3 周，将产生骨折界面消失、骨痂形成、骨折畸形愈合、软组织挛缩和瘢痕组织形成等一系列的继发性病理改变，使手术复位及固定的难度增大，从而影响最终疗效。据统计，早期手术的优良率和骨性关节炎发病率分别为 80% 以上和 15.7%，如延迟至伤后 21~120 天手术，则分别为 65% 和 24%，因此，早期诊断和及时切开复位内固定是移位性髋臼骨折的治疗原则。Matta 等首先提出顶弧角的概念，并认为内顶弧角 < 30°、前顶弧角 < 40°、后顶弧角 < 50° 提示负重顶受累。Vrahas 通过新鲜关节标本模拟不同顶弧角的髋臼横行骨折及不同位置的前柱、后柱骨折，给予垂直加载 800~1 600 N，发现内顶弧角 ≤ 45°、前顶弧角 ≤ 25°、后顶弧角 ≤ 70° 者髋关节稳定性明显受损，应手术治疗。

（二）手术时机

一般认为手术于伤后 4~7 天进行，此时深部的创伤性出血已停止，而影响复位的瘢痕组织尚未形成，有利于骨折的准确复位并减少出血量。但有以下几种情况建议急诊手术：①难复性的髋关节后脱位；②合并大的血管损伤；③髋关节后脱位同时伴有股骨头骨折或坐骨神经损伤。

有以下合并损失时，建议急诊先行合并损伤手术，4~7 天后再进行髋臼骨折的手术：①合并同侧股骨颈骨折，先急诊行股骨颈骨折闭合复位空心钉内固定术；②合并同侧股骨干、膝关节、胫腓骨、踝关节骨折，先急诊处理这些骨折，并做到牢固固定，以利于髋臼骨折手术时对同侧肢体的活动不受影响。

超过 7 天的骨折表面形成新的骨痂，断端间填充瘢痕组织，导致手术暴露、复位、内固定等都变得很困难，增加了手术难度。如超过 15 天，骨折面重塑，各骨折端可能已失去解剖匹配，因此在手术过程中必须行更广泛的显露，才能正确复位。伤后超过 3~4 周手术的患者，手术难度随时间的延长而明显增加。由于髋臼及其周围血供相当丰富，并以骨松质为主，骨痂生长快，X 线片中仍有相当"清晰"的骨折线，在手术中已很难辨认，更难以判断髋臼骨折在三维方向上的旋转情况。如欲在直视下解剖复位，应清除大部分骨痂，这将增加术中失血量，且往往仍难以获得解剖复位。至于 3~4 个月以上未曾做过治疗或首次手术失败的陈旧性髋臼骨折，基本上已失去切开复位的机会，除少数患者可进行手术，为今后全髋关节置换提供骨质储备以及延缓全髋关节置换时间，宜选择其他治疗方式，如全髋关节置换术。

Mears 等报道了 57 例有移位的髋臼骨折病例，为避免后期继发创伤性关节炎，一期行全髋关节置换术，45 例（79%）获得满意效果。Matta 发现损伤后 0~14 天与 15~21 天后进行手术，其解剖复位率有显著性差异；而在伤后 0~7 天手术，与伤后 8~14 天手术的治疗，两者解剖复位率大致相近。王钢等认为陈旧性骨折若为简单骨折或仅累及一个柱和壁的骨折最好手术治疗，且术后效果良好。至于 3~4 个月以上的陈旧性髋臼骨折，基本上已失去切开复位的机会。也有作者认为髋臼骨折患者在入院后 24 小时内行手术治疗可以明显缩短住院时间，减少多器官功能不全的发生并改善术后关节功能。

（三）手术方法

1. **手术入路的选择**　手术入路的正确选择既有利于髋臼骨折能实现解剖复位与有效内固定，又可减少手术创伤，降低术后并发症的发生率，是保证手术成功的关键因素之一。由于髋臼解剖结构复杂，至今为止，没有一种手术入路能满足所有类型骨折的显露，但就某一特定类型的髋臼骨折来说，总有一种比较合适的手术入路。因此，术前应正确判断，加以选择。骨折类型和移位方向是影响手术入路选择的主要因素，术中要讲究有限显露与间接复位技术，不同径路显露重点不一样。

目前常用的髋臼骨折手术入路有髂腹股沟入路、Kocher-Langenbeck（K-L）入路、扩展的髂股入路、联合入路、Y 形入路、改良的 Stoppa 入路等。

（1）髂腹股沟入路：主要用于治疗前柱、前壁骨折和以前方移位为主的横行骨折、T 型骨折、双柱骨折等。该入路由 Letournel 倡导，术中仅需剥离髂肌，可充分显露前柱及髂骨、骨盆的内侧面，近端可显露骶髂关节，远端可显露方形区，且术后异位骨化发生率低，但不能直视关节面，复位固定技术要求比较高。Letournel 等应用该入路治疗 39 例简单髋臼骨折和 156 例复杂髋臼骨折，其中简单骨折解剖复位率达 85%，复杂骨折达 73%，同时没有一例发生异位骨化。

（2）K-L 入路：适用于治疗后柱骨折、后壁骨折和以后方移位为主的横行骨折、T 型骨折等。术中切开或经撕裂的关节囊尚能直视髋臼关节面，有助于复位、清除关节内游离碎骨片、处理股骨头骨折等。其缺点是对前柱暴露有限，损伤坐骨神经、臀上动脉的风险较大，术后下肢外展肌力将受影响，异位骨化的发生率也高于髂腹股沟入路。同时该入路可以在术中扩大转子截骨，以增加对髋臼上壁和后柱上部的暴露。Siebenrock 等认为大转子截骨可增加手术视野，减少因损伤外展肌群而引起的肌力下降，其他并发症如异位骨化等无明显增加。但有学者认为截骨会明显增加

异位骨化的发生率。Rommons 等采用 K-L 入路治疗 60 例后壁骨折患者，继发神经损伤发生率为 8.3%，关节周围骨化率为 26.1%，优良率为 69.5%。对于此入路，即使是有经验的医师其优良率也不会超过 75%，主要是由于后壁的部分坏死和相对来说后壁骨折较其他骨折复杂。

（3）扩展的髂股入路：可用于治疗累及臼顶的横行骨折、横行加后壁骨折、T 型骨折、前柱加后方半横行骨折及双柱骨折等严重的髋臼骨折，尤其适用于陈旧性骨折。该入路的优点是能同时暴露髋臼前后柱，有利于解剖复位。但由于要从髂骨翼上剥离整个臀肌，损伤大，出血多，若后柱骨折已损伤臀上动脉，可能导致臀肌的坏死。加上术后异位骨化的发生率也明显增加，可高达 85.7%，目前该入路使用得越来越少。国内吴新宝等亦认为扩展的髂股入路对软组织损伤大，术后并发症多，故他们已于 1997 年放弃了这一入路的使用。并认为前后联合入路优于扩展的髂股入路。

（4）联合入路：即 K-L 入路加髂腹股沟入路，其适应的髋臼骨折类型与扩展的髂股入路相似，但它对髋臼前后柱的显露更加彻底，且严重异位骨化的发生率大大低于扩展的髂股入路，故越来越多的学者主张使用联合入路。Moroni 等报道 18 例患者仅 7 例发生一度至二度异位骨化，且无一例发生功能障碍。选择联合入路的第一要点是第一切口的选择，根据影像学的显示，哪一柱受累最严重、移位最大、有明显的旋转，就首先选择最容易暴露的柱入路。据 Routt 等报道，在他的病例中，术前计划有 44 例患者需要使用联合入路，但仅 20 例使用一个切口就达到了复位内固定的目的。

（5）Y 形入路：又称三射入路，能提供与扩展的髂股入路相似的显露，且能避免损伤臀上血管神经束。但该入路对骶髂关节及髂后上棘邻近区暴露受限，且术后异位骨化的发生率亦较高，Alonso 等报道其高达 52.6%。

（6）改良的 Stoppa 入路：适用于累及前柱或前壁的骨折。前方 Stoppa 入路最早用于治疗腹壁

痈，通过 Cole 和 Bolhofner 的改良和提倡，用于治疗髋臼骨折，可以极好地显露骨盆和髋臼的前内侧面，对股血管、神经的干扰较小。其缺点和髂腹股沟入路一样不能直视关节面及后方结构。

除常用的手术入路外，许多学者提出了一些改良的手术入路。王钢等对扩展的髂股入路进行了改良，减少了术中的损伤和出血。Kloen 等结合髂腹股沟入路和髋关节前外侧入路提出了改良的髂腹股沟入路，增加了对前柱下部、前壁、方形区、髋关节内的暴露，并能减少股外侧皮神经的损伤。Qureshi 等提出了改良的耻骨联合上方入路，能暴露整个骨盆环内侧，可直视四边体，适用于累及四边体同时伴有股骨头内移的髋臼骨折。Stockle 等认为，改良扩大髂骨入路对于复杂髋臼骨折可以有效地达到解剖复位，同时可以减低传统扩大髂骨入路所带来的高异位骨化等并发症。手术入路既对解剖复位、坚强内固定很重要，也显著影响治疗效果，除了必要的显露，应尽可能选择损伤小、并发症少的手术入路。术前通过全面系统的影像学检查了解骨折情况，综合考虑骨折类型、粉碎程度等因素，作为选择理想手术入路的依据，这是改善骨折显露、提高复位质量的前提和保障。

2. **手术医师的经验与复位质量密切相关** Letournel 通过研究表明，解剖复位率在 1958~1962 年为 68%，而在 1984~1990 年则显著提高至 90%；Matta 等的最初和最近 20 例的解剖复位率分别为 50% 和 85%。髋臼骨折手术应选拔经验丰富的医师进行，以提高临床疗效。Brueton 指出手术组必须由一名具有扎实的解剖知识、熟练的手术技术的医师带领，手术前能够充分利用影像学资料，做出准确的判断，分析骨折的类型、严重程度及其并发症的情况，准确地选择手术入路，减少手术创伤，充分显露；手术中能够带领手术小组成员灵活地根据实际情况选择治疗方案。国内孙俊英等研究表明，医师的经验将直接影响移位髋臼骨折的复位质量，赞同手术应由经验丰富的医师带领完成。戴尅戎认为手术决策涉及多项综合因素，首先是危险效益比，如果经验不足而冒手术

风险，使患者承受较大的创伤而最终仍然复位不良，其后果还可能不如微创或非手术治疗。陈仲等指出熟悉髋臼的解剖结构、良好的显露和熟练使用髋臼复位专用器械是髋臼骨折解剖复位的关键。髋臼骨折非常复杂，临床处置要求比较高，因此一般低年资医师难以胜任，这一点需要特别注意。

3. **复位与固定材料** 复位与固定是髋臼骨折手术中最复杂、最困难的环节。

（1）复位技术：牵引是最基本的骨折复位方法。对移位严重的骨折徒手牵引难以复位，可以采用带 T 形手柄的 Schanz 螺钉拧入股骨颈或坐骨结节牵引及控制骨折的旋转移位。对于张力大的主要骨折端可采用双螺钉复位方法，通过准确地置入 2 枚螺钉对骨折端进行加压、牵开、水平移位以及旋转。复位的顺序：若有骶髂关节脱位和移位的骶骨骨折通常先予以复位，然后有步骤地从周边向髋臼复位，先复位柱的骨折，然后再复位壁的骨折。

（2）固定技术：手术治疗必须达到坚强的内固定才能保证早期功能锻炼，髋臼骨折的固定材料包括螺钉类（松质骨螺钉、空心加压螺钉、加压螺钉、可吸收螺钉）、钢板类（髋臼钢板和重建钢板）、钢丝类。陆爱清等对左右配对的 24 个髋关节标本按不同的内侧顶弧角截骨，建立横行骨折模型，分别用前柱钢板加后柱螺钉、前柱螺钉加后柱钢板、后柱双钢板及前柱单钢板等 4 种方法对骨折模型进行内固定稳定性比较，结果前柱钢板加后柱螺钉、前柱螺钉加后柱钢板方法较理想，其中前柱螺钉加后柱钢板最佳。钢板固定的优点在于生物力学的稳定，但对暴露的要求较高，需行广泛的骨膜下剥离。拉力螺钉固定的创伤相对较小，不需要太大的暴露范围，在临床上累及前后柱的骨折可以经单一入路在拉力螺钉的辅助下完成双柱的固定。拉力螺钉尚能在特殊仪器辅助下或影像导航下经小切口或经皮放置。但其生物力学稳定性较差，且易穿入关节内，对小骨块难以固定。Schopfer 在低负荷的情况下比较

第十二章

了重建钢板、拉力螺钉结合重建钢板及两块重建钢板固定髋臼后壁骨折，结果三者固定强度无显著性差异。Shzzar 对 76 例髋臼横行骨折比较了各种内固定方式，他认为采用前后柱联合固定的稳定性明显优于单柱固定，其中以前柱螺钉结合后柱钢板最为稳定；Sen 对 4 具尸体 8 个半骨盆采用 4 mm 的克氏针沿骨盆缘固定骨盆及髋臼骨折，其中 4 例损伤股外侧皮神经，3 例距股外侧皮神经仅 4 mm，1 例距股外侧皮神经 23 mm，认为沿骨盆缘固定骨盆及髋臼骨折损伤股外侧皮神经的风险较高。传统观念认为钢丝固定骨折较为容易，但固定强度差，但近来不少学者采用钢丝固定髋臼骨折亦取得良好疗效。Chen 采用钢丝环扎结合重建钢板治疗 35 例双柱骨折，平均随访 40 个月，全部达到解剖复位，所有病例结果优良，认为对于有移位的髋臼骨折钢丝环扎结合重建钢板固定是非常有效和有用的固定方法。钢缆固定适用于高位的后柱骨折、横行骨折及部分双柱骨折，并且特别适用于骨质疏松症患者。Kang 等采用双股钢缆结合钢板螺钉固定治疗移位髋臼骨折 21 例，随访 2~8 年，复位满意达 20 例，认为钢缆固定可有限地暴露同时有效地间接复位骨折，避免螺钉进入关节。

在对各型髋臼骨折内固定器械具体选择的研究中，Chang 等提出横行骨折双柱同时螺钉固定能够提供足够的生物力学强度，如骨折移位不大，可考虑经皮放置螺钉固定以减少手术并发症。Simonian 对比研究前柱钢板、后柱钢板、前柱钢板加后柱钢板等方法固定髋臼 T 型骨折，三者在生物力学上无明显差别。骨折也可单纯用螺钉固定。Goulet 等对后壁骨折的固定方式研究发现，采用钢板螺钉固定的固定强度是单纯螺钉固定的 4 倍，最大载荷强度是单纯螺钉固定的 2 倍，因此钢板螺钉内固定后壁骨折更加合理可靠。在拧入螺钉时，应注意避免螺钉进入关节面。许多学者对此也进行了深入的研究。Bosse 等认为只要螺钉的置入方向位于垂直于身体长轴的冠状面上就可以避免螺钉误入关节的发生。Ebraheim 等

对螺钉的置入点与髋臼边缘以及螺钉置入角度进行量化分析，他们认为钢板置入的位置应至少远离髋臼边缘 6~9 mm，螺钉的置入方向应平行身体的冠状面，或在冠状面的偏后方。朱通伯等提出螺钉插入后应背向髋臼 10°~40°，以免螺钉垂直钻入关节腔。唐天驷等认为后壁骨折安放髋臼骨折钢板时，应将螺钉以 30°~40° 背向髋臼钻入固定，这样可以降低螺钉误入关节的发生率。此外，术中给予透视观察也可以避免螺钉误入关节的发生。与钢板等技术比较，髋臼三维记忆内固定系统（ATMFS）的固定点是在前、后柱的力线上，其臼前、后壁于柱间是三维锁定式固定，具有将碎骨准确复位和稳定于解剖位的特点，避免了局限性的桥接式固定，这种操作有两个积极的临床意义：一则达到准确的头臼解剖性对应；二则有效避免臼部骨松质的出血。

三、术后相关因素

（一）术后功能锻炼

Salter 证明术后早期应用持续被动运动机对患者术后功能恢复非常有益。Letournel 认为无论采取什么手术入路，持续被动运动都可以连续进行 18~21 天，对术后功能恢复作用明显。指导患者卧床期间坚持做踝关节背伸和屈曲运动，以及股四头肌的静止性收缩锻炼，3~4 天后协助半坐卧位，被动活动膝、髋关节。部分患者使用下肢被动运动机持续被动活动下肢关节，幅度 0~90°，每日 2 次，每次 2 小时。2 周后鼓励主动活动膝、髋关节，进行患肢直腿抬高锻炼，防止肌肉萎缩、关节僵直。3 周后指导扶拐不负重行走。

（二）股骨头缺血性坏死

一般文献中对股骨头缺血性坏死的发生率为 2%~10%。Tile 报道的发生率为 18%。Letournel 等统计分析髋臼骨折合并脱位的复位时间与股骨头坏死呈正相关，复位时间越长，股骨头缺血性坏死的概率越高，注意复位后至手术前要求持

续牵引，因为髋臼骨折合并股骨头脱位极不稳定，稍一活动有可能再发脱位，理论上股骨头脱位时处于非正常生理状态，血供明显不足，是导致股骨头缺血性坏死的重要原因。朱世文等指出在后方入路手术中处理外旋肌群时，不切断股方肌，在复位固定髋臼骨块时，应尽量减少对附着于髋臼壁骨块上的软组织的剥离，以免引起髋臼壁骨块的坏死。Schreurs 等分析股骨颈骨折后股骨头坏死的影响因素，认为受伤时血管损伤的程度已经决定了某些患者将来会出现股骨头坏死。Kumar 等分析髋臼骨折伴脱位 167 例，伤后 6~24 小时复位者坏死率为 8%，伤后 24 小时以后复位者坏死率可达 16%。有学者认为手术入路显露时，不要切断股方肌，以防损伤股内侧动脉，简单骨折无须扩大显露时尽量不做股骨大转子截骨，如果髋臼内有游离碎骨片需要去除，可以牵引患肢，增大关节间隙后去除碎骨片，避免为取骨块再次发生关节脱位。Deo 早期解剖复位患者预后良好，延迟手术不易准确复位，期间易发生股骨头损伤；对股骨头后脱位髋臼仍完好者可以进行重建，对股骨头脱位并发的复杂骨折，如横行和后壁联合骨折者则需截骨矫正畸形后重建髋臼。

如何早期诊断股骨头缺血性坏死是一个尚未解决的问题。传统的诊断方法包括 X 线平片、CT、Tc 闪烁摄影及 MRI。应该分清因髋臼复位不佳或存在轻度髋关节脱位引起的股骨头磨损与股骨头坏死的区别，否则容易误诊为股骨头坏死。MRI 目前是诊断股骨头坏死最早期而敏感的方法，但对于髋臼骨折做过钢板或螺钉内固定者有困难。

从发现股骨头缺血性坏死到股骨头塌陷以前，患者往往不愿意接受手术治疗，医师也多选择采用保守治疗，但实际情况是一旦发生股骨头塌陷治疗疗效远不如塌陷前采取措施，故我们推荐早期手术治疗。手术方法有钻孔术、血管置入术、游离植骨术、骨水泥及其他材料填充技术、带血管蒂的骨移植、全髋关节置换术等。与骨性关节炎、股骨头缺血性坏死等常规全髋关节置换术相

比，髋臼骨折经手术治疗后再行二期全髋关节置换的效果相对较差，Rolnness 等对 55 例髋臼骨折内固定后行二期人工关节置换术的患者进行了平均 7.5 年的随访，发现髋臼假体的松动率高达 38.5%。与 Weber 等总结的 231 例关节退变的全髋关节置换平均随访 10 年，髋臼松动率（4.8%）的随访结果比较，前者髋臼假体松动率非常高，为后者的 8 倍。

（三）异位骨化

异位骨化是髋臼骨折术后公认的并发症之一。有研究报道术后未进行预防性治疗患者异位骨化的发生率为 18%~90%，而保守治疗患者的发生率仅为 5%。还有一些文献报道发生率为 3%~69%。临床表现为伤后 8~10 周时出现患处疼痛、肿胀、关节活动范围减小。Alonso 等描述了一种 CT 分型：1 型为髋关节前方或后方存有孤立的骨岛；2 型为髋关节前方与后方均有孤立的骨岛；3 型为髋关节周围骨桥形成。这种方法能确定骨盆与髋关节周围异位骨的解剖关系。

已发现的髋臼骨折术后异位骨化的发生与下列因素相关：手术入路和时间、手术广泛延伸暴露、合并股骨头损伤、延迟的开放复位内固定手术、骨折类型、损伤的严重程度、伴发损伤、性别、身高、手术病史、有高度增生性的骨关节炎以及有单侧或对侧异位骨化病史。Alonso 报道扩展的髂股入路被报道异位骨化的发生率达 85.7%。Petsatodis 等经 K-L 入路治疗 50 例髋臼骨折，其中 14 例加用大转子截骨术，术后随访发现有 5 例发生严重的异位骨化。K-L 入路异位骨化发生率很高，但低于扩展的髂股入路。吴新宝等认为扩展的髂股入路对软组织损伤大，术后并发症多，已于 1997 年放弃了这一入路的使用。髂腹股沟入路的异位骨化发生率显著较低。Heineck 等报道应用髂腹股沟入路联合腹直肌横断术治疗 21 例髋臼骨折，术后均未见异位骨化发生。一些学者采用类固醇类抗炎镇痛药、放射疗法或联合这两种措施来预防髋臼骨折术后异位骨化的发生。术中大

量的生理盐水冲洗切口，有助于减少术后异位骨化发生率，朱仕文等用术前晚上口服或直肠给吲哚美辛 25 mg，术后给药 25 mg，每日 3 次，连续 6 周。结果是相同的手术入路口服组异位骨化的发生率为 16.7%，未服药组 35%。作用机制可能为抑制 COX-2 以阻止前列腺素及相关物质合成，改变创伤后骨形成所需要的炎症环境，从而抑制间充质细胞向成骨细胞分化。但吲哚美辛可引起胃肠道刺激或溃疡、降低血小板凝聚功能、抑制创伤愈合及肾毒性等不良反应。Shehab 等提出理想的手术时机为：①无局部发热、红肿等急性期表现；② AKP 值正常；③骨扫描显示正常或接近正常，系列定量骨扫描指标应自稳定期下降 2~3 个月后。Wu 等报道手术治疗 5 例严重异位骨化的患者取得了很好的效果。Carlier 等建议不同病因选择不同手术时间：创伤性异位骨化后 6 个月，脊髓损伤性异位骨化后 1 年，颅脑外伤性异位骨化后 1.5 年。对于手术难以切除的较严重的异位骨化患者，若其还存在髋关节活动度，可考虑行髋臼解剖形态重建。对于严重异位骨化且关节已融合者可直接考虑行关节置换术。

（四）创伤性骨关节炎

创伤性骨关节炎是髋臼骨折术后常见的并发症，有文献报道其发生率为 4%~48% 不等。Murphy 等报道创伤性关节炎发生率在解剖复位和非解剖复位分别小于 5% 和大于 60%，认为骨折的复位质量将直接影响治疗效果，非解剖复位遗留的裂隙或台阶移位即可显著影响头臼接触面积和局部接触压，这种头臼不协调要靠关节软骨代偿，如果超过代偿能力将不可避免出现关节炎。姜德红指出髋臼周围血供丰富，骨折后骨痂生长迅速，手术宜尽早进行，有利于恢复血供及关节应力，防止关节软骨蜕变；手术显露一定要充分，如单一入路显露困难应另加做一切口，以便获得良好的显露，利于手术操作，提高复位满意度。术后一旦出现创伤性关节炎早期应保守治疗，适当减轻关节负荷，急性期可用各种物理治疗或药

物以减轻疼痛及消除肿胀。疾病晚期且病情严重患者，则可分情况采用手术治疗，原则为高龄患者以全髋关节置换为主，而青壮年可根据情况选择关节清理、表面置换或融合术。此外，有效的内固定和术后正确的功能练习，是预防骨性关节炎的主要措施。

（五）下肢深静脉栓塞

髋臼骨折 DVT 准确发生率还不清楚。Letournel 报道 DVT 与肺栓塞的发生率为 6%，White 使用超声波诊断髋臼骨折合并 DVT，据报道可达 15%。在随机性调查中，骨盆骨折的 DVT 的发生率为 11%，其中 DVT 占 8%，PE 占 3%。髋臼骨折后出现小腿后侧疼痛时应考虑下肢深静脉血栓形成的可能，彩色多普勒可明确诊断。近年来对下肢深静脉血栓形成的研究主要集中在对其预防上。Buehler 等经过研究发现术后立即开始逐渐负重，患者的近端深静脉栓塞发生率明显低于术后 6 周才开始部分负重的患者，提出除非能迅速负重锻炼，否则术后应给予持续的预防血栓形成药物或常规深静脉栓塞监测，或两者同时进行。对髋臼骨折手术患者，麻醉尽量选择硬膜外麻醉，因为全身麻醉对下肢血流量的影响更大。手术时间尽量缩短，术中操作严格执行无创伤原则，减轻对血管壁的损伤，术后鼓励患者尽早行肌肉收缩锻炼并按摩小腿后侧肌肉，必要时使用下肢静脉泵。术后常规预防性应用低分子量肝素钙皮下注射，因低分子肝素可显著降低术后深静脉血栓形成的发生率，尤其是近端深静脉血栓形成，具有良好的安全性。或者口服阿司匹林、利伐沙班或其他祛聚药物。

总之，随着医疗水平的提高，尤其是多发伤的救治成功率日益增加，很多髋臼骨折获得了更多的手术机会。正如前述，在损伤控制的理念指导下，髋臼骨折的手术时间往往被延后，这是与骨折预后密切相关的。由于城市化的推进，严重交通伤和高处坠落伤导致的骨折类型往往比较复杂，文献显示，骨折类型是与骨折预后密切相关

的因素。至于复位质量、手术入路和内固定方式在这些年并没有很大的新进展。

手术医师在髋臼骨折手术治疗前，要综合评估影响预后的因素，并制订相应的方案，抓住最佳的手术时机，选择最合适的手术入路，在现代良好的导航设备指导下，尽量解剖复位和微创且有效的内固定，最大限度恢复髋关节术后的功能。如此，髋臼骨折的预后必将大为改善。

第十节　典型病例

【病例 1】

患者，男性，35 岁。因"车祸致左侧髋部疼痛、活动受限 1 天"收入院。术前 X 线片及 CT 检查显示：左侧髋臼、髂骨粉碎性骨折（双柱）。入院后第 5 天行左侧髋臼骨折前路切开复位内固定术，取耻骨联合上腹部正中切口，于腹直肌白线处垂直分离，沿着耻骨后间隙和四方区分离。将髂耻筋膜直接从骨盆缘分离出来，暴露骨盆环及髋臼，复位骨折断端后固定髋臼前环。入院后第 10 天行左侧髋臼骨折后路切开复位内固定术，右侧卧位，左侧髋关节后外侧做弧形切口，沿臀大肌纤维方向切开髂胫束，直至大转子下方。内旋左下肢，显露髋臼后壁骨折，复位骨折断端后固定后壁。术后 X 线片提示：骨折复位满意，对位、对线良好，内固定钢板贴合良好，螺钉长度合适。患者随访，功能良好（图 3-12-56~图 3-12-58）。

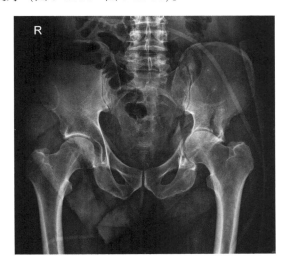

图 3-12-56　术前骨盆正位 X 线片

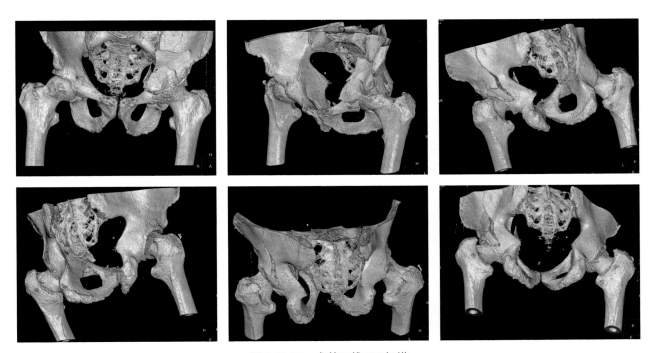

图 3-12-57　术前三维 CT 扫描

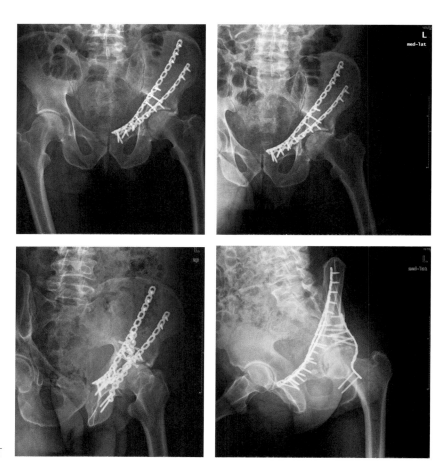

图 3-12-58 术后 X 线片

• 点评 • 髋臼骨折的手术，因为解剖的特殊性，显露和复位的难度非常高，导致大量出血等情况，本例根据实际情况，采取了分次手术的策略，降低了手术风险。当然，这是以不能损害复位质量为前提的。而双柱骨折移位的判断本身，就需要创伤骨科医师经过长时间的培训。

【病例 2】

患者，男性，44 岁。高处坠落致左侧髋部疼痛、活动受限 3 小时收入院。术前 X 线片及 CT 检查提示：左侧髂骨、髋臼及耻骨上支多发骨折（前柱 + 前壁）。取 Stoppa 入路切口，切开皮肤、皮下组织及深筋膜，沿肌间隙钝性分离，显露左侧髋臼前柱及前壁骨折。取左侧髂前上棘处弧形切口，分离显露髂骨。塑形后的锁定接骨板及螺钉固定前柱，塑形后的弧形钢板及螺钉固定前壁。术后 X 线片提示：骨折复位满意，对位对线良好（图 3-12-59~ 图 3-12-61）。

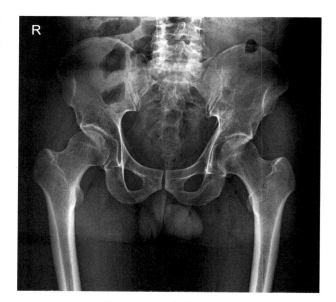

图 3-12-59 术前 X 线片

• 点评 • Stoppa 入路最初是普外科和妇产科医师用于显露盆腔脏器的，它被创伤骨科医师用作前路髋臼的显露，在某些具体病例中，甚至可以替代传统的髂腹股沟入路。

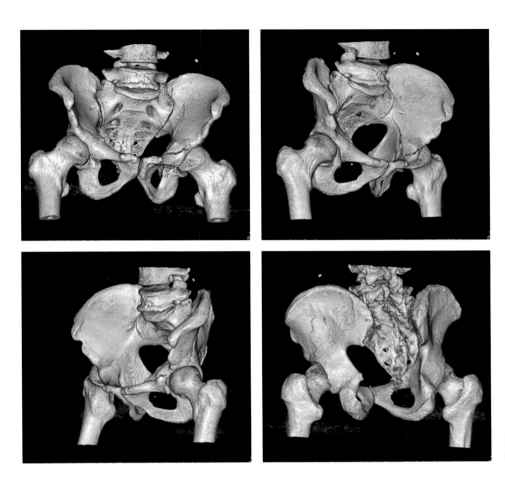

图 3-12-60　术前三维 CT 扫描

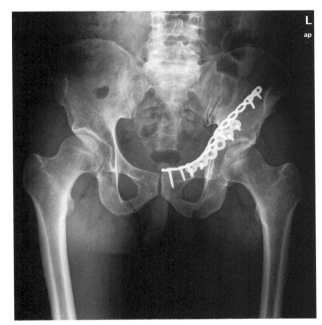

图 3-12-61　术后 X 线片

【病例 3】

患者，男性，50 岁。高处坠落致右侧髋部疼痛 2 小时。术前 X 线片及 CT 检查提示：右侧髂骨、髋臼粉碎性骨折（后壁＋双柱），右侧股骨头脱位。患者取浮动体位，沿右侧髂后上棘至股骨大转子上缘取弧形切口，分离暴露右侧股骨大转子处，股骨大转子下约 1 cm 处截骨，暴露髋臼后缘，术中可见右侧髋臼后缘粉碎性骨折，股骨头挫伤明显。依次复位右侧髋臼后缘骨折，保持关节面平整。复位右侧股骨大转子，以 2 枚空心螺钉固定骨折块。改平卧位，取下腹部正中切口，暴露右侧耻骨骨折断端，骨折复位后置入钢板固定。术后 X 线片提示：骨折复位满意，对位、对线良好，内固定钢板贴合良好（图 3-12-62、图 3-12-63）。

·点评·累及后壁的髋臼骨折，往往是髋臼骨折中比较难处理，也是预后比较差的，这需要手术医师向患者以及家属做好告知。大转子截骨可以增加显露的范围，利于术中辨清骨折、坚强固定。

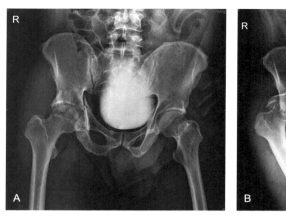

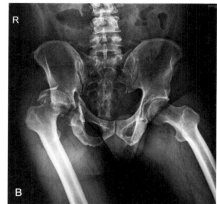

图 3-12-62 术前 X 线片
A. 正位；B. 斜位

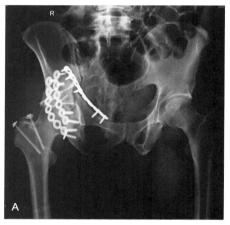

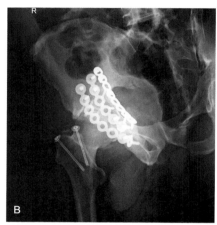

图 3-12-63 术后 X 线片
A. 正位；B. 斜位

【病例 4】

患者，女性，47 岁。车祸致右侧髋部疼痛 3 小时收入院。术前 X 线片及 CT 检查提示：右侧髋臼粉碎性骨折。取下腹部正中手术切口，显露耻骨联合及耻骨上支，将骨折断端复位，于耻骨上支上方和内侧面分别置入 2 块预弯的重建锁定钢板。术后 X 线片提示：右侧髋臼多发模糊骨折线影（图 3-12-64~ 图 3-12-66）。

·点评·累及柱的骨折，在固定上推荐使用双钢板。与长干骨不同，髋臼形状不规则、骨折两端不能无限延伸、优质骨缺乏，单钢板可能会导致力学强度不够等问题。

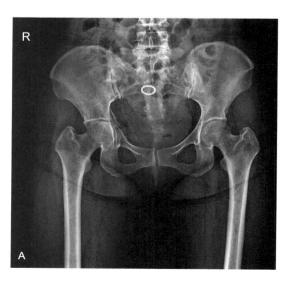

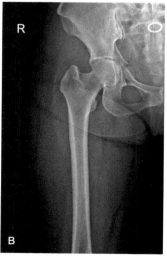

图 3-12-64 术前 X 线片
A. 骨盆平片（前柱）；B. 右髋侧位
（前柱骨折）

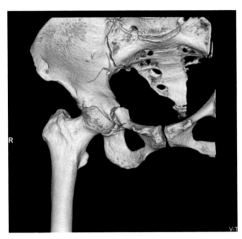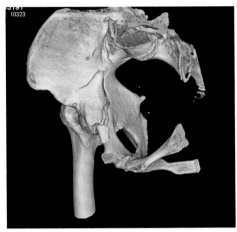

图 3-12-65　术前三维重建

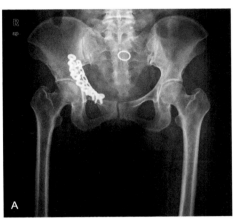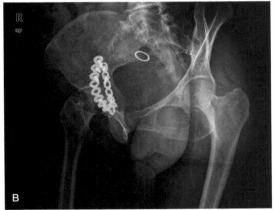

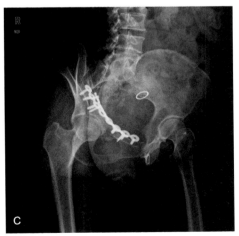

图 3-12-66　术后 X 线片
A. 正位；B. 侧位；C. 闭孔斜位

（纪方　佟大可　王　钢　黄长明）

参考文献

[1] Goetz M P, Callstrom M R, Charboneau J W, et al. Percutaneous image-guided radiofrequency ablation of painful metastases involving bone: a multicenter study[J]. J Clin Oncol, 2004, 22(2): 300-306.

[2] Furmanski J, Anderson M, Bal S, er al. Clinical fracture of cross-linked UHMWPE acetabular liners[J]. Biomaterials, 2009, 30(29): 5572-5582.

[3] Dodd A, Osterhoff G, Guy P, et al. Radiographic measurement

第十二章

of displacement in acetabular fractures: a systematic review of the literature[J]. J Orthop Trauma, 2016, 30(6): 285-293.

[4] Dodd A, Osterhoff G, Guy P, et al. Assessment of functional outcomes of surgically managed acetabular fractures: a systematic review[J]. Bone Joint J, 2016, 98-B(5): 690-695.

[5] Wu E S, Jauregui J J, Banerjee S, et al. Outcomes of delayed total hip arthroplasty in patients with a previous ipsilateral acetabular fracture[J]. Expert Rev Med Devices. 2015, 12(3): 297-306.

[6] Moed B R, Kregor P J, Reilly M C, et al. Current management of posterior wall fractures of the acetabulum[J]. Instr Course Lect, 2015, 64: 139-159.

[7] Magill P, McGarry J, Queally J M, et al. Minimum ten-year follow-up of acetabular fracture fixation from the Irish tertiary referral centre[J]. Injury, 2012, 43: 500-504.

[8] Briffa N, Pearce R, Hill A M, et al. Outcomes of acetabular fracture fixation with ten years' follow-up[J]. J Bone Joint Surg Br, 2011, 93: 229-236.

[9] Giannoudis P V, Grotz M R W, Papakostidis C, et al. Operative treatment of displaced fractures of the acetabulum. A meta-analysis[J]. The Journal of bone and joint surgery(British volume), 2005, 87: 2-9.

[10] Moed B R, Carr S E, Watson J T. Open reduction and internal fixation of posterior wall fractures of the acetabulum[J]. Clin Orthop Relat Res, 2000: 57-67.

[11] Bel J C, Carret J P. Total hip arthroplasty with minimal invasive surgery in elderly patients with neck of femur fractures: our institutional experience [J]. Injury, 2015.

[12] Shu-Ang Wang. Central acetabular fracture with dislocation treated by minimally invasive plate osteosynthesis [J] . J Pak Med Assoc, 2015, 65(6): 675-677.

[13] Osterhoff G, Amiri S, Unno F, et al. The "Down the PC" view-a new tool to assess screw positioning in the posterior column of the acetabulum [J]. Injury, 2015, 46(8): 1625-1628.

[14] Farouk O, Kamal A, Badran M, et al. Minimal invasive para-rectus approach for limited open reduction and percutaneous fixation of displaced acetabular fractures [J]. Injury, 2014 , 45(6): 995-999.

[15] Dienstknecht T, Müller M, Sellei R, et al. Percutaneous screw placement in acetabular posterior column surgery: gender differences in implant positioning [J]. Injury, 2014 , 45(4): 715-720.

[16] Ochs B G, Gonser C, Shiozawa T, et al. Computer-assisted periacetabular screw placement: comparison of different fluoroscopy-based navigation procedures with conventional technique [J]. Injury, 2010, 41(12): 1297-1305.

[17] Bascarević Z, Vukasinović Z, Timotijević S, et al. Minimal-incision total hip arthoplasty: complications [J]. Acta Chir Iugosl, 2010, 57(1): 45-48.

[18] Luo C F, Zhou K H, Gao H, et al. Minimally invasive surgery of pelvic-acetabular fractures with fluoro-navigation [J]. National Medical Journal, 2007, 87(43): 3030-3034.

[19] Oinuma K, Eingartner C, Saito Y, et al. Total hip arthroplasty by a minimally invasive, direct anterior approach [J]. Oper Orthop Traumatol, 2007, 19(3): 310-326.

[20] Speranza A, Iorio R, Ferretti M, et al. A lateral minimal-incision technique in total hip replacement: a prospective, randomizes, controlled trial [J]. Hip Int, 2007;17(1): 4-8.

[21] Bellabarba C, Ricci W M, Bolhofner B R. Distraction external fixation in lateral compression pelvic fractures [J]. J Orthop Trauma, 2006, 20(1 Suppl): S7-14.

[22] Mouhsine E, Garofalo R, Borens O, et al. Percutaneous retrograde screwing for stabilisation of acetabular fractures [J]. Injury, 2005, 36(11): 1330-1336.

[23] Gross T, Jacob A L, Messmer P, et al. Transverse acetabular fracture: hybrid minimal access and percutaneous CT-navigated fixation [J]. AJR Am J Roentgenol, 2004, 183(4): 1000-1002.

[24] Sermon A, Broos P, Vanderschot P. Total hip replacement for acetabular fractures Results in 121 patients operated between 1983 and 2003[J]. Injury, 2008, 39: 914-921.

[25] Shah M R, Aharonoff G B. Outcome after hip fracture in individuals ninety years of age and older[J]. Journal of Orthopaedic Trauma, 2001, 15(1): 34-39.

[26] Beaulé P E, Griffin D B, Matta J M. The Levine anterior approach for total hip replacement as the treatment for an acute acetabular fracture[J]. Journal of Orthopaedic Trauma, 2004, 18(9): 623-629.

[27] Mears D C, Velyvis J H. Primary total hip arthroplasty after acetabular fracture[J]. Instructional Course Lectures, 2001, 50(9): 335.

[28] Thomas E, Andrew S. Total hip arthroplasty following failed internal fixation of acetabular fractures[J]. Orthopedics, 2001, 17: 427-433.

[29] Pagenkopf E, Grose A, Partal G, et al. Acetabular fractures in the elderly: treatment recommendations[J]. Hss Journal the Musculoskeletal Journal of Hospital for Special Surgery, 2006, 2(2): 161.

[30] Jr H D, Lindvall E, Bolhofner B, et al. The combined hip procedure: open reduction internal fixation combined with total hip arthroplasty for the management of acetabular fractures in the elderly[J]. Journal of Orthopaedic Trauma, 2010, 24(5): 291-296.

[31] D'Lima D D, Vennwatson E J, Tripuraneni P, et al. Indomethacin versus radiation therapy for heterotopic ossification after hip arthroplasty[J]. Orthopedics, 2001, 24(12): 1139-1143.

[32] 叶晖 . 手术治疗髋臼骨折的进展 [J]. 中国矫形外科杂志 , 2006, 4(8): 610-612.

[33] 王刚 , 里邵林 , 裴国献 . CT 三维重建在髋臼骨折诊断治疗中的作用 [J]. 中华创伤骨科杂志 , 2004, 10(6): 1092-1095.

[34] 向志敏 , 左频 . 髋臼骨折 CT 扫描分型的临床意义 [J]. 骨与关节损伤杂志 , 2001, 1(16): 24-25.

[35] Hinsch A, Vettorazzi E, Morlock M M, et al. Sex differences in the morphological failure patterns following hip resurfacing arthroplasty[J]. BMC Med, 2011, 9: 113.

[36] 谢颖涛 , 顾立强 , 林晓岗 . 髋臼骨折、髋关节脱位合并坐骨神经损伤的临床分析 [J]. 中华创伤骨科杂志 , 2005, 7: 660-663.

[37] FoxI K, Jaramillo A, Hunter D A, et al. Prolonged cold-preservation of nerve allografts[J]. Musele Nerve, 2005, 31:

59-69.

[38] Jiang D. Hip and pelvic fractures and sciatic nerve injury[J]. Clin Traumatol, 2002, 5(6): 333-337.

[39] Gruson K I, Moed B R. Injury of the femoral nerve associated with acetabular fracture[J]. JBone Joint Surg(Am), 2003, 85: 428-431.

[40] Morgan S J, Jeray K J, Phieffer L S, etal. Attitudes of orhopaedic truma surgeons regarding current controversies in the management of pelvic and acetabular fractures[J]. JorthopTrauma, 2001, 15(7): 526-532.

[41] Haidukewyeh G J, Seaduto J, Herseovici D Jr, etal. Iatrogenic nerve injury in acetabular fracture surgery: a comparison of monitored and unmonitored procedures[J]. JorthopTrauma, 2002, 16(3): 297.

[42] 周东生, 王永会, 穆卫东, 等. 复杂髋臼骨折后侧手术入路损伤臀上动脉的处理[J]. 中国骨与关节损伤杂志, 2007, 3(22): 198-200.

[43] Lindahl J, Handolin L, Söderlund T, et al. Angiographic embolization in the treatment of arterial pelvic hemorrhage: evaluation of prognostic mortality-related factors[J]. Eur J Trauma Emerg Surg, 2013, 39(1): 57-63.

[44] 孙玉强, 曾炳芳, 鲍琨, 等. 经髂腹股沟径路治疗髋臼骨折[J]. 中华创伤杂志, 2002, 18: 85-87.

[45] Mears D C, Velgvis J H. Acute total hip arthoplasty for selected displaced acetabular fractures: two to twelve 2 year results[J]. J Bone Joint Surg(AM), 2002, 84(1): 129.

[46] 王钢, 裴国献, 顾立强, 等. 髋臼骨折的手术治疗[J]. 中国创伤骨科杂志, 2001, 3(2): 95-101.

[47] Plaisier B R, Meldon S W, Super D M, et al. Improved outcome after early fixation of acetabular fractures[J]. Injury, 2000, 31(2): 81-84.

[48] Gupta S, Singh J, Virk J S. The role of trochanteric flip osteotomy in fixation of certain acetabular fractures[J]. Chin J Traumatol, 2017, 20(3): 161-165.

[49] 吴新宝, 王满宜, 朱仕文, 等. 112 例髋臼骨折手术治疗结果分析[J]. 中华创伤杂志, 2002, 18(2): 85-87.

[50] 王钢, 陈滨, 王华民, 等. 改良髂股入路前后显露治疗复杂髋臼骨折[J]. 中华创伤骨科杂志, 2002, 4(3): 181-184.

[51] Kloen P, Siebenrock K A, Ganz R. Modification of the ilioinguinal approach[J]. J Orthop Trauma, 2002, 16(8): 586-593.

[52] 孙俊英, 洪天禄, 唐天驷, 等. 影响移位髋臼骨折手术复位质量的若干因素[J]. 中华创伤杂志, 2002, 2(2): 77-79.

[53] 陈仲, 杨洪昌, 吴兆翔, 等. 髋臼骨折的手术治疗[J]. 中华创伤骨科杂志, 2003, 5: 90.

[54] 陆爱清, 孙俊英, 董天华, 等. 髋臼横形骨折内固定稳定性的生物力学评估[J]. 中华创伤骨科杂志, 2004, 6(2): 174-176.

[55] Kang C S, Min B W. Cable fixation in displaced fractures of the acetabulum: 21 patients followed for 2-8 years[J]. Acta Orthop Scand, 2002, 73(6): 619.

[56] 朱通伯, 戴克戎. 骨科手术学 [M]. 2 版. 北京: 人民卫生出版社, 1999.

[57] Moed B R. Pearls: how to reduce and fix comminuted posterior acetabular wall fractures[J]. Clinical Orthopaedics & Related Research®, 2017, 475(1): 39-42.

[58] Kumar A, Shah N A, Kershaw S A, et al. Operative management of actabular fractures a review of 73 fractures[J]. Injury, 2005, 36(5): 605-612.

[59] 张育锋, 钟志刚, 邱雪立, 等. 移位髋臼骨折手术并发症的防治策略[J]. 中国矫形外科杂志, 2010(7): 1171-1174.

[60] Deo S D, Tavares S P, Pandey R K, et al. Operative management of acetabular fractures in Oxford[J]. Injury-international Journal of the Care of the Injured, 2001, 32(7): 581-586.

[61] 朱仕文, 王满宜, 吴新宝, 等. 吲哚美辛预防髋臼骨折术后异位骨化的临床研究[J]. 中华创伤骨科杂志, 2006, 8(7): 613-616.

[62] Carlier R Y, Safa D M, Parva P, et al. Ankylosing neurogenic myositis ossificans of the hip. An enhanced volumetric CT study[J]. Journal of Bone & Joint Surgery-british Volume, 2005, 87(3): 301-305.

[63] Murphy D, Kaliszer M, Rice J, et al. Outcome after acetabular fracture. Prognostic factors and their inter-relationships[J]. Injury-international Journal of the Care of the Injured, 2003, 34(7): 512-517.

[64] 姜德红, 李定国, 王万春, 等. 髋臼骨折手术并发症的防治[J]. 中国现代手术学杂志, 2005, 9(1): 61-63.

第十二章

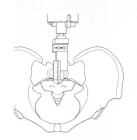

第十三章
骨 盆 脱 位

第一节　骶髂关节脱位

一、概述

前面的章节我们讲到不稳定骨盆骨折常伴有后环的损伤，其中以骶髂关节脱位最常见。常为高能量损伤机制，多发生于车祸、高处坠落等，是骨科的一个急重症，常伴其他系统的损伤，急诊处理不当往往会危及患者的生命，且移位的骶髂关节可能导致骨折不愈合、畸形愈合、两侧下肢不等长、骨盆关节痛、下腰痛或创伤后骶髂关节炎等并发症，有的甚至表现为泌尿生殖系统病症（如月经不调、尿频、尿急、遗尿、阳痿等），且久治不愈，严重影响患者的功能。

骶髂关节脱位大体分急性与慢性两种，可单独发病，也可因其他伤病而并发，根据暴力机制及大小的不同，可发生单侧或双侧脱位。目前在临床上诊断和治疗中常常被忽略，或被误诊、漏诊。若脱位关节未被矫正，可长期遗留腰骶部疼痛或坐骨神经痛麻等症状。单纯的骶髂关节脱位比较少见，常合并骨盆环以及其他结构的损伤。近年来随着人民生活水平的提高，车祸等高能量损伤越来越多，骨盆、髋臼骨折的发病率越来越

高，与之合并的骶髂关节脱位及骨折的报道也越来越多。一旦发生此类型损伤，处置困难，给临床骨科医师带来一定的挑战。

二、应用解剖

骶髂关节（sacroiliac joint，SIJ）是骶髂关节复合体（骨盆后部骨－韧带复合结构，sacroiliac complex）的主导部分，由骶骨和髂骨的耳状关节面构成的滑膜关节，关节囊紧张，周围有韧带包裹，具有一定的活动范围，属于微动关节。据研究报道，骶髂关节运动是在 6 个自由度上的耦合运动。正常骶髂关节稳定性的维持除了关节面之间的耦合外，骶髂关节周围的韧带也起了重要作用，主要包括前方的骶髂前韧带和后方的骶髂骨间韧带、骶髂后韧带、骶结节韧带和骶棘韧带等。

骶髂关节是人体躯干向下肢传递重量与支撑的关节，是躯干与下肢负荷传递的枢纽，对骨盆环的稳定性具有重要作用。Tile 等研究报道耻骨联合和耻骨支对骨盆环的稳定作用占 40%，而后

部结构占 60%。大量临床及生物力学观察表明，骶髂关节前后韧带复合结构是骨盆环的后部张力带，对骨盆环的稳定作用比前部结构更重要，因而骨盆环的稳定主要依赖于骶髂关节及周围韧带结构的完整，骶髂后韧带结构对骨盆环所起的张力带作用犹如一个悬吊桥，髂后上棘是桥柱，骶骨是桥梁，骶髂后韧带起着悬吊带的作用，髂腰韧带连接 L5 横突至髂骨，进一步加强悬吊力。因此，骶髂关节骨折脱位会影响骨盆环的稳定性，同时影响头侧腰骶关节和尾侧髋关节的功能，加之骶髂关节复合体的解剖、生物力学机制与邻近组织结构的复杂性，复位不当和固定不可靠会严重影响骶髂关节的正常生理功能，其治疗效果对骨盆功能的恢复有决定性的意义。

三、损伤机制及分型

骶髂关节脱位多由高能量严重创伤引起，如车祸、高空坠落、工业意外等，通过前后压迫、侧方挤压、垂直剪力、复合应力等途径使骶髂关节分离脱位。可波及一侧或双侧，因此单纯的骶髂关节脱位比较少见，常为多个结构或部位的复合伤。临床上常伴有耻骨或坐骨骨折、耻骨联合的分离、髂骨或骶骨骨折等，严重破坏骨盆的稳定性。当骶髂关节复合体损伤达到一定程度时，骨盆环后部韧带撕裂，骶髂关节前后移位或垂直分离，此时常伴有耻骨骨折或耻骨联合分离；对于严重的损伤，还伴有骨盆或髋臼骨折。

目前对于骶髂关节脱位的分型尚未达成统一意见，根据其损伤的严重程度可分为半脱位或者全脱位；根据其移位的方向总体可分为前脱位和后脱位，部分向后上方脱位。胥少汀等将常见骶髂关节脱位分为 3 种：①经耳状关节与韧带关节脱位；②经耳状关节与 S1、S2 侧块骨折脱位；③经耳状关节与髂骨翼后部斜骨折脱位。前者脱位的骨折线与身体长轴平行，脱位的半侧骨盆受腰肌及腹肌牵拉，向上移位很不稳定，不易保持复位，后者髂骨翼后部斜骨折线，对脱位半侧骨

盆向上移位有一定阻力。其中前脱位非常罕见，多见于儿童患者，国内外还鲜有报道，受伤暴力相对于后脱位更大。其可能的损伤机制为直接暴力作用于骶髂关节的后方或侧后方，破坏骶髂关节稳定结构的同时，髂骨移向骶骨前方，从而发生前脱位。不仅后环的完全损伤及旋转垂直不稳定，常常合并前环的损伤，包括耻骨支骨折、耻骨联合损伤等。张英泽将骶髂关节前脱位分为两型：A 型（稳定型），没有骨盆其他部位骨折或合并骨盆环稳定骨折；B 型（不稳定型），合并骨盆环不稳定骨折或对侧骶髂关节损伤。

笔者及其团队结合多年的临床经验，将骶髂关节脱位总结为 4 种，即前脱位、后脱位、新月形骨折伴骶髂关节脱位、骶髂关节脱位伴骶骨骨折，进一步指导治疗。其中 Day 于 2007 年通过轴位 CT 平扫，根据骨折累及骶髂关节的部位及范围，将新月形骨折伴骶髂关节脱位分为三型，如图 3-13-1 所示。其中 I 型骨折线从前方进入并少于关节的 1/3，接近 S2 神经孔位置，形成了一个大的新月形的骨折块；II 型累及了 1/3~2/3 的关节，骨折线介于 S1 神经孔和 S2 神经孔之间，形成中等大小的新月形骨折块；III 型累及了大于 2/3 的关节，骨折线进入关节后上方直到 S1 神经孔前方，形成了上方一个小的新月形骨折块。

近年来为了更好地理解骶髂关节损伤后移位的情况，国内有学者使用计算机软件模拟骶髂关节移位的方向（图 3-13-2），并分析脱位后残留关节面接触面积的改变。他们指出骶髂关节损伤后移位的方向大致沿着耳状关节面的长、短轴及其夹角方向移位，同时，髂骨与骶骨的相对位移距离及脱位后髂骨与骶骨残留的接触面积有显著的性别差异，当骶髂关节向后上移位 10 mm，即临床 Tile C 型骨盆损伤的垂直及旋转不稳定，关节接触面积大约减少 50%。提示同样移位的情况下，女性的关节接触区域比男性丢失更多，向后上方向移位的关节接触面积丢失最多，因此对于骨盆 B 型及 C 型不稳定损伤或骶髂关节脱位，需要精确的复位固定。

第十三章

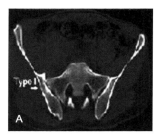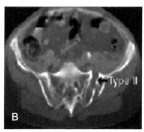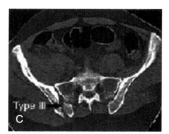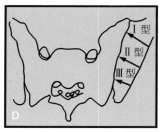

图 3-13-1 DAY 分型

A. Ⅰ型；B. Ⅱ型；C. Ⅲ型；D. 分型简图

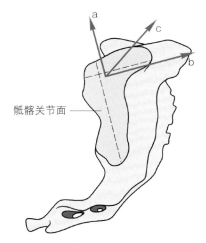

图 3-13-2 模拟骶髂关节脱位的示意图

a. 沿骶髂关节的长轴方向向上移位；b. 沿骶髂关节的短轴方向向上移位；c. 沿骶髂关节长、短轴夹角方向向后上移位。虚线表示耳状关节面上、下支的纵轴，即关节面的长轴和短轴

四、诊断

对于骶髂关节脱位的诊断，通常要结合外伤史、体征、辅助检查，一般诊断不难，但要特别注意其伴随的损伤，如耻骨联合分离或耻骨骨折、骨盆及髋臼骨折、腹部及盆腔脏器的损害等。在明确诊断后，通常还要进一步行三维 CT 检查进一步明确移位的方向、是否合并骨折及移位程度，进一步判断骨盆后环的垂直及旋转稳定性，指导治疗方案的选择。诊断要点通常有以下几点。

（一）病史及症状

患者通常有明确外伤史，伤后在受伤侧出现腰骶部疼痛，大多较为严重，可放射至臀部或腹股沟区，伤侧髂窝和髂后上棘有明显触痛。患者通常取侧卧位或俯卧位，翻身时疼痛加重，患肢不敢着地、负重、站立及行走，通常伴有下肢功能障碍，严重的损伤可伴有坐骨神经放射痛及鞍区症状。伤后可伴有其他系统的损害，可伴有血压下降、心率加快、烦躁不安、四肢冰冷等血流动力学不稳定的表现。

（二）体格检查

对于骶髂关节脱位，常见的体征有：患侧骶髂关节处明显压痛、髂后上棘不等高、腰骶三角改变、髂峰不等高、双下肢不等长、腰椎侧弯等，骶髂关节旋转试验、单髋后伸试验、骨盆分离挤压试验、"4"字试验阳性、直腿抬高试验等可呈阳性。具体检查见"第二篇 骨盆物理检查和特殊检查"。

检查时发现患侧髂后上棘（或下棘）下缘位置较健侧偏后者，通常为骶髂关节后脱位，反之为前脱位。对于肥胖者，髂后上棘触诊不清时，可触摸髂后下棘下缘或髂后上棘最高点，两侧对比。

（三）辅助检查

对于高度怀疑此类伤患者，应常规拍摄骨盆前后位、入口位和出口位 X 线片，并做 CT 检查，明确脱位的方向及移位的程度，必要时行三维 CT 检查，进一步判断骨盆后环的垂直及旋转稳定性。

（1）X 线检查：腰骶椎正位片上可见患侧骶髂关节密度增加或降低，两侧关节间隙宽窄不等，两侧髂后上棘不在同一水平上，前脱位者髂后上棘偏上，后脱位者髂后上棘偏下。在斜位片上，骶髂关节间隙增宽，关节面凹凸之间排列紊乱。骨盆前后位、入口位及出口位检查可见骶髂关节间隙增宽或变窄，髂骨更靠近中线，与骶骨部分重叠，同时可了解是否合并骨盆骨折、耻骨联合分离、髋臼骨折等。

（2）CT检查：Berg等研究发现，骨盆前后位片对骶髂关节和骨盆损伤的漏诊率为34%~47%，对骨盆稳定性判断的敏感性也仅为74%，而高分辨率CT对明确骨盆后壁结构损伤相对敏感性高达93%，对暴力损伤类型的判断，其相对敏感性也可达96%，他们提出CT检查对骨盆骶髂关节损伤、损伤暴力类型及骨盆稳定性的判断具有一定的优势，与骨盆X线片联合应用是骨盆创伤最佳的影像学检查。因此，CT对于骶髂关节脱位骨折以及骶骨骨折具有独特的价值，但CT检查要注意：①骶骨和髂骨相对位置，骶髂关节间隙是否有增宽、变窄、模糊或触合等；②骶骨和髂骨相对位置有否前后移位和旋转。如有条件可行三维CT检查，通过对骨盆轮廓的重建，清晰地显示骶髂关节脱位或骨折。

五、鉴别诊断

根据外伤史、临床表现、辅助检查，骶髂关节脱位的诊断一般不难，但在临床上尚需注意与以下几种疾病进行鉴别。

1. **腰椎间盘突出症** 与骶髂关节脱位的临床表现相似。但无明显外伤史，压痛部位常在腰椎棘突旁，腰椎X线片可见脊柱退变征象，必要时行腰椎CT或MRI检查进行鉴别。

2. **骶髂关节结核** 通常无明显外伤史，但常有结核病史，除全身症状和血液学检查外，主要从X线片上鉴别。X线片表现为：关节面破坏，骶髂关节有时受累，有时可见空洞和死骨；必须时行MRI检查进行鉴别。

3. **强直性脊柱炎** 通常无明显外伤史，起病较缓慢，有其特殊的临床表现即晨僵，发病多以骶髂关节病变开始。X线片表现为：关节边缘模糊，斑点状骨质疏松，关节间隙增宽或明显狭窄，呈骨质破坏或骶髂关节融合，最终导致脊柱的"竹节样"改变。CT、MRI可以早期发现骶髂关节病变。实验室检查：急性期红细胞沉降率加快，CRP升高，90%以上HLA-B27阳性。

六、治疗

骶髂关节是微动关节，周围有坚强的韧带保护，一般脱位的可能性较小，且一旦发生脱位，自行恢复的可能性很小。由于骶髂关节脱位常为多发伤，因此对于其治疗，首先要考虑其他系统或部位的损伤，积极抢救生命，恢复血流动力学稳定性，待患者生命体征平稳后尽早复位固定，目前多考虑手术治疗。对于单纯的骶髂关节脱位（半脱位）者，可以尝试手法复位，在此不予赘述。

（一）急诊处置

骶髂关节毗邻关系复杂，涉及泌尿系、肠道、腰骶部神经丛、入盆的大血管等重要结构。一旦发生骶髂关节脱位或骨折伴脱位，伤情严重，除了骨盆环的稳定性遭到破坏外，常合并严重的软组织损伤、内脏损伤等，多数患者常出现血流动力学不稳定，易引起脂肪栓塞综合征、凝血障碍、全身炎症反应综合征、多器官功能障碍综合征、血栓－栓塞综合征等，严重威胁患者生命，其病死率高达5%~20%，其中开放性骨盆骨折病死率可达30%~50%。有研究表明，当脱位纠正后，血流动力学不稳定状态就会得到改善。因此急诊处置时要兼顾全身因素和局部因素，一方面要积极的抗休克治疗，通过输血、补液（平衡盐），补充血容量，维持血流动力学稳定及患者生命体征；另一方面积极复位固定骨盆后环，使后环获得一定的稳定性，为二期的内固定术做准备。目前对于骨盆环存在不稳定时，前环多主张急诊使用外固定架重建前环的稳定性，但外固定架对于后环的稳定有限，有学者主张使用C型骨盆钳，通过应用AO骨盆C型钳急诊外固定后环，可使55%循环不稳定的患者转为稳定，可见 C 型骨盆钳是相当有效的外固定装置。如骶髂关节纵向脱位明显，可先卧床，先行患侧股骨髁上牵引复位，一段时间后床边摄片显示基本复位后再手术，以利于术中对位固定，如为经典的开书样损伤，可予骨盆兜带复位后再手术。对于积极抗休克治疗仍存在血流动力学不稳定者，应积极手术治疗，早期纠正脱位并固定骨盆后环。

（二）治疗策略

20 世纪 70 年代，由于技术及各方面条件限制，骶髂关节脱位多以卧床、辅助骨盆悬吊牵引、股骨髁上牵引和手法复位等传统的非手术疗法为主，由于不能有效复位和固定骨盆后环，后遗症较多。随着骨科医师对骶髂关节损伤机制认识的深入、内植物的发展以及手术技术的提高，20 世纪 80 年代以后对于骶髂关节脱位，尤其是伴有骨盆环不稳定者，多倾向于早期手术治疗尽快恢复后环的解剖关系以及稳定性，争取早期负重及开展康复锻炼。

1. 治疗目的及原则　骶髂关节是骨盆后环承载与负重的应力传导枢纽，治疗的目的就是要尽早复位关节，最大限度地恢复其连续性和稳定性，尽可能恢复患者的功能。骶髂关节治疗的原则与骨折治疗有相似的地方，即在抢救生命的前提下，积极进行复位、固定、功能锻炼，同时减少并发症的发生。其手术治疗总体要把握 3 个环节：①确定解剖标志，早期复位，恢复解剖关系；②固定牢靠性的把握，重建骨盆环的稳定性；③避免损伤神经和血管。

2. 手术技术

（1）**手术入路**：对于涉及骶髂关节损伤的手术治疗，总体可以分为前方入路和后方入路两种。目前对于入路的选择，仍存在很多争论；笔者及其团队对前方入路和后方入路进行了归纳总结，具体见表 3-13-1。在临床实际工作中，到底选择何种入路，还需结合患者脱位的情况、伴随骨折的情况、软组织情况、其他部位损伤情况等进行综合衡量，如当存在俯卧位禁忌时（合并头面部损伤、开放性腹部损伤、前方已行外固定架固定），应选择前方入路。近年来，国外有学者通过在尸体标本上对前方入路与后方入路可以暴露的范围及解剖标志进行了研究，他们发现前方入路和后方入路均可复位固定骶髂关节，对于超过前方髂腰韧带 2.5 cm 的外侧部分骨折，倾向于选择前方入路，其他靠近内侧的骨折，倾向于选择后方入路。

表 3-13-1　前方入路与后方入路的比较

项　目	前方入路	后方入路
切口	由髂嵴后部至髂前上棘上方做一长切口；若需进一步显露，可将切口沿髂股切口或 Smith-Petersen 切口扩展	经髂后上棘内侧或外侧在臀大肌肌腹做纵行切口
优点	①利于直视下复位骶髂关节 ②可以直视下清楚地看到和保护毗邻的神经血管，最大限度地减少了医源性损伤 ③可以显露骨盆环前方结构，更便于处理伴有耻骨骨折以及耻骨联合分离 ④操作相对简单、技术条件要求不高、便于开展 ⑤减少了术中透视	①使用骶髂关节拉力螺钉或接骨板可获得可靠固定 ②创伤小，相对较为安全 ③利于处理合并的骶骨骨折
缺点	①固定强度不如后路骶髂关节拉力螺钉 ②创伤大，术中出血多 ③有损伤 L5 神经根及股外侧皮神经的风险	①复位不如前路，常需触摸坐骨大切迹来证实是否获得解剖复位 ②需反复透视，螺钉有置入骶孔风险，易损伤神经 ③容易并发切口并发症，文献报道为 0~25%
相对适应证	常用于伴有前环损伤（如耻骨联合分离或耻骨骨折）或髂骨翼骨折的患者	常用于合并骶骨骨折或部分髂骨骨折、髋臼骨折的患者

1）前方入路：操作过程具体见"第六篇　骨盆手术学"相关内容。以髂前上棘为中心，做长约 10 cm 切口，自其下方向上延伸至髂嵴；沿腹部肌肉群与髋部肌肉群之间的间隙分离，剥离部分腹部肌肉群在髂嵴的起点，显露髂窝内的髂肌，劈开髂肌，显露骶髂关节，明确骶髂关节内侧的 L5 神经根，使用 Hohmann 拉钩在骶髂关节内侧保护 L5 神经根，然后进行复位固定。采用前方入路可以直视骶髂关节的前部区域，利于直视下复位并妥善保护神经及毗邻结构。

2）后方入路：操作过程具体见"第六篇　骨盆手术学"相关内容。沿髂后上棘外侧 1 横指处，从上方 2 横指处开始，做长约 10 cm 纵行直切口，分离皮下组织至臀大肌的肌筋膜，沿筋膜向内侧进行分离直至内侧缘，尽量保留肌筋膜的完整，充分显露臀大肌，触及骶骨的外侧缘，明确骶棘韧带及骶结节韧带，在骶骨的前表面明确梨状肌后缘及起点，然后使用拉钩充分显露骶髂关节。采用后方入路时，常需触摸坐骨大切迹来证实复位情况，但便于使用骶髂关节拉力螺钉或接骨板来获取牢固固定。

（2）内固定器械：目前固定骶髂关节脱位常用的器械有前路钢板、骶骨棒、骶髂关节后路拉力螺钉、后路 LCP 等，前者属于前路固定技术，后三者属于后路固定技术。也有使用髂骨螺钉联合椎弓根螺钉治疗骶髂关节脱位的报道。目前临床上使用较多的仍是前路钢板和后路骶髂关节拉力螺钉，由于骶骨棒内固定效果最差，目前在临床上已基本被淘汰。Yinger 等对骨盆后环固定强度的生物力学试验发现，对于骶髂关节脱位，2 枚骶髂关节拉力螺钉固定强度最佳，其次是前路 2 块动力加压钢板（DCP），如因软组织条件所限，无法采取前路进行复位固定时，后路的门型钢板辅助 1 枚骶髂关节拉力螺钉也可取得较好得疗效。后路骶髂关节松质骨拉力螺钉的优点是固定效果较好、创伤小、术中出血少、手术时间短、操作相对简单、术后恢复快、生物力学强度满意，但其对手术技术要求较高，不易掌握，而且采用

该治疗方法首先要对骨盆进行较准确的复位，否则置入螺钉时的进针点以及方向就有可能出现偏差，甚至导致内固定失败和造成马尾神经、骶神经损伤等严重并发症。近年来随着内植物的发展，后路锁定加压钢板（LCP）已应用于临床，并取得了可观的固定效果。

（3）切开复位内固定：由于造成骶髂关节脱位的应力较大，在脱位的同时常伴有骨盆其他部位的骨折，骨盆环的稳定性遭到破坏，因此通常需切开复位内固定来进行治疗，在纠正脱位的同时常需要在生物力学方面提供坚强可靠的固定后环的方式。目前骶髂关节脱位手术内固定方法采用较多的有：①经前路采用 2~3 孔重建钢板或四孔方形钢板前方固定；②后路采用拉力骨螺钉固定；③后路采用骶骨棒将损伤侧骨盆与对侧骨盆固定；④后路采用 LCP 进行固定。

1）前脱位固定技术：对于骶髂关节前脱位的患者，手术治疗是最好的方式，其手术方式主要为前方入路骶髂关节前路钢板固定术；若合并对侧骶髂关节损伤，则还需要进行后路固定，包括经髂骨钢板、骶髂螺钉、腰盆固定等方式。对于这种损伤，通常经前路进行复位内固定，一方面可以减少对后部软组织的破坏；另一方面有利于经一个切口处理耻骨骨折以及耻骨联合分离、部分髂骨骨折。一般选择髂窝入路，逐层显露，暴露出骶髂关节后进行复位内固定，注意保护 L5 神经根；同时对于合并前环的损伤，一般先固定前环后再复位固定后环，通常采用 2 块前路加压钢板进行固定，需要跨越骶髂关节进行固定，以增强其固定强度。北京积水潭医院王满宜教授团队采用前方髂窝入路双钢板固定骶髂关节完全前脱位患者 6 例（图 3-13-3），术后患者恢复良好，他们建议对于前脱位，采用前方入路可以更好地进行复位和固定。

2）后脱位固定技术：对于骶髂关节后脱位患者，在确保前环稳定的前提下，通常采用后路进行复位固定。通过后入路显露骶髂关节，确保复位的前提下通常使用 2 枚骶髂关节拉力螺钉进行

固定，其复位操作相对不如前路便利，常需触摸坐骨大切迹了解复位情况，但使用拉力螺钉固定更可靠，同时后路有损伤马尾及骶神经的风险，对技术要求较高，术中需要反复透视明确螺钉的位置和方向，且透视时目前还没有太好的办法解决"骶翼盲区"的问题。因此，随着计算机导航技术的广泛运用，置钉的准确性和精确性得到了很大的提高，大大降低了置钉的风险和实现了手术的微创化。Osterhoff 等学者在 S1 和 S2 位置经皮使用骶髂关节拉力螺钉固定骨盆后环的损伤 21 例，他们发现使用标准的 C 型臂透视可以安全可靠地置钉（图 3-13-4），并且大大降低了术中继发性出血的风险。笔者团队在研究后路解剖关系的基础上自主研发了骶髂关节 LCP，目前已应用于临床，于双侧骶髂关节处切小口，逐层剥离，于

双侧骶髂关节处建立贯通的皮下隧道，将 LCP 进行预弯以适应后部的解剖关系，然后在双侧骶髂部置入数枚螺钉进行固定，减少了血管和神经损伤的风险，取得了满意的固定效果（图 3-13-5）。

3）脱位伴骶骨骨折：对于伴有骶骨骨折的骶髂关节脱位，骨盆后环稳定性破坏，目前多主张切开复位内固定进行治疗。通常采取后方入路，术前明确骶骨骨折的位置、大小以及累及情况，决定是否需要进行复位固定；如骶骨骨折不需要处理，则复位骶髂关节后进行固定；若骶骨骨折需要进行复位固定，则视骨折与脱位情况决定是先复位骨折还是复位骶髂关节，固定时要兼顾骨折和骶髂关节，骶骨骨折一般采取钢板进行固定，骶髂关节脱位可采取拉力螺钉或者后路 LCP 进行固定等。有学者使用骶髂螺钉与前路

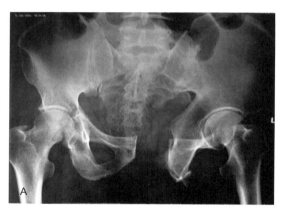
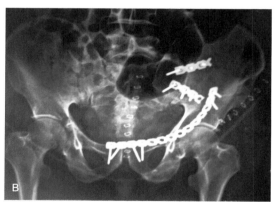

图 3-13-3　前入路双钢板固定骶髂关节前脱位
A. 术前 X 线片；B. 术后 X 线片

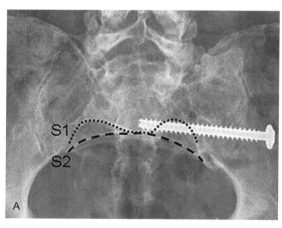
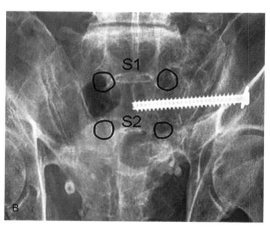

图 3-13-4　螺钉精确置入 S2
A. 入口位，注意 S2 的前缘；B. 出口位，注意椎间孔和椎间盘（图片引自参考文献 [13]）

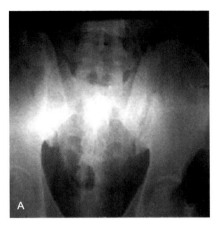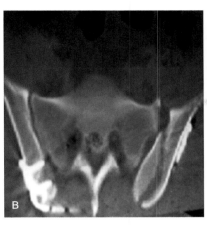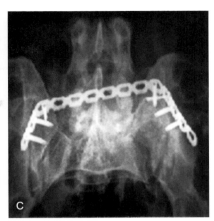

图 3-13-5　后路 LCP 的应用
A. 术前 X 线片；B. 术前 CT 平扫；C. 术后 X 线片

重建钢板联合固定伴有骶骨骨折的骶髂关节脱位 15 例，其中骶骨骨折采用前路重建钢板进行固定，脱位使用拉力螺钉进行固定，术后取得了满意的疗效。

4）新月形骨折伴骶髂关节脱位：髂骨新月形骨折治疗方式的选择要基于骨折类型和患者总体因素，包括非手术治疗、前方外固定架固定、前入路或后入路的切开复位固定和闭合复位经皮微创骶髂螺钉固定等。而内固定治疗是最稳固的方式，具有明显的优势，可以采取前方入路钢板固定，也可采取后方入路进行固定。目前临床上应用较多的还是后入路，通过后入路，可以通过多种方式对脱位的骶髂关节进行复位固定。Cüneyt 等应用一种髂骨板间螺钉联合 S1 椎弓根螺钉固定方式，治疗骶髂关节脱位，取得了满意效果。Dietmar 等描述了应用经皮微创技术置入 1 块门型钢板，对骶髂关节进行复位和固定，同样取得了不错的效果。Dienstknecht 等则应用经髂骨的微创经皮钉棒系统，可以复位固定骶髂关节，同时他们认为该固定方式与其他相比，具有同样的疗效。无论应用何种固定方式，后入路都应该作为一种治疗髂骨新月形骨折伴骶髂关节脱位的重要手段。Day 等团队认为，根据他们的分型，Ⅰ型采取前方髂腹股沟入路，在外侧窗可以暴露骶髂关节和新月形骨块，然后使用钢板进行固定，如图 3-13-6 所示；Ⅱ型采取后方入路，使用断端加压螺钉以及钢板进行固定，如图 3-13-7 所示；Ⅲ型可以采取闭合复位经皮骶髂关节拉力螺钉进行固定，如图 3-13-8 所示。

近年来随着微创技术的发展，国内有学者使用微创螺钉固定的方法来治疗新月形骨折伴骶髂关节脱位，他们单独使用拉力螺钉治疗了 117 例患者，其中闭合复位固定 73 例。根据 DAY 分型，在不同的方向置入螺钉（图 3-13-9），其中 DAY Ⅰ 型置入数枚螺钉固定新月形骨块，置入的方向与髂骨骨折线垂直（图 3-13-10）；DAY Ⅱ 型置入数枚螺钉交锁固定，一部分垂直于髂骨骨折线置入固定新月形骨块，另一部分固定骶髂关节（图 3-13-11）；DAY Ⅲ 型置入数枚拉力螺钉，主要固定骶髂关节（图 3-13-12）。

（三）康复锻炼

骶髂关节脱位经手术治疗后，术后应指导患者开展康复锻炼，遵循循序渐进的原则，并定期随访观察。其总体康复过程与骨盆及髋臼骨折相似，按照早期、中期、晚期的康复步骤开展，一方面要注意肌力的锻炼，另一方面要重视关节活动度的锻炼。至于何时可以负重下地，应根据患者的伤情及固定强度进行随访观察，根据拍片复查结果及康复情况来决定。具体康复流程及做法详见"第三篇　骨盆创伤"骨盆与髋臼骨折相关内容。

第十三章

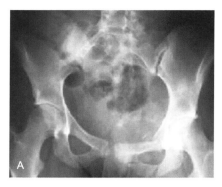
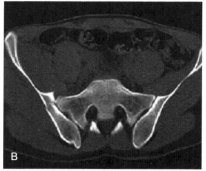
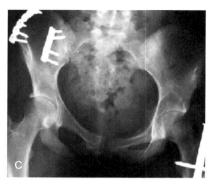

图 3-13-6 DAY Ⅰ型内固定治疗

A. 术前 X 线片；B. 术前 CT 平扫；C. 术后 X 线片（图片引自参考文献 [19]）

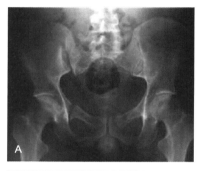
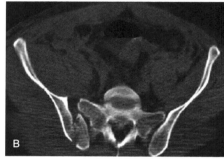
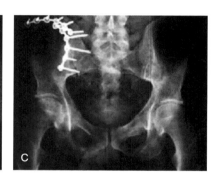

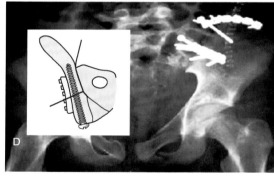

图 3-13-7 DAY Ⅱ型内固定治疗

A. 术前 X 线片；B. 术前 CT；C. 术后 X 线片；D. 断端加压、中和钢板固定示意图（图片引自参考文献 [19]）

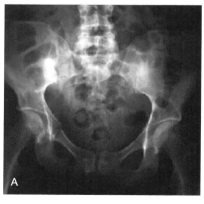
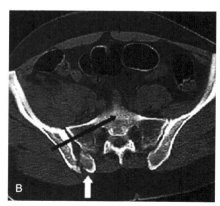
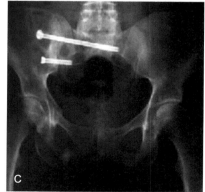

图 3-13-8 DAY Ⅲ型内固定治疗

A. 术前 X 线片；B. 术前 CT 平扫及置钉方向；C. 术后 X 线片（图片引自参考文献 [19]）

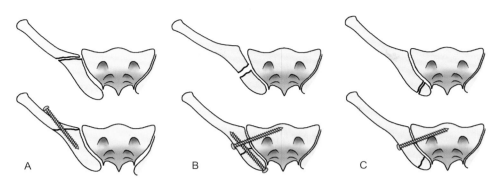

图 3-13-9　3 种不同的 DAY 分型及螺钉固定示意图

A. Ⅰ型，骨折线位于骶髂关节上 1/3，螺钉置入方向与髂骨骨折线垂直；B. Ⅱ型，骨折线位于骶髂关节中 1/3，螺钉垂直于骨折线置入固定新月形骨块，同时使用螺钉固定骶髂关节；C. Ⅲ型，骨折线位于骶髂关节下 1/3，螺钉主要固定骶髂关节

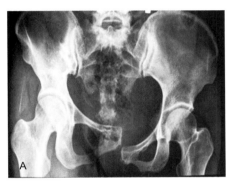
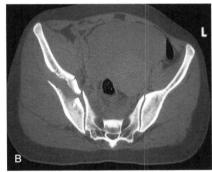
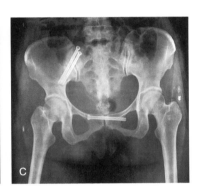

图 3-13-10　DAY Ⅰ型拉力螺钉固定

A. 术前 X 线片；B. 术前 CT；C. 术后 X 线片（图片引自参考文献 [20]）

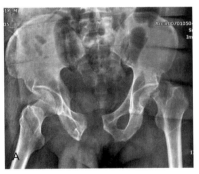
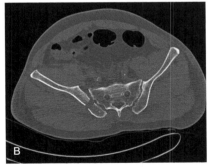
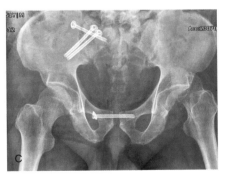

图 3-13-11　DAY Ⅱ型拉力螺钉固定

A. 术前 X 线片；B. 术前 CT；C. 术后 X 线片（图片引自参考文献 [20]）

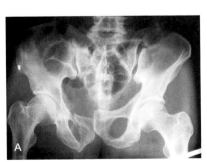
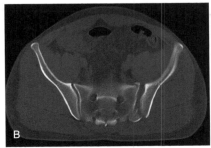
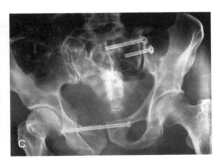

图 3-13-12　DAY Ⅲ型拉力螺钉固定

A. 术前 X 线片；B. 术前 CT；C. 术后 X 线片（图片引自参考文献 [20]）

第十三章

第二节　髋关节脱位

一、概述

　　髋关节脱位指各种原因导致股骨头自髋臼内脱出。由于正常的髋关节为杵臼关节，髋臼位置深在且有强大的关节囊包裹，稳定性较高，发生脱位的概率较低。一旦发生脱位，通常是高能量创伤的结果，如机动车交通事故或高坠伤等，是一种严重的、致残率较高的创伤，且常伴有其他部位肌肉骨骼系统的损伤。近年来随着经济的发展，轿车及机动车普遍走入百姓家庭，其发病率有增高的趋势，据国外文献报道其发病率占所有关节脱位的 2%~5%，可见髋关节脱位已逐渐成为一种常见的严重创伤。

　　创伤性髋关节脱位是高能量创伤机制所致，常伴有其他脏器或骨盆的损伤，有导致出血或休克的风险，属于骨科急症，因此应严格按照诊疗流程进行处理，如图 3-13-13 所示，否则容易诱发创伤性休克或增加股骨头坏死的风险。因此对于诊断创伤性髋关节脱位的患者，我们的处理原则是：在保证生命体征平稳的前提下，尽早完成关节复位。只要能早期纠正脱位，一般可获得较好的疗效，有文献报道 6 小时内完成复位的其股骨头缺血性坏死的风险达 5%，超过 6 小时复位的其坏死风险高达 50%。

　　此外，创伤性髋关节脱位常合并髋臼后壁、股骨颈或股骨头骨折，有时还伴有膝部及脊柱的合并损伤，可改变脱位后的典型体征。即使复位后，关节内残留的碎骨片也容易漏诊，导致创伤性关节炎甚至髋关节活动受限等严重并发症，因此处置时还要兼顾合并伤的处理，最大限度地避免并发症的发生。

　　髋关节脱位常分为前脱位、后脱位、中心性脱位，以后脱位最常见，占髋关节脱位总发病率的 90% 以上。其中中心性脱位将依据其主要损伤类型在髋臼骨折章节讨论，本节将重点阐述后脱位、前脱位以及脱位合并股骨头或髋臼骨折。

二、髋关节后脱位

　　急性髋关节脱位大多为髋关节后脱位，此时脱出的股骨头常位于髂坐线（Nelaton）的后方，近年来随着车祸等高能量损伤的增多，其逐渐变成骨科常见的一种急症。

（一）损伤机制
　　创伤性髋关节后脱位为高能量损伤机制，根据暴力的大小及作用的方向，常表现为单纯的脱位以及脱位伴股骨头、髋臼、股骨颈骨折等。最常见的损伤机制是当髋关节及膝关节处于屈曲位时，外力作用于膝部，再经股骨干到达髋部。如车辆在行驶过程中与对面车辆或建筑物迎面相撞，身体在屈髋、屈膝状态下因惯性前移，使膝部撞在汽车仪表板上，来自前方的巨大冲击力瞬间经膝部和股骨干上传，在身体来不及做出调整的情况下导致髋关节后脱位或骨折脱位。另一种损伤机制是外力由后向前作用于骨盆，使股骨头相对后移而脱出，如弯腰时被重物撞击腰部及骨盆。

（二）分型
　　根据脱位以及伴随骨折的情况，临床上以

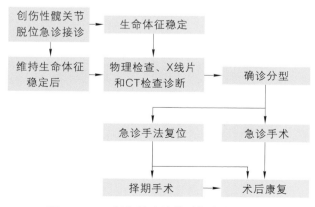

图 3-13-13　创伤性髋关节脱位治疗流程图

（流程图文字：创伤性髋关节脱位急诊接诊 → 生命体征稳定；维持生命体征稳定后 → 物理检查、X线片和CT检查诊断 → 确诊分型；急诊手法复位、急诊手术 → 择期手术 → 术后康复）

Thompson 和 Epstein 分型使用最多，总体分为五型（表 3-13-2）。分型的目的主要是利于判断复位后髋关节的稳定性，一般 Ⅲ 型以上的骨折脱位在复位后仍存在髋关节的不稳定，复位后需行 CT 检查，进一步明确骨折的情况，指导是否需要切开复位内固定治疗。

（三）诊断

症状典型的患者有明确的外伤史，如车祸、塌方或高处坠落等，伤后患肢即不能活动，髋关节功能完全丧失，呈短缩、屈曲、内收、内旋畸形，可触及大转子上移及臀后部突出的股骨头，被动活动时出现明显的剧痛，拍摄 X 线片检查时可见股骨头位于髋臼的外上方（图 3-13-14），此时应注意观察是否合并有骨折。

当髋关节后脱位合并有股骨头骨折，股骨头常嵌顿于髋臼后缘，典型的畸形未必出现，尤其是合并同侧股骨干骨折及膝关节损伤时，常因临床表

表 3-13-2　髋关节后脱位的分型

分　型	分型标准
Ⅰ 型	单纯的髋关节脱位或伴有髋臼后壁的小骨折块
Ⅱ 型	脱位伴有髋臼后壁的大块骨折
Ⅲ 型	脱位伴有髋臼后壁的粉碎性骨折
Ⅳ 型	脱位伴髋臼及股骨颈骨折
Ⅴ 型	脱位伴股骨头骨折

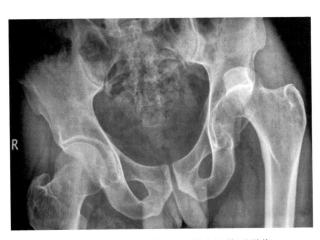

图 3-13-14　X 线片提示左侧髋关节后脱位

现不典型而容易漏诊，因此临床上膝关节损伤及股骨干骨折应注意排除同侧髋关节脱位的情况。

当怀疑髋关节脱位时，首先应常规行 X 线检查，拍摄骨盆平片及患侧髋关节正侧位片（注意拍摄骨盆轻度前倾的侧位，方法为取患侧卧位，身体前倾 15°，排除健侧髋臼的干扰），明确是否存在脱位以及合并有骨折。近年来随着影像学技术的发展，多位学者认为应常规拍摄双侧髋关节 CT 检查，进一步了解脱位情况，是否合并骨折、骨折累及的部位及范围。总之，X 线及 CT 在早期诊断上具有重要的意义，体现在以下 4 个方面：①证实诊断，评估脱位的类型，确认相关的损伤，尤其是髋臼骨折和股骨头骨折；②评估闭合复位的可行性，是否有切开复位的指征；③在 X 线片指导下进行外科复位；④对预后进行判断。

当明确髋关节后脱位的诊断时还应注意排除合并伤的情况，如坐骨神经损伤、股骨头骨折、同侧股骨干骨折及膝关节韧带损伤，据报道髋关节后脱位合并坐骨神经损伤的病例占 10%~14%。因此，急诊检查时应注意排除上述合并伤的可能。

（四）治疗

对于髋关后脱位，应在严格诊疗流程的基础上，争取早期纠正脱位。根据不同的分型，分别采取闭合复位和开放复位的方式进行处理。

1. **闭合复位**　对于闭合复位，近年来文献强调：①麻醉下复位可以进一步减少损伤，且多主张全麻，待全身肌肉松弛后进行复位，一方面利于复位且损伤更小；另一方面对股骨头的血运影响更小；②争取在 12 小时内纠正脱位，可以明显降低并发症的发生率。

对于 Ⅰ 型后脱位的治疗，以急诊闭合复位为主；对于 Ⅱ ~ Ⅳ 型的后脱位，多数学者同意在急诊闭合情况下进行复位，但强调只在麻醉下试行一次，切忌反复尝试复位，避免造成股骨头的进一步损伤；对于 Ⅴ 型后脱位，多数学者主张一期进行切开复位内固定（ORIF）。

闭合复位的方法较多，目前临床上仍以 Allis

法、Stimson 法、Bigelow 法为主。应注意损伤时间越久，复位越困难。

（1）Allis 法：如图 3-13-15 所示。患者仰卧于地上垫子或低床上，一助手将患者骨盆固定，术者骑跨在腿上用双手抱起胫骨上端使膝髋各屈曲 90°，牵引、外旋伸直下肢，在牵引外旋过程中可听到清脆的响声，说明股骨头已复位，患肢畸形消失，髋关节可做各向活动。

（2）Stimson 法：如图 3-13-16 所示。患者上半身俯卧于检查床或书桌一端，髋关节挂在床外或桌外，使膝关节、髋关节各自屈曲 90°，一助手通过下压骶骨或者抬伸健肢而固定骨盆，术者一手握持患肢足踝部并轻度旋转股骨，另一手用力下压小腿近端后部而复位。对于合并其他脏器疾病者，一般不主张采用此方法。

（3）Bigelow 法：如图 3-13-17 所示。患者仰卧位，助手双手按压患者双侧髂前上棘固定骨盆，术者面对患者一手握患肢足踝部，另一前臂套在腘窝处使膝及髋关节各屈曲 90°，先沿大腿纵轴方向持续牵引，同时将患髋内收、内旋和屈曲，然后继续牵引下使髋外展、外旋、伸直，即可将股骨头送入髋臼内。这个动作若是左髋关节脱位如像做一个"?"，右侧复位正好是一个反"?"，股骨头纳入髋臼可听到或感到弹响。此法复位时应注意内收、内旋时应循序渐进，持续牵引下适度用力，切忌暴

力，否则容易并发股骨颈及股骨头骨折。

以上三种方法在临床上常用且简便，复位后均需拍 X 线片（必要时 CT）证实，并检查髋关

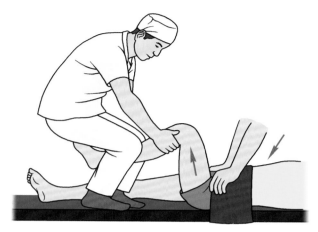

图 3-13-15　Allis 法手法复位髋关节后脱位

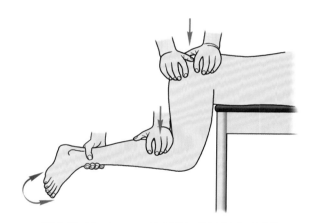

图 3-13-16　Stimson 法手法复位髋关节后脱位

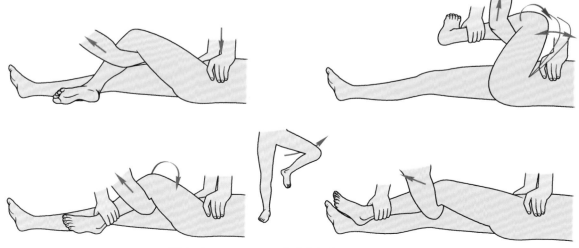

图 3-13-17　Bigelow 法手法复位髋关节后脱位

节的外旋和内收运动，确认其复位情况及稳定性。复位患肢进行皮肤牵引固定 3 周，髋关节放置在功能位上外展 30°、屈曲 15°，利于关节囊的恢复并避免再次脱位的发生。目前就开始负重的时间还存在一定的争议，我们多主张牵引期间鼓励患者开展踝关节的屈伸和股四头肌收缩锻炼，待固定、牵引去除后逐步扶拐下地行走，逐步练习膝关节、髋关节屈曲幅度直至恢复正常。

2. 切开复位

（1）手术指征：目前对于一期进行切开复位内固定（ORIF）指征的把握在学术界还存在一定的争议。Epstein 认为一期 ORIF 明显好于闭合复位、先闭合整复再 ORIF 者及延期复位者，且闭合复位再 ORIF 者优于单纯闭合复位者，因此他建议Ⅱ～Ⅳ后脱位者应一期 ORIF 处理，其理由是：①大多数Ⅱ～Ⅳ后脱位者关节腔内存在碎骨片或软骨骨折，切开复位可以去除碎骨片；②对于合并髋臼后壁较大骨块的患者，通过 ORIF 可以重建关节的稳定性；③直视下可以确保早期精确复位，降低创伤性关节炎、股骨头坏死等并发症的发生率。

我们认为，对于以下几种情况，应进行一期 ORIF：①单纯的后脱位，麻醉下闭合复位失败，估计有软组织嵌入者；②合并有坐骨神经或大血管损伤，需同时手术探查者；③髋臼骨折块阻碍复位或复位后骨块有分离及髋关节不稳定者；④关节内有游离骨块或Ⅴ型后脱位者；⑤伴有骨盆骨折、耻骨联合分离或同侧股骨干骨折使复位困难者；⑥开放性脱位或陈旧性脱位经牵引后手术复位失败者。

（2）手术技术：尽管有学者认为髋关节前方入路并不增加股骨头坏死的风险，但我们通常选择髋关节后方入路，即 Kocher-Langenbeck 入路，主要原因是后脱位的损伤主要集中在后侧，一方面避免进一步损伤软组织及血运，另一方面也利于Ⅱ～Ⅳ型脱位髋臼后壁骨折的复位和固定。通过切断近端部分外旋肌群进入，注意暴露并保护坐骨神经。手术中应强调彻底清除关节腔内骨块，

精确复位股骨头及髋臼骨折块，尽可能的保护周围软组织。针对骨折累及的部位和大小，采用空心钉或钢板进行固定，术后根据关节稳定情况适时开展康复锻炼，一般术后 4~6 周左右逐步负重。

同时，术中应遵循以下原则来保护股骨头残留的血运：①保留股方肌的完整性，避免损伤旋股内侧动脉的终末支；②保留附着于股骨颈的髋关节囊，避免干扰滑膜下支持带血管；③在切断梨状肌和闭孔内肌时，适当保留其进入梨状窝附着部的组织；④直接向髋臼缘纵向切开关节囊后方撕裂处，然后扩大切口，根据复位需要进行扩大，松解髋臼缘关节囊，术中注意清除血肿、撕裂的盂唇及骨、软骨碎片；⑤术者用手指触及并保护坐骨神经，用拇指和另一只手引导股骨头还纳髋臼内。同时，助手在屈髋屈膝 90° 下做纵向牵引，然后缝合闭孔内肌和梨状肌至其附着部，或将两者直接缝在臀中肌腱后缘，避免缝扎后关节囊的血管。

三、髋关节前脱位

创伤性髋关节前脱位是一种较少见的髋部损伤，仅占髋关节脱位的 10.53%，此时脱出的股骨头常位于 Nelaton 线的前方。

（一）损伤机制

前脱位的原因以外力杠杆作用为主，当股骨暴力下患髋外展、外旋，如高处坠落或足球运动员捕捉足球，大转子顶端或股骨颈以髋臼上缘为支点，加之患肢外旋，迫使股骨头由关节囊前下方薄弱区脱出，髋关节囊前下方撕裂，髂股韧带一般保持完整。此时若髋关节屈曲较大，则脱位常位于闭孔或会阴处，若屈曲较小，易脱位于耻骨上、下支平面，偶尔能引起股动静脉循环障碍或伤及股神经。

（二）分类

目前临床上对于前脱位的分类还是以 1973 年

Epstein 的分类为主，根据股骨头脱出后的位置分为高位型和低位型，具体见表 3-13-3 所示。

（三）诊断

典型的患者有明确的外伤史，如车祸或高处坠落等，伤后患肢即不能活动，髋关节活动明显受限，患肢常处于外展、外旋及轻度屈曲位，如图 3-13-18 所示，有时较健侧肢体稍长。拍摄 X 线片检查时可见股骨头常位于髋关节的前下方，如图 3-13-19 所示。应强调常规髋关节 CT 检查的重要性，CT 检查可以发现关节内接近 2 mm 的骨块，通过 CT 检查可以了解脱位伴随骨折的情况，有助于复位后稳定性的判断，进一步指导治疗；

MRI 检查可以帮助判断关节唇的完整性以及股骨头的血运。诊断明确后，还要注意是否合并血管神经损伤等伴随损伤。

（四）治疗

首先要强调早期诊断与急诊复位的重要性。我们推荐在全麻下试行闭合复位，但复位的次数应限定在 2 次以内，否则会加重软组织损伤而影响愈合。复位的方法与后脱位大致相同，主要采取 Allis 法、Stimson 法、Bigelow 法进行复位，具体复位步骤详见后脱位的处理，在此不予一一赘述，但应注意前脱位呈现的畸形与后脱位基本相反，闭合复位的基本原理都是在患肢持续牵引下纠正畸形，将股骨头还纳至关节腔内，因此复位时肢体旋转的方向应注意与后脱位进行区别。

复位后均应拍 X 线片检查证实复位情况，复位成功后应行 3~4 周皮牵引，并保持患肢于内收、内旋、伸直位。注意复位后行 CT 检查的必要性，有助于发现复位前的无移位骨块或复位后关节内较小的骨块。如果在麻醉下两次以上闭合复位失败，应分析失败的原因，同时急诊行切开复位。一般采取前方入路，即 Smith-Petersen 入路，若合并有移位的股骨颈骨折，可直接行切开复位内固定。若合并股骨头骨折，多主张一期前方入路进行 ORIF，纠正脱位，同时处理骨折，降低并发症的发生率。

表 3-13-3　髋关节前脱位的 Epstein 分类

分　类	标　　准
Ⅰ 型	高位型（耻骨型）
Ⅰ A 型	单纯前脱位于耻骨横支
Ⅰ B 型	前脱位伴有股骨头、颈骨折
Ⅰ C 型	前脱位伴有髋臼骨折
Ⅱ 型	低位型（闭孔型）
Ⅱ A 型	单纯前脱位于闭孔或会阴部
Ⅱ B 型	前脱位伴有股骨头骨折
Ⅱ C 型	前脱位伴有髋臼骨折

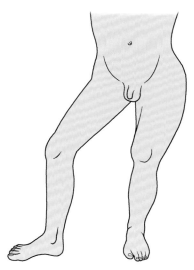

图 3-13-18　髋关节前脱位的典型体征

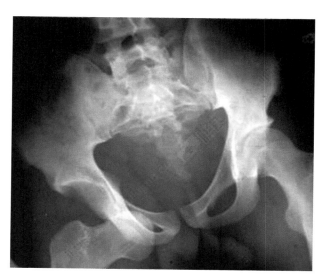

图 3-13-19　X 线片提示髋关节前脱位（闭孔型）

四、髋关节脱位合并股骨头骨折

髋关节脱位合并股骨头骨折是一种少见而严重的损伤。在 1869 年，Birkett 首次报道了此类损伤，由于病例数少，分类不统一，加之部分临床医师对此类损伤了解不够全面，容易漏诊及误诊，其治疗对大多数骨科医师而言仍是一个挑战。对于这种损伤，以后脱位合并股骨头骨折多见，Brumback 等在 1986 年报道在创伤性髋关节后脱位中约 7% 伴发股骨头骨折，而 Giannoudis 等在 2009 年报道股骨头骨折占髋关节后脱位的比例约 11.7%，可见近年来随着国民经济的发展，车祸等意外伤发生率的增加，其发病率也不断增加。

（一）损伤机制

髋关节脱位合并股骨头骨折是高能量损伤引起，其机制与髋关节后脱位的发生机制相似，即暴力沿股骨干长轴传导，股骨头向后上方移位，此时：屈髋 90° 造成髋关节后脱位；屈髋 60°，坚硬的髋臼后缘对股骨头产生剪式应力，造成骨折脱位。大多由于车辆在行驶过程中与对面物体迎面相撞、车内人员未系安全带、身体在屈髋屈膝状态下因惯性前移，而使膝部顶撞在汽车仪表板上，来自前方的巨大冲击力瞬间经由膝部和股骨干上传，在身体来不及做出调整的情况下导致髋关节后脱位或股骨头骨折脱位（图 3-13-20）。因

此，髋关节后脱位伴发股骨头或髋臼骨折又称为"仪表盘损伤"。此外，创伤性髋关节后脱位伴发股骨头骨折也可见于高处坠落伤及运动损伤等。

（二）分型

创伤性髋关节脱位合并股骨头骨折的分型较多，一直存在争议，如 Brumback AO 分型、Thompson-Epstein 分型、Steward-Milford 分型、Pipkin 分型等。目前临床上广泛接受且使用最多的仍然是 Pipkin 分型，该分型结合了损伤机制及局部解剖，将股骨头、股骨颈及髋臼作为一个整体考虑，不仅包括股骨头凹附近的骨折，还将股骨颈和髋臼一并考虑，从损伤机制出发，全面考虑了损伤发生时的相互作用，因此更符合临床实际情况，对治疗具有更强的指导意义。Pipkin 将股骨头骨折脱位分为了 4 个亚型，具体见表 3-13-4 和图 3-13-21。

表 3-13-4　股骨头骨折脱位的 Pipkin 分型

分　型	标　准
Ⅰ 型	髋关节脱位伴股骨头中央凹内下缘的骨折
Ⅱ 型	髋关节脱位伴股骨头大骨折块，骨折可累及中央凹外上缘
Ⅲ 型	Ⅰ 型或 Ⅱ 型损伤伴股骨颈骨折
Ⅳ 型	Ⅰ 型、Ⅱ 型或 Ⅲ 型损伤伴髋臼骨折

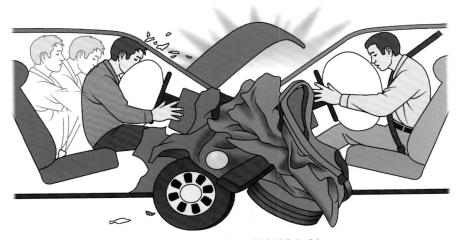

图 3-13-20　股骨头骨折脱位机制

（三）诊断

患者多有明显的外伤史，且多为交通伤。临床表现为患侧髋关节剧烈疼痛、活动明显受限，典型体征为患肢短缩、屈曲、内收、内旋畸形，有时伴有同侧肢体的损伤，如股骨干、膝关节等，体征往往不典型，且常因高能量损伤致全身大脏器损伤或伴有休克等病情，容易漏诊。因此，对于高度怀疑髋关节脱位或骨折者，强调常规 X 线和 CT 检查的重要性和必要性，一般都能对骨折或脱位做出明确的诊断（图 3-13-22）。明确诊断后，为了进一步了解骨折累及的部位及脱位情况，三维 CT 检查就很必要，可以更加明确分型，指导进一步治疗；同时还要注意查体或明确是否有合并伤。

（四）治疗

对于髋关节脱位合并股骨头骨折的治疗，总体包括闭合整复和手术治疗两种，目前对于治疗方法的选择上还存在较大的争议。Epstein 等研究表明，一期手术可以获得更好的效果，因为手法复位会对股骨颈、关节面造成进一步的损伤。而 Stewar 等研究表明，经手法复位治疗后，功能会随着时间的延长而有所改善。笔者认为髋关节脱位合并股骨头骨折会严重影响股骨头的血运，有些甚至会压迫神经，不管采取何种方法，均需要急诊处理，早期复位。我们推荐在 6 小时内完成复位，最大限度地降低股骨头坏死的风险。

1. **治疗原则**　髋关节脱位合并股骨头骨折涉及两方面的问题，一是髋关节脱位，二是股骨头骨折，因此治疗时两方面都要采取不同的方式进行处理，同时还要兼顾患侧髋关节的稳定性。笔者团队结合多年的临床经验总结，认为对于此类损伤，要把握以下原则：①髋关节脱位应立即复位，争取早期解剖复位；②涉及大的骨折块应进

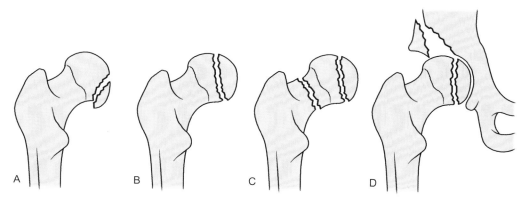

图 3-13-21　股骨头骨折脱位 Pipkin 分型简图
A. Ⅰ型；B. Ⅱ型；C. Ⅲ型；D. Ⅳ型

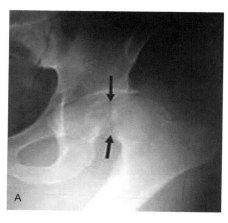

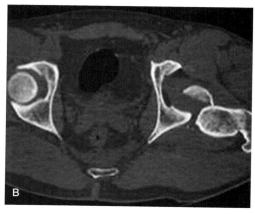

图 3-13-22　X 线 和 CT 检查提示髋关节脱位伴股骨头骨折（Pipkin Ⅱ 型）
A. X 线检查；B. CT 平扫

行坚强固定；③保持关节面的光滑，重建髋关节的稳定性；④去除较小、粉碎的关节内骨折块。

2. **手法复位** 髋关节脱位合并股骨头骨折可以尝试闭合复位，主要针对Ⅰ型和Ⅱ型。笔者推荐在麻醉（最好全麻）下可以尝试手法复位，且有资历和经验的医师完成，切忌反复尝试。同时，不恰当的手法复位容易造成进一步的损伤，如复位时施加过大的应力于股骨颈，能造成Ⅰ型或Ⅱ型骨折加重为Ⅲ型，临床上我们常采用Allis法进行复位，Stimson法因常需患者处于俯卧位，较少采用。手术复位应争取在受伤6小时内完成，延迟治疗至12小时以上，股骨头坏死的风险会增加3倍，且复位时要注意避免医源性骨折和神经损伤。一旦手术复位成功，复位后应达到以下要求：①髋关节达到解剖复位或同心圆复位；②股骨头解剖复位；③髋关节内无游离体。

手法复位后应拍摄双侧髋关节正侧位片，确定复位情况并与对侧对比。复位后与对侧X线片比较，两个关节面台阶均小于1mm表明复位良好，若关节间隙增大超过2mm，往往提示：①关节内存在游离体可能；②复位不完全；③软组织嵌入，此时应行CT检查并做切开复位的准备。复位后还要评估髋关节的稳定性，一般在适度屈曲髋关节（一般0~30°）的情况下轻微活动髋关节。我们认为，复位后对于以下情况，可以采取保守治疗：①骨折解剖复位或接近解剖复位；②骨折移位小于2mm；③关节对合良好；④关节间隙无游离骨块；⑤复位后关节稳定。采取保守治疗的患者，患肢应行股骨髁上牵引6~8周，12周内避免关节负重活动。对于关节内游离小骨块（<1cm）且影响关节活动时，后期可考虑在关节镜下予以去除。

3. **手术治疗** 对于髋关节脱位合并股骨头骨折，由于关节内碎骨块及软组织嵌入等因素影响复位，同时手法复位后仍需解决骨折的问题，故多需要采取手术治疗。

（1）手术适应证：我们认为，对于一些情况，如图3-13-23所示，需要采取手术治疗：①闭合复

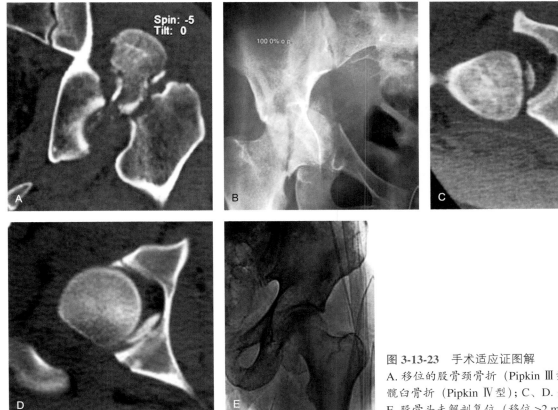

图3-13-23 手术适应证图解
A. 移位的股骨颈骨折（Pipkin Ⅲ型）；B. 移位的髋臼骨折（Pipkin Ⅳ型）；C、D. 关节内游离体；E. 股骨头未解剖复位（移位>2mm）

位失败；②有移位的股骨颈骨折；③关节对合不良；④坐骨神经进行性损伤症状；⑤股骨头骨折未解剖复位（>2 mm）；⑥髋臼骨折；⑦关节内碎骨块。

（2）手术技术

1）手术入路：首先我们要强调手术入路选择的重要性，好的手术入路可以暴露充分、利于复位与固定、对股骨头血供影响小，是提高疗效的重要因素。股骨头骨折脱位手术入路的选择一直是学术界争论的热点，目前临床上常见的入路包括前侧入路（Smith-Petersen）、后侧入路（Kocher-Langenbeck）、内侧入路（Ludloff）、外侧或前外侧入路（Watson-Jones）等，其中以前侧 Smith-Petersen 和后侧 Kocher-Langenbeck 使用最多，在此笔者将重点介绍这两种入路。

前方 Smith-Petersen 入路：手术入路的具体操作及解剖层次详见"第二十七章 骨盆手术入路"。前方 Smith-Petersen 入路比较容易显露股骨头骨折块，利于前内侧骨折块的处理，同时避免了对股骨头血供的额外损伤，其优缺点及适应证详见表 3-13-5 所示。

后方 Kocher-Langenbeck 入路：手术入路的具体操作及解剖层次详见"第二十七章 骨盆手术入路"。对于 Pipkin Ⅳ 型骨折脱位，由于前方入路很难对髋臼骨折进行处理，Epstein 甚至强调髋关节后脱位禁忌采用前方入路，此时我们推荐采用后方 K-L 入路，通过髋关节后脱位技术处理股骨头骨折。后方 K-L 入路的优缺点及相对适应证具体见表 3-13-6 所示。

GANZ 等于 2001 年介绍了一种大转子截骨术，即改良 K-L 入路或 GANZ 入路，通过大转子翻转并掀开臀中肌，从髋臼后缘至股骨颈前外侧近小转子水平呈 Z 形切开关节囊，可以充分暴露髋关节，据报道其头臼间隙可达 11 cm，可以360°接近股骨头和髋臼，相对于传统入路，显露更充分；然后使用髋关节前脱位技术可以更好地复位和固定股骨头骨块；同时该入路对股骨头血运破坏小。他们采用该方法处理了 213 例患者，术后随访 2 年以上，无股骨头坏死发生。当然该入路的缺点就是增加了异位骨化的风险，据报道高达 37%。

虽然髋关节的手术入路较多，但迄今为止没有一种很理想的暴露髋关节的入路方式，每种手术入路均有其侧重点，因此多年来髋关节手术入路的选择一直是学者们争议的热点。但尽管如此，笔者认为对于髋关节手术入路的选择，应综合衡量以下因素：①骨折及脱位的类型；②伴随损伤的位置及严重程度；③手术医师的经验及喜好。

2）内固定材料：股骨头骨折为关节内骨折，其内固定材料多为空心螺钉，且要求埋头处理，这一点学术界已基本达成共识。最初采用不锈钢材质，由于存在金属过敏、应力遮挡、骨折延迟愈合或不愈合、股骨头坏死以及早期或晚期感染等问题，目前临床上应用逐渐减少。近年来国内外文献关于可降解材料制成的各种可吸收螺钉，用于治疗股骨头骨折的报道越来越多，如 Prokop 等报道使用聚乳酸制成的可吸收螺钉治疗股骨头骨折，取得了良好的效果。内植物的选择应把握

表 3-13-5 前方 Smith-Petersen 入路

项 目	内 容
优点	①手术时间相对短、出血相对少；②不增加股骨头坏死的风险；③便于股骨头骨块的复位和固定
缺点	①异位骨化风险高；② Pipkin Ⅳ 型暴露困难
相对适应证	① Pipkin Ⅰ 或 Ⅱ 型骨折脱位；②股骨头粉碎性骨折需去除关节内游离体

表 3-13-6 后方 K-L 入路

项 目	内 容
优点	①可以较好地暴露髋臼后壁，利于处理髋臼侧骨折块；②避免了对髋关节囊前部血管的损伤；③便于空心钉处理股骨颈骨折
缺点	①对股骨头的暴露较差，不便于股骨头骨块的复位固定；②需要重新后脱位，血运破坏大，相对增加股骨头坏死的风险
相对适应证	① Pipkin Ⅲ 或 Ⅳ 型骨折脱位；②髋关节后脱位；③伴随坐骨神经损伤需手术探查者

关节内骨折治疗的原则，即解剖复位、坚强固定，同时在保证疗效的基础上尽量减轻患者医疗负担，笔者结合多年的临床经验总结，认为常用的股骨头内植物可从以下材料进行选择：① 3.5 mm 或 2.7 mm 的拉力螺钉；②埋头小骨片钉；③ Herbert 螺钉；④钛钉（利于 MRI 检查患者）；⑤可吸收螺钉。

3）手术方式：采取手术治疗髋关节脱位合并股骨头骨折时，一方面要纠正脱位；另一方面还要处理股骨头骨折。其中股骨头骨折的手术方式总体可以分为三种，即骨块切除、骨折切开复位内固定、人工关节置换。对于 Pipkin Ⅰ 型患者，

骨折块能复位固定就按固定处理（图 3-13-24），对于小的游离块可以考虑直接去除，总体优良率可达 86.7%，有学者甚至认为切除股骨头非负重区 1/3 面积无不利影响；对于 Pipkin Ⅱ 型患者，一般股骨头骨块较大，目前多主张进行切开复位空心钉内固定治疗（图 3-13-25）；对于 Pipkin Ⅲ 型患者，由于股骨头骨折合并股骨颈骨折，该型预后最差，一般选择后侧 K-L 入路对股骨头和股骨颈进行固定，但后期有股骨头坏死的风险，因此，对于年龄较大的患者，可以考虑一期行关节置换术（图 3-13-26）；对于 Pipkin Ⅳ 患者，由于常合并髋臼后壁的骨折，目前多主张进行切开复位内

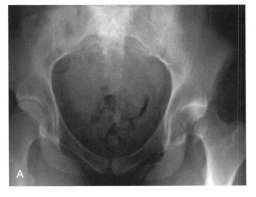
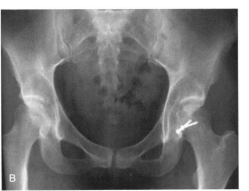

图 3-13-24　Pipkin Ⅰ 型的治疗
A. 术前 X 线片显示髋关节后脱位合并股骨头骨折，按 Pipkin 分型为 Ⅰ 型；B. 采取前方 Smith-Petersen 入路，复位髋关节，同时空心钉固定股骨头骨折块，术后 X 线片提示复位及固定良好

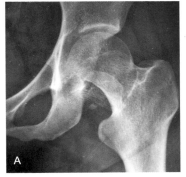
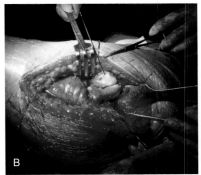
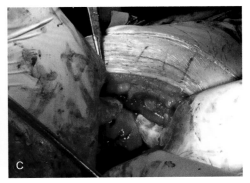
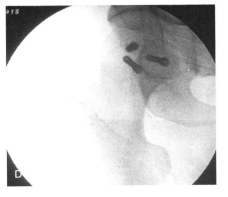

图 3-13-25　Pipkin Ⅱ 型的治疗
A. X 线片显示髋关节后脱位合并股骨头骨折，按 Pipkin 分型为 Ⅱ 型；B. 采取后方 K-L 入路；C. 术中复位及固定股骨头骨折；D. 术中透视显示髋关节已复位，股骨头骨折复位固定满意

固定治疗，通常选择后侧 K-L 入路，通过大转子截骨处理，可同时处理股骨头和髋臼后壁的骨块，对于合并髋臼前柱的骨折，可同时考虑通过髂腹股沟或 Stoppa 入路进行处理（图 3-13-27）。

五、并发症

髋关节脱位合并股骨头骨折多因车祸、高处坠落等高能量损伤所致，早期常伴有头颅、胸腹

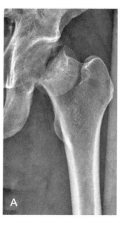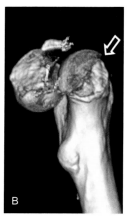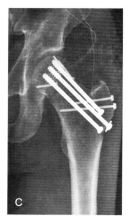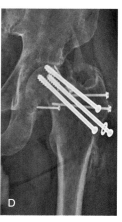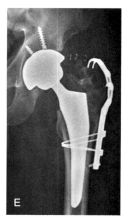

图 3-13-26　Pipkin Ⅲ 型的治疗

A、B. X 线片显示髋关节后脱位已急诊复位，合并股骨头、颈骨折，如箭头所示，按 Pipkin 分型为 Ⅲ 型；C. 后方 K-L 入路固定股骨头和股骨颈骨折后的 X 线片；D. 术后 9 个月 X 线片复查，提示股骨头坏死；E. 术后 1 年后行人工关节置换术

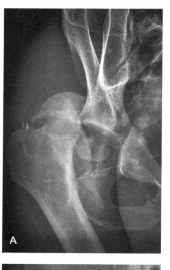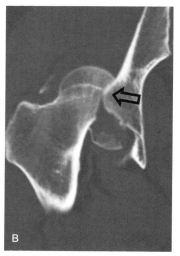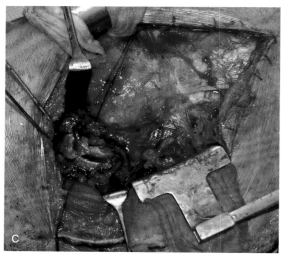

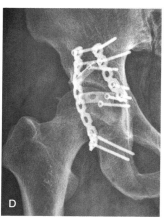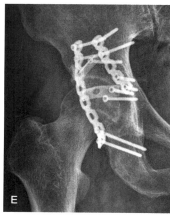

图 3-13-27　Pipkin Ⅳ 型的治疗

A、B. 术前 X 线片和冠状位 CT 提示髋关节后脱位，股骨头骨折伴髋臼骨折，为 Pipkin Ⅳ 型；C. 采取后方 K-L 入路，术中对髋臼骨折进行复位固定，股骨头小骨块予以去除；D. 术后 X 线片显示髋臼骨折固定可靠；E. 术后 9 个月复查未见股骨头坏死或创伤性关节炎征象

盆腔脏器、四肢其他部位以及血管神经损伤，晚期并发症常包括股骨头坏死、创伤性关节炎、异位骨化和血栓形成等。

1. **坐骨神经损伤** 坐骨神经损伤的发生率报道不一，总体发生率为 10%~23%。可能是脱位的股骨头向后、上方移位或髋臼骨折块挫伤所致，从而引起患侧坐骨神经麻痹，其中坐骨神经的腓总支最易受累，因此急诊就诊时要注意查体明确坐骨神经是否受累。待脱位纠正后，大部分患者麻痹症状逐渐恢复，如果髋脱位后麻痹症状没有改善，甚至进行性加重，此时应高度怀疑有骨块持续压迫神经，则需尽早手术探查，早期解除压迫。同时，髋关节脱位时可能合并股神经或闭孔神经损伤，但不多见。

2. **股骨头缺血性坏死（AVN）** AVN 是创伤性髋关节脱位的严重并发症，特别是创伤性髋关节脱位在 12 小时后复位的患者。Kolen 等的研究发现股骨头缺血性坏死的发生率在 0~24%，合并股骨头骨折的患者相对坏死率更高，采取不同的手术入路其发生率也不一致。对此，我们建议创伤性髋关节脱位的患者在半年内严格 X 线片检查，以后定期复查 X 线片，必要时做 MRI 检查。对于年龄较小且股骨头缺血性坏死处于早期（Ⅱ~Ⅳ期）患者，我们采用带血管蒂的腓骨移植和股骨截骨处理；对于晚期（Ⅴ期以上）股骨头缺血性坏死患者，我们采用全髋关节置换处理。

3. **创伤性关节炎** 此为最常见的晚期并发症，是股骨头坏死不可避免的后果，其发生与髋关节腔内的碎骨块的清理程度和关节软骨损伤的程度密切相关。据国外报道，闭合复位后创伤性髋关节炎的发生率在 40%~60%，而开放复位时其发生率为 15%~20%，并与关节腔内骨、软骨碎片密切相关。因此在处理这类损伤时，一定要注意恢复关节面的平整，力求解剖复位。对于创伤性关节炎的患者，笔者团队通常采取保守治疗，对于症状严重、生活质量明显下降且年龄在 50 岁以上者，通常采取人工全髋关节置换处理。

4. **异位骨化** 对于这类损伤，合并异位骨化的发生率各家报道不一，总体发生率为 2%~54%，多因骨折脱位后关节囊破裂出血所致。近年来发现其与手术入路的选择也有一定的关系，前方入路总体多于后方入路，其发生率为 6%~64%，其潜在的风险或许与前侧入路时将肌肉从髂骨处剥离的较广泛有关。此外大转子截骨也会增加异位骨化的发生率。

六、结语

髋关节脱位是一种严重的高能量损伤，就诊时常表现为多发伤，局部常并发股骨头及髋臼骨折，是骨科急症，晚期常合并各种并发症，近年来其发病率呈增高趋势，其治疗对于骨科医师来说存在一定的挑战性。本节从损伤机制、分类、诊断、治疗等几个方面对前脱位、后脱位、脱位伴骨折几种常见的情况进行了系统论述。总体来说，对于此类损伤，其治疗应把握以下几个关键：①早期准确的诊断；②及时的髋关节复位；③复位前后影像学评价及髋关节稳定性的判断；④术中注意保护股骨头血运；⑤手术入路的选择存在一定的争议，总体应根据骨折脱位的类型及医师的经验进行选择；⑥早期纠正脱位后，还要注意股骨头及髋臼骨折的处理，力争解剖复位、坚强固定，视手术情况去除股骨头游离小骨块；⑦根据伤情及手术情况，术后渐进指导患者开展康复锻炼，不要过早负重增加 AVN 的风险，也不能太保守，导致关节功能恢复欠佳。

（纪 方 刘培钊 周东生）

参考文献

[1] Galano G J, Vitale M A, Kessler M W, et al. The most frequent traumatic orthopaedic injuries from a national pediatric inpatient population[J]. Journal of Pediatric Orthopaedics, 2005, 25(1): 39-44.

[2] Hovmann T, Lenoir E, Morel N. Levassor posterior bridging osteosynthesis for traumatic sacroiliac joint dislocation: a report of seven case[J]. Eur J Orthop Surg Traumatol, 2008, 18: 47-53.

[3] 李明, 徐荣明, 裘邯军, 等. 不稳定骨盆损伤中骶髂关节脱位的临床解剖研究[J]. 实用骨科杂志, 2007, 13(2): 81-84.

[4] Arazi M, Kutlu A, Mutlu M, et al. The pelvic external fixation: the mid-term results of 41 patients treated with a newly designed fixator[J]. Archives of Orthopaedic and Trauma Surgery, 2000, 120(10): 584-586.

[5] 刘沂. 骨盆与髋臼骨折[M]. 上海: 上海科学技术出版社, 2004, 56.

[6] Phelps K D, Ming B W, Fox W E, et al. A quantitative exposure planning tool for surgical approaches to the sacroiliac joint[J]. Journal of Orthopaedic Trauma, 2016, 30(6): 319-324.

[7] Egol K A. Skeletal trauma: basic science, management, and reconstruction[J]. JAMA, 2010, 303(7): 673-673.

[8] Fowler T T, Bishop J A, Bellino M J. The posterior approach to pelvic ring injuries: a technique for minimizing soft tissue complications[J]. Injury, 2013, 44(12): 1780-1786.

[9] Hsu J R, Bear R R, Dickson K F. Open reduction internal fixation of displaced sacral fractures: technique and results.[J]. Orthopedics, 2010, 33(10): 730.

[10] Abumi K, Saita M, Iida T, et al. Reduction and fixation of sacroiliac joint dislocation by the combined use of S1 pedicle screws and the galveston technique[J]. Spine, 2000, 25(15): 1977-1983.

[11] Yinger K, Scalise J, Olson S A, et al. Biomechanical comparison of posterior pelvic ring fixation[J]. Journal of Orthopaedic Trauma, 2003, 17(7): 481-487.

[12] Vaccaro A R, Kim D H, Brodke D S, et al. Diagnosis and management of sacral spine fractures[J]. JBJS, 2004, 86(1): 166-175.

[13] 吴宏华, 吴新宝, 李宇能, 等. 伴有骶髂关节完全性前脱位的骨盆骨折治疗[J]. 北京大学学报: 医学版, 2015, 47(2): 276-280.

[14] Osterhoff G, Ossendorf C, Wanner G A, et al. Percutaneous iliosacral screw fixation in S1 and S2 for posterior pelvic ring injuries: technique and perioperative complications[J]. Archives of Orthopaedic and Trauma Surgery, 2011, 131(6): 809-813.

[15] 贾燕飞, 冯卫, 佟雁翔. 骶髂螺钉联合前路重建钢板治疗合并骶骨骨折的骶髂关节脱位15例分析[J]. 中国误诊学杂志, 2010, 10(6): 1456-1457.

[16] Calafi L A, Routt M L C. Posterior iliac crescent fracture-dislocation: what morphological variations are amenable to iliosacral screw fixation?[J]. Injury, 2013, 44(2): 194-198.

[17] Sar C, Kilicoglu Ö. S1 pediculoiliac screw fixation in instabilities of the sacroiliac complex: biomechanical study and report of two cases[J]. Journal of Orthopaedic Trauma, 2003, 17(4): 262-270.

[18] Krappinger D, Larndorfer R, Struve P, et al. Minimally invasive transiliac plate osteosynthesis for type C injuries of the pelvic ring: a clinical and radiological follow-up[J]. Journal of Orthopaedic Trauma, 2007, 21(9): 595-602.

[19] Dienstknecht T, Berner A, Lenich A, et al. Biomechanical analysis of a transiliac internal fixator[J]. International Orthopaedics, 2011, 35(12): 1863-1868.

[20] Day A C, Kinmont C, Bircher M D, et al. Crescent fracture-dislocation of the sacroiliac joint[J]. Bone & Joint Journal, 2007, 89(5): 651-658.

[21] Shui X, Ying X, Mao C, et al. Percutaneous screw fixation of crescent fracture-dislocation of the sacroiliac joint[J]. Orthopedics, 2015, 38(11): e976-e982.

[22] 荣国威, 王承武. 骨折[M]. 北京: 人民卫生出版社, 2004, 1326-1347.

[23] Giannoudis P V, Kontakis G, Christoforakis Z, et al. Management, complications and clinical results of femoral head fractures[J]. Injury, 2009, 40(12): 1245-1251.

[24] Asghar F A, Karunakar M A. Femoral head fractures: diagnosis, management, and complications[J]. Orthopedic Clinics of North America, 2004, 35(4): 463-472.

[25] Ganz R, Gill T J, Gautier E, et al. Surgical dislocation of the adult hip[J]. Bone & Joint Journal, 2001, 83(8): 1119-1124.

[26] Sahin V, Karakas E S, Aksu S, et al. Traumatic dislocation and fracture-dislocation of the hip: a long-term follow-up study[J]. Journal of Trauma and Acute Care Surgery, 2003, 54(3): 520-529.

[27] Prokop A, Helling H J, Hahn U, et al. Biodegradable implants for Pipkin fractures[J]. Clinical Orthopaedics and Related Research, 2005, 432: 226-233.

[28] Park K H, Kim J W, Oh C W, et al. A treatment strategy to avoid iatrogenic Pipkin type III femoral head fracture–dislocations[J]. Archives of Orthopaedic and Trauma Surgery, 2016, 136(8): 1107-1113.

[29] Goddard N J. Classification of traumatic hip dislocation[J]. Clinical Orthopaedics and Related Research, 2000, 377: 11-14.

[30] Kloen P, Siebenrock K A, Raaymakers E L F B, et al. Femoral head fractures revisited[J]. European Journal of Trauma, 2002, 28(4): 221-233.

[31] Kashiwagi N, Suzuki S, Seto Y. Arthroscopic treatment for traumatic hip dislocation with avulsion fracture of the ligamentum teres[J]. Arthroscopy: The Journal of Arthroscopic & Surgery, 2001, 17(1): 67-69.

第三篇

第四篇

骨盆骨病

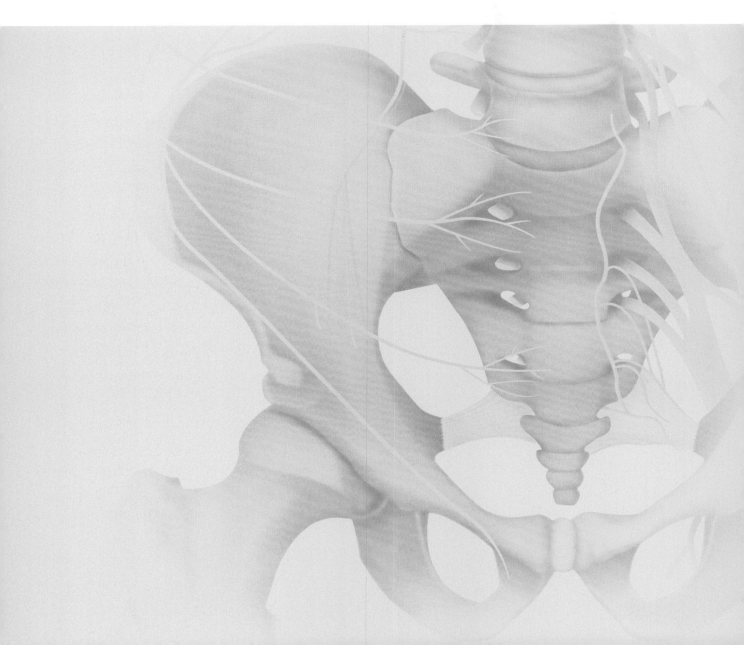

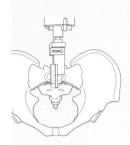

第十四章
骨盆先天性疾病

在形态形成和发育过程中，每 20 个新生儿中将有一个发生不同程度的缺陷。当然不是所有的缺陷都是具有影响功能的畸形，只有少数影响功能；其中 60% 属于错误形成（malformation），即在胚胎发展中所发生的内在紊乱；其他 40% 属于异常形成（deformation），即在妊娠后期，正常生长的胎儿组织受到子宫的压迫。错误形成起源于基因紊乱，所以不论是外观还是功能，都比较难以改正；异常形成是正常组织遭受子宫的压迫而变形，目前认为肌肉畸形多属于异常形成。当然许多畸形、疾病与遗传因素有关，即与错误形成有关，本章主要阐述发育性髋关节发育不良与先天性骶椎缺如。

第一节　发育性髋关节发育不良

发育性髋关节发育不良（developmental dysplasia of the hip，DDH）也称发育性髋关节脱位（congenital disloacation of the hip，CDH），是股骨头移位至髋臼外的常见疾患。DDH 是导致髋关节脱位的主要发病机制之一，其特点是婴儿在出生后，部分或全部股骨头脱出髋臼。病变常累及髋臼、股骨头软骨、关节囊、髋关节周围的韧带和肌肉，导致关节松弛、半脱位或全脱位。DDH 是继发成年后髋关节炎的主要因素之一。由于 CDH 多数是由髋臼发育不良继发形成，故将它们一并阐述。

一、分型

DDH 的分型主要有 3 种较常用方法。

1. Crowe 分型　此分型方法简单实用，具有较高的量化成分，可客观对比不同手术治疗的效果，目前被大多数医师及学者采用。通过在 X 线片上测量股骨头移位距离与股骨头及骨盆高度的比例将其分为 4 型。

（1）Ⅰ 型：股骨头移位占股骨头高度小于 50%，或占骨盆高度小于 10%。

（2）Ⅱ 型：股骨头移位占股骨头高度 50%~75%，或占骨盆高度小于 10%~15%。

（3）Ⅲ 型：股骨头移位占股骨头高度小于 75%~100%，或占骨盆高度小于 15%~20%。

（4）Ⅳ 型：股骨头移位超过股骨头高度的 100%，或超过骨盆高度的 20%。

2. Tonnis 分级　主要用于评估儿童的髋臼发

育不全。

（1）Ⅰ°：股骨头骨骺中心位于 Perkins 线内侧。

（2）Ⅱ°：股骨头骨骺中心位于 Perkins 线外侧，但仍位于髋臼外侧缘水平以下。

（3）Ⅲ°：股骨头骨骺中心位于髋臼外侧缘水平。

（4）Ⅳ°：股骨头骨骺中心位于髋臼外侧缘以上。

3. **Eftekhar 分类法**　Eftekhar 根据病情的发展提出了 4 阶段分类法。

（1）Ⅰ期：髋臼仅表现为轻度变长及发育不良，且存在股骨头发育畸形。

（2）Ⅱ期：表现为存在一与真臼部分重叠的假臼。

（3）Ⅲ期：表现为存在一高位、独立的假臼。

（4）Ⅳ期：股骨头向上、向后脱位，但与髂骨翼不接触。

二、发病率和影响发病的因素

（一）发病率

DDH 的发病率与地区、种族、性别等因素有关。根据全球多中心研究资料提示，DDH 的发病率随地区、种族不同而异，总体呈现欧洲白种人发病率较高，黑种人极少发病。Trevor 比较美国的有色人种和白种人，发病比例为 1:30。我国相关研究结果也表明，地区间 DDH 的发病率差异也很大其中一项针对我国 6 座城市 85 000 例新生儿的调查结果显示，DDH 的发病率为 0.091%~0.82%，平均发病率为 0.39%，其中上海市最低，成都市最高。男女比例约为 1:4.5。

（二）病因

DDH 真正的病因尚不清楚。Roper 报道指出，非洲班图人基本上不发生本症，但生活在该地区的白种人则不然，说明内在遗传因素的作用大于外在的环境因素。

1. **遗传因素**　许多学者通过大量实验研究及人口调查工作发现，DDH 患者的直系亲属或子女的发病率明显高于人群的发病率。我国学者卢瑶在进一步研究患者的家谱时发现，HOXD8 基因可能与 DDH 的发病相关联，且呈现伴性遗传特征。

2. **髋臼发育不良**　髋臼发育不良和关节囊韧带松弛是 DDH 的主要发病因素。Faber 和 Smith 认为关节囊和韧带松弛是遗传因素所致，具有先天性和原发性。而髋关节脱位是出生后由于生物力学的异常所致的结果。近年来，学者们的意见已趋于一致，认为髋臼发育不良结合关节囊、韧带松弛直接导致了 DDH 的发生。

3. **宫内位置学说**　正常妊娠 3 个月末（胚胎形成关节）到妊娠末期，胎儿的大腿呈屈曲、轻度外展位，髋关节稳定。然而当臀位产时，大腿及膝关节则完全伸直，增加了脱位的可能性。

4. **产后位置因素**　出生 24~48 小时以内的新生儿，髋关节松弛或不稳定者约占半数，60% 以上在 1 周内恢复正常。而在这一时期婴儿位置经常处于髋伸直位者，髋脱位发生率惊人地增高。有些研究者用玻璃管将周龄小鼠的后腿固定于髋膝和踝伸直位，10 周左右则发生脱位。这意味着在出生后髋关节伸直位在 DDH 的病因上是一个重要因素。

总之，种族和遗传两个方面是本病无可争辩的发病因素，表现为髋臼发育不良和韧带松弛，然而环境和机械因素对发病机制亦起重要作用。

三、病理

本病的病理变化主要发生在髋臼、股骨头、股骨颈和关节囊四部分，其他如髋部肌肉、韧带、神经、血管、脊柱和骨盆等处均可引起继发性变化。整个病理改变过程随着年龄的增长而逐渐加重，主要分为以下 3 个年龄阶段。

1. **出生至 1.5 岁**　该年龄段 DDH 的主要病理变化是髋关节囊、韧带松弛，髋臼发育不良，股骨头的一部分或全部脱出髋臼。髋臼、股骨头关节软骨正常，无软骨变性或脱落。患侧骨头骨骺发育正常或略迟于健侧。股骨颈前倾角大，髋臼略浅，臼内填充物增多，关节盂唇肥厚、内翻。关节囊厚度正常，关节囊与髂骨翼、股骨颈无粘连，圆韧带被拉长或增粗。髋关节周围肌肉无明显挛缩。

2. 1.5 岁至 5 岁

（1）随着患儿的生长，特别是行走以后，DDH 的病理改变日趋严重，股骨头完全脱出髋臼并逐渐向上移位。由于脱位股骨头的顶压，在髋臼上方或稍后侧的髂骨翼处，形成骨性凹陷，即假髋臼。

（2）关节囊、韧带经长期牵拉后松弛，关节囊的上内方与髂骨外板粘连，外上方与股骨颈粘连。髋臼变浅，尤其是臼顶部分从弧形结构变为斜坡状。

（3）髋臼、股骨头关节软骨变薄，部分脱落。髋臼内被脂肪纤维组织填充，盂唇内翻或萎缩。由于髋臼上方关节囊重叠下垂而盖住髋臼上半部分，形似"窗帘"；而关节囊下部分由于股骨头向上移位的牵拉及挛缩髂腰肌压迫，使这部分关节囊贴附于髋臼的下半部分，犹如"门槛"。关节囊皱褶使髋臼口变得"窄小"，被髂腰肌腱压迫呈"葫芦状"。

（4）股骨颈前倾角增大。

（5）随着患儿年龄增大，活动量增加，股骨头向上脱位移位越来越严重，脱位方向也不尽相同。有的病例股骨头向髋臼上方脱位，有的则向髋臼后上方脱位。臼上型脱位的特点是股骨头向上移位距离短，髋臼发育差，"假臼"形成完全。臼后上型的特点为股骨头移位距离大，"假臼"不明显，髋臼上部分发育相对较好。

3. 5 岁以上

在上述病变基础上，髋关节畸形更加严重，其中主要病理改变为髋臼完全失去正常形态，变得更浅，臼内完全被纤维组织充填，关节软骨发生退行性变，脱位的股骨头与"假臼"之间出现痛性"关节炎"，软组织挛缩严重。

四、临床表现

学会行走前后的新生患儿 DDH 的症状并不完全相同，加上患者本身的查体配合度不同，在临床诊断和体格检查过程中所采取的方法也不同。

（一）1 岁之前的新生儿

1 岁之前的新生儿，早期症状并不明显，常被忽视。有的因延误治疗而演变为半脱位、全脱位，有的甚至到成年后发生骨关节炎后髋关节疼痛才被发现。因此，必须对一些高危婴儿进行定期检查。

这些高危患儿包括：臀位产或臀先露史、剖宫产、有先天性髋脱位家族史、有下肢畸形的女性婴儿（马蹄内翻、先天性垂直距骨等），大腿内侧皮肤皲裂明显而持久不对称、关节韧带过度松弛及活动时有弹响、下肢伸直或屈髋位时髋外展受限、有斜颈或明显的肌肉骨骼畸形、其他与本症发病率有较高相关性的遗传因素者。

1. **蛙式外展试验** 患儿取仰卧位，两侧髋关节、膝关节屈曲，大腿外展外旋，两腿分开。正常大腿和膝关节外侧可触及床面，而患侧则不能，提示外展活动受限（图 4-14-1）。如果为单侧阳性则更有价值。

2. **Barlow 征** 用以发现新生儿不稳定性髋关节，即可能脱位而尚未脱位的髋关节。方法是将患儿取仰卧位，屈髋 90°，膝关节充分屈曲。检查者一手的拇指及手指分别置于耻骨及骶骨部位，

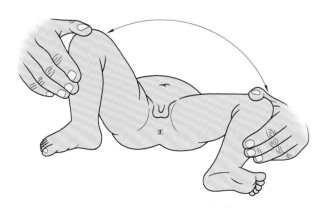

图 4-14-1 蛙式外展试验

以稳定骨盆。另一手的拇指置于股三角相当于小转子处，其他手指置于大转子处，髋关节中度外展位，拇指向后加压于小转子，可使股骨头抵于髋臼后缘，形成半脱位或脱位。当拇指放松时，股骨头重新滑回髋臼，常伴有弹响声，提示髋关节不稳（图4-14-2）。

3. Ortolani 征　患儿取仰卧位，两膝屈曲，屈髋90°，然后尽量外展髋关节。当因外展位使髋关节复位，可以闻及股骨头滑过髋臼后缘进入髋臼的弹响声；而当髋关节回到内收位时，则股骨头重新脱出髋臼，同样可闻及弹响声。检查者的拇指置于小转子，而其他手指置于大转子处，容易触及到"进"和"出"的震动（图4-14-3）。

4. Allis 征　双髋、双膝关节各屈曲60°，两腿并拢，双足跟对齐，患侧膝平面低于健侧，此体征阳性并非为髋关节脱位特有表现，当双下肢不等长或骨盆倾斜时也可表现为阳性。故在诊断时仅作为参考用。

5. 超声波检查　最早于20世纪80年代初用于检查筛选DDH，此项检查因费用低、操作简单、准确性检查率高、无射线损伤而得到广泛应用，成为筛查新生儿髋关节脱位的理想方法。

6. X 线摄片　这一年龄组的患儿，特别是新生儿的髋关节尚未完全骨化，软骨成分较多。因此，在X线摄片上不能全部反映脱位时髋臼与股

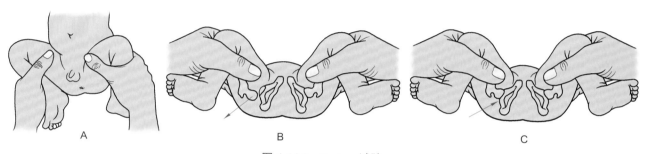

图 4-14-2　Barlow 试验

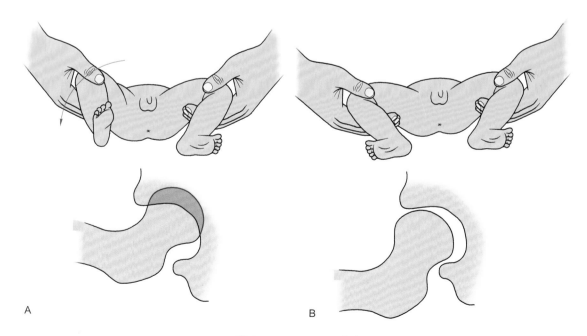

图 4-14-3　Ortolani 试验

A. 右侧髋关节脱位，处于屈曲位，予以外展患侧髋关节；B. 当右侧髋关节外展至某个角度，股骨头会滑过髋臼后缘进入髋臼而复位

骨头的关系，需要在摄片上测量一下指标以确定是否存在脱位。

（1）髋臼指数："Y"线与髋臼顶的平行线形成的夹角称为髋臼指数，有助于评价髋臼骨性外上缘的发育情况。正常新生儿的髋臼指数平均为27.5°（正常上限30°），2岁减为20°。髋关节脱位者一般在30°以上。亦有学者认为35°以上应考虑有脱位，Coleman的研究结果提示40°以上方有价值。一般认为超过正常上限表示髋臼发育不良，Putti称为脱位前期，应进行预防性治疗。

（2）测量股骨头向外侧移位：可采用"Y"对等线（即Ponsei线），就是测量骶骨中心到两侧股骨头骨骺核的距离。也可用股骨颈内侧骨性突出顶点作为外侧测量点，将泪点阴影、髋臼底或坐骨之一作为内侧测量点。但上述标志可随骨盆的不同位置而变化，因而球管应对准耻骨联合稍上方。

（3）Perking方格或Ombredanne垂直线：是从髋臼最外侧的骨化边缘即髂前上棘向下做的垂直线，它与"Y"线交叉形成4个象限，正常股骨头骨骺核应位于内下象限内。

（4）Shenton线或Menard线：是股骨颈内缘与闭孔上缘的连线，此线正常呈连续弧形（图4-14-4）。当髋关节脱位时，近端股骨上移，则此线中断，失去连续性。当髋关节置外旋内收位时，X线片上此线也可轻度中断。

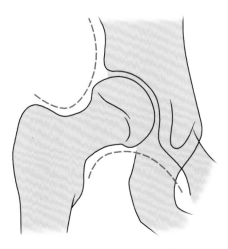

图 4-14-4　Shenton 线

（二）学会行走后的儿童

儿童学会行走后，因重力的作用，负重时股骨头逐渐向上移位，DDH患儿临床体征渐趋明显。

1. **两下肢皮纹不对称**　患侧大腿内侧皮肤横纹及臀部横纹增多，皱襞加深，比健侧高（图4-14-5）。

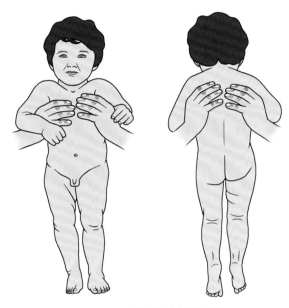

图 4-14-5　两下肢皮纹不对称

2. **外形**　双侧脱位患儿会阴部增宽，大转子隆起，臀部扁平宽阔。

3. **出现外旋畸形**　患肢常呈外旋畸形，为15°~20°，同时大转子较隆起。

4. **外展受限**　患肢屈髋90°时，被动外展受限。

5. **Galeazzi征**　患肢股骨明显缩短，当患儿屈髋、屈膝90°卧于检查台，其双侧膝部的高度不等（图4-14-6）。

6. **Thomas试验**　正常新生儿和出生几个月的婴儿，当做Thomas试验和膝过伸试验时髋膝关节均表现有屈曲弯缩，患儿则失去此正常体征，无屈曲挛缩。当做被动手法时，DDH患儿可有股骨头异常活动，称为"松弛髋"。

7. **股骨头触诊**　在腹股沟韧带中点、股动脉下方正常的股骨头部位，摸不到股骨头。

8. **Barlow望远镜征或套叠征试验**　患儿取平卧位，下肢伸直。检查者一手置于髂骨处固定骨盆，另一手握住患儿膝部上下推拉，异常活动超过 2~3 cm 则为阳性（图 4-14-7）。

9. **步态** 单侧脱位的典型步态是躯干向患侧倾斜的跛行，以代偿臀肌无力及患肢纵向套叠运动。双侧患肢则呈典型的"鸭步"。值得注意的是双侧脱位者，因其步态改变不如单侧明显，因而容易延误诊断。

10. **Trendelenburg 试验** 正常髋部站立时，因髋外展肌收缩使骨盆保持水平位。当患髋站立时，因髋外展肌无力使骨盆向对侧倾斜（图 4-14-8）。

11. **腰椎前凸** 腰椎过度前凸是由于股骨头向后移位，骨盆前倾增加所致。

12. X 线检查

（1）Hilgenreiner 线或"Y"线：是通过两侧髋臼底部的"Y"软骨透明区的水平线，也称为 Wollenburg 线（图 4-14-9）。

（2）Wiberg CE 角：是通过股骨头骨骺中心的垂线与髋臼外上骨性边缘到股骨头骨骺中心连线之夹角，可测量近端股骨外移的程度（图 4-14-10）。

（3）股骨头向上移位的测量：可采用股骨头骨骺核中心或股骨近端顶部与"Y"线之间的距离，Hilgenreiner 称为 h 距离，正常为 1.0 cm，这个数字不一定准确，但如减小，则提示有向上移位。测量向上移位的方法尚有 Von Rosen 方法，令患儿平卧，两髋中立位，下肢伸直，球管对准耻骨联合上缘摄 X 线正位片，画出 Hilgenriner 线

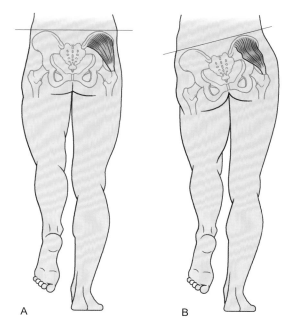

图 4-14-8 Trendelenburg 试验

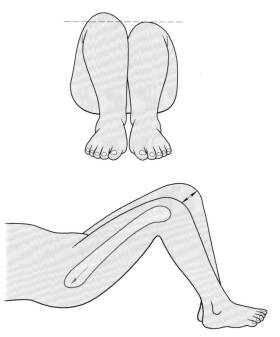

图 4-14-6 Galeazzi 征

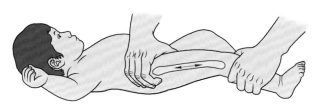

图 4-14-7 套叠征试验

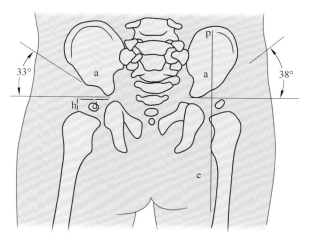

图 4-14-9 "Y"线

及与之平行的通过耻骨联合上缘的水平线，当髋关节脱位的股骨头向上移位时，则股骨干近端的骨性阴影侵入两条水平线之间（图4-14-11）。

（4）骨化股骨头位置的测量：对于婴幼儿股骨头骨骺尚未出现时，可通过股骨近端的位置、方向及与髋臼的关系来估计未骨化的股骨头的位置，以诊断是否有髋关节脱位。Von Rosen 的方法是将两侧髋关节各置外展45°~50°、内旋位，拍X线正位片（必须包括股骨干）。正常通过股骨干中心的纵轴线指向髋臼的外角，当髋关节脱位时，则指向髂前上棘。此法对于半脱位、轻度脱位、关节囊松弛的诊断价值不大。

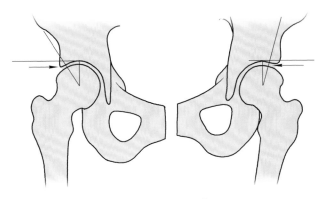

图 4-14-10　CE 角

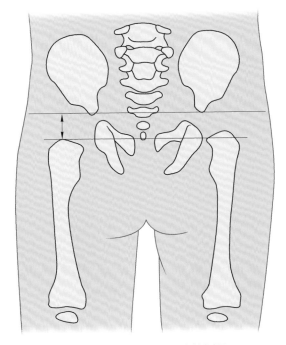

图 4-14-11　股骨头上移的测量

（5）Koehler 泪点阴影：正常包括 3 条线，外侧的半环线相当于髋臼壁，长而直的内侧弧线为小骨盆壁，另一条短弧形连接线相当于髋臼切迹的半圆柱形皮质。泪点是重要的测量标志，若拍片时环管对准中线，骨盆无旋转，则泪点与中线的距离两侧相等（图4-14-12）。

（6）股骨颈前倾角的测量：测量的方法很多，简单而满意的方法是令患儿俯卧，在X线透视下测量股骨颈的长度，即自转子间线到股骨头骨骺的长度，随着髋关节不同程度内旋，其股骨颈的长度可发生改变。前倾角的度数就是股骨颈达到最大长度时髋关节的内旋度。

（7）髋臼前倾角度测量：髋臼前倾角增大也是髋脱位病理改变之一。髋臼前倾是指髋关节在横断面上髋臼前倾（内收）的角度。李连永等用三维CT扫描方法测量了66例（132个患髋）单侧髋关节脱位，平均年龄35.4个月患儿的髋臼前倾角与健侧对比显示，正常侧髋臼前倾角度为11.45°，患侧为18.55°。

（8）关节造影：适用于闭合复位操作后不能恢复位置者及复位后股骨头不能达到中心性复位者。关节造影有助于决定：①是否有轻度发育不良；②是否有半脱位；③手法复位是否成功或能否成功；④髋臼内软组织干扰复位的程度；⑤关节盂唇的位置；⑥治疗过程中髋臼、股骨头是否正常发育。

（9）磁共振成像（MRI）：MRI 不但可以显示骨性改变，同时可比较清楚显示关节囊、韧带、关节盂唇及髋臼内的间充脂肪纤维组织。由纤维

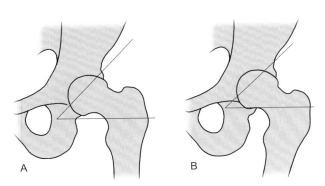

图 4-14-12　Koehler 泪点阴影

软骨组织构成的关节盂唇附着于股骨头外上部，加大髋臼的深度。关节盂唇在 T1 加权像和 T2 加权像上均呈低信号三角区，与髋臼透明软骨的高信号区有清晰分界。在髋脱位时，关节盂唇增生、内翻嵌于股骨头和髋臼之间，此时关节盂唇的信号在 T2 加权像为高信号，股骨头圆韧带为低信号。髋关节脱位患儿的圆韧带增生，充填髋臼内易被误认为折叠的关节盂唇。位于髋臼中心的纤维脂肪组织增厚在 T1 加权像上为低信号，髂腰肌于横断面显示为低信号圆形结构，它嵌于股骨头和髋臼之间，阻止复位。

五、治疗

（一）治疗方案选择

DDH 应早期发现、早期治疗，治疗越早，疗效越好。因为年龄越大，病理改变越趋严重，疗效就越差。对 DDH 的治疗要根据不同年龄，采用不同的方法。

1. 出生后 6 个月内　新生儿 DDH 病理改变不明显，治疗方法较简单。大量临床实践证明这一年龄组是非手术治疗的最佳时期，大多数病例治疗后可获得满意的效果。

出生后 2 个月内的婴儿期可不需手法复位，只要采用外展支架保持髋关节于屈曲外展位，使股骨头复位，以促使髋臼后上缘和股骨头正常发育，达到关节稳定，治疗效果满意。支架类型包括硬性及软性两种，一般认为软性支架较为安全，常用的有外展尿枕、Pavlik 挽具。通常必须持续使用 4 个月以上，以后间断使用，而后根据病情的改善情况逐渐停止。其原则是应用到临床和放射线检查完全正常为止。使用 Pavlik 挽具的方法是：患儿取仰卧位，先将胸带固定胸部（松紧适宜），接着将吊带收紧，使胸带上升至乳腺水平，然后将小腿及足套入圈内，置髋关节于屈曲 90°~120°，并收紧足蹬前侧连接吊带，最后固定外侧连接吊带，以限制内收。做 Barlow 试验，了解髋关节的稳定性，然后将患儿俯卧，按触两侧

大转子是否对称，最后摄 X 线片证实髋关节是否已经复位，股骨头指向 "Y" 形软骨。

髋关节全脱位时，此年龄组手法复位容易成功。患儿取仰卧位，术者用一只手固定骨盆，拇指放在髂骨翼前方，其他 4 指放在股骨大转子后方。另一只手握住患儿膝关节，在髋关节屈曲 90° 位置牵拉患肢，在对抗牵引力的同时，向前方推顶股骨大转子，当感到股骨头复入髋臼的弹动后，说明复位成功。复位后采用有垫髋 "人" 字石膏固定，下肢维持在 45°~60° 外展位，不宜采用强力的手法或固定下肢于过度外展位。石膏维持 6~8 周后换外展支架，再维持 6 周，继而逐渐去除支架。

对 DDH 患儿在发育过程中应该定期随访，最初 2~3 年内为 3~6 个月随访一次，以后适当延长，主要观察股骨头是否维持中心性复位，髋臼骨化和股骨头的覆盖有否改善，股骨头骨骺状况如何，应与健侧对比，以明确发育、骨化是否适当，股骨近端有否成角、旋转畸形，关节软骨、关节间隙是否正常。

2. 6 个月至 3 岁　在这个年龄组，仍以非手术治疗为主，绝大多数患儿可采用闭合复位治疗。经过预先的牵引，继以轻柔的手法复位和有垫髋 "人" 字石膏固定，极少数失败者需要切开复位。

此年龄段 DDH 患儿因多数已有不同程度的髋内收肌挛缩和股骨头向上移位，复位前需做两下肢皮肤牵引，保持髋关节屈曲 30°~45°，因为髋关节伸直位牵引使关节囊紧张将影响股骨头血液循环，反之屈曲度过大，则不能牵开内收肌和前屈肌，外展度应该逐渐增加到 45° 为止。牵引重量 1~2 kg。对于年龄较大、已开始行走者，当股骨头牵到髋臼水平后，再将患肢逐渐置于外展位，以牵拉挛缩的内收肌，牵引时宜抬高床脚或抬高牵引架做对抗牵引。牵引时间一般不超过 2 周，因为牵引时间过久，可能发生废用性脱钙，手法复位时可能会发生股骨近端骨折。

复位后重要的是必须判定复位是否稳定，方法是通过与复位相反的手法，视其是否易于脱位，以确定最稳定的位置。

复位后应常规进行 X 线摄片，以确定是否已经复位。通常先测量泪点的距离，即测量骨骺中心的距离，如向外侧移位超过 3~5 mm 则应进行关节造影，以检查复位失败的原因，如骨盂唇内翻、关节囊挛缩、圆韧带肥厚等，CT 扫描及 MRI 能仔细观察股骨头复位是否完全，并了解复位失败的原因，两法优于关节造影。

若证实复位成功，可用有垫髋"人"字石膏固定，将髋关节保持在最稳定的位置，通常屈曲 90°、外展 60°~70°、中度外旋位，偶尔少数畸形性脱位者，固定在内旋位比较稳定。两侧均以有垫长腿石膏管型固定，对于仅有几个月的婴儿，而且复位稳定者，可以仅固定到膝关节上。

应该避免过度外展，因其可能导致股骨头缺血性坏死。石膏固定期一般为 6 个月，必须定期拍 X 线片复查股骨头位置和髋臼发育状况。

如果手法复位失败，或达不到中心性复位，则应实施切开复位，进行 Salter 髂骨截骨术。

3. 3~5 岁　DDH 患儿随着年龄增大、体重增加，髋部软组织已产生继发性短缩和挛缩，手法闭合复位几乎不可能成功。由于缺少股骨头的正常刺激，髋臼的形状发生异常，股骨近端发育异常，前倾角增大。因此手术治疗是主要方法。

4. 6~12 岁　此年龄段 DDH 患儿的治疗是一个较棘手且没有定论的问题。该年龄段患儿的髋臼、股骨头的形态已发生了较大的变化，软组织也随着股骨头的形态发生了较大的变化，软组织也随着股骨头的逐渐上移而加重挛缩。髋关节恢复正常的可能性极小，即使对最有经验的骨科医师也很困难，并发症也较多。

一般先采用骨牵引，使髋内收肌、髂腰肌等挛缩软组织松弛，若股骨头可能牵引至髋臼水平，宜行切开复位和 Salter 髂骨截骨术。一般股骨近端还需进行旋转截骨手术，以纠正过大的前倾角，是否需要手术决定于前倾角的程度和髋骨截骨术以后是否稳定。一般在髋骨截骨术后 8~10 周行二期手术，也可在切开复位时同时进行。但亦有学者主张术前不做骨牵引，术中做转子下股骨缩短

及旋转截骨术，同时矫正过大前倾角。也可施行 Zahradnicek 手术，此术式盛行于东欧，手术目的是恢复髋部股骨头及股骨顶、股骨干的正常解剖关系，适用于 3~6 岁的手法复位失败者、前倾角过大且同时有髋内翻或髋外翻者。

5. 13 岁及其以上　此年龄段 DDH 患儿已错过了最佳治疗时期，软组织和骨骼病变已不可逆，骨盆发育可受影响，骨盆倾斜、腰椎侧弯、腰背部劳损、关节软骨退变等均可发生。

髋关节半脱位者股骨头起跨于髋臼外缘，适宜做 Chiari 截骨术、Steel 截骨术或 Sutherland 髋骨截骨术。

对畸形性脱位者的治疗宜个别对待。通常有多发性关节畸形，多需切开复位和术前骨牵引，但其治疗效果多不理想。术后关节僵直、股骨头坏死、再脱位等并发症发生率很高。

（二）常用手术方法

1. 切开复位术　患者取仰卧位，患侧用沙袋垫于胸、臀下方，使患侧抬高 30°。下腹、胸、骨盆（患侧一半）、整个下肢消毒、铺巾、包扎，以允许髋关节自由活动。检查髋关节的外展程度，如有外展受限、内收肌挛缩时，宜先做内收肌切断术。

皮肤切口起自髂嵴后、中 1/3 交界处，向前到髂前上棘，然后向大腿远侧延伸 6~10 cm，沿髂嵴切开深筋膜及骨膜。沿皮肤切口切开大腿深筋膜，找到股外侧皮神经，适当分离后牵向内侧保护之。于外侧的阔筋膜张肌和内侧的缝匠肌、股直肌之间钝性分离，显露关节囊前方的脂肪组织，旋股外侧动脉升支通过切口中部，加以结扎切断。

切开髂嵴的软骨性骨骺的一半，用骨膜剥离器将骨骺的外侧半与阔筋膜张肌、臀中肌、臀小肌一起做骨膜下剥离，直达髋臼上缘和坐骨大切迹边缘。剥离缝匠肌于髂前上棘的起点，并用丝线缝合一针作为缝合时的标志。将其向远侧、内侧翻转。切断股直肌直头和反折头，用丝线缝合一针作为标志，并向远侧翻转。将髋关节屈曲、外展、旋转，以显露髂腰肌纤维、髂腰肌腱及小

转子。将股神经与股血管牵向内侧游离髂腰肌，将其腱纤维做两道横行切口，使髂腰肌延长。

此时可试行手法复位，并明确阻碍复位的原因，但避免暴力的手法。如果仍不能复位，表示关节内或关节外阻碍复位的原因尚未解除。首先沿髋臼缘切开关节囊和滑膜，髋臼边缘应留下 0.5 cm 宽的关节囊，以便做关节囊成形，再沿股骨颈纵轴做切口，使切口成 "T" 形。

检查关节内阻碍复位的因素，若因圆韧带增厚延长而妨碍复位，则予切除。先切断其股骨头端，同样切断另一端。切除髋臼内脂肪纤维组织但不能损伤关节软骨。关节盂唇可能内翻到髋臼内，可先向髋臼插入一钝钩，使关节盂唇的游离缘外翻，并以止血钳夹住切除。

此时术者应把握以下几个关键点：①髋臼的深度和其外上缘的倾斜度；②股骨头的形状及股骨头关节面的光滑度；③股骨颈前倾角的程度；④复位以后的稳定性。

复位的方法是直视下屈髋、外展、内旋，同时牵引患肢，轻压大转子，使股骨头进入髋臼，必须明确可能再出现脱位的位置，并做记录。如

果复位稳定则手术结束，逐层缝合切口。如果复位不稳定，或者股骨头的前、上部覆盖不充分，应同时做 Salter 髂骨截骨术和关节囊成形术。

2. DDH 的手术治疗　主要分为保髋治疗和髋关节置换术。保髋治疗即髂骨截骨术，通过对髂骨的截骨和骨块旋转来恢复 CE 角，代偿因为髋关节发育不良而导致的异常生物力学情况，延缓髋臼上方软骨的退变和髋关节脱位进程，用于治疗早期年轻患者。随着手术技术和假体技术的发展，髋关节置换逐渐成为治疗 DDH 最常见的方法。髋关节置换虽然手术时间更短，手术难度降低，术后关节功能更好，但是髋关节置换术的并发症发生率较高，且关节假体有其使用寿命，不适用于年轻患者。所以骨盆截骨术仍有其适用性。

(1) 髋臼周围截骨术：又称为 GANZ 截骨术。适用于年龄较大且病情比较严重的髋臼发育不良患者。1988 年 Ganz 等首先报道应用髋臼周围截骨术治疗 DDH，取得了满意的矫正效果。该术式被称为 Bemese 截骨术或 Ganz 截骨术，受到广泛推崇。陈晓东等报道使用改良 GANZ 截骨法治疗了 53 例 DDH 患者，均取得了满意的结果（图 4-14-13）。

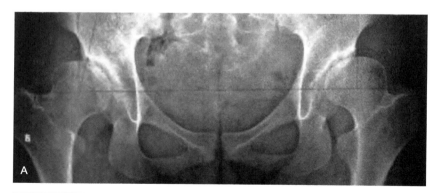
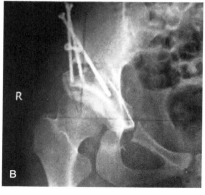
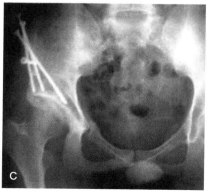
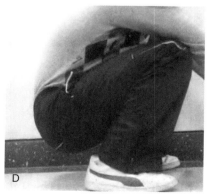

图 4-14-13　双侧 DDH 周围截骨
A. 术前髋关节 X 线片；B. 右侧髋臼周围截骨术后 X 线摄片；C. 术后 6 个月，截骨处愈合；D. 术后 18 个月患者下蹲功能满意

采用全身麻醉，患者仰卧于可透光的手术床上。常规消毒、铺巾，患侧下肢消毒包裹，以便自由活动。可采用髂腹股沟入路或 Smith-Petersen 入路并进行改良。切口长约 14 cm，于缝匠肌与阔筋膜张肌间隙游离股外侧皮神经，将其牵向内侧加以保护。沿髂嵴切开骨膜，骨膜下剥离显露髂骨内板。做髂前上棘截骨（2 cm×1 cm），将截骨块连同腹股沟韧带与缝匠肌牵向内侧。

1）坐骨部截骨：骨膜下剥离显露耻骨转子及髂骨四边体。游离股直肌及其直头，不予切断。将髂肌自关节囊剥离，于髂腰肌肌腱与关节囊之间进行分离直至髋臼下沟。扪及髋臼下沟，用带 30°、宽 1.5 cm 月牙形骨刀经股骨头颈内下方关节囊外行坐骨部截骨，截骨深度 1.5~2 cm。

2）耻骨部截骨：根据术中透视定位，在耻骨转子内侧约 1 cm 处行耻骨截骨，注意保护闭孔神经与血管。

3）髂骨截骨：于髂前上棘和髂前下棘之间行髂骨外板剥离，宽度约 2.5 cm。用摆锯做髂骨截骨，截骨线起自髂前上棘和髂前下棘之间垂直于手术台，止于距骨盆弓状线约 1 cm、距骶髂关节约 3 cm 处。

4）髋臼后柱截骨：屈髋 45° 并外旋下肢，充分显露髂骨四边体、坐骨大切迹、坐骨棘，用往复锯做髋臼后柱截骨（截骨线距坐骨大切迹约 1.5 cm），分别与髂骨截骨线与坐骨截骨线相连。在确认截骨完全后，将髋臼骨块向前外侧旋转，经 C 型臂 X 线机证实股骨头获得良好覆盖，同时观察髋臼在后前位 X 线上不出现"交叉征"（cross sign），以免髋臼截骨块向前旋转过度（图 4-14-14）。以 3 枚皮质骨螺钉固定髋臼截骨块，用拉力螺钉将髂前上棘原位固定，逐层缝合切口，放置引流管。

（2）Salter 髂骨截骨术：由 Robert Salter 于 1961 年首次报道，它的目的是改变髋臼方向，使髋臼向前下方移位，更好包容股骨头。适用于 18

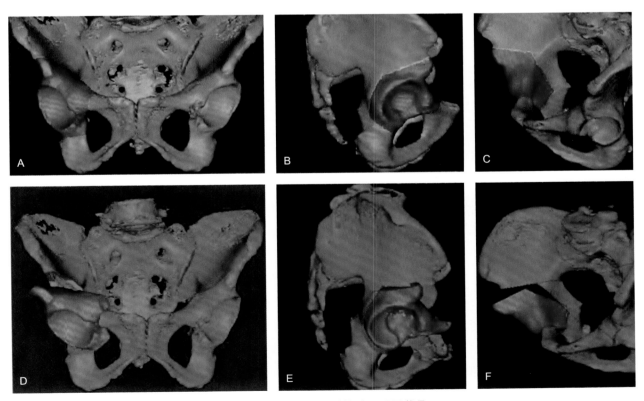

图 4-14-14　三维 CT 模拟髋臼周围截骨

A. 红色区域为髋臼截骨块；B. 外侧观；C. 内侧观；D. 髋臼截骨块向前外侧旋转；E. 旋转后外侧观，可见髋臼后柱完整；F. 旋转后内侧观

个月至 6 岁患儿，股骨头与髋臼达到同心性复位，术前髋关节功能正常。严重的髋臼发育不良及 9 岁以上患儿禁用。

用骨膜剥离器将髂骨骺软骨内侧半连同髂骨内板的骨膜剥离坐骨切迹，牢记应在骨膜下剥离，可防止损伤坐骨神经和臀上动脉。同样方法显露坐骨切迹的外面，小心地自外向内穿过 Gigli 线锯。截骨从坐骨切迹开始，线锯方向对准髂前下棘向前进行，与髂骨的纵轴相垂直，再从髂嵴前方切取全厚层楔形骨块供植骨用。

用术巾钳分别握持髂骨的近截骨端与远截骨端，使股骨头脱位，并保持屈髋 90°、外展 90°、外旋 90°，置 1 把弯曲骨膜剥离器于坐骨切迹处，术者牵引远截骨端的巾钳，使远端髂骨连同髋臼一并向下、外、前方移位，将楔形骨块插入截骨处，坐骨切迹部位仍需保持连续性，防止远端向内、后移位。放松牵引，楔性骨块已紧嵌于两截骨端之间。

用 2 枚克氏针固定骨块，自近截骨端钻入，贯穿楔形骨块，再钻入远截骨端，但不能钻入关节内。亦可于截骨上、下缘以及植骨块上、下缘钻孔，用钢丝固定，可避免术后拔针。之后将股骨头复位，此时复位应该稳定。

行关节囊成形术，第二助手负责维持关节屈曲 30°~45°、外展 30°、内旋 20°~30°，直到手术结束，内旋的程度决定前倾角大小。将关节囊相互拉紧并重叠缝合以增加其稳定性，多余的关节囊可适当切除。缝合髂骨骺软骨，并将股直肌、缝匠肌缝合于其起点，逐层缝合创口。术后髋"人"字石膏固定 6 周，然后拔除克氏针，逐渐开始部分负重，4~6 周后可以完全负重。

（3）Steel 截骨术：此术适用于耻骨联合已固定、无法施行 Salter 手术的较年长患儿（8 岁以上），通过坐骨、耻骨、髂骨三处截骨，使髋骨下段得到旋转，改变方向，更好地覆盖股骨头。适用于髋关节脱位经手法复位后髋臼顶仍旧发育不良、有疼痛及因关节不稳出现臀中肌无力跛行的年长患儿。对这类病例，手术前的基本条件是股

骨头应位于髋臼内、股骨头畸形不严重、髋关节有良好的活动范围。对于年龄较大的病例做切开复位同时做三骨截骨术者，手术成功的关键在于是否能将股骨头移至髋臼水平。多数需做术前软组织松解及骨牵引。

1）患儿取仰卧位，髋关节与膝关节各屈曲 90°，先做臀部及大腿近侧、后侧消毒与铺巾，仅需显露坐骨部位进行手术。在臀下皱襞近侧 1 cm 外做坐骨部横行切口，向外侧牵开臀大肌，显露腘绳肌的起点，切断股二头肌起点并翻向远侧，找到半腱肌与半膜肌间隙，剥离闭孔肌起点后，用肾蒂钳从半腱肌与半膜肌间隙通过坐骨支后方，并于其下缘穿出。操作必须紧贴骨骼，以免损伤阴部内血管和神经。最后用骨刀与垂直线成 45° 角切断坐骨支，逐层缝合切口。

2）更换手术衣、手套及手术器械。髋关节前外侧手术常规消毒、铺巾及包扎。做前外侧切口，将髂肌及臀肌自髂骨翼剥离。从髂前上棘切断缝匠肌及腹股沟韧带的附着点，并向内翻转。将髂肌及腰大肌自髂骨内面做骨膜下剥离。将髂腰肌的腱性止点切断，显露耻骨梳。将耻骨肌自耻骨梳起点做骨膜下剥离，显露耻骨直至耻骨结节内侧 1 cm 处。自耻骨支上缘贴近耻骨用一把肾蒂钳插向闭孔，并穿破闭孔膜到达耻骨支下缘。如耻骨支较厚，可用另一把肾蒂钳从耻骨下缘向上与第一把钳会合。用骨刀向后、内方向与垂直线成 15° 角，将耻骨截断。

3）继续按 Salter 髂骨截骨术步骤用线锯将髂骨截断。剥离髋内壁的骨膜及筋膜，以便髋臼段充分游离。如股骨头为半脱位或全脱位，则切开关节囊，消除囊内阻碍复位的原因，将股骨头复位。

4）用巾钳夹住髂前下棘，将髋臼段向外矫正至理想位置，使股骨头获得较好覆盖。用取自髂骨的楔形骨块嵌入髂骨截骨间隙，并用 2 枚克氏针做内固定。缝合各层。

5）髋"人"字形石膏固定髋关节于外展 20°、屈曲 5°、旋转中立位。8~10 周拔取钢针，开始髋

关节活动练习。12~14周后截骨处愈合，可负重活动。

（4）Sutherland 截骨术：在髋臼上缘与耻骨联合外侧两处截骨，可使髋臼旋转度更大，股骨头覆盖更好，优于单纯的髋骨截骨术。适用于6岁以上及青年期的半脱位患儿，或可以复位的脱位、无明显的退行性变化、关节活动度良好者。

1）术前插导尿管，使膀胱排空，患者取仰卧位，患侧稍抬高。先做 Salter 髋骨截骨术，方法同前。然后做耻骨上横行切口，显露耻骨联合，向外牵开精索或圆韧带，游离耻骨上缘的腹直肌、锥肌及耻骨前的内收长肌腱，在耻骨联合插入注射针头，拍 X 线片以确定截骨位置。接着剥离骨膜，剥离时避免损伤耻骨下支旁的阴部内动脉及耻骨联合下方的阴茎背动脉、静脉和神经。用咬骨钳紧靠耻骨联合外缘，截除 0.7~1.3 cm 宽的楔形骨块。

2）显露耻骨下方后用巾钳夹住外侧的耻骨端，仔细游离下缘的骨膜和泌尿生殖膈，并用骨钳完成截骨。通过巾钳将耻骨外侧段向内、后、上方移位，同时在 Salter 截骨处将髋臼向下、前方移位，并嵌入三角形骨块。由于耻骨已部分切除，髋骨远端将移向内侧，髋臼获得较大的旋转。

3）耻骨截骨处用2枚克氏针贯穿固定，Salter 截骨处的固定方法同前。

4）术后用髋"人"字石膏固定6周，成人固定8周。骨愈合后拔除克氏针。

（5）Chiari 截骨术：此为关节外相当于髋臼上缘的截骨术，截骨远端连同髋臼一起向内移，截骨近端作为髋臼盖，关节囊嵌于股骨头和近截骨端之间，基本上是不需植骨的臼盖术，由于截骨远端移向内、后方改变了负重力线，减少了外展肌群负荷，并使单位面积的负荷减轻，故能缓解和减轻髋部疼痛，改善跛行步态，手术创伤小，基本保持原有的关节活动度。

1）患者取仰卧位，患髋轻度外展、外旋，患侧垫高30°。取前外侧入路，显露髋骨内外板，

直达髋臼上缘和坐骨切迹，方法同 Salter 髋骨截骨术。

2）手术的关键取决于正确的截骨平面、截骨角度及移位程度。截骨平面应在股直肌反折头与关节囊止点之间，宜尽量低，必须向下适当剥离关节囊止点，用注射针头探测关节腔，以不进入关节腔为度。截骨方向为斜向内、上方10°~15°，前方略呈弧形，后侧剩余部分用线锯锯断。

3）完成截骨后外展下肢，使截骨远端向内、后方移位 1.5~2.0 cm。用2枚克氏针交叉内固定。过度移位使截骨面间接触减少，不利于骨愈合。

4）术后患肢外展30°~40°，皮肤牵引或髋"人"字石膏固定6周。

（6）臼盖手术：将髋臼顶部及其上方的髋骨外板向下翻转以覆盖半脱位的股骨头，可以增加关节的稳定性，减轻关节疼痛，预防或缓解骨关节炎的发生。适用于年龄较大、不宜做髋骨截骨术或髋关节囊周围截骨术的患者。与 Chiari 截骨术相比，本手术具有创伤小、并发症少、覆盖面积大的优点。有些学者报道术后可有较长时间的止痛效果。手术原则上应紧靠股骨头的前上方制成骨性支撑。于髋骨外板关节囊附着外上方，根据股骨头覆盖面需要用骨刀凿一弧形截骨线，将骨刀与骨板平行向髋臼方向凿迹，当骨刀抵达髋臼上缘时，用骨刀以杠杆力量将骨瓣向下翻转。骨瓣与髋骨间隙用取自髂嵴的骨片填充。改术式的缺点是向下翻转的骨瓣常易折断或吸收。

六、并发症

（一）再脱位

再脱位发生的时间不一，可能在复位后不久或较晚时间发生，亦可在石膏固定期或拆除石膏以后发生。再脱位的程度不一，由轻度半脱位到明显脱位不等。妨碍中心性复位的因素均可引起再脱位，包括软组织嵌入、内翻的关节盂唇、增厚及延长的圆韧带或紧张的髂腰肌腱压迫关节囊等。更换石膏时操作不当可引起再脱位，尤其是

从屈髋位改变成伸直位时更易发生。

前倾角过大是开始走路以后发生再脱位的原因。前倾角过大使股骨头前移，引起复位不稳定，髋臼发育不良更是复位不稳的原因。

石膏固定期内如发现半脱位或再脱位，需拆除石膏，做关节造影，以明确其原因。若手法复位无法达到中心性复位，宜进行切开复位，并行 Salter 髂骨截骨术或 Pemberton 髋关节囊周围截骨术。一般认为 2~3 岁以下儿童不必做旋转截骨以纠正前倾角过大，因多可于复位后逐步自行纠正。但对 2~3 岁以上的儿童，如下肢置中度内收位，股骨头不在髋臼内的中心位置时，则应行旋转截骨术。截骨的位置可在股骨转子下或股骨髁上平面，多数学者主张股骨转子下截骨，宜在复位 3 个月后进行。

（二）股骨头缺血性坏死

其原因是闭合复位手法粗暴，复位后股骨头部承受压力过大，或复位后保持过度内旋、外旋或外展位所致，可能与开始治疗年龄过大有关，也可能是切开复位时破坏股骨头血供的结果。复位前牵引及内收肌腱切断可显著降低股骨头坏死率。Catterall 提出股骨头坏死的诊断标准为：①复位 1 年后，股骨头骨骺核仍不出现；②复位 1 年后，现存骨骺核生长发育停止；③复位 1 年后，股骨颈部变宽；④股骨头密度增加或碎裂；⑤股骨头变大，颈短而宽，出现髋内翻及扁平髋等。一般来说，股骨头坏死的发生率及程度随年龄及脱位程度而增加。

股骨头坏死的治疗决定于年龄，如尚未走路，可继续外展位石膏固定，如 3 岁以上可采用外展支架。

晚期并发症是髋内翻，因为股骨头骨骺与大转子骨骺发育不一致。然而 110° 的髋内翻是稳定的位置，并可刺激髋臼发育。因此外展截骨宜待髋臼已适当发育后进行。

（三）骨折

多因闭合复位或切开复位时手法粗暴所致，发生股骨头骨骺分离或股骨颈、股骨转子下骨折，多发生于长时间牵引导致废用性脱钙且年龄较大的儿童，或者发生于合并截瘫者，如因腰脊膜膨出引起瘫痪的儿童，应摄 X 线片证实。治疗的原则是先治疗骨折（牵引或固定）。如术前已知前倾角过大，也可利用这种医源性骨折纠正其畸形。

预防的措施有 3 条：①闭合复位时用力轻柔，手术者宜紧靠髋关节握住大腿，减小杠杆力量；②先用外科手术切断挛缩的软组织；③术前牵引时间不要太长。

（四）神经麻痹

因过度牵拉、突然纠正缩短畸形所致，或因手法复位直接损伤股骨头和骨盆之间的坐骨神经或股神经。若是坐骨神经损伤，宜维持在原先的脱位位置，以减轻神经张力；如已行切开复位，则情况复杂，需要个别对待。

第二节　先天性骶椎缺如

脊柱末端发育不全是很少见的畸形：症状较轻的是下尾段缺如；若干节段的缺如往往见于死胎，常伴有其他异常，如半椎体、脊柱裂、脊髓脊膜膨出、相邻肋骨融合、脊柱侧凸和肛门直肠畸形等；腰骶段全部缺如时正常肌肉也缺如，常被软的黄色脂肪球所替代，肌腱只残留较细的纤丝，股动、静脉很细，股神经也成为一条脂肪组织，传入神经仍保留完整，但传出的运动神经则缺如，腰膨大消失，腰骶丛终末于 T7 水平，椎管则止于 L2 节段。

X 线片显示骶骨与尾骨缺如，骨盆狭窄，股骨与胫骨均萎缩，但发育正常。髋关节可能有脱位，膝关节则呈 45° 屈曲位，足呈内翻畸形。

骶椎缺如治疗的目的是解决脊椎和骨盆的稳定问题。畸形若不矫正，患者不能坐，也不能使用假肢。Salter 主张做膝关节解脱术，利用胫骨做胸椎骨盆融合术，使患者能坐，能用假肢活动，依靠拐杖扶持行走。

（沈嘉康）

参考文献

[1] 胥少汀，葛宝丰，徐印坎 . 实用骨科学 [M].4 版 . 北京：人民军医出版社，2012.

[2] 蔡郑东 . 骨盆外科学 [M]. 南京：江苏科学技术出版社，1999.

[3] 陈晓东，崔一民，沈超，等 . 髋臼周围截骨术治疗髋关节发育不良 [J]. 中华骨科杂志，2010, 30(2): 143-147.

[4] 崔一民，陈晓东，朱俊峰，等 . 髋臼周围截骨联合股骨转子间截骨治疗复杂的髋关节发育不良的近期疗效 [J]. 中华骨科杂志，2015, 35(3): 212-217.

第十四章

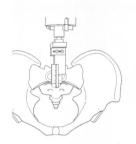

第十五章
骨盆化脓性疾病

第一节　髂骨骨髓炎

髂骨骨髓炎是指髂骨的化脓性感染。发病率约占化脓性骨髓炎的 6%。多见于 15 岁以下的儿童。

一、病因

髂骨骨髓炎多为金黄色葡萄球菌所引起。其感染途径以血源性居多，经淋巴途径亦可引起感染。

1. **血源性感染**　多见于身体其他部位的原发病灶，如上呼吸道感染、疖、痈、蜂窝织炎，细菌经血液循环而达髂骨及髂窝部。

2. **淋巴途径感染**　多有会阴部、肛门或下肢感染性病灶，细菌经淋巴系统回流到髂骨及髂窝部。致病菌除金黄色葡萄球菌外，还可有大肠埃希菌。

二、病理

髂骨骨髓炎与长管状骨骨髓炎的相同点是，常发生在相当于长管状骨的干骺端。髂臼上缘有丰富的血运，相当于长管状骨的干骺端。因此，

儿童感染的特点是：病变多数发生在髂臼上缘，随病情发展可以扩散到整个髂骨，也可以进入髋关节。而成年人由于髋臼骨化，病变主要发生在髂骨边缘。

髂骨骨髓炎与长管状骨骨髓炎不同点是，髂骨系扁平骨，以骨松质为主，且髂骨骨皮质甚薄，有内、外两层骨膜，血运丰富，两翼有丰富的肌附着，一旦发生感染，很容易扩散到整个髂骨，且易穿孔。骨质破坏后，小的死骨多被溶解，很少出现大块死骨。在儿童期，髋臼有"Y"形软骨，限制了感染扩散。青年患者则由于血液循环，脓液可以穿破髋臼，扩散至髋关节。脓肿形成后，可沿肌间隙扩散到髂窝，或穿破外板至臀的下间隙。有时也可穿破关节囊的附着处，扩散到髋关节或骶髂关节。再向前到骨盆、向后到骶三角而形成多发性脓肿。

三、分型

根据患者年龄不同而分为 2 种类型。

1. **年幼型或广泛型**　从幼儿期到青春期"Y"

形软骨开始融合之前，髋臼上缘血运丰富，相当于长管状骨干骺端，急性化脓性髂骨骨髓炎好发于此，很快扩散至髂骨翼，可侵犯整个髂骨，也可蔓延到髋关节和骶髂关节，并发化脓性关节炎。

2. 成年型或局限型　青春期以后，髋臼已骨化，病变主要发生在髂骨边缘，且易局限。

四、临床表现

（一）全身表现

髂骨骨髓炎急性期，发病急，常有严重败血症症状，如寒战、高热、恶心、脱水、昏迷等表现。

（二）局部表现

臀部、髋部有剧烈疼痛，并常伴有肿胀。局部可有皮温增高，压痛明显。早期虽然感染未侵及髋关节，但由于炎症刺激周围软组织，使髋关节活动受限。当合并有髋关节化脓性炎症时，出现髋部疼痛，尤以负重步行为甚，同时髋关节活动受限，而全身中毒症状更严重。

年幼型髂骨骨髓炎全身及局部症状都较严重，相反，成年型髂骨骨髓炎则较轻。疾病晚期常有窦道形成，多位于臀部或腹股沟。

五、X线表现

早期X线表现不明显，仅可见骨质疏松，发病后2~4周可见骨质破坏。最早在髋臼邻近及髂骨边缘部位，出现致密相间的蜂窝状及斑点状阴影，这是早期诊断的主要依据。由于髂骨的解剖特点，病变易扩散而造成骨质穿孔，有时尚可见小死骨。当病变侵及髋关节和骶髂关节时，尚可有化脓性关节炎的X线表现。

六、诊断

髂骨骨髓炎的诊断依据：①起病急骤，有严重的败血症症状，寒战、高热持续不退；②髋和臀部肿胀、剧痛；③患侧臀部或髂窝部压痛明显，有时可扪及硬结肿块或有波动感；④白细胞总数及中性粒细胞分类增高，局部穿刺可有混浊或脓液，细菌培养阳性；⑤慢性骨髓炎可形成长期不愈的窦道，且有反复发作的病史；⑥X线片上，早期典型表现是蜂窝状稀疏与致密相间的斑点状变化，需与未分化网状细胞瘤和尤因肉瘤相鉴别，晚期可见到骨质破坏后大小不等的空腔，其周围有骨质硬化，有时常可见小块死骨阴影，需与骨结核鉴别。

此外，本病尚需与单纯髂窝脓肿、臀部脓肿及化脓性髋关节炎相鉴别。

七、治疗

（一）支持疗法

由于患者有高热等全身中毒症状，需给予输液、输血及补充高蛋白质、高维生素营养，维持水、电解质平衡，并制动。

（二）抗生素应用

早期根据致病菌种类及药物敏感试验结果，全身应用大剂量敏感抗生素，时间至少1个月。

（三）局部治疗

如局部脓肿已形成，应及时切开脓肿引流，生理盐水冲洗，置入敏感抗生素，缝合创口，做闭合性持续冲洗－吸引疗法。

（四）手术治疗

晚期已形成髂骨慢性骨髓炎并有长期不愈的窦道，需进行手术治疗。如果病变局限于非负重的髂骨翼，可将破坏部分切除，尽可能一次消灭死腔；如病变范围较大或在髋臼附近，可行病灶消除术，合并髋关节感染者，则按化脓性髋关节炎处理，若骶髂关节破坏行病灶清除。

第二节　化脓性骶髂关节炎

骶髂关节是个活动范围极小的滑膜关节。关节的上方、前方及后方有坚强的关节韧带，与其他大关节相比，其化脓性感染的发生率较为少见。

一、病因

本病的 75% 以上是由金黄色葡萄球菌引起，其次为链球菌、大肠埃希菌、副大肠埃希菌、肺炎球菌及脑膜炎双球菌等。其感染途径以血源性播散最多见，其次为淋巴途径和直接蔓延。

1. **血源性感染**　身体其他部位多有原发性感染病灶，如疖、痈、上呼吸道感染等。细菌是经血液循环传播至骶髂关节而引起化脓性感染。

2. **淋巴途径感染**　多为泌尿生殖系统感染或下肢感染，细菌经淋巴系统回流血传播至骶髂关节。

3. **直接蔓延**　髂骨化脓性骨髓炎直接蔓延至骶髂关节。

二、病理

当致病菌侵入骶髂关节而引起骶髂关节化脓性感染后，其病理变化亦可分为早、中、晚 3 个不同的病理时期。

1. **浆液性渗出期**　关节滑膜充血、水肿、白细胞浸润，关节内有浆液性渗出液，为一种清晰的浆液状液体，内有大量的白细胞。

2. **浆液纤维蛋白性渗出期**　此期滑膜炎症的程度加剧，渗出液中白细胞成分增多，黏稠混浊，内含脓细胞，关节内有纤维蛋白沉积，从而导致关节软骨面的破坏和纤维粘连的形成。

3. **脓性渗出期**　关节内有黄色脓液，炎症侵及软骨下骨、关节囊和周围软组织发生蜂窝织炎改变，形成脓肿，穿破皮肤后尚可形成窦道。

这三个不同的时期是相互联系的，之间并无明显界线。倘若病变波及髂骨，可导致髂骨急性化脓性骨髓炎。

三、临床表现

本病的发病率与其他大关节化脓性感染相比较低，且由于骶髂关节深在，周围肌肉比较丰厚，早期诊断较为困难。本病多发于儿童和青壮年，常继发于髂骨骨髓炎或其他部位原发感染之后。

1. **全身表现**　起病急骤，寒战高热，体温可达 40 ℃ 左右，白细胞计数、中性粒细胞分类增加，体质差的患者可出现毒血症。

2. **局部表现**　早期患侧髋、臀部疼痛，负重时更明显，骶髂关节部位有压痛和叩击痛。随着病程进展，压痛点可较为局限，局部稍微隆起。当炎症侵及周围软组织时，可触及软组织包块或波动感。当脓肿穿破皮肤后可形成窦道，同时由于脓液排出、张力减低而致头痛缓解。

3. **其他**　少数患者出现跛行，腰椎活动受限。骨盆挤压试验、骨盆分离试验及"4"字征试验可为阳性。

骶髂关节的病变继续发展，穿破后方关节囊或髂骨时，脓液可积聚于臀肌深层；穿破前方关节囊或髂骨时，脓液可积聚于髂腰肌内，或沿髂腰肌流到腹股沟或大腿根部。因脓液的刺激，可引起髂腰肌的挛缩，出现 Thomas 征阳性。

四、X 线表现

本病早期 X 线检查意义不大，应做 CT 检查。当病变破坏骶髂关节面的软骨及骨质时，X 线显示关节间隙增宽、骨质破坏及坏死。病变晚期 X 线出现骶髂关节间隙消失及骨性融合。

五、诊断

化脓性骶髂关节炎的诊断依据：①多发生于儿童和青壮年，常有身体其他部位原发性感染灶；②起病急骤，寒战、高热、脓毒血症明显；③患侧髋、臀部疼痛、肿胀；④骶髂关节部位有压痛、叩击痛，当炎症侵及周围组织时，可触及包块，有的甚至有波动感，晚期可有窦道；⑤白细胞计数及中性粒细胞分类增高，关节穿刺可抽出脓液，细菌培养阳性；⑥X线片上可见骨质破坏，关节间隙增宽或狭窄，甚至骨性融合。

本病需与骶髂关节结核、强直性脊柱炎及骨肿瘤等相鉴别。

六、治疗

（一）支持疗法

给予补液、输血及补充高蛋白质、高维生素营养，并制动。

（二）抗生素应用

化脓性骶髂关节炎早期诊断比较困难，且不易与周围软组织感染相鉴别，故而一旦怀疑有此病的可能时，应联合应用大剂量抗生素，并根据药效的长短调整抗生素给药方案。

（三）局部治疗

因骶髂关节的活动度对人体并不重要，不存在抢救关节功能的问题，所以一般情况下大多采用非手术治疗。给予患侧下肢皮肤牵引或石膏固定。局部有脓肿者可穿刺抽出脓液并注入有效抗生素。

（四）手术治疗

对脓肿和死骨较明显、髂骨化脓性骨髓炎伴有软组织脓肿或有经久不愈窦道的患者，应及时行病灶清除术。病灶消除后，根据具体情况可注入敏感抗生素，一期缝合切口，或放置硅胶管行闭合性持续冲洗吸引治疗。

（沈嘉康）

参考文献

[1] Ahmed H, Siam A E, Goudamohamed G M, et al. Surgical treatment of sacroiliac joint infection[J]. Journal of Orthopaedics & Traumatology, 2013, 14(2): 121-129.

[2] 蔡郑东. 骨盆外科学 [M]. 南京：江苏科学技术出版社，1999.

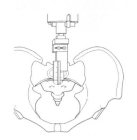

第十六章
骨 盆 结 核

第一节　髂骨结核

髂骨结核较罕见，不到所有骨结核的 1%。且由于髂骨位于肌肉深部，起病时临床症状往往较轻，所以易被忽视。

一、病理

髂骨结核的病变部位常见于髂骨翼，其次为髂骨，病变多起于两层骨皮质之间，主要病理改变为溶骨性破坏。髂骨翼中部甚薄，两面覆有丰富的肌肉，不易产生死骨，即使有小块死骨，也易被吸收。而靠近髂骨翼两端或髂骨嵴部分，骨松质较厚，故可有较大块死骨。

髂骨结核按病变累及范围，可分为局限性和弥漫性两种，以前者多见。局限性结核又可分为单发和多发两种。常合并肺或其他部位骨或关节结核。

穿刺活检或者手术后标本病理检查可见典型的慢性肉芽肿性炎症表现：干酪性坏死伴上皮样细胞及 Langerhans 细胞浸润。

二、临床表现

由于髂骨覆有丰富的肌肉，位置较深，因而起病时症状一般很轻，局部也无严重疼痛，病程呈缓慢进展。若同侧髋关节正常，可无明显跛行。在同侧腹股沟可出现脓肿，有时脓肿也见于股骨大转子周围、下腹部或大腿上方。脓肿溃破后易形成窦道，但比较少见。

三、影像学表现

早期 X 线片可无明显异常，典型者可见病灶局部骨质疏松、边缘模糊及周围极少量硬化骨包绕。后期 X 线片可见圆形或卵圆形局限性溶骨性破坏，边缘硬化致密，有时见双边现象，可单发或多发。弥漫性病变可见整个髂骨被破坏，或形成一大空洞，或使髂骨翼变为许多死骨碎片，如急性化脓性骨髓炎改变。CT 可以更加明显地显示骨质破坏、死骨片及周围硬化骨。MRI 可见在

T2W 期病灶呈不均匀的高信号，STIR 序列病灶周围肌肉等软组织呈高信号，增强像病灶呈周围强化。

骨瘤、骨髓瘤、转移癌相鉴别。弥漫性病变应与化脓性骨髓炎相鉴别。

四、诊断和鉴别诊断

由于髂骨结核起病时症状轻，进展慢，患者一般就诊较晚，常因长期局部疼痛、肿胀或窦道出现后才来就诊。由于症状及体征易与脊椎和骶髂关节病变相混淆，以至于常延误诊断。当有上述的症状或体征时，同时伴红细胞沉降率增高时，需考虑髂骨结核的可能性。如果曾有肺结核或其他部位的骨或关节结核，更应高度怀疑应做 X 线、CT 检查，必要时行 MRI 等检查，也可考虑行穿刺活检病理学检查或 PCR 等检验明确诊断。对局限性病变应与慢性骶髂关节炎、韩－薛－柯综合征（Hand-Schüller-Christian syndrome）、骨样

五、治疗

无明显脓肿或死骨者可采用非手术疗法，按骨结核常规行抗结核治疗。

大脓肿或存在明显死骨者可采用手术治疗。术前至少 2~3 周开始监测红细胞沉降率变化。切口可根据病灶部位而定，一般沿髂棘做切口，剥离髂骨翼的内、外板骨膜，进入病灶，脓肿有时可沿髂腰肌流至大腿前上方，可采用髋前显露的切口；若病灶在髂后上棘附近，可采用骶髂关节后方入路的切口。手术原则是排出脓液，清除死骨及病灶组织。术后继续抗结核治疗 6~9 个月或更长时间，观察红细胞沉降率及影像学等变化。

第二节　耻骨结核

一、病理

耻骨结核极少见，多为局限性破坏。病变常始于耻骨体，然后向上、向外扩展，侵及耻骨上支；若向下、向外扩展，可侵及耻骨下支；若向中线扩展，可侵及耻骨联合，甚至越过耻骨联合，波及对侧耻骨体。常有死骨形成。耻骨联合破坏后，骨盆前环松弛，耻骨联合分离，患侧耻骨常向上移位。自耻骨支开始发病的较少见。

寒性脓肿强烈提示可能患耻骨结核。寒性脓肿可沿耻骨肌和内收肌向同侧腹股沟及大腿内上方流窜。耻骨上方病变的脓液可沿椎体肌或腹直肌鞘向下腹壁转移。耻骨体后方病变的脓肿多位于耻骨和膀胱之间，偶尔也可穿入膀胱，由尿道排出脓液和死骨碎片。

二、临床表现

一般发病缓慢，少数患者有外伤史。初起时患者感到局部或大腿上内侧疼痛，但不剧烈，可因疼痛而有轻度跛行。由于耻骨的大部分位于皮下，故易发现肿胀，并有压痛。多数患者在就诊时局部多有脓肿或窦道形成。患侧髋关节除外展受限外，无其他运动障碍。只要不并发其他部位的结核病变，一般情况良好。

三、X 线表现及 MRI 检查

X 线片可见耻骨伴有局限性破坏，多有死骨，病变边缘骨质致密。耻骨上支病变常见骨膜性新骨增生。若侵及耻骨联合，则可见耻骨联合增宽

和脱位。同时，增强 MRI 扫描可见耻骨联合区域液体积聚伴边缘强化。

四、诊断和鉴别诊断

根据病史、症状、体征及影像学表现，不难做出诊断，但需与化脓性骨髓炎、非化脓性耻骨炎相鉴别；后者多见于妊娠和分娩后，X 线片可见耻骨联合增宽或变窄，两侧骨质轻度致密，并有一侧耻骨脱位。

五、治疗

凡无明显并发症，一般可采用非手术治疗，即使晚期发现为结核感染，单独使用抗结核药物治疗仍有良好的疗效。若非手术治疗无效，而有明显死骨、脓肿或窦道经久不愈者，应手术治疗。手术时患者仰卧、臀部垫高，分开两侧大腿。病变侵及两侧耻骨体者，在耻骨联合上方做弧形切口。女性患者将阴阜及大阴唇皮肤及皮下脂肪向下翻转，男性患者则将精索向两侧牵开。切开耻骨上韧带及耻骨上方骨膜，再于骨膜下剥离耻骨及耻骨联合的会阴面和盆腔面，显露病灶。清除病灶时，应避免损伤膀胱及尿道，术前可留置导尿管，以便及时排空膀胱，并可防止尿道损伤。凡病变局限于一侧耻骨者，可采用会阴旁弧形切口切开皮肤，自骨膜下剥离耻骨肌和内收肌起点显露病灶。只要可能在感染窗内，应尽量避免进行骨移植。有文献报道，大部分的耻骨结核患者，无论经过哪种治疗方案，愈合都相对较好。

第三节 坐骨结核

一、流行病学

肺外结核侵犯坐骨较为罕见，但其发病率比耻骨和髂骨略高，且多为局限性病变。1901~1935年仅报道 7 例坐骨结核病例，而且全部为法语文献；1936 年，Kaplan 在英文期刊上报道了第一例坐骨结核病例；1938 年，Magnusson 指出，坐骨结核占骨结核发病的 0~2%。在 1980 年 Silva 报道的 219 例骨与关节结核病例中，仅有一例发生于坐骨结节区；2008 年，Bhattacharyya 报道了 3 例坐骨结核患者，行刮除术和抗结核治疗后临床效果满意。

二、病理表现

Dekash 认为骨骼肌肉系统结核很少以邻近部位脓肿作为首发症状，初期表现常为单一部位的疼痛，可通过关节滑膜或肌腱鞘播散而直接接种，而很少通过血源性途径。因此，坐骨体上方病变可向上蔓延，侵入髋关节，导致髋关节结核。然而，坐骨结核同时也可伴有肺、胸膜、淋巴结或其他部位骨关节结核。

坐骨结核所致寒性脓肿常出现在臀皱襞附近，可沿腘绳肌流至大腿后方。若病变位于坐骨体盆腔面，则脓肿可流至坐骨肛门窝或肛门附近；臀大肌周围脓肿则可侵犯直肠甚至形成窦道或瘘管。坐骨支病变而致的脓肿可汇集于大腿内侧或腹股沟附近。

三、临床表现

患者多为青壮年，若非伴有其他部位结核病灶，病情往往不重；且逐渐起病，局部症状一般较轻微。疼痛是最早出现的症状，Bhattacharyya 发现，坐骨结核患者多见臀部疼痛和肿胀，由于臀部肌肉和脂肪均较厚实，轻度肿胀或较小的脓肿常易忽视。结核部位可有局部压痛。患侧髋关节常出现屈曲与内收轻度受限。若病变接近髋臼或臀部有巨大脓肿，功能将受到较大影响。若病变已波及髋关节，功能将明显受限。脓肿破溃后可形成窦道。

四、影像学表现

坐骨结核通过 X 线和 CT 平扫均可见局限性破坏和溶骨性改变，局部伴有软组织肿胀和钙化，边缘型病变多见于股骨面，死骨较多见。病变周围骨质稍致密，混合感染后，骨质会有明显硬化；MRI 多用于检测脓肿发生的具体部位。

五、诊断和鉴别诊断

根据病史、症状、体征及 X 线改变，诊断常无困难。但需要与坐骨骨髓炎、类风湿性坐骨炎、坐骨滑囊炎等相鉴别。穿刺活检常用于确诊。

六、治疗原则

若病灶距髋关节较远且局部无明显死骨者，可采用非手术治疗。若病灶邻近髋关节，有侵入髋关节的危险，或有明显死骨或窦道经久不愈者，应进行手术治疗。

第四节　髋关节结核

髋关节结核约占骨与关节结核的 15%，主要发病人群为青壮年。可通过影像学明确诊断，并可以清晰判断预后。早期干预有助于保髋，不治疗或治疗不当会使髋关节遭受进行性破坏。药物治疗、牵引以及辅助运动疗法可产生很好的疗效，保守治疗无效的患者可以考虑手术治疗。手术方法选择上，亚太地区患者往往选择保留关节活动度的髋关节成形术而非髋关节融合术，可能与亚洲人习惯蹲坐、盘坐有关。髋关节结核活动期禁止全髋关节置换。

在经济条件相对落后的发展中国家，髋关节结核在骨关节结核中占有很大比例，发病率仅次于脊柱结核。髋关节结核发病特征多样，多以滑膜结核或骨结核的形式表现，骨结核又分为关节内结核和关节外结核，关节内结核和滑膜结核往往与其他关节内疾病（如滑膜炎、类风湿性关节炎、骨关节炎或骨坏死）相似，难以区分；关节外结核病变可发生在髋臼或股骨侧，进而侵犯关节面，最终影响关节活动度；一般而言，髋臼侧的骨质病变速度要慢于股骨侧。寒性脓肿可形成于关节腔内，导致全髋关节范围均有症状表现，如疼痛、转子滑囊炎以及进行性骨侵蚀等。

一、临床表现

髋关节结核好发于青壮年，表现为疼痛和关节畸形，结核活动期患者常伴有跛行，夜间疼痛加剧（夜啼），晚期常表现为寒性脓肿（可伴有窦道形成）、髋关节病理性移位或畸形。

体格检查可发现，关节轻微活动即感疼痛，活动受限；臀部和下腹部肌肉可出现严重肌肉痉挛，未经治疗或晚期患者可有髋关节结构进行性破坏，可分为以下 4 期（表 4-16-1）。① I 期（滑膜期）：该期结核侵犯关节滑膜，产生激惹征，常伴有关节积液。关节腔内的脓肿可以使关节处于伸直、外展或外旋位，伴有活动性疼痛。② II 期（关节炎早期）：随着疾病进展，病变逐渐累及股骨头颈部，以关节固定和臀部畸形为主要特征；最常见的畸形为髋关节屈曲、内收和内旋，患侧肢体缩短，表现为髋关节运动受限以及臀部周围肌肉萎缩；髋关节 X 线片显示，髋关节周围广泛性骨量减少，伴有髋臼、股骨头或颈部局部骨质破坏，但不影响关节面，关节间隙保留。③ III 期（关节炎期）：病变部位累及关节面，导致股骨头斑块状破坏，病变进展会导致关节间隙丧失；III

表 4-16-1　髋关节结核的临床影像学分期

分　期	临床表现	影像学表现
Ⅰ期（滑膜期）	患侧髋关节屈曲、外展、外旋，患肢明显延长	局部骨皮质模糊
Ⅱ期（关节炎早期）	患侧髋关节屈曲、外展、内旋，患肢缩短	股骨头、髋臼处骨皮质模糊，骨量减少或骨损伤，或两者均有，关节间隙正常
Ⅲ期（关节炎期）	患侧髋关节屈曲、外展、内旋，患肢明显缩短	以上骨质破坏累及关节面，关节间隙变窄
Ⅳ期（关节炎进展期）	患侧髋关节屈曲、外展、内旋，患肢严重缩短	髋关节结构完全破坏，关节间隙消失，髋关节脱位

期病变会使得髋关节运动严重受限，肢体明显短缩，患者十分痛苦。④Ⅳ期（关节炎进展期）：髋关节结核不经治疗的话会进一步加重，导致纤维性强直，表现为肢体缩短和固定畸形，某些患者可出现病理性脱臼。

除了屈曲、内收和内旋畸形外，髋关节结核患者还可伴有外展和外旋畸形。这是由于患者持续采用横向姿势来缓解疼痛，或者结核破坏髂股韧带导致。某些特殊情况下，病变也可累及髋臼底部或内侧髋臼壁。

二、影像学特征

对于Ⅰ期髋关节结核，X线片仅显示软组织和局部骨质模糊影；Ⅱ、Ⅲ、Ⅳ期X线片骨质破坏显示逐渐清晰，CT 和 MRI 可用来评估结核进展情况。CT 引导下的穿刺活检可用于明确诊断。MRI 检查可发现，股骨转子周围区域存在结核性滑囊炎，分为囊性扩张和多发小脓肿两种类型。尽管 MRI 无法提供髋关节结核的确切临床证据，但对于病变程度，尤其是软组织病变范围，MRI 有着巨大的优势。

Shanmugasundaram 提出了髋关节结核的放射学分型（表 4-16-2），适用于儿童和成人。根据此分型，髋关节结核可以仅累及滑膜，伴 / 不伴有囊肿或股骨头、颈部破坏或髋臼空腔，软骨下骨有 / 无严重破坏、骨和关节间隙正常 / 消失。而对于骨坏死型髋关节结核，股骨头出现硬化，并伴 / 不伴一定程度的股骨头塌陷。儿童期起病常

表现为慢性充血、股骨头干骺端肥大（髋膨大）；股骨头栓塞可引起 Perthes 型病变，导致股骨头颈部萎缩（髋挛缩）、影响股骨头和转子区骺板生长，分别导致髋内翻和髋外翻。Campbell 和 Hohmann 发现，儿童髋关节结核的治疗效果与影像学表现密切相关。一般型患者中，92% 治疗效果满意；而对于 Perthes 型、髋臼脱位型、髋臼移位杵臼截骨型，这一比例分别为 80%、50% 和 29%（表 4-16-2）。关节间隙 ≤ 3 mm 的患者预后较差。

表 4-16-2　髋关节结核的影像学分型

影像学表现	儿童	成人
一般型	√	
髋臼移位杵臼截骨型	√	√
髋臼脱位型	√	
Perthes 型	√	
萎缩型		√

三、治疗原则

髋关节结核应以保髋为目的进行抗结核治疗，可分为早期、中期和末期，往往涉及手术治疗。一期治疗应在确诊后立即开始，包括多药联合和完整、不间断的双边牵引，避免骨盆倾斜，治疗期间应制动。二期治疗为运动疗法，应在疼痛缓解后立刻进行，减轻肌肉痉挛、降低髋部畸形率甚至完全矫正。该阶段通常在一期治疗后 3~4 周

进行，每小时 5 分钟。运动形式为髋关节主动 /
被动运动，包括弯曲、外展、外旋，运动量可以
逐步增加。牵引 3~4 个月后，患者通常可以下床
活动并允许部分负重，4~6 个月之后逐渐增加负
重量。

二期治疗结束后，几乎所有的 I 期、II 期患
者以及部分 III 期患者都会有很大程度的恢复。部
分 III 期患者和几乎全部患有并发症（包括髋关节
半脱位或脱位）的 IV 期患者需进入治疗的第三阶
段（即三期治疗）。需要进行三期治疗的患者往
往合并髋关节功能障碍，甚至伴有畸形。保守治
疗无效的患者应进行滑膜切除术和关节清创术。
笔者认为，比起单纯的影像学诊断，联合清除术
（滑膜切除术联合关节清创术）可以更清晰地评
估疾病进展，也可同时进行活体标本检查。术后
2~3 个月即可进行髋关节活动锻炼。联合清除术
可作为髋关节结核的一线治疗方案，对于免疫功
能低下的患者更是如此。

联合清除术可以采取任何入路方式，切除关
节囊、髋臼缘和股骨颈处的肥大滑膜。旋转髋关
节可以从较深部位完全切除滑膜而不会引起髋关
节脱位，对于骨质疏松患者也是安全的。关节内
和周围松动部分（多为死骨）应小心取出，关节
软骨应尽可能保留，避免额外剥离。保留髋关节
周围的血管可避免骨坏死等额外并发症以及髋关
节脱位。尽管一期制动延迟了纤维性强直，但在
联合清除术之后痛性纤维强直也有可能出现。因
而在随后的治疗中，将髋关节固定在内收和外展
之间的位置是必要的，一般选择外旋 5°~10°，屈
曲 10°~30° 的位置。可通过髋关节石膏固定 6~8
周，同时配合康复训练。

如果在接受以上治疗后仍不能达到满意效果，
可根据纤维性强直和关节破坏程度，采用以下
方案。

（1）股骨近端截骨术：在髋关节无痛变形后，
可能需要矫正性截骨以获得更好的肢体位置，辅
助康复。这种情况下往往优先选择囊外截骨术。
但术后股骨近端解剖结构会发生变化，因此这类
手术往往联合关节置换术进行。

（2）关节融合术：这种手术在亚太地区并不
受欢迎，可能由于亚洲人习惯蹲坐和跪坐的风俗
所致。随着抗结核药物与其他化学疗法的开展，
加之其本身的缺点，目前已很少使用。

（3）关节切除成形术：由于不像西方患者那
样可接受功能位的固定髋关节，大部分亚洲患者
更愿意接受这种手术，因为其社会习俗经常需要
患者蹲坐或跪坐。Katayama 认为，尽管保留关节
活动度的关节成形术经济和时间上花费均较大，
且有关节不稳定、疾病复发等风险，但对于希望
保留髋关节膝关节的患者而言仍是首选。由于关
节切除成形术可以缓解疼痛、矫正畸形、保持髋
关节移动度、去除大部分感染组织并有助于根除
疾病等优势，因而在西方也常用于髋关节置换术
后感染复发的翻修治疗。但是，关节切除成形术
会造成肢体一定程度的短缩（约 1.5 cm），关节
不稳定的风险依然存在。因此，术后采用骨骼牵
引 8~10 周可缓解肢体缩短程度。此外，纤维组
织增生导致假关节的风险也很高。通常术后 4~5
周即可开始早期康复活动，禁忌证较少，可与其
他部位手术同时开展。Tuli 和 Mukherjee 观察了
80 例接受关节切除成形术的髋关节结核患者，术
后随访 2~9 年后认为，随着现代抗结核药物的出
现，这种手术术后结核病复发概率有所下降。关
节切除成形术后，90% 的患者能下蹲，85% 的患
者可以交叉盘坐，60% 的患者能够在没有支撑物
辅助的情况仅靠患肢站立，90% 的患者能垂直起
跳，几乎所有患者都能爬楼梯。关节切除成形术
技术简单、费用便宜，能够止痛正畸、控制感染、
恢复运动，经过一系列改进后，目前术后不需任
何额外的盆腔支持手术来避免髋关节不稳。然而，
虽然该手术在囊外进行并提供很多骨盆支撑，但
可能干扰随后的全髋关节置换术中股骨假体的
放置。

（4）全髋关节置换术：目前，对于感染患者
能否进行全髋关节置换术以及手术时机仍有争议。
Kim 等报道称，在早期活动性结核病患者中使用

Charnley 混合全髋关节置换术可取得满意的临床效果。Kim 也报道过 Wagner 股骨组件和髋臼部件结合同种异体骨松质移植（含羟基磷灰石）在解剖结构严重扭曲的髋关节结核患者中成功使用的病例。Hardinge 认为，髋关节强直 10 年以上才有必要进行全髋关节置换术；然而 Johnson 认为，存在持续感染或再感染的风险而非感染的时间长短应作为手术时机选择的决定性因素。即使未发生严重并发症，全髋关节置换术也不应作为疾病活动期患者的首选，其手术时机目前仍颇有争议。笔者认为，活动性结核感染超过 10 年、慢性窦道形成以及术中活体标本检查显示肉芽肿阳性时可选择全髋关节置换术。但术后仍有多达 30% 的患者可能复发，因此术后抗结核药物应至少维持 1 年。

四、总结

髋关节结核的影像学表现几乎可以准确判断预后。一般型和 Perthes 型往往具有良好预后，而萎缩型、髋臼移位型、髋臼内陷型和杵臼截骨型预后很差。一期、二期治疗包括药物、牵引和康复治疗，在 Ⅰ、Ⅱ 期患者和部分 Ⅲ 期疾病患者效果良好，而少数 Ⅲ 期和 Ⅳ 期患者，以及保守治疗无效的患者应尽早采取手术治疗。

第五节　骶髂关节结核

骶髂关节结核在临床上较少见。本病多见于青壮年，女性多于男性。

一、病理

骶髂关节结核从病理上可分为滑膜型、骨型、全关节型，大多数由滑膜结核引起。骶髂关节结核病变可为一侧性或双侧性，多为全关节结核。关节结构常遭受破坏。破坏严重者，患者髂骨将上移，发生病理性脱位。女性患者脱位较多，有时会发生耻骨联合脱位，这可能与女性骨盆较松弛有关。除骶髂关节发生病变外，尚可并发其他部位结核，如肺、淋巴或其他部位骨关节结核（腰椎、骶椎、髂骨、髋关节、大转子、小转子等）。

若关节病变向后发展，穿破后侧关节囊或髂骨，使脓液汇集于臀大肌深层。若病变向前方发展，将突破前侧关节囊或骶骨，脓液将流至髂腰肌内，或沿髂腰肌流至腹股沟或大腿上方。若病变突破下方关节囊，脓液将沿骶结节韧带或梨状肌流至大转子附近。少数病例在前后侧都有脓肿形成，相互通连，脓肿可向外溃破，形成窦道；个别病例脓液可向腹腔或直肠内穿破。

二、临床表现

本病发病缓慢，病期较长，如不伴有其他部位结核，则一般状况较好。患者常主诉局部疼痛、肿胀，偶有跛行。疼痛多局限于患侧臀部，初期并不严重，休息时减轻，劳累则加重，咳嗽或打喷嚏时也会加重。病情进展后疼痛逐渐加重，导致患者不敢咳嗽或打喷嚏，连翻身也有困难。有些患者主诉疼痛沿坐骨神经向下放射，这可能是由于肿胀的后关节囊刺激坐骨神经所致。病变侵入关节囊后，脓液外溢，关节内压力将减少，疼痛反而减轻。发展到晚期，当关节发生纤维性或骨性强直时，疼痛即完全消失。

患侧的分髋试验和骨盆挤压试验常为阴性。

三、影像学表现

单纯滑膜结核在 X 线片上不太容易诊断。滑膜结核转变为全关节结核时，可出现关节板模糊、关节边缘糜烂、关节间隙增宽等现象，与由髂骨或骶骨边缘型结核转变的全关节结核很相似。关节破坏严重时，可发生病理性脱位或耻骨联合脱位。

CT 密度分辨率高，且不受组织重叠影响，可清晰显示关节面与骨质破坏部位、范围、程度、有无死骨、寒性脓肿等。CT 有助于鉴别 X 线平片难以发现的生理性骨化与病理性改变，是检查骶髂关节的理想方法。

骶髂关节 MRI 检查可显示骶髂关节腔的液体、关节软骨及周围软组织的异常信号，当发现病变部位水肿及骨质破坏，有助于诊断骶髂关节的早期感染性改变。

四、诊断和鉴别诊断

根据病史、病状、体征、实验室检查和影像学检查，诊断一般无困难。在鉴别诊断方面，应与腰椎间盘突出症、化脓性关节炎、类风湿性关节炎、致密性骶髂关节炎和肿瘤相鉴别。腰段结核与骶髂关节结核的脓肿与窦道的好发部位很相似，两者易混淆。若两者同时发生于同一患者，要判断脓肿或窦道来自哪一个病灶，有时较困难。若系脓肿，常需手术探查才能得出结论；若系窦道，则可做窦道造影来鉴别。

五、治疗

骶髂关节结核是全身结核感染的局部表现，常合并其他部位结核，因此更应注意全身抗结核治疗。由于骶髂关节很少活动，治疗不存在保存关节功能的问题，所以对没有明显死骨和脓肿的病例，尽量采用非手术疗法。局部疼痛剧烈的患者，应卧床休息，同时做下肢皮牵引，临时固定。在严密消毒情况下，可做脓肿穿刺和局部注入抗结核药物。

对于脓肿和死骨比较明显的病例，或窦道经久不愈者，如无手术禁忌，应做病灶清除术彻底清除病灶；如无混合感染，可同时做关节内融合术；如局部病变已静止，但仍有局部持续性疼痛者，可做关节外融合术。

骶髂关节病灶清除术可通过前、后两条进路进入病灶。从前方显露骶髂关节比较困难，因为位置较深，内侧面又有许多重要血管和神经；与此相反，骶髂关节后方的位置比较浅，又无重要的血管和神经，操作比较安全和方便。因此大多数患者应尽量采用后方入路，只有在前方有较大的脓肿，而后方又无脓肿时，才采用前方入路。

（一）经后方入路手术

后方入路的适应证比较广泛，不但脓肿或窦道在后方的患者应采用后方入路，前方和后方都有脓肿者，若后方脓肿较大，也可采用后方入路；前方有窦道的患者，也应采用后方入路。

将患者置于侧卧位，患侧向上，切口呈弧形，起于髂嵴中部，沿髂嵴向髂后上棘延伸，达 S2 侧方两横指处，再转向股骨大转子，止于两者的中点。一般成人切口长约 25 cm。沿切口切开浅、深筋膜，将皮瓣向外牵开，显露臀大肌的内上部分、髂骨嵴的后部和部分骶棘肌。分开臀大肌和骶棘肌的分界线，将臀大肌自骶棘肌腱膜上切下，将附着于髂骨翼后方的臀大肌和臀中肌自骨膜下剥离至坐骨大切迹，再将其向外牵开，即可显露髂骨翼后部和坐骨大切迹。在剥离坐骨大切迹附近骨膜时，应避免损伤臀上动、静脉，使断端回缩至盆腔内，避免造成不易控制的出血。

臀大肌深层如有脓肿，脓液即行流出。此时应将脓液及脓肿壁上的肉芽组织刮净，并用大纱布压迫止血，有时髂骨翼后方已被穿破，可将破口扩大，进入病灶。若髂骨翼后方骨质完整，应在适当部位凿骨开窗，进入病灶。覆盖骶髂关节后方的髂骨很厚，成人在 2 cm 左右，因而开窗比较困难，如能手术时一次开窗成功，有利于手术进行。较好的开窗方法是自髂前上棘向髂后上棘和髂后下棘各引一线，沿此两线自髂骨后缘向前凿骨 4~5 cm，深达病灶，但不可凿得太深，以免损伤盆腔内重要组织，然后将两凿骨线的远端连接起来，这样就形成了一个前方略窄、后方略宽的梯形骨瓣。骨瓣的后方仍有韧带组织相连，将骨瓣掀起，向中线翻转，可充分显露病灶。

用各种刮匙和骨刀将关节内和骨瓣深面的死骨、肉芽、干酪样物质、脓液、坏死剥脱的软骨面和残余的软骨面清除干净。助手用拳挤压患侧髂凹，观察有无脓液自关节前方流出，深面小的髂凹脓肿在术前不易通过触诊确定是否存在。如有脓液自髂凹流出，则可将通过髂凹的骨瘘孔细心扩大，将刮匙伸入瘘孔，轻轻搔刮髂凹脓肿。用弯头金属管伸入，以生理盐水反复加压冲洗，直至洗液澄清。前方脓肿较大而不易刮净时，可在腹壁另做切口，从腹膜外进入前方脓肿，予以刮净。

若清除彻底而无混合感染者，可自附近髂骨嵴取骨松质碎片，充填骨腔，再将骨瓣翻回。术后卧床 2~3 个月，全身抗结核治疗 1 年。

（二）经前方入路手术

该入路手术只适用于关节前方髂凹内有较大脓肿者。由于脓肿本身已将盆腔重要血管、神经向内侧推开，手术时只要将脓肿壁打开，找到通向关节的骨瘘孔，并逐渐加以扩大，就能自前方显露骶髂关节。若关节前、后方都有脓肿，而前方脓肿较大者，仍可采用前方入路。待前面手术结束后，翻身至俯卧位，在关节后方另做一小切口，刮除后方脓肿。

将患者置于仰卧位，于骨盆下方垫一薄枕。切口在患侧下腹部，自外上方向前向下延伸，切口中点在两侧髂嵴最高点连线下方 4 横指处，成人切口长约 15 cm。

沿切口方向切开浅筋膜和皮下脂肪，依次切开腹外斜肌、腹内斜肌和腹横肌。由于切口位置较低，在切口下端可能碰到腹壁下动、静脉，男性患者还可能碰到精索，应尽量避开。将腹膜及内脏、睾丸或卵巢动静脉、输尿管，以及髂总、髂内、髂外动静脉向中线牵开，可显露髂凹脓肿。

纵行切开脓肿壁，在脓肿壁的下方识别髂外动、静脉的走向，避免损伤。吸净脓液，将脓肿壁上肉芽刮净，用纱布垫压迫止血。在脓肿深处寻找通向骶髂关节的骨瘘孔，瘘孔通常被黄白色脓栓堵塞。以此作为标志，经此瘘孔伸入小弯刮匙，探查关节的走向和方向，经脓腔内和外搔刮钝性剥离骨瘘孔周围的软组织，再用骨凿逐步扩大骨瘘孔，直至充分显露关节内部。

用各种刮匙和骨凿将关节内病变组织清理干净。关节后方脓肿与关节直接相通者，也应一并尽量刮净。如后方脓肿不与关节直接相通，应将患者翻至俯卧位，在后方另做切口，清除后方脓肿。反复冲洗病灶，置放抗结核药物。如有混合感染，则应加入有效的抗生素。若病灶清除彻底，又无混合感染，可在同侧取髂骨做关节内植骨融合术。术后卧床 2~3 个月，继续使用抗结核药物治疗 1 年。

(尹华斌)

参考文献

[1] Trikha V, Varshney M K, Rastogi S. Tuberculosis of the ilium: is it really so rare?[J]. Acta Orthopaedica Belgica, 2005, 71(3): 366-368.

[2] Gosal G, Boparai A, Choudhary G, et al. Multifocal skeletal tuberculosis involving the lumbar spine and iliac bone, mimicking a malignant bone tumour: a case report[J]. Malays Orthop J, 2012, 6(3): 51-53.

[3] Blumberg H M, Burman W J, Chaisson R E, et al. American Thoracic Society/Centers for Disease Control and Prevention/Infectious Diseases Society of America: treatment of tuberculosis[J]. American Journal of Respiratory & Critical Care Medicine, 2003, 167(4): 603-662.

[4] Dapunt U, Mischnik A, Goeppinger S, et al. A persistent case of tuberculosis of the pubic symphysis and pubic bone[J]. BMJ Case Rep, 2014.

[5] Gothwal S, Varshney P, Mathur S, et al. Tuberculosis of the pubic symphysis[J]. BMJ Case Rep, 2014.

[6] Gulia J, Kim P, Kortepeter M G, et al. Multiple fractures of the symphysis pubis due to tuberculous osteomyelitis[J]. Southeast Asian Journal of Tropical Medicine & Public Health, 2009, 40(6): 1279-1283.

[7] Bhattacharyya A N. Tuberculosis of the ischium: a report of three cases[J]. ANZ J Surg, 2008, 42: 389-391.

[8] Krishnan H, Yoon T R, Park K S, et al. Ischial tuberosity tuberculosis: an unusual location and presented as chronic gluteal abscess[J]. Malays Orthop J, 2010, 4(1): 42-45.

第四篇

[9] Silber J S, Whitfield S B, Anbari K, et al. Insidious destructionof the hip by mycobacterium tuberculosisand why early diagnosis is critical[J]. J Arthroplasty, 2000, 15: 392-397.

[10] Özdemir ZM, Kahraman A S, Görmeli C A, et al. Langerhans cell histiocytosis with atypical intervertebral disc and sacroiliac joint involvement mimicking osteoarticular tuberculosis in an adult[J]. Balkan Medical Journal, 2016, 33(5): 573-577.

[11] Luo X, Tang X, Ma Y, et al. The efficacy of negative pressure wound therapy in treating sacroiliac joint tuberculosis with a chronic sinus tract: a case series[J]. Journal of Orthopaedic Surgery & Research, 2015, 10(1): 1-8.

[12] Li S, Zhang H, Zhao D, et al. Treating sacroiliac joint tuberculosis with rifampicin-loaded osteoset[J]. Chinese Journal of Reparative and Reconstructive Surgery, 2015, 29(4): 406-411.

[13] Mera A, Perez-Pampin E, Campos-Franco J. Tuberculosis of the sacroiliac joint in a patient with systemic lupus erythematosus[J]. Journal of Clinical Rheumatology Practical Reports on Rheumatic & Musculoskeletal Diseases, 2009, 15(3): 141-142.

[14] Abdulla M C. Isolated lytic bone lesion in tuberculosis[J]. International Journal of Mycobacteriology, 2017, 6(2): 191-192.

[15] Mortaji A, Koulali K, Galuia F. Unusual localization of tuberculosis: tuberculous arthritis of the thumb bone[J]. Pan Afr Med J, 2014.

[16] El Bir Y, Boufettal M. Bone tuberculosis simulating an exostosis[J]. Pan African Medical Journal, 2014, 17(2): 173.

[17] Beamer G, Major S, Das B, et al. Bone marrow mesenchymal stem cells provide an antibiotic-protective niche for persistent viable mycobacterium tuberculosis that survive antibiotic treatment[J]. American Journal of Pathology, 2014, 184(12): 3170-3175.

[18] Ramlakan R J S, Govender S. Sacroiliac joint tuberculosis[J]. International Orthopaedics, 2007, 31(1): 121-124.

第十六章

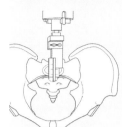

第十七章
骨盆慢性非化脓性关节炎

第一节　类风湿关节炎

类风湿关节炎是以多发性关节炎为特征的一种慢性、全身性、自身免疫性综合征，其特征是外周关节的非特异性对称性炎症。病理变化可波及全身间叶组织，其中受累最为突出的是滑膜组织的慢性炎症、增生，形成血管翳，从而破坏关节软骨、软骨下骨、韧带、关节囊和肌腱等，直至关节破坏、强直、畸形和功能丧失。本病常呈慢性进行性过程，是一种潜在侵袭性、致残性疾病。最常见于25~45岁的女性。

本病多侵犯手、足小关节，约45%的病例可侵及髋关节，髋关节可首先发病，但一般并非是最早受累部位，而且临床上很少见到髋关节单独发病。

一、病因

类风湿关节炎的病因尚未完全明确。一般认为属自身免疫性疾病。关于类风湿关节炎的病因学说很多，归纳起来不外乎分下列4种，而且它们相互之间有密切联系。

1. 感染　有学者曾在类风湿关节炎患者的关节内和区域淋巴结分离出溶血性和非溶血性链球菌，认为系链球菌感染所致。近年来，Mellors提出类风湿关节炎的临床特点与慢性病毒感染所致的疾病在某些特征上有相似之处，可能系慢性病毒感染所致。Warren等曾从类风湿关节炎患者组织中分离出一种活性因子，能传播给小白鼠，产生类似疾病。此外，病毒所致疾病的特点是：如果一个细胞内已有病毒，则另一病毒不能进入同一细胞。从类风湿关节炎患者体内取出的细胞做组织培养，发现其他病毒不能进入此细胞，提示这些培养的细胞中已有病毒笔者支持病毒学说，但尚需进一步研究。

2. 代谢障碍和内分泌失调　本学说的主要根据是：①类风湿关节炎用肾上腺皮质激素治疗有效；②患者以女性占大多数；③妊娠期症状可缓解，但目前并未获得明确的证据。

3. 遗传　本病常有家族史特点。对孪生发病率的研究表明遗传基因可能起一定的作用，相关基因位于Ⅱ类组织相容性复合体的 HLA-DR β1 位点的5肽上。类风湿关节炎患者的浆细胞可产生一种巨球蛋白抗体（即类风湿因子），这种免疫异常可能受遗传的影响，在免疫学异常变化中起重要作用。

4. 免疫病理 可能是由多种因素共同作用，促使一种小分子免疫球蛋白（IgG）发生结构性改变，因而对自身具有抗原性，激发自身一系列免疫反应。产生关节炎的基本机制是由变性的免疫球蛋白与滑膜内淋巴细胞产生的巨球蛋白抗体（类风湿因子）相结合而成免疫复合物，该免疫复合物在滑膜内的小血管周围，经与补体结合而激活，产生白细胞趋化因子，使复合物被中性粒细胞吞噬，促使白细胞释放溶酶体酶至关节内，从而产生弥漫性关节炎，使关节滑膜、软骨及其他邻近组织相继受到侵犯。目前有关免疫病理的事实根据有：①血清内出现异常免疫球蛋白，即类风湿因子；②滑膜内有免疫潜能细胞、淋巴细胞及浆细胞浸润，产生局部免疫球蛋白及类风湿因子；③滑液及周围血液中淋巴细胞内可测得免疫抗原抗体复合物；④滑液内补体浓度下降。

二、病理

（一）关节病变

最早的组织变化是滑膜的急性炎症反应，以靠近软骨边缘的滑膜最为明显，表现为血管扩张、血液淤滞、水肿、出血以及大量的淋巴细胞、浆细胞和少量多核粒细胞浸润，这些细胞形成"淋巴样小结"，直接累及小血管的血管壁，表现为典型的血管炎。关节腔内有渗出液。

在滑膜的不同部位可有不同的病理改变，有些部位主要表现为不同程度的炎症损伤及坏死，其他部位可出现修复反应。可见迅速而活跃的滑膜细胞增殖和增大。水肿与纤维素样渗出，促使纤维组织形成和小血管增殖。至晚期，滑膜下组织的急性炎症表现可被致密的纤维化所取代，最后导致绒毛肥大、滑膜肥厚及血管翳及肉芽组织增生。

病理改变不仅仅局限于滑膜，滑膜形成的血管翳可使其邻近的软骨受到侵蚀。同时，这些异常肉芽组织还可侵入软骨下骨组织的间隙。滑膜的炎症性增殖可产生血浆素，直接破坏关节软骨，被破坏的关节软骨还可释放溶酶体，进一步加剧关节软骨的破坏。软骨面上的血管翳还使软骨与滑液隔离，使软骨不能自滑液中获取营养。通过上述各种因素的作用，软骨丧失其承担正常应力的活动，开始变薄、纤维性变、剥脱、折裂，并逐步被腐蚀，最后使软骨下骨质裸露。

关节骨端可因炎症充血、肉芽组织增生及局部新陈代谢障碍等，使骨组织逐步丢失其骨质，出现骨质疏松、骨小梁变细、显微骨折，使关节变形。骨组织内的肉芽组织可融合成囊肿。由于失去关节软骨的保护，软骨下骨质将承受异常应力。如负荷不大，可产生反应性新骨而出现肥厚骨小梁区。如负荷过大，可导致骨坏死，可见残留骨小梁内陷窝空虚。因此骨的破坏与修复同时进行。股骨头与髋臼在骨质丢失、骨质疏松、囊肿形成的同时，在主要负重区还可出现致密硬化骨及边缘性骨赘。因此类风湿关节炎与骨关节炎虽然病因不同，但晚期表现十分相似。

有时关节软骨破坏广泛，关节腔内的肉芽组织被坚强的纤维组织替代，将两骨端紧密相连，产生纤维强直。继之，血管翳的致密胶原组织发生骨化，还可导致骨性强直。

（二）关节外病变

1. 皮下结节 约20%的类风湿关节炎患者可发现皮下结节。根据皮下结节的病理改变，可分为3个区域：①结节中央的坏死区：残留着细胞、胶原和网状纤维的碎片，含有 IgG 和 RF 免疫复合物；②坏死区外层：为一圈呈栅栏状排列的成纤维细胞及少数多核巨噬细胞；③骨外层：为慢性炎细胞浸润区。

2. 肌腱、腱鞘及滑囊炎症 类风湿因子形成的免疫复合物对肌腱、腱鞘的浸润常造成淋巴细胞、单核细胞和浆细胞对肌腱、腱鞘的浸润。严重的病例可在肌腱上触及小结节，肌腱的正常强度被削弱导致断裂或粘连，也成为导致周围关节畸形的原因，如炎症反应侵及滑囊也同样会引起滑囊炎、滑囊积液、囊肿等。

3. 血管炎 动脉炎在本病中相当常见。甲床的片状血性改变常继发于终末小动脉的炎性栓塞，较大动脉受累可引起神经病变、皮肤溃疡或穿孔。

4. 其他病变 与皮下结节相似的病变可发生在眼、心、脑和肺，眼部病变多累及巩膜；心脏病变多无临床症状；肺坏死结节性病变很少见，多表现为肺纤维化。局部淋巴结肿大相当常见。偶见神经内、外膜炎性浸润。

三、临床表现

典型类风湿关节炎患者多呈对称多发性关节炎。约70%可侵犯手、足小关节，虽约45%的病例可侵犯髋关节，但髋关节常非最早受累部位。多数患者起病缓慢，病程长。髋关节隐痛患者就诊时有时尚未觉察其关节活动度已经减退，约20%的患者可急骤起病，伴发热及严重全身症状。病情进展速度不一，且可自行缓解或恶化。少年型类风湿关节炎的病情常非常严重，发展较快，髋关节常较早受累。

关节症状的特点是晨间疼痛和强直，活动受限，常出现屈曲、内收畸形。当关节软骨逐步破坏后，可出现纤维强直及畸形，如已发生骨性强直，疼痛自行消失。

全身症状包括乏力、抑郁、纳差、体重下降等，可有低热、邻近淋巴结肿大。约5%可出现脾大，20%有皮下结节。其他关节受累时关节周围的肌腱、韧带、滑囊及皮肤均可受累，出现肌腱炎、腱鞘炎、滑囊炎及皮肤变薄等。本病还可引起胸膜、肺、心脏、眼等脏器不同程度的损害，肌肉萎缩除因废用所致外，还可因肌肉本身病变所致。

四、实验室检查

（一）血液学检查

1. 血红蛋白 至少1/4的患者有贫血，贫血的程度常与病变的程度成正比，表现为正常红细胞及低血红蛋白型贫血。

2. 白细胞 约1/4患者的白细胞数增多。突然出现白细胞增多及核左移，应考虑有合并感染的可能。

（二）生化检查

患者血清白蛋白因营养障碍和分解代谢增加而减少。球蛋白尤其是α2巨球蛋白，因抗原刺激而增加，因而可导致白蛋白与球蛋白比例倒置和高球蛋白血症。α2巨球蛋白增加多发生于本病的早期，白蛋白与球蛋白比例倒置则出现在本病的晚期，两者均与病变的严重程度成正比。

多种炎症或组织坏死，都能引起一组血清蛋白的改变。测定此组蛋白的方法主要有红细胞沉降速度和C反应蛋白的测定。尽管红细胞沉降速度不是本病的一个主要性指标，但却是检测关节炎活动程度比较可靠和简单易行的方法，可作为衡量治疗效果和观察病情演变的一个有用指标。

（三）类风湿因子

类风湿因子本质是免疫球蛋白IgG的抗体，其在本病中的阳性率大约为70%。诊断确定后，类风湿因子滴度的高低有助于对病情和预后的判断。

五、X线表现

（一）诊断

本病发展到晚期，受累关节已严重破坏并发生典型畸形时，诊断多无困难。然而对任何疾病都应该早期诊断，早期治疗，但本病在早期，仅少数或个别关节受累时，诊断常较困难。为此，美国风湿病学会提出了如下诊断标准：①晨间强直；②关节活动疼痛或压痛；③关节肿胀；④3个月内出现其他关节肿胀；⑤除远侧指关节以外的对称性关节受累；⑥骨突起及关节附近伸侧的皮下结节；⑦类风湿关节炎的典型X线表现；⑧类风湿因子凝集试验阳性；⑨滑液内黏蛋白凝块形成差；⑩滑膜组织学的特征；⑪皮下结节的组织学特征。以上①至⑤项必须持续 6 周，具有上述中 7 项时可称典型类风湿关节炎，5 项为确定类风湿关节炎，3 项为可疑类风湿关节炎。

（二）鉴别诊断

类风湿关节炎应与风湿性关节炎、骨关节病、强直性脊柱炎，以及血清反应阴性关节病如银屑病关节炎、系统性红斑狼疮等相鉴别诊断。

1. **风湿性关节炎**　常伴有风湿热，多见于儿童，常侵犯大关节，呈游走性关节疼痛和肿胀，肿痛消退后，关节恢复正常。可有扁桃体炎等感染性疾病史，有心肌病损。抗链球菌溶血素"O"试验阳性。

2. **骨关节病**　多见于女性，年龄多在 45 岁以上，常累及下肢关节，手指则常见于远侧指间关节，X 线片显示首先在关节负重最大处发生病变；而类风湿关节则往往侵犯整个关节，首先表现为软骨下骨皮质线消失。

3. **强直性脊柱炎**　多见于青年男性，家族遗传倾向更强。常首先侵及双侧骶髂关节、腰椎和膝关节，并向上沿脊柱发展，然后累及其他大关节。X 线片显示软骨下骨密度增高、有斑点状骨小梁消失。类风湿因子阳性率较低。

4. **其他**　银屑病关节病有典型的皮肤病损，系统性红斑狼疮可找到红斑狼疮细胞，两者类风湿因子都是阴性，易与类风湿关节炎相鉴别。

六、治疗

（一）一般治疗

目前本病的治疗大多只起治标作用，尚无满意的治本方法。因此，类风湿关节炎的治疗应采取综合性措施。

治疗目的是提高机体抵抗力，避免一切影响患者健康的不利因素。①生活要有规律，避免过度劳累，减轻精神负担。②多食富有营养的食物，避免潮湿环境与寒冷气候的刺激。③预防各种感染性疾病，包括病毒性感染如感冒等。④服用多

种维生素及铁制剂等。⑤必要时可给予肌肉松弛剂、镇静剂。⑥局部治疗为消炎止痛，进行关节功能锻炼，预防并纠正关节强直和畸形。

早期急性发作时应卧床休息，行皮肤牵引以消除肌肉痉挛，防止关节挛缩和畸形。应做肌肉静止性收缩锻炼，避免肌肉萎缩。炎症静止期应积极练习关节活动，但要注意避免过度疲劳或增加活动度过快而导致疼痛和肌肉痉挛甚至炎症复发。交替做俯卧位和仰卧位运动可防止髋关节屈曲畸形。

另外，物理治疗有利于炎症控制。

（二）药物治疗

药物治疗包括消炎镇痛药、抗疟药、肾上腺皮质激素、免疫抑制药物、金制剂等。用药应尽可能以非激素类药物为宜，可依次选用下列药物。

1. **一线药物**　首选药物为阿司匹林、布洛芬、消炎药、双氯芬酸二乙胺（扶他林）等，尽可能用最小有效剂量以减少副作用。可连用 3 周以观察疗效。

2. **二线药物**　氯化奎宁、金制剂、保泰松、青霉胺等，一般需用 6~8 周才可有效。应注意可能出现皮肤、血液、肾脏及眼部的副作用。

3. **三线药物**　肾上腺皮质激素、细胞毒药物及免疫抑制剂等，适用于上述药物无效时。

急性期可在严格无菌操作下行关节内肾上腺皮质激素药物注射。1 周后重复注射一次。如第二次注射无效，可不必再用。但对诊断尚未肯定的、有可能为感染性的、关节严重破坏及严重骨质疏松者禁用。

（三）手术治疗

应严格掌握手术指征。若患者全身情况差，必须充分估计手术创伤对全身的影响。使用肾上腺皮质激素者，术前、术中应给予氢化可的松直至术后 24~48 小时，再恢复术前用量。患者多有骨质疏松，术中应注意防止发生骨折。一般认为手术感染的发生率多于其他病种，应积极采取措施预防感染，特别是做假体置换术时，更应注意。

1. **滑膜切除术**　髋关节滑膜切除术适用于早

第十七章

期病例，或伴严重疼痛、肌肉痉挛及X线片显示早期关节破坏的少年型类风湿关节炎。有学者主张术中将关节脱位以便彻底切除滑膜，但多数学者认为关节脱位后可导致股骨头缺血性坏死，主张在不脱位的情况下尽量切除滑膜。一般可通过髋关节前侧入路切开前关节囊，将所有能显露的滑膜全部切除，包括覆盖于股骨头边缘及股骨颈的滑膜，缝合关节囊及切口。术后将下肢置平衡悬吊架上或布朗架上，早期锻炼关节活动（CPM），尽早扶拐下地活动，术后2周即可负重。功能锻炼应着重注意预防关节的屈曲挛缩。

2. 关节清理术　术中不但要切除滑膜，还需清除软骨和骨质的腐蚀病变，凿除增生的骨刺和骨嵴。此术适用于病程较长、关节已遭到破坏的患者。

3. 全髋关节置换术　近年来，多数学者认为全髋关节置换术是类风湿髋关节及强直性髋关节受累者较好的治疗方式。由于多数类风湿关节炎患者下肢其他关节常已受累，故手术应全面考虑，有时需先做其他关节手术，然后做髋关节置换。髋关节置换指征为：①严重疼痛并有明显功能障碍，X线片显示髋关节有明显骨破坏；②双侧髋关节强直；③髋关节进行性或已经固定的严重畸形；④过去曾做过其他手术而失败者。

4. 其他手术　对已有骨性强直的病例亦可施行股骨头、股骨颈切除，转子下外展截骨术（即Batchelor手术），对两侧性病例有时可获得较好的效果，术后两下肢等长。对单侧关节强直在非功能位的病例，有时可做转子下截骨矫形术。如关节呈疼痛性纤维强直而对侧关节活动功能尚好者，亦可考虑行单侧髋关节融合术。

第二节　强直性脊柱炎

强直性脊柱炎是脊柱的慢性进行性炎症，其特征是从骶髂关节开始，逐步上行性蔓延至脊柱关节，导致纤维性或骨性强直和畸形。病损以躯干关节为主，亦可波及近躯干的髋关节，但很少波及四肢小关节。

一、病因

病因尚不清楚。有遗传因素，男性发病多于女性，中国人群统计为10:1，男性外显率为70%，女性为10%。患者亲属的发病率比正常人群高20~30倍，约96%的患者含有血清组织相容性抗原HLA-B27。此外尚有环境及感染因素。

二、病理

滑膜病变虽与类风湿关节炎相似，但滑膜肉芽组织侵蚀关节软骨和骨质没有类风湿关节炎那么明显，滑膜炎的程度也较轻，能动关节发生骨性强直的倾向远较类风湿关节炎小。

病变多由骶髂关节开始，逐渐向上侵犯腰椎、胸椎，最后可侵及颈椎。肩、髋、肋椎、胸骨柄等关节与耻骨联合也常被累及，约25%的患者同时患膝、踝等周围关节病变。

强直性脊柱炎具有特征性病理改变，即韧带、肌腱、关节囊与骨松质结合部的肉芽组织即破坏骨松质，又向韧带、肌腱或关节囊内蔓延。在组织修复过程中，骨质生成过多、过盛，新生的骨组织不但填补骨松质缺损处，还向附近的韧带或关节囊内延伸，形成韧带骨赘。

在骶髂关节及耻骨联合等处均可先有关节囊骨化，然后软骨被侵蚀，软骨内成骨活跃，最后完全骨性强直。

三、临床表现

（一）症状

患者多为男性青壮年，70%以上为15~30岁。

多有家族遗传史。起病缓慢，早期症状不明显，定位也不清楚。常感腰背、臀部疼痛，且觉腰部活动不灵活，晨起明显，活动后好转，外出或劳累后症状加重，以至穿鞋、脱裤均感困难。部分患者尚有一侧或双侧坐骨神经痛，乃因骶髂关节炎的疼痛反射到坐骨神经所至。另外，尚可有髋痛、腹股沟痛。

数年之后，症状可沿脊柱上升性扩展，波及胸椎，甚至颈椎。也有少部分患者其症状从胸椎开始，逐渐累及腰椎和骶髂关节，即为下行性扩展。

当病变发展至胸椎，累及肋椎关节时可出现呼吸不畅，有束带状胸痛、咳嗽、喷嚏时脊椎剧痛。尚可因病变刺激肋间神经，引起肋间神经痛。发展至颈椎时，头部转动受限。在病变发展过程中，椎旁肌明显痉挛。由于屈肌较伸肌强，脊椎呈屈曲位，腰椎生理前凸消失，成为圆形后凸，胸椎后凸更甚，最后颈椎前凸也消失，整个脊柱呈僵硬的圆形驼背。走路时患者头不能抬起，不能向前直视，只能看到前面很短的一段地面。

约有 20% 的患者为急性发病，发病时体温升高，并出现明显的全身症状。病变常较广泛，除脊柱及骶髂关节外，四肢大关节也常同时被累及。

（二）体征

疾病早期，骶髂关节处可有局部压痛，骶髂关节试验阳性。以后下腰椎出现活动受限，至后期整个脊柱呈圆形驼背强直。胸廓呼吸运动受限，只能靠腹式呼吸，肺活量大为减少。同时可有一侧或双侧髋关节运动受限，并有内收屈曲畸形。膝关节、颈关节和颞颌关节活动也可受限。

四、实验室检查

本病无特异性实验室检查。疾病早期即为活动期，80% 的患者红细胞沉降率增快，在静止期或晚期红细胞沉降率多降至正常。可有轻度贫血。

血清碱性磷酸酶增高，尿内 17- 酮类固醇增加，关节液内单核细胞增多。另外，90% 以上的患者其组织相容抗原 HLA-B27 为阳性。

五、X 线表现

（一）骶髂关节的改变

诊断"肯定型"脊柱炎的国际标准要求具备骶髂关节炎的存在，骶髂关节改变是诊断本病的主要依据之一。早期：骶髂关节边缘模糊，稍见致密，关节间隙增宽；中期：关节间隙狭窄，关节边缘骨质增生及腐蚀交错，呈锯齿状，髂骨侧致密带增宽，可达 3 cm；晚期：关节间隙消失，骨密带消失，骨小梁通过，已呈骨性强直。

（二）脊柱的改变

早期：脊柱仅见骨质疏松；中、晚期：出现小骨刺，方椎样变，小关节融合，关节囊及韧带钙化、骨化，脊柱强直呈"竹节"状改变。

（三）髋关节改变

髋关节常双侧受累。早期：可见骨质疏松，关节囊膨隆和闭孔缩小；中期：可见关节间隙狭窄、关节边缘囊性改变或髋臼外援和股骨头边缘骨质增生；晚期：可见髋臼内陷或关节呈骨性强直。

（四）诊断及鉴别诊断

1. **诊断** 为了确立诊断标准，世界各国医学专家曾分别在罗马（1963 年）和纽约（1968 年）制定了诊断标准。本病为类风湿因子阴性，故属血清反应阴性疾病。纽约临床诊断标准为：①腰椎前、侧弯和后伸各平面活动完全受限。②胸、腰段或腰椎有症状或疼痛。③胸部扩张在第四肋间隙水平只有或少于 25 cm。

（1）肯定型强直性脊柱炎：①Ⅲ～Ⅳ级双侧性骶髂关节炎加上至少上述一条标准；②Ⅲ～Ⅳ

级或Ⅱ级单侧骶髂关节炎加上第一条标准或加上第二条与第三条标准。

（2）可能强直性脊柱炎：仅有Ⅲ～Ⅳ级双侧性骶髂关节炎而无临床指标。

2. 鉴别诊断

（1）骶髂关节结核：患者常有结核病史或接触史。绝大多数为单侧性，且女性患者较多。X线片可见关节一侧骨质破坏较多，常见死骨。关节破坏严重者可发生半脱位。如有脓肿或窦道鉴别更容易。

（2）骶髂关节化脓性关节炎：常见于女性患者，因女性盆腔感染机会较多。局部疼痛多较明显，发热、白细胞增高，后期炎症可转为慢性。X线片上可见：早期关节间隙增宽，晚期关节边缘腐蚀、致密、硬化或发生骨性强直。病变常为单侧，腰椎及胸廓活动正常。

（3）致密性髂骨炎：多见于青、壮年妇女，产后发病者更多，常为双侧性。症状多较轻微，红细胞沉降率一般正常，X线片上髂骨一侧致密，致密带上宽下窄，略呈肾形。关节间隙正常，腰椎活动无影响。

（4）类风湿关节炎：过去曾将强直性脊柱炎归为中枢型类风湿关节炎，现在认为它是一种独特的疾病。两者鉴别要点如表4-17-1。

表 4-17-1　类风湿关节炎和强直性脊柱炎的鉴别要点

鉴别要点	类风湿关节炎	强直性脊柱炎
男：女	1:2.5	10:1
好发年龄（岁）	16~55	15~30
皮下结节	存在于20%的患者	少见
合并眼部疾病	复发性巩膜炎	复发性虹膜炎
合并心脏疾病	二尖瓣	主动脉瓣
好发部位	腕及手、足小关节	骶髂、脊柱、髋、膝
病变特点	关节腐蚀破坏为主	骨性强直为主
类风湿因子阳性率	60%~80%	15%~20%
HLA-B27 阳性率	与正常对照相同	90% 以上阳性
放射治疗	无效	有效
金制剂治疗	有效	无效

六、治疗

强直性脊柱炎的治疗效果与类风湿关节炎不同，其主要区别是强直性脊柱炎患者在35岁以后病变明显缓解，故早期治疗可获良好效果。此外，在无痛或轻痛情况下，关节僵硬仍继续进展，故不能用有否疼痛作为判断治疗的主要指标，而应以关节与脊柱活动范围为主要指标。

（一）保守治疗

治疗原则是早期在消炎镇痛药物和湿热外敷控制症状的情况下，尽早进行矫正和预防畸形的功能锻炼。为了预防畸形，在急性疼痛期，可用下肢牵引等方法治疗。

治疗类风湿关节炎的一线药物、二线药物如吲哚美辛、保泰松和阿司匹林等可治疗本病。药物用量宜小，以足够止痛为度。

X线照射能迅速止痛，但不能阻止病变的发展。放射线滑膜切除术，即在关节内注射放射性核素，对周围关节病变有效。

活动锻炼是首要的，上述治疗的目的是为了便于锻炼，锻炼的目的是防止畸形强直和肌肉萎缩及挛缩。必须长期坚持锻炼，直至病变静止。锻炼方法包括仰卧硬板床，做脊柱直伸运动以防止驼背畸形；做髋关节的直伸与外展运动以防止髋关节畸形。

（二）手术治疗

对保守治疗无效的患者可配合手术治疗，以挽救和改善关节功能。一般早期可行滑膜切除术；中期可行关节清理术；晚期对已有畸形强直者，应在病变静止后施行矫形手术，包括关节成形术和人工关节置换术。由于约半数强直性脊柱炎患者有双侧性髋关节强直，并有屈曲与内收畸形，圆形驼背加上关节屈曲使患者的驼背畸形更为严重。对这类患者首先考虑做双侧人工全髋关节置换术，使双髋能活动和行走。关节成形术一般在术后 2 年进行，由于关节周围骨化性肌炎而重新强直，而人工关节置换术产生强直的机会很小。

第三节　耻骨骨炎

耻骨骨炎是耻骨联合处疼痛性炎症，通常是局限性疾病，表现为骨吸收，症状消失后可出现骨化。

一、病因

耻骨骨炎病因尚不清楚。一般发生于各种盆腔损伤后，如男性患者前列腺切除术后，女性患者产后或盆腔手术后，以及妊娠后期因骨盆韧带松弛、耻骨联合处异常活动而引起疼痛。此外，还常发生于尿路操作或感染之后，一般局部无明显红、肿等炎性表现。有学者认为，系静脉丛损伤造成耻骨或坐骨脱钙所致。

二、病理

耻骨联合处可有软骨退行性改变，内收肌起点可有部分分离。

三、临床表现

耻骨联合处可有不同程度的疼痛，并向耻骨支放射，有时也可向大腿内侧放射，下肢活动时疼痛加剧，特别是髋关节外展、内收肌紧张时尤为明显，局部封闭可减轻症状。有时病程很长，可达数月或数年。休息后疼痛可缓解。

四、X 线表现

在疾病早期拍摄骨盆 X 线片可无异常发现，后期可在耻骨联合附近发现数量不等的脱钙斑点，耻骨联合增宽、硬化，病程长者可出现虫蛀状阴影，少数病例在后期可见耻骨联合变窄或完全融合。

五、治疗

临床治疗包括抗炎药物治疗和休息。疼痛部位可用 0.5% 普鲁卡因 5 ml 加肾上腺皮质激素进行局部封闭治疗。局部亦可辅以热敷。必要时可口服镇痛药物，如吲哚美辛、水杨酸制剂等。

若保守治疗无效，个别症状较严重的病例可做楔形切除，留下前方的骨皮质和联合韧带。

第四节　骶髂关节劳损和脱位

一、病因及病理机制

骶髂关节是由骶骨和髂骨构成的微动滑膜关节，其关节面呈耳状，凹凸不平互相嵌插，关节面吻合好。周围有紧张的关节囊，关节的前后有较强的韧带结构保护，如骶结节韧带、骶棘韧带、骶髂前韧带、骶髂后韧带、骶髂骨间韧带，各韧带是联系骶髂关节的重要结构，能加强关节稳定性。该关节可因腹直肌的牵拉，使髂骨稍向前旋转，如突然从高处跌落臀部着地时，可使骶骨向前旋转；若外力加于骶骨上部，又可使骶骨向后旋转。跳跃活动可使外力通过下肢传至髂骨而使之向上移动。因而在劳动和体育活动中，骶部和臀部遭受到向前或向后的较大旋转力，可造成骶髂关节及韧带损伤或骶髂关节错位。此外，多产妇女，因胎儿过大，使骶髂关节韧带多次遭受损伤变形。

二、临床表现

骶髂关节劳损和脱位临床上多表现为长期反复发作的腰骶部或（和）臀部疼痛，疼痛范围大而明显，腰部过伸或急速旋转时疼痛加剧。肌肉痉挛时可引起腰部僵硬。患者因怕痛而不愿活动伤侧关节或下肢，故在坐和站时，常用健侧承重。如为骶髂关节韧带损伤，痛点多位于皮下，局部压痛明显，有时可有肿胀；如为骶髂关节半脱位，叩击局部疼痛加重，表浅部位无压痛。

直腿抬高试验有时可为阳性。"4"字试验因可使骶髂关节前方拉伸和后方挤压而使疼痛加重。骶髂关节试验即屈髋压向对侧可使骶髂关节前方挤压而后方拉张，引起疼痛。其他如骨盆挤压试验使骶髂关节挤压，骨盆分离试验使骶髂关节分离，两者都可引起疼痛。

三、X 线表现

在骶髂关节半脱位的患者，有时在骶髂关节正位 X 线片，可见两侧骶髂关节间隙不等宽。

四、诊断与鉴别诊断

患者常有外伤或关节慢性劳损史。骶髂关节处疼痛，腰部过伸或急速旋转时疼痛加剧，按压骶髂关节及髂后上棘处有疼痛。用患侧单足站立时疼痛加剧，坐位时以健侧臀部负重。如为骶髂关节劳损，痛点封闭后症状可缓解；而半脱位者，局部封闭无效，且其疼痛程度较前者为重。

骶髂关节试验、"4"字试验、骨盆挤压分离试验等均呈阳性，有时直腿抬高试验也呈阳性。

根据病史、上述特点及 X 线表现诊断并不困难，但需与骶髂关节结核、化脓性骶髂关节炎、致密性骶髂关节炎、腰骶部劳损、腰椎间盘突出症和骶骨肿瘤等相鉴别。

五、治疗

单纯骶髂关节劳损的患者，经卧床休息、热敷、理疗或按摩可减轻疼痛或止痛，必要时可行局部封闭治疗。为了防止复发，宜选用厚而宽的弹性骨盆作为骨盆制动，避免弯腰举重等活动。

至于骶髂关节半脱位的患者，理疗或局部封闭常无效。需在麻醉下手法整复。在整复过程中，处于骶髂关节的手常能感觉到整复，甚至可听到来自骶髂关节的响声。术后用厚而宽的弹性带环扎骨盆制动。

第五节　髂骨致密性骨炎

一、病因与病理

髂骨致密性骨炎是髂骨的耳状关节部分骨质密度增高，多为单侧，也可双侧发病，关节内无改变。好发于育龄妇女，且常在腰部扭伤后发作，部位多在下腰部或局部疼痛。发病原因不明，可能与妊娠、感染、机械性劳损有关。妊娠后期受内分泌的影响，腰骶角加大，骨盆向前、下倾斜，从而拉紧附着自髂骨上的韧带，影响髂骨的血供应，在局部缺血的情况下，产生骨质致密。

二、临床表现

本病好发于 20~35 岁的育龄妇女，多见于妊娠后期或产后，再次妊娠可复发。患者呈持续性下腰痛，向患侧下肢扩散。骶髂关节扭伤后，病情可加重。局部无炎症表现。患者体型多肥胖，腰骶角增大，骶棘肌紧张。红细胞沉降率正常。骨盆分离与挤压试验均阳性。

三、X 线表现

正、侧、斜位 X 线片显示骶髂关节间隙整齐、清晰，骶骨与骶髂关节正常，关节边缘锐利，无骨质破坏，在患侧靠近该关节的髂骨皮质致密。

四、诊断与鉴别诊断

根据病史、症状、体征及 X 线片显示髂骨耳状关节面密度增高可诊断本病。但早期需与强直性骶下髂关节炎鉴别，后者多为双侧病变，早期 X 线片关节间隙增宽，呈锯齿状，多见于男性青年，常有红细胞沉降率加快；晚期关节间隙消失，有骨性融合。

五、治疗

孕妇分娩后需适当休息，加强营养，恰当应用理疗、镇痛药物，必要时可用弹性腰围，防止腹部肌肉松弛，避免骨盆向前、下倾斜和腰骶角增大。疼痛减轻后，鼓励患者加强腹肌锻炼，继续用弹性腰围保护。

第六节　尾骨病

1859 年 Simpson 报道尾骨病女性占绝大多数，继发于外伤或分娩后。原因诸多，如风湿病、子宫后倾、痔、神经衰弱等。Duncan 观察 278 例尾骨病患者，以损伤后发病占多数，其他原因有妊娠造成神经压迫、中枢神经衰弱、面部神经痛、面部感染、女性骨盆结构异常、肛提肌和尾骨肌痉挛等。有学者观察到肌肉痉挛性痛占 85%，少数肿瘤亦可引起尾骨痛。

一、病因和病理

尾骨由 3~5 个椎骨构成，通常向前成角，角度大小不等。正常情况下，不论是直立还是坐位，重量在臀部，对尾骨部产生压迫。若在腰椎前凸减小情况下突然跌落坐下，尾骨碰撞于硬物，可于尾骨尖部发生疼痛。在分娩过程中，常发生尾骨损伤，将导致纤维化和僵硬；再次分娩时，可能需要将这段僵硬部分用手推开或使其骨折。也可由反复创伤引起慢性损伤和骨关节炎。骶、尾骨也可发生骨折和脱位，但一般不产生长期的顽固性疼痛，除非继发疼痛性假关节病或创伤性关节炎。另外，尾骨痛也可由先天性尾骨畸形、骶尾关节感染引起，还可能与精神因素有关。

二、临床表现

尾部疼痛是主要症状，坐硬板凳、咳嗽或排便时疼痛加剧。因此，为了减少疼痛，患者喜用枕头或海绵作为坐垫，以防局部受压。患者对排便会产生恐惧感。

三、X 线表现

X 线检查意义不大，因尾骨本身的畸形较多，有时可发现尾骨骨折或尾骨关节呈锐角弯曲或脱位。

四、诊断和鉴别诊断

根据病史、症状、体征，尤其是肛门指诊检查，可做出诊断。要与尾骨结核、骶尾部肿瘤相鉴别。

五、治疗

尾骨劳损和骨折患者取仰卧位休息，新鲜骨折向前移位者应手法复位。各种尾骨痛的治疗都可用热水坐浴；改变坐的姿势，尽量用大腿坐，减少臀部承重。必须臀部坐时，需用气枕或气圈，将痛处腾空，防止受压。同时也要防止便秘，必要时给予止痛药、泻药和抗炎药物。对慢性劳损或骨关节炎局部封闭可能有效，慢性劳损按摩治疗也有效。

对保守治疗无效的强直性钩形尾骨行尾骨切除术是行之有效的方法，不过急性损伤的尾骨即使出现明显的前倾角，也应至少进行 6 个月的保守治疗。

（沈嘉康　刘卫东）

参考文献

[1] 蔡郑东. 骨盆外科学 [M]. 南京：江苏科学技术出版社，1999.

[2] 胥少汀，葛宝丰，徐印坎. 实用骨科学 [M].4 版. 北京：人民军医出版社，2012.

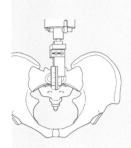

第十八章
骨盆软组织疾病

第一节　坐骨神经盆腔出口嵌压症

　　凡因坐骨神经盆腔出口处病变（粘连、瘢痕形成、脂肪组织堆积或肌肉变性等）引起狭窄，以致从中穿过的坐骨神经遭受刺激或压迫，并出现一系列临床症状者，均称为坐骨神经盆腔出口嵌压症。

一、坐骨神经盆腔出口的结构

　　坐骨神经盆腔出口是坐骨神经穿过骨盆后壁进入臀部的一个骨纤维性管道，上自盆腔口，下至闭孔内肌下缘。若以梨状肌下缘为界，可分为梨状肌下缘以上的盆腔段和梨状肌下缘以下的臀段两部分。

　　1. **盆腔段**　有上、下两口和前、后、内侧、外侧四壁。

　　（1）上口：即盆腔口，呈半月形，亦称半月裂孔。位于盆腔腹膜外疏松结缔组织中，相当于 S5 上缘平面。半月裂孔的前缘呈弧形，称为前半月弧；其前外侧部分是尾骨肌的上缘，长（3±0.6）cm。半月裂孔的后缘平直，称后半月弧，长（4.4±0.7）cm。容许坐骨神经通过的上口扁平且狭窄，裂隙宽度仅有（0.8±0.2）cm。

　　（2）下口：即梨状肌下孔，呈三边形的裂隙。前为上孖肌上缘，长（3.4±0.6）cm；后为梨状肌下缘，长（3.9±0.6）cm；内为骶结节韧带。

　　（3）前壁：为闭孔内肌及坐骨大切迹，长（2.2±0.5）cm。

　　（4）后壁：为梨状肌，长（3.5±0.7）cm。

　　（5）内侧壁：为骶棘韧带和骶结节韧带，长（1.7±0.5）cm。

　　（6）外侧壁：为坐骨大切迹、臀小肌与梨状肌接触部，长（3.7±0.6）cm。

　　2. **臀段**　为臀部手术切口中可以直视的部分。上接梨状肌上孔，向下至上孖肌上缘为止，长（3.7±0.6）cm。前壁为上孖肌和闭孔内肌，后壁是臀大肌，内侧为坐骨结节上部及臀下血管和神经，外侧邻近转子窝及股骨颈。

　　3. **骶丛**　骶丛多数由 L4、L5 和 S1、S2、S3（S1、S2、S3、S4）构成，呈上宽下窄的三角形，下方合成呈扁带状的坐骨神经起始部，在半月弧最低点上方（1.8±0.7）cm 或梨状肌下缘上方（3.8±0.7）cm 处。坐骨神经在臀部的开始部宽（2.4±0.5）cm，平梨状肌处宽（1.3±0.2）cm。

坐骨神经出骨盆前有许多血管位于其盆段的前方，但与神经松解减压术关系不大。

4.坐骨神经盆腔出口部的血管 坐骨神经出口臀段的内侧邻近较粗的臀下血管主干、臀下神经及股后皮神经，背侧面有臀下血管所发分支跨越。横跨坐骨神经背面的血管多分布至股骨头、大转子和髋关节，出现率高达73%，且管径较粗[动脉外径（1.5±0.3）mm]。神经外侧无重要的结构毗邻，前方有发往上孖肌、闭孔内肌、下孖肌和股方肌的两支孖神经。坐骨神经出口的臀段周围有较丰富的结缔组织，在解剖标本上容易看到严重淤血的静脉常呈结节状，并易与结缔组织粘连。

二、发病机制及病理解剖特点

坐骨神经盆腔出口嵌压症同其他神经嵌压症一样，系坐骨神经在肌纤维管道走行中受外物嵌压所致，主要表现为出口局部的纤维粘连和臀肌变性。病变血管包括静脉怒张、动脉壁增厚弯曲及脂肪组织堆积等，这主要是由臀部外伤、慢性劳损、重手法推拿后引起肌肉组织创伤性反应引起。

除了局部的组织学特点所构成的病理解剖因素外，局部外伤、劳损、寒冷刺激等可导致臀深部组织的纤维织炎。早期表现为局部水肿与渗出，由于大量纤维蛋白析出，于后期逐渐形成粘连，组织内压也明显增高，甚至可超过健侧一倍以上。病理切片上显示臀大肌纤维横纹减少或消失之变性样改变，而表浅之深筋膜则呈现肥厚、粘连及变性外观，从而增加了局部组织的内压，缩小了出口处的有效空隙。与此同时，由于坐骨神经本身的敏感性及其在解剖上被固定于狭小的盆腔出口之中而最先遭受压迫，并出现与压迫强度、持续时间一致的临床症状。

神经受压后，早期为功能性改变，解除压迫后可在短期内恢复；但如果长期压迫导致器质性改变时，特别是在伴有明显外伤情况下，则难以完全恢复。由于压迫必然引起神经局部的缺血、内膜水肿，并影响和干扰轴突的生理功能。如水肿持续存在，则内膜可形成粘连且继发静脉压升

高，加之局部的机械性压迫因素及粘连形成等，则引起血管支增生扩张和动脉管壁增厚等一系列继发性改变。因此，局部的血管怒张和厚壁血管形成，与其说是本病的原因，不如说是本病的发展结果，并有构成使症状持续存在和加重的原因。必须设法阻断该恶性循环，以促进神经功能恢复。

三、临床表现

临床上，本病主要表现为坐骨神经干性受累症状，即沿坐骨神经的放射痛及其所支配区运动（股后、小腿前后及足部诸肌群）、感觉（小腿外侧、足底和足前部）和反射（跟腱和跖反射）功能障碍。

在坐骨神经盆腔出口部位体表投影位置压痛最明显，且疼痛沿神经干向下放射。此外，尚有半数病例在胫点或腓点处有压痛现象。

下肢内旋试验：肢体内旋使梨状肌及上孖肌、闭孔内肌和下孖肌等处于紧张状态，以致加重出口处狭窄，可诱发坐骨神经症状。除沿坐骨神经走行的放射痛外，还有小腿外侧达足底部麻木感。此外直腿抬高试验一般均为阳性。

肌电图改变：如坐骨神经受压引起损伤、变性，肌电图可呈现震颤电位或单纯相等变化。

四、X线表现

腰骶部X线片多无明显异常，有时显示与年龄、外伤相应的退行性变相关。

五、诊断与鉴别诊断

（一）诊断

1.病史 约半数以上病例既往有重手法推拿史或外伤风寒史。

2.临床症状 主要表现为干性坐骨神经痛，压痛点位于坐骨神经出口处，而非椎旁。屈颈试验阳性，下肢旋转试验90%以上为阳性。

3.X线平片 多无阳性所见。

4. 其他　可行肌电图检查及组织液压测定。

（二）鉴别诊断

主要需与下列疾病鉴别。

1. 腰椎管狭窄症　具有间接跛行、症状与体征不符、腰椎后伸受限三大特征，而坐骨神经盆腔出口部无明显压痛。

2. 腰椎间盘脱出症　有典型的坐骨神经根性神经痛，且腰部症状明显。对个别难以鉴别者，可进一步行 CT 或 MRI 检查。

3. 腰椎椎管内肿瘤　持续性疼痛尤以夜间为甚，并有与受压神经根相应的症状与体征，发病早期往往出现膀胱直肠症状。对个别难以鉴别者，可行 MRI、CT 等辅助检查。

4. 盆腔疾患　以女性多见。因盆腔疾患所引起的骶丛受压，除了坐骨神经受刺激并出现症状与体征外，臀上神经、股神经、闭孔神经、股外侧皮神经及阴部内神经等也可同时波及。因此，症状更广泛，与骶丛分布相一致，一般不难区别。

5. 梨状肌综合征　赵定麟认为在造成坐骨神经盆腔出口嵌压症诸多原因中，伴有梨状肌病变者仅占全部病例的 10%，而单纯属于梨状肌病变者更为少见。从解剖部位来看，梨状肌构成坐骨神经出口的上缘与后壁，因其深在，不易单独受损。当病变时其压痛点略高于出口部中心点，使从该肌上方穿出的臀上神经也同样容易受累而出现向下腰部放射的广泛疼痛等症状。如将下肢外旋，由于梨状肌本身的收缩与痉挛，可诱发坐骨神经症状，而单纯出口嵌压引起的下肢外旋仅使出口部松弛，故症状反而较轻，这有助于两者鉴别。

六、治疗

（一）非手术治疗

1. 消除致病因素　如避免长期坐位、腰骶部受寒、受潮、重手法推拿及臀部外伤等。

2. 防治组织粘连　用胎盘组织液 2 ml，每日一次，30 次为一疗程，效果较好且无副作用。

3. 注意营养　补充神经营养物。

4. 其他　如理疗、复方丹参液注射等，对急性发作者，除绝对卧床休息外，可口服氢氯噻嗪（双氢克尿塞）等利尿药物，以消除局部水肿。

（二）手术治疗

保守治疗无效或症状日益严重者，可行坐骨神经盆腔出口扩大减压术。

第二节　梨状肌综合征

梨状肌急性损伤、慢性劳损或炎性肿胀后，可使肌腹形成纤维束带或瘢痕条索，以及梨状肌上、下孔部的粘连缩窄，加上局部解剖学变异，可以造成坐骨神经在梨状肌部位受激惹或受卡压，从而产生以臀部伴同侧坐骨神经痛为主要症状的疾患，即为梨状肌综合征。

一、病因及病理机制

梨状肌起于骶骨前面外侧，纤维向外经坐骨大孔出小骨盆，止于股骨大转子顶部的内侧面。5% 的人梨状肌还有盆外起点，以小肌束起于髂骨外面并与肌腹合并。在骨盆内，梨状肌后面贴骶骨，前面有骶神经丛、髂内血管分支和直肠。在骨盆外，梨状肌后面有臀大肌，前面是坐骨和髋关节囊；上缘邻臀中肌、臀上血管和神经，13% 的人梨状肌与臀中肌间有肌束移行；下缘毗邻尾骨和上孖肌、臀下及阴部内血管、坐骨神经、股后皮神经、阴部神经和骶丛的肌支。坐骨神经与梨状肌关系非常密切，坐骨神经在臀大肌下面降至大腿后面，在该处分布胫神经和腓总神经，传导小腿、足部的感觉并支配运动。坐骨神经干自梨状肌下缘穿出的约占 60.5%；其余变异类型共占 39.5%，其中有的自梨状肌中间穿过，有的分成两支从梨状肌上、下孔通过，或一支穿梨状肌、一支从梨状肌下孔通过。这些变异易导致梨状肌综合征。髋关节过度内旋、外旋或外展可拉伤梨状肌，产生臀后及腿部症状。另外骶髂关节半脱位从骨盆内也可牵拉梨状肌产生症状。

梨状肌损伤影响坐骨神经的机制有两方面：其一是梨状肌在受到直接或间接的刺激时产生痉挛，梨状肌肥大甚至挛缩使坐骨神经受挤压；其二是梨状肌在受到较重损伤时发生肌纤维的断裂、出血、渗出、水肿、瘢痕粘连，致使坐骨神经出口狭窄，坐骨神经的可滑动范围变小，张力变大，患者行走时该神经反复牵拉，即为坐骨神经盆腔出口嵌压症。

二、临床表现

患侧臀部和坐骨神经疼痛，下肢功能障碍有跛行。坐骨神经疼痛分布区为大腿后侧腘窝、小腿外侧或前侧、外踝、足背至足趾。疼痛呈放射性、咳嗽时加重，有时疼痛向下腹部及会阴部放射，阴囊、睾丸抽痛甚至阳痿。患者往往处于强迫体位，夜不能眠，痛苦异常。

检查腰部一般无异常。患者臀肌萎缩，环跳穴处压痛明显，并出现坐骨神经放射痛，梨状肌肌腹弥漫性肿胀，指拔肌束弹性较差或条索状隆起，有钝厚感，周围组织松弛，界限清楚。

直腿抬高试验在 60° 以下为阳性，超过 60° 症状反而减轻。足背屈试验、屈颈试验均为阴性，梨状肌紧张试验阳性。

三、X 线表现

髋部或臀部的 X 线摄片无特殊征象。

四、诊断

梨状肌综合征的诊断：有坐骨神经痛表现。在直肠或阴道内可触到紧张或变粗的梨状肌，出现坐骨神经放射痛症状；自髂后上棘内下方 2 cm 处至股骨大转子连线有可能触及紧张且有明显压痛的梨状肌，亦有可能出现坐骨神经放射痛症状。直腿抬高试验 60° 以下为阳性，梨状肌紧张试验阳性，屈颈试验、足背屈试验阴性。由此可与腰椎间盘突出症相鉴别。

五、治疗

（一）封闭治疗

局部封闭治疗为首选疗法。封闭方法：患者取侧卧位，患侧在上，髋关节前屈 45°，在髂后上棘与大转子间做连线，此连线中点垂直向下 3 cm 处定为穿刺点。用 10 cm 长穿刺针与皮肤垂直刺入 5~10 cm 即可，深度因人而异。穿刺中可能突然出现坐骨神经的放射感，说明针刺及坐骨神经，应稍退针，再注入局部封闭药。注射后可出现坐骨神经麻痹现象，一般数小时即可恢复。

随着超声仪器的技术进步和经验的积累，近年来在 B 超引导下经皮穿刺封闭坐骨神经成为首选。操作中，患者可采取侧卧位或俯卧位，借助超声探头在臀部梨状肌出口区域探查，明确定位坐骨神经后。在探头监视下可见穿刺针头位于坐骨神经周围注入局部封闭药物，在封闭过程中，确保患肢远端运动功能未被阻滞。

（二）手术治疗

对保守治疗无效且症状严重者，可考虑手术切开松解粘连，以至切断梨状肌。

第三节　臀肌挛缩症

本病系臀大肌肌纤维变性而导致髋关节活动功能障碍。多见于小儿，男性多于女性，双侧病变多见。

一、病因

本病确切的病因尚不清楚。多数患儿有因感染性疾病而多次臀部注射药物的病史，少数病例有臀部脓肿史。因而认为系药物刺激引起肌肉慢性炎症及纤维化的结果。近年来，四川大学华西医学中心流行病学调查和动物实验研究证明，本病与苯甲醇有关，其挛缩程度与苯甲醇浓度、注射次数成正比。国外也有报道臀肌和三角肌挛缩的患儿，其母亲也存在三角肌臀肌挛缩病史，且并无注射史，因此尚有先天因素的可能性，表明本病还可能有遗传性。而儿童在幼年时几乎都有肌注史，但只有少量儿童会发病，提示患病儿童可能有某些易感性。研究发现儿童臀肌挛缩患者存在免疫调节功能紊乱，TS 细胞显著低下，导致TH 细胞相对亢进；患儿在接受苯甲醇注射后对药物半抗原所引起的免疫反应不能及时中止，容易引起免疫损伤，同时观察到患儿血清 IgG 升高、C3 降低，为易感性病因提供间接证据。

二、病理

1. **大体肉眼观**　本病主要表现为臀大肌挛缩，少数波及臀中肌，轻者仅局限于臀筋膜，重者可见臀部外表有凹陷、凸起或束状带。切开皮肤后肉眼可见为一条与臀大肌纤维走向一致的灰白色坚韧束带。病变可侵及浅层臀大肌的前下部分或终于髂胫束的部分，将髂胫束向后上牵拉；病变严重者可侵及整个臀大肌。有时挛缩范围还可侵及髋关节短外旋肌及髋关节后关节囊。挛缩部位浅表皮肤亦可与之粘连，皮肤及皮下组织呈现萎缩。

2. **镜下观察**　大部分挛缩臀肌可见肌细胞萎缩，多为局灶性或肌束外围性，越接近纤维化部位萎缩越明显。肌纤维变得细小，可有坏死及吞噬现象，肌细胞横纹消失，核皱缩溶解，部分形成均质无结构物质。肌细胞间及肌束间纤维间隔增大，形成纤维束，其内可见许多成纤维细胞。肌间血管数目减少，管壁增厚，管腔小而不规则，有的闭塞，管周可见中性粒细胞及淋巴细胞浸润。

三、分型

（一）根据临床外观不同分型

(1) 肿块型：臀部可触及结节状硬块。

(2) 膜型：臀肌筋膜成片状挛缩。

(3) 束带型：臀肌筋膜成束状挛缩。

（二）根据累及肌肉不同分型

(1) 单纯累及臀大肌挛缩型。

(2) 单纯累及臀中肌挛缩型。

(3) 臀大肌、臀中肌复合挛缩型。

（三）贺西京分型

贺西京根据患者不同的症状、体征，将臀肌挛缩症分为三度。

(1) Ⅰ度：同时屈髋、屈膝 90° 时，强力内收，双膝可以并拢，但双侧大腿部无法交叉到对侧，无法跷"二郎腿"。尖臀畸形不明显。Ober 征弱阳性。Ⅰ度又可分为两个亚型，即ⅠA 型和ⅠB 型。ⅠA 型屈髋、屈膝 90° 坐位时强力内收髋，可将大腿交叉到对侧，勉强能跷"二郎腿"；ⅠB 型即使强力收髋也无法将大腿交叉到对侧。

(2) Ⅱ度：生活能自理，行走时可不表现出"八字步"，但上下楼或跑步时"八字步"明显。同时屈膝、屈髋 90°，双膝无法并拢，不会跷"二郎腿"。臀部外上方塌陷，有明显"尖臀"畸形，Ober 征阳性。

（3）Ⅲ度：行走时呈明显的"八字步"，跑步困难，难以自己穿上裤袜，下蹲时髋关节被迫强力外展、外旋，呈"蛙式腿"。Ober 征强阳性，髋关节必须在强力极度外展位，才能同时屈膝、屈髋达 90°。臀部萎缩明显，有明显的"尖臀"畸形。骨盆变窄、变长，股骨颈干角增大。

四、临床表现

本病常为双侧发病，起病缓慢，一般局部无明显疼痛感。家长偶尔发现患儿动作异常，不能快跑。往往发病前 2~3 年患儿有多次臀部注射各种药物史。

患儿站立时，下肢外旋位。患儿坐下时，大腿必然外展、外旋，呈典型蛙式位，不能跷二郎腿，不能完全靠拢。下蹲时双膝先分开，然后再并拢（划圈征）。行走常有外八摇摆步态，不能跨大步，在对侧下肢摆动期，患侧足尖离地时特别用力，快步行走呈跳跃步态。如为双侧受累，则两下肢可呈向外环形运动而向前跨步，表现为"绕圈"步态或外旋位行走，在奔跑时更明显。这是由于髂胫束及臀大肌纤维紧张，患儿不能在中立位屈髋，必须将大腿分开才能屈髋至 90°，否则将会向后仰跌。

查体可发现患儿正常丰满的臀部外形消失。臀部皮肤可见一沿臀大肌纤维方向的凹陷深沟，并可触及紧缩感和条索状凸起物。病情严重时病变表层皮肤萎缩，且与索状物相粘连。患肢呈外展、外旋位，髋关节内收、内旋受限，下肢中立位屈髋活动受限，必须外展、外旋患髋，使患髋向外划一半圆形才能再回入原矢状面完全屈曲，同时伴有股骨大转子弹跳感，Ober 征阳性。

五、诊断及鉴别诊断

多有臀部注射史。一般无明显疼痛感。初期

臀部注射区肿胀疼痛，后期肿胀消退，出现一侧或双侧臀大肌、臀中肌变性挛缩。体检时在臀部可触及明显粗大硬条，局部有压痛，髋关节内收、内旋和屈曲功能明显受限，屈髋或下蹲活动时大腿外展、外旋才能完成，同时多发生关节弹响、行走姿势不正常。

六、治疗

本病保守治疗无效。凡明显影响功能者应予手术治疗。

（一）臀大肌挛缩带部分切除术

手术步骤：患者全麻后取侧卧位，经髋关节后外侧切口，起自髂嵴中、后 1/3 交界处向股骨大转子方向做直切口。显露挛缩带及股骨大转子下方一段髂胫束，分离挛缩带，在靠近髂胫束处切断挛缩带，并切除 2~3 cm 挛缩带。松解臀大肌上半部与髂胫束相连接的腱膜部分，达到部分延长臀大肌止点的目的。手术结束前，术中被动活动患肢，证明屈髋自如，无弹响后结束手术。否则应深入解剖，将短外旋肌及后关节囊切开。注意勿损伤坐骨神经及附近血管，为保护坐骨神经免遭损伤，可自大转子顶部至坐骨结节后侧的方向插入骨膜起子，然后沿骨膜起子将肥厚的组织切断松解。手术中对臀大肌的松解应尽量靠近股骨止点区域，在中间肌腹切断肌肉可能会损伤坐骨神经，并增加术中出血量。

术后一般不需外固定。2~3 日后即可坐起，10~15 日后可下地练习屈髋活动。病程长者，屈髋活动不易立即恢复，需经一段时间锻炼后方能恢复。

（二）关节镜下臀肌挛缩松解术

近年来国内许多学者开展了关节镜下臀肌挛缩松解术，该手术具有创伤小、出血少、术后恢复快等优点。

手术步骤：患者取侧卧位，全身麻醉或硬膜外麻醉，术前在体表将股骨大转子和臀部肌肉挛缩束带、坐骨神经走行及手术入路标出。常规消毒铺巾后将含 0.01% 肾上腺素生理盐水注射于臀肌挛缩带和股骨大转子皮下组织，术中采用生理盐水 3 000 ml 加入 0.1% 肾上腺素 1 ml 作为灌注液持续灌注冲洗。根据术前查体和标记切开 1 cm 皮肤切口，置入通道和镜头，在关节镜下刨削清除皮下脂肪组织显示臀肌挛缩束带，在关节镜监视下采用等离子刀切断松解挛缩的束带，不切断肌肉组织，边松解边止血，边推拿活动髋关节。检查影响髋关节活动和弹响的束带，直到髋关节被动屈曲内收、内旋活动无弹响，活动无受限为止。

术后切口入路一般不缝合，也无须放置负压引流。但是，对挛缩带深、范围广、手术创伤较大的患者，可放置负压引流 24 小时内拔出。术后采用交替侧卧位压迫，有利于引流和止血，仰卧位时可保持双下肢内收交腿位。术后 12 小时可下地练习双膝并拢下蹲活动，侧位髋关节外展，练习臀肌和阔筋膜张肌的肌力。

这个手术方式的局限性在于手术视野较局限，很难显露臀肌挛缩带粘连造成的移位。可能存在松解的盲区，故在选择手术方式时，应针对不同的病情及病变程度选择不同的手术途径。

（沈嘉康　顾　军）

参考文献

[1] 蔡郑东. 骨盆外科学 [M]. 江苏科学技术出版社, 1999.

[2] 贺亭, 朱尚勇, 刘若川, 等. 梨状肌综合征的超声诊断价值 [J]. 中华超声影像学杂志, 2016(1): 61-64.

[3] 刘玉杰, 王志刚, 王俊良, 等. 臀肌挛缩症临床分型与关节镜下微创手术 [J]. 中国骨伤, 2013, 26(6): 468-470.

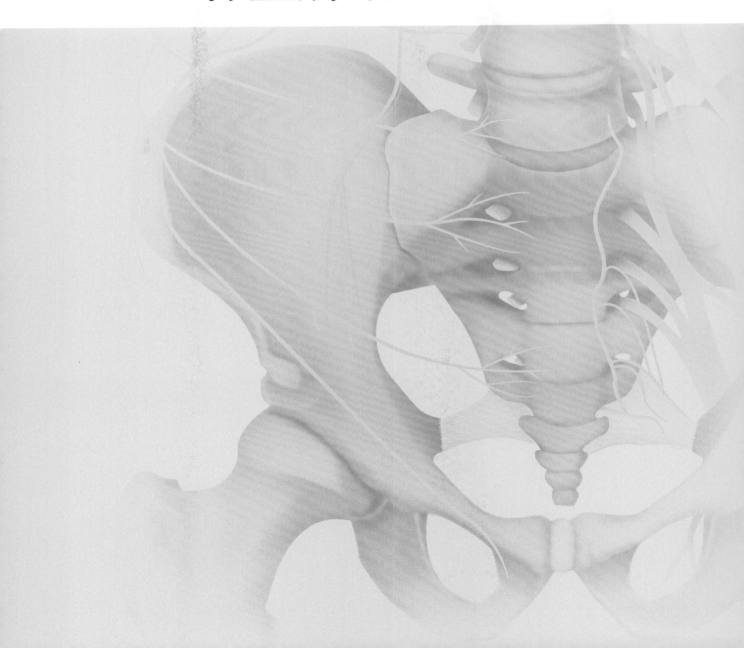

第五篇

骨盆肿瘤及瘤样病变

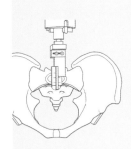

第十九章
骨盆肿瘤概述

第一节　骨盆肿瘤流行病学研究

　　骨盆区域的原发骨肿瘤发病率占全身骨肿瘤的 10%~15%，恶性肿瘤居多，而骨盆区域的骨转移瘤发生率约为原发恶性骨肿瘤 10 倍以上。骨盆肿瘤早期症状可不明显，肿瘤如向盆腔内生长不易发觉，直到肿瘤巨大，压迫脏器产生症状才发现；如果早期肿瘤破坏骨质严重，侵犯承重部位（如髋臼、骶髂关节）时，可诱发严重的疼痛。骨盆肿瘤因为骨盆区域解剖复杂，邻近神经、血管和脏器，又是人体力学传导的关键部位，因此骨盆肿瘤的外科手术难度较大，骨盆肿瘤的预后往往较差。

一、软骨肉瘤

　　软骨肉瘤占骨盆原发恶性骨肿瘤的第一位，约占 30%，部分为继发于骨盆骨软骨瘤，尤其是多发性遗传性骨软骨瘤。生长于骨盆部位的病灶恶变的概率高于四肢，对于这类患者应常规随访，骨盆部位的病灶建议早期手术切除。

二、尤因肉瘤

　　骨盆也是尤因肉瘤的好发部位，骨盆尤因肉瘤约占骨盆原发恶性骨肿瘤的 22%，占所有尤因肉瘤的 25%，以青少年为主，骨盆尤因肉瘤的预后显著低于四肢尤因肉瘤。

三、骨肉瘤

　　骨肉瘤约占原发恶性骨盆肿瘤的 19%，发生于骨盆的骨肉瘤约占全身骨肉瘤的 7%，常伴有肺部转移（>40%），部分可继发于骨盆区域所接受的放射治疗。

四、骨巨细胞瘤

　　骨巨细胞瘤主要好发于四肢，然而骨盆区域骨巨细胞瘤并不少见，约占所有骨巨细胞瘤的 7%。主要集中好发于骶骨，是较常见的骶骨肿瘤，好发年龄段为 20~40 岁。

五、神经源性肿瘤

骶骨是神经源性肿瘤的好发部位，良性肿瘤主要有神经鞘瘤和神经纤维瘤，恶性肿瘤为恶性外周神经鞘瘤和神经纤维肉瘤。骶骨神经源性肿瘤由椎管内经神经孔向外生长，早期临床症状不明显，因此肿瘤可生长至体积很大，手术存在较大的难度。

六、脊索瘤

脊索瘤是起源胚胎残留脊索组织的低度恶性肿瘤，好发于脊柱的两端，脊索瘤的发病率约为百万分之一，其中 50% 发生于骶尾部，发病年龄为 60 岁左右，以男性发病率稍高。脊索瘤转移潜能较低，因此患者 5 年生存率可达 70% 以上，然而局部的复发与进展是患者最后死亡的主要原因。

七、骨转移瘤

骨盆区域骨骼以血供丰富的骨松质为主，因此骨盆是癌症最常见发生骨转移的部位，占全身骨转移瘤的 15%~20%，其中又以髂骨与骶骨更多见。中老年人发现骨盆溶骨性肿瘤，应首先考虑是否为骨转移瘤，进行相关检查。

第二节　骨盆肿瘤病理及分期

一、病理活体标本检查

骨盆肿瘤的诊断主要依赖病史、体格检查、影像学以及病理活体标本检查，一般首选选择穿刺活检。穿刺活检采用空心粗针，为准确定位一般在 CT 或者 C 型臂引导下进行。

二、外科分期和分区

骨盆肿瘤目前仍沿用 Enneking 骨肿瘤外科分期系统，并根据 Enneking 提出的概念分为 4 区：Ⅰ区为髂骨区，Ⅱ区为髋臼区，Ⅲ区为耻骨和坐骨，Ⅳ区为骶骨（表 5-19-1、表 5-19-2、图 5-19-1）。

表 5-19-1　Enneking 骨肿瘤外科分期系统（良性肿瘤）

分　期	描　述
惰性	边界清楚
活跃	边界不清
侵袭性	边界不清

表 5-19-2　Enneking 骨肿瘤外科分期系统（恶性肿瘤）

分期	级别（G）	病灶范围（T）	转移情况（M）
Ⅰ A	低（G1）	间室内（T1）	无转移（M0）
Ⅰ B	低（G1）	间室外（T2）	无转移（M0）
Ⅱ A	高（G2）	间室内（T1）	无转移（M0）
Ⅱ B	高（G2）	间室外（T2）	无转移（M0）
Ⅲ	任何（G）	任何（T）	区域或远处转移（M1）

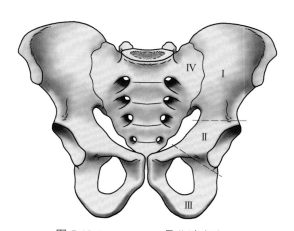

图 5-19-1　Enneking 骨盆肿瘤分区

第三节　骨盆肿瘤常用治疗方案

骨盆肿瘤的治疗根据病理性质和外科分期，采取以外科为主的综合治疗手段。治疗的原则为：对于可切除的原发肿瘤，尽可能达到外科根治目的，同时采用有效的重建手段恢复骨盆环的完整性，术后根据原发肿瘤的病理性质，进一步决定是否需要术后辅助化学治疗及放射治疗；对于无法完整切除或一般情况较差的全身转移晚期患者，包括转移性骨盆肿瘤，采取解除症状为主要目的的姑息治疗，主要有化学治疗、靶向治疗、局部放射治疗以及局部的消融治疗（如超声消融、射频消融、冷冻消融等）。

第四节　骨盆肿瘤基础研究进展

一、发病机制

随着二代基因测序技术的发展，对常见的骨盆肿瘤发病机制和致病基因的研究有了一定的进展。近期的研究发现，骨肉瘤中广泛存在的 *TP53*、*RB1*、*ATRX* 和 *DLG2* 突变是发病的驱动基因。*Wwox* 基因的缺失可导致骨肉瘤的发生，因此是骨肉瘤相关的抑癌基因，*Wwox* 与 *TP53* 的协同失活在小鼠中可导致高度恶性骨肉瘤的发生。此外，骨肉瘤中最常见的突变通路为 PI3K/mTOR 通路，并且实验手段对本通路各分子活性的干预均对骨肉瘤的增殖有抑制，然而，PI3K/mTOR 抑制剂在临床并未取得令人满意的疗效，提示骨肉瘤并非由单一基因或者通路驱动，其基因突变机制复杂，需要更多研究来阐明。

骨盆部位以软骨肉瘤更为常见，许多继发于骨盆区域的多发性骨软骨瘤，因此基因突变在软骨肉瘤的发生中具有重要作用。近期的研究发现，软骨肉瘤中存在高频率的 *IDH1/IDH2* 突变，影响细胞代谢的改变，除此以外还存在非常高频率的 *COL2A1* 胶原相关基因的改变，提示软骨肉瘤中胶原生成通路的改变与疾病的发生和发展可能相关。

骨巨细胞瘤的重要病理机制是 RANK-RANKL 激活依赖的多核巨细胞生成并破坏骨质，根据这个病理基础，RANKL 抑制剂 Denosumab 可有效抑制骨巨细胞瘤，在临床取得良好疗效，然而近期的临床观察发现，Denosumab 只可抑制多核类破骨巨细胞的生成，并不能杀伤真正的肿瘤基质细胞，一旦停药，肿瘤仍然会复发。对骨巨细胞瘤的基因检测发现，在基质细胞中，存在普遍的 H3F3A G34 位点的突变，突变率高达 90%，这一特异突变位点可能是导致骨巨细胞瘤发生的致病基因，然而，明确的致病机制仍然需要更多的研究阐明。

脊索瘤是常见的骶骨肿瘤。最近的研究显示，*brachyury* 是脊索瘤重要的肿瘤驱动基因，*brachyury* 是核转录因子，在脊索瘤中主要的变异形式为 *brachyury* 的扩增，其导致肿瘤发生的具体机制尚不明确，可能与维持上皮间质转换 EMT 功能相关。此外，最新研究发现约 10% 脊索瘤中存在 *LYST* 基因失活，可能是一个新的脊索瘤驱动基因。

二、治疗新进展

免疫治疗是近年来肿瘤领域最有前景的治疗手段，然而在肉瘤领域的疗效仍不明确。最新公布的派姆单抗（pembrolizumab）治疗常见骨与软组织肉瘤的临床研究报道显示，骨与软组织肉瘤对 PD-1 抑制剂的客观反应率普遍不高，最高的是未分化多形性肉瘤，OR 为 40%，而其他软组织肉瘤和骨源性肉瘤的客观反应率都较低。另外一项 2017 年的研究中，单独使用派姆单抗几乎没有客观有效的患者，而 PD-1 抑制剂联合 CTLA-4 抑制剂则取得了较单药更高的客观反应率。除了检查点抑制剂的临床试验，也有许多细胞免疫治疗临床试验正在肉瘤中开展，值得关注的有 NY-ESO-1 TCR-T 细胞治疗，在滑膜肉瘤等瘤种中取得了较好的效果。总体而言，免疫治疗在肉瘤中的应用仍有许多未解决的问题，然而有效的前景使得该领域仍是未来数年研究的热点。

三、外科新技术

外科治疗方面，数字化 3D 打印的骨盆假体以及计算机导航技术，为骨盆肿瘤精准地切除以及切除后重建提供了更先进的辅助手段和重建材料。3D 打印的骨盆修复假体除了可提供个体化的假体组配，近期的研究证实，3D 打印的多孔金属骨小梁结构还可提供良好的骨长入界面，因此提高了假体远期生存率。这类技术的应用可提高骨盆肿瘤的切除率以及术后功能，改善患者预后。

（华莹奇）

参考文献

[1] Jawad M U, Haleem A A, Scully S P. Malignant sarcoma of the pelvic bones: treatment outcomes and prognostic factors vary by histopathology[J]. Cancer, 2011, 117(7): 1529-1541.

[2] Mankin H J, Hornicek F J, Temple H T, et al. Malignant tumors of the pelvis: an outcome study[J]. Clin Orthop Relat Res, 2004, 425(425): 212-217.

[3] Enneking W F, Dunham W K. Resection and reconstruction for primary neoplasms involving the innominate bone[J]. Journal of Bone & Joint Surgery American Volume, 1978, 60(6): 731-746.

[4] Enneking W F. A system of staging musculoskeletal neoplasms[J]. Clin Orthop Relat Res, 1986, 204(204): 9-24.

[5] Enneking W F, Dunham W, Gebhardt M C, et al. A system for the functional evaluation of reconstructive procedures after surgical treatment of tumors of the musculoskeletal system[J]. Clin Orthop Relat Res, 1993, 286(286): 241-246.

[6] Perry J A, Kiezun A, Tonzi P, et al. Complementary genomic approaches highlight the PI3K/mTOR pathway as a common vulnerability in osteosarcoma[J]. Proc Natl Acad Sci U S A, 2014, 111(51): E5564-E5573.

[7] Tarpey P S, Behjati S, Cooke S L, et al. Frequent mutation of the major cartilage collagen gene COL2A1 in chondrosarcoma[J]. Nature Genetics, 2013, 45(8): 923.

[8] Ran W, Wei G, Tao J, et al. One-step reconstruction with a 3D-printed, custom-made prosthesis after total en bloc sacrectomy: a technical note[J]. Eur Spine J, 2017, 26(7): 1902-1909.

[9] Zhu J, Kwan K M, Mackem S. Putative oncogene Brachyury (T) is essential to specify cell fate but dispensable for notochord progenitor proliferation and EMT[J]. Proc Natl Acad Sci U S A, 2016, 113(14): 3820-3825.

[10] Tarpey P S, Behjati S, Young M D, et al. The driver landscape of sporadic chordoma[J].Nat Commun, 2017, 8(1): 890.

[11] Tawbi H A, Burgess M, Bolejack V, et al. Pembrolizumab in advanced soft-tissue sarcoma and bone sarcoma (SARC028): a multicentre, two-cohort, single-arm, open-label, phase 2 trial[J]. Lancet Oncology, 2017, 18(11): 1493-1501.

[12] Toulmonde M, Penel N, Adam J, et al. Use of PD-1 targeting, macrophage infiltration, and IDO pathway activation in sarcomas: a phase 2 clinical trial[J]. Jama Oncology, 2018, 4(1).

第五篇

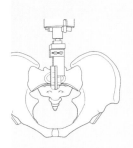

第二十章
常见良性骨盆肿瘤

第一节　骨软骨瘤

骨软骨瘤（osteochondroma）是最常见的良性骨肿瘤，可分为单发性和多发性两种，后者有明显的家族遗传倾向，影响骨骺发育，导致肢体畸形，称为多发性遗传性骨软骨瘤，又称多发性外生骨疣、多发性骨软骨瘤病、遗传性畸形性软骨发育异常、骨干连续症等。

一、发病机制

骨软骨瘤的发病机制不清。一般认为与生长板发育异常相关，生长板因为受到创伤或者周边软骨发育不全，造成生长板脱出而形成的。分子生物学研究发现，骨软骨瘤与 *EXT* 家族基因变异相关，在 90% 的多发性骨软骨瘤患者中，可以发现 *EXT1* 或 *EXT2* 基因发生突变。骨软骨瘤在 *EXT* 基因变异后，骨骼软骨化骨的负反馈环路被打乱，正常成骨过程混乱，骺板软骨细胞 *EXT* 基因失活而过度增殖形成骨软骨瘤。

二、流行病学

骨软骨瘤是最常见的良性骨肿瘤，占所有良性肿瘤的 33%~45%。该病发病率接近五万分之一，大部分骨软骨瘤没有症状，所以造成检查与诊断困难，因此骨软骨瘤确切的发病率并不清楚。本病男性发病率偏高，约占 60%，6~12 岁的儿童和青少年多见。多数患者有阳性家族史。

三、临床表现

骨软骨瘤发病部位以股骨下段及胫骨上段多见，其次是上肢的肱骨、尺骨和桡骨近端骨骺，下肢的腓骨近端、胫骨远端的骨骺，肋骨、肩胛骨、脊柱、骨盆和手足指（趾）骨等处亦见分布，颅骨罕见，下颌骨、锁骨目前尚未见受累病例报道。遗传性多发性骨软骨瘤更倾向于在肩胛骨、髂骨、肋骨等处发病。

骨软骨瘤多无症状，往往在 X 线检查中偶然被发现，肿瘤虽然随骨骼不断发育而逐渐长大，却极少出现不适症状。遗传性多发性骨软骨瘤病变常成对称性分布。其他的临床症状与骨软骨瘤生长部位和大小相关，比如：身材矮小、骨骼畸形、关节活动受限、压迫周围血管和神经突入胸腔引起自发性气胸等。骨盆和髂骨处的肿瘤有时较大，挤压推移周围组织，可造成神经血管压迫症状。

四、影像学

发生于骨盆的骨软骨瘤大都是无蒂或粗短蒂，呈蝶形或菜花状。X线检查可明确肿瘤类型，可见骨盆周围有软组织包块，瘤体表现常有钙化，与长管状骨的规则性钙化不同，其钙化类型多样，呈不规则状。因此鉴别良恶性时较困难，但结合临床如有以下表现，应考虑恶性变可能：①出现疼痛、肿胀、软组织包块；②基本稳定的肿瘤突然加快生长，30岁以上更应注意；③软骨帽增厚 >10 mm；④肿瘤边缘模糊，与周围界限不清；骨缘出现不规则的骨质破坏，或瘤内出现透亮区。

骨盆结构复杂，X线平片重叠较多。可以采用CT、MRI、DSA等其他影像技术，协助诊断和治疗。CT检查可明确肿瘤在髓腔及软组织内的病变范围，协助鉴定肿瘤性质，制订手术方案，它可确定肿瘤与血管、神经的关系，病变基质的类型、钙化情况以及软骨帽的厚度和规则性。MRI、DSA检查的应用价值与CT类似，各有特点，仅在怀疑恶变时采用。

五、病理学

（一）大体所见

肿瘤大小和形态各异，大者可达40 cm，一般可分为三部分：①基底部，是含有黄骨髓的骨松质，与骨相连，粗短者肿瘤呈蝶状，半球形成菜花状，细长者成为蒂，使肿瘤形成呈管状、圆

锥状；②软骨帽盖，位于中层，厚度与年龄有关，多为1~10 mm，如果成年人软骨帽厚度 >10 mm，应考虑骨软骨瘤的恶变；③表层为一层很薄的纤维膜，由胶原结缔组织构成，紧密贴附于软骨帽上，难以剥离。

（二）镜下所见

肿瘤由三层组成：基地层由海绵状骨松质构成，表面为血管稀少的胶原结缔组织，中层为灰蓝色的透明软骨。检查的重点在中层：①软骨细胞离包膜越近则越幼稚，越靠近基底部则越成熟，年轻者软骨细胞增生活跃，可有双核细胞；②骨生长停止后，软骨细胞停止增值，可出现退行性变，偶有钙质沉积；③如钙化则骨化明显，软骨细胞具有不典型细胞核时，应考虑恶变。

六、治疗和预后

肿瘤稳定且停止生长无症状者，只需密切观察，可不予切除，如出现疼痛或压迫症状，影响功能，造成畸形及疑有恶变者，必须手术切除。

发生以下情况者，建议手术切除：①肿瘤压迫附件软组织，造成活动疼痛，影响生活品质和正常运动；②肿瘤组织压迫关节面附件骨组织，造成肢体畸形；③发生于脊柱和骨盆等中轴骨部位的肿瘤组织，恶变程度较高。

骨软骨瘤可以恶变，发生率为1%~5%，一旦恶变，转变为恶性软骨肉瘤。高度怀疑恶变时，通过手术切除标本送病理检查来确诊。手术治疗后的患者，需要定期复查，排除恶性发展或者再次复发的可能。

第二节　骨样骨瘤

骨样骨瘤（osteoid osteoma）是来源于成骨性结缔组织的良性骨肿瘤，其特点是病变中心有骨样组织的核心（瘤巢），周围有增生硬化的反应骨，

过去曾认为是一种慢性炎症，与硬化性骨髓炎无法区别。1935年Jaffe认为此病是一种特殊类型的独立的良性骨肿瘤，命名为骨样骨瘤。理由如下：病

变内有骨样组织及不典型的骨组织；肿瘤不侵犯周围组织而独立缓慢生长；肿瘤组织与周围正常骨组织结构不同，但自身组织学上一致；病例没有炎症表现。现已被广泛接受和证实。骨样骨瘤是较为少见的良性骨肿瘤，根据 WHO 统计，占原发性骨肿瘤的 5.1%，占良性肿瘤的 11.23%。

一、病理学

（一）大体所见

肿瘤一般较小，呈圆形或椭圆形，直径 1 cm 左右，很少大于 2 cm。肿瘤与周围骨组织间有一条环形充血带相隔，界限清楚，周围有硬化的反应骨。肿瘤位于中心，称为瘤巢，不同时期中心钙化程度不同，使之显紫红色或灰红色，质地为颗粒状或砂砾状，脆而易碎。

（二）镜下所见

瘤巢中央为骨样组织，细胞可呈现不同成熟阶段，血管结缔组织丰富，骨小梁周围有骨母细胞围绕，可有破骨细胞，组织学上有时难与骨母细胞瘤鉴别，此时应结合临床及肿瘤的大小、位置加以区分。

二、临床表现

骨样骨瘤好发年龄为 11~25 岁，男性多于女性，多发于下肢长管状骨的骨干，骨盆也有发病。典型症状为持续性疼痛，夜间加重，服用非甾体类抗炎药（NSAID）可缓解。疼痛初起时较轻，呈间断性，数月左右转为持续性，逐渐加重。病变部位表浅时局部可有压痛，但无红、肿、热、痛等炎性征象。如无疼痛症状，要怀疑诊断。脊柱的病变可致斜颈、脊柱侧弯等，而肿瘤位于髂骨可出现类似椎间盘突出的症状，疼痛向下肢放射。

三、X 线表现

初期 X 线可见异常，随病变发展，出现典型表现，有瘤巢和反应骨。

（一）瘤巢

在骨皮质内有一密度减低的阴影，直径 0.5~2 cm 即表明肿瘤所在，称为瘤巢，其内随病程进展，可有不同程度钙化，甚至骨化。当瘤巢中心钙化时，钙化灶的周围是环形充血带，圆形致密影周围有一圈透光阴影，即形成"鸟蛋样"表现或"牛眼征"。

（二）反应骨

瘤巢周围骨质硬化，反应骨增生范围不一。依瘤巢的发生部位，反应骨的表现各有特点：①骨皮质型：增生明显，密度很高，甚至将小的瘤巢遮挡。②骨松质型：可仅有轻微增生环，需特殊投照位置才能与骨小梁区分。③短骨骨膜型：可见周围骨皮质呈扇贝样改变，软组织肿胀。这些改变仅代表多数发生于骨盆的骨样骨瘤，反应骨增生情况各异，有的增生广泛，硬化明显，有的缺少反应性骨硬化。

四、其他辅助检查

（一）CT 扫描

CT 表现与 X 线相似，因断层成像无普通 X 线平片上易被遮挡的问题，对脊柱、骨盆等解剖复杂的部位很有帮助。

（二）核素扫描

核素扫描诊断骨样骨瘤敏感可靠，表现为双密度征：即瘤巢放射性浓聚明显，而周围硬化骨放射时浓聚较正常骨少，对照明显。

（三）MRI 检查

瘤巢信号及瘤巢周围的炎性水肿缺乏特异性，水肿广泛者具有恶性征象。瘤巢在 T1 加权像上呈低到中等信号，在 T2 加权像上呈低、中或高信号，内部钙化或骨化明显者则大部分为低信号。

增强后多数瘤巢强化明显，少数瘤巢呈环状强化。

五、鉴别诊断

临床上骨样骨瘤主要与硬化性骨髓炎相鉴别，因同样表现为骨干皮质增生硬化，但硬化性骨髓炎范围更广泛些，无瘤巢可见，疼痛较轻，可为间歇性，夜间无加重，无口服 NSAID 能缓解疼痛的骨样骨瘤特征性表现。对可疑病例，Brian、Mcgrath 等可以根据 X 线平片、CT 和 MRI 检查，可将诊断限定到骨样骨瘤或骨髓炎，进一步鉴别可采用 CT 加强试验，因为骨样骨瘤摄取造影剂很快，与骨髓炎加强慢性形成的明显对比，经高速 CT 间歇性扫描，诊断正确率达 100%，可取代活体标本检查。

六、治疗

骨样骨瘤疼痛症状明显，病程长，药物作用不持久，故虽无恶变的报道，仍主张早期手术治疗，原则是准确定位、彻底切除，包括瘤巢及周围的反应骨，术后症状可以迅速缓解。现在学界认为瘤巢周围反应骨可以自行吸收而不必切除，保留反应骨对于降低术后骨折的发生率有重要意义。

对于直径较小、部位较深的瘤巢，术前利用放射性骨显影或 CT 确定瘤巢的大小、部位和周围反应硬化骨的范围很有必要。对于肿瘤直径 >15 mm、有恶变可能的肿瘤，需要取开放性手术切除，且切除范围需要达到肿瘤学切除标准。对于脊柱和骨盆周围的骨样骨瘤，特别是邻近神经组织的骨样骨瘤，可以采用伽马探针引导下的开放性手术切除。

微创手术和关节镜手术术中定位精确、住院时间短、术后并发症少和恢复快。微创手术适用于除神经组织外任何部位骨样骨瘤的治疗，多在 CT 引导下进行，其中射频消融和激光凝固术疗效得到广泛认同（图 5-20-1）。关节镜手术不仅可以行病灶切除加组织活体标本检查，还可以治疗骨样骨瘤伴发的滑膜炎和关节炎。

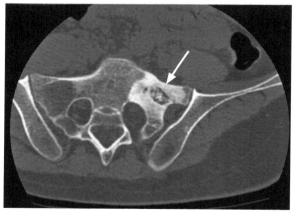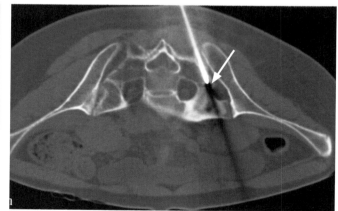

图 5-20-1　骨盆骨样骨瘤在 CT 引导下的射频消融治疗

第三节　神经纤维瘤

神经纤维瘤（neurofibroma）来源于神经鞘细胞，可发生于皮肤、深部软组织、神经组织和骨，但发生于骨内的神经纤维瘤少见。按 WHO 统计，神经纤维瘤占原发性骨肿瘤的 0.19%，占良性骨肿瘤的 0.42%。国内统计资料表明，占原发性骨肿瘤的 0.6%，占良性骨肿瘤的 1.1%。根据临床表现和基因定位可以将神经纤维瘤分为Ⅰ型神经纤维瘤、Ⅱ型神经纤维瘤和神经鞘瘤，也可以根据肿瘤的部位分为外周型和中央型两种。

Ⅰ型神经纤维瘤占神经纤维瘤的大多数，约有90%，是常染色体显性遗传病，发病率为1/4 000~1/3 000，新生儿到老年患者均可发病，约1/3病例发生在13岁以前。Ⅰ型神经纤维瘤患者全身多发性神经纤维瘤合并多发性皮下结节，有皮肤色素斑，因生长发育可出现各种畸形。Ⅱ型神经纤维瘤发病率远较Ⅰ型小，约为五万分之一。发生年龄较大，常见于20~40岁。由于存在双侧听神经瘤而出现耳鸣和听力丧失，Ⅱ型患者皮肤病损表现不明显且不具有特异性，所以Ⅱ型神经纤维瘤诊断时较迟，可以并发其他神经中枢系统肿瘤，如多发脑膜病、颅神经的神经鞘瘤等。

一、病理

（一）大体所见

骨盆神经纤维瘤呈圆形或椭圆形，有疏松透亮的包膜，常不完整，瘤体边界尚清，灰白色，质韧。如发生于神经常侵及神经，可见神经纤维穿入，切除时必然损伤部分神经纤维。

（二）镜下所见

骨盆神经纤维瘤细胞呈细长梭形，细胞核亦呈梭形，多无分裂相。纤维排列规律，呈波浪状或旋涡状。

二、临床表现

神经纤维瘤起病缓慢，病程长，各年龄段均有发病，多见于21~35岁。症状不明显，或轻度隐痛、酸痛，但如压迫神经可引起肌肉萎缩、运动障碍，压迫骨质可致畸形，局部肿胀，压痛。

三、影像学检查

（一）X线检查

病变部位可见大小不等的多发性小透亮区，或呈泡沫状阴影，界限欠清。肿瘤如发生于骶骨，可引起骶骨孔扩大，两侧不对称，也可形成骶前软组织肿块。软组织发生的肿瘤也可侵蚀骨质，如腹膜后的神经纤维瘤可侵入骶骨，X线可见虫噬状破坏。

（二）CT检查

病灶表现为稍低密度或等密度肿块，伴有囊变坏死呈低密度影，合并出血呈稍高密度影，肿块极少合并钙化。

（三）MRI检查

病灶T1W1呈等或稍低信号影，多与脊髓和肌肉信号相似。T2W2等或稍高信号影，增强病变实质明显强化。部分肿块内可见囊变，部分肿块合并出血T1/T2均呈云雾状高信号影（图5-20-2）。

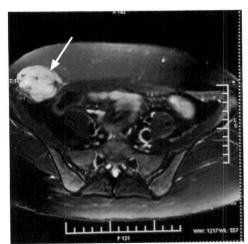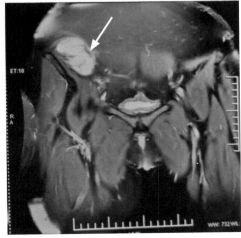

图 5-20-2　骨盆周围神经纤维瘤的 MRI 表现

第二十章

四、治疗

发生在骨盆部位的神经纤维瘤应手术切除。因肿瘤包膜不完整，单纯切除易复发，故建议广泛切除，肿瘤仅生长在神经干者可做薄膜内切除，以保存其功能。

放射治疗是对神经纤维瘤有价值的微侵袭治疗方式，对绝大多数患者而言，可以控制肿瘤生长。目前对于神经纤维瘤患者的分子靶向药物治疗是研究的热点，部分药物如贝伐珠单抗的临床研究已经取得一定成果。

（汪红胜）

参考文献

[1] de Souza A M, Bispo Júnior R Z. Osteochondroma: ignore or investigate?[J]. Revista Brasileira De Ortopedia, 2014, 49(6): 555-564.

[2] Bovée J V. Multiple osteochondromas[J]. Orphanet Journal of Rare Diseases, 3, 1(2008-02-13), 2008, 3(1): 3.

[3] Cousminer D L, Arkader A, Voight B F, et al. Assessing the general population frequency of rare coding variants in the EXT1 and EXT2 genes previously implicated in hereditary multiple exostoses[J]. Bone, 2016, 92: 196-200.

[4] Ham S J, De L J, Al V D Z, et al. Clinical problems in multiple osteochondroma[J]. Ned Tijdschr Geneeskd, 2012, 156(11): A4254.

[5] Bloem J L, Reidsma I I. Bone and soft tissue tumors of hip and pelvis[J]. European Journal of Radiology, 2012, 81(12): 3793-3801.

[6] Garge S, Keshava S N, Moses V, et al. Radiofrequency ablation of osteoid osteoma in common and technically challenging locations in pediatric population[J]. Indian J Med Paediatr Oncol, 2017, 38(3): 302-305.

[7] Bakhshi G D, Tayade M B, Yadav R B, et al. Pelvic neurofibroma[J]. Clinics & Practice, 2014, 4(3): 660.

[8] Prada C E, Hufnagel R B, Hummel T R, et al. The use of magnetic resonance imaging screening for optic pathway gliomas in children with neurofibromatosis type 1[J]. Journal of Pediatrics, 2015, 167(4): 851-856.e1.

[9] Bakker A C, La R S, Sherman L S, et al. Neurofibromatosis as a gateway to better treatment for a variety of malignancies[J]. Progress in Neurobiology, 2017, 152: 149-165.

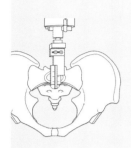

第二十一章
骨盆骨巨细胞瘤

骨巨细胞瘤（giant cell tumors of bone，GCT）是一种交界性、局部侵袭性强、罕见转移的原发性骨肿瘤，占全部原发性骨肿瘤的 5%，良性骨肿瘤的 20%，在亚洲人群中发病率更高。世界卫生组织（WHO）于 2013 年发布的《软组织和骨肿瘤分类（第四版）》中将骨巨细胞瘤归类为富于巨细胞的破骨细胞瘤，其根据良恶性进一步分为：良性、中间型（局部侵袭性、偶见转移型）、恶性。近年来的研究提示骨巨细胞瘤内梭形基质细胞为其实质性肿瘤细胞，来源于原始间充质基质细胞。骨巨细胞瘤好发于长骨末端，最常见于股骨远端、胫骨近端，而骨盆部位发病率则相对较低，仅占全身骨巨细胞瘤的 1.5%~6.1%。骨盆骨巨细胞瘤发病高峰年龄段位于 20~40 岁，近来研究显示男女发病率比为 1:1.7，髋臼区为相对好发部位，其次为髂骨区，较少见于耻、坐骨区。手术治疗仍然是目前治疗骨盆骨巨细胞瘤的主要方法，但因骨盆解剖结构复杂，存在手术难度大、术后并发症多、骨盆功能恢复差、局部复发率高等特点，近年来文献研究显示骨盆骨巨细胞瘤的复发率高达 24.6%。而随着放射治疗、生物学治疗（如地诺单抗）等综合治疗的发展，有望可以更加有效地控制其至治愈骨盆骨巨细胞瘤。

一、病理

（一）大体所见

肿瘤体积不限，大者直径可达 40 cm，瘤体呈红褐色或黄褐色，松软质脆，血管丰富，无明显包膜，内部可见囊样变或坏死灶、充满咖啡色液体。有时肉眼可见纤维化、钙化，含铁血黄素沉积，肿瘤周围常存在薄层骨壳（图 5-21-1A）。

（二）镜下所见

可见多核巨细胞散布于大量单核的间质细胞中。间质细胞是肿瘤的主要成分，呈圆形、椭圆形或梭形。多核巨细胞无吞噬作用，胞核数可达数个至上百个，核可深染、固缩。因细胞体积巨大，故称巨细胞瘤。多核巨细胞与破骨细胞相似，但通常含有更多的细胞核。单核组织细胞核细胞的核与巨型破骨细胞样细胞的核相同，这是巨细胞瘤的细胞学特征（图 5-21-1B）。

二、分级

目前应用的骨巨细胞瘤分级方法主要为 Jaffe 组织学分级、Enneking 分期系统（GTM）及 Campanacci 分级。

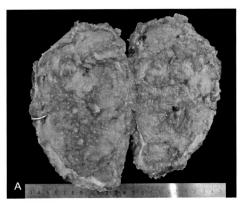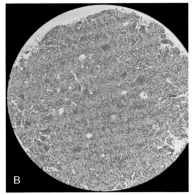

图 5-21-1　男，25 岁，骶骨骨巨细胞瘤
A.肿瘤大体标本切面观；B.镜下可见大量单核细胞及典型的多核巨细胞

1. Jaffe 组织学分级　目前骨巨细胞瘤的组织学分级仍沿用 1940 年 Jaffe 等提出的三级分级法，按照巨细胞的形态和数目，间质细胞的分化程度分为 Ⅰ、Ⅱ、Ⅲ级。

（1）Ⅰ级：良性巨细胞瘤。多核巨细胞数量多，间质细胞分化好，形态较一致，无不典型分裂相，肿瘤边缘可有骨样组织。

（2）Ⅱ级：中间型巨细胞瘤。多核巨细胞少且小，间质细胞多、密集、形态欠均一，染色较深，可见不典型核分裂。

（3）Ⅲ级：恶性巨细胞瘤。多核巨细胞更少，胞核亦少，间质细胞分化差，数量多，排列成不规则漩涡，分裂相多见，核大深染。无骨或骨样组织。

2. Enneking 外科分期　Enneking 外科分期即 GTM 骨与软组织外科分期系统，由 Enneking WF 在 1980 年提出，是目前常用的良、恶性软组织和骨肿瘤分期系统。Enneking 外科分期系统对于良恶性肿瘤具有不同的分期，详见表 5-19-1 及表 5-19-2。

3. Campanacci 分级　基于影像学检查的 Campanacci 分级根据病灶边界、骨皮质受累情况、是否存在软组织侵袭分为 3 期。

（1）Ⅰ期：病灶边界清晰，周围有薄硬化带环绕，骨皮质完整或轻微变薄，无变形。

（2）Ⅱ期：肿瘤边界相对清晰，无硬化骨，骨皮质变薄、膨胀。

（3）Ⅲ期：肿瘤边界不清，肿瘤组织穿破骨皮质，侵袭软组织，多有病理性骨折。

虽然目前仍通过 Enneking 外科分期、Campanacci 分级协助制订手术方案，但近年来的回顾性研究发现，上述分级系统并不能有效地评估骨盆骨巨细胞瘤的侵袭性、严重性以及预测复发率等，所以骨盆骨巨细胞瘤仍然需要更加完善的分级系统以更准确地评估病情，以便有效指导手术方案的制订。2016 年我国骨巨细胞瘤协作组专家通过回顾文献分析，建议结合肿瘤部位、肿瘤大小、软组织肿块、骨盆环连续性等方面综合评分，构建骨盆骨巨细胞瘤的临床评价标准，从而为选择合适的治疗方案提供参考。

三、临床表现

骨盆骨巨细胞瘤发病缓慢，起病隐匿，初起多为酸痛或间歇性隐痛，偶有剧痛、夜间痛者，劳累后加重，部分患者因外伤或病理性骨折导致病情加重，就诊时发现肿瘤。累及脊柱的肿瘤，可压迫神经引发症状，甚至截瘫；骶前肿块如压迫骶丛则会引起剧痛，压迫直肠可致排便困难。查体时可发现局部肿胀、压痛、静脉怒张和皮温升高。病程中肿瘤生长越快，则恶性程度越高。

四、影像学表现

（一）X 线表现

骨盆骨巨细胞典型的 X 线表现为骨皮质膨胀、

变薄或者消失，同时伴有骨松质和骨皮质的破坏；骨溶解一般较均匀，病灶内无骨化和钙化，但是可因肿瘤在扩展时某些壁层骨嵴保留下来而呈"皂泡样"表现，溶骨性破坏内可见少许的骨性间隔。但骨盆骨巨细胞瘤X线片常表现为骨性间隔较少，无明显骨包壳，与长骨骨巨细胞瘤有差异。当肿瘤具有恶性倾向时，肿瘤生长加速，骨质破坏增加，骨皮质明显变薄，肿瘤边界模糊，大片骨皮质被侵犯而出现中断，浸润周围软组织，形成软组织肿块（图5-21-2）。

（二）CT表现

CT能自横断面、三维重建等方面更加具体地显示解剖结构复杂的骨盆骨巨细胞瘤，有助于精确的术前分期及手术方案的制订。典型的CT表现基本与X线一致，为膨胀性、溶骨性破坏，边界大多比较清楚，肿瘤边缘骨壳完整或部分缺失，骨破坏区域内可见残留骨小梁形成的骨嵴或骨性间隔，但是极少贯穿整个肿瘤组织，一般无钙化，很少出现骨膜反应，部分肿瘤内可见液性坏死或出血区域。侵袭性骨巨细胞瘤表现为病灶移行区骨破坏呈虫蚀样、筛孔样，病灶周围无硬化边缘，肿瘤组织突破骨壳向软组织浸润，软组织肿块巨大，与骨膨胀程度不成比例，肿瘤边缘可有层状

骨膜反应（图5-21-3）。螺旋CT三维重建可更清楚地显示病变和髋关节等周围结构的关系。增强扫描可以帮助进一步了解肿瘤的骨外侵犯和周围神经、大血管的关系，同时可更精确显示肿瘤内的坏死区（图5-21-4）。

（三）MRI表现

骨盆骨巨细胞瘤因肿瘤内实性成分的差异而具有不同的MRI表现。以实性软组织成分为主者，T1WI常表现为低到中等信号，T2WI常表现为中到高信号，形成"卵石"征；如瘤内出现出血、坏死、囊变及纤维化等继发性改变，则肿瘤信号呈现多样性，T2WI多表现为不均匀的低信号或等信号，T2WI包含混杂性低、中、高信号。大部分病例的病灶边缘较规则，由于周围骨质硬化引起的低信号线状影；病灶内有出血者可出现T1WI高信号改变，T2WI出现液平。MRI所见"卵石征"相当于X线平片的"皂泡样"表现（图5-21-5）。MRI能更好地显示肿瘤对关节软骨的破坏、关节腔以及骨髓腔的受累情况，有利于早期发现转移及恶变，肿瘤突破骨皮质的部位相对局限，残留皮质信号正常。但是对于显示评估肿瘤对骨皮质的破坏、骨嵴等方面，MRI则不如CT。

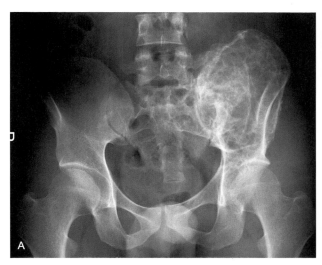
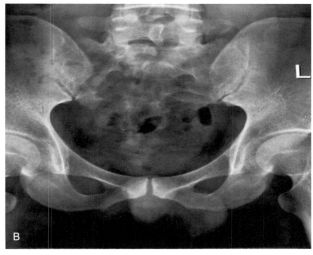

图5-21-2　骨盆骨巨细胞瘤典型X线表现

A. 男性，25岁，右侧髂骨骨巨细胞瘤，X线片显示左侧髂骨膨胀性骨质破坏，病灶边界不规则，呈"皂泡样"表现；
B. 女性，34岁，骶骨骨巨细胞瘤，X线片显示骶骨骨质膨胀性破坏，S1以下骨结构轮廓模糊

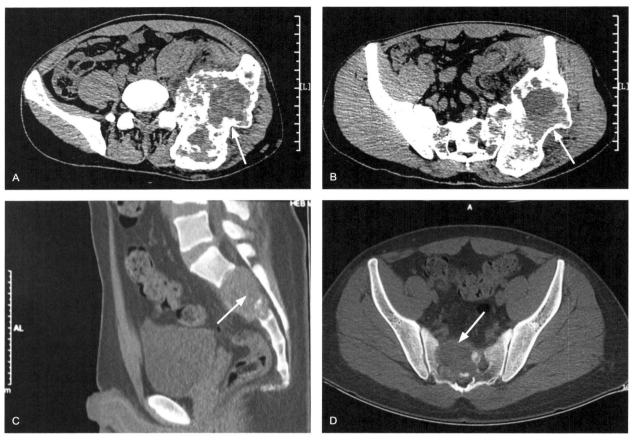

图 5-21-3　骨盆骨巨细胞瘤 CT 表现

A、B. 男性，25 岁，左侧髂骨骨巨细胞瘤，CT 横断面显示左侧髂骨呈膨胀性溶骨性破坏，病灶内可见残留的骨嵴，边缘不规则，未见骨膜反应及瘤内成骨；C、D. 女性，34 岁，骶骨骨巨细胞瘤，CT 矢状面和横断面显示 S2~S3 节段溶骨性骨质破坏，边界尚清，其中有残留的骨质，肿瘤破坏骶骨前后皮质突入盆腔及椎管内

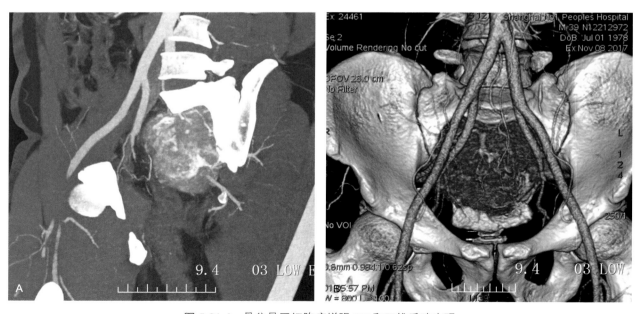

图 5-21-4　骨盆骨巨细胞瘤增强 CT 和三维重建表现

A. 男性，39 岁，骶骨骨巨细胞瘤，增强 CT 显示骶骨占位性病变，边界清晰，肿瘤血供丰富，肿瘤内不均匀性明显强化；B. 同一患者，CT 三维重建可清晰显示骶骨肿瘤与髂内动脉、骶正中动脉等重要血管的关系

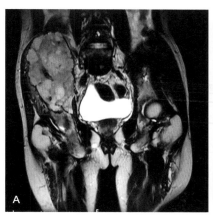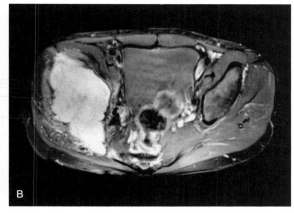

图 5-21-5 男，25 岁，右侧髂骨骨巨细胞瘤的 MRI 表现
A. 冠状位；B. 横断面

五、诊断

骨盆骨巨细胞瘤起病时通常症状隐匿，加之解剖结构复杂，故早期诊断比较困难，容易被延误。骨盆骨巨细胞瘤的临床诊断主要依靠病史、体格检查、影像学检查（X 线、CT、MRI）。穿刺活检病理学检查是骨盆骨巨细胞瘤诊断的金标准。术前结合胸部影像学检查，明确有无肺转移病灶的存在，必要时可行全身 ECT 骨扫描，协助诊断的同时明确全身其他部位是否存在病灶。

六、治疗

骨巨细胞瘤的生物学行为具有强侵袭性、潜在恶变倾向的特点，因此对于骨盆骨巨细胞瘤治疗方案的选择需同时兼顾肿瘤病灶的去除、减少复发率、保留或重建骨盆的解剖结构及功能、减少并发症等因素，应根据临床表现、影像学表现和组织学分期、临床分期（如采用 Enneking 分期），选择合适的治疗方案。手术治疗仍然是骨盆骨巨细胞瘤首选的治疗手段，多种辅助治疗的探索应用——局部放射治疗、冷冻灭活、微波灭活、高速磨钻、血管栓塞、生物治疗等更好地降低局部复发率，最大限度地保留肢体功能。

（一）手术联合局部物理/化学治疗

骨盆骨巨细胞瘤的手术治疗方式主要包括病灶内切除术、病灶内切除联合辅助治疗及病灶外整块切除术。不同于四肢长骨，骨盆骨巨细胞瘤更具有侵袭性，其术后复发率更高。有研究表明，采取病灶外整块切除术的患者，术后复发率较病灶内切除术患者明显降低，所以在考虑术后功能重建及降低并发症发生率的前提下，尽量行病灶外整块切除术，可以更好地降低复发率，但需同时兼顾严重的术后并发症。

对于发生在骨盆的骨巨细胞瘤，根据骨盆分区选择手术方式。骨盆 I 区：髂骨区；II 区：髋臼区；III 区：耻、坐骨区。①单纯位于 I 区、III 区，或者累及 II 区但体积较小的肿瘤，主要采用单纯肿瘤整块切除术或病灶内切除联合辅助治疗；对于主要累及骨盆 II 区的肿瘤病灶，因为髋臼是髋关节的重要组成部分，则主要采用广泛切除联合半骨盆重建术（图 5-21-6）。对于发生在骶骨的骨巨细胞瘤，位于高位骶骨（S1~S2）者，可采用病灶内切除术，而位于 S3 以下的骨巨细胞瘤者则采用病灶广泛切除术。对于体积较大、血供丰富的肿瘤病灶，术前可行髂内动脉栓塞术，术中需注意保护重要的骶神经。术中病灶切除后可联合局部辅助治疗方法，如电灼器烧灼或苯酚处理骨壁、无水乙醇浸泡结合生理盐水加压冲洗等，残腔可考虑应用骨水泥填充，骨水泥硬化过程的产热可辅助杀灭可能残留的肿瘤细胞。其他的辅助治疗方法还包括液氮冷冻、射频消融、氧化锌烧灼等局部灭活方式。手术的并发症主要为血栓、感染、切口愈合不佳、内植物及骨水泥松动、骨不连、关节脱位等。

第二十一章

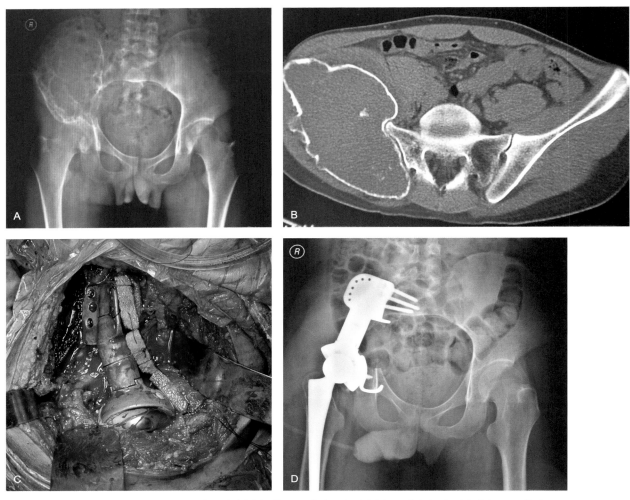

图 5-21-6　男性，25 岁，右侧髂骨骨巨细胞瘤，行右侧骨盆肿瘤切除联合半骨盆置换术

A. 术前 X 线片；B. 术前 CT；C. 术中照片；D. 术后 X 线片

（二）放射治疗

目前，放射治疗作为一种主要的辅助治疗方式，常应用于肿块无法切除、进展期或者存在手术禁忌的病例，以及临床分期提示易复发的肿瘤切除术后病例的辅助治疗。研究表明，术后联合辅助放射治疗的患者，局部控制率可达 85%。术后放射治疗一般在术后 6 个月左右进行。放射治疗的主要风险在于潜在的肉瘤样恶变可能，尤其是在剂量超过 45 Gy 时。

（三）生物学治疗

随着生物学治疗手段的迅速发展，地诺单抗（denosumab）的应用改善了难治性骨盆骨巨细胞瘤的治疗问题。地诺单抗是一种抑制 RANKL 的全人源单克隆抗体（IgG2），作用并结合于核因子 κB 受体活化因子配体（RANKL），具有很高的亲和性和特异性，通过抑制 RANKL 与破骨细胞前体细胞和成熟细胞表面的受体结合，发挥抑制破骨细胞分化、激活和存活的作用。2013 年被美国 FDA 批准上市，可适用于骨质疏松、难治性和无法手术切除的骨巨细胞瘤以及转移癌患者等，术前应用地诺单抗有望使原先无法手术切除的病例获得后期手术切除的可能（图 5-21-7）。在一项地诺单抗治疗复发性或无法手术切除的骨巨细胞瘤的 II 期临床试验中，地诺单抗采用皮下注射，4 周 1 次，每次 120 mg，首月第 8、15 天追加一次。结果 35 例患者中 30 例（86%）对治疗有反应，治疗后有 20 例肿瘤几乎完全消除，6 个月后 15 例中

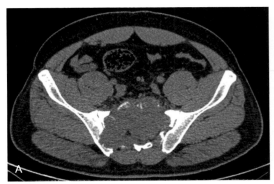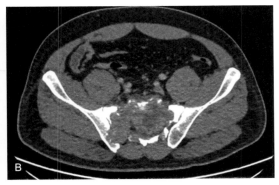

图 5-21-7　男性，39 岁，骶骨骨巨细胞瘤

A. 地诺单抗治疗前；B. 地诺单抗治疗后 1 个月，可见肿瘤体积明显缩小，肿瘤内出现部分坏死灶以及少量钙化影

10 例影像学表现稳定，治疗耐受性好，无严重不良事件，未产生抗地诺单抗抗体。但是，对于地诺单抗是否能降低局部复发率，以及对其他罕见丰富巨细胞的病变是否有效尚需进一步研究。

（四）化学治疗

虽然骨巨细胞瘤作为一种交界性肿瘤，具有潜在恶性倾向，但其增殖比率不高，对化学治疗药物常不敏感。目前的研究基本局限于化学治疗药物在体外培养的骨巨细胞瘤细胞的抑制作用，而对于骨巨细胞瘤全身性化学治疗方案的选择仍需考虑适应证、副作用等多种因素，研究表明瘤腔内化学治疗确实能起到杀灭残留肿瘤细胞的作用。

（五）姑息治疗

对于部分难以切除或存在明显手术禁忌的骨盆骨巨细胞瘤患者，可选择采用血管栓塞、抑制骨溶解等方法行姑息治疗。骨巨细胞瘤溶骨性破坏的进展可导致疼痛、病理性骨折，双膦酸盐类药物如唑来膦酸盐、帕米膦酸盐等通过抑制破骨细胞介导的骨吸收，诱导骨巨细胞瘤基质细胞和多核巨细胞的凋亡，达到抑制骨溶解、稳定病情的作用。

七、随访

骨盆骨巨细胞瘤患者需要长期随访，至少 2 年内需每隔 3~4 个月复查骨盆和胸部 X 线检查，随后的 1 年每 6 个月复查一次，此后每年复查一次。研究表明，骨巨细胞瘤的局部复发和肺转移大多发生在 3 年内，但也有 20 年后复发的报道。

综合临床表现、影像学技术、病理学检查等结果，获得明确的诊断已基本不是难题，同时，随着手术技术的不断进步、分期系统的不断完善、化学治疗方案和生物学治疗的发展、综合治疗和精准治疗的实现，最终攻克骨盆骨巨细胞瘤将成为可能。

（毛　敏）

第二十一章

参考文献

[1] Coindre J M. New WHO classification of tumours of soft tissue and bone[J]. Annales De Pathologie, 2012, 32(5 Suppl): S115-S116.

[2] Amanatullah D F, Clark T R, Lopez M J, et al. Giant cell tumor of bone[J]. Orthopedics, 2014, 37(2): 112-120.

[3] 郑凯，于秀淳，胡永成，等. 骨盆骨巨细胞瘤临床治疗的系统文献综述 [J]. 中华骨科杂志，2015, 35(2): 105-111.

[4] Zheng K, Wang Z, Wu S, et al. Giant cell tumor of the pelvis: a systematic review[J]. Orthopaedic Surgery, 2015, 7(2): 102-107.

[5] Sanjay B K, Frassica F J, Frassica D A, et al. Treatment of giant-cell tumor of the pelvis[J]. Journal of Bone & Joint Surgery American Volume, 1993, 75(10): 1466-1475.

[6] Singh A S, Chawla N S, Chawla S P. Giant-cell tumor of bone: treatment options and role of denosumab[J]. Biologics: Targets & Therapy, 2015,9: 69-74.

[7] Branstetter D G, Nelson S D, Manivel J C, et al. Denosumab induces tumor reduction and bone formation in patients with giant-cell tumor of bone[J]. Clinical Cancer Research An Official Journal of the American Association for Cancer Research, 2012, 18(16): 4415.

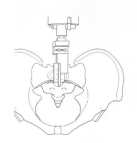

第二十二章
常见恶性骨盆肿瘤

第一节　骨肉瘤

骨肉瘤是最常见的原发性恶性肿瘤，组织学上骨肉瘤以新生骨样基质的多形性增殖为特点，伴不同程度的钙化、纤维组织以及其他结缔组织成分。约占骨盆所有原发恶性骨肿瘤的22%。骨盆骨肉瘤最常受累部位为髂骨和髋臼，其次为坐骨；发生于髂骨的病变易侵及骶骨。其恶性程度高，易转移，尤其是发生于骨盆者，由于骨盆解剖结构较复杂，且骨盆骨肉瘤发现时体积较大，位置深，病变紧邻盆腔脏器及神经血管结构，因此手术切除极具挑战，5年生存率只有26%~38%。

一、发病率及发病部位

中国人群骨肉瘤发病率为（0.3~0.5）/10万。其中骨盆骨肉瘤占所有骨肉瘤的7%~9%。骨肉瘤在各年龄组均有发病，但绝大多数发生于10~20岁，占儿童和青少年恶性骨肿瘤的60%。男性多于女性，男女之比约为1.5:1。而骨盆骨肉瘤有所不同，多发生于成年人，无性别差异。虽然长骨是骨肉瘤最常见的发病部位，但是骨盆的病变发生率可能随着年龄的增长而增加。

二、分型

骨肉瘤按世界卫生组织（WHO）2013年发布的《软组织和骨肿瘤分类（第四版）》可分为：低级别中心型骨肉瘤、普通型骨肉瘤、毛细血管扩张型骨肉瘤、小细胞骨肉瘤、继发性骨肉瘤、骨旁骨肉瘤、骨膜骨肉瘤、高级别表面骨肉瘤。其中普通型骨肉瘤又可分为：成软骨型骨肉瘤、成纤维型骨肉瘤、成骨型骨肉瘤。其中骨盆骨肉瘤国内外文献报道病理分型以普通型中的成软骨型为主。

三、病因及病理

骨肉瘤发病机制尚不清楚。成骨为骨肉瘤的特征，根据成骨的多少，大体上可有坚硬或脆软不同的感觉。肿瘤细胞的生长在不同部位可有不同表现，在肿块边缘者肿瘤细胞生长活跃；在中心者则不活跃，甚至出现缺血性和变性坏死。

在肿瘤的发展过程中，骨破坏和肿瘤骨形成是交替进行的，而肿瘤骨又可被瘤细胞破坏。在肿瘤生长破坏的过程中，还刺激骨膜产生不同程度的骨膜反应，并侵及软组织形成组织肿块。在同一肿瘤的不同部位，瘤细胞的分化程度和生长速度是不均衡的，因此肿瘤骨化亦不相同。分化越好、越成熟的肿瘤，骨化越显著。肿瘤向骨外发展时，不同区域的骨膜反应可不同，但邻近正常区域的边缘骨膜受刺激生长特别迅速，并侵犯软组织形成软组织包块。

显微镜检查虽有差异，但基本表现仍然是相似的，主要是肿瘤性成骨细胞以及由它直接转变成的肿瘤性骨样组织和肿瘤骨。肿瘤性成骨细胞具有多形性特征，在肿瘤性成骨细胞及其周围可出现胶原性基质，以后又出现骨样组织的基质，最后发生钙化而形成肿瘤性骨组织。在成骨型中肿瘤骨多排列紊乱；在溶骨型中，肿瘤骨稀少或不存在，偶尔有散在的骨样组织（图5-22-1）。

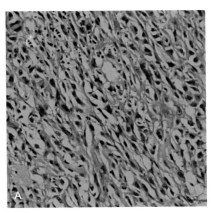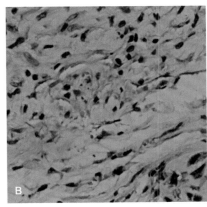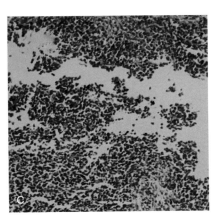

图 5-22-1　常见恶性骨肿瘤病理镜下表现
A. 骨肉瘤；B. 软骨肉瘤；C. 尤因肉瘤

四、临床表现

（一）症状与体征

局部疼痛往往是骨肉瘤最早出现的症状。疼痛开始可能为隐痛、钝痛，可以忍受，有时呈间歇性，因此往往被患者忽略，但不久可变为持续性并逐渐加重。生长于骨盆的肿瘤患者往往不会像生长在四肢的骨肉瘤那样出现"跳动性"剧痛，因此发现时往往是软组织包块。当软组织肿块压迫局部神经时，可出现坐骨神经或者股神经症状，当累及髂外血管时，可出现下肢肿胀。根据发现的早晚，肿块可有不同大小，质地较硬，不活动，皮肤温度可增高，也可出现静脉怒张。在病情后期，患者可出现消瘦、贫血、低热等症状，转移灶即使很大，也可能不出现任何症状。

（二）实验室检查

1. **红细胞沉降率**　红细胞沉降率检查为一非特异性指标，许多疾病、外伤均可引起红细胞沉降率增快。对于分化较好的骨肉瘤，其红细胞沉降率可以正常；当疾病发展较快、肿瘤体积迅速增大时，红细胞沉降率可加快。

2. **碱性磷酸酶和乳酸脱氢酶**　绝大多数病例可以观察到血清碱性磷酸酶和乳酸脱氢酶的升高。对于骨肉瘤患者，血清碱性磷酸酶和乳酸脱氢酶水平升高也已被确认为预后指标。碱性磷酸酶的升高和肿瘤细胞的成骨相关，化学治疗及手术后大部分患者碱性磷酸酶下降。如果肿瘤复发或者转移则碱性磷酸酶可再度升高。

（三）X线表现

骨肉瘤的X线特征为片状溶骨性破坏并不同程度的瘤骨生成（图5-22-2A）。但发生于骨盆者，以破坏为主，瘤骨生成较少，这就使之与其他恶性肿瘤难以鉴别。发生于管状骨的骨肉瘤，往往有骨膜反应，但发生于骨盆者无明显骨膜反应。

（四）CT 及 MRI 检查

CT 表现显示肿瘤组织内部密度变化较敏感，液化坏死为低密度，增强扫描无强化，出血为片状高精度，并可显示液－液平面。CT 可更清楚地显示肿瘤边界，尤其是增强扫描，远较 X 线片显示的范围大。CT 增强扫描提示肿瘤组织的血供情况。肿瘤侵犯关节时可见关节面破坏和关节积液（图 5-22-2B）。

MRI 显示大多数肿瘤 T1WI 呈低、等、高混杂信号。T2WI 呈不均匀高信号或混杂信号。肿瘤骨 T1WI 和 T2WI 均呈斑片状低信号。出血和坏死区 T1WI 呈低信号或高信号，T2WI 呈高信号，可见液－液平面（图 5-22-2C）。MRI 增强扫描肿瘤呈明显强化、强化不均匀，肿瘤边缘早期强化，中央充盈延迟，坏死部分无强化。CT 可提供肿瘤断层显像，而 MRI 可提供矢状位及断层扫描照片，两者均可提供肿瘤的内部结构组成、瘤骨多少、肿瘤边缘等图像，因此对手术方案设计帮助甚大。

（五）ECT 检查

ECT 检查是利用放射性核素，进行全身骨扫描并 r- 闪烁照相，其方法简便，定位准确，同时可了解全身骨情况，发现时间可较普通 X 线片早 2~3 个月，因此很受临床医师欢迎。但凡是引起局部血运异常增加的病例，如急性骨髓炎等，均可引起局部的放射性浓聚，这在临床应用时应注意。

（六）血管造影

可了解肿瘤的血供情况、肿瘤边缘等，同时可进行肿瘤主供血管的栓塞，这对手术出血情况、减少术中出血帮助很大，同时因血管栓塞后肿瘤体积会有所缩小，使原来模糊不清的肿瘤界面变清晰，因此为手术提供了方便。目前的观点是栓塞后越早做手术越好，因肿瘤血供的代偿非常快，应在侧支循环尚未建立时手术，笔者单位通常在栓塞后第二天手术。

五、治疗

骨盆肉瘤的治疗原则是以手术为主的综合治疗。

（一）手术治疗

手术依然是骨肉瘤患者诊疗的一个重要部分，目前骨盆骨肉瘤的手术方式包括：截肢术、内半骨盆切除旷置术以及内半骨盆切除重建术。已有研究对保肢术和截肢术在高度恶性的非转移骨肉瘤患者治疗中的效果进行了比较，结果显示两种术式之间在生存率和局部复发率方面没有明显差异，5 年生存率分别为 84% 和 95%（P=0.599）。然而，保肢术可以更好地保留功能。骨盆骨肉瘤的手术治疗原则应是在保证手术安全的前提下尽可能采取广泛乃至根治性切除，以提高骨盆骨肉瘤的局部控制率。即使青少年患者也不能为了保

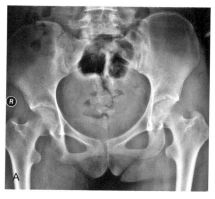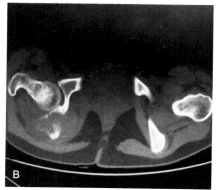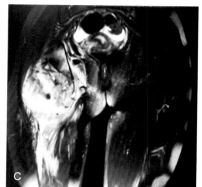

图 5-22-2　14 岁女性右侧骨盆成骨型骨肉瘤影像学表现
A. X 线；B. CT；C. MRI

肢而在肿瘤边界上妥协。

由于骨盆解剖结构复杂，难以早期发现，发现时往往体积较大。加之肿瘤血供丰富，骨盆骨肉瘤手术切除技术要求高、难度大且术后并发症发生率高。骨盆骨肉瘤的手术比例为 50%~70%，远低于四肢肿瘤的手术比例（90%）。骨盆肿瘤术后的局部复发率也远高于四肢肿瘤。应根据肿瘤生长的不同部位，根据外科分区而进行不同的手术治疗。术中应注意达到广泛性切除。骨盆骨肉瘤供血丰富，尤其是累计Ⅱ、Ⅳ区的肿瘤，可在术中临时阻断髂总动脉、结扎髂内动脉。有些肿瘤巨大，尤其是盆腔内软组织包块侵犯或挤压髂血管造成分辨或者游离髂血管困难时，可于术前临时置入腹主动脉球囊，根据术中情况临时阻断腹主动脉，减少患侧血流。术前增强 CT 或者血管造影显示，存在高选择供瘤血管的情况时，亦可选择术前髂内动脉及供瘤血管栓塞。

对于不同分区的肿瘤选择相应不同的重建方式。Ⅰ区骨盆环连续性存在则无须重建。Ⅲ区骨盆肿瘤（如耻骨肿瘤）则常用植骨融合内固定重建，坐骨肿瘤一般无须重建。Ⅱ区肿瘤重建最为困难，可分为生物重建及非生物重建。常见方法有：金属半骨盆置换术、旷置 / 髋移位术、同种异体半骨盆置换术以及新型钽金属补块重建术。Ⅳ区往往是髂骨同时累及，切除重建困难，目前肿瘤切除后常用钉棒系统 + 植骨重建（图 5-22-3）。

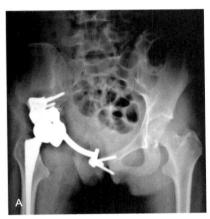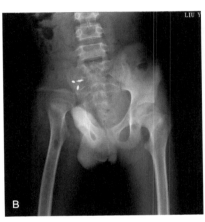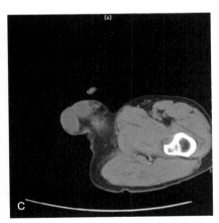

图 5-22-3　骨盆骨肉瘤常见重建方式
A. 内半骨盆置换术；B. 髋移位术；C. 半骨盆离断术

（二）新辅助化学治疗

Rosen 于 1982 年首先提出新辅助化学治疗的理念：强调术前短期化学治疗 6~10 周可控制原发灶，减少局部复发，缩小肿瘤体积，便于保肢手术，同时可以保留更多肌肉进而保留更多的术后患肢功能，抑制早期肺部微转移，为制作个体化肿瘤假体创造时间。目前骨肉瘤常规术前化学治疗 2~4个循环，常用的化学治疗药物有：顺铂（DDP）、阿霉素（ADM）、环磷酰胺（CTX）、异环磷酰胺（IFO）、氨甲蝶呤（MTX）、长春新碱等。其中顺铂和阿霉素对骨肉瘤化学治疗效果显著，是公认的一线用药。对于术前化学治疗效果差的患者，术后是否需要强化化学治疗？EURAMOS-1 试验结果不支持其进行术后强化化学治疗，因为不仅不会改善无事件生存率，反而会增加毒性。

肿瘤坏死率的测定：肿瘤坏死率可分 4 级（Huvos 分类）：Ⅰ级肿瘤细胞坏死率为 0~5%；Ⅱ级肿瘤细胞坏死率大于 60%，提示化学治疗部分有效；Ⅲ级肿瘤细胞坏死率大于 90%，提示化学治疗有效；Ⅳ级肿瘤细胞坏死率大于 95%，化学治疗完全有效，肿瘤细胞几乎无存活。肿瘤坏死率是检验术前化学治疗相当可靠的依据，对指导术后化学治疗和预后判断具有重要的意义。对于坏死率在90% 以上的患者可以沿用原化学治疗方案，否则有必要更改术前化学治疗方案。

人源肿瘤异种移植模型（patient-derived

tumor xenograft，PDX）可以将患者的肿瘤种植在小鼠身上进而在小鼠体内进行药物的筛选，PDX的建立为骨肉瘤患者提供了个性化精准治疗的可能。笔者单位骨肉瘤 PDX 建模成功率为 37%，并发现建模容易者提示预后不佳，PDX 模型对化学治疗的敏感性与临床疗效有较好的相关性。

（三）生物治疗

生物治疗是应用生物学手段治疗患者达到消灭肿瘤的目的，其中包括以主动或继承性免疫为基础的肿瘤生物制剂和细胞因子治疗。目前生物治疗骨肉瘤尚无成熟的方法，索拉菲尼运用于不可切除的进展期和远处转移性骨肉瘤时表现出一定治疗效果，但仅具有短期有效性。多项生物治疗制剂如艾瑞布林（Eribulin）、地诺单抗（Denosumab）、雷帕霉素靶蛋白（mTOR）、SRC 家族激酶和血管内皮细胞生长因子受体等都在进行临床试验。

六、预后及转归

随着新辅助化学治疗的应用及保肢手术技术的提高，患者预后得到很大改善，目前 5 年生存率达到 55%~70%。然而骨盆骨肉瘤由于其解剖复杂，早期难以发现，手术完整切除困难，预后远不如四肢骨肉瘤，5 年生存率只有 26%~38%，无瘤生存率仅为 16%~27%，肺部转移率达16%~78%。骨盆骨肉瘤是骨肿瘤医师的巨大挑战，治愈的关键在于早期诊断、良好的化学治疗效果以及足够的外科切除范围。但目前各中心的治疗效果明显低于四肢骨肉瘤效果。

第二节　软骨肉瘤

软骨肉瘤（chondrosarcoma）是发生于软骨细胞的恶性肿瘤。软骨肉瘤的特点是从缺乏类骨质的肿瘤组织中生成软骨基质。该病可发生于任何年龄，但常见于老年人。骨盆和股骨近端是最常见的原发部位。通常发生于骨的软骨肉瘤占全部软骨肉瘤的 85%，分类如下：①原发性或中心性病灶，来源于此前外观正常的软骨化骨；②继发性或周围性肿瘤，来源或发生于之前存在的良性软骨病变（如内生软骨瘤），或来自骨软骨瘤的软骨部分。有报道称 Ollier 病（多发内生软骨瘤病）和 Maffucci 综合征（与软组织血管瘤相关的多发内生软骨瘤病）患者可出现恶变。外周性或继发性肿瘤通常为低度恶性，转移少见。大约一半的软骨肉瘤病例和几乎所有的 Ollier 病和 Maffucci 综合征病例与异柠檬酸脱氢酶（IDH1 或 IDH2）突变有关。

一、发病率

软骨肉瘤是较常见的恶性骨肿瘤，占全部恶性骨肿瘤的 10%~15%。但在骨盆恶性肿瘤中，软骨肉瘤发生率最高，约占 20% 以上。好发年龄为 30~60岁，平均 45 岁。男性多于女性，男女之比 3:2。

二、分型

软骨肉瘤根据 2013 年 WHO 发布的《软组织和骨肿瘤分类（第四版）》可分为：Ⅰ级软骨肉瘤，Ⅱ级软骨肉瘤，Ⅲ级软骨肉瘤、去分化软骨肉瘤、间叶性软骨肉瘤、透明细胞性软骨肉瘤。其中Ⅰ级软骨肉瘤属于中间型肿瘤（局部侵袭性），其余属于恶性肿瘤。

三、病理

（一）大体所见

骨盆软骨肉瘤的瘤体往往较大，一般最大直径均在 15 cm 以上，继发性软骨肉瘤体可能较小。骨皮质可以完全破坏。切面观可见肿瘤往往呈灰白色，肿瘤性软骨组织内可有砂粒状白色斑点，表明病灶性的钙化或骨化。体积较大的肿瘤，某些区域可有胶冻样的液化。

（二）镜下所见

软骨肉瘤的病理诊断，对分化较差的相对容易，而分化程度高的则相对困难，主要原因是有时难以与内生软骨瘤等良性病变相区别。病理中可将软骨肉瘤分为三级：高度、中度和低度恶性。Jaffe 认为任何软骨性病损，在没有坏死或高度钙化区域内，只要有下列一条表现，就应当视为恶性：①细胞丰富；②细胞核肥硕；③细胞及细胞核大小显著不一致；④多数细胞具有几个肥硕的细胞核；⑤细胞核有显著的染色过深；⑥任何巨大软骨细胞具有单个或多数细胞核，或含有成块的染色质。有时可看到有丝分裂现象，但这并不是诊断软骨肉瘤的重要依据，因为软骨肉瘤细胞一般均通过无丝分裂繁殖，因此不一定出现有丝分裂。偶尔软骨肉瘤中某些区域可以分化程度极低，细胞学图像与未分化纤维肉瘤相似。软骨肉瘤通常由软骨小叶组成，这些小叶是融合的，中间无髓内成分。

由骨软骨瘤恶变而成的软骨肉瘤和良性骨软骨瘤的组织学鉴别，主要是根据细胞的排列，在软骨肉瘤中细胞排列杂乱无章，而在骨软骨瘤中软骨细胞呈粒状排列，并且前者较后者更富有细胞。

四、临床表现

（一）症状及体征

软骨肉瘤病变过程比较缓慢，症状较轻微，局部钝痛是其主要症状。初期可能呈间歇性，随着病程的进展而逐渐频繁直至变为持续性钝痛。骨盆软骨肉瘤患者通常在病程后期才有表现，其相关疼痛的发作更加隐匿，往往在肿瘤已较大时才发生。所以临床上往往是以进行性增大的巨大包块而就诊者多见。检查可发现 1 枚大的包块，质硬，表面可光滑，不活动。有时包块有压痛。而在四肢所表现的皮肤温度高、静脉增生、怒张

等体征，在骨盆软骨肉瘤中并不多见。

（二）X 线表现

骨盆的恶性肿瘤 X 线表现有着许多共同的特点：①瘤体往往较大，呈膨胀性生长，但髋关节者罕见；②以骨破坏为主，少有成骨表现；③没有明显的骨膜反应。

（三）其他影像学技术

1. **放射性核素扫描**　在软骨肉瘤患者中，放射性核素扫描病变部位往往都有核素的浓聚，且其浓聚范围不超过真正的肿瘤边界，而且对判断有否其他部位的骨转移有较大的帮助。

2. **CT 及 MRI 检查**　可以帮助了解肿瘤的边界。骨盆的软骨肉瘤是经骨皮质而形成的软组织包块，因此 CT 及 MRI 经常就显得尤为重要。

（1）CT 表现：对骨质破坏、瘤软骨的钙化和软组织侵犯的显示较平片敏感。增强扫描后软骨肉瘤轻度强化，低度恶性者可见强化的纤维间隔，侵犯静脉形成瘤栓则表现为血管腔内不规则的低密度充盈缺损。

（2）MRI 表现：显示骨髓及软组织侵犯范围、肿瘤与血管的关系、区分正常与异常骨组织界限方面优于 CT。髓腔内病灶 T1WI 呈分叶状低、等信号，与周围高信号的正常骨髓分界清晰；T2WI 呈混杂信号，其中软骨成分呈分叶状高信号，瘤软骨钙化呈极低信号，突破皮质形成的软组织肿块呈高信号，其内部和边缘可见极低信号的钙化、纤维组织间隔则为低信号。增强扫描可见环状、弧状分隔的强化或不规则强化，环状强化影完整或不完整，大小不一，厚薄不均，其内亦可见不规则的无强化区，为囊性黏液样组织和坏死组织。动态增强扫描用于低度恶性软骨肉瘤与软骨瘤鉴别，前者动脉期有强化，后者没有。如果肿瘤的软组织包块的生长是偏向一方，呈分叶状，则说明肿瘤是沿着阻力最小的方向生长，提示为低度恶性肿瘤；如果肿瘤的软组织包块向各个方向生长，未受解剖界限的限制，则说明肿瘤是高度恶性的。在周缘型软骨肉瘤

的帽盖的厚度，可以帮助分析原来存在的软骨肉瘤有无恶变（图5-22-4）。

五、治疗

（一）放射治疗

一般来说，软骨肉瘤对放射治疗不是特别敏感，因此目前临床上亦不单独采用放射治疗来治疗软骨肉瘤。对于不完全的切除后，或是缓解晚期或无法切除的肿瘤患者的症状时，可考虑放射治疗。

在一项对60名接受手术的颅外高风险软骨肉瘤后患者的回顾性分析中，将放射治疗作为手术的辅助治疗（术前或术后）使用，可以使不适合广泛手术切除的肿瘤获得极好且持久的局部控制。最近一项针对间质型软骨肉瘤患者的回顾性研究表明，辅助放射治疗用于局部肿瘤控制可以减少复发。

（二）化学治疗

化学治疗对软骨肉瘤不甚有效，尤其对于常规和去分化亚型而言。Mitchell 等报道称，顺铂和

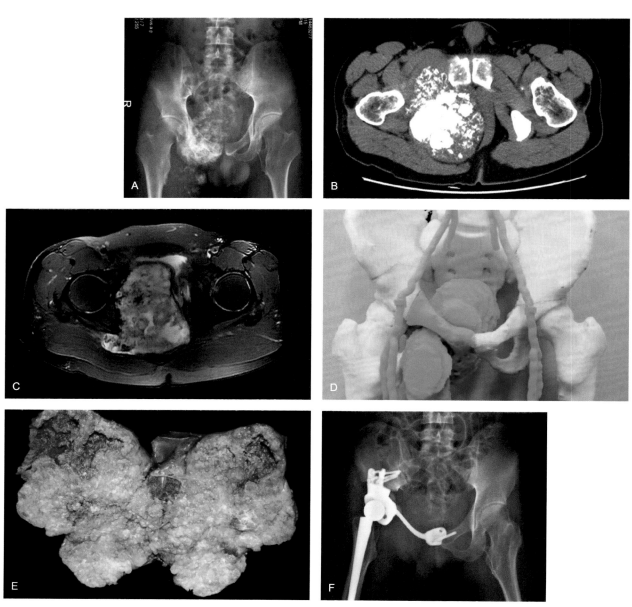

图 5-22-4　骨盆软骨肉瘤行内半骨盆切除重建术
A. X 线；B. CT；C. MRI；D. 3D 打印模型；E. 术中切除肿瘤标本；F. 重建术后 X 线表现

阿霉素辅助化学治疗改善了去分化软骨肉瘤患者的生存期。但是，这一结果未能被其他研究证实。最近，一项针对113名间质性软骨肉瘤患者预后结局的回顾研究报道称化学治疗可以降低复发率和死亡风险。另一项来自德国研究组的报告也证实间质性软骨肉瘤患者越年轻，化学治疗的效果越好。由于缺乏前瞻性随机试验的证据，化学治疗在软骨肉瘤治疗中的地位尚不明确，也尚未制订针对传统的软骨肉瘤（Ⅰ～Ⅲ级）的化学治疗方案。2018年NCCN指南建议去分化软骨肉瘤可依照骨肉瘤来治疗，间质型软骨肉瘤可依照尤因肉瘤来治疗。

（三）手术治疗

软骨肉瘤的手术治疗是最有效的方法。手术要求是力求早期、彻底。骨盆软骨肉瘤无论分级如何，切缘阴性的广泛切除为首选初始治疗方法。在骨盆的软骨肉瘤患者中，广泛切除并获得充分外科切缘与更高的无事件生存率和总生存率相关。接受了切除术且获得充分手术切缘的患者，其10年总生存率和无事件生存率分别为61%和44%，相较之下接受了切除术而未获得充分手术切缘的

患者的相对应生存率分别为17%和0。对于Ⅰ级间室内软骨肉瘤患者，瘤位于骨盆者仍然建议广泛切除，囊内刮除仅限用于四肢肿瘤。对于不同分区的肿瘤选择相应不同的重建方式，重建方式和骨肉瘤相似。骨盆部软骨肉瘤可采用肿瘤切除或肿瘤切除髋关节旷置术、肿瘤切除加人工半骨盆置换术以及自体骨移植全髋关节置换术等。

六、预后及转归

软骨肉瘤整体预后较好，目前5年生存率可达72%。Ⅰ级软骨肉瘤术后很少复发；Ⅱ级和Ⅲ级软骨肉瘤术后有较高的复发率。复发性软骨肉瘤一直是研究热点，复发性软骨肉瘤和再次复发性软骨肉瘤的10年生存率分别是65%和60%。即使多次复发，软骨肉瘤仍有治愈可能。影响预后的因素主要有转移、肿瘤分级、年龄是否超过40岁以及肿瘤的发生部位，骨盆的软骨肉瘤因解剖位置特殊，常常无法达到完整广泛切除，预后比四肢骨肉瘤差。骨盆软骨肉瘤的5年生存率为60%，5年无事件生存率仅为40%左右。

第三节　尤因肉瘤

尤因肉瘤（Ewing sarcoma）最早由Ewing于1921年首先报道，病理学上显示为小而圆的细胞肿瘤。随着病理学、细胞遗传学、分子生物学方面的研究进展，发现尤因肉瘤都存在t（11；22）（q24；q12）的同一基因突变。通常，尤因肉瘤发生在青少年或年轻成人中。最常见的原发部位是骨盆、股骨和胸壁的骨骼，但所有骨骼均可发病。

一、发病率

尤因肉瘤并不常见，中国人群的发病率约为全部恶性肿瘤的5%。其中50%的尤因肉瘤发生

于骨盆。男性多于女性，男女之比约为2∶1。好发年龄为5~30岁。其发病年龄较骨肉瘤患者更为年轻，发生于骨盆者，年龄往往偏大，在15~30岁多见。

二、分型

2013年WHO发布的《软组织和骨肿瘤分类（第四版）》将"尤因肉瘤"归入其他肿瘤中，未延续旧版中将其与"原始神经外胚层瘤（perpheral neuroectodermal tumour，PNET）"并列，并将PNET删除。尤因肉瘤根据组织学特点可分为经典型、非典型及PNET型。

三、病理

（一）大体所见

肿瘤起源髓内并向周围扩散，因此肉眼观肿瘤范围比 X 线表现为大。瘤体较大，可向各个方向生长，有片状骨皮质损坏，肿瘤呈灰白色光泽的圆形结节，有时圆形结节可融合成团状，若肿瘤内有出血坏死，可呈黄色或暗红色，变性严重时可出现囊腔，腔内充满液化的坏死物质。

（二）镜下所见

尤因肉瘤的典型镜观为：大小一致、小而圆、没有清晰细胞质界限的细胞，常密集成索状或巢状。细胞质色淡，呈颗粒状，核大小一致，呈圆形或卵圆形，大小均为淋巴细胞核的 2~3 倍。

四、临床表现

（一）症状及体征

疼痛往往是尤因肉瘤最早出现的症状，有些患者是外伤后疼痛就诊才发现的。开始疼痛不剧烈，成间歇性，随着病情的进展而加重，变为持续性。体温增高又是一常见症状，类似急性骨髓炎，如高热、贫血、红细胞沉降率增快、白细胞计数增高等，有时在应用抗生素后体温下降，症状缓解。如肿瘤巨大而紧邻皮下时可出现局部皮温增高、静脉怒张等体征。检查时可触及坚硬、固定的包块，肿块往往有压痛。尤因肉瘤恶性程度高，发展快，早期即可发生远隔转移而危及生命。

（二）X 线表现

尤因肉瘤在 X 线片上的表现最常见的为骨溶解。骨盆尤因肉瘤与发生于骨干者表现不同，没有骨膜反应，主要呈片状的骨溶解，侵犯范围较大。从 X 线片表现分为溶骨型、硬化型及混合型三种类型。有学者认为针状新生骨为骨盆尤因肉瘤的独特表现。但单从 X 线片表现难与其他恶性肿瘤

（如骨肉瘤、淋巴肉瘤等）相鉴别（图 5-22-5）。

（三）其他影像学检查

1. **放射性核元素扫描** 肿瘤区域有放射性核素浓聚，其浓聚范围往往超过瘤体本身。这点在临床应用时要注意。因其为源于髓内的肿瘤，所以可沿髓内向远处侵袭，在骨内浓聚范围往往较 X 线片表现为大。

2. **CT 及 MRI** CT 表现能进一步显示骨质破坏的情况、软组织肿块的大小和范围，肿块密度通常不均匀，坏死或出血并不常见，且坏死常为小灶性，是本病软组织肿块的特点之一。MRI 表现可以准确显示病变的范围，T1WI 为低到中等信号，T2WI 为不均匀高信号，增强后肿瘤呈不均匀强化。MRI 动态增强扫描常表现为快升陡降型，即肿瘤早期就开始迅速增强，上升峰极陡，60~120 秒即达到高峰水平，然后保持平坦，3~5 分钟内未见明显下降。对比增强 MRI 能为治疗前制订手术计划提供最有价值的信息。脂肪抑制序列中的 T1WI 动态增强比 T2WI 更容易评估发现类似于骨尤因肉瘤的神经血管丛、肿瘤的轮廓和软组织肿块。

3. **PET-CT** PET-CT 是利用发射正电子的核素药物进行检查，其中代表性药物为 ^{18}F- 氟代脱氧葡萄糖。PET-CT 可直接显示全身肿瘤组织，是早期诊断转移性骨肿瘤比较敏感的方法。如果诊断怀疑为尤因肉瘤，患者应该在活体样本检查前进行完整分期。在近期的一项系统回顾和荟萃分析中，Treglia 等报道称，PET-CT 与传统影像学检查联用对尤因肉瘤分期和再分期而言是一种有价值的手段，敏感性为 96%，特异性为 92%。

五、治疗

尤因肉瘤恶化程度高，往往早期便有远处转移，临床治疗需采取综合治疗的手段。其中手术治疗和放射治疗用于局部控制，化学治疗用于全身性治疗。

（一）放射治疗

尤因肉瘤对放射治疗极为敏感，直接的局部照射立即显效。甚至在多中心研究中发现，接受治疗的尤因肉瘤患者中，对于局部控制手段，单独手术、单独放射治疗或手术联合放射治疗间相比较，总生存率（OS）及无事件生存率（EFS）并无明显差异。在 CESS 86 试验中，虽然根治性手术和切除联合放射治疗获得了更佳的局部控制率（分别为 100% 和 95%），而根治性放射治疗只有 86%，但由于手术后更高的转移率，无复发生存率（RFS）或总生存率（OS）未获改善。其他回顾性分析的数据表明，在局限性病变患者中，手术（伴或不伴术后放射治疗）比单纯放射治疗有更好的局部控制率。对于手术切缘阳性或者过窄的患者，建议术后放射治疗联合化学治疗。

（二）化学治疗

目前常用药物有长春新碱（VCR）、卡氮芥（BCNU）、异环磷酰胺（IFO）、阿霉素（ADM）、氨甲蝶呤（MTX）、依托铂甘（VP 16）。NCCN 建议所有尤因肉瘤患者均应先接受包括多药化学治疗，伴随至少 12 周的合理的生长因子支持治疗。根据转移性疾病患者的缓解情况可以考虑更长持续时间的治疗。VAC/IE（长春新碱、阿霉素和环磷酰胺同异环磷酰胺和依托泊苷交替使用）是未转移患者的首选治疗方案，而 VAdriaC（长春新碱、阿霉素和环磷酰胺）是转移性疾病患者的首选治疗方案。对于所有患者，无论手术切缘状态如何，均推荐广泛切除或截肢后接受辅助化学治疗。广泛切除术后化学治疗的持续时间应介于 28~49 周，这取决于方案的类型和给药剂量计划。

（三）手术治疗

根据肿瘤生长不同分区实施不同的手术，手术和重建方式与骨肉瘤相似，应首先保证切缘阴性，再考虑重建方式。对于无法完全切除的肿瘤，术后一定需联合放射治疗和化学治疗。笔者单位对于骨盆尤因肉瘤的处理多采用手术联合放、化学治疗的方式，术前化学治疗 2 个循环，评估化学治疗效果后（影像学检查 / 症状），如软组织肿块多采用术前辅助放射治疗，再行手术治疗，术后辅助化学治疗（图 5-22-5）。

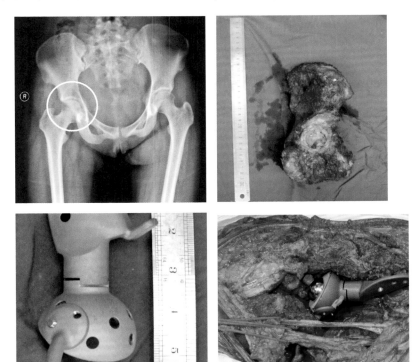

图 5-22-5　右侧髋臼尤因肉瘤 X 线表现及半骨盆置换术中所见

第二十二章

六、预后及转归

近年来尤因肉瘤的治疗方案不断改进，生存率有了极大的提高。目前局部肿瘤的 5 年生存率为 65%~75%，单纯肺部转移者生存率在 50% 左右，而其余部位转移患者的生存率则小于 30%。出现复发或转移的患者预后不良。骨盆尤因肉瘤因解剖位置特殊，手术相对困难，预后比四肢差，国内报道 5 年生存率为 42%。发生转移的骨盆尤因肉瘤预后更差，5 年生存率仅为 10%~20%。

（陈　健）

参考文献

[1] Fletcher C D M, Bridge J A, Hogendoorn P C W, et al. WHO classifi- cation of tumours of soft tissue and bone[M]. Lyon: IARC Press, 2013: 239-394.

[2] Marina N M, Smeland S, Bielack S S, et al. Comparison of MAPIE versus MAP in patients with a poor response to preoperative chemotherapy for newly diagnosed high-grade osteosarcoma(EURAMOS-1): an open-label, international, randomised controlled trial[J]. Lancet Oncology, 2016, 17(10): 1396-1408.

[3] Mavrogenis A F, Abati C N, Romagnoli C, et al. Similar survival but better function for patients after limb salvage versus amputation for distal tibia osteosarcoma[J]. Clinical Orthopaedics & Related Research®, 2012, 470(6): 1735-1748.

[4] 孙梦熊, 尹飞, 孙伟, 等. 骨与软组织肉瘤 PDX 模型的建立及应用研究 [J]. 中华骨科杂志, 2017, 37(6): 340-346.

[5] Grignani G, Palmerini E, Ferraresi V, et al. Sorafenib and everolimus for patients with unresectable high-grade osteosarcoma progressing after standard treatment: a non-randomised phase 2 clinical trial[J]. Lancet Oncology, 2015, 16(1): 98-107.

[6] Chen Y, Di G M, Molyneux S D, et al. RANKL blockade prevents and treats aggressive osteosarcomas[J]. Science Translational Medicine, 2015, 7(317): 317ra197.

[7] Angelini A, Guerra G, Mavrogenis A F, et al. Clinical outcome of central conventional chondrosarcoma[J]. Journal of Surgical Oncology, 2012, 106(8): 929-937.

[8] Mavrogenis A F, Andrea Angelini M D, Gabriele Drago M D, et al. Survival analysis of patients with chondrosarcomas of the pelvis[J]. Journal of Surgical Oncology, 2013, 108(1): 19-27.

[9] Grohar P J, Helman L J. Prospects and challenges for the development of new therapies for Ewing sarcoma[J]. Pharmacology & Therapeutics, 2013, 137(2): 216-224.

[10] Treglia G, Salsano M, Stefanelli A, et al. Diagnostic accuracy of ^{18}F-FDG-PET and PET/CT in patients with Ewing sarcoma family tumours: a systematic review and a meta-analysis[J]. Skeletal Radiology, 2012, 41(3): 249-256.

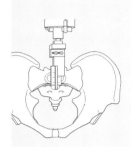

第二十三章
原发性骶骨肿瘤

原发性骶骨肿瘤比较少见，其中以脊索瘤为最多，骨巨细胞瘤、神经源性肿瘤次之，骨肉瘤、软骨肉瘤、畸胎瘤较罕见，其他肿瘤更少。

脊索瘤来自残留在骨组织中的迷走脊索组织，故脊索瘤可以发生在脊柱从颅底到骶骨的任何部位，但脊索在其终端特别弯曲且多分支，所以发生脊索瘤的机会也较多。发生于骶骨者占该肿瘤总发生率的55%以上。

骨巨细胞瘤总的发生率较高，约占全身骨肿瘤的1/10，但60%位于四肢，脊柱仅占7%，发生于骶骨者更加少见。Higginbothom报道124例骨巨细胞瘤病例，骶骨仅6例。Sicard收集骶骨肿瘤96例，其中巨细胞瘤18例。

笔者自2004年1月至2008年1月治疗骶骨肿瘤78例，其中脊索瘤22例，骨巨细胞瘤20例，神经源性肿瘤10例，软骨肉瘤8例，尤因肉瘤2例，多发性骨髓瘤3例，骨肉瘤2例，畸胎瘤3例，转移性骶骨肿瘤8例。

一、诊断

原发性骶骨肿瘤的共同特点是发展缓慢。笔者接触的病例病程长达2~9年。

（一）症状及体征

早期症状轻微，且不典型，往往仅有下腰部和骶臀部酸痛。少数病例就诊时已有马尾受压症状，如括约肌功能障碍。

肿瘤初始于骶管内或骶骨，可向前或向后两个方向发展。向后膨隆者于骶尾部可触及肿块，个别病例骶后肿瘤可如头颅大小，甚至表面破溃呈结节状。向骶前生长的肿瘤在骨盆中，可推挤直肠移位并与之发生粘连，发现时往往肿瘤生长很大，通过肛门指诊可触及骶前肿块，与骨之间无移位。根据年龄及症状可以初步判断骶骨肿瘤的种类，相同侵犯范围的骶骨骨巨细胞瘤症状往往重于脊索瘤。

（二）影像学检查

1. X线检查　骶骨肿瘤的X线表现在早期常难以发现，因骶骨本身有骶孔，加以肠道气体等影响，骶骨的破坏性表现，在早期范围小时常不易被发现，但以后则表现为大片骨质破坏。

脊索瘤与巨细胞瘤两者不易鉴别，其临床及X线表现类似（图5-23-1、图5-23-2），须经病理检查才能确诊。但巨细胞瘤发病年龄较轻，病变部位较高，居于骶骨上部且多半偏骶一侧。脊索

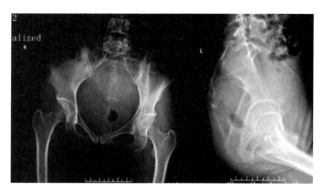

图 5-23-1　骶骨骨巨细胞瘤 X 线片（女性，29 岁）

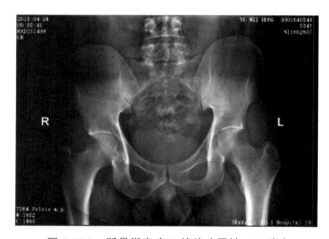

图 5-23-2　骶骨脊索瘤 X 线片（男性，34 岁）

瘤平均发病年龄在 50 岁左右，肿瘤部位多在骶骨中线，第二骶椎以下较多是其特点。

检查：驱除肠道气体后摄清晰的骶骨 X 线片，是早期发现骶骨病变的主要手段。灌肠造影可显示骶前肿瘤与直肠的关系，但肿块较小且未压迫直肠者，则可不被发现。动脉血管造影可显示供养肿瘤的血管及血管反应情况。还需静脉肾盂造影，观察肿瘤与输尿管的关系。

2. CT 检查　CT 检查可以避开肠道气体等重叠显影的特点，更加清晰地反映肿瘤的扩张范围。CT 可以观察邻近关节及骨质的受累情况，显示骨质内钙化情况，对疾病的诊断具有一定的价值，同时可以显示是否有软组织肿块，CT 值可以进一步推测肿瘤内出血、坏死、囊变等。增强后的 CT 可以显示肿瘤与主要血管的关系，间接反应肿瘤的血供情况。CT 尿路造影（CTU）可以更清晰显示肿瘤与输尿管的关系。术后复查，CT 也明显优

于 X 线检查。CT 引导下的肿瘤活体标本检查对骶骨肿瘤的诊断具有重要的意义。

3. MRI 检查　MRI 检查可以进行冠状面、矢状面、横断面扫描，平行于骶骨长轴的斜冠状面为很重要的层面。常用的扫描序列为 T1WI、T2WI 和脂肪抑制序列，T1WI 可以清晰显示解剖结构，T2WI 可提供多数的病理变化。MRI 检查多层面、多向成像可以精确反应肿瘤的大小、外形、边缘以及与周围组织的关系。MRI 扫描可显示肿瘤内组织信号强度的变化、评估肿瘤的侵袭性、了解肿瘤的范围以及与骶孔及神经根的关系。

二、治疗

骶骨肿瘤的手术切除，因解剖复杂，肿瘤增大时与盆腔脏器、大血管广泛粘连，手术困难，且有一定危险性，所以手术治疗虽然早有报道，但效果较差。除上述因素外，与方法不够理想或切除范围不够彻底也有关系。Mindell 综合文献资料，将手术方法归纳为三级：Ⅰ 级（Grade Ⅰ）手术：为肿瘤内刮除，只能部分刮除肿瘤组织，大部分肿瘤仍留在体内，术后常可迅速发展，甚至死亡。Ⅱ 级（Grade Ⅱ）手术：为肿瘤摘除术，刮除较彻底，虽可能损伤假性包膜，使肿瘤组织残留体内，导致复发，但效果较刮除明显提高。Ⅲ 级（Grade Ⅲ）手术：为在肿瘤假性包膜外正常组织处分离切除，是根治骶骨肿瘤的理想方法。Stener 等更主张骶骨切除平面应在病变椎体上部的健康椎体内，以达到彻底切除的目的。

关于手术切除的具体方法和笔者的体会详见本书第六篇第二十七章。

三、疗效

脊索瘤为发展缓慢的低度恶性肿瘤，文献统计约有 90% 的病例在 5~10 年内死亡。但有的病例复发后经过不同疗法，39% 的病例仍可生存 6

年以上。手术切除虽然不能完全达到根治的要求，但对减轻痛苦、缓解症状、延长生命仍有重要意义，因此主张手术治疗。笔者治疗 22 例患者中，11 例术后半年至 5 年复发，复发原因为术中包膜破裂及破坏部位过高，无法在健康椎体一次截骨，致使肿瘤组织残留。但局部复发肿瘤绝大多数位于臀部软组织内，骶骨未复发可能与骶骨截除平面为健康骨质，因而肿瘤仅在软组织内残留有关。术后放射治疗后的患者仍出现复发死亡，说明放射治疗效果难以确定。近几年来伊马替尼、阿帕替尼等靶向药物有应用于脊索瘤的报道，但疗效需进一步验证。

骨巨细胞瘤生长偏于骶骨一侧，病变发展较快，症状较重。手术剥离较脊索瘤困难，术中出血量较多，但术后附加地诺单抗治疗，效果较脊索瘤好。笔者治疗 20 例患者中，3 例复发，经再次手术及使用地诺单抗后效果显著。1 例患者局部复发伴腰椎转移，疾病进展为恶性骨巨细胞瘤。但地诺单抗具体使用方法及疗程，以及地诺单抗使用带来的下颌骨坏死、局部复发及恶变等并发症需经进一步大样本病例研究。

其他类型肿瘤如神经鞘瘤、动脉瘤样骨囊肿及软骨肉瘤等，均有较好的手术效果。

(孙梦熊)

参考文献

[1] 孙伟, 张帆, 马小军, 等. 骶骨肿瘤手术并发症及处理 (附 78 例病例报道)[J]. 中国骨与关节杂志, 2012, 01(4): 344-348.

[2] Pillai S, Govender S. Sacral chordoma: a review of literature[J]. Journal of Orthopaedics, 2018, 15(2): 679.

[3] Li F, Liao Z, Zhang C, et al. Apatinib as targeted therapy for sarcoma[J]. Oncotarget, 2018, 9(36): 24548.

第二十三章

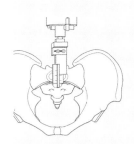

第二十四章
骨盆转移肿瘤

骨转移瘤（bone metastases）是指原发于骨外组织或其他器官的恶性肿瘤，通过各种途径转移至骨，并形成肿瘤。骨转移瘤最常见的发病部位是脊柱、骨盆及长骨干骺端。2015 年中国新诊断的原发性骨恶性肿瘤约为 2.8 万例，而骨转移瘤的发生率是骨原发恶性肿瘤的 3.5~4 倍。骨盆转移肿瘤（pelvic bone metastases）约占所有骨转移瘤的 18.72%。50%~80% 的恶性肿瘤患者在去世时均存在骨转移瘤，其患病群体数量要远超原发性恶性骨肿瘤，是目前骨科医师临床中最常碰到的肿瘤。随着原发性肿瘤的治疗技术的进步，在骨转移瘤诊断确诊后，常能较长时间存活。适当的骨科干预治疗、护理可以减轻疼痛，保持其独立性并提高其整体生活质量，对于这些患者至关重要。

第一节　骨转移瘤发生机制

肺癌、乳腺癌和前列腺癌是目前中国人群中发生骨转移最多的恶性肿瘤，而胃肠道肿瘤则很少发生骨转移。因此，并非所有肿瘤细胞均会发生骨转移，肿瘤细胞对不同靶器官的转移具有选择特异性。肿瘤细胞的"转移选择性"是多步骤、多阶段的选择过程。目前认为，肿瘤从原发部位转移至骨骼需要经历一系列相互协调过程。首先，肿瘤细胞与局部基质细胞相互作用，使肿瘤细胞迁移能力增加，助其进入循环系统；一旦进入血液循环，肿瘤细胞与血液中的红细胞、T 细胞、中性粒细胞及血小板等相互作用，帮助肿瘤细胞在循环系统中存活；随后，肿瘤细胞从循环系统中逃离，进入骨髓，与骨髓细胞相互作用并存活

下来，形成骨转移灶。上述转移过程的每一步，均可为逆转及预防肿瘤转移提供治疗干预的靶点。此外，骨结构形成过程与肿瘤细胞骨转移过程可能存在共同的调节因子。骨基质通过羟基磷灰石沉积完成矿化过程，在矿化成熟过程中大量生长因子如胰岛素样生长因子（IGF）-1、转化生长因子-β（TGF-β）和骨形态发生蛋白（BMP）等被逐步吸收。当骨被吸收溶解时，大量生长因子从骨基质中释放出来，在发挥修复重建功能的同时，也可为肿瘤细胞生长和定植提供支持和营养供应。其次，骨结构形态的特殊性为肿瘤细胞骨转移提供了良好的生长定植条件。骨质可分为骨皮质和骨松质，骨皮质致密，主要起支撑保护作用；骨

松质主要位于长骨干骺端、椎体等，主要由多孔松散的结构组成，骨小梁纵横交错，周围包绕骨髓。骨髓中包含造血细胞、间充质细胞和基质细胞等多种细胞，它们使骨髓腔成为富含多种生长因子和趋化因子的微环境，这些因素对转移性肿瘤细胞聚集和生长也至关重要。

第二节　骨转移瘤病理

一、分型

根据肿瘤骨破坏的特征，转移性骨肿瘤引起的骨破坏主要分为溶骨型、成骨型及混合型3种类型。溶骨性转移瘤常见于呼吸系统、肾脏、胃肠道、甲状腺、宫颈及乳腺癌，转移的乳腺癌细胞直接或间接促进破骨细胞形成而引起骨吸收增加，同时抑制成骨细胞功能，导致成骨细胞增殖减缓、分化受抑制并使骨基质沉积减少，最终引起骨溶解。成骨性转移瘤常见于前列腺、膀胱、睾丸等部位肿瘤的转移，其成骨性改变常由骨的修复性反应所致。这种病理性修复反应所形成的骨组织并不具有正常结构，其骨密度往往高于周围正常骨组织。当然，在肿瘤发生骨转移的早期阶段，还是能够看到同时存在的溶骨型和成骨型混合的病变。另外，即使是在溶骨型改变为主的乳腺癌骨转移病变，部分区域也会表现为成骨型破坏。

二、大体所见

骨转移瘤组织与原发肿瘤有密切关系，大多呈灰白色，质地脆，常有出血坏死。骨质破坏后，可侵入周围软组织，形成瘤块，向内及周围正常骨质浸润，无清楚边界。

三、镜下病理

镜下的组织形态可因原发肿瘤的不同性质而异，单独依靠病理检查不易鉴别原发肿瘤来源及分类，仅少数分化好的转移瘤可以看出原发肿瘤的病理特点。溶骨型肿瘤的骨质被大量破坏，骨小梁消失或者减少，有时仅残存少量骨小梁，一般无新生骨形成；成骨型转移瘤骨质呈现小灶样破坏，并有新生骨生成，附近骨髓和骨膜的间质细胞可有增生并化生成类骨组织或者软骨。其中腺癌来源的骨转移瘤多见，鳞状细胞癌少见。

第三节　骨转移瘤临床表现

一、发病率

50%~80%恶性肿瘤患者最终会出现骨转移瘤，骨盆是仅次于脊柱的第二常见的转移部位，约占所有骨转移瘤的18.8%，男性多于女性，约为3:1。发病年龄以40~60岁最多见，18岁以下儿童骨转移瘤多来自神经母细胞瘤。表5-24-1为常见骨转移瘤生存率预测。

表5-24-1　常见骨转移瘤生存率预测

原发肿瘤	骨转移发生率 （%）	中位生存期 （月）	5年生存率 （%）
骨髓瘤	95~100	20	10
乳腺癌	65~75	24	20
前列腺癌	65~75	40	15
肺癌	30~40	<6	<5
肾癌	20~25	6	10
甲状腺癌	60	48	40
黑色素瘤	15~45	<6	<5

二、部位

骨转移瘤的发生部位与原发癌的部位密切相关，一般呈就近转移倾向，乳腺癌常转移至胸椎，甲状腺癌转移至颈椎等，转移至骨盆的多为盆腔及腹腔脏器肿瘤，如宫颈癌、前列腺癌及胃癌多见。根据意大利著名的里佐利医院（Rizzoli Institute）的报道，骨盆转移瘤约占所有骨转移瘤的 18.8%，而其中 12.6% 发生在髂骨，1.8% 发生在坐骨，此外约 1.2% 发生在耻骨。

三、症状与体征

骨盆转移瘤因原发肿瘤的类型、转移部位及生长速度而轻重不一。如前所述，约 60% 以上的患者是以骨转移灶的症状和体征前来就诊的，如有原发性肿瘤病史者，可有原发灶所产生的症状和体征。

1. **疼痛** 最常见亦是最主要的临床表现。早期可呈局部间歇性疼痛，随病情进展疼痛加剧，夜间尤甚，止疼药不能完全缓解，骨盆的转移瘤常伴有髋关节、腹内侧疼痛。

2. **肿块** 深部转移瘤常不易见到包块，表浅者可见到肿块。骨盆转移瘤出现包块、压迫症状及病例骨折者甚少，这与骨盆的解剖位置及转移瘤的特性有关。

3. **压迫症状** 骨盆转移瘤可引起直肠、膀胱压迫症状，出现大、小便功能异常及障碍。

4. **病理性骨折** 发生较少，一旦发生，疼痛加重，肿胀明显，可根据部位不同出现不同的功能障碍。

5. **全身情况** 伴有原发癌症状者，全身情况差，常有贫血、消瘦、乏力、低热、食欲减退；无原发癌症状者，全身情况常较好，但随病情发展，亦很快出现全身症状。

6. **一般检查** 骨盆常有挤压痛。

四、实验室检查

实验室检查常见表现为：血红蛋白降低，红细胞减少，红细胞沉降率快，血浆蛋白下降，白球比倒置。溶骨型转移灶时还出现血钙、血磷增高；成骨型转移灶则可出现碱性磷酸酶升高；前列腺癌骨转移时候可出现酸性磷酸酶增高。

第四节 骨转移瘤影像学表现

转移性骨肿瘤可分单发性及多发性两种，以多发性为常见。单发性转移性骨肿瘤表现与原发性骨肿瘤相似，如可疑骨转移，应常规对骨盆进行 X 线、CT、MRI、骨扫描，甚至 PET-CT 检查以明确原发病灶（表 5-24-2）。

一、X 线表现

根据骨转移瘤的病理，其 X 线表现亦可有溶骨型、成骨型及混合型表现三型。

1. **溶骨型** 此型最常见，约占 75%，几乎所有的恶性肿瘤均可发生溶骨性转移，但多以甲状

表 5-24-2 诊断骨转移瘤常见影像学手段比较

影像学手段	敏感性（%）	特异性（%）
^{18}F-NaF PET/CT	100	97
MRI	95	90
SPECT	87	91
^{18}F-FDG PET/CT	98	56
CT	74	56
骨扫描	78	48

腺癌、肾癌、宫颈癌、肺癌及肠癌常见，常为多发，单发者少见。表现为单纯性溶骨性破坏，骨

内外呈现不规则的不伴反应骨形成的溶骨破坏影像，疾病初期在骨松质内出现小的虫蚀状破坏区，随病程进展，破坏区逐渐扩大或融合成片状，很少出现骨膨胀及骨膜反应。骨盆转移灶多发生在髂骨翼、髋臼、耻骨及坐骨，合并病理骨折可有骨膜反应。

2. 成骨型　成骨型较溶骨型少见，约占 15%。绝大多数来自前列腺癌，少数为乳腺癌、膀胱癌，均为多发病灶，同一骨可数处病变。在骨外形没有改变的背景上 X 线出现圆形或椭圆形致密影，边缘不整，病变密度不均，骨小梁增粗，小梁间隙变窄，病变继续进展，密度逐渐增高，骨小梁被遮盖而显示不清。大多数转移病灶无骨膜反应，仅有少量骨膜增生。

3. 混合型　混合型亦较少见，约占 10%。系溶骨型与成骨型并存。有时于一骨内同时有溶骨及成骨病变（图 5-24-1），亦有的病灶为溶骨型，而另外部分为成骨型。

二、CT

CT 有助于确定骨质破坏的程度，特别是有高风险病理性骨折时。此外还可以评估 X 线难以评估的部位，包括颅骨、胸骨、肋骨及骨盆（图 5-24-2），左右两侧骨髓 CT 值差异大于 20 HU 常提示异常。

三、MRI

MRI 是显示转移性疾病最敏感的检查方法，常用来显示脂肪性脊髓的改变及肿瘤侵犯软组织情况。溶骨型转移瘤在 MRI 中常表现为 T1 加权

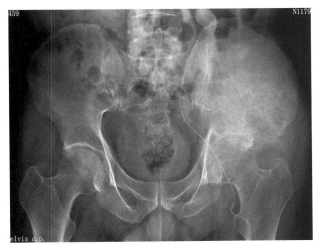

图 5-24-1　混合型骨转移瘤

男性，57 岁，因发现"左侧骨盆巨大肿块 2 个月"入院，X 线片提示左侧骨盆巨大混合型骨质破坏区

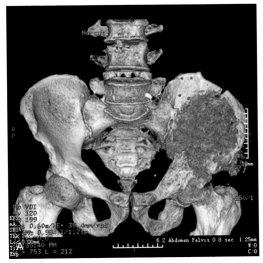
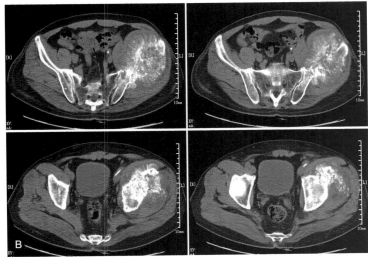

图 5-24-2　CT 评估骨盆受累情况

A. 上图男性患者 CT 三维重建显示左侧骨盆肿瘤累及骨盆 1、2、3 区；B. CT 可提示骨盆肿瘤骨质破坏的范围和程度，CT 断层显示左侧骨盆混杂骨质破坏区域

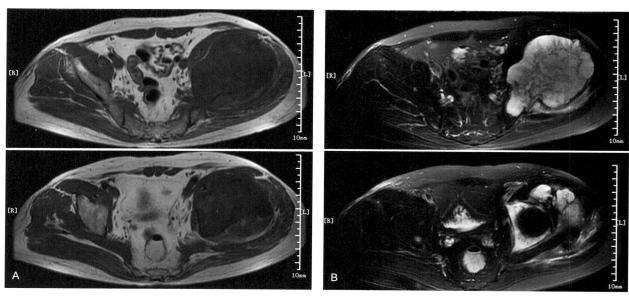

图 5-24-3　术前 MRI 影像资料

A. 骨盆肿瘤在 T1 加权像中表现为低信号；B. T2 加权像为高低混杂信号，以高信号为主

像低信号，T2 加权像高信号；而成骨型则表现为 T1 及 T2 加权像均为低信号（图 5-24-3）。

四、核素骨显像

核素骨显像为全身性骨显像，有助于评价总体情况，其特异性较差，敏感性较好，可摄取超过 90% 的转移瘤，对成骨型骨转移瘤的显示效果要好于溶骨型病变。

五、PET-CT

PET-CT 对于大多数实体瘤骨盆转移检测效果良好，特别是肺癌、乳腺癌、结肠癌和淋巴瘤等高代谢活性的肿瘤，而对于前列腺癌、类癌和支气管肺泡癌等低代谢活性的肿瘤检测效果不佳。PET-CT 是核素骨显像的互补。有一些骨内病变常显示为高代谢活性，如骨折、退行性改变、感染及 Paget 病可能导致转移瘤的假阳性。

第五节　骨盆骨转移瘤治疗

骨转移瘤患者多属于肿瘤晚期，预后较差，但积极治疗仍有重要意义，其目的是延长寿命，减少患者痛苦，提高生活质量。治疗包括对原发肿瘤的治疗、转移瘤及其所产生并发症的治疗。决定哪些患者最适合接受外科治疗，特别是进行预防性手术仍然较为困难。有一些评分系统已经应用于临床，如用于长骨的 Mirels 评分系统及脊柱的 Tomita 评分系统，利用这些评分系统可有效评估骨转移病灶对于长骨及脊柱的病理性骨折风险。而对于骨盆转移瘤，目前尚缺乏统一量化的

评分量表用于评估其预后及风险。

一、手术治疗

（一）骨盆转移瘤分区

根据 Enneking 分类，骨盆带被分为 4 个不同的区域（图 5-24-4），1 区、3 区及 4 区为无负重区，相当于躯干骨中的锁骨、胸骨和腓骨，2 区为骨盆关键负重部分，相当于主要长骨，如肱骨、股骨和胫骨。髋臼周围（2 区）恶性肿瘤病变常

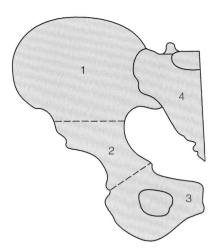

图 5-24-4　骨盆转移瘤分区

易引起病理性骨折等机械障碍。一般认为 1 区和 3 区的转移性病变，即使是溶骨质，也不易损害骨盆环机械稳定性。

（二）适应证

手术方式以刮除及骨水泥填充为主，但对于单发、预后较好或放射治疗无法控制的骨转移病灶，可行广泛切除。当肿瘤巨大，神经、血管严重受累时可选择半盆截肢。根据原发灶的情况及转移灶的多少制订不同的手术方案。手术方法有姑息性手术和根治性手术两种。

1. **根治性手术的适应证**　①全身一般状况较好，能耐受手术；②转移灶为孤立病灶或多个病灶，但无其他骨或者脏器转移；③无明显原发灶或者原发灶已行根治性手术而无局部复发。以上三者缺一者，不得施行根治性手术。

2. **姑息性手术的适应证**　此手术的目的主要是为了缓解患者的症状，其选择原则为：①患者一般状况较好，可以耐受手术；②手术创伤范围不大；③手术操作不复杂，即可达到缓解症状的目的。

（三）手术方式

原则上尽量采用简单手术方式，对于非承重骨盆部分（如髂骨翼、单侧耻骨支）可单纯切除骨盆重建钢板重建，髋臼部转移瘤切除后可行旷

置术或重建术，需填充者可用骨水泥填充（图 5-24-5）。我们根据肿瘤累及髋臼部位的解剖位置及切除后的重建方式将髋臼周围肿瘤分为 3 型：①A 型，耻骨支肿瘤累及髋臼前缘，肿瘤切除后髋臼后柱连续性完整，结构性植骨稳定性好。②B 型，坐骨支肿瘤累及髋臼后下部，肿瘤切除后髋臼前柱连续性完整，结构性植骨稳定性较差。③C 型，髂骨肿瘤累及髋臼上缘，肿瘤切除后骨盆连续性中断，髋臼上方骨缺损多，需自体植骨，骨量要求大。A 型肿瘤切除后，可利用残留的髋臼上缘以及耻骨支，先应用骨盆重建钢板重建骨盆环完整性，将股骨头去除软骨后，修整为大块植骨块，用骨松质螺钉固定于残留髋臼前方，利用骨盆重建钢板的螺钉孔再次固定，增加植骨块稳定性，注意螺钉位置及方向，避免影响后期的髋臼磨锉；使用髋臼锉渐进性磨锉植骨块及残留髋臼以再造髋臼，最后置入生物型髋臼假体。B 型肿瘤切除后，髋臼后缘缺损，做结构性植骨固定困难。因此，首先磨锉髋臼，利用前方残留骨量固定并安装髋臼加强环，再将植骨块固定于前方残留骨质及髋臼加强环；将多余骨头修剪成颗粒状，置入结构性植骨缝隙，再于髋臼加强环内安装骨水泥髋臼。C 型肿瘤切除方法与 A 型相仿，对于骨盆 1 区切除较多患者可能需要将髋臼旋转中心稍上移，从而减少骨缺损量。因此，相应股骨侧需要选择远端固定型股骨假体，适当上移股骨头，并增大偏心距，从而增加软组织张力，增加关节稳定性。

二、放射治疗

无论是单发还是多发性骨盆转移灶，放射治疗均可起到消除肿瘤、缓解症状的作用，尤其对局部疼痛的患者，放射治疗有明显的缓解作用。

1. **深部 X 线照射**　用于单发或多发性病灶，多发性病灶选择 1~2 个病灶，以减轻症状，缓解疼痛，一般剂量为 30~50 Gy。

2. **放射性核素治疗**　如用 [131]I 治疗甲状腺癌

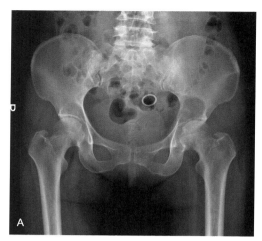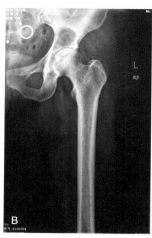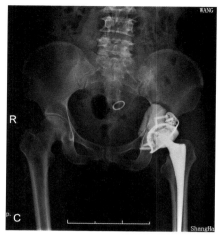

图 5-24-5　女性，70 岁，因左侧骨盆肺转移瘤行左侧髋臼肿瘤切除 + 髋关节重建术

A. 术前骨盆正位 X 线提示左侧骨盆 2 区溶骨性骨破坏区；B. 术前左侧髋关节正位 X 线片；C. 左侧髋臼肿瘤切除，骨水泥联合髋臼加强环行髋臼重建，左侧髋关节置换术

骨转移。

3. 亲骨放射性核素与亲骨配体结合治疗　正研究用于骨转移瘤，初步的研究结论显示其对骨转移瘤止痛有较好效果。

三、化学治疗

化学治疗是治疗骨转移瘤的主要手段之一。化学治疗方案的选择应根据原发癌的化学治疗方案而制订，对于组织来源不明的转移瘤，可采用一般的化学治疗方案，如骨肉瘤的化学治疗方案。

四、射频消融治疗

射频消融（radiofrequency ablation，RFA）对于缓解失去手术时机的骨盆骨转移性病灶引起的疼痛是安全有效的。与其他消融方法相比，RFA 的优点是能在 CT 或者 MRI 实时影像引导下操作，使肿瘤细胞迅速死亡，损毁范围能够精确控制，损毁温度可监控，可在成像系统引导下经皮穿刺插入电极针，且可在局麻和患者意识清醒状态下实施操作。对于局部转移瘤较大，治疗后有缺损的患者，也可联合骨水泥进行填充。

五、冷冻治疗

冷冻消融（cryoablation）治疗肿瘤具有悠久的历史，特别是对于前列腺骨转移肿瘤。治疗可导致与探头相邻的组织快速冷冻，诱导肿瘤细胞死亡。文献报道的临床数据表明，其对于治疗前列腺癌、肾癌的骨转移瘤疼痛是非常有效的。

六、其他治疗

如为原发灶明确的患者，可根据原发灶的常用治疗方法采取相应的措施。如乳腺癌骨转移可用睾丸酮治疗，并配合切除卵巢及肾上腺；前列腺癌骨转移者可用激素治疗，亦可配合睾丸切除；甲状腺癌骨转移可用甲状腺素及 [131]I 治疗等。靶向药物地诺单抗结合于 RANKL（一种跨膜或可溶蛋白），对于破骨细胞的形成、功能、生存及负责骨吸收的细胞都有具有重要作用，调节了钙从骨的释放。被批准用于实体瘤骨转移的骨相关事件的预防，不推荐用于多发性骨髓瘤患者骨相关事件的预防。

（左冬青）

参考文献

[1] Chen W, Zheng R, Baade P D, et al. Cancer statistics in China, 2015[J]. CA Cancer J Clin, 2016, 66: 115-132.

[2] 雷明星, 刘耀升, 刘蜀彬. 骨转移瘤的溶骨与成骨机制研究进展 [J]. 中华损伤与修复杂志 (电子版), 2016, 11(2): 135-140.

[3] 金芳纯, 汤亭亭, 郝永强, 等. 骨结构和微环境对肿瘤转移的影响 [J]. 国际骨科学杂志, 2012, 33(2): 85-87.

[4] Svensson E, Christiansen C F, Ulrichsen S P, et al. Survival after bone metastasis by primary cancer type: a Danish population-based cohort study[J]. Bmj Open, 2017, 7(9): e016022.

[5] 中华医学会骨科学分会骨肿瘤学组. 骨转移瘤外科治疗专家共识 [J]. 中华骨科杂志, 2009, 2(12): 65-73.

[6] O'Sullivan G J, Carty F L, Cronin C G. Imaging of bone metastasis: an update[J]. World Journal of Radiology, 2015, 7(8): 202-211.

[7] Müller D A, Capanna R. The surgical treatment of pelvic bone metastases[J]. Advances in Orthopedics, 2015, 2015: 525363.

[8] 孙伟, 华莹奇, 马小军, 等. 肿瘤性部分髋臼骨缺损的重建方法 [J]. 中华骨科杂志, 2017, 37(6): 347-352.

[9] Gardner C S, Ensor J E, Ahrar K, et al. Cryoablation of bone metastases from renal cell carcinoma for local tumor control[J]. Journal of Bone & Joint Surgery-american Volume, 2017, 99(22): 1916-1926.

第二十四章

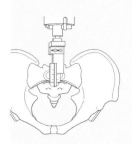

第二十五章
骨盆软组织肿瘤

软组织肿瘤是起源于间叶组织，位于软组织（纤维、滑膜、血管、脂肪、神经、淋巴及肌肉等）内的肿瘤。良性者为瘤，恶性者为肉瘤。四肢软组织肿瘤较骨肿瘤常见，发生在骨盆部的软组织肿瘤亦不少见。本章按软组织肿瘤分类与分期、常见骨盆软组织肿瘤及骨盆部软组织肿瘤处理加以论述。

第一节　软组织肿瘤分期

关于软组织肿瘤分期，2013 年初，WHO 发布了《软组织和骨肿瘤 WHO 分类（第四版）》。根据近些年来对软组织肿瘤的新认识，确立了新的软组织肿瘤分类和分期，国内外学者可根据新的软组织肿瘤分期制订治疗计划。

一、软组织肿瘤分类

根据软组织肿瘤组织学来源不同，可将软组织肿瘤分为以下几个类型，详见表 5-25-1。

本章将按照软组织肿瘤的来源（脂肪、纤维、滑膜、血管、神经、淋巴及肌肉等），简要介绍常见骨盆软组织肿瘤疾病的诊治。

二、软组织肿瘤的分期

软组织肿瘤分期依据 4 个方面：肿瘤的大小（T）、区域淋巴结转移情况（N）、远处转移（M）和肿瘤组织病理学分级（G）（表 5-25-2~表 5-25-5）。

有的肿瘤仅靠组织学切片难于区分其恶性程度的高低，需结合临床才能断定。在组织学切片中肿瘤细胞分化良好，有成熟的基质，没有血管浸润现象，是恶性程度低的表现。如临床疼痛明显，生长快，附近骨质有破坏，动脉造影显示血管增生明显者则表示为高度恶性。

肿瘤级别与肿瘤的大小、生长速度有关。高度恶性肿瘤，生长迅速且为间室外的病变，预后差。而低度恶性肿瘤，生长缓慢，虽然有时体积很大，但仍然是间室内的，预后较好。骨盆软组织肿瘤髂腰肌通常为肿瘤生长的相对屏障，髂腰肌累及常提示肿瘤浸润性生长，整块切除困难。

根据以上软组织肿瘤 T、N、M、G 情况，将软组织肿瘤分为以下各期，详见表 5-25-6。

表 5-25-1　软组织肿瘤的分类

脂肪组织肿瘤		纤维母细胞 / 肌纤维母细胞性肿瘤	
良性	脂肪瘤 脂肪瘤病 神经脂肪瘤病 脂肪母细胞瘤 / 脂肪母细胞瘤病 血管脂肪瘤 平滑肌脂肪瘤 软骨样脂肪瘤 肾上腺外髓脂肪瘤 梭形细胞 / 多形性脂肪瘤 冬眠瘤	良性	结节性筋膜炎 增生性筋膜炎 增生性肌炎 骨化性肌炎 指（趾）纤维骨性假瘤 缺血性筋膜炎 弹力纤维瘤 颈纤维瘤病 促纤维增生性纤维母细胞瘤 乳腺型肌纤维母细胞瘤 钙化性腱膜纤维瘤 血管肌纤维母细胞瘤 Gardner 纤维瘤 钙化性纤维性肿瘤
交界性	非典型性脂肪性肿瘤 高分化脂肪肉瘤	交界性	掌 / 跖纤维瘤病 韧带样型纤维瘤病 脂肪纤维瘤病 巨细胞成纤维细胞瘤 隆凸性皮肤纤维肉瘤 孤立性纤维性肿瘤 炎症性肌纤维母细胞瘤 黏液炎症性纤维母细胞肉瘤
恶性	去分化脂肪肉瘤 黏液样脂肪肉瘤 多形性脂肪肉瘤 脂肪肉瘤（非特指性）	恶性	成人型纤维肉瘤 黏液纤维肉瘤 低度恶性纤维黏液样肉瘤 硬化性上皮样纤维肉瘤
纤维组织细胞性肿瘤		平滑肌肿瘤	
良性	腱鞘巨细胞肿瘤 深在性良性纤维组织细胞瘤	良性	深部平滑肌瘤
交界性	丛状纤维组织细胞瘤 软组织巨细胞肿瘤	交界性	无
恶性	无	恶性	平滑肌肉瘤
周细胞性（血管周细胞性）肿瘤		骨骼肌肿瘤	
良性	血管球瘤 血管球血管瘤病 恶性血管球瘤 肌性周细胞瘤	良性	横纹肌瘤（成人型、胎儿型和生殖道型）
交界性	无	交界性	无
恶性	无	恶性	胚胎性横纹肌肉瘤 腺泡状横纹肌肉瘤 多形性横纹肌肉瘤 梭形细胞 / 硬化性横纹肌肉瘤

第二十五章

（续表）

血管性肿瘤		神经性肿瘤	
良性	血管瘤（滑膜性、静脉性、动静脉性和肌间血管瘤） 上皮样血管瘤 血管瘤病 淋巴管瘤	良性	神经鞘瘤 黑色素性神经鞘瘤 神经纤维瘤 神经束膜瘤 颗粒细胞瘤 皮肤神经鞘黏液瘤 孤立性局限性神经瘤 异位脑膜瘤 混合性神经鞘肿瘤 良性蝾螈瘤 鼻胶质异位
交界性	Kaposi 型血管内皮细胞瘤 网状型血管内皮细胞瘤 乳头状淋巴管内血管内皮细胞瘤 混合性血管内皮细胞瘤 Kaposi 肉瘤		
		交界性	无
恶性	上皮样血管内皮瘤 软组织血管肉瘤	恶性	恶性外周神经鞘瘤 上皮样恶性外周神经鞘瘤 外胚叶间叶瘤 恶性蝾螈瘤 恶性粒细胞瘤

分化不确定的肿瘤		
良性	肢端纤维黏液瘤 肌内黏液瘤 关节旁黏液瘤	深部（侵袭性）血管黏液瘤 多形性玻璃样变血管扩张性肿瘤 异位性错构瘤性胸腺瘤
交界性	血铁质沉积性纤维脂肪瘤 非典型纤维黄色瘤 骨化性纤维黏液样肿瘤 血管瘤样纤维组织细胞瘤 高磷酸盐尿的良性间质肿瘤	非特殊性混合瘤 恶性非特殊性混合瘤 肌上皮瘤 肌上皮癌 高磷酸盐尿的恶性间质肿瘤
恶性	非特异性滑膜肉瘤 腺泡状软组织肉瘤 骨外尤因肉瘤 肾外横纹肌样瘤 血管内膜肉瘤	上皮样肉瘤 软组织透明细胞肉瘤 促纤维组织增生性小圆细胞肿瘤 具有血管周上皮样细胞分化的肿瘤

胃肠间质肿瘤	未分化 / 未分类的肉瘤
良性胃肠间质肿瘤 恶性潜能未定的胃肠间质肿瘤 恶性胃肠间质肿瘤	未分化梭形细胞肉瘤 未分化多形性肉瘤 未分化圆形细胞肉瘤 未分化上皮样肉瘤 未分化肉瘤（非特殊性）

表 5-25-2　肿瘤的大小（T）

分　期	肿瘤大小
TX	原发肿瘤的情况无法评估
T0	没有证据说明存在原发肿瘤
T1	肿瘤最大径小于 5 cm
T1a	表浅肿瘤
T1b	深部肿瘤
T2	肿瘤最大径大于 5 cm
T2a	表浅肿瘤
T2b	深部肿瘤

注：表浅肿瘤是指肿瘤位于深筋膜浅层且未侵犯深筋膜层；深部肿瘤指肿瘤位于深筋膜深层、肿瘤位于深筋膜浅层但已侵犯深筋膜或肿瘤同时位于深筋膜浅层及深层。腹膜后、纵隔及盆腔肉瘤都归属于深部肿瘤。

表 5-25-3　区域淋巴结转移情况（N）

分　期	区域淋巴结转移情况
NX	区域淋巴结转移情况无法评估
N0	无区域淋巴结转移
N1	有区域淋巴结转移

表 5-25-4　远处转移（M）

分　期	远处转移情况
NX	区域淋巴结转移情况无法评估
M0	无远处转移
M1	有远处转移

表 5-25-5　肿瘤的组织病理学分级（G）

分　期	远处转移情况
GX	组织病理学无法评估
G1	低度恶性
G2	中度恶性
G3	高度恶性

表 5-25-6　软组织肿瘤的分期

分期	T	N	M	G
ⅠA	T1a，T1b	N0	M0	G1
ⅠB	T2a，T2b	N0	M0	G1
ⅡA	T1a，T1b	N0	M0	G2，G3
ⅡB	T2a，T2b	N0	M0	G2
Ⅲ	T2a，T2b	N0	M0	G3
	任何 T	N1	M0	任何 G
Ⅳ	任何 T	任何 N	M1	任何 G

良性骨盆软组织肿瘤以神经源性肿瘤及脂肪组织来源肿瘤常见，恶性肿瘤以脂肪肉瘤和滑膜肉瘤常见，恶性肿瘤如体积较大，易累及髂血管、神经，整块切除困难，如肿瘤累及骨组织，需行连同骨组织的整块切除。

第二节　脂肪组织来源肿瘤

脂肪组织肿瘤分为良性的脂肪瘤、交界性的非典型脂肪性肿瘤以及恶性的脂肪肉瘤。

一、脂肪瘤

脂肪瘤（lipoma）是分化成脂肪的细胞所构成的良性肿瘤，为最常见的肿瘤之一。好发年龄为40~60 岁，约 5% 患者为多发性脂肪瘤。通常好发于皮下，也可发生于深部组织。位于脂肪组织的肿瘤具有完整的包膜，位于肌肉或肌间的肿瘤则无包膜，界限亦不甚清楚，称之为浸润性脂肪瘤。

（一）病理

大体及组织学所见，浅表脂肪瘤为球形，深部脂肪瘤形状与其所在的部位有关，通常呈分叶状。肿瘤组织周围有很薄而透亮的包膜，无反应区，牵开正常肌肉后，从肿瘤包膜外疏松组织，易于钝性剥离取出，表面呈叶状，有纤维隔将其分开，一旦出现钙化则显灰白色，组织学为正常脂肪。

（二）临床表现

脂肪瘤临床上有如下特点：①无症状的体表肿块，通常单发，肩背、肩胛间好发，臀部亦好发；②肿瘤为圆形或卵圆形，呈分叶状，不与皮肤粘连，质地较松；③多发性脂肪瘤多位于皮下，可达数百个，与遗传有关的称家族性脂肪瘤，可伴有神经系统疾病，有疼痛时称为痛性脂肪瘤；④脂肪瘤可以恶变，短期内突然增大或肿瘤直径超过10 cm，应考虑脂肪肉瘤的可能；⑤棕色脂肪瘤为良性肿瘤，成年人易发，好发于两肩胛之间，其他部位如臀部亦可发，有包膜；深部脂肪瘤在X线摄片显示为较大的透亮区，边界清楚，受其慢性压迫，肿物表面肌层变薄，个别的可见到钙化影，核素扫描为冷区，动脉造影显示为无充盈区。MRI检查肿瘤呈现典型的脂肪信号（图5-25-1）。

（三）治疗

良性脂肪组织来源肿瘤以边缘切除为原则，尽量保留神经及血管。

二、脂肪肉瘤

脂肪肉瘤（liposarcoma）是最常见的软组织恶性肿瘤之一，男女发病率无明显差异，多见于40岁以后，为典型的成年后疾病。往往起源于深部软组织，好发于下肢、臀部及大腿远侧，腘窝部亦好发。骨盆部位脂肪肉瘤好生长于后腹膜，肿瘤体积较大，切除后复发率高。目前根据组织学差异可将脂肪肉瘤分为4个亚型，即黏液型脂肪肉瘤、多形细胞型脂肪肉瘤、去分化型脂肪肉瘤及非特指型脂肪肉瘤。

（一）病理

1. 大体所见 肿块是结节状或分叶状，瘤体较大，有脂肪瘤样和透明胶冻样外观，切面实体性，可呈囊性变或息肉状。

2. 镜下所见 镜下见分化、异型程度不一的脂肪母细胞，生物学特性与瘤细胞的分化程度、恶性程度有关。分化程度低、恶性程度高的发生转移较多。

（二）临床表现

1. 一般特点 本病多发于老年人，发病的平均年龄为50岁以上，男女发病无明显差异。

2. 肿瘤特点 主要表现为无痛性肿块，质地较柔软，有明显囊性感，肿瘤边界清楚，肿瘤生长缓慢。当骨盆部位脂肪肉瘤体积巨大时，易产生坐骨神经或股神经压迫症状。

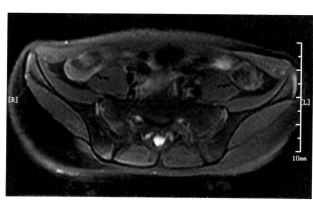
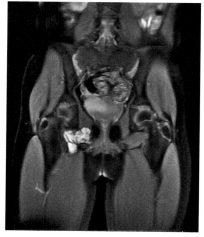

图5-25-1 脂肪瘤（女性，8岁）
MRI显示肿瘤具尚有光滑完整包膜

3. **复发转移** 骨盆部位脂肪肉瘤难以达到肢体肿瘤的切除范围，术后较易复发，转移以血行转移为主。

（三）诊断

大多数患者在体检或自行触摸时首次发现肿瘤，也有部分患者因肿瘤体积较大，压迫其他器官出现症状时间接发现肿瘤。可行 B 超、CT、MRI 等影像学检查，来判定肿瘤部位、范围、与其他器官结构的毗邻关系，再根据病理检查结果来明确诊断。如果肿瘤毗邻主要血管，可行血管造影明确血管受侵情况（图 5-25-2）。

（四）治疗及预后

1. **手术治疗**

（1）根治性手术：骨盆部的脂肪肉瘤组织应按肿瘤浸润程度做彻底切除。术中应做冰冻切片，以明确切缘是否安全，如提示淋巴结受累应实施淋巴结清扫术。对于血管和神经严重受累者，可采用半骨盆截肢手术。

（2）减瘤手术：对于无法完全切除的骨盆脂肪肉瘤，如出现严重的局部压迫症状，可实施减瘤手术，并对不安全的切除边界做标记定位，比如在非安全区置入小钛夹，便于术后实施放射治疗。术后还可以配合其他非手术治疗，改善患者的生存质量。

2. **放射治疗** 脂肪肉瘤对放射治疗有一定的敏感性。可行术前、术后放射治疗。尤其对瘤体大、术中切除困难的病例，经放射治疗 2~3 周后，可行手术彻底切除。术前放射治疗能提高手术切除率及降低术后复发率。

3. **化学治疗** 分新辅助化学治疗（术前化学治疗）和术后化学治疗。

（1）体积较大、恶性程度高的骨盆脂肪肉瘤适用新辅助化学治疗，用于缩小瘤体，固定边界，提高切除率和保肢率。

（2）手术后化学治疗手术加用化学药物治疗针对去分化脂肪肉瘤，混合型脂肪肉瘤可进行化学治疗。常用化学治疗药物：阿霉素、异环磷酰胺、长春新碱、顺铂等。手术后短期内即开始应用，有可能减少远处转移，提高生存率。

4. **预后** 决定脂肪肉瘤预后的因素有肿瘤部位、体积。如果肿瘤生长的部位可进行完整手术

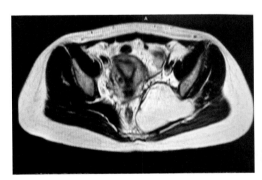
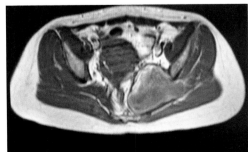
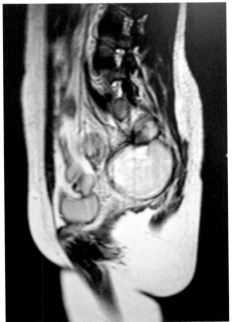

图 5-25-2　骨盆脂肪肉瘤（女性，38 岁）
MRI 检查提示肿瘤突入盆腔，表面光滑，包膜完整，肿物内可见坏死区

第二十五章

切除，保证外科边界的安全，可大大降低肿瘤的局部复发率和转移率。发生于深部组织的肿瘤，有多次复发的倾向，常因肿瘤在局部无法控制的侵袭性生长或远处转移导致死亡。

第三节　纤维组织来源肿瘤

一、纤维瘤

纤维瘤（fibroma）是成熟的纤维结缔组织形成的良性肿瘤。单发者较多见，多发者称为纤维瘤病，其组织来源为间质组织与实质组织。

（一）病理

1. **大体所见**　纤维瘤为质硬、单发、包膜完好的肿块。对周围组织不浸润，亦不见周围组织反应带，切面呈白色旋纹状。

2. **镜下所见**　纤维瘤有规律地成行排列，由成熟的纤维细胞和纤维组成，新生血管少，纤维细胞的胞核较小，呈梭形。纤维位于细胞外，主要是胶原纤维，网状及弹力纤维少。

（二）临床表现

软组织中的纤维瘤多浅表，系硬性纤维结构。骨盆部亦可发生，多无任何症状而在无意中触摸发现，X线片上无特殊表现，无钙化。多为 I 期肿块，在包膜内，一般不侵犯骨质，亦不引起骨吸收（图 5-25-3）。

（三）治疗

行肿瘤边缘切除，且在包膜外带一层正常组织一并切除，可明显降低复发率。

二、恶性纤维组织细胞瘤

恶性纤维组织细胞瘤（malignant fibroushistiocytoma）目前被列为最常见的软组织恶性肿瘤，其特点为可观察到由组织细胞来源的瘤细胞，可以产生胶原。组织细胞起源于网状内皮细胞，纤维细胞起源于间质结缔组织细胞。目前主要包括以下 3 种类型：多形性纤维组织细胞瘤、巨细胞恶性纤维组织细胞瘤和炎症性恶性纤维组织细胞瘤。

（一）病理

1. **大体所见**　表浅层恶性纤维组织细胞瘤与深部组织不固定，可与皮肤粘连，质中硬，肿瘤周围反应区不厚。切面为白色纤维组织，可见出血及坏死区，深层恶性纤维组织细胞瘤血管丰富，有厚的反应区围绕卫星结节，切面上为脆性组织，有硬化区或黏液变性区。

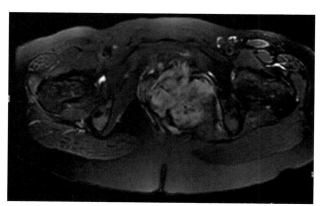

图 5-25-3　纤维瘤（女性，28 岁）
X 线摄片上无特殊表现；MRI 显示包膜完整，肿块不侵犯骨质，无骨吸收

2. 镜下所见　表浅恶性纤维组织细胞瘤主要由纤维组织组成，细胞成分相对较少，其产生胶原，呈车轮状或放射状表现。胶原纤维从中心向周围弯曲成放射状，在组织密集区可见组织细胞，有充满泡沫的细胞质，细胞不典型，有分裂相。有坏死区。如见有组织细胞吞噬单个或多个红细胞，此为恶性纤维组织细胞瘤典型特征。而深部肿瘤细胞成分增多，可见有丝分裂相，瘤细胞核大，纤维多的部位呈放射状表现。胶原纤维增多也是诊断恶性纤维组织细胞瘤的依据之一。

（二）临床表现

恶性纤维组织细胞瘤常好发于骨盆区域，深、浅部组织均可发生，位于表浅时易被发现，位于深层则早期不易被发现。X 线摄片仅见局部软组织肿块阴影。靠近髂骨时可侵犯骨质，引起钙化和骨质破坏，可发生淋巴结或远处转移。

（三）诊断及分期

位于表浅者多为 I 期肿瘤。而深部者发现时已多为间区外的 II 期肿瘤，若行核素扫描表浅恶性纤维组织细胞瘤少有吸收增加，附近骨骼亦无反应，动脉造影提示血管轻度或中度反应，肿瘤内少见新生血管。而深部恶性纤维组织细胞瘤核素扫描显示肿瘤吸收增加，靠近骨质的肿瘤可使骨质吸收增加。动脉造影显示肿瘤区血管丰富、新生血管增生。MRI 检查可见明显的肿瘤占位，可有钙化（图 5-25-4）。免疫组化检测波形蛋白、α1-AAT、α1-ACT、CD68、Ⅷα 因子常呈阳性，偶见肌动蛋白、结蛋白、溶菌酶也呈阳性。

（四）治疗及预后

对于 I 期表浅的骨盆恶性纤维组织细胞瘤，须在广泛边缘进行切除，术后复发率低，无须化学治疗或放射治疗。对于深部骨盆恶性纤维组织细胞瘤患者，应行根治性切除。对于血管神经严重受累者，可采用半骨盆离断手术。恶性纤维组织细胞瘤的预后取决于肿瘤的部位和组织学分级。复发率 50% 左右，且复发的病例中 60% 合并发生远处转移，常见转移部位为肺、骨骼和肝脏。I ～ II 期 10 年生存率为 60% 左右，Ⅲ ～ Ⅳ 期为 30% 左右。

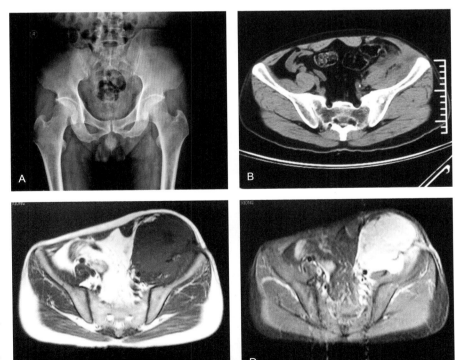

图 5-25-4　右侧髂骨恶性纤维组织细胞瘤（男性，54 岁）
A、B. X 线和 CT；C、D. MRI。影像学检查显示：右侧髂腰部腹腔内可见巨大软组织影，密度尚均匀，可见溶骨型骨质破坏，边界模糊

第四节　滑膜组织来源肿瘤

一、滑膜瘤

滑膜瘤（synovioma）又称结节性腱鞘炎、结节性腱鞘巨细胞瘤、滑膜组织细胞瘤等，多发生于手的指间关节附近，而在髋部及骨盆少见。病损起源于纤维腱鞘，亦可起源于筋膜、韧带和滑膜。多呈局限分叶状结节，直径 0.5~4.0 cm，表面无包膜，质地坚硬，棕褐色，切面呈灰红色，镜下见增殖的滑膜样细胞，呈卵圆形或多角形，细胞质中等，呈嗜酸性染色。核为圆形或卵圆形，呈偏心性，可见细小核仁，细胞分化良好，无恶性征象。

治疗以局部边缘切除为主，术后偶有复发。

二、色素沉着绒毛结节性滑膜炎

色素沉着绒毛结节性滑膜炎（pigmented villonodular synovitis）是发生于关节滑漠、腱鞘或滑囊的一种慢性滑膜疾病。1941 年由 Jaffe 和 Lichtenstein 等命名。

（一）病理

1. **大体所见**　本病按病变性质不同，可分为绒毛型和结节型两种。绒毛型受累滑膜呈暗红色或棕黄色，常明显增厚，可达 1 cm 以上，滑膜表面不平，常有皱襞和绒毛形成。有的绒毛互相融合成结节状。结节型系由大量滑膜细胞构成，结节的直径为 1~5 cm。较小的结节呈红棕色，较大的结节则呈黄白色，带有铁锈斑。部分病例既有绒毛型病变，又有结节型病变。按病变范围不同，可分为弥漫性和局限性两种。位于关节滑膜者多呈弥漫性，位于腱鞘及滑囊者多为局限性。

2. **镜下所见**　绒毛表现为数层滑膜细胞，其中心为少许纤维组织、扩张的毛细血管和少量炎性细胞。细胞内外可见含铁血黄素颗粒。结节由密集的滑膜细胞组成，细胞质少，胞膜不清楚，核染色较探，在密集的细胞中可见裂隙。滑膜细胞之间偶见多核巨细胞和泡沫细胞。

（二）临床表现

本病多发于青壮年，80% 以上发生在 20~40 岁，男性多于女性，发病缓慢，病程以 1~4 年者多，最长者可达 10 余年。膝关节为多发部位，髋关节亦多发。当骨盆部位髋关节肿瘤体积巨大时，易产生坐骨神经或股神经压迫症状。据 Jaffe 报道，膝关节发病为髋关节的 10~15 倍。由于受累部位不同，临床表现各异。

1. **病变发生在腱鞘、滑囊**　由于滑膜细胞增殖，致使病变处形成固体肿瘤样病损，故在临床上常于手足肌腱处，出现一生长缓慢的肿块，质地硬韧，有轻度压痛，或单一，或呈球状，与皮肤无粘连，可随肌腱活动而移动。

2. **病变发生在关节**　由于滑膜受累程度和范围不同，临床上分局限型和弥漫型两种。弥漫型常表现为受累关节慢性疼痛、肿胀，弥漫性压痛，局部皮肤温度增高但不红，常伴肌肉萎缩。局限型者，病变以结节状为主，常使关节活动受限，甚至出现交锁或弹响，为此常伴急性疼痛，但压痛较局限，肿胀不明显。

（三）诊断

一般通过详细询问病史，分析临床表现，综合下述各项检查即可得出诊断。

1. **特殊检查**

（1）关节滑液检查：是诊断本病很有价值的方法。关节抽出液多呈黄褐色或暗红色，稀薄而具有黏性，含红细胞。细菌培养阴性。一般关节液的色泽与滑膜的病理类型、病变发展阶段有关，如滑膜病变为局限型，其关节液颜色可正常或淡黄色。

（2）关节镜检查：关节镜技术的发展为本病的诊断提供了首要的方法，可以在直视下了解关节滑膜情况，并摄影记录其病变，同时还可获取滑膜组织做病理检查明确诊断。

2. **影像学检查** X线平片上，骨质改变多见于踝关节和肘关节，而膝关节多无改变，这是由于膝关节囊腔宽大，增殖的滑膜可向囊腔内扩张，骨质不易受压或仅有轻微受压。而踝关节和肘关节的关节腔小，使其邻近疏松骨质受压侵蚀。CT在显示关节腔内软组织肿块、关节积液及骨质侵袭方面明显优于X线平片，对显示骨缺损周围的硬化缘也较X线平片敏感。MRI检查：组织分辨率高，能显示病变的全部形态、类型及组织成分。

3. **病理检查** 本病最后诊断还有赖于在关节镜下或手术切取滑膜组织做病理检查。也可试行关节腔穿刺活检，吸取滑膜组织。病理改变表现为滑膜细胞呈绒毛状增殖，绒毛中心是高度扩张的毛细血管和少数纤维细胞，其结节为密集成堆的滑膜细胞，只有在滑膜细胞中间杂有含铁血黄素、多核巨细胞和吞噬类脂质的泡沫细胞，才能做出本病的诊断。

（四）治疗

病变滑膜彻底切除是治疗本病的有效方法。但由于病变部位及病变范围不同，对手术的要求和方法也不完全一样。局限型病例以局部切除为主，弥漫型病例如膝关节病变，常累及关节内某些功能结构（如交叉韧带、半月板、髌上囊等），难以彻底切除。广泛滑膜切除后，膝关节屈伸功能会发生严重障碍。张伯勋主张广泛滑膜切除后，于髌上囊膝关节腔内置以硅膜，术后辅以放射治疗，使关节保存良好的屈伸功能，又能防止病变复发。但应注意放射治疗后有少数病例有发生恶变的可能，如病变广泛、骨破坏严重、滑膜切除及放射治疗难以达到治疗目的者，考虑行人工关节置换术或关节融合术。

三、滑膜肉瘤

滑膜肉瘤（synovial sarcoma）是指起源于关节、滑膜及腱鞘滑膜的软组织的恶性肿瘤。1920年由Smith正式描述它的临床特征，是一种恶性

程度较高的软组织肿瘤。滑膜肉瘤发病率较高，仅次于恶性纤维组织细胞瘤、脂肪肉瘤和横纹肌肉瘤。好发年龄15~35岁，多发于男性，男女发病比例约为1.2:1。多见于大关节附近，膝关节最常见，也可见于手和足。比其他软组织肉瘤经淋巴结转移的机会多。

（一）病理

1. **大体所见** 滑膜肉瘤大体检查无特殊特征。质地坚实，有纤维化或柔软而呈黏液样。肿瘤呈白色，但由于坏死或出血，可呈灰红色。

2. **镜下所见** 滑膜肉瘤来源于向滑膜细胞分化的间叶细胞，具有双向分化特性。组织学特征是双相结构：假成纤维细胞梭形细胞和假上皮细胞。分化程度高的上皮细胞呈高柱状或立方形，围成完整的腺型；分化低的细胞则呈不规则小圆形、椭圆形或扁平细胞，围成不完整的腺型或呈裂隙状。滑膜肉瘤的特征是瘤细胞内有裂隙和间隙存在。

（二）临床表现

滑膜肉瘤多见于成人，各年龄段均可发生，3/4病例发病于20~50岁，男性略多见。多数病例在关节附近可摸到一个疼痛肿块，肿块大小不等，腘窝、大腿、肩部、足踝部较多见。骨盆部滑膜肉瘤常发生在髂骨，常伴肿胀、疼痛、皮温升高、髂关节功能活动受限等症状。

（三）诊断

肿瘤多在关节附近，X线平片显示在关节周围软组织内有圆形或椭圆形的块状阴影，边缘清晰，有时也可以看到附近骨质破坏或钙化点，亦可见骨质压迫、缺损或溶骨性破坏和骨膜反应。动脉造影可显示肿块处新生毛细血管及其他恶性肿瘤的特点，还可让手术避免损伤大血管，或进行动脉内化学治疗（图5-25-5）。

（四）治疗及预后

滑膜肉瘤转移较早，以淋巴转移最多见，也

可通过血行转移，所以要求早期诊断，早期治疗。

1. 手术治疗　骨盆部的滑膜肉瘤手术切除是主要方法，同时考虑做区域性淋巴结清除。由于滑膜肉瘤有一层假包膜，往往不能做到彻底切除，所以术后容易复发。因此目前多数学者主张行扩大彻底清除术，即将肿瘤周围软组织、受累肌群从起点至止点一并广泛切除，据报道近期疗效尚好。

2. 化学治疗　滑膜肉瘤的化学治疗中多采用联合用药，常用的化疗方案包括 IFO（异环磷酰胺）+ ADM（阿霉素）、VCR（长春新碱）+HDMTX（大剂量氨甲蝶呤）、CYVADIC 方案等。据最近的文献报道，IFO +ADM 方案治疗滑膜肉瘤有确切疗效。

3. 其他综合治疗　滑膜肉瘤较其他软组织肉瘤应对放射治疗更为敏感，因此联合应用术前、术后放射治疗对滑膜肉瘤有一定疗效。

4. 预后　滑膜肉瘤既可向区域淋巴结转移，也可向远处肺部转移，切除不彻底有较高的复发率。本病好向肺部转移，淋巴结转移也多见，其发生率为 20% 左右。患者的 5 年生存率为 20%~50%。

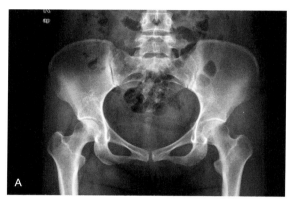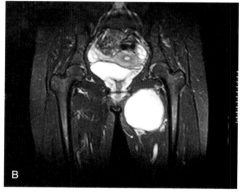

图 5-25-5　左侧大腿根部滑膜肉瘤（女性，37 岁）

A. X 线片；B. MRI 检查显示左侧大腿根部软组织影，密度均匀，边界欠清，未见分隔、囊变及坏死，未见骨质破坏

第五节　血管组织来源肿瘤

一、血管瘤

血管瘤（hemangioma）是正常血管的畸形或良性肿物，多于儿童或青春期发病。

（一）毛细血管型血管瘤

大多生长于皮肤的表皮或真皮。常见于四肢、面部及躯干，骨盆部亦可见。毛细血管瘤的肿块由毛细血管组成，与系统循环相通，表现为红色，压之可部分褪色，一般无任何症状。对于骨盆部较小的毛细血管瘤可不予处理，对于较大的毛细血管瘤或反复发生该病的病例可行手术切除，激素治疗及电灼等治疗常不彻底，易复发。

（二）海绵型血管瘤

多见于皮下组织或肌肉中，四肢多见，骨盆尤其臀部亦可见。此瘤由大的扩张、积血、薄壁内皮间隙组成，随年龄增长可间歇性慢性增大，但生长有一定限度，很少侵犯骨骼。一般无症状，其界限多不清楚。

1. 病理

（1）大体所见：海绵状血管瘤的血管增多，伸向各方，渗入周围组织中，没有完好包膜及反应区，肿前就如充血的海绵，切面见大血管腔，有胶状凝块，积血流出后其肿物体积缩小。

（2）镜下所见：正常组织纷杂于血管团和血管带中，没有间充质及炎性反应。

2. **外科分期** 核素扫描不提供帮助，动脉造影可显出供养肿瘤的血管，大多海绵型血管瘤不限于1个间区，多属Ⅱ型。

3. **X线检查** 软组织中密度稍有增高，有的可见静脉钙化（图5-25-6）。

4. **治疗** 一般发生于骨盆部，海绵状血管瘤常易受到磨损压迫而有疼痛感，可行外科切除。由于边界不清且无法应用止血带，彻底切除不可能实现，术后放射治疗可减低复发率。

二、恶性血管瘤

恶性血管瘤（malignant hemangioma）或称血管内皮细胞瘤（hemangioendothelioma）多见于骨，软组织中少见。发病于青年时期，为无痛生长的包块，多生长于大血管、神经附近，肿块边界不清。

（一）病理

1. **大体所见** 肿瘤周围为反应区所包绕，肿瘤外膜难于将肿瘤与反应区分开，用钝性剥离难于从肿瘤包膜外切除，肿瘤质软，容易出血。

2. **镜下所见** 可见肿瘤由增生的毛细血管组成。血管腔多发育不成熟，血管之间有吻合。中间型的肿瘤血管内皮细胞分化尚可，呈圆形或椭圆形，核大略深染，无或有轻度的异型性，分裂相不多见，许多毛细血管吻合成网状。有丝分裂不常见，在毛细血管间圆形细胞带有大的多泡的核，并有清楚的细胞膜。

（二）临床表现

主要发病于中青年。男女比例约为1:1。该肿瘤多发生于长管状骨，骨盆部位亦可见。患者常诉患处肿胀、疼痛，乃至活动受限。病情多发展较快，晚期有局部蔓延，血路转移。

（三）诊断

动脉造影对血管内皮细胞瘤的分期很有意义，可显示出肿瘤形态的血管网，其与反应性新生血管紧密相交，以至于难以区别肿瘤新生血管与反应增生血管。X线平片只显示软组织肿块，核素扫描显示摄入增加。CT和MRI检查可以显示潜在的原发病灶（图5-25-7）。

（四）治疗及预后

骨盆部恶性血管瘤，应采用手术结合放化学治疗综合治疗。肿瘤边缘外广泛切除可使复发率降低。此病对放射治疗敏感，故多选择广泛切除，术前放射治疗加边缘切除，或单纯放射治疗，三者总体疗效相近。恶性血管内皮细胞瘤生长迅速，一般在发现时就已有转移，预后较差，早期病例可采用各种有效的保肢术，晚期则采用截肢或关节离断术，但一般预后很差，5年生存率低于20%。

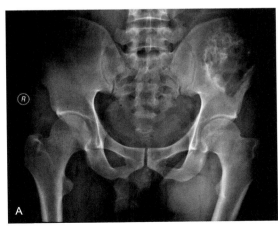
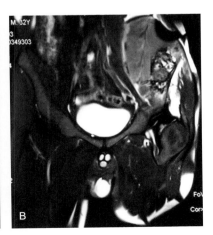

图 5-25-6　血管瘤（男性）
A. X线片；B. MRI 显示骨盆血管内皮瘤

第二十五章

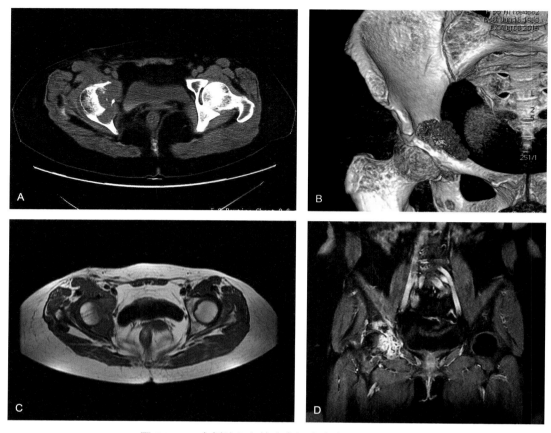

图 5-25-7　右侧髋臼血管内皮细胞瘤（女性，55 岁）
A、B. CT 检查提示右侧髋臼软组织影，累及髋关节；C、D. MRI 检查提示右侧髋臼 T2 像混杂高信号

第六节　神经组织来源肿瘤

一、神经鞘瘤

神经鞘瘤（neurilemmoma）是一种包裹起来的神经鞘膜肿瘤。由两种成分组成，一种是很有规律的细胞成分，另一种是疏松的黏液样成分。可发生在任何年龄，以 20~50 岁常见，男女比例相近。

（一）病理

1. **大体所见**　为有包膜的梭形结节，起于神经干内，神经鞘是形成肿瘤包膜的一部分，周围无反应层，切开包膜可挤出肿瘤，一般无神经轴索从瘤中通过，切面为硬灰白色发亮的组织，无独立的纤维结构。

2. **镜下所见**　肿瘤由梭形细胞组成，细胞核呈栅栏状排列。可见特征的 Antoni A 区和 B 区两种结构。A 区细胞核细而长，细胞间含有丰富的网状纤维细胞丰富区和细胞稀疏区交替分布，形成所谓的 Verocay 小体，提示有神经分化。B 区组织疏松，肿瘤细胞稀少，排列紊乱（图 5-25-8）。

（二）临床表现

起于周围神经髓鞘。可发生于各周围神经，但主要长于大神经干，肢体屈侧多见，发于盆腔者位置较深，一般无自发疼痛或不适，生长缓慢。压迫肿瘤引起神经走行方向的酸麻感，肿瘤一般不超过 6 cm，常发生于神经根出神经孔处。骨盆部位的神经源性肿瘤好发于骶前或者髂腰肌内，往往生长巨大，可于骨盆内外呈哑铃型生长，切

第五篇

除时手术入路的选择非常重要。

（三）影像学检查

X 线片表现可见压迫神经孔增大，核素扫描、动脉造影多无改变。CT 和 MRI 检查可以显示肿瘤与周围组织毗邻关系（图 5-25-9）。

（四）治疗

神经鞘瘤系良性肿瘤，骨盆神经鞘瘤手术时应注意保护周围血管、神经及重要组织。包膜内整块切除，包膜良好的肿瘤其复发率很低。将神经鞘与纤维分开处理，切除肿瘤不引起神经缺失症状。包膜外边缘切除虽可切除更加彻底，但有神经损伤的危险。

二、神经纤维瘤

（一）病理

1. **大体所见** 神经纤维瘤（neurofibroma）并不都与大神经干相连，亦可起于小的无髓纤维，有疏松透亮薄包膜，其外无或有轻反应区。如肿瘤与主要神经干相连，在囊外分离时，可见神经纤维进入及穿出肿瘤。

2. **镜下所见** 主要表现为疏松的梭形细胞产生细纤维状嗜伊红基质，呈起伏的波浪状，有规律性，有吞噬细胞，含有脂质及含铁血黄素，亦有 Verocay 小体、血管增生、成熟脂肪、成熟纤维结节等。

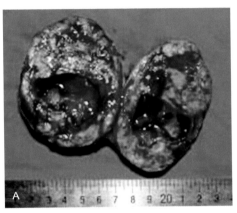
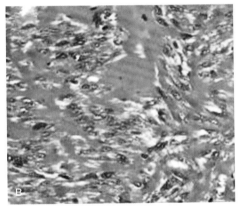

图 5-25-8 神经鞘瘤

A. 神经鞘瘤大体观，肿瘤边界清楚，周围可见纤维性包膜，质地松软，灰白色，中间有坏死区域；B. 神经鞘瘤显微镜下观，细胞呈梭形，细胞核呈栅栏状，可见 Antoni A 区和 B 区交替出现

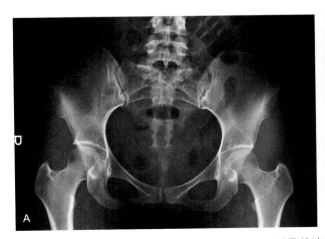
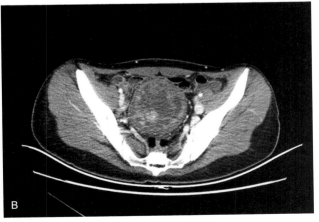

图 5-25-9 骶骨前神经鞘瘤（女性，26 岁）

A. X 线片显示盆腔占位病变，边界清楚；B. CT 显示肿瘤突入盆腔，内有囊性液区，周围可见硬化的包膜

（二）临床表现和诊断

神经纤维瘤是复合性肿瘤，起于深部软组织、神经组织及骨，发生在20~30岁，男女比例相近。属良性肿瘤。臀部神经纤维瘤可单发或多发，肿块可被推动，质地坚韧，界限清楚，没有明显包膜，肿瘤结节生长缓慢，几乎无明显神经症状，无明显疼痛。良性肿瘤为活跃的Ⅱ期病变，核素扫描无吸收增加，动脉造影可见轻度新生血管反应，大血管移位提示肿瘤起源于血管神经束，受压所致。磁共振下可见包膜完整，T1WI低信号，T2WI高信号影（图5-25-10）。

（三）治疗

单纯手术切除效果较好，囊内切除不像神经鞘瘤那么容易，因其包膜不清楚，且易复发。囊外切除则复发率低，广泛切除疗效肯定且复发率低，大神经干上者广泛切除可损伤神经，此情况应行囊内切除。一般不做放射治疗。

三、恶性神经鞘瘤

恶性神经鞘瘤（malignant neurilemmoma）又称神经肉瘤（neuro sarcoma），是由神经鞘细胞、神经束膜和神经内膜细胞组成的恶性肿瘤。

（一）病理

1. **大体所见** 神经干的纤维鞘对于肿瘤是自然屏障，肿瘤不易向鞘内侵犯。神经症状的出现多系肿瘤将神经干压于硬的组织上，而不是由于肿瘤向神经干内破坏所致。肿瘤的假包膜不完整，整个肿瘤为梭形，其长轴与神经干长轴一致，肿瘤切面呈纤维韧带样的白色。

2. **镜下所见** 呈纤维结缔组织并有高细胞基质比，有很多有丝分裂相，提示高度恶变。纤维很少呈波浪状，不见Verocay小体，在某些区域肿瘤细胞呈栅栏排列。

（二）临床表现和诊断

恶性神经鞘瘤多发生于躯干大神经近侧，亦可由良性神经纤维瘤病转为肉瘤。臀部较多见。开始时神经肉瘤很难与其他软组织相区别，神经干受压则可出现神经症状，可继发侵及附近骨。大多数神经肉瘤出现时，即为ⅡB病变。核素扫描显示吸收增加，为肿瘤反应区。动脉造影可显示肿瘤的新生血管及瘤内血管，最重要的是显示附近动脉至肿瘤的供养血管动脉造影，但难于区分良性神经纤维瘤及神经肉瘤。CT可显示肿瘤是否侵及周围骨质，有助于肿瘤分期。

MRI下可见沿神经根生长，与周围组织粘连，可有溶骨性破坏，边界不清（图5-25-11）。

（三）治疗

需行彻底边缘切除，由于肿瘤已达间室外，为达到彻底边缘切除必须截肢；肿瘤段切除仅能达到广泛边缘切除。对腰骶部神经肉瘤可行半骨盆离断术。

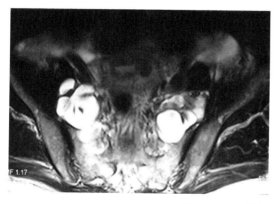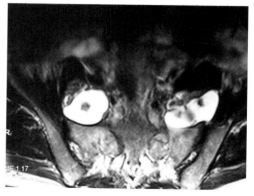

图5-25-10 神经纤维瘤（女性）
MRI显示骨盆神经纤维瘤

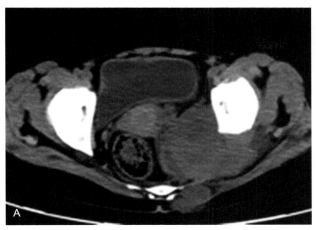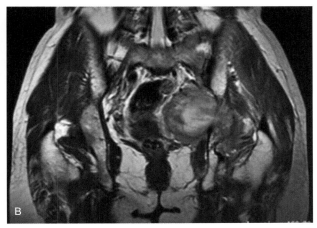

图 5-25-11　恶性神经鞘瘤（女性，36 岁）
A. CT；B. MRI 显示盆腔恶性神经鞘膜瘤

第七节　肌肉组织来源肿瘤

骨盆肌组织来源肿瘤中最常见的是横纹肌肉瘤（rhabdomyosarcoma），本节重点讨论横纹肌肉瘤。横纹肌肉瘤是起源于横纹肌的恶性肿瘤，是以多样化的成横纹肌细胞为主要结构的恶性肿瘤。横纹肌肉瘤是儿童最常见的肉瘤（多为胚胎性及腺泡状），占儿童肉瘤的 50% 左右，多见于上臂、下肢及躯干部，经过规范综合治疗的无转移的局部横纹肌肉瘤 5 年生存率约为 80%，伴有转移或复发的肿瘤生存率约为 30%。

一、病理

（一）大体所见

横纹肌肉瘤与其他肉瘤相比，特点较少。肿瘤边缘有浸润性反应区，可有假包膜，质实或软，呈鱼肉状，瘤组织软而脆，切面为红棕色，易渗出，瘤中常见坏死出血和囊性变。

（二）镜下所见

为高度恶性病变。其典型细胞是巨大单核细胞，细胞质粉红丰富，呈明显的嗜酸性颗粒状，描述为球拍形细胞，有丝分裂很少，且其嗜酸性

细胞核常偏心于细胞一侧，嗜伊红细胞质中含有随意肌交叉条纹，这是诊断横纹肌肉瘤的重要特征。其余部分为梭形细胞，有很多有丝分裂相，具有明显血管成分。

（三）分型

根据组织学不同可以分为 3 种亚型：胚胎型横纹肌肉瘤、腺泡型横纹肌肉瘤和多形型横纹肌肉瘤。①胚胎型横纹肌肉瘤，肿瘤以小圆细胞为特征，细胞分散，类似于胎儿的肌肉外观；稀疏细胞区、稠密细胞区、黏液样改变区可交替出现。②腺泡型横纹肌肉瘤由分化的小圆形和卵圆形细胞所组成，并聚集成实质性的岛或小泡，中间有粗糙的稠密胶原带。③多形型横纹肌肉瘤由球形细胞、梭形细胞、巨细胞、球拍样细胞、多形性细胞组成，细胞质嗜伊红性强，呈丝状和颗粒状。

二、临床表现

1. **胚胎型横纹肌肉瘤**　约占横纹肌肉瘤的 49%，好发于儿童及青少年，好发部位为头颈部和泌尿生殖部。主要症状为痛性或无痛性肿块，

皮肤表面红肿，皮温高。肿瘤大小不等，质硬，就诊时多数肿块固定。肿瘤生长较快，可有皮肤破溃、出血。肿瘤压迫神经时可出现疼痛。

2. **腺泡型横纹肌肉瘤** 约占横纹肌肉瘤的30%，多见于青少年，男性多于女性。好发于四肢和躯干部。表现为痛性或无痛性肿块，肿瘤压迫神经时可出现疼痛。早期即可出现淋巴结和血行播散。

3. **多形型横纹肌肉瘤** 好发于成人，多见于40~60岁人群。好发于四肢及躯干，位于肌肉肥厚处，如股四头肌、大腿的内收肌群和肱二头肌等处。病程长短不一，有达20年以上者。主要症状为痛性或无痛性肿块，此型特点为肿瘤较大，可达30 cm。肿块质较硬，呈囊性。

三、影像学表现

MRI是骨盆横纹肌肉瘤的首选影像学检查，大多数横纹肌肉瘤T1加权像上表现为骨骼肌等信号，T2上表现为骨骼肌高信号。静脉注射钆增强剂，MRI检查中所有肿瘤均表现出中度以上增强信号（图5-25-12）。而CT检查常用于评估骨皮质的潜在受累情况。此外，坏死是横纹肌肉瘤影像学表现一种常见的特征，但钙化极为少见。此外，某些特征可能提示特定的组织学诊断。胚胎型横纹肌肉瘤趋向于骨骼肌均匀和等密度，而腺泡型横纹肌肉瘤通常表现为更为明显异质性。PET-CT及全身骨扫描可用来判断全身转移情况。

四、治疗及预后

横纹肌肉瘤的预后与发病部位有关，发生于头颈部和泌尿生殖区者预后较好，发生于四肢及躯干者较差。儿童横纹肌肉瘤预后要好于成人。目前，对于在无转移患者，手术、放射治疗和化学治疗的综合治疗后，其5年生存率接近80%，而有转移的患者，其5年生存率约为30%。

成人型横纹肌肉瘤由于恶性程度高、侵袭性强、病程较短，一旦确诊应行广泛切除，但有较高的复发率，其预后较儿童横纹肌肉瘤差，化学治疗和放射治疗敏感性差于儿童。目前多采用术前适当化学治疗，尽可能广泛切除，区域淋巴结清扫的治疗原则。术后应对原发肿瘤部位和区域淋巴结部位配合进行放射治疗，对所有患者进行周期性综合化学治疗。对于胚胎型横纹肌肉瘤，除广泛手术切除外还应联合化学治疗及放射治疗以缓解症状；多形型横纹肌肉瘤对化学治疗及放射治疗治疗无效；腺泡型横纹肌肉瘤比胚胎型横纹肌肉瘤的预后差，常规需对转移性的淋巴结行放射治疗。

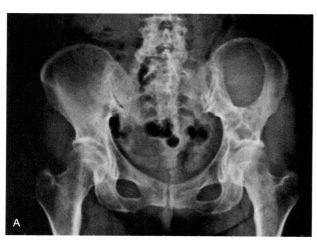
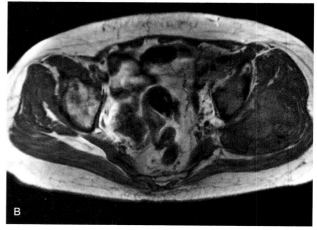

图 5-25-12　横纹肌肉瘤（女性）
A. X 线片；B. MRI 显示骨盆横纹肌肉瘤

第八节　骨盆软组织肿瘤治疗

骨盆区域软组织肿瘤治疗有其因解剖位置而带来的特点：易发生于后腹膜、盆腔内侵犯难以达到 R0 切除，肿瘤易跨骨盆内外哑铃型生长，累及骨组织者预后较差，其局部控制率低于肢体软组织肿瘤。常见的骨盆良性软组肿瘤的病理类型多为：脂肪瘤、神经源性肿瘤；常见的骨盆恶性软组织肿瘤包括：脂肪肉瘤、滑膜肉瘤及多形性肉瘤。良性骨盆软组织肿瘤切除与肢体肿瘤切除类似，但解剖部位复杂，对手术入路及邻近脏器保护要求更高。恶性骨盆软组织肿瘤的治疗往往需要多学科的讨论，制订综合治疗方案，新辅助化学治疗、放射治疗等手段联合应用，从而达到肿瘤的长期局部控制。经过近十年的发展，目前骨盆恶性软组织肿瘤的治疗已经由以前的单一手术治疗发展为手术联合多药物化学治疗、放射治疗、分子靶向治疗、基因免疫治疗等多学科治疗模式。

一、软组织肿瘤的治疗原则和手术治疗

（一）治疗原则

根据软组织肿瘤的外科分期，其治疗一般要求如下。

1. **良性肿瘤**　①Ⅰ期：良性潜伏病变，可囊内切除或边缘切除。②Ⅱ期：良性活跃，可边缘切除，此种肿瘤在包膜内，无明显病灶，不需广泛切除。③Ⅲ期：良性侵袭，此类肿瘤有包膜外穿通，需广泛切除。

2. **恶性肿瘤**　①ⅠA 期（G1T1）：广泛切除复发率低，边缘切除复发率高。囊内切除不如边缘切除有效。②ⅠB 期（G1T2）：局部切除复发率高，应是广泛切除。③ⅡA 期（G2T1）：应行彻底切除，需附加治疗。④ⅡB 期（G2T2）：彻底切除亦可复发，应做离断、单骨盆切除或 1/4 离断。

（二）手术治疗

根据外科分期系统（surgical staging system），软组织肿瘤切除可分为以下 4 种。

1. **囊内切除**　在肿瘤包膜之内进行。

2. **边缘切除**　在肿瘤包膜外，将肿瘤整块切除，术后肿瘤组织或多或少仍有残留。

3. **广泛切除**　带肿瘤外的健康组织整块切除，此种处理仍属间室内，术后仍可留下肿瘤细胞。

4. **彻底切除**　在间室外，将整个肿瘤连同间室的周壁，在横面上及远近端整块切除，即包括肌肉的起止点。

二、髂骨周围软组织肿瘤的切除

（一）未侵及髂骨臀部软组织肿瘤

对此类肿瘤大块臀肌可以切除，功能影响不大。广泛切除要求包括其宽大的边缘及其反应区，对臀部Ⅰ期及Ⅱ期间室内肿瘤常可做到彻底边缘切除，剥离可在髂骨骨膜下进行，将臀肌整块切除。对臀大肌不应切断其肌肉纤维，而应将其在大转子及股骨中止处切开。常见的肿瘤潜在侵犯处，在臀大肌下缘沿其后疏松软组织累及坐骨神经，其次潜在部分肿瘤沿坐骨大孔向骨盆内生长，造成盆腔内外侵犯。因此术前评估 CT、MRI、核素扫描明确肿瘤累及范围，从而决定综合治疗方案。对于部分肿瘤累及坐骨神经或者盆腔内外生长者，良性肿瘤应注意坐骨神经的和臀上血管的保护；恶性肿瘤者需要做坐骨神经切除或者做术中计划阳性切缘的局部坐骨神经处理。

（二）侵及髂骨的臀部软组织恶性肿瘤

对此类肿瘤应连同髂骨一并切除，剥离在内板骨膜下进行，将髂骨翼连同臀肌整块切除。在后方于骶髂关节离断或自骶骨侧截骨去除。继之在骨盆内骨膜下向前分离，直至于坐骨切迹放入

线锯，按照术前影像学评估结果，决定自髂骨截骨平面。对于髋臼可保留者，只需植骨重建骨盆环完整性；对于累及髋臼者，需要行包括髋臼的一并切除重建，重建方式见骨盆肿瘤切除重建章节。亦有学者主张对于髋臼未累及者切除后将坐骨、耻骨及髋关节向内推，使之在耻骨联合处旋转。使髂骨靠近骶骨，无须植骨。术后除肢体短缩 2 cm 外，无骨盆移位及脊柱侧弯等障碍。

（三）侵及坐骨神经的臀部恶性软组织肿瘤

此类肿瘤由于坐骨神经位于肿瘤反应区，执行彻底边缘切除者则下肢行走功能障碍，需行局部包括坐骨神经在内的广泛切除和放射治疗或者半骨盆截肢。若分离保留坐骨神经，则有复发的危险。近期文献报道，术中计划阳性切缘辅助术中阳性切缘放射治疗、酒精等物理或者化学方式的局部处理，其局部控制与连同坐骨神经切除结果相仿。坐骨神经切除后的可用短腿支具控制足下垂，保护足底皮肤不发生神经性溃疡，亦可行踝关节融合手术，改善下肢的跨越步态。

（四）髂窝部的软组织肿瘤

良性肿瘤行边缘切除，注意保护血管和神经；恶性肿瘤行广泛切除，如髂骨未侵及，行髂骨内板骨膜下剥离，连同髂腰肌一并切除，如侵及髂骨，行髂骨外板骨膜下剥离切除髂肌及髂骨。髂窝恶性软组织肿瘤累及股血管和神经时，股神经需一并切除，髂血管可用健侧大隐静脉或者人工血管移植。

三、骨盆周围软组织肿瘤的治疗

（一）化学治疗

目前恶性软组织肿瘤化学治疗分为：术前化学治疗（新辅助）、术后化学治疗（辅助）及姑息性化学治疗。术前化学治疗的目的在于缩小肿瘤，杀灭微小转移灶，利于后续外科手术治疗。术前化学治疗的绝对指征包括：尤因肉瘤、胚胎

型／腺泡型横纹肌肉瘤及化学治疗敏感的非特指型软组织肉瘤。目前化学治疗方案多采取多药联合、患者耐受最大剂量、新辅助化学治疗、毒副作用的最小化以及化学治疗耐药的处理。主要的化学治疗药物包括阿霉素、顺铂、大剂量的氨甲蝶呤、长春新碱、博来霉素、环磷酰胺、放线菌素 D、异环磷酰胺等。多药联合应用可以减少因肿瘤异质性引起的骨盆周围软组织肿瘤多药耐药的发生，使化学治疗效果更加理想。术后化学治疗的目的在于：消灭残存的微小转移灶，减少肿瘤复发转移机会，提高治愈率。临床处理骨盆周围恶性软组织肿瘤时，综合考虑化学治疗的敏感性和疾病风险程度。新辅助化学治疗缺乏大规模 RCT 研究，目前建议仅用于化学治疗敏感或者一切切除困难难以达到 R0 切除者。

（二）放射治疗

放射治疗对骨盆周围软组织肿瘤有一定疗效适用范围，常作为术后的辅助治疗方案。治疗效果与肿瘤部位、大小、类型以及对化学治疗是否敏感有关。手术后辅加放射治疗，主要是针对残留在手术野内的微小亚临床病灶起到了抑制作用，而对团块状和结节状的大块瘤体往往难以奏效。术前放射治疗有时会优于手术后放射治疗，软组织肉瘤经过放射治疗后会减少手术操作时挤压肿瘤向外扩散的机会，而手术前放射治疗最大的缺点是手术后创面不易愈合，因此术前新辅助放射治疗的剂量及手术的时机需要综合考量。同时，因放射治疗导致的其他问题如发育迟缓、病理性骨折、放射性骨病等也不容忽视。

（三）分子靶向治疗

近年来，随着恶性软组织肿瘤生长的基因及相关信号通路研究的深入，一些新的靶向药物被应用于骨盆周围软组织肿瘤精准医疗。根据患者个体遗传信息，在分子水平分析疾病特征，从而针对性地为每一个患者个性化制订最佳的诊疗方案，以期达到治疗效果最优化和副作用最小化的

医学模式。这种精准医学的理念渗透在后续骨盆周围软组织肿瘤的诊断和治疗中，更好地造福骨盆周围软组织肿瘤患者。

目前骨盆周围软组织肿瘤靶向治疗主要包括：①小分子表皮生长因子受体（EGFR）酪氨酸激酶抑制剂，如吉非替尼；②抗 EGFR 的单抗，如西妥昔单抗；③抗 HER-2 的单抗，如曲妥珠单抗；④ Bcr-Abl 酪氨酸激酶抑制剂，如伊马替尼；⑤血管内皮生长因子受体抑制剂，如贝代珠单抗等。

癌和前列腺癌等实体瘤的治疗中展示出了强大的抗肿瘤活性，多个肿瘤免疫治疗药物已经获得美国 FDA 批准应用于临床。主要有以下几类：①单克隆抗体类免疫检查点抑制剂：PD-1/PD-L1 抑制剂和 CTLA-4 抑制剂。②免疫治疗性抗体：抗 CD30 嵌合抗体和布妥昔单抗。③细胞治疗：自然杀伤细胞（NK）、细胞因子诱导的杀伤细胞（CIK）、细胞毒性 T 细胞（CTL）以及经基因修饰改造的 T 细胞（CAR-T、TCR-T）治疗。④免疫系统调节剂等。

（四）免疫治疗

免疫治疗是骨盆周围软组织肿瘤手术治疗、放射治疗和化学治疗后一种新的选择，主要包括特异性免疫治疗、非特异性免疫治疗、过继免疫治疗。近几年，肿瘤免疫治疗的好消息不断，目前已在多种肿瘤如黑色素瘤、非小细胞肺癌、肾

（五）其他治疗

骨盆周围软组织肿瘤的其他治疗包括冷热消融治疗、光动力治疗、声动力治疗以及中医中药治疗等。

（孙　伟　沈嘉康　马小军　傅泽泽　孙梦熊
左冬青　王刚阳）

参考文献

[1] Edge S B, Byrd D R, Compton C C, et al.American Joint Committee on Cancer Cancer Staging Manual[M]. 7th ed. New York: Springer, 2010.

[2] Fletcher C D M, Bridge J A, Hogendoorn P C W, et al. WHO Classification of Tumours of Soft Tissue and Bone[M]. Lyon: IARCP, 2013

[3] Maryamchik E, Lyapichev K A, Halliday B, et al. Dedifferentiated liposarcoma with rhabdomyosarcomatous differentiation producing hcg: a case report of a diagnostic pitfall[J]. Int J Surg Pathol, 2018, (2): 1066896918760192.

[4] Lambade P N, Lambade D, Saha T K, et al. Malignant fibrous histiocytoma: an uncommon sarcoma with pathological fracture of mandible[J]. Journal of Maxillofacial & Oral Surgery, 2015, 14(1): 283-287.

[5] Saini S, Shah M, Patni S. Vaginal neurilemmoma: case report with brief review[J]. Indian J Surg Oncol, 2015, 6(3): 313.

[6] Sugitani A, Asai K, Kojima K, et al. Primary pleural synovial sarcoma treated with pazopanib[J]. Intern Med, 2015, 54(16): 2051-2055.

[7] Karakasli A, Karaaslan A, Erduran M, et al. Pseudomyogenic (Epithelioid sarcoma-like) hemangioendothelioma with bone invasion[J]. J Orthop, 2014, 11(4): 197-199.

[8] Chrysikos S, Kaponi M, Triantafillidou C, et al. A rare case of primary intrapulmonary neurilemmoma diagnosed in a 43-year-old asymptomatic man with a well-defined intrapulmonary mass[J]. Front Oncol, 2018.

[9] Childhood Soft Tissue Sarcoma Treatment (PDQ®): Health Professional Version, in PDQ Cancer Information Summaries Bethesda (MD) [J]. National Cancer Institute, 2002.

[10] Rudzinski E R, Teot L A, Anderson J R, et al. Dense pattern of embryonal rhabdomyosarcoma, a lesion easily confused with alveolar rhabdomyosarcoma: a report from the soft tissue sarcoma committee of the children's oncology group[J]. Am J Clin Pathol, 2013, 140(1): 82-90.

第二十五章

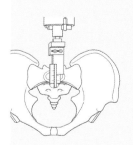

第二十六章
骨盆瘤样病变

第一节　骨囊肿

骨囊肿（bone cyst）是一种常见的骨肿瘤样病变，多见于20岁以下青年儿童，亦可见于成人，男女发病比例为2:1。多发于四肢长管状骨（肱骨和股骨近端），成人常见发病部位为骨盆髋骨和跟骨。

一、病因

骨囊肿病因不甚确切，目前存在骨外伤学说、感染学说、破骨细胞异常增殖学说、淋巴阻滞学说、良性肿瘤囊变伴有淋巴阻滞学说、钙磷代谢障碍学说等多家学说，具体病因有待进一步证实。

二、病理表现

（一）大体所见

骨囊肿多呈椭圆形，单房性，不太规则，内壁为一层薄而光滑的纤维组织，呈灰暗或棕红色，囊壁外骨皮质因受压而明显变薄，囊腔内为棕黄略带血红色的液体，有时可为血性。

（二）镜下所见

骨囊肿的骨壁与正常骨组织相同，纤维结缔组织囊壁，除多呈纤维组织外，尚有一些多核巨细胞。此种巨细胞较小，可成堆出现或弥散分布于囊内壁，囊壁内还有骨样组织或骨小梁、含铁血黄素等。

三、临床表现

（一）症状与体征

骨囊肿一般症状较轻，病程较长，发生于四肢长管状骨多以病理骨折为首发症状，发生髂骨者可有局部隐痛、酸痛不适，亦可有不同程度的局限包块隆起。

（二）影像学表现

骨盆部骨囊肿不具有长骨骨囊肿的典型征象，其X线基本表现为局限性、膨胀性透亮区，边缘光滑，其中有不规则骨小梁间隔，呈皂泡状或蜂窝状。膨胀显著者骨皮质可断裂。如无病理骨折，罕有骨膜反应，不伴软组织肿胀，病变内钙化少见。

CT检查显示圆形或椭圆形骨质缺损，边缘清晰。

皮质膨胀变薄，囊内密度均匀，为水的 CT 值，若为血性液体则 CT 值升高（图 5-26-1）。MRI 检查中病损区域 T1WI 为低至中等信号强度，T2WI 为高信号。

肿、骨巨细胞瘤、内生软骨瘤、局限性骨纤维异常增殖症、非骨化性纤维瘤及嗜酸性肉芽肿等鉴别。

四、诊断与鉴别诊断

根据临床表现和 X 线特点，骨囊肿的诊断常不困难。必要时行穿刺活检。常需与动脉瘤样骨囊

五、治疗及预后

骨囊肿的治疗以局部刮除及植骨为主要方法，亦有学者主张刮除及填充骨水泥。刮除时务将囊肿之包膜彻底刮除，少有复发。

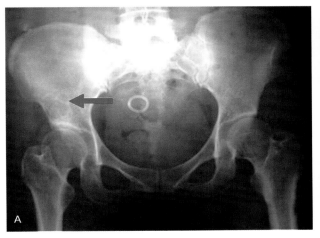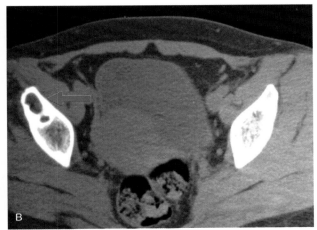

图 5-26-1 骨囊肿

A. X 线基本表现为局限性、膨胀性透亮区，边缘光滑；B. CT 检查显示骨皮质膨胀变薄，囊内低密度

第二节 动脉瘤样骨囊肿

动脉瘤样骨囊肿（aneurysmal bone cyst）是一种瘤样病变，可以独立发病，也有以在骨肿瘤的基础上并发的病变。多数学者认为发病原因是骨病变局部静脉血栓形成，或动脉交通，产生局部持久性血液动力的障碍，引起静脉压极度升高、血管扩张、受累骨吸收并发生继发性反应性修复而形成囊肿，外伤可能为重要诱因。本病多发生于 10~20 岁，无明显性别差异。多发生于四肢，髋骨和骶骨发病率为 8%~12%。

一、病理表现

（一）大体所见

囊肿大小不一，与周围骨分界清楚。囊内壁为一层反应性薄壁囊状骨壳，向外膨胀。囊肿由

大小不等的分房血腔组成，切面呈蜂窝状血窦，其内壁光滑。囊肿常涉及周围组织，但其外面仍多由骨外膜所包绕。

（二）镜下所见

病变主要由大小不等的海绵状血窦构成，窦内为血液，亦可有血块，窦间隔由纤维结缔组织组成，其中有时见有纤维性骨小梁，间隔壁上有内皮细胞。出血区附近有体积较小的多粒原细胞。

二、临床表现

（一）症状与体征

本病症状轻而病程长，部分患者口述局部疼

第二十六章

痛不适，进行性跛行。疼痛发生在骶骨常较明显，严重时可伴有神经症状，大、小便异常。偶有患者无明显临床症状，偶然发现局部肿块从而就诊。

（二）影像学表现

X线显示骶、髂骨的基本改变为膨胀变薄的透亮区，内有粗细不等的骨小梁。有时骨皮质甚薄，在骨质边缘部分出现吹气球样影像，有的病变突入软组织，外有包壳，病变区内也小斑片状钙化。CT和T2WI MRI可以更清晰显示瘤体边界。

三、诊断及鉴别诊断

根据临床表现及X线征象，局部穿刺有硬壳感，很易抽出不凝固血，应考虑动脉瘤样骨囊肿的可能，应注意与一般的骨囊肿、骨巨细胞瘤鉴别。动脉瘤样骨囊肿的临床诊断很困难，很多病例术前不能确诊。

四、治疗及预后

本病以彻底手术治疗为主，可行局部刮除或截除术，术前要有充分的准备，术中可能大量出血，不能切除者可试行放射治疗。

对于无法手术患者，地诺单抗治疗后可以阻止疾病进展甚至缩小肿块，为手术治疗提供可能。术前动脉栓塞有助于减少术中出血，因此有利于病灶刮除和自体骨移植。瘤体营养动脉多次栓塞可以减少瘤体体积、缓解局部疼痛并促进新生骨形成。

动脉瘤样骨囊肿的总体预后良好，复发率约为14%。彻底手术可以有效降低术后复发。复发病例优先采用病灶刮除联合自体植骨。

第三节　骨纤维结构不良

骨纤维结构不良（osteofibrous dysplasia）亦称骨纤维异常增殖症，是一种以骨纤维异常增殖变性为特征的骨病。病因不明，发病年龄以11~30岁居多，男女发病无明显差异。股骨、胫骨多发，骨盆亦有发病。

一、病理表现

（一）大体所见

病灶具膨胀性，外有完整包膜，病变组织可呈灰暗色或棕红色，囊变腔内含有血液或浆液。

（二）镜下所见

病变以纤维结缔组织及化生骨构成，纤维组织呈梭形，胶原纤维多而致密，血管组织少，扩张的血管及渗出的周围有少量的组织细胞及多核巨细胞浸润。

二、临床表现

（一）症状与体征

病程进展缓慢，可数年至数十年，骨骼发育成熟后病变可停止发展。部分患者无临床症状。有时产生病理骨折方被发现。主要症状是病变部位的肿胀变形，可伴有轻微的酸痛不适，疼痛不明显。

合并内分泌障碍的多发性骨纤维异常增殖症亦称Albright综合征，有3个特征：①多发骨性骨纤维异常增殖症；②区域性皮肤色素沉着；③性早熟。

（二）实验室检查

血液化学改变多在正常范围，对诊断帮助不大。

（三）影像学表现

1. X线表现　发病于骨盆的骨纤维结构不良

多以囊状膨胀改变为主，可呈单囊及多囊样，以多囊样常见，圆形或椭圆形透亮区，大小不等，与正常骨分界清楚，可有较短的骨嵴边缘伸向囊腔，单囊样改变为边缘硬化而清晰，骨皮质轻度膨胀，外缘光滑，内缘呈波浪状或较粗糙，透亮区内常有散在条索状骨纹及斑点致密影。

CT 检查显示囊状透亮区，囊壁可出现硬化（图 5-26-2），囊内可出现粗大骨小梁，主要用于结构较复杂的部位以及与其他疾病进行鉴别诊断。MRI 检查囊样改变区域 T1WI 低信号，T2WI 均表现为中等或高信号，病灶边缘清晰。

三、诊断及鉴别诊断

骨纤维结构不良诊断多无困难，单发者应与孤立性骨囊肿、孤立性内生软骨瘤、骨巨细胞瘤鉴别，多发者应与甲状旁腺功能亢进鉴别。骨囊肿在 X 线片上内容空虚，故透明度大；内生软骨瘤亦呈局限性骨质破坏，但其中有钙化斑点容易鉴别；而骨巨细胞瘤绝大多数单发，位于骨端，骨盆的骶骨常见，单纯溶骨改变，有膨胀，周围无明显钙化环；而甲状旁腺功能亢进有骨质疏松、泌尿系结石和高钙血症。

四、治疗及预后

本病无症状的病例无须治疗，但应定期观察随访。治疗以手术治疗为主，刮除病灶及植骨，亦可用骨水泥填充，一般预后良好，偶有复发，再次手术可愈，恶变率为 2%~3%。长期接受双膦酸盐治疗对大多数多骨性纤维性结构不良患者是安全有效的。

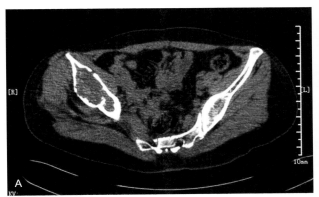
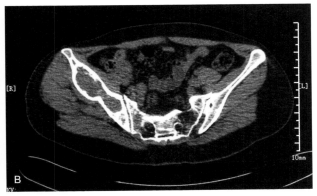

图 5-26-2　女性，33 岁，骨纤维结构不良
CT 显示右侧髂骨囊状透亮区域，囊壁硬化

第四节　非骨化性纤维瘤

非骨化性纤维瘤（non-ossifying fibroma）系由成熟的非成骨性结缔组织发生的良性骨肿瘤。因侧重角度不同，名称较多：如单发性黄色瘤、囊性纤维性骨炎、干骺纤维性骨缺损等。1942 年 Jaffe 和 Lichtenstein 根据病理变化、无成骨趋向及恶变而命名为非骨化性纤维瘤。非骨化性纤维瘤比较少见，发病年龄多为 10~30 岁，无性别差异，以股骨及胫骨多发，偶见于髂骨和骶髂关节等处。

一、病理表现

（一）大体所见

病变呈棕色或黄色的纤维组织，切面呈结节状，具有韧性，病灶内无骨结构。肿瘤周围可有硬化骨组织包裹。

（二）镜下所见

构成肿瘤的主要成分是梭形的成纤维细胞，呈层状或旋涡状排列。同时可见少量胶原纤维，有的细胞质中含铁血黄素颗粒，并见散在的多核巨细胞。然而肿瘤细胞内一般不存在成骨征象。

二、临床表现

（一）症状及体征

病灶发展缓慢，主要症状是局部轻微疼痛及压痛，少有包块，常因其他原因摄 X 线片而发现。

（二）影像学表现

1. X 线表现　发生于骨盆的病变体积一般较小，边界清晰，病变呈单囊或多囊状透亮区，密度较均匀一致，病变边缘仅见轻度硬化，膨胀甚轻，一般无骨膜反应。

2. CT 检查表现　为局部骨皮质损坏却不见膨胀性改变，病灶边缘硬化，病灶内无死骨、钙化。MRI 检查在 T1WI 呈现低信号，T2WI 呈现不均匀信号增高。

三、诊断及鉴别诊断

本病多发于青少年，无明显症状，参照其 X 线表现特点应考虑此种肿瘤的可能。常与单发性纤维异常增殖症、骨巨细胞瘤等鉴别。病理检测是鉴别诊断的金标准。

四、治疗及预后

手术治疗效果良好，很少复发，可行局部刮除，必要时植骨或骨水泥填充。

第五节　骨嗜酸性肉芽肿

骨嗜酸性肉芽肿（eosionophilic granuloma）是病理性朗格汉斯细胞近似恶性增殖的一种病变。又称为朗格汉斯细胞组织增生症、骨肉芽肿、骨孤立性肉芽肿、骨非特异性肉芽肿等。1929 年由 Finzi 首次报道，1940 年 Jaffe 和 Lichtenstein 命名为骨嗜酸性肉芽肿。本病自婴儿至老年均可发病，但多发生于儿童及青少年。男女发病比例为 2.5:1，好发于颅骨、脊柱和肋骨等，骨盆亦为好发部位。分为单发病变和多发病变，单发病变多于多发病变。

一、病理表现

（一）大体所见

溶骨性病变，破坏区面积较小，边缘清楚。肉芽肿呈棕黄色或灰黄色，质脆易碎，可穿破皮质进入软组织。

（二）镜下所见

主要良性组织细胞为基底，内含数量不等的嗜酸性粒细胞。在嗜酸性粒细胞较多区域亦常见数量不等的淋巴细胞、浆细胞、泡沫细胞等。

二、临床表现

（一）症状及体征

症状变异较大，与部位关系密切。一般发病隐匿且缓慢，可出现局部轻度疼痛和功能障碍。髂骨表皮部位可触及骨质变化，位于骶椎可引起相应的马尾神经症状。

（二）影像学表现

X 线检查显示骨盆的嗜酸性肉芽肿多表现为边缘清楚的溶骨性破坏，有时可呈多房性破坏。

401

CT 检查显示溶骨性改变。MRI 检查显示 T2WI 呈现地图样骨质破坏，T1WI 低信号难与周围软组织分辨（图 5-26-3）。

（三）实验室检查

白细胞增多及嗜酸性粒细胞可增多，血清钙、磷、碱性磷酸酶均正常。

三、诊断及鉴别诊断

患者多为青少年及儿童，局部有轻微的疼痛。急性期骨质溶解，边界不清。慢性期 X 线片上呈现边缘清晰锐利的局限性溶骨性破坏，白细胞及嗜酸性粒细胞升高，应考虑本病。

本病应与尤因肉瘤、骨结核、骨感染、骨纤维异常增殖鉴别，年龄大者应与骨盆转移瘤相鉴别，多发性骨嗜酸性肉芽肿应与多发性骨髓瘤和转移瘤相鉴别。

四、治疗及预后

对于局部单发者可行刮除术，复发者少见。单发或局限性多发病灶患者预后较好。累及多部位的且病灶持续进展的患者预后较差。不适合手术的发病部位可行放射治疗，多发病灶不适合手术或放射治疗者可病灶内注射肾上腺皮质激素或抗肿瘤药物。慢性病变病灶边界清晰，具有自限性；急性病变患者手术治疗需要彻底清除病灶。多发病变患者可以联合化学治疗药物治疗，单发病变患者可联合局部小剂量放射治疗。

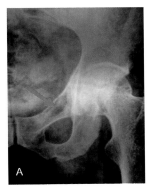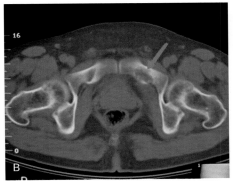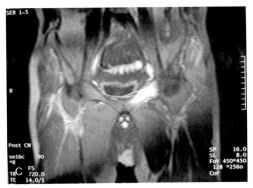

图 5-26-3　骨嗜酸性肉芽肿

A. X 线显示左侧耻骨溶骨性病变（箭头）；B. CT 检查显示左侧耻骨溶骨性改变（箭头）；C. MRI 冠状位扫描显示病变部位（箭头）T2WI 表现出较高的信号强度

（周子斐）

第二十六章

参考文献

[1] Papagelopoulos P J, Choudhury S N, Frassica F J, et al. Treatment of aneurysmal bone cysts of the pelvis and sacrum[J]. Journal of Bone & Joint Surgery American Volume, 2001, 83-A(11): 1674.

[2] Cottalorda J, Chotel F, Kohler R, et al. Aneurysmal bone cysts of the pelvis in children: a multicenter study and literature review[J]. Journal of Pediatric Orthopedics, 2005, 25(4): 471.

[3] Novais E N, Zimmerman A K, Lewallen L W, et al. Functional outcomes and quality of life following surgical treatment of aneurysmal bone cysts of the pelvis in children[J]. Journal of Children's Orthopaedics, 2014, 8: 281-288.

[4] Ntalos D, Priemel M, Schlickewei C, et al. Therapeutic management of a substantial pelvic aneurysmatic bone cyst including the off-label use of denosumab in a 35-year-old female patient[J]. Case Reports in Orthopedics, 2017, 2017: 9125493.

[5] Yildirim E, Ersözlü S, Kirbaş I, et al. Treatment of pelvic aneurysmal bone cysts in two children: selective arterial embolization as an adjunct to curettage and bone grafting[J]. Diagnostic & Interventional Radiology, 2007, 13: 49-52.

[6] Rossi G, Mavrogenis A F, Papagelopoulos P J, et al. Successful treatment of aggressive aneurysmal bone cyst of the pelvis with serial embolization[J]. Orthopedics, 2012, 35: e963-e968.

[7] Capanna R, Campanacci D A, Manfrini M. Unicameral and aneurysmal bone cysts[J]. Orthopedic Clinics of North America, 1996, 27: 605-614.

[8] Majoor B C, Appelman‐Dijkstra N M, Fiocco M, et al. Outcome of long‐term bisphosphonate therapy in mccune‐albright syndrome and polyostotic fibrous dysplasia[J]. Journal of Bone & Mineral Research, 2017, 32: 264-276.

[9] Parisi M S, Oliveri M B, Mautalen C A. Bone mineral density response to long-term bisphosphonate therapy in fibrous dysplasia[J]. Journal of Clinical Densitometry, 2002;4: 167-172.

[10] 曲华毅, 郭卫, 唐顺, 等. 25 例骨嗜酸性肉芽肿的诊断和治疗 [J]. 中国肿瘤临床, 2007;34: 157-161.

[11] Fletcher C D, Hogendoorn P C. WHO classification of tumours of soft tissue and bone: WHO classification of tumours[M]. 4th ed. Lyon: IARC Press, 2013.

[12] Garg B, Sharma V, Eachempati K K, et al. An unusual presentation of eosinophilic granuloma in an adult: a case report[J]. Journal of Orthopaedic Surgery, 2006, 14(1): 81-83.

[13] Raviraj J, Venkata S, Shaik S, et al. Multifocal eosinophilic granuloma of jaws and skull with classical and unusual radiographic/imaging findings[J]. Journal of Clinical & Diagnostic Research Jcdr, 2017, 11(1): ZD09.

[14] Kessler P, Wiltfang J, Schultze-Mosgau S, et al. Langerhans cell granulomatosis: a case report of polyostotic manifestation in the jaw[J]. International Journal of Oral & Maxillofacial Surgery, 2001, 30(4): 359-361.

[15] Ando A, Hatori M, Hosaka M, et al. Eosinophilic granuloma arising from the pelvis in children: a report of three cases[J]. Ups J Med Sci, 2009, 113(2): 209-216.

[16] Howard C B, Nyska M, Porat S, et al. Solitary eosinophilic granuloma of the pelvis in children. A report of three cases[J]. Arch Orthop Trauma Surg, 1996,115: 216-218.

第五篇

第六篇

骨盆手术学

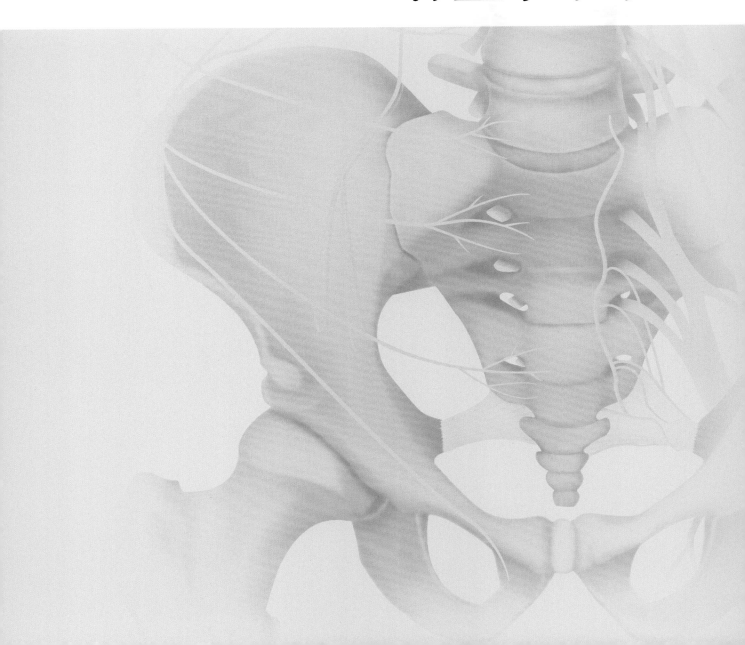

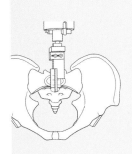

第二十七章
骨盆手术入路

第一节　骶、尾骨手术入路

由于骶尾骨形态复杂及毗邻结构特殊，除骶骨上部前侧病变需经腹腔、盆腔或腹膜外入路，其他因位置较深，常不够理想，所以一般选取经后方入路。

一、骶骨的后方入路

患者取俯卧位，胸部及髂部垫高，双下肢降低，髋关节和膝关节呈10°~30°屈曲位。沿骶正中或臀部横"S"形切口（图6-27-1），显露骶棘肌和臀大肌的骶骨附着处，将其切开连同骨膜剥离，将臀大肌牵向外侧，骶棘肌牵向内侧，如此即可显露骶骨及骶后孔以及由其中穿过的骶后神经；或沿骶骨棘突横断骶棘肌，以充分显露骶骨（图6-27-2）。

二、尾骨的后方入路

患者取俯卧位或侧卧位，沿骶后部正中做纵行切口，直达尾骨末端。先显露骶尾关节，该处较浅，将骶尾关节切开，然后用巾钳将尾骨上端夹住，向后上方牵拉，将附着在尾骨上的肌肉分开，切除尾骨。

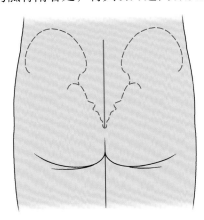

图 6-27-1　骶骨后方入路切口

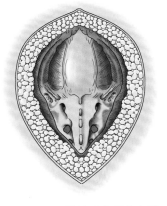

图 6-27-2　骶骨手术后方入路

第二节　骶髂关节手术入路

骶髂关节手术入路主要用于骶髂关节结核的病症清除、骶髂部的肿瘤切除、骶髂关节融合术或骨折脱位的复位及内固定术。手术入路分前方入路和后方入路两种，后方解剖较浅，易显露，由于没有重要的血管和神经，所以一般多自后方进入。

一、后方入路

（一）体位

患者取斜俯卧位，躯干与手术台面成60°，患侧在上，腰下垫枕，使髂嵴与第十二肋骨分离，健侧髋关节和膝关节屈曲成45°，患侧髋关节和膝关节微屈（图6-27-3）。

（二）操作步骤

切口以髂后上棘为中点，上部沿髂嵴的内上缘向外延伸12 cm，下部自中点下方向股骨大转子顶端做一约10 cm的弧形切口（图6-27-4A）。向外侧剥离弧形皮瓣，显露臀大肌中上部、骶棘肌筋膜起点、髂嵴后半部及髂后上棘。将臀大肌自髂嵴、髂后上棘和骶棘肌筋膜部切开，再用骨膜剥离器由髂骨外板向下、外方向分离臀大肌，直达坐骨大切迹上方1 cm处（不应该继续向下方剥离，以免损伤臀上动脉），同时必须小心保持腰髂韧带和长、短骶髂韧带的完整。自髂后上棘横行向外凿开髂骨4~5 cm；另自髂后下棘横行凿开，达到前一凿骨线的水平；再将此两凿骨线的外端连在一起，此即为骨瓣的外侧缘（图6-27-4B）。因骨瓣的内侧有韧带软组织附着，故将上骨瓣的外侧缘凿开后，即可将此长方形骨瓣翻向内侧（图6-27-4C）。处理骶髂关节病变和刮除其关节软骨后，放回骨瓣，或将骨瓣的部分嵌入，以利骶髂关节融合。

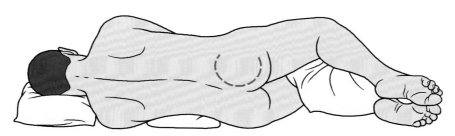

图6-27-3　骶髂关节后方入路体位

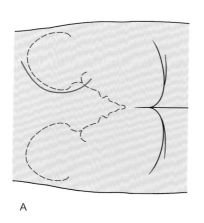
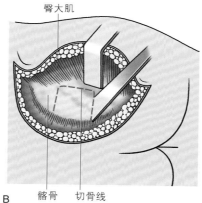
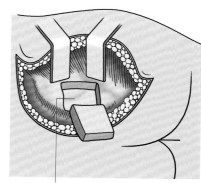

臀大肌

A　　　　　B　髂骨　切骨线　　　　C　进入骶髂关节

图6-27-4　骶髂关节后方入路
A.切口；B.剥离臀大肌；C.开窗显露骶髂关节

二、前方入路

（一）体位

患者取平卧位，患侧向上。切口由髂前上棘开始，沿髂嵴向后切开，至骶棘肌附着点为止（图 6-27-5A）。

（二）操作步骤

切开皮肤及皮下组织后，在髂嵴沿着腹肌附着处切开（图 6-27-5B），至腹膜外后，将腹膜向中央推开，显示髂肌。在髂骨上切开髂肌的附着点（图 6-27-5C），沿髂骨内板行骨膜下剥离。若髂骨营养血管出血，用骨蜡止血。骨膜下剥离直至骶髂关节处（图 6-27-5D），可将髂肌在骶髂关节附着处切开，向内推开，即可显露骶髂关节上段。经过弓状线向下后方剥离，即可达坐骨大切迹和骶髂关节下段。注意避免损伤臀上动脉及神经。

此切口与骶髂关节后方入路（图 6-27-4）切口联合应用，可同时显露骶髂关节前、后侧。

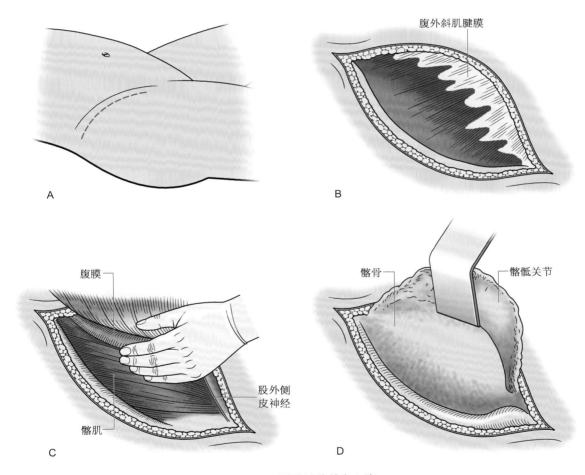

图 6-27-5 骶髂关节前方入路

第三节 髂骨、耻骨和坐骨手术入路

一、髂骨手术入路

髂骨是髋骨的一部分，为扇形扁状骨，其扇面为髂骨翼，翼的上缘为髂嵴。髂嵴前部内唇有腹横肌及腰方肌附着，外唇有阔筋膜张肌、背阔肌、腹外斜肌和臀中肌附着。腹内斜肌附着在髂峰内、外唇之间。髂峰前后两端均有骨隆起，前端有髂前上棘，为缝匠肌与阔筋膜张肌的起点。髂前上棘的下方另一隆起为髂前下棘，为股直肌的起点。从髂前上棘沿髂峰向后触摸，有一外侧唇的突起部位，称为髂骨结节，该处为髂骨前部最厚处。经髂骨前方切口，在此可以切取较多骨质。髂后上棘位于髂骨后部，位置较浅，可以触及，其下方有髂后下棘。髂骨后部深面参与组成骶髂关节。

髂峰自髂前上棘起至髂后上棘，全长皆在皮下，前外侧尤为明显，后侧皮下组织较厚，髂骨显露常作为髋关节或骶髂关节显露的一个组成部分。此处仅指单纯髂骨显露，范围比较局限。可分为前部手术入路和后部手术入路。

（一）髂骨前部手术入路

此入路即为常用的髋关节前外侧切口（Smith-Petersen 切口）以上部分，是临床上经常采用的。

1. **体位**　患者取侧卧位或仰卧位，术侧垫高，使髂骨抬高。

2. **操作步骤**　切口根据需要设计，沿着髂峰全长任何一部分均可做切口，一般自髂前上棘开始，向后沿髂峰做弧形切口（图 6-27-6）。此处皮下脂肪较薄，容易显露。如需大量植骨，切口可向后延长。切开皮肤皮下组织，在髂前上棘后下方注意不要损伤股外侧皮神经，在髂结节附近应注意避免损伤臀上皮神经及其分支，在髂后上棘内下方，注意避免损伤骶神经后皮支。切开神经

膜，贴髂峰内、外缘切开直至骨质。在髂骨外面前部剥离阔筋膜张肌、臀中肌和臀小肌，后部剥离臀大肌，在髂骨内面剥离腹壁各肌及髂肌，用纱布填塞止血，如此髂骨翼内、外面即可显露。

操作中若注意以下几点，可使出血减少到最低程度：①髂峰处切段臀肌附着点时应紧贴骨膜，勿切断肌纤维，以免出血；②骨膜下剥离应尽量保持骨膜的完整，使填塞止血有效；③髂骨外翼的营养动脉位于髂骨的前中 1/3 交界、髂峰下 5 cm 处，因无法结扎，故应采用电烧或骨蜡止血；④深部可达坐骨切迹，该处因有臀上动脉通过，故操作中应注意避免损伤。

（二）髂骨后部手术入路

此切口主要用于取髂骨植骨或显露骶髂关节。

1. **体位**　患者俯卧或侧卧于手术台上，用长形体位垫垫于胸腹部两侧以支撑身体，所垫部位上至胸廓，下至骨盆，但要求胸腹部不与桌面接触，以免妨碍呼吸。

2. **操作步骤**　在臀部相当于髂后上棘处常有一皮肤凹陷处，在其下方可触及髂后上棘，后半部髂峰可以在皮下触及。以髂后上棘为中心，做一弧形切口，长度为 8 cm（图 6-27-7）。牵开皮肤后即可显露髂后上棘及髂峰。从髂峰的外侧唇切开，用 Cobb 骨膜剥离器推开骨膜，显露髂骨后部骨板，由于在后部髂骨峰有臀大肌（臀下神经支配）、臀中肌和臀小肌（臀上神经支配）附着，椎旁肌肉的神经呈节段性支配，因而这一切

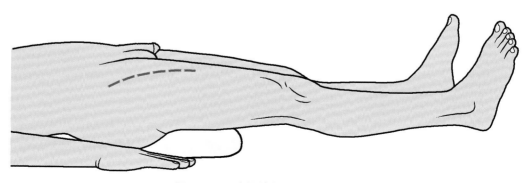

图 6-27-6　髂骨前部手术入路切口

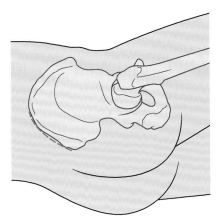

图 6-27-7　髂骨后部手术入路切口

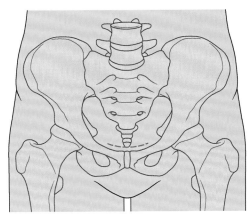

图 6-27-8　耻骨手术入路切口

口不会损伤神经。从髂后上棘向前外侧切口不应超过 8 cm，因该处有臀部皮神经，如切断则会产生臀部皮肤感觉缺失，但不会产生重要临床问题。骨膜下剥离后，则可显露大面积髂骨后部。由于该处骨质厚，故可提供足够的骨质。骨膜下剥离如果在髂后上棘下方超过 1.5 cm，即可显露髂骨上的后臀线，该线将臀大肌与臀中肌起点分开。如继续解剖切口深处可达坐骨切迹，因该处有坐骨神经走行，故如需要显露该处则要用手指触诊，以免损伤神经。经过弓状线向下后方剥离，即可达坐骨大切迹，显示骶髂关节下段，此处应避免损伤臀上动脉及神经。

二、耻骨手术入路

此入路主要用于耻骨病灶清除术、耻骨分离的复位或耻骨肿瘤切除等。

（一）体位

患者取仰卧位或膀胱截石位，臀部稍抬高。

（二）操作步骤

切口沿耻骨上缘嵴做弧形切口，凸向下方；或沿耻骨弓做弧形切口，凸向上方。如病变局限于一侧，亦可沿一侧耻骨骨体做纵行切口，切开皮肤、皮下组织及深筋膜。对于男性患者，切口两侧注意不要损伤精索；对于女性患者，将阴蒂

及大阴唇翻向下方（图 6-27-8）。

切开耻骨骨膜，做骨膜下剥离，上面将腹直肌、锥状肌推开，下面将尿生殖膈推开。将内收肌自耻骨支剥离，如此耻骨体及耻骨支即被显露。沿耻骨弓向内剥离时应避免损伤尿道，为预防损伤尿道，术前预先放置导尿管。

三、坐骨手术入路

此入路主要用于坐骨结节病灶清除术、坐骨滑囊炎或坐骨肿瘤的切除。站位时，坐骨结节为臀大肌所覆盖，其间有滑液囊，屈髋时则明显突出。坐骨结节上有半腱肌、半膜肌、肌二头肌、大收肌及股方肌附着，还有骶结节韧带附着。坐骨结节作为坐骨直肠窝的外壁，距肛门甚近，因此显露宜尽量远离会阴，以防污染。

（一）体位
患者取侧卧位，患侧向上；或取膀胱截石位。

（二）操作步骤
1. 侧卧位　切口自髂后上棘外下方 5 cm 开始，朝向坐骨结节，再沿臀皱襞向外做弧形切口，切开皮肤、皮下组织及深筋膜。摸清坐骨结节，切开骨膜，然后将附着的肌肉包括腘绳肌、大收肌坐骨部及股方肌作为骨膜下剥离，如此坐骨结节及坐骨上、下支直至髋臼后下缘均被显露

（图 6-27-9）。

2. 截石位　沿坐骨结节做弧形切口，切开皮肤、皮下组织及深筋膜，切开骨膜，自坐骨结节上剥离各肌肉，坐骨结节及上、下支均被显露。

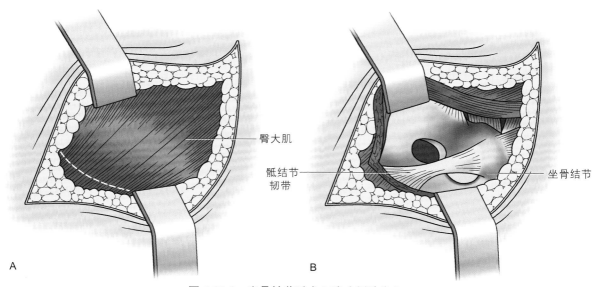

图 6-27-9　坐骨结节手术入路（侧卧位）

A. 切开臀大肌；B. 显露坐骨结节

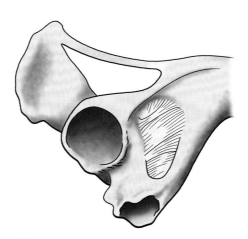

图 6-27-10　坐骨结节手术切口（截石位）

第四节　髋臼手术入路

由于髋臼的解剖位置较深，周围结构复杂，因此髋臼的显露较困难，且任何单一入路并不能处理所有髋臼骨折。

一、后外侧入路

后外侧入路即 Kocher-Langenbeck 入路，主要用于显露髋臼后缘、处理后柱骨折。

（一）体位

患者取俯卧位或侧俯卧位。

（二）操作步骤

切口类似 Gibson 切口。在髂后上棘的前方

6~7 cm 紧靠髂嵴处开始切开皮肤，沿臀大肌前缘到大转子之前，然后沿股骨轴线向下延伸 15 cm（图 6-27-11A）。将切口的前后皮瓣进行钝性分离后，在切口下端依髂胫束的纤维方向，从下向上切开髂胫束直达大转子。先使大腿外展，将手指伸入髂胫束之下，触知臀大肌前缘的沟，顺着沟向近侧延伸切开；然后内收大腿，牵开前后肌群，显露大转子和附着于其上的肌肉。在梨状肌之上钝性分开臀中肌的后缘，向前上牵开臀中肌，向后牵开臀大肌、梨状肌和闭孔内肌，即可显露出髋臼的后面（图 6-27-11B）。

二、前侧入路

前侧入路即髂腹股沟入路，由 Letournel 于

20 世纪 60 年代提出，主要用于显露髋臼前柱和无名骨的内面，处理前柱骨折。

（一）体位

患者取仰卧位，患侧稍垫高。

（二）操作步骤

切口沿髂嵴全长至耻骨联合（图 6-27-12A），切开皮肤、皮下组织和深筋膜，贴着髂嵴内缘切开直至骨质，沿无名骨内板剥离腹肌和髂腰肌，即可显露髋臼内缘（图 6-27-12B）。

三、联合入路

联合入路即 Garnesle 髋臼扩大入路，可充分

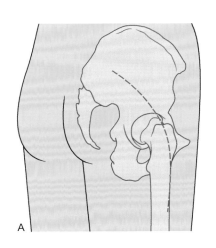

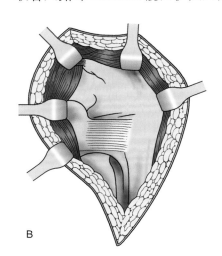

图 6-27-11　Kocher-Langenbeck 入路

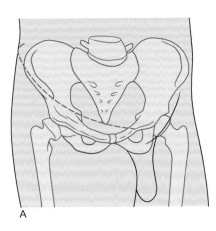

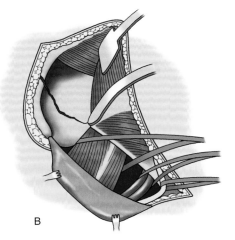

图 6-27-12　髂腹股沟入路

显露整个髋臼，或根据需要单独选用入路的前面或后面部分，主要用于髋臼复合性骨折的整复或髋臼肿瘤的切除。

（一）体位

患者取侧卧位，患侧向上。

（二）操作步骤

手术切口自髂后上棘开始，向前延伸，与髂嵴平行，切口的远端正好在髂前上棘的近侧（图6-27-13A），必要时切口可延长到腹股沟部。然后再做横行切口，沿大腿外侧中线垂直向下横过大转子中心，在臀皱襞处转 90° 向后到大腿后中线，必要时再可超过大腿后中线 4~5 cm。皮瓣和筋膜向前后翻转，继则翻转臀大肌，把它从骨盆的起点处分离。首先，在切口的远侧（正好在深筋膜的下方）找出大腿后侧皮神经，切开筋膜，随着神经到臀大肌边缘，神经从肌肉处游离。其次，在股骨干和大转子处将髂胫束纵行劈开，游离臀大肌股骨侧边缘。在髂胫束处将切口稍向近侧扩大，找出臀大肌上缘，该处与髂胫束相连。用剪刀将此肌肉边缘游离，接近髂嵴，再游离臀大肌远侧边缘和股后侧皮神经。从股骨处将臀大肌后的止点剥离，从臀大肌深面将大腿后侧皮神经分离，将臀大肌向内侧翻转（图6-27-13B）。从大转子处分离外旋短肌，向内侧翻转，在髂骨处做骨

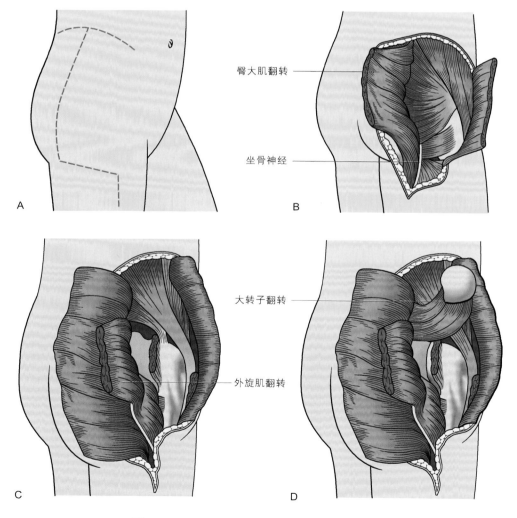

臀大肌翻转

坐骨神经

大转子翻转

外旋肌翻转

图 6-27-13　Garnesale 髋臼扩大入路（后路显露）
A. 切口；B. 翻转臀大肌；C. 翻转外旋肌；D. 翻转大转子

膜下剥离，以充分显露髋臼后壁（图 6-27-13C）。必要时可大转子截骨，与外展肌一起向近侧翻转，进一步显露髋臼上部（6-27-13D）。

如在髋臼的前面部分骨折，则把皮肤切口向前延伸到腹股沟部（图 6-27-14A），找出股外侧皮神经，并保护之（图 6-27-14B）。从骨盆处分离腹股沟韧带、缝匠肌和股直肌，但要保留阔筋膜张肌不受损害（图 6-27-14C）。髂肌做骨膜下剥离，必要时将闭孔内肌从骨盆内侧壁剥离，以显露髋臼的前面部分（图 6-27-14D）。

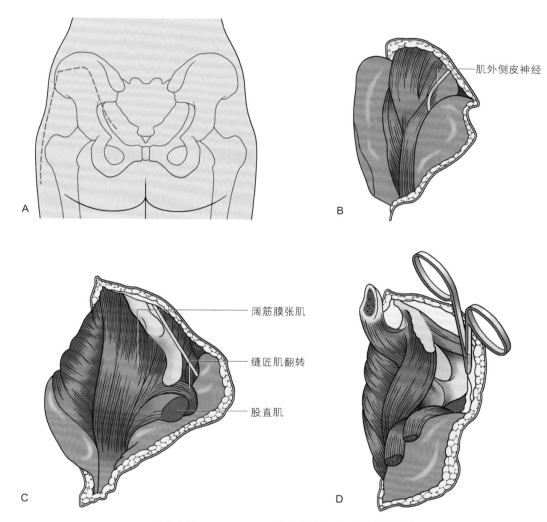

图 6-27-14　Garnesale 髋臼扩大入路（前部显露）

（周承豪）

参考文献

[1] 杜心如 . 骶骨手术入路解剖与临床 [J]. 解剖与临床 , 2013, (4): 347-349.

[2] 吴新宝 , 王满宜 , 朱仕文等 .112 例髋臼骨折手术治疗结果分析 [J]. 中华创伤杂志 , 2002, 18(2): 80-84.

[3] 周新社 , 周建生 , 刘振华等 . 骶骨肿瘤手术入路和相关技术分析 (附 31 例报告)[J]. 解剖与临床 , 2009, 14(4): 246-249.

[4] Matta J M. Operative treatment of acetabular fractures through the ilioinguinal approach: a 10-year perspective[J]. J Orthop Trauma, 2006, 20(1 Suppl): S20-S29.

[5] McLoughlin G S, Sciubba D M, Suk l, et al. En bloc total sacrectomy performed in a single stage through 8 postehor approach[J]. Neurosurgery, 2008, 63(1 Suppl 1): ONS115-20; discussion ONS120.

[6] Hirvensalo E, Lindahl J, Kiljunen V. Modified and new approaches for pelvic and acetabular surgery[J]. Injury, 2007, 38(4): 431-441.

[7] 胡健 , 禹宝庆 . 骨盆骨折的手术入路及其选择 [J]. 中华创伤杂志 , 2014, 30(1): 30-32.

第二十七章

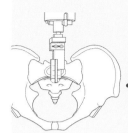

第二十八章
骨盆髋臼骨折的手术技术

第一节　骨盆骨折的微创治疗技术

Tile C 型骨盆骨折多是高处坠落或车祸导致的高能量损伤，纠正骨盆后环移位是临床的难题，目前多采用皮肤切开直视下复位，面临的最大问题是切口显露大、出血多。如果患者高龄，或病情复杂，或合并直肠破裂、实质脏器损伤、膀胱破裂、周围严重的软组织损伤，就会错过切开复位固定的最佳手术时机，部分患者因此失去了畸形矫正的机会，留下终身残疾。对于严重骨折移位的骨盆后环的重建与稳定，切开复位、钢板固定是目前的常规技术；只有没有移位或者轻度的移位的后环骨折，才可以采取经皮骶髂关节螺钉或 LC Ⅱ 型螺钉稳定固定，重建后环的稳定性；但是对于骨盆后环移位的骨折，如果想采用微创的方式治疗，也就是不切开或小切口微创手术通过通道螺钉固定治疗，如何实现闭合复位就成为骨折治疗的关键。

骨盆骨折移位时通常复位困难，这主要是由于骨盆结构的稳定需要坚强的韧带和肌肉等结构，复位这些移位骨折或脱位需要非常大的力量；同时骨盆损伤引起的畸形是多平面的，对它的理解和复位对抗的力量及方向非常抽象，需要术者具有丰富的复位经验；对复位的维持和骨折固定靠

助手的把持非常困难。基于这些因素，骨盆骨折闭合复位技术应运而生。

一、骨盆骨折严重移位后环的闭合复位

（一）骨盆骨折移位分类

骨盆骨折移位的基本类型包括：上移、外翻、内翻、前旋、后旋（图 6-28-1）。由此 5 种基本移位方式，两两组合，常见的两个方向上的移位包括：上移外翻、上移内翻、上移前旋、上移后旋、前旋外翻、前旋内翻、后旋外翻、后旋内翻。由此 5 种基本移位方式，三个相组合，常见的在三个方向上的移位包括：外翻前旋上移、外翻后旋上移、内翻前旋上移、内翻后旋上移。因此，术前应结合 X 线片及 CT 三维重建分析骨盆的移位类型，决定术中所要采取闭合复位用力的技巧。

（二）骨盆骨折闭合复位原理

将半侧骨盆固定在手术床上，控制对侧移位的骨盆，以固定侧半骨盆（复位基准）为参照实现复位；就像倒车一样，通过控制方向盘调整车

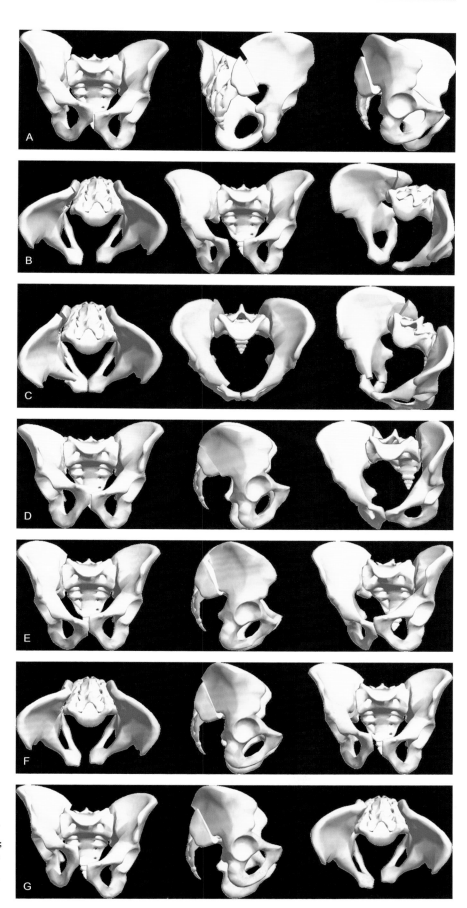

图 6-28-1　骨盆骨折移位的类型
A. 右侧骨盆上移；B. 右侧骨盆外翻移位；C. 右侧骨盆内翻移位；D. 右侧骨盆前旋移位；E. 右侧骨盆后旋移位；F. 右侧骨盆外翻上移；G. 右侧骨盆外翻前旋上移

行进的方向，将车倒入车库。

移位骨盆骨折复位的关键是理解骨盆移位的方向，逆移位方向复位用力，畸形矫正的观察是在垂直复位应力方向上的透视影像。侧方模拟（图 6-28-2）显示骨盆模型在手术床上 3 个透视方

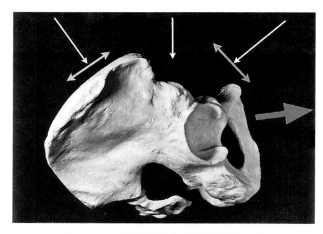

图 6-28-2　骨盆环移位牵引复位示意图

向（正位、入口位和出口位），我们可以看出入口位显示黄线平面的移位，出口位显示蓝线平面的移位；下肢股骨髁上牵引，力线垂直于前后位方向，复位产生的最大位移显示在这个透视角度上（骨盆正位），换句话说就是下肢股骨髁上牵引导致入口位和出口位上移位的矫正程度能够在骨盆正位片上显示。

膝关节屈曲置于三角形支架上，牵引弓保持无菌，由手术医师连接到牵引针上；另一端由台下助手在术野上方与床脚自动旋转牵引柱相连。无菌单覆盖住有菌的牵引臂部分，由台下的助手实施牵引。膝关节屈曲位置牵引，出口位和入口位监视骨折复位的结果。

骨盆骨折严重移位闭合复位的条件（图 6-28-3）：首先对骨折移位进行闭合复位；伤后复位越早，复位的成功率越高，超过 10 天后骨盆骨折闭

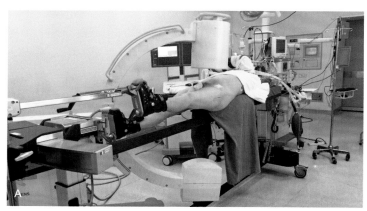
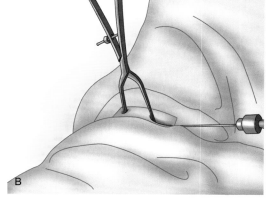
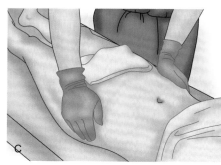
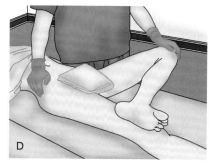
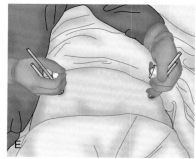

图 6-28-3　骨盆骨折闭合复位方法

A. 垂直方向的移位，可以通过术前大重量股骨髁上牵引，或术中应用骨科牵引床来复位；B. 对于髂骨外翻造成的耻骨联合分离损伤，可以用大的复位钳，经皮钳夹双侧耻骨结节复位；C. 对于髂骨外翻、内翻，可以采用双手向中间推挤髂骨翼或向两侧下压髂骨翼复位；D. 对于部分耻骨联合交锁的患者，可以将患侧肢体摆成"4"字形，一边按住健侧髂骨翼，一边下压患侧大腿，外旋、外展髋关节完成复位；E. 对于骨盆向上、向下旋转移位和内外翻移位，也可以通过在髂前上棘或髂前下棘置入 Schanz 螺钉，加装 T-handle 后，应用摇杆原理复位

合复位将非常困难；半侧骨盆上移可通过大重量股骨髁上牵引复位，必要时可在手术时应用牵引床；半侧骨盆内外翻及前后旋转，可通过髂前下棘置入的 LC II 螺钉，控制半侧骨盆的移位方向获得骨盆的复位；另外一个难点就是骨折复位后如何维持骨盆骨折复位，靠助手的牵引或扶持是非常困难的，因为长时间把持后手臂会疲劳，时间越长反而会诱发相应的并发症。因此有学者专门设计了骨盆复位架，供骨盆骨折移位的复位和复位维持，然而其外形相比我们亚洲人群来讲外形巨大，有诸多不便，中国人民解放军总医院课题组在其基础上做了很多改进。

（三）中国人民解放军总医院骨盆外固定架随意复位系统

骨盆复位器的设计需要满足两个要求：复位架足够坚强且能够透 X 射线；结构简单轻便。最佳材料是碳纤维材料，其制备需要磨具。

中国人民解放军总医院改进的骨盆外固定架随意复位系统：①由两个 11 mm 直径的碳纤维做成半车轮式的架子组成，其可以被固定在手术床的侧面，中心位于患者的骨盆上方；用 1 枚或更多的横梁连接，将轮子、手术床稳定成一个整体，就像塑料大棚一样。两种特制的外固定架夹头，分别连接 11 mm 的连杆以及 6 mm 直径 40 cm 长的螺钉（其固定在骨盆上）。②螺钉推拉器：是一个可伸缩的装置，空心结构，螺钉、球形顶棒可以穿过空心结构并固定连接，可以实现螺钉连接移位骨盆的推和拉的逆向复位；推拉器可以通过 L 形结构固定在复位架上。根据临床需要，完成沿固定方向上的牵引或加压，以及内外翻的控制，最终完成移位骨折的复位。

骨盆复位架的设计及使用，使得维持复位变得轻松容易，避免了因助手疲劳带来的复位丢失，同时简化了手术操作，利于复位动作的分解。如向一个方向推骨盆，再向另一个方向拉骨盆、旋转一侧骨盆等，最终将这些动作复合起来，复位复杂移位的骨盆环骨折。

1. 体位　患者仰卧于骨科全透视手术床上，上肢伸直、外展置于手术床伸出的支臂板上，患侧下肢股骨髁上牵引连接的牵引弓连于手术床床脚上（图 6-28-4），实现下肢的纵向牵引。

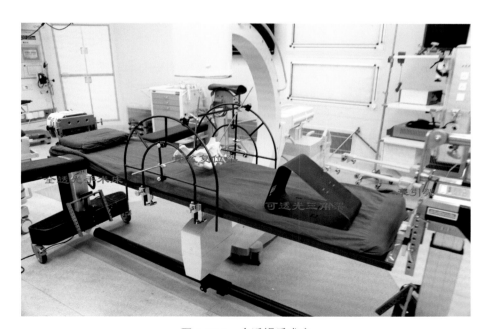

图 6-28-4　全透视手术床

患者呈"十字架"仰卧于手术床上，患肢股骨髁上牵引的牵引弓连于手术床床脚上，便于术中沿下肢肢体方向上的牵引，有助于骨盆后环移位复位如果患者瘦长，骶骨后正中放置一厚垫子，使骨盆向前离开床面，扩大消毒铺单范围，为实现骶髂关节螺钉置入操作留出空间；而对于肥胖患者，不需放垫子，因为较多脂肪有垫子一样的作用；同时常规导尿。

2. 铺单 会阴区常规备皮、清洗、干燥，然后用非无菌的一次性塑料粘贴单覆盖非术区，将术区与非术区分离开来。术区包括耻骨联合区、臀区和侧腹部。术区要用清洗液清洗，然后等待干燥，术区边缘必须烘干，因为术区边缘干燥对手术过程中保持术区无菌非常重要。

牵引侧整个下肢均消毒。如果双侧股骨髁上牵引，那么双侧下肢都要做消毒准备。如果消毒前没有置入牵引针，那么可以消毒铺单后再打牵引，然后连接牵引弓。无菌巾单或治疗巾用皮钉或缝线固定在皮肤上，向下尽可能达于会阴区根部。一侧有骨牵引时，另一侧无菌巾单要完全覆盖另一条腿。铺单保证无菌的关键是让皮肤完全干燥，助手站在手术床对面将皮肤拉起，这样方便术区后侧铺单（注意助手容易污染了手套，需要及时更换）。单子除了用缝线或皮钉固定在皮肤以外，一定要用无菌贴膜覆盖术区边缘，彻底将术区和非术区分离，防止污染。使用手术贴膜的问题是导针或钻头旋转时易使单子和贴膜被绞起，置入螺钉为了避免这一问题，可以通过贴膜做一钳式切口，将单子沿切口向周围做少许剥离，防止导针旋转时导针绞住贴膜。

3. 一侧骨盆的稳定 用复位架控制骨盆的位置有很多种方法，其基本原则是固定一侧骨盆在架子上（架子固定在手术床上），然后控制对侧骨盆。这样，移位的一侧骨盆与正常侧复位，使用透视监视评估骨盆的复位。骨盆复位架使用原理是稳定一侧骨盆，而后控制另一侧与之复位。而骨盆双侧损伤，使用相同的复位原理：如 LC Ⅲ 型损伤，骶骨体常作为参照点，控制每一侧骨盆与骶骨体分别复位。双侧与单侧损伤的区别在于一旦一侧复位，接着交换应用这项技术到另一侧。

如何固定一侧骨盆到架子上，作为一个稳定复位平台来复位另一侧移位的骨盆。固定半侧骨盆到复位架子上的标准方法是使用 2 枚螺钉，第一枚是直径 6 mm 髋臼上横行螺钉，另一枚是直径 6 mm 的 LC Ⅱ 型螺钉（图 6-28-5）。

（1）髋臼上横行螺钉的置入：正位像显示螺钉的入点、髂骨的外侧皮质，指向髋臼顶的上方，然后调整透视方向到入口位/轻度的闭孔斜位，清晰显示螺钉在四边区的出点。

（2）LC Ⅱ 型螺钉的置入：3 个方向的透视影像显示该螺钉通道，Teepee 像显示 LC Ⅱ 型螺钉的入点；髂骨斜位显示髂前下棘入点和坐骨大切迹上方的螺钉通道；Down-the-wing 像显示螺钉在髂骨内的走行，位于髂骨内外板之间。

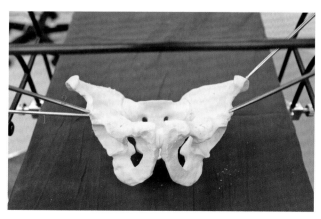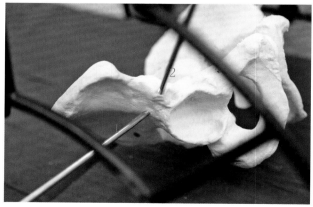

图 6-28-5 骨盆复位架和一侧骨盆固定

通过 LC Ⅱ 型螺钉（1）和髋臼上横行螺钉（2）的固定，连接在骨盆复位架上，完成一侧骨盆和手术床的稳定固定将半骨盆稳定到骨盆复位架上后，分别展示在骨盆模型上和手术中，然后螺钉用夹头固定在骨盆复位架上、剪去螺钉多余长的部分。

4.后环前后方向移位的复位与入口位评估

（1）入口位的骨盆移位通过该平面的运动获得纠正（图 6-28-6A），沿 LC Ⅱ 型螺钉轴向施力可使半侧骨盆向前或向后移动，以 LC Ⅱ 型螺钉为杠杆（图 6-28-6B），可以纠正半侧骨盆内翻和外翻移位。左侧半骨盆前部内翻内旋，耻骨支近中线，左侧半骨盆向后移位，髂骨翼部位可以看到台阶（图 6-28-6C，红圈位置）。

（2）左半骨盆按照常规方式与骨盆复位架固定在一起，半侧骨盆外旋或内旋超过中线（图 6-28-7A），LC Ⅱ 型螺钉作为杠杆纠正骨盆旋转至正常位置（图 6-28-7B）。纠正旋转畸形是非常困难的，特别是双侧损伤，双侧都不稳定；腰椎棘突与尾椎尖在一条直线上，透视监视在这条线上放置 1 枚克氏针，向远端移动透视机，骨盆的结构以这条线作为参照评价骨盆的旋转畸形（图 6-28-7C~E），对于骨盆的复位是最有帮助的。

（3）一侧或对侧半骨盆相对骶骨而言是向后方向移位，向前移位较少发生，这种畸形在入口位和

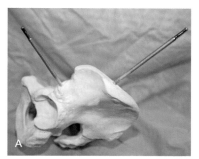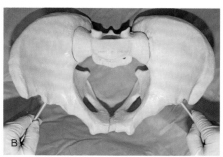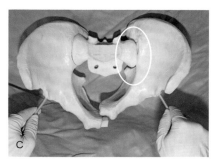

图 6-28-6　入口位评估与复位

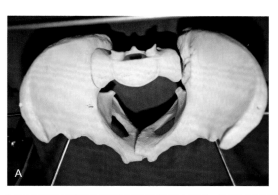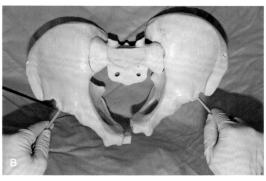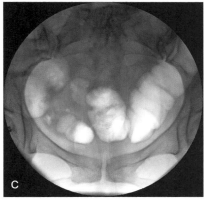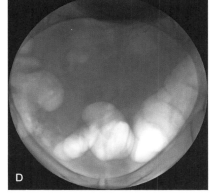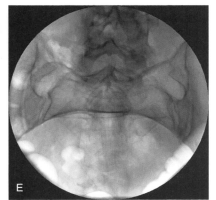

图 6-28-7　纠正内旋、外旋（入口位）

骶髂关节入口位正位像显示明显（图 6-28-8）。

1）相同的垂直剪切应力骨盆模型，畸形在入口位清楚显示；畸形可以根据骶骨的位置进行判断向前或向后（黑色和白色箭头）（图 6-28-8A、C）。

2）骶骨骨折在前部或后部经常是粉碎的，将对侧作为参照复位骨折。入口位，白色箭头显示自左侧骶骨斜坡的前角骨盆环有个巨大的台阶。相对健侧而言，黑色箭头显示半侧骨盆有个不太明显的向后移位。

3）右半骨盆以常规方式固定在骨盆复位架上，左侧置入 LC Ⅱ 型螺钉并与滚柱丝杠相连，旋转滚柱可以提供沿螺钉方向的、可以控制的轴向牵引力量。LC Ⅱ 型螺钉可以用于矫正左半骨盆的内旋畸形，也可用于矫正左半骨盆的向后移位。

4）沿螺钉箭头方向牵引复位骨盆在入口位上的向后移位（图 6-28-8B）。X 线显示骨盆移位在入口位的复位情况，注意骶髂关节前后皮质缘的变化（箭头）（图 6-28-8C、D）。

5）骶髂关节正位像是入口位透视的改良位置（两者显示的平面接近），透视管球在入口位向外旋转管球使其恰好位于骶髂关节或对侧骶髂关节

的上方，该影像可很好地显示骶骨翼和骶髂关节。因此结合入口位可以很好地显示骨盆后环和骶髂关节的复位情况。左半骨盆向后移位矫正过程在骶髂关节正位影像上可以显示，而骶髂关节正位入口位像可以显示骶髂关节前后移位的复位过程，复位前髂骨部分向后移位（图 6-28-9A），复位后骨盆环的弧形线恢复（图 6-28-9B）。

5. 后环垂直移位矫正与出口位评估

（1）骨盆后环垂直方向移位在出口平面的矫正（图 6-28-10）。LC Ⅱ 型螺钉与出口位管球投照方向垂直，LC Ⅱ 型螺钉屈伸方向的调整可以纠正出口位上的旋转畸形（图 6-28-10A）。AP-3 型骨盆损伤累及右侧骶髂关节和耻骨联合，后方结构复位，但是前方耻骨联合复位不理想（图 6-28-10B）。通过使用 LC Ⅱ 型螺钉向上旋转、屈曲右侧半骨盆，耻骨联合在出口位像上显示复位（图 6-28-10C）。

（2）髂骨相对骶骨向上移位在骨盆出口位上的矫正（图 6-28-11）。髂骨相对骶骨向上移位可在骨盆出口位像显示，模型（图 6-28-11A）显示的是经 Danis Ⅰ 型区骶骨骨折，同时伴有骨折向

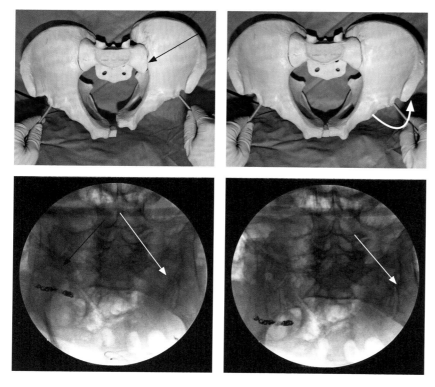

图 6-28-8　骨盆前后方向移位的纠正

上的显著移位（图 6-28-11B）。

1）出口位显示右侧骶骨翼上表面皮质分成两部分，并且分离移位，骶骨下面部分尽管经常显示不清，但是偶尔可以见到骨折部分向上移位。用顶棒顶在髂骨翼外侧的髂嵴上，向远端推纠正后环的垂直方向移位，同时控制 LC Ⅱ 型螺钉纠

正耻骨联合部位的旋转畸形。同时左半骨盆和骨盆复位架稳定在一起，右半骨盆向头端移位。

2）左上球形顶棒连在骨盆复位架上的滚柱丝杠上，应用一个可以控制的持续的复位力量（箭头）（图 6-28-11E、F），同时观察出口位上骨盆的复位情况（图 6-28-11C、D）。注意，右侧的球

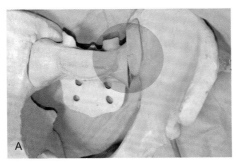
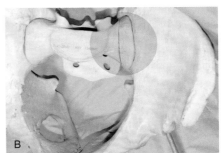

图 6-28-9　骶髂关节正位入口位像显示骶髂关节向后移位的矫正

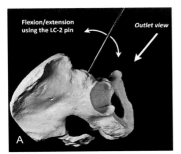
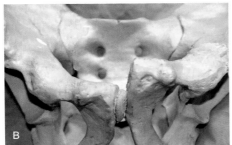
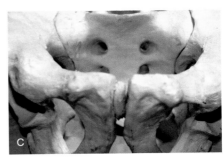

图 6-28-10　骨盆后环垂直方向移位在出口平面的矫正

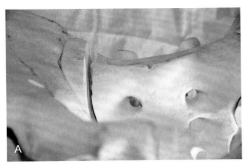
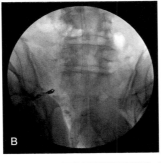
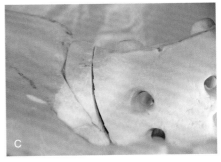
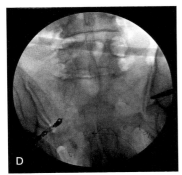
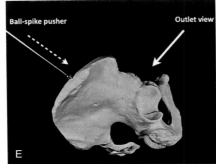
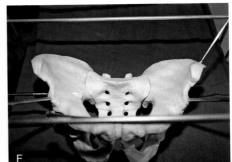

图 6-28-11　髂骨相对骶骨向上移位在骨盆出口位上的矫正

形顶棒作为复位手柄（白色箭头），LC Ⅱ型螺钉的固定附件应稍微松开，允许半侧骨盆能够旋转。复位结束后，需要将 LC Ⅱ 型螺钉再次牢固锁定。

3）需注意，骶髂关节正位像有两种改良影像，一种是入口位；另一种是出口位。X 线管球向外侧旋转 20°，使得从出口位像上直视骶髂关节。从前方显示骶骨翼和骶髂关节最佳，复位的关键标志是骶骨翼上面的皮质。

（3）骶髂关节出口位像显示骶髂关节的垂直方向移位的矫正（图 6-28-12）。从骶髂关节正位出口位影像上观察骨盆骨折垂直移位部分的复位情况，将球形顶棒向下、向内，复位骶骨翼。出口位显示的是后环垂直方向的移位，骨盆左侧被 LC Ⅱ 型螺钉和横行螺钉稳定，右侧半骨盆通过右腿牵引和球形顶棒顶住髂嵴来复位。注意骶骨上面的皮质可以作为复位的标志，L5 横突随之向远端复位。

6. 闭合骶髂关节顶棒技术　骨盆环损伤经常累及骶髂关节，关节间的铰链韧带经常是完整的，对

于开书样损伤只需要推挤闭合即可。其他情况下，关节将是完全分离的，这意味着患侧半骨盆必须仔细复位，特别是有移位的骶骨骨折。骶髂关节经常复位不佳，这是因为骶髂关节表面并不规则、平坦。如果三维方向准确，关节经常能够很好地复位。我们使用球形顶棒控制每侧的骶髂关节，用骨盆复位架另一侧提供的反作用力来闭合骶髂关节。球形顶棒给关节留有一定的余地，锁住方向，准确的闭合，而不是使用髂骨上的斯氏针，斯氏针会坚强固定复位的方向，也可能阻止关节复位。

球形顶棒可以用在髂骨外层皮质的任何地方，顶棒位置向后移，产生的力矩也随之变化（图 6-28-13）。球形顶棒连接到推拉器上，顶在髂骨髋臼的柱上，如果骶髂关节后方韧带完整就会产生骶髂关节内旋的一个力矩，这有利于 APC 损伤骶髂关节的闭合（图 6-28-13A）；而顶棒顶在后方，可产生一个外旋的力矩，对抗外侧挤压型损伤的骨盆内旋后环的不稳定（图 6-28-13B）。

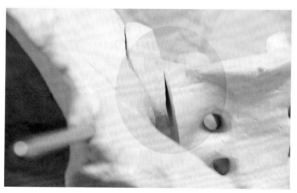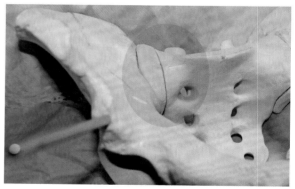

图 6-28-12　骶髂关节出口位像显示骶髂关节垂直方向移位的矫正

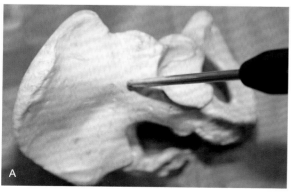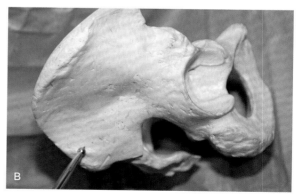

图 6-28-13　连在复位架上的球形顶棒闭合骶髂关节

A.适用于开书样损伤，顶棒作用部位在髂骨翼的前方；B.适用于侧方挤压伤，顶棒作用部位在髂骨翼后部

二、骨盆、髋臼骨折通道螺钉固定系统

经皮固定螺钉技术以前很多学者都进行了详细的描述，我们不是这些技术的发明者，而是使用者，使用这些标准的治疗技术进行骨盆和髋臼骨折的经皮微创固定治疗，这需要我们对骨盆通道螺钉系统有系统的认识和理解，包括螺钉通道的解剖学数据、配套的手术工具和内植物的选择、手术相关人员的培训等各方面。常用的通道螺钉包括骶髂关节螺钉、前柱螺钉、后柱螺钉、LC Ⅱ型螺钉、Magic 螺钉、髋臼上横行螺钉、耻骨梳螺钉。

（一）单侧骶髂关节螺钉

1. **适应证**　单侧骶髂关节螺钉（unilateral sacro-iliac screw）主要适用于：①主要结构完整的骶髂关节脱位或骨折脱位；②不稳定、移位的骶骨骨折，特别是合并骶孔或其侧方的骨折，可对关节实现加压；③骶骨畸形，过于肥胖是相对禁忌证。

2. **术前准备**　①根据 CT 和 X 线平片确定骨盆后方的解剖和变异情况，确定安全区范围，判断是否存在骶骨上部发育畸形、骶骨斜坡不典型，辨认髂骨翼是否有凹陷（凹陷的骶骨翼可能出现导针进出皮质过程中容易损伤 L5 神经根）；②保证术中获得高质量的骨盆影像（体位、C 型臂、透视技术、术前灌肠）；③对损伤进行准确的分型，熟悉骨盆三维解剖结构；④手术医师应该接受过骨折闭合复位和切开复位的培训，并能完成该手术；⑤术前灌肠可以消除肠胀气对骶孔透视显示的影响。

3. **手术技术**

（1）患者仰卧于可透视手术台上，腰骶部垫一软枕，使患者骶尾部稍抬离手术台少许。

（2）C 型臂透视机置于损伤侧骨盆的对面。拍骶骨正位、侧位（识别 ICD）、骨盆出口位和入口位 X 线片（用胶布或记号笔在地面记录出口位、入口位拍摄时透视机轮子的位置），以便术中快速变换透视位置、减少透视次数。

（3）首先复位骨盆后环。复位的辅助方法包括牵引、在髂骨翼置入 Schanz 钉、前方外固定架以及固定骨盆前环。骨盆后环复位的标志：坐骨大切迹和双侧髂骨皮质影重叠（iliac cortical density，ICD），克氏针临时固定。

（4）在骶骨侧位片上确认第一骶椎的前后缘。进针点的选择取决于损伤的类型和计划置入螺钉的数目。骶骨骨折时螺钉横向置入（螺钉与骨折线垂直）（图 6-28-14A、C）；骶髂关节脱位时螺钉方向则由后下方打向前上方（螺钉与骶髂关节垂直）（图 6-28-14B、D）。

（5）在皮肤上标记入针点，做 1 cm 切口，插入导向套筒直达髂骨。

（6）侧位像上确认套筒尖端放置在理想入针点，然后将尖端锤入皮质，防止套筒滑动。

（7）通过相互垂直的双平面透视（骨盆入口位／出口位），调整导向角度保证导针安全置入第一骶椎（图 6-28-15），侧位像再次确认钢针在骶骨椎体内。测量螺钉长度，通过导针空心钻钻孔，通过导针拧入螺钉，再次在骨盆正位、入口位、出口位和侧位片上确认螺钉位置正确。

双枚螺钉固定技术：导针进针点在髂后上、下棘之间，髂后上棘外 2 横指、坐骨大切迹上方 2 横指；透视确认入针点，切皮到髂嵴外侧，骨盆正位、入口位和出口位导针位置满意后（正位像中，导针尖部位于 S1 椎体阴影中；出口位导针指向 S1 椎体中间 1/3 份，第 1 枚导针位于 S1 椎体上终板附件的骨质最厚处，不能置入间隙；第 2 枚导针置入 S1 椎体的前 1/3），进针方向为向腹侧倾斜 20°、头侧倾斜 20°，置入导针到身体中线，一共穿过 3 层骨皮质。

（二）穿骶骨骶髂关节螺钉固定技术

穿骶骨骶髂关节螺钉（trans-sacral screws）固定技术是指空心螺钉穿过一侧髂骨翼、S1 或 S2 椎体，最后螺纹固定牢牢抓住对侧髂骨皮质，是一种穿 3 层皮质的固定，螺纹抓持了对侧髂骨外板和两侧的骶髂关节（图 6-28-16）。

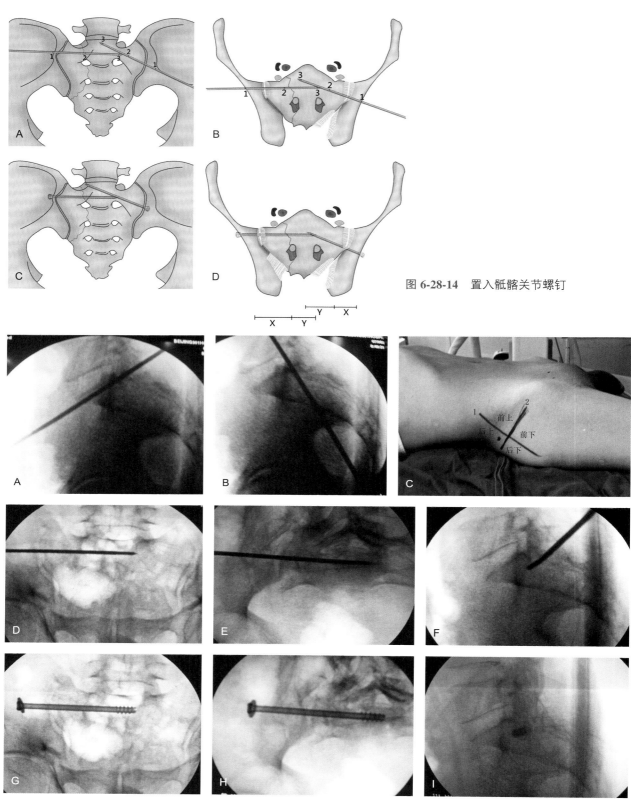

图 6-28-14　置入骶髂关节螺钉

图 6-28-15　单侧骶髂关节螺钉技术

克氏针透视体表定位出 S1 椎体的上表面方向和位置（A），以及与之垂直的骶椎轴向方向（B），用记号笔标出（C），这两条线反映了骨盆出口位和入口位的投照方向（1 代表入口位投照方向；2 代表出口位投照方向），导针的进针点位于后下象限内。出口位（D）、入口位（E）和侧位（F）确定导针位于骨性通道内，旋入合适长度空心螺钉固定，然后再次出口位（G）、入口位（H）和侧位像（I）检查螺钉位置

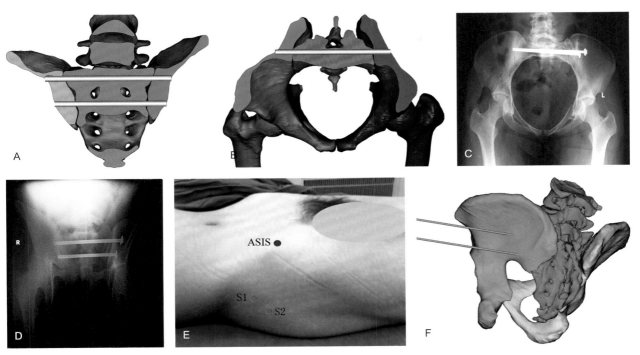

图 6-28-16　穿骶骨骶髂关节螺钉固定技术

A. 入口位螺钉剖面图；B. 出口位剖面图；C. 骨盆入口位 X 像；D. 骨盆出口位 X 像；E. 螺钉入钉点的体表定位；F. 螺钉入钉点骨骼表面的体表标志

　　由于构成骶髂关节的髂骨部分位于 S2 椎体水平以上，因此只有 S1 或 S2 椎体才能成为可能的固定通道。文献报道这种固定方式在 S1 和 S2 都有强有力"咬合"，固定失败率大大降低。对于双侧损伤，通过使用短长度螺纹的空心钉，仅抓持对侧髂骨，对双侧骶髂关节可产生拉力螺钉作用。这一技术对一侧骶髂关节垂直方向不稳定、对侧水平方向不稳定的 LC Ⅲ 型骨折非常有用，仅一枚螺钉产生双侧骶髂关节加压作用，避免双侧使用螺钉固定的需要。骶骨标准侧位像（图 6-28-17）显示，发育正常的骶骨无须置入骶髂关节螺钉，但是对发育畸形的骶骨来说则非常重要，因为这类患者 S1 固定螺钉通道非常狭窄，必须选择准确的入钉点才能正确置入。骶骨标准侧位像能够很好地显示骶骨斜坡、骶骨翼的皮质和骨盆缘。

　　穿骶骨骶髂关节螺钉置入的关键在于入钉点的选择，在出口位上不能太高，在入口位上不能太偏前，特别是经 S1 固定的螺钉（图 6-28-18）。尽管出口位和入口位上均显示螺钉位于骨性通道内，但是当螺钉在入口位上置入太偏前而出口位上太偏上，这时螺钉切出前侧骶骨皮质损伤神经的风险就大大增大。必须清楚，在正常发育的骨盆，螺钉即使在多个角度透视都显示在骨内，但是也有可能已经切出皮质。出口位上，螺钉尽量在椎体内偏下位，贴近下位骶神经孔的上缘；S1椎体入口位，给螺钉在前方留出足够的空间，避免螺钉切出前侧的皮质。正常人腰骶椎解剖存在很大的变异，对其准确的理解对骶髂关节螺钉置入有重要意义。20%~44% 的人存在先天性畸形，因此对于骨盆损伤而言必须仔细检查找出是否存在骶骨发育畸形和变异。

　　常见的畸形类型有 3 种：①腰椎骶化：L5 椎体与骶椎融合在一起，可以将其看作骶骨的一部分，第五椎间盘发育差导致。Bertolotti 病变即 L5 一侧或两侧横突与骶骨融合（该畸形可能是下腰痛产生的一个来源），骶骨上半翼状部分看起来像 S1，实际是 L5，L5 的横突可能不够大，难以容纳穿骶骨的骶髂关节固定螺钉。②骶椎腰化：非常常见，骶骨类似向 L5，后面的乳突明显，骶骨

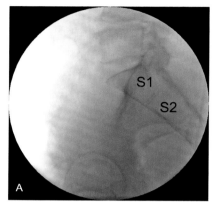
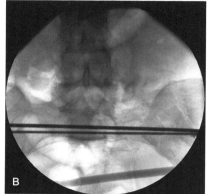
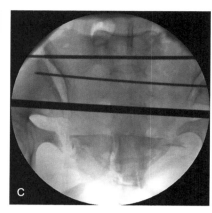
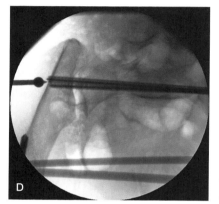

图 6-28-17　骶骨透视图像

A. 骶骨侧位：经 S1 螺钉最佳入点在骶骨侧位像上的体表投影在髂骨翼斜坡皮质（安全线）的下方、从前到后的中心线上、S1/2 椎间隙的上方；经 S2 螺钉则位于 S2 椎体中心稍偏下；B. 入口位：由于骶骨翼斜坡前上方凹陷，所以螺钉不能太贴近 S1 椎体的前侧皮质，有穿出的风险。理想的位置应该在 S1 椎体前侧皮质和骶管前壁的中间位置；C. 出口位，理想的位置应该是螺钉穿过 S1 椎体中心的稍下方，贴近骶神经管的上缘，而不是下缘，因为骶神经走行在骶神经根管的下半部分。因此出口位上螺钉低一点比高一点更加安全。D. 髂骨翼正位像入口位，能够显示螺钉在对侧髂骨皮质的出点，便于测量使用螺钉的长度；临床操作导针穿透对侧髂骨皮质时往往有个落空感，也方便长度的测量，但是通过这个位置的影像能够得到进一步的验证

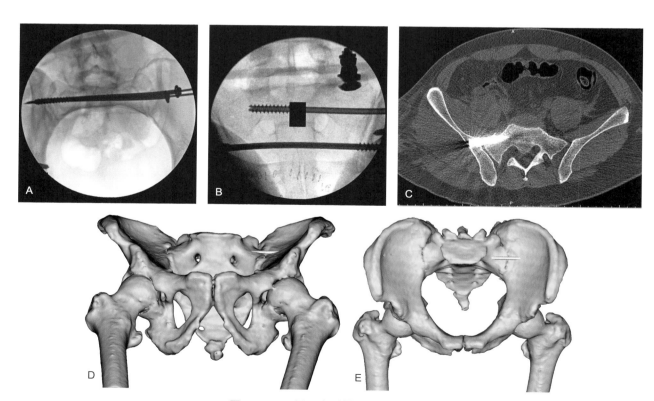

图 6-28-18　置入穿骶骨骶髂关节螺钉

经 S1 的穿骶骨骶髂关节螺钉在入口位（A）和出口位（B）术中透视均显示螺钉位于骨性通道内，然而术后 CT 平扫（C）却证实螺钉切出骶骨前侧皮质；三维重建打印骨盆模型模拟手术操作（D、E）也显示螺钉穿出了骶骨翼的前侧皮质

翼斜坡垂直向下。存在的问题是骶骨翼消失，前上侧缺如，这意味着通过骶骨固定存在技术上的困难。③骶骨先天性畸形：Routt 描述了骶骨畸形的影像特点。骨盆出口位 X 线特征性表现包括：乳状突过度突起；骶骨翼斜坡倾斜过大；S1 和 S2 之间残留退化椎间盘间隙；髂嵴平腰骶间盘间隙（正常位于 L4/L5 水平）；S1 前神经出口通道呈非圆形、不规则形。CT 扫描显示骶骨岬呈峰型 / 船型；骶髂关节面呈舌和凹槽对接型咬合；S1 斜坡是倾斜的、狭窄的，只能允许单侧螺钉通过；S2 通常有一个宽的螺钉通道，能允许穿骶骨骶髂关节螺钉通过。

因此，术前对骶骨发育畸形的识别非常重要。骶骨翼斜坡过度倾斜，骶髂关节螺钉通道就很狭窄，螺钉穿破前侧皮质的风险将加大，可能引起 L5 神经根和闭孔神经的损伤。而 S2 椎体较大，允许穿髂骨、穿骶骨骶髂关节螺钉的置入。对于骶骨发育畸形的骨盆不稳定骨折的患者，我们一般采用单侧固定 S1 椎体的骶髂关节螺钉和经 S2 椎体的穿髂骨、穿骶骨骶髂关节螺钉固定。Anna 的研究中，对骨盆发育畸形患者应用骶髂关节螺钉固定骶髂关节，固定 S1 椎体的骶髂关节螺钉允许直径 6.5 mm 的空心螺钉固定，方向从下向上、从后向前斜行；跨骶骨的骶髂关节螺钉在 S1 水平不建议使用，建议选择在 S2 水平，因其通道足够宽大，足以安全容纳螺钉置入。

（三）前柱螺钉固定

累及前柱的髋臼、耻骨上支骨盆环骨折均可采用前柱螺钉固定（图 6-28-19），特别适用于移位小、关节内骨块较大的骨折。

逆行置钉方式避免了肥胖体型的影响。值得一提的是中国人群的骨盆相对欧美人种发育较小，特别是有些女性骨盆前柱不能容纳长的、粗的螺钉固定。前柱螺钉钉道外侧出点（图 6-28-20A）位于臀中肌柱上（gluteus medius pillar），臀中肌柱是指髋臼顶上方的骨柱，向上延伸至髂骨翼；内侧出点（图 6-28-20B）位于耻骨结节下内方，

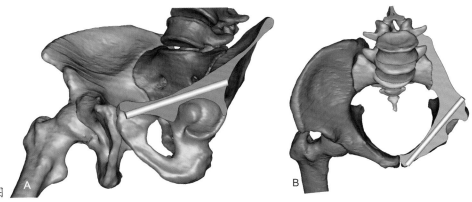

图 6-28-19　前柱螺钉
A.纵向剖面图；B.横向剖面图

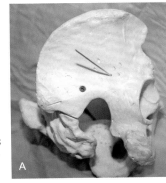
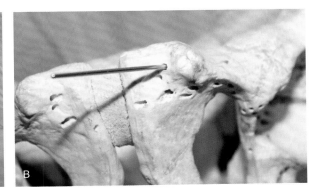

图 6-28-20　骨盆前柱通道的外侧入点和内侧出点
A.外侧入点在臀中肌柱区域；
B.内侧出点在耻骨结节下方的区域

恰恰位于耻骨联合。

手术技术　骨盆前柱螺钉越贴近关节，对关节骨块的把持、控制就越好；直径越粗，提供的把持力越大。通过透视监视导针和螺钉穿过软骨下骨而不穿入关节内，通过耻骨上支而不穿出皮质。①前柱螺钉外侧通道：闭孔出口位，轻微调整管球投照的方向，最大限度地显示前柱最大厚度，髂骨入口位能调整螺钉进入的方向。②前柱螺钉内侧通道：出口位和入口位能够清楚显示内侧通道，防止穿出内上方皮质。入口位显示导针在耻骨支内前后方向的位置、出口位显示导针在耻骨支内上下方向的位置。

（四）后柱螺钉固定

用于固定累及后柱的髋臼骨折，通常用于髋臼横行骨折后侧部分（图 6-28-21）。顺行或逆行置钉均可，两者都有其优点和缺点。顺行进针，术中透视容易，患者体位简单，但在髂骨内板寻找入针点有一定的困难。逆行入路进针点容易，位于坐骨结节上，但体位摆放和透视有一定困难。手术过程中，骨盆需要牢固固定，髋关节屈曲90°，评估出点唯一的方法是获得一张标准的侧位透视骨盆像（便于测定使用螺钉的长度）。

（1）顺行置入（图 6-28-22）：髂前上棘后方大约 2 cm 位置，做髂腹股沟入路外侧窗有限切开至髂骨内板。将腹壁肌肉在髂嵴上附着处切开，做骨膜下游离，用 Cobb 将髂肌从髂骨内板表面

推开，向下达于入点（入点恰恰位于骨盆边缘 1~2 cm）。然后使用 Pigsticker 导向器透视下找到入钉点。

（2）逆行置入（图 6-28-23）：患者取仰卧位，骶尾区垫枕，髋、膝关节屈曲 90°，直接触到坐骨结节。使用 Pigsticker 导向器透视下找到坐骨结节上的入钉点，骨盆正位、髂骨斜位、闭孔斜位透视监视下置入螺钉。螺钉的出点位于骨盆边缘的髂骨内板上，骨盆标准侧位像上能够清楚显示。膝关节屈曲 90°会妨碍获得清楚的闭孔斜位片，可以适度伸直髋关节。

（五）LC Ⅱ型螺钉固定

这个通道螺钉用途非常广泛，外固定螺钉连成的固定系统精确固定髂骨或作为临时复位、固定髂骨的工具。使用 LC Ⅱ型螺钉与骨盆复位架相连接，像游戏手柄一样锚合或控制半侧骨盆。该螺钉使用固定合并 LC Ⅱ型骨盆环损伤的新月形骨折（因此而得名）。近来，笔者在该通道使用椎弓根螺钉并与内固定系统相连，也可作为微创、长的扩髓器取骨的通道。该通道起自髂前下棘终于髂后上棘（PSIS），两者均在皮下可以触及，固定方向可以从前到后，也可从后到前。

（1）teepee/teardrop 像：入点位于髂前下棘，teepee/teardrop 像能清晰显示。皮肤上放置器械，标记入点，经皮、垂直方向用止血钳分离组织达于入点（图 6-28-24）。

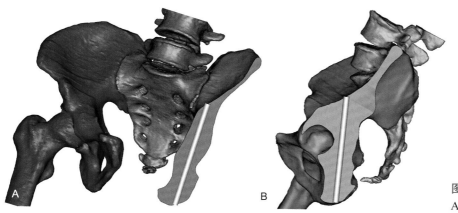

图 6-28-21　后柱螺钉
A. 左右剖面图；B. 前后剖面图

（2）骶髂关节入口正位像：骶髂关节入口正位像显示髂骨内板和外板之间导针的方向，忽视外侧髂嵴的阴影（髂后上棘不能很好的显示，因此螺钉的长度不能准确测定，图 6-28-25）。

（3）髂骨斜位像：髂骨斜位像（图 6-28-26）显示导针在坐骨大切迹上方安全通过，出点位于髂后上棘。调整透视到出口位，髂后上棘可以显示得更加清楚，导针穿出可以准确测量选取螺钉的长度（LC Ⅱ 型螺钉长度）。

（4）骨盆侧位像：肥胖患者或者肠气干扰显示髂后上棘有困难时，侧位像则可以相对比较清楚地显示螺钉的入点和出点（图 6-28-27）。

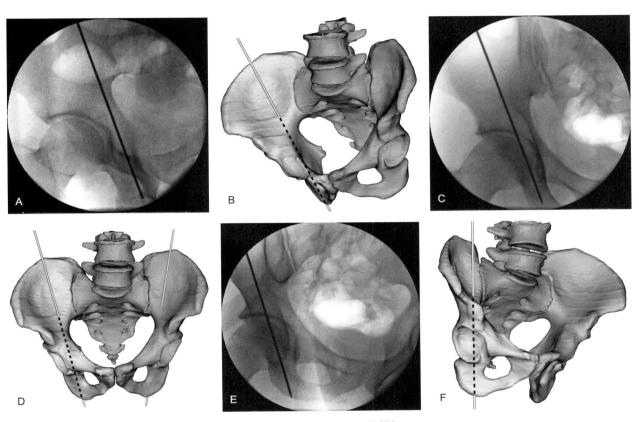

图 6-28-22　顺行置入后柱螺钉
A、B. 髂骨斜位；C、D. 骨盆正位；E、F. 闭孔斜位

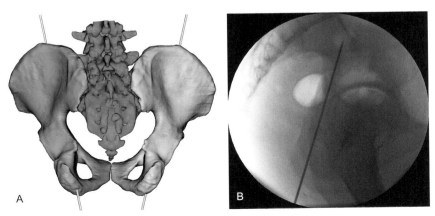

图 6-28-23　置入后柱螺钉逆行
A. 大体图；B. 标准骨盆侧位像，螺钉入点在坐骨结节上，出点平骨盆缘

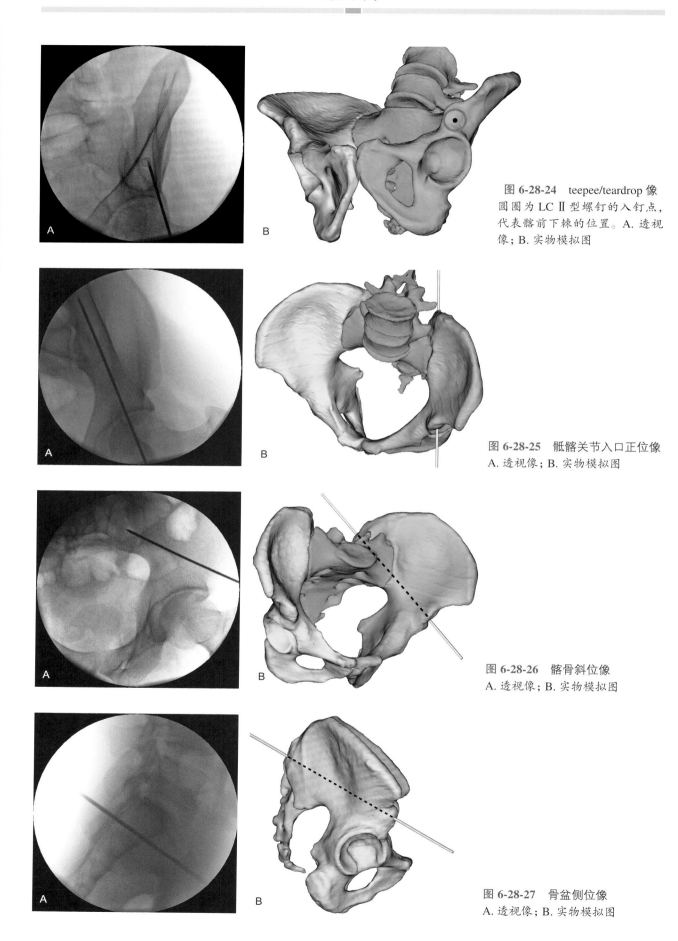

图 6-28-24　teepee/teardrop 像
圆圈为 LC Ⅱ 型螺钉的入钉点，代表髂前下棘的位置。A. 透视像；B. 实物模拟图

图 6-28-25　骶髂关节入口正位像
A. 透视像；B. 实物模拟图

图 6-28-26　髂骨斜位像
A. 透视像；B. 实物模拟图

图 6-28-27　骨盆侧位像
A. 透视像；B. 实物模拟图

（六）Magic 螺钉固定

Magic 螺钉可抓持四边区骨板，阻止髋臼骨折向内侧移位。螺钉通过后柱，用于稳定横行骨折，替代后柱螺钉。因该螺钉固定有一定的困难而得名，特别是已经置入前柱螺钉的情况下（两者的入钉点非常接近，都在臀中肌柱上），有学者说成功置入这枚螺钉需要超自然的能量。

（1）Magic 螺钉的入点：入点（图 6-28-28A）：与前柱螺钉入点非常接近，位于臀中肌柱上（gluteus medius pillar，阴影区），通道位于髋臼之上，导针指向坐骨棘。在髂骨斜位上显示最清楚（图 6-28-28B、C），通道位于髋关节的后方；正位像上，通道位于关节的上方（图 6-28-28 D、E）。

（2）Magic 螺钉的出点：出点位于坐骨棘的内侧（或者恰好穿过坐骨棘）。闭孔斜位、闭孔出口和闭孔入口位像上反复验证导针出点，完成导针置入过程（图 6-28-29）。

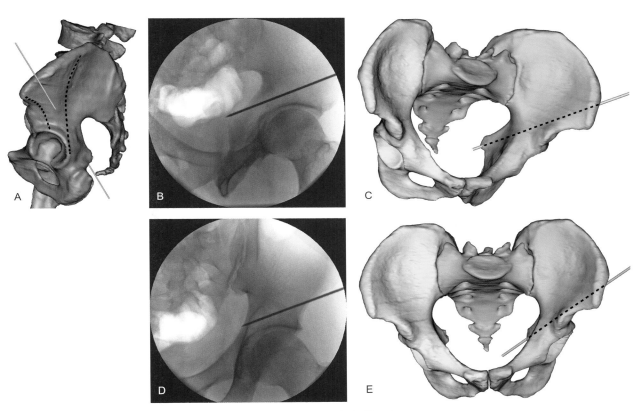

图 6-28-28　Magic 螺钉的入点
A. 大体像；B、C. 髂骨斜位像；D、E. 正位像

图 6-28-29　Magic 螺钉的出点
A. 透视像（闭孔斜位）；
B. 实物模拟图

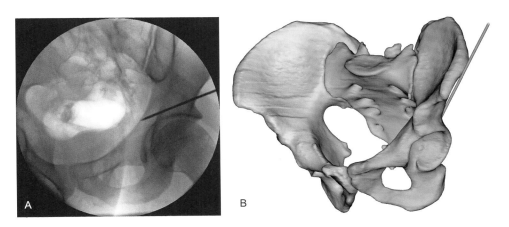

（七）髋臼上横行螺钉固定

经皮固定髋臼骨折，支撑臼顶或者抓持向内侧移位的四边区骨板。临时固定针像游戏手柄一样操纵半侧骨盆，或者作为一侧骨盆的静力稳定装置，以便另一侧的骨盆与之复位。

（1）髋臼上横行螺钉与 LC Ⅱ 型螺钉和前柱螺钉的位置关系：骨盆正位像上（图 6-28-30）入钉点位于关节水平上 1 cm，刚好位于髂前下棘水平，既不干扰 LC Ⅱ 型螺钉置入，也不干扰前柱螺钉置入（它们的入钉点都很接近）。导针的穿出点位于四边区上部分，恰恰在关节的内侧。

（2）髋臼上横行螺钉入点：入点在正位像能够得到很好的显示（图 6-28-31）。

（3）髋臼上横行螺钉出点：出点透视时沿四边区骨板垂直向下看，正位像上管球旋转至入口闭孔斜位像。一般操作时，沿四边区骨板垂直向

下看，螺钉不要穿出太多，否则有损伤盆腔脏器的风险（图 6-28-32）。

（八）耻骨梳螺钉固定

与后柱螺钉相似，不同之处在于前者进针点靠前，所以清晰显示坐骨支是非常困难的。通常用于累及前柱的髋臼骨折，特别适用于有耻骨梳骨折，骨折块向上翻转，前柱螺钉不能固定，横行或 Magic 螺钉如果不通过关节也很难把持住它。耻骨梳螺钉在髋臼顶的内侧通过，向下、向后进入后柱。

像后柱螺钉一样，有限切开沿髂骨内板向下推开软组织，用 Cobb 做骨膜下推移显露耻骨梳，用食指推开组织达于耻骨梳，移位的骨块可以直接触及。骨折复位以后，使用同一窗口置入 Pigsticker 导向器，放在骨折块上，用作复位工具

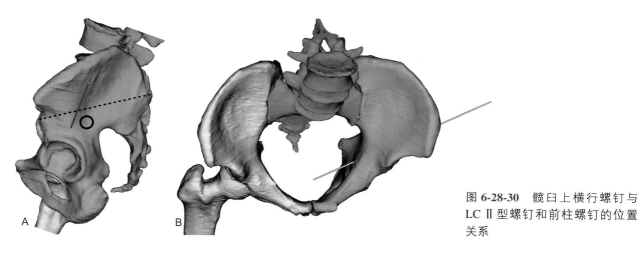

图 6-28-30　髋臼上横行螺钉与 LC Ⅱ 型螺钉和前柱螺钉的位置关系

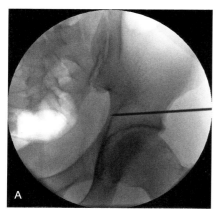
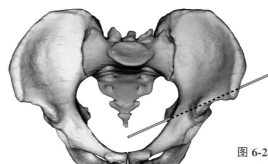

图 6-28-31　髋臼上横行螺钉入点
A. 透视像（骨盆正位像）；B. 实物模拟图

抓持复位的骨折块，然后钻入导针。

（1）入钉点：闭孔出口位（图6-28-33A、B）显示耻骨梳螺钉的入针点，正位像（图6-28-33C、D）显示螺钉通过坐骨棘。

（2）出点位位于坐骨棘内侧或者直接通过坐骨棘（图6-28-34）。髂骨闭孔斜位清楚显示耻骨梳螺钉钉道，出点位于坐骨棘，确认螺钉没有进入关节。

（九）弧形螺钉技术

以上这些通道螺钉固定技术，通过骨盆这些狭窄的通道固定，有时是非常困难的。我们尝试使用弧形螺钉技术，注意使用的螺钉只能是弹性的6.5 mm空心钛质螺钉，不锈钢螺钉由于太过坚硬，沿导针不能弯曲置入，不建议使用。该技术操作时应把握以下几点：①骨性结构发育异常使得骨性通道较正常通道更窄。②通道致密的骨质

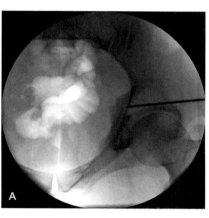

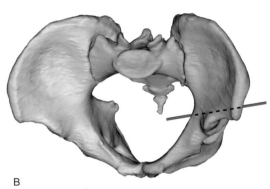

图6-28-32 髋臼上横行螺钉出点
A.透视像（入口位）；B.实物模拟图。

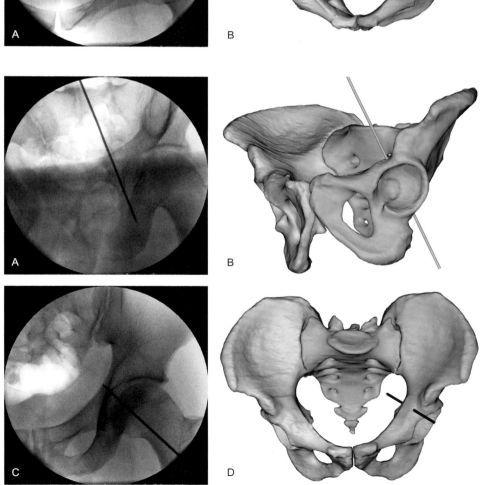

图6-28-33 耻骨梳螺钉入点和螺钉方向
A、B.闭孔出口位；C、D.骨盆正位

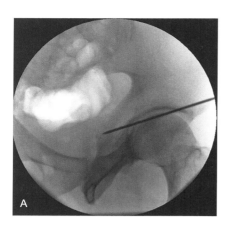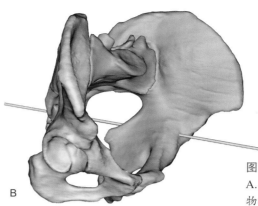

图 6-28-34 耻骨梳螺钉出点
A. 透视像（髂骨斜位像）；B. 实物模拟图

使导针偏移，经常沿着错误的路径前行。③导针在骨皮质表面滑移，入点也经常发生偏移。④导针多次错误钻孔，使得再建一个新的、正确通道变得非常困难。退出导针、调整方向重新置入，经常出现失败。⑤导针过度弯曲，螺钉可能直接切断导针而不是通过导针到达末端。因此在旋入螺钉以前，在导针的弯曲部分应该进行扩髓。

手术技术临床应用：顺行置入前柱螺钉，如图 6-28-35 所示。

首先用导向器定位入钉点，导针尽可能贴近髋关节软骨下骨置入，当导针达于髋关节区遇到阻挡致导针偏移轨道，或进入关节，或沿着骨折部位薄弱区穿出骨盆前柱的螺钉走行的理想通道（图 6-28-35A）。此时，我们常常采用弧形螺钉固定技术。首先用空心钻沿导针扩髓至导针偏移理想钉道的位置，退出空心钻，旋入 7.3 mm 空心螺钉。空心螺钉作为导向器，控制导针进入的位置和方向。然后以沿空心钉置入尖端预弯成弧形的导针至偏离理想钉道的位置；然后闭孔出口位、髂骨入口位影像监视下（图 6-28-35B~F）通过旋转导针、调整导针尖端弧形的方向，用锤子敲打预弯的导针进入前柱。一旦通过障碍，旋转弯曲的导针 180°，继续锤击导针直至通过骨折断端进入远端前柱螺钉的通道。然后旋入 6.5 mm 钛质空心螺钉，可见螺钉沿导针弯曲进入前柱（图 6-28-35G、H）。

三、骨盆前环的稳定系统

骨盆自身的环形结构非常重要，在骨盆环的稳定结构比较研究中发现，前环和后环对骨盆稳定性的贡献各占 40%、60%。因此骨盆环损伤以后，后环的稳定和固定有优先原则，后环稳定后，前环的固定对骨盆环的稳定有锦上添花之功。前环的稳定方式有很多种方式选择，有时甚至可以不做固定。而哪种方式较好，目前还没有定论。

（一）耻骨联合钢板固定

1. 适应证 ①耻骨联合分离大于 2.5 cm，或者耻骨支骨折分离大于 2 cm，旋转不稳的骨盆骨折导致下肢不等长超过 1.5 cm 者，或者伴随严重的骨盆畸形者，采用内固定可以增强骨盆前环的稳定性。②Tile B1 型骨折，当耻骨联合分离大于 2.5 cm 时，此时骨盆环旋转不稳，垂直方向稳定，采用耻骨联合钢板固定即可获得骨盆的稳定性。③Tile C 型骨折，耻骨联合分离的同时，伴随骨盆后环的断裂，造成骨盆的完全不稳，只固定骨盆前环不能稳定骨折，必须同时进行后环的复位和固定。④耻骨支骨折的固定相对耻骨联合分离更加有难度，可以耻骨联合钢板固定加用 Infix 稳定骨盆的前环或者全长钢板稳定前环。⑤软组织损伤严重，不能耐受开放手术者；严重的开放性骨折；膀胱、尿道等脏器损伤遗留腹壁导尿管，或肠管破裂在前方近手术切口处有造瘘口，为耻骨联合

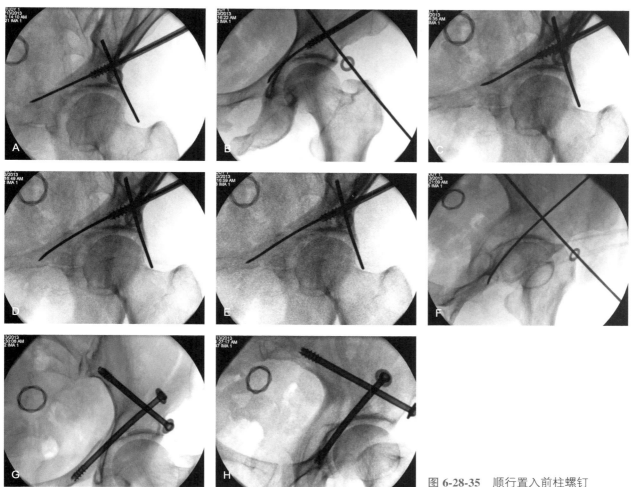

图 6-28-35　顺行置入前柱螺钉

内固定的禁忌证，此时应采用外固定架固定。

2. **手术入路的选择**　患者可以仰卧于可透视的手术床上，经常需要将患者向远端拉，避开手术床的底座，有时由于患者身高较长，经常需要连接一个桌子，保证 C 型臂能够透视并清楚显示耻骨。注意事项：做骨膜下剥离，避免损伤膀胱；膀胱位于耻骨联合后方（男性，膀胱颈通过耻骨前列腺韧带附着于耻骨后表面上；女性，更多地附着于肛提肌耻骨尾肌部分上）；既往该部位有手术史或陈旧性损伤者，膀胱可能瘢痕粘连在腹直肌和耻骨联合下表面；此外，要保护耻骨联合附近的精索或血管神经束。因此，使用夹持钳复位过程中，避免将膀胱或尿道挤在耻骨联合之间；同时确保耻骨联合复位，手术医师的食指可以通过耻骨后间隙；膀胱内的尿管可以触及，记录 24小时尿量。

（1）Pfannenstiel 切口：该入路非常适于髂耻隆起内侧部位的骨折（对于髂耻隆起外侧的骨折，由于入路可能损伤股动脉鞘，建议使用髂腹股沟入路）。横行切口可以充分暴露骨折部位，长度为15~20 cm，位于耻骨联合上方 2 cm。在切口的外缘，要小心注意保护男性精索或女性子宫圆韧带。平行于腹股沟韧带，切开腹外斜肌腱膜，辨认精索或圆韧带。沿肌纤维方向纵行切开腹直肌白线，不要横断腹直肌；从耻骨上支松解腹直肌双头的腱膜止点，向外侧显露部分耻骨支，并在 Retzius间隙内放置一个较宽的牵开器，显露术野并保护膀胱。游离髂肌和髂腰肌以显露髂窝，游离闭孔内肌显露髋臼前壁和闭孔，分离骶髂关节内侧组织显露骶骨翼外侧（Hohmann 钩放置的位置）。

（2）垂直切口：合并腹部创伤时非常实用，能够达到 Pfannenstiel 切口一样的效果。但要注意保护腹直肌，通常腹直肌腱附着于耻骨支的前表面。骨盆前环急性损伤，腹直肌通常撕裂，显露或骨膜下剥离将非常容易；但对于慢性损伤，瘢痕组织形成使得腹直肌显露及剥离变得非常困难。如果腹直肌完好，切开它时一定保留少许肌腱，为随后伤口闭合创造条件。或沿腹直肌之间的白线做切口，保留腹直肌在耻骨支上的附着点。随之识别精索和腹壁下动脉：向外侧切开，直至找到腹股沟外环和精索。然后显露耻骨联合：识别耻骨联合两侧的耻骨结节，骨膜下剥离耻骨结节表面的软组织。

（3）复位和固定：将大号点式复位钳置于两侧的耻骨结节上，钳夹复位，还可以采用两点螺钉技术夹持复位；透视下观察复位满意后，采用6孔重建钢板，于耻骨联合上方进行固定；钻孔和拧入螺钉时，可将手指置于 Retzius 间隙内，便于控制方向；对于垂直不稳定的骨盆骨折，可以置入双钢板固定，在耻骨联合的前方再加一块钢板固定（图 6-28-36）。

（4）关闭切口：一般在 Retzius 间隙内放置引流管，术后进行封闭式负压引流；间断缝合腹直肌白线，分层闭合手术切口。

（5）术后处理：术后根据引流量一般于术后24~48 小时拔除引流管，根据骨折类型和所选用

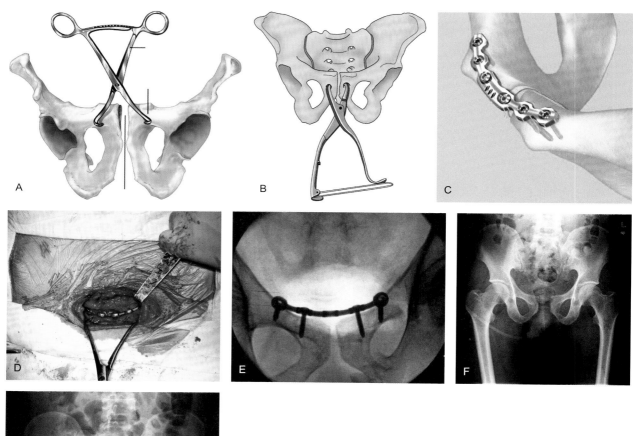

图 6-28-36　复位和固定

A. 耻骨联合复位可采用大的点式复位钳，钳夹双侧耻骨结节。B. 也可以采用两点螺钉技术夹持复位。C. 骨折的固定可以采用6孔钢板。D、E. 耻骨联合钢板固定术，术中图像及术中 X 线透视情况。F、G. 骨盆骨折 Tile B1 型患者，采用切开复位内固定术，应用 2 块钢板固定耻骨联合骨折

的固定方法制订康复计划，逐步开展康复锻炼并定期复查。

（二）外固定架固定

1. 适应证

（1）旋转不稳定而垂直方向稳定的骨盆骨折：通过外固定架固定可以获得精确的稳定，合并有髂骨翼骨折是相对手术禁忌证。

（2）对于前后方向挤压暴力损伤（antero-posterior compression injuries）：外固定适用于稳定的开书样骨盆骨折，后环张力带结构完整，如 APC Ⅱ 型 & APC Ⅲ 型。1999 年，Lindahl J 等的研究显示，8 例开书样损伤中的 6 例患者，单纯外固定不能提供和维持正确的骨折复位。

（3）对于侧方挤压暴力损伤（lateral compression injuries）：外固定架也适用于骨盆的内旋损伤；1999 年，Lindahl J 的研究显示，62 例侧方挤压暴力损伤的患者中，有 20 例不能提供稳定的固定。

（4）对于垂直剪切暴力损伤（vertical shear injury）：1999 年，Lindahl J 的研究显示，40 例 C 型骨盆损伤的患者，外固定架不能提供 38 例患者的稳定性；C 型损伤中，骨盆后环垂直方向残留移位超过 1 cm 的患者功能较差，功能不满意患者中 14 例患者与伴随的神经损伤有关。

（5）血管损伤（vascular injurie）：外固定架可以控制骨盆出血。

（6）耻骨上膀胱造瘘管：当存在耻骨上膀胱造瘘管时，骨盆环切开复位内固定时，感染风险较高，此时外固定架是一个合适的选择。

（7）开放骨盆骨折：特别是合并腹部损伤、腹腔污染的情况下，外固定架将控制骨折移位、减少潜在感染的风险。

2. 手术步骤　患者平卧于透视手术床上（手术床需要旋转 180°），消毒范围由腹股沟区到脐上 5 cm，并双侧铺单；垂直患者躯干，放一体位塑形垫，其作用是为了帮助复位而不是维持复位。置入外固定架固定针以前，先复位移位的骨盆，体位塑形垫的使用使复位变得容易。如果骨盆不稳定，伴有垂直方向的移位或者向后方向的移位时，先纠正骨盆旋转畸形，然后股骨髁上牵引，牵引重量 25~30 lb（1 lb=0.45 kg），向后向下牵引下肢；另一方法是使用大单，叠成长条状，缠绕骨盆，两端旋转打结，拉紧布单，就可挤压骨盆复位。

（1）骨盆外固定针的定位和外架固定的类型：生物力学评估显示多钉和棒的连接可以加强骨盆固定的稳定性，单纯的外固定架并不能稳定骨盆的后环，但是在前环有 1 块钢板或 2 块钢板固定的时候，其前环明显得到加强。根据置钉点的不同可以分为髂骨翼螺钉（图 6-28-37A）、LC Ⅱ 型螺钉（图 6-28-37B）和 subcristal 螺钉（图 6-28-37C）。

1）髂骨翼螺钉（anterosuperior）：钉道位于臀肌柱内（gluteus pillar），置钉点位于髂嵴上，螺钉垂直于髂嵴，进钉方向从上向下，位置表浅、

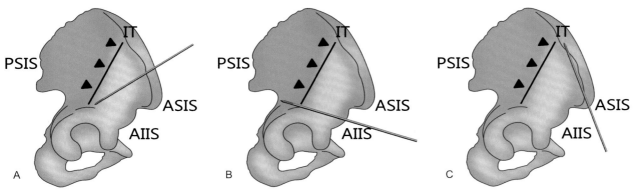

图 6-28-37　骨盆外固定架外固定螺钉的入钉点及方向
A. 前上方；B. 前下方；C. 髂嵴下。ASIS，髂前上棘；AIIS，髂前下棘；PSIS，髂后上棘；IT，髂骨结节

可以用手触及，髂前上棘后方 2~3 cm，每侧 2~3 枚螺钉，便于腹部和会阴区的手术操作，方向指向髋臼。推开髂骨窝的髂肌，不需要透视监视即可引导螺钉置入。

连接的外固定架没有前后方向的外固定架（hannover frame）强度大，但置钉不需要透视，相对容易。通过髂嵴置钉，螺钉位于臀中肌柱无疑对髂骨翼外架来讲是最理想的一种状态，这一部位是最宽的，皮质对螺钉把持力量也是最强的。存在的问题是钉道相对狭窄，螺钉易切出皮质；在联用髂腹股沟入路或改良 Stoppa 入路复位骨盆时将增加术后发生感染的风险，因为螺钉将使得切口的外侧窗与外界相通。据文献报道，螺钉置入过程使用双平面透视（垂直 90° 位）、空心导钻引导，经过术后 CT 检查评估螺钉置入的准确度，发现 95% 病例置钉准确，部分患者出现螺钉穿出髂骨皮质。

据测量嵌在皮肤和螺钉骨表面入钉点之间的距离平均为 25 mm，由于腹部肌肉附着于髂嵴的外唇，螺钉置入必须将腹部肌肉在髂嵴附着地的肌肉做骨膜下游离或者穿过肌肉置钉，这两种情况下，每一次呼吸、腰椎运动都会造成腹部肌肉、皮下脂肪和螺钉周围皮肤的位移，这些可能是术后患者感到不适、局部炎症及感染发生的原因。

2）LC Ⅱ 型螺钉（anteroinferior）：Hannover 外固定架固定系统，螺钉进钉点位于髂前下棘，每侧只需要 1 枚螺钉，方向由前向后，通过坐骨棘的螺钉，该位置无法用手触及，需要透视监视，相对臀肌柱有较大的骨窗。闭孔出口位（Teepee view，泪滴像）外形像印第安纳人使用帐篷而得名，可以清楚显示坐骨棘的外形；髂骨斜位像可以确认导针没有进入坐骨大切迹、位于坐骨棘内；闭孔入口位，可以像鸟一样俯瞰钉道的方向、导针是否位于髂骨内外板之间，小心螺钉不要进入关节和坐骨大切迹。生物力学研究显示 Hannover 外固定架力学强度优于标准前上方髂骨翼螺钉外固定架。此外即使钉道发生感染，感染也不位于改良的 Stoppa 入路内。

3）Subcristal 螺钉：垂直臀肌柱置钉，置钉入点位于髂前上棘，方向平行于髂嵴的前 1/4，沿髂骨内外骨板之间进入，该置钉方式目前应用较少。

3. 术后处理　简单外架结构（直角构架），非常适合保持这种类型，需要保留固定 3 个月；外固定去除后，骨盆的稳定性需要在透视下进行检查，确保骨盆后环的稳定。对于单侧骨盆环的损伤，只要患者没有什么特别的不适，可以负重；如果是双侧损伤，后环的稳定性就需要评估；如果后环稳定，术后 10 天至 2 周，患者身体负重是允许的；如果存在不稳定，就需要患者卧床或从床到椅子上移动活动 6~12 周。

4. 并发症

（1）常见的并发症包括针道感染（50%）、非感染性针道松动需要更换螺钉（20%），其他并发症还包括骨髓炎、螺钉穿入关节间隙、股血管神经束损伤等。

（2）膀胱撕裂：多由于手术复位耻骨联合分离时损伤；膀胱撕裂的危险因素是膀胱突出；为了排除膀胱突出，考虑术前 CT 扫描。

1999 年 Lindahl J 的研究发现，110 例不稳定骨盆环损伤采用梯形外固定架固定治疗，平均随访 4.1 年，并发症发病率很高，包括复位丢失 57%、畸形愈合 58%、骨不连 5%、钉道感染 24%、螺钉松动 2%、股外侧皮神经损伤 2%、压疮 3%。

（三）前柱螺钉固定

大量的文献对其已经描述，该技术在外科医师操作骨盆、髋臼中经常使用。Starr 报道了其前柱螺钉临床应用的相关经验：112 例骨盆骨折患者，145 个耻骨支骨折采用经皮前柱螺钉固定；81 例患者中 107 个耻骨支骨折随访发现完全愈合，没有出现骨折再移位，随访时间平均 9 个月（2~52 个月）；远期随访骨折移位率较高，占总比的 15%，其中合并骨质疏松和闭孔外缘内侧部位骨折（耻骨支 Ⅰ 区）的高龄、女性患者更容易出现（图 6-28-38、6-28-39），经皮前柱螺钉固定方法如图 6-28-40 所示，对于螺钉置入方式之间的

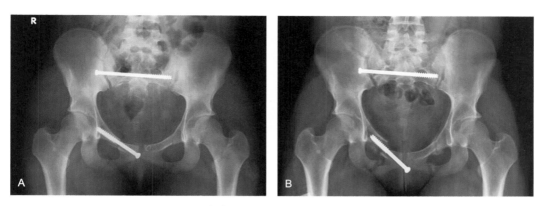

图 6-28-38　患者，女性，18 岁，B2.2 型骨盆骨折
A. 术后即刻骨盆正位 X 线检查；B. 术后 6 周 X 线显示耻骨支骨折移位，出现内旋畸形

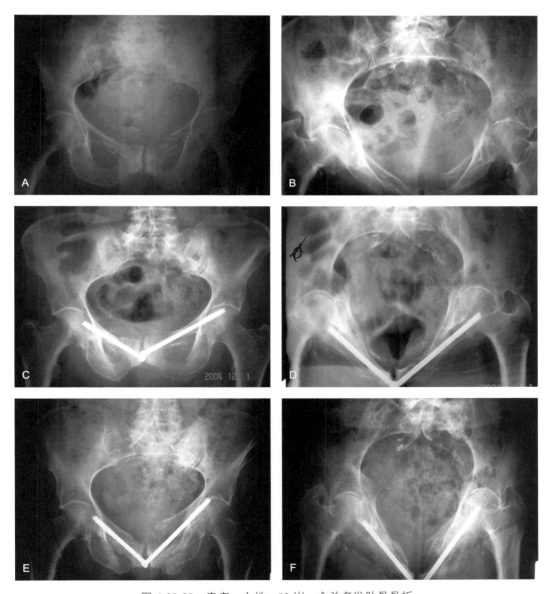

图 6-28-39　患者，女性，83 岁，合并多发肋骨骨折
A、B. 提示左侧骶骨骨折和 Nakatani Ⅱ 型耻骨支骨折，疼痛严重影响患者肢体活动；C、D. 术后 X 线显示骨折复位，患者能够在步行器帮助下负重活动；E、F. 术后 4 个月复查 X 线提示耻骨支骨折移位

第二十八章

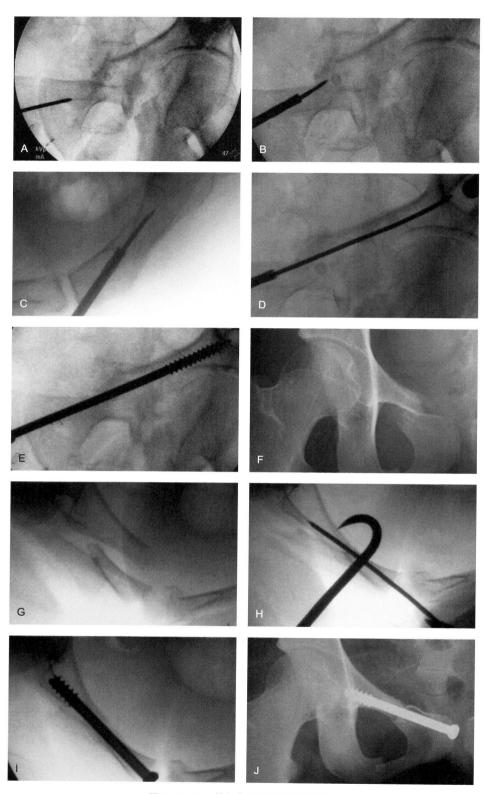

图 6-28-40　前柱螺钉经皮固定方法

A. 逆行导针自耻骨支骨折内侧置入；B. 闭孔出口位：空心钻沿导针进入，使用摇把技术复位骨折断端，用尖端弯曲的第二枚导针替代第一枚导针；C. 入口位：尖端弯曲的导针，通过控制尖端的方向用锤子敲击导针尾部通过骨折断端；D. 闭孔出口位：导针通过髋臼部位的骨折；E. 闭孔出口位：螺钉置入后；F. 骨盆正位 X 线片显示耻骨支骨折移位；G. 入口位：应力后显示骨折断端不稳定；H. 入口位：骨钩通过腹壁经皮置入复位耻骨支的骨折，导针逆行置入穿过骨折断端；I. 入口位：空心螺钉通过导针置入；J. 骨盆正位：术后

比较，逆行置入螺钉相比顺行置入螺钉更容易松动，耻骨支Ⅲ区骨折无论逆行置钉还是顺行置钉均未发现骨折复位丢失。

（四）短通道螺钉固定

耻骨支狭窄患者，3.5 mm 或者 4.5 mm 的螺钉也能够提供早期的稳定，但是远期随访发现经常有螺钉断裂现象。有些学者尝试使用短通道螺钉，取得了满意疗效。全长前柱以髋臼横韧带部位为中心分为内侧半和外侧半两个部分。

1. **外侧半通道螺钉**　螺钉的入钉点位于骨盆正位泪滴区，指向陈氏分区的Ⅰ、Ⅱ区，避免了内侧通道和外侧通道夹角过小或通道狭窄的影响，特别适用于女性、骨盆相对狭小的患者。对于螺钉是否进入髋关节，可以使用关节镜进行观察，并且有利于关节面的复位，减小关节软骨表面台阶的形成。

2. **前柱内侧半通道螺钉**　螺钉的入钉点位于耻骨结节上方，方向指向髋臼切迹。

（五）Infix 内固定架固定

1. **骨盆前环 Infix 固定**　该技术在北美创伤骨科医师中使用非常普遍（图 6-28-41），使用脊柱固定器械、经皮微创完成骨盆前环的稳定，待骨折愈合或耻骨联合愈合，在术后 4~6 个月取出，异位骨化、股外侧皮神经损伤等并发症偶有发生。该技术最早由 Vaidya 报道，后由 Adam Starr 教授领导的骨盆 Fellowship 计划获得推广，特别适合危重虚弱骨盆髋臼移位的患者，因为经皮微创入路对患者更加安全、损伤小，避免手术切开给多发损伤患者造成创伤的二次打击，有利于患者的最终康复。但对于单纯耻骨联合分离患者并不适用，因其取出后有一定的失败率；但是对于合并耻骨支骨折的前环不稳定则具有非常强的适应证，内植物取出后，对前环的稳定没有任何影响。由于钉棒会影响后方结构的透视显示，所以骨盆经皮固定中，最先固定的是骶髂关节，最后才是 Infix，此外连接杆体外预弯塑形，经皮插入位

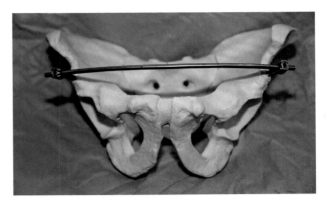

图 6-28-41　骨盆前环 Infix 固定

于皮下，空心椎弓根螺钉的钉头一定位于筋膜浅层，否则会有刺激症状。最新的生物力学研究显示 Infix 对前环的稳定接近于双钢板螺钉，远远强于外固定架的固定；相对于外固定架而言，Infix 固定术后患者满意度更高，患者可以洗澡、下蹲、跑跳，部分患者没有特殊不适，可以终身不取出内植物（图 6-28-42）。

2. **手术步骤**　患者取仰卧位平卧于可透视手术床上，以髂前下棘为中心沿腹股沟方向做 1.5 cm 切口，用止血钳做皮下软组织的钝性分离，避免损伤切口内的股外侧皮神经。C 型臂确定进针点，沿 LC Ⅱ通道长轴方向置入 1.5 mm 导针：①泪滴位：确定 LC Ⅱ通道的入点为髂前下棘。②髂骨斜位：确定 LC Ⅱ通道垂直向的方向，避免进入坐骨大切迹。③骶髂关节入口位：确定 LC Ⅱ通道出口平面的防线，避免穿透进入骶髂关节或髂骨外侧皮质。

然后沿导针用空心椎弓根开口锥打开髂前下棘部位的骨皮质。沿导针逐级扩充通道到 14 mm 直径，然后取出内部通道套筒，保留 14 mm 套筒，椎弓根螺钉攻丝。沿导针旋入空心的 8 mm 椎弓根螺钉至皮下，同时对侧椎弓根螺钉以相同方式拧入髂前下棘的合适位置。注意螺钉的深度，保证螺钉和钛棒锁定的最终位置位于皮下，不会对深部组织产生压迫造成组织坏死；同时不能过浅，否则对皮肤产生压迫导致切口破溃，引起深部感染。然后于骨盆出口位、入口位、正位、髂骨斜位、闭孔斜位检查螺钉位置。根据患者体型将钛

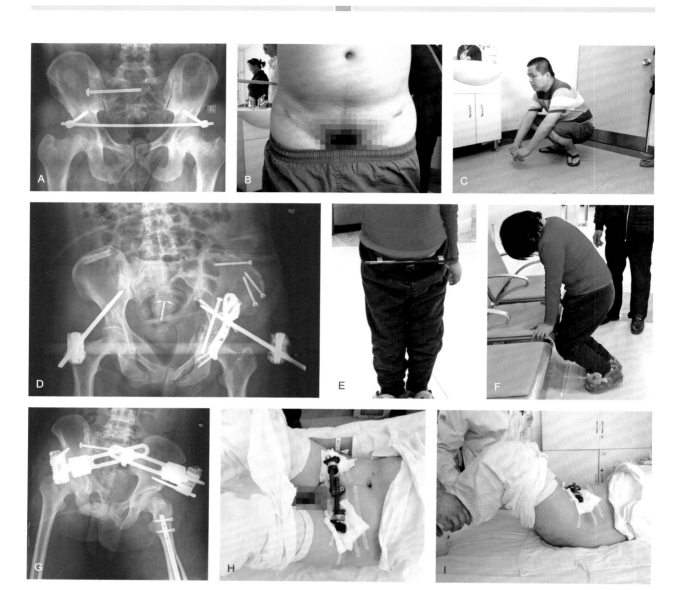

图 6-28-42　前环不同的稳定装置，对患者髋关节屈伸活动的影响

病例 1（A~C）：APC Ⅱ 型骨盆骨折，采用骶髂关节拉力螺钉固定辅助前环 Infix 固定。病例 2（D~F）：Tile C3 型骨盆骨折，采用后外侧入路辅以髂腹股沟外侧窗入路，采用钢板螺钉固定并 Hannover 外固定架稳定前环。病例 3（G~I）：APC Ⅱ 型骨盆骨折，采用骶髂关节拉力螺钉固定辅助外固定架稳定前环
A. 术后 X 线片；B. 术后切口外相；C. 术后患者能够下蹲、跑跳，生活及行动自如；D. 术后 X 线片；E. 术后外相；F. 患者能够正常行走，但是不能下蹲，患者对外架有恐惧心理；G. 术后 X 线片；H. 术后外相；I. 双侧髋关节屈曲活动受限，患者有明显的关节活动的恐惧心理

棒折弯并剪成合适长度和弧度。将钛棒经皮下穿至另一侧椎弓根钉处，并将钛棒两端分别夹于椎弓根钉头上的卡槽里，将钉帽加压锁紧。①通过限力锁定装置，能够听到"咔哒"锁定的声音，即代表钛棒和椎弓根钉锁定。②不要拧得过紧，否则在患者要求取出时，将带来新的问题。最后透视出口位、入口位、正位、髂骨斜位、闭孔斜位像，检查骨盆复位情况及内植物固定的位置。

四、骨盆外固定架辅助复位通道螺钉固定技术

对于垂直不稳定骨盆环损伤，应特别强调早期行伤侧股骨髁上牵引，复位经骶髂关节或髂骨翼后部或骶骨脱位的骨盆后环移位，并力争在伤后 24~72 小时内复位，否则复位将失去机会。

（1）复位强调尽早、大剂量牵引，即首先牵

引重量为体重的 7%~8%，维持剂量牵引 12 小时；然后透视骨盆出口位和入口位。若骨盆没有复位，需行瞬时大剂量牵引，术者可以踩在牵引坨上使牵引瞬间力量达到 30~80 kg（复位时患者可以感觉到骶髂关节有关节弹响），然后透视检查骶髂关节复位情况；若复位，再行维持牵引重量继续牵引。

（2）早期复位对于这类损伤非常重要，如果错过机会复位将非常困难，往往需要切开手术复位，而手术复位带来的严重出血风险会危及患者生命，这将为患者后期处理带来尴尬的局面。因为超过 7 天，血肿机化、韧带挛缩、周围肌肉保护性痉挛，使得这种复位通过经皮技术将很难复位，必须手术切开复位，随之而来的问题就是手术创伤大、出血多，加之很多患者由于病情不稳定，因此也就丧失了手术修复的机会，结果留下终身残疾，甚至慢性神经损伤。

（3）本课题组曾利用 Ilizarov 牵张延长技术（图 6-28-43）治疗 1 例陈旧性骨盆 C 型骨折，为这类患者的治疗带来了新的希望。

理论上，骨盆环损伤可被分为只涉及后环的单侧损伤和双侧损伤。骨盆环稳定治疗过程中，获得复位后靠多个助手的扶持来维持骨折复位非常困难，主要和助手的疲劳有关。而使用骨盆复位架则避免了这些问题，而且获得适当复位后，还可以通过微调和使用复位工具，使得复位更加精确并且得到透视的验证，然后采用通道螺钉获得固定。下面通过一个病例的讲解详细介绍如何通过骨盆复位架对骨盆骨折进行复位固定。

【病例分享】

1. 病史简介　患者，女性，30 岁，主因车祸致骨盆疼痛、右下肢感觉障碍 20 小时入院。

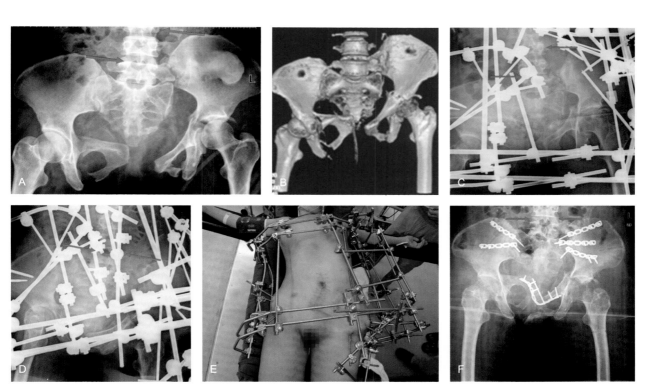

图 6-28-43　车祸致多发损伤，合并直肠破裂、肝破裂、脾破裂、颅脑外伤，抢救生命过程中忽视了骨盆后环的早期复位，遗留骨盆严重畸形
来院就诊时发现，骶髂关节垂直移位、双下肢不等长、骨盆倾斜、腓总神经损伤，患者伴有严重的神经牵拉麻木症状，不能下地行走。治疗组采用外固定架 Ilizarov 技术，将外架分别固定在健侧髂骨和脊柱及脱位侧髂骨上，分横向和纵向缓慢延长牵引复位骶髂关节，待关节复位后，行切开钢板螺钉固定手术。术前骨盆正位（A）及 CT 三维重建模型（B）；外固定牵引（C）显示髂嵴与 L5 椎体上缘差一个椎体高度；牵引 1 个月后（D）两者高度一致；切开复位之前的患者外相（E）；切开固定术后外观照（F）；术后 1 年随访患者肢体麻木消失，双下肢肢体等长，能够正常行走

（1）现病史：患者骑电动车与大货车发生车祸，当时骨盆及双下肢疼痛难忍、双下肢活动困难、右下肢感觉麻木，大腿根部鲜血渗出，急被送往当地医院急诊救治，经拍片诊断为失血性休克、骨盆骨折，给予输血、补液复苏治疗、留置尿管、伤口包扎、骨盆兜临时固定骨盆等处置，生命体征相对平稳后转来我院救治。骨科急诊以开放性骨盆骨折、失血性休克收入 ICU，予以开放伤口的清创缝合、输血（悬浮红细胞 4U，血浆 3.8U）、扩容补液等复苏措施治疗，病情逐渐趋于平稳。

（2）既往史：患者有 2 次剖宫产手术，否认高血压、心脏病病史，否认糖尿病、脑血管疾病、精神疾病病史，否认输血史，否认药物、食物过敏史。

（3）体格检查：体温：36.3 ℃，脉搏：102 次 / 分，呼吸：20 次 / 分，血压：93 mmHg/63 mmHg。髂腰部可见一 20 cm×30 cm 擦伤伴皮下血肿，皮肤淤青明显，压痛明显。骨盆区肿胀明显，广泛触压痛明显，可触及骨擦感，骨盆挤压分离试验未能检查。左大腿外侧见大面积皮擦伤，左大腿根部内侧见一 2 cm 已缝合伤口，无红肿及渗出。右足背、小腿外侧皮肤痛温觉减弱，双侧足背动脉搏动触及、搏动有力，足趾末梢血运好，皮肤温度正常，双髋、膝关节主被动活动受限，双踝及各足趾关节活动好。双足拇趾背伸肌力Ⅳ级。

（4）实验室检查：血常规：血红蛋白 65 g/L，白细胞 9.3×10⁹/L。血生化：丙氨酸氨基转移酶 35.9 U/L，天冬氨酸氨基转移酶 73.3U/L，肌酐 50.4 μmol/L，肌酸激酶 4 476 U/L，乳酸脱氢酶 267.2 U/L。凝血：凝血酶时间 14.2 秒，血浆活化部分凝血活酶时间 34.0 秒，国际标准化比值 1.09，血浆 D- 二聚体 3.14。

（5）影像学检查：①骨盆 X 线：右侧骶髂关节脱位，左侧髂骨翼（新月形）及双侧耻骨支、坐骨支可见粉碎骨折、断端移位（图 6-28-44A）。②骨盆 CT 扫描并三维重建：左侧髂骨、双侧耻骨支、坐骨支可见多处骨折并移位，骨盆环不连续；右侧骶髂关节脱位，向后、向上移位。双侧髋关节及耻骨联合结构正常，髋部周围软组织肿胀（图 6-28-44B）。③双下肢静脉超声：未见异常。

2. 临床诊断　①骨盆粉碎骨折伴严重移位，极不稳定；②贫血；③右侧坐骨神经损伤；④多发软组织损伤。

3. 诊疗经过　患者车祸后骨盆及双下肢疼痛难忍、双下肢活动困难、右下肢感觉麻木，大腿根部开放损伤，急被送往当地医院救治，诊断为失血性休克、骨盆粉碎性骨折（极不稳定），给予输血、补液、留置尿管及伤口包扎、骨盆兜临时稳定等处理措施，因该院处理这种类型创伤能力有限，积极联系并转入我院救治。转入本院时，患者为骨盆粉碎骨折伴移位（极不稳定）、多发软组织挫伤、右侧坐骨神经损伤、中度贫血（血红

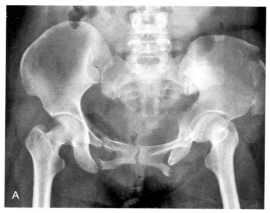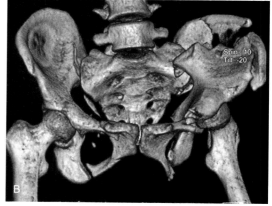

图 6-28-44　骨盆粉碎骨折，Tile C3 型；Young-Burgess 分型：左侧 LC Ⅱ型，右侧 APC Ⅲ型
A. 骨盆正位；B. 术前三维 CT 扫描重建

蛋白 65 g/L）、失血性休克。

（1）治疗分两步：①第一步：抗休克、液体复苏治疗，首先纠正贫血、开放性伤口清创缝合、包扎；予以输血（悬浮红细胞 8U，血浆 3.8U）及补液扩容；重组人促红素注射液皮下注射；左大腿根部伤口清创缝合，无菌敷料包扎，积极行术前准备。②第二步：手术精确复位并固定治疗。通过骨盆随意外架将骨盆骨折复位，在机器人导航辅助下经皮置入通道螺钉固定骨盆，恢复骨盆环的稳定。骨盆骨折稳定后，若坐骨神经损伤 3 个月无改善，完善术前检查可行坐骨神经探查术。伤后 48 小时，在全麻下行骨盆、骶髂关节、左髂骨骨折闭合复位及通道螺钉内固定术。

（2）手术步骤

1）患者平卧于全透视牵引手术床上（图 6-28-45A），腰骶部垫高，双侧股骨髁上牵引连接于手术床牵引弓上，双下肢置于三角架上保持屈髋屈膝位（图 6-28-45B）。常规消毒铺单，将两半环随意架连接固定于手术床上，通过连杆夹头连接，保持复位系统结构稳定（图 6-28-45C）。

2）确定复位基：C 型臂透视骨盆正位、入口位、出口位显示骨折移位方向，骶骨、左侧骶髂关节完好，与躯干保持正常解剖关系，可共同作为移位骨盆复位的基准——复位基。骨盆入口位、出口位监视下置入 Schanz 螺钉穿过左侧骶髂关节，螺钉尾部与骨盆架连接（图 6-28-46）。

3）以复位基为参照，逆向牵引、定向复位。入口位监视下在左侧髋臼上方，由外向内置入 1 枚 Schanz 螺钉（图 6-28-47A），避免穿破髂骨内侧皮质进入盆腔。入口位、出口位监视下纵向牵引左下肢，水平牵引 Schanz 螺钉，逆向复位左侧髂骨（图 6-28-47B、C），Schanz 螺钉连接于随意外架维持复位。

入口位、出口位显示经大剂量牵引右侧骶髂关节垂直相脱位已纠正，右侧髂骨仍有向后、外翻移位（图 6-28-48）。入口位透视定位，微创切

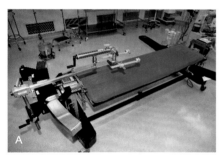
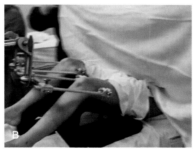
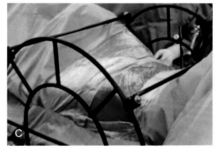

图 6-28-45　手术床

A. 全透视牵引手术床；B. 双下肢屈髋屈膝位股骨髁上牵引；C. 随意外架连接固定于手术床上

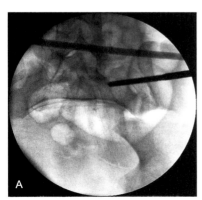
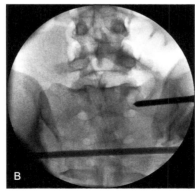
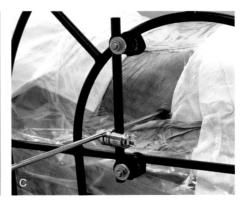

图 6-28-46　确定复位基

A. 入口位监视下置钉；B. 出口位监视下置钉；C. 术中左侧 Schanz 螺钉稳定复位基

第二十八章

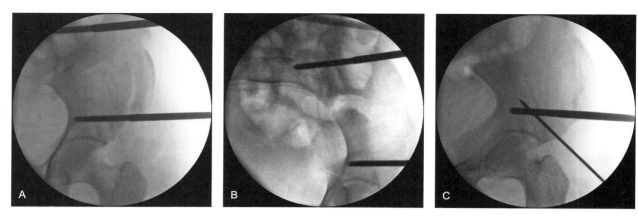

图 6-28-47　以复位基为参照，逆向牵引、定向复位左侧髂骨
A. 髋臼上置入 Schanz 螺钉；B. 复位后入口位像；C. 复位后髂骨位像

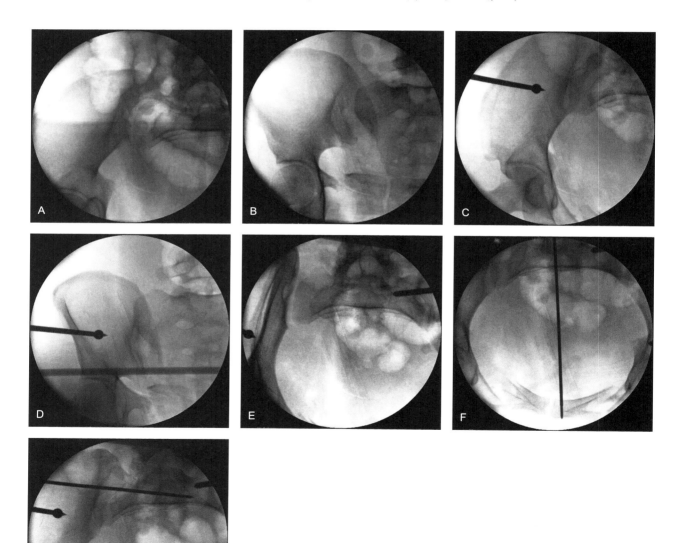

图 6-28-48　以复位基为参照，逆向牵引、定向复位右侧骶髂关节
右侧骶髂关节复位前（A、B）；复位后用球形顶棒临时稳定（C~E）；入口位检查骨盆环呈正常圆形，耻骨联合位于脊柱棘突的连线上，然后克氏针贯穿右侧骶髂关节临时稳定。骨盆入口位（A、C、G）；骨盆出口位（B、D）；骶髂关节正位入口位（D、E）

开皮肤，置入球形顶棒于髂骨翼合适位置。入口位、出口位、骶髂关节入口位监视下纵向牵引右下肢，球形顶棒水平推压，逆向复位右侧骶髂关节。将球形顶棒连接于随意外架维持复位，用克氏针临时稳定右侧骶髂关节。

4）左侧髂骨新月形骨折固定及骨盆前环 Infix 稳定。确定 LC Ⅱ 通道的入点，左侧骶髂关节正位入口位（图 6-28-49A）、髂骨斜位（图 6-28-49B）透视监视下沿髂前下棘向髂后上棘方向置入 LC Ⅱ 通道的导针，位置满意后沿导针旋入空心螺钉，完成左侧髂骨新月形骨折的稳定固定。

然后同法再次沿双侧髂骨 LC Ⅱ 通道置入导针，经开口、攻丝置入空心的椎弓根钉（图 6-28-49C、D）。根据患者腹部体型裁剪并折弯合适长度、弧度的钛棒，经皮下穿至另一侧椎弓根螺钉处，将钛棒两端分别固定于椎弓根螺钉上 U 形卡槽内，弧形钛棒凸向前方，锁紧钉帽，完成骨盆前环的稳定固定。

5）机器人体外通道定位系统引导下置入骶髂关节螺钉。拆除骨盆固定的随意外架，由 Tirobot 机器人体外通道定位系统（图 6-28-50A），采集骨盆入口位、出口位像并空间定位，在骨盆入口位、出口位像上分别规划经 S1、S2 的贯穿骶髂关节螺钉通道（图 6-28-50B、C），运动机械臂至规划位置插入套筒经皮置入 2 枚导针，入口位、出口位透视导针位置良好后置入合适长度 AO 空心螺钉，透视确认螺钉位置满意（图 6-28-50D、E）。

6）术后影像：术后骨盆 CT 扫描三维重建、X 线片显示骨折复位满意、内植物位置正常（图 6-28-51）。

（3）术后治疗

1）抗凝血栓防治：利伐沙班片 10 mg，每日一次，连续 35 天；加强双下肢的肌肉等长收缩练习。

2）神经营养：甲钴胺片 0.5 mg，口服，每日 3 次；观察患者坐骨神经损伤恢复情况。

3）术后康复：术后第 1 日起每天 1 次极限被动屈髋、屈膝锻炼，防止关节粘连，要求屈髋、屈膝

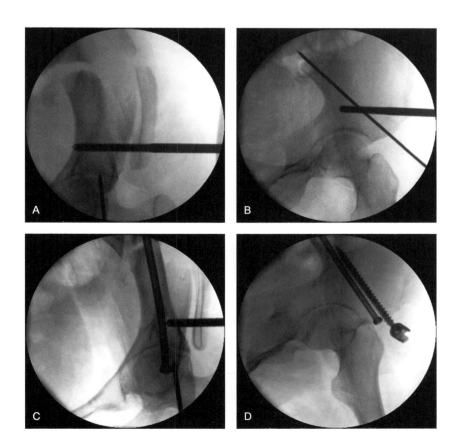

图 6-28-49　骨盆后环固定 LC Ⅱ 通道入口位置的确定
A、B. LC Ⅱ 通道内分别置入空心螺钉和空心椎弓根钉完成左侧髂骨新月形骨折的固定和前环的稳定；A、C. 左侧骶髂关节正位入口位；B、D. 髂骨斜位

第二十八章

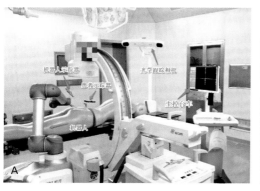
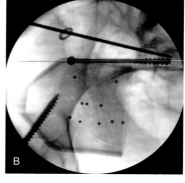
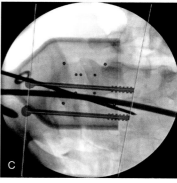

图 6-28-50　机器人体外通道定位系统引导骶髂关节螺钉置入

A. 使用的 Tirobot 机器人体外通道定位系统；B. 规划螺钉通道入口位像；C. 出口位像；D. 右侧骶髂关节螺钉置入后出口位像；E. 右侧骶髂关节螺钉置入后入口位像

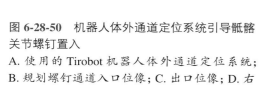
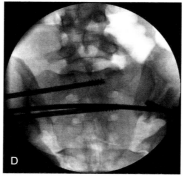
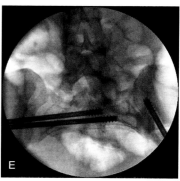

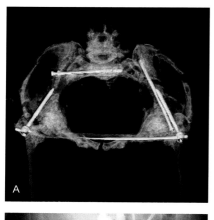
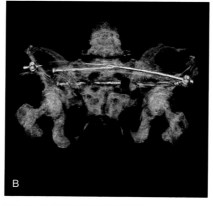
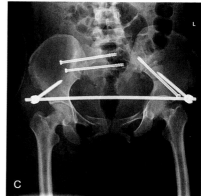

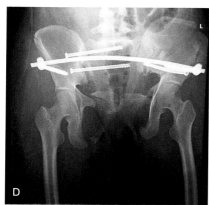
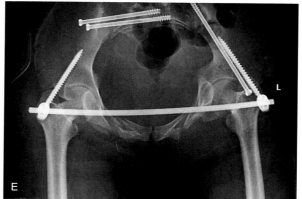

图 6-28-51　术后影像

A、B. 骨盆 CT 扫描三维重建；C. 正位像；D. 出口位；E. 入口位

均大于 90°。术后 1、2、3 个月拍 X 线片复查，根据 X 线骨折愈合情况决定患者何时开始负重锻炼。

（4）随访：术后 3 个月 X 线显示骨折愈合，

无内植物松动（图 6-28-52），无手术相关并发症发生。术后 6 个月根据 Majeed 功能评分标准评价为 89 分，坐骨神经损伤完全恢复。

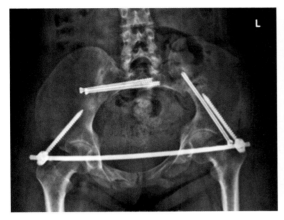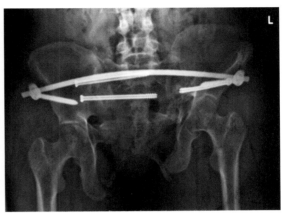

图 6-28-52　术后 3 个月复查 X 线片

术后 3 个月 X 线片显示骨折愈合，无内植物松动

（陈　华　刘培钊）

第二节　脊柱 – 骨盆稳定技术

骨盆后环损伤，特别是垂直不稳定的骨盆后环损伤，从生物力学的角度，其实质也就是一侧或者两侧髂骨（骨盆）与人体中枢骨之间的连续中断，也即失稳。对于这一类型的损伤，有各种各样的手术技术被用于骨折或脱位的复位和固定，也各有各的适用范围、优越点和不足之处。脊柱 – 骨盆稳定技术就是其中一种。

脊柱 – 骨盆稳定技术，其核心就是直接在失稳的脊柱与一侧或两侧骨盆之间实现复位和固定。其常用的技术手段是利用脊柱椎弓根系统和相应的技术在腰椎和髂骨之间来完成复位和固定，所以早期常被称为"腰 – 髂固定"。后来有专门针对脊柱和骨盆之间的复位和固定的改良设计，但其本质上还是利用钉 – 棒系统在腰椎和髂骨之间实现稳定性，只是髂骨一侧的螺钉以及其与棒之间的连接机制不同而已。

椎弓根系统在脊柱外科的使用由来已久，已

经是一种非常成熟的技术。在脊柱手术中，椎弓根系统可以通过辅助工具很好地实现前后撑开 – 压缩、侧方撑开 – 压缩、旋转这三个平面的调整，万向螺钉的设计还可以允许在辅助复位后直接在复位的位置上实现固定。这些机制对于骨盆后环损伤的复位和固定来说，都有重要的作用和意义。

如果后环损伤可以先通过辅助工具和技术获得很好的复位，那么直接完成骨折或脱位的两端的稳定固定即可。对于适合螺钉技术固定的病例来说，由于单纯螺钉技术的微创和经济性，一般来说都是优选。对于无法或者不适合使用单纯螺钉技术的病例，脊柱 – 骨盆稳定技术也是一个不错的选项。

如果后环损伤难以通过一般的辅助工具和技术获得很好的复位，前述的椎弓根系统的三维复位和固定机制可以较好地发挥作用。如：通过下腰椎椎弓根钉和髂骨钉之间的垂直方向上的撑开，可以消除和减小一侧骨盆在垂直方向上的向上移位；通过两侧髂骨钉之间的加压，可以消除或减小水平方向上的分离移位；通过手柄作用于髂骨钉，可以实现一侧或者两侧半骨盆的内旋或者外旋移位的复位。在实现复位之后即刻完成三维固定。

一、手术技术

（1）对于双侧后环损伤病例（图6-28-53、图6-28-54），以L5棘突为中心的后正中入路（图6-28-55），常规手术方法显露双侧L4/L5两侧关节突，按标准椎弓根螺钉定位和操作技术置入椎弓根钉，椎弓根钉的尾端应该是可变（万向）的而非固定的。

（2）在腰背筋膜下向两侧髂后上棘方向游离，在髂后上棘稍外上方作为入点。注意入点稍微偏前还是偏后其实没那么重要，但内外方向上的偏差，往往决定了髂骨上的螺钉能否一直处于内外板之间而不穿出内侧板或者外侧板。根据笔者的经验，可以借用骨盆外固定支架的前方髂嵴置钉技术的"1/3原则"，也就是在髂嵴的内中1/3交界处作为入点。螺钉方向指向坐骨大切迹或者髋臼上方，可以通过椎弓根系统的"开路器"、丝攻或测深探子来预制钉道和确认之（图6-28-56）。

（3）髂骨钉置入前，应用埋头器在髂嵴上预制螺钉尾帽的置入空间，以防螺钉尾帽和连接棒过于突出在髂嵴之上，避免手术完成后骶髂后方软组织张力过高而出现切口愈合不良甚至皮肤坏死等并发症。

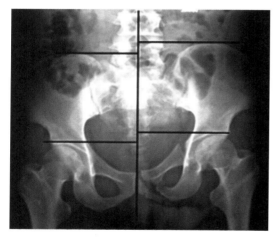

图6-28-53　男性，35岁，骨盆平片显示患者左侧DenisⅠ区和Ⅱ区粉碎性骨折，左侧骨盆上移24 mm

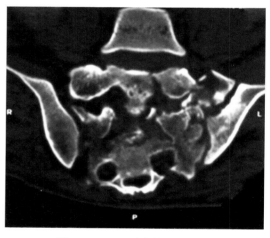

图6-28-54　两侧骶骨骨折CT

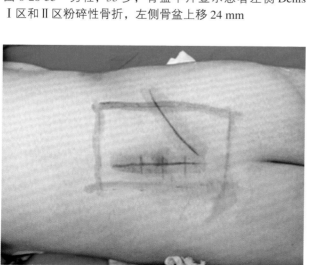

图6-28-55　后正中入路

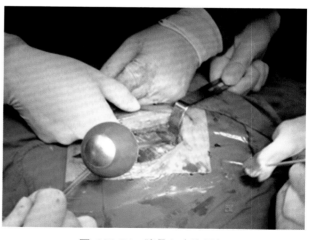

图6-28-56　髂骨入点和置钉

（4）如果固定之前通过牵引、点式复位钳等辅助工具能获得良好的复位，则复位后根据模板（棒）选择适当长度的连接棒，并按模板的形状进行预弯。将预弯过的棒穿过骶棘肌，在L4/L5椎弓根钉和髂骨钉之间安放，完成尾端（或相关设计构件）固定即可（图6-28-57）。如果双侧都不稳定，为了加强固定的强度，可以加用横连接。

（5）如果固定之前辅助复位不理想，可以预留出撑开复位所需的棒的足够长度，先完成棒在腰椎螺钉和髂骨螺钉尾端的安放。如果要纠正垂直方向上的移位，最好要调整L4/L5的螺钉尾端棒的位置位于身体同一条垂直线上，以免在垂直撑开时加重侧方移位。

（6）各种椎弓根钉的复位技术都可以用来实现骨盆后环的复位。如：可以在L5椎弓根钉的尾侧用持棒器夹住棒，在持棒器和L4椎弓根钉之间进行撑开。经X线透视确认垂直方向移位纠正到可以接受的范围，即可完成腰椎钉和髂骨钉与棒之间的锁止，实现复位后的固定（图6-28-58、图6-28-59）。

（7）如果是单侧后环损伤，只需要进行一侧固定。后正中切口可以向伤侧偏移1 cm左右（图6-28-60、图6-28-61）。

（8）如果是脊柱－骨盆分离，如H型骨折、U型骨折等，钉－棒系统操作和复位、固定技术同上，只是对于向前下方移位的头侧脊柱，钉－棒系统还起到向后上方提拉复位的作用。

（9）如果头侧脊柱（大多为骶骨）和尾侧骶骨存在水平方向的移位（大多为成角畸形）需要复位和固定的，需要加用后路小型钢板固定等（图6-28-62~图6-28-65）。

（10）有骶管减压指征的，可以在实现固定之后进行充分的减压或者伴植骨。有关骶管减压指征的报道有一定的差异，但"骶管内有明显致压物，伴或不伴骶神经损伤症状"是笔者常遵循的减压指征。

（11）常规技术闭合伤口。常规放置引流。但对于没有减压，术中操作简捷有效，术野出血很少的病例，经细致止血后也可以直接闭合伤口不放置引流。

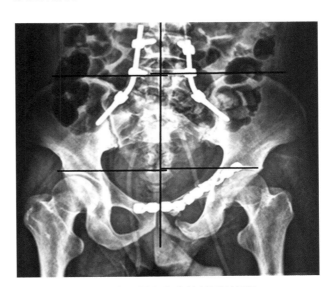

图 6-28-58 术后骨盆上移被纠正到仅仅 3 mm

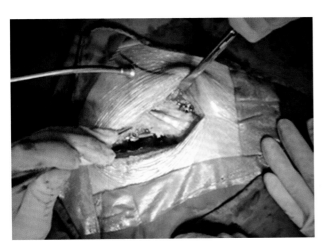

图 6-28-57 置入连接棒

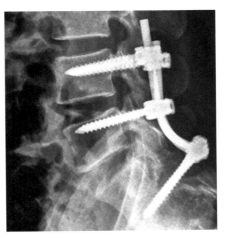

图 6-28-59 术后侧位像

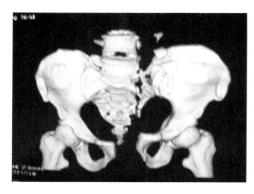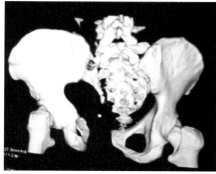

图 6-28-60　耻骨联合分离 +
左侧骶骨骨折

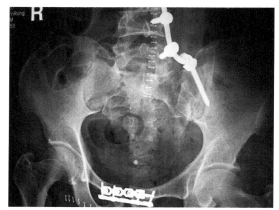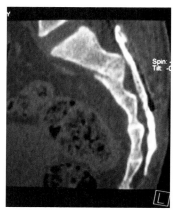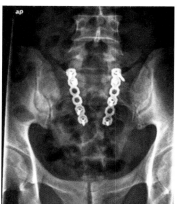

图 6-28-61　后路脊柱 - 骨盆稳定技术 + 前路钢板固定　　图 6-28-62　骶骨横行骨折　　图 6-28-63　后路钢板固定

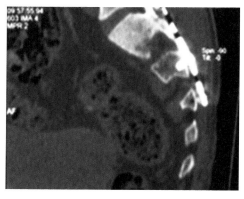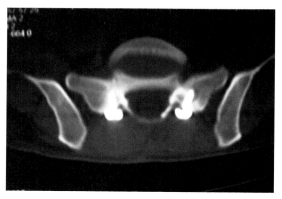

图 6-28-64　矢状位重建图像，显示螺钉位置　　图 6-28-65　平扫图像，显示螺钉位置

二、术后处理与并发症预防

（1）术后一般对翻身和坐起没有特别禁忌，但术后下地时间要根据有无减压、骨折失稳程度和前环损伤及其固定状况等个性化决定。对于进行充分减压并植骨的病例，术后 2~3 个月内避免负重，以利于植骨融合。

（2）一般术后 1 年左右确认骨折愈合后可以去除内植物，对于身体较瘦感觉内植物存在有不适感的，可以适当提前经 CT 确认骨折愈合后去除内植物。

（3）因为是跨关节固定，不建议过多延后取内植物时间，一则过久固定原本活动的关节总是无益的，二则过久的微动随时可能引起内植物断裂或者松动。只要骨折获得愈合，断裂和松动对于骨折治疗来说已经无妨，但充分的术前告知，取得患者的理解和信任还是重要的。

（张　伟）

第三节　经导向装置的髋臼后柱骨折拉力螺钉固定技术

一、研究背景

　　随着社会的发展和生活水平的提高，汽车不断进入百姓家庭，车祸的发生率也逐渐增加，髋臼骨折的发生率呈上升趋势。髋臼骨折由于损伤部位解剖结构复杂，损伤机制不单一，因此治疗一直是骨科医师面临的一个难题。其中累及后柱的复杂型骨折在髋臼骨折中占的比例又相对较大，Giannoudis 等于 2005 年完成了一项 Meta 研究，他们统计了 3670 例髋臼骨折患者，其中累及后柱的复杂型骨折的比例高达 44%。基于髋臼骨折的 Letournel 分型，累及后柱的复杂型髋臼骨折常常包括以下几类，即 T 型骨折、双柱骨折、前柱加后半横行骨折、横行骨折，如图 6-28-66 所示。

　　目前，临床上对于累及后柱的复杂型髋臼骨折的治疗，主要是根据骨折累及的部位、骨折线走向以及移位情况，采取恰当的入路进行有效的复位和固定，其中对于后柱的处理，常常包括以下几种手术方式：①后路切开复位钢板内固定（后柱 + 后壁）；②经前路复位，前柱钢板 + 后柱拉力螺钉固定；③前后联合入路，前、后柱钢板固定；④闭合复位经皮拉力螺钉固定。虽然采取后方 K-L 入路或前后联合入路可以对大部分累及后柱的骨折进行有效的复位和固定，但是手术创伤大、手术时间长、术中出血多、可能损伤重要血管神经，这些都给骨科医师的治疗带来了一定的挑战。

　　近年来，随着内植物的发展、微创外科的进步和手术技术的提高，骨科医师们不断尝试采取单一前方入路或更加微创的方法来处理累及后柱的复杂髋臼骨折，例如单一髂腹股沟入路可在直视下复位和固定前柱骨折，经验丰富的医师也可以通过此手术入路对累及的后柱骨折进行较好的复位而不必再行后方入路，这样减小了患者的创伤及痛苦，后柱骨折块复位后采取何种方式来可靠的固定却成了此时的难点。总体来看，经前路对累及后柱骨折的复杂髋臼骨折来复位和固定是微创治疗的一种趋势，而复位技巧及固定方式是该技术的难点和关键，为了克服这类问题，髋臼后柱顺行或逆行拉力螺钉导向装置的研制及应用应运而生，南方医科大学南方医院王钢教授团队率先在国内开展了后柱导向装置的研究并逐步应用于临床。

二、髋臼后柱顺行拉力螺钉导向器的研制与应用

（一）瞄准器的设计

　　由于髋臼后柱内侧面存在一定的弧度，为了

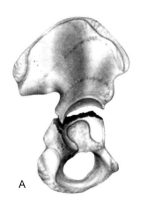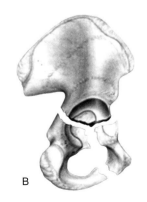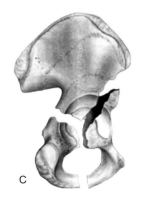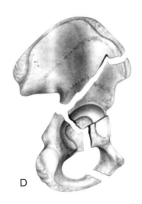

图 6-28-66　累及后柱的复杂髋臼骨折
A. 横行骨折；B. T 型骨折；C. 前柱伴后半横行骨折；D. 双柱骨折

能够精确置钉，导航模板就必须要设计有一定的弧度，这样导航模板才能与髋臼后柱内侧面具有良好的贴合度，这也是瞄准器设计首先要解决的难题，如图 6-28-67 所示。设计过程中，首先测量弧度并取平均值，利用弧度生成曲面。

　　然后根据测量的弧度大小，设计出大、中、小 3 种不同型号的导航模版（图 6-28-68），尽可

能满足不同人群的要求。将瞄准器在骨盆模型上进行装配，证实其具有良好的贴合度，然后进行模拟置钉（图 6-28-69）；确认置钉位置准确后，利用快速成行技术（RP）生成实体模型，在骨盆和尸体标本上进行验证（图 6-28-70）。验证过程如下：先置入 2 枚克氏针将瞄准器在标本上进行固定，然后利用瞄准器的曲面对骨折进行复位，

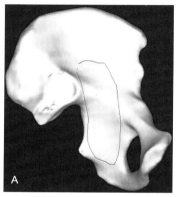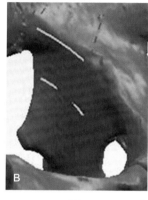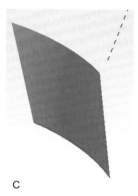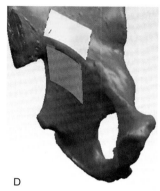

图 6-28-67　瞄准器的设计
A. 正常髋臼后柱的弧度；B. 测量后柱弧度并取平均值；C、D. 利用测出的弧度生成瞄准器的曲面

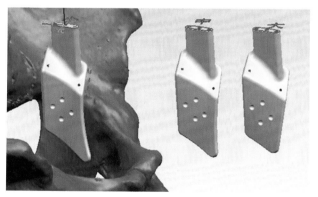

图 6-28-68　几种不同大小的导航模版

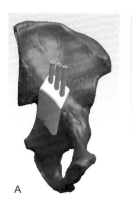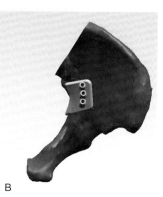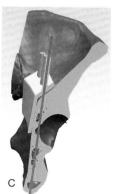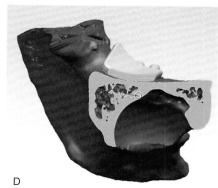

图 6-28-69　导航模板的贴合和置钉
A、B. 证实导航模板与后柱有较好的贴合度；C. 模拟置钉；D. 3 个钉孔在后柱上的投影（红色圆圈）

经导航钉孔向后柱纵行方向钻入 3 枚导针，然后进行透视确认导针情况（前后位、髂骨斜位及闭孔位斜等），最终拧入 1~3 枚螺钉固定后柱（图 6-28-71）。

（二）统计指标

目前，王钢教授团队已在 16 具尸体半骨盆（男性 9 例，女性 7 例）上完成了相应的研究，统计了螺钉置入的成功率，螺钉置入的长度、数量及直径等。其中螺钉置入好坏的评定标准（图 6-28-72）为：①定位准确：从坐骨大结节附近穿出；②定位良好：从坐骨小切迹上缘穿出；③定位失败：从关节内穿出。他们分别统计了 3 个螺钉孔在 16 具尸体上的置入情况（表 6-28-1），结果他们发现经第 2 个进钉孔进钉：在男性骨盆上，所有的出针点均位于坐骨结节附近，女性骨盆有 2 例位于坐骨小切迹上缘，无一例进入关节或穿

出内侧骨皮质。对于可置入螺钉的长度：当出针点位于坐骨结节时，男性平均为 116.1±3.3 mm，女性平均为 102.5±3.3 mm；当出针点位于坐骨小切迹上缘时，螺钉长度平均为 70.4±6.1 mm。对于螺钉的直径，一般可以选择 4.5 mm 或 6.5 mm，而螺钉置入的数量一般为 1~2 枚。

（三）临床应用

王钢教授团队对顺行导向器进行了多年的研

表 6-28-1　3 个进钉孔置入螺钉的情况统计

进钉孔	坐骨结节附近穿出（例）	坐骨小切迹上缘穿出（例）	内侧骨皮质穿出（例）	进入关节（例）
1	2	13	1	0
2	14	2	0	0
3	6	0	0	10

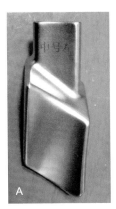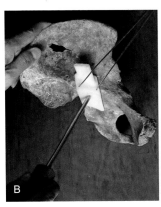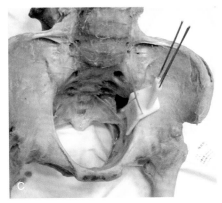

图 6-28-70　瞄准器的验证
A. 设计出的瞄准器；B. 骨盆标本上验证；C. 尸体标本上验证

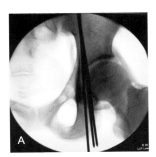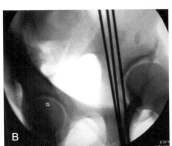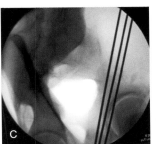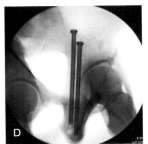

图 6-28-71　钻入导针后透视情况
A. 骨盆正位片示 3 枚导针沿后柱纵行方向；B. 髂骨斜位片示最外侧的导针进入关节内；C. 髂骨斜位＋入口位示最外侧的导针进入关节内；D. 经导针拧入 2 枚拉力螺钉固定后柱

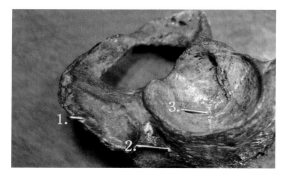

图 6-28-72 螺钉定位的评定标准
1：准确定位；2：良好定位；3：定位失败

究，积累了一定的基础，目前该导向器已申请了国家发明专利，并将逐步运用于临床，在此分享两个经典病例。

【病例 1】

（1）病史信息：患者，男性，37 岁，车祸伤。

（2）术前检查：X 线片、CT 及三维 CT 提示右侧髋臼双柱骨折（图 6-28-73）。

（3）术中操作：采取髂腹股沟入路，逐层切开，保护精索，暴露前柱骨折块，复位前柱和前

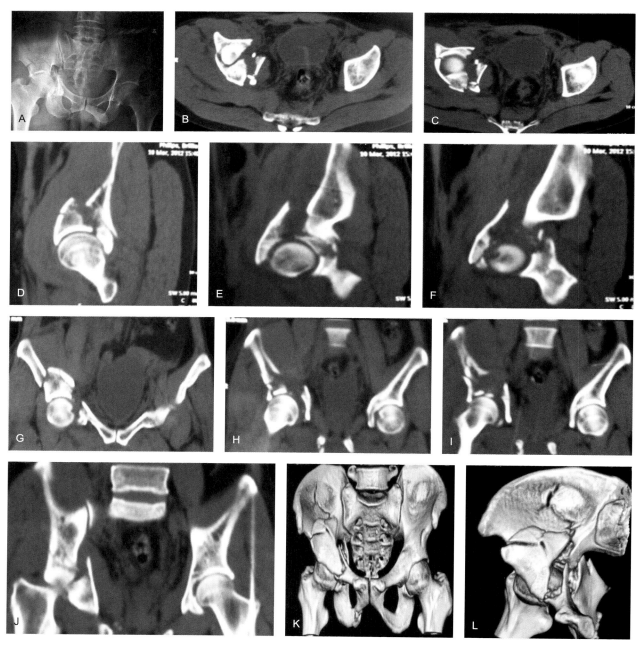

图 6-28-73 术前检查
A. 术前 X 线片；B~F. 术前 CT（横断面和矢状位）；G~J. 术前 CT（冠状位）；H~L. 术前三维重建图像，包括前后位和闭孔斜位

壁骨折，予以克氏针临时固定；然后处理后柱骨折，先对后柱骨折进行复位，然后在四边体区域安放瞄准器，经瞄准器上的第1、2螺孔置入导针，透视明确导针位置良好后，拧入1枚6.5 mm螺钉固定后柱骨折；再于前柱合适位置置入一合适长度的钢板，依次钻孔，拧入螺钉进行固定（6-28-74）。

（4）术后检查：术后渐进指导患者开展康复锻炼，并拍片复查。术后影像学检查均提示前柱及后柱均获得良好的复位和固定（图6-28-75）。

【病例2】

（1）病史信息：患者，男性，41岁，塌方滚石砸伤。

（2）术前检查：X线片、CT及三维CT提示双侧髋臼横行骨折（图6-28-76）。

（3）术中操作：考虑双侧前柱断端移位均尚可，故双侧前柱固定采取闭合复位空心螺钉内固定术（图6-28-77）；考虑双侧后柱为高位型，且断端移位尚可，故采取双侧髂窝入路，暴露瞄准器的安放区域，然后通过瞄准器采取顺行拉力螺钉对后柱进行固定（图6-28-78）。

（4）术后检查：术后渐进指导患者开展康复锻炼，并拍片复查。术后影像学检查均提示前柱及后柱均获得良好的复位和固定（图6-28-79）。

总体来说，后柱顺行拉力螺钉导向器的设计符合局部解剖，且使用方便，定位、定向较准确，

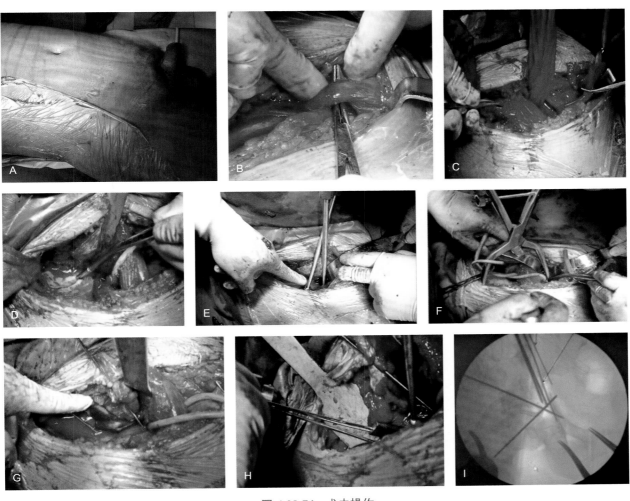

图6-28-74　术中操作

A. 术中入路（髂腹股沟入路）；B. 保护精索；C. 依次切开，暴露骨折块；D. 先去除前柱骨折块，暴露及触及后柱；E. 复位前柱、前壁骨折；F. 复位后柱骨折；G. 安放瞄准器；H. 经瞄准器螺钉置入导针；I. 术中透视，明确导针情况（有1枚导针从内侧皮质穿出）

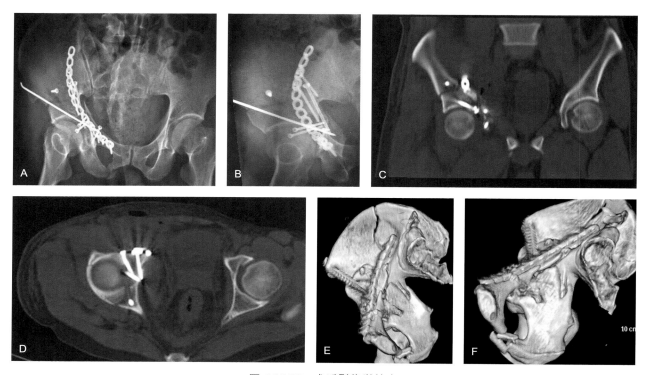

图 6-28-75　术后影像学检查

A. 术后骨盆平片；B. 术后闭孔斜位片；C. 术后 CT（冠状位）；D. 术后 CT（平扫）；E、F. 术后三维 CT 重建图像

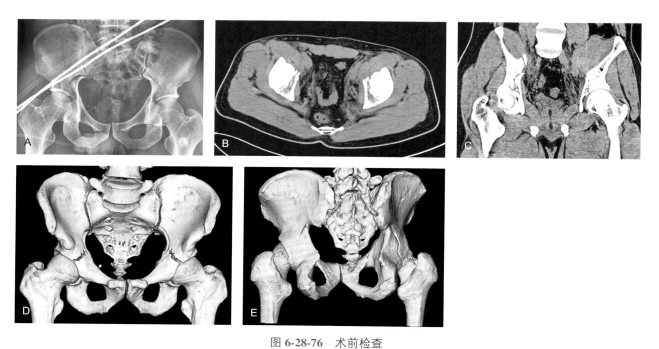

图 6-28-76　术前检查

A. 术前骨盆平片；B. 术前 CT（横断面）；C. 术前 CT（冠状面）D. 术前三维重建图像（前面观）；E. 术前三维重建图像（后面观）

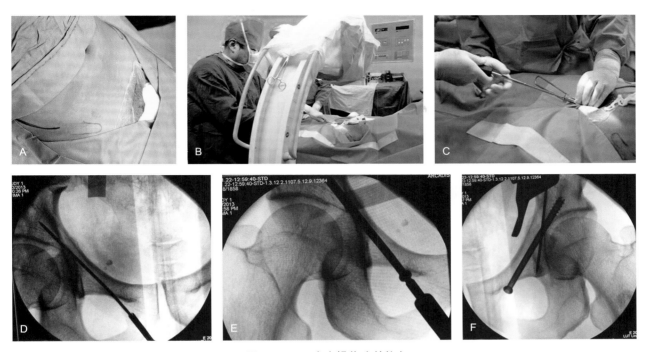

图 6-28-77　术中操作（前柱）

A. 平卧位，标记骨性标志；B. 术中钻入导针，C 型臂监测；C. 分别拧入 1 枚拉力螺钉固定双侧前柱；D. 右侧导针位置良好；E. 右侧拉力螺钉位置良好；F. 左侧拉力螺钉位置良好

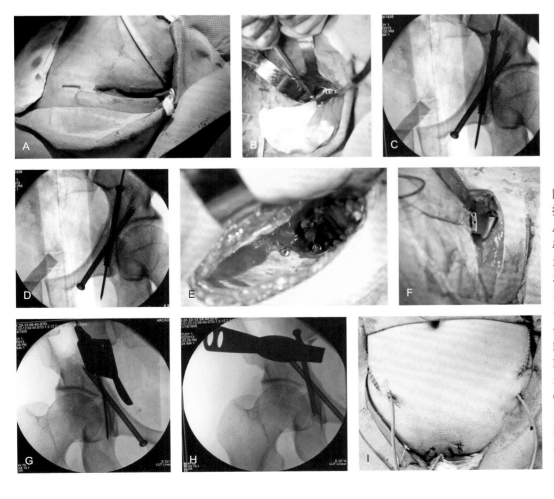

图 6-28-78　术中操作（后柱）

A. 左侧髂窝入路；B. 依次暴露，安放左侧瞄准器；C. 经瞄准器置入左侧后柱导针；D. 拧入左侧后柱拉力螺钉；E. 右侧髂窝入路；F. 依次暴露，安放右侧瞄准器；G. 经瞄准器置入右侧后柱导针；H. 拧入右侧后柱拉力螺钉；I. 术后切口照

第二十八章

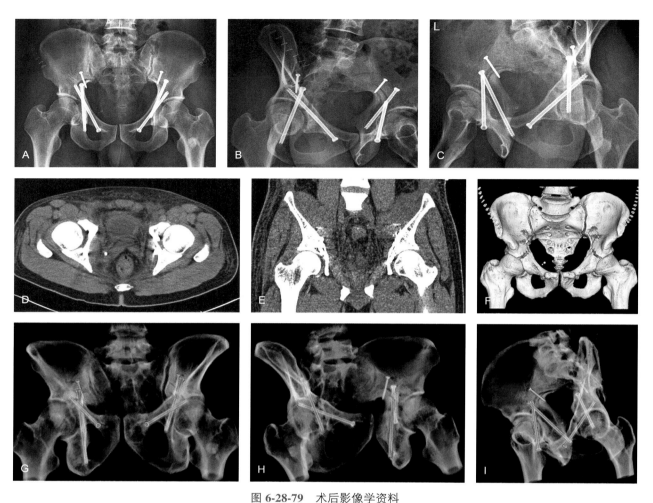

图 6-28-79　术后影像学资料

A. 术后骨盆平片；B. 左侧髂骨斜位片；C. 左侧闭孔斜位片；D. 术后 CT 平扫；E. 术后 CT 冠状面；F. 术后三维重建图像；
G. 术后螺钉三维重建图像（入口位）；H. 术后螺钉三维重建图像（左侧髂骨斜）；I. 术后螺钉三维重建图像（左侧闭孔斜位）

大大缩短了后柱置螺钉的时间；在使用过程中一定将导航模板的两个面分别与骨盆弓状缘和后柱内侧面贴紧，后缘紧靠骶髂关节；同时后柱尽可能解剖复位或根据导向装置曲面来复位，如复位不佳将直接影响置钉的准确性；当然，该瞄准器也有相应的缺点，如何对复位后的后柱进行维持是一难题，也是下一步导向器改进的重点。

三、髋臼后柱逆行拉力螺钉导向器的研制与应用

（一）研究背景

髋臼周围组织结构复杂、重要血管神经较多，髋臼骨折手术风险大，术中出血多，术后并发症较多，患者往往难以承受，微创治疗是近年来骨科学者们研究的主要方向。对于无移位或移位 ≤ 1 mm 的后柱骨折，闭合复位空心螺钉固定已经成了一种最优选择，传统经皮逆行拉力螺钉固定技术存在以下问题：①难以确定进针方向；②螺钉有时不在后柱内；③置入的螺钉有时不够长；④术中需要反复 X 线透视定位；⑤螺钉易进入关节；⑥需要丰富的手术经验。其中难以确定进针方向一直是困扰骨科医师的难题。为了克服这些缺点，设计一种安全、准确、方便使用的后柱经皮逆行导向装置成为趋势和必然，此导向装置将使后柱逆行置钉更加简单、程序化，即使无置钉经验的医师，也能安全地置入足够长度的后柱螺钉。

南方医科大学南方医院王钢教授团队进行了一系列的研究，他们发现髂前上棘、髂后上棘、坐骨结节的骨性突出点构成一个以髂前上棘与髂后上棘骨性突出点连线为底边的等腰三角形，从坐骨结节的内外侧缘的中点为进钉点，沿该等腰三角形的中垂面置入髋臼后柱拉力螺钉（图 6-28-80），87.9% 的半骨盆能安全置入，其中男性半骨盆安全置入的成功率为 96.2%，女性半骨盆安全置入的成功率为 81.3%，该种方法更适用男性，同时进针点距坐骨结节最远端距离 19.09 ± 5.05 mm。

（二）导向器的构想

基于前期的解剖研究基础，构想出髋臼后柱逆行经皮拉力螺钉导向器的设计及模拟置钉的示意图。基于此思路的设计下，王钢教授团队在 66 例数字重建的半骨盆（女性 30 例，男性 36

例）上进行实验：通过 64 排 CT 扫描，每例获得 170~220 张图像，将连续的图像保存并导入个人计算机系统，利用 Mimics 软件重建骨盆三维模型，然后进行模拟置钉并测量相应的参数（测量 AB 长度，OI 长度及直径），如图 6-28-81 所示。

其中，螺钉置入的评定标准如图 6-28-82 所示。①优：经预想的平面置入；②良：螺钉于坐骨大切迹上方穿出；③差：螺钉于坐骨大切迹的下方穿出或进入关节。

按照此方法置钉，测量 AB 长度、OI 长度及直径等参数（表 6-28-2）。结果发现：男女间 AB、OI、d 距离的差异有统计学意义，且 66 例半骨盆全部安全置入，证明髂前上棘、髂后上棘连线中点与坐骨结节中心连线置入圆柱体是可行的。

（三）导向器的成形和验证

根据髂前上棘、髂后上棘连线中点与坐骨结

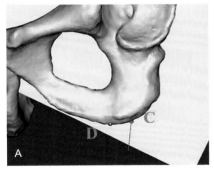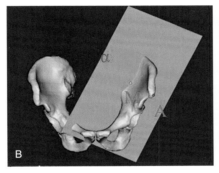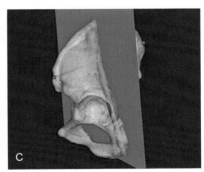

图 6-28-80　逆行置钉设想
A. 进钉点为坐骨结节的内外缘中点；B. 置钉平面设想；C. 模拟置钉设想

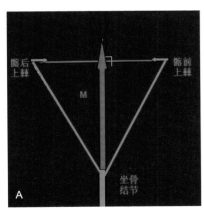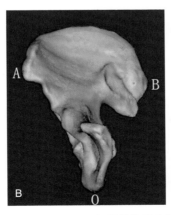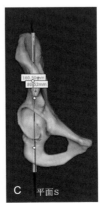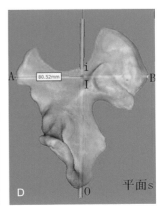

图 6-28-81　导向器的构想和模拟置钉
A. 模拟置钉的构想草图；B. 明确三个解剖标志点，构成等腰三角形；C. 模拟置钉；D. 测量参数

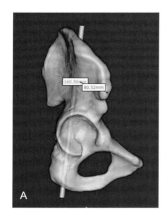 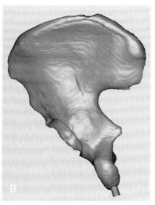 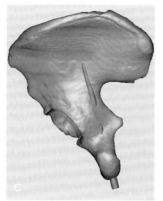 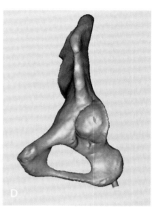

图 6-28-82　螺钉置入评定标准
A. 优；B. 良；C、D. 差

表 6-28-2　参数测量结果

分组	半骨盆（个）	年龄（岁）	AB 长度（mm）	虚拟圆柱体	
				长度（mm）	直径（mm）
男性	30	47.93 ± 21.63	156.26 ± 7.28	139.53 ± 7.56	12.19 ± 1.97
女性	36	43.72 ± 15.86	151.38 ± 8.11	125.15 ± 11.17	10.19 ± 2.14
t 值	—	—	2.547	5.992	3.923
P 值	—	—	0.013	0.000	0.000

节中心的连线可安全置入圆柱体的特性，设计导向装置，以平面 S 为操作平面确定导向装置的一个面，垂直平面 S 为导向装置的另一个面，交线为 OI，即为置入圆柱体。以髂前上棘、髂后上棘连线中点为圆心，坐骨结节上的任意点为半径均可通过此圆心为导向装置的特点，最终设计出的导向器如图 6-28-83 所示。

为了验证设计出导向器的可行性，首先使用电脑检测髂骨固定点，利用 Mimics 软件对 33 例（男性 15 例，女性 18 例）右侧半骨盆进行检测，

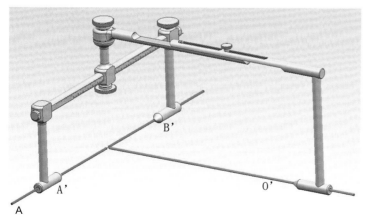 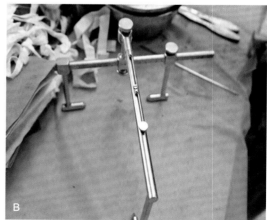

图 6-28-83　最终设计出的导向装置
A. 导向器简图（A'端、B'端分别固定髂前上棘、髂后上棘骨性突出点，0'端导针于坐骨结节中心进针）；B. 导向器实体图

其中红色区域为圆柱体中心线的检测范围，横截面积大约为 8 mm×6.5 mm（图 6-28-84）。通过检测圆柱体的范围并对数据进行分析，结果发现髂前上棘、髂后上棘选择固定点时可稍偏内侧，中点稍偏髂前上棘侧也有较好的置入结果。

然后在骨盆模型上对导向器进行检测，其中选择坐骨结节上不同方向的进钉点：前方 12 点与后方 6 点离中心点 5 mm，内侧 3 点、外侧 9 点距离相应坐骨边缘 5 mm；然后将导向器安放在骨盆标本上并置入导针（图 6-28-85）。结果表明内、外、前方点：15 例优，3 例良好，与中心点置入效果一致；后侧点：11 例优，3 例良，4 例失败。因此一般只要不太偏后侧都有较好的置入效果，骨盆较大者置入效果更佳。

最后在尸体标本上模拟置钉。首先触摸几个骨性解剖标志，然后安放导向器，置入导针，再进

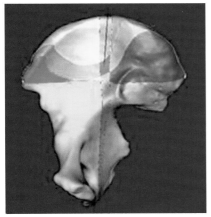
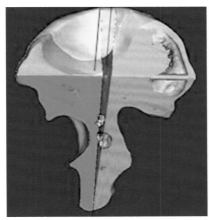
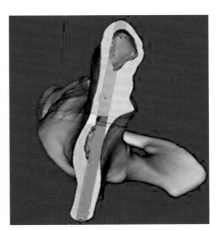

图 6-28-84　髂骨固定点的检测，切割的区域显示检测范围

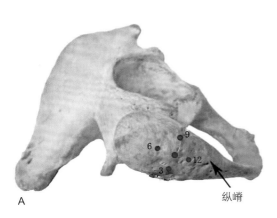
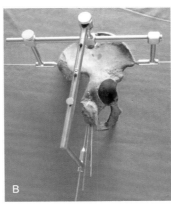
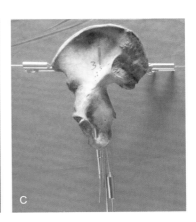
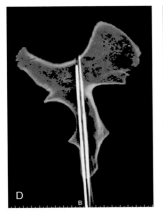
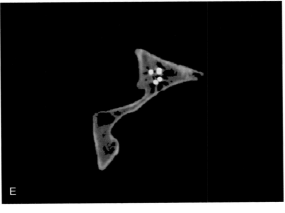

图 6-28-85　骨盆标本上对导向器进行检测

A. 坐骨结节上不同位置的进钉点；B. 在骨盆标本上安放导向器并置入导针（后面观）；C. 安放导向器并置入导针（前面观）；D. 螺钉置入的方向（冠状面）；E. 螺钉置入的方向（横断面）

行透视，明确导针位置情况，如图 6-28-86 所示。

通过反复的验证，可见逆行导向装置的设计是可行的，并且该导向装置具有以下优点：①置钉成功率高、一次性准确进针效率高及个性化特性；②有利于坚强固定：在安全的保证下可置入更长螺钉；③结构简单、易操作、体积小、易组装、便于运输及消毒。

（四）临床应用

基于前期的解剖研究基础和数字骨科实验验证，我们认为逆行导向装置的设计是可行的，且具有其独特的优势。目前，该导向装置已获得国家发明专利并应用于临床，在此分享一典型病例，具体如下。

【病例 3】

（1）病史信息：患者，男性，38 岁，车祸伤。

（2）术前检查：术前 X 线片、CT、三维 CT 提示右侧股骨干骨折、右侧髋臼横行骨折

（图 6-28-87）。

（3）术中操作：先对股骨干骨折进行复位，并使用钢板内固定；至于髋臼骨折，为一横行骨折，而骨折线主要累及后柱，稍有移位，闭合复位拉力螺钉内固定最佳。先触摸髂前上棘、髂后上棘、坐骨结节几个骨性解剖点，然后安放逆行导向装置，沿导向器上的螺钉孔置入导针，C 型臂透视明确导针位置良好后，沿导针拧入 1 枚拉力螺钉固定后柱。前壁由于移位不明显，不予处理（图 6-28-88）。

（4）术后影像学检查提示后柱均获得良好的复位和固定（图 6-28-89）。

总体来说，后柱逆行导向装置的研发已经有了一定的基础，正逐步运用于临床，其使用过程中应把握以下几点：①该瞄准器使用方便，定位、定向较准确，大大缩短了逆行置入后柱螺钉的时间；②使用时需侧卧位，将导航模板的两个固定端分别与髂前、髂后上棘牢固固定，坐骨结节进

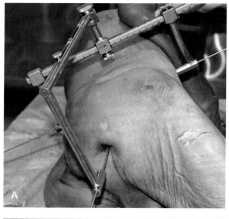
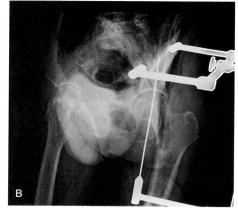
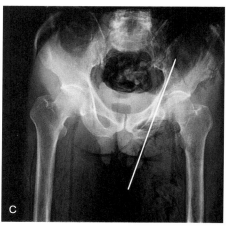
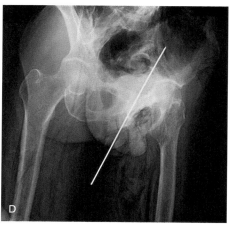

图 6-28-86 尸体标本上模拟置钉

A. 安放导向器；B. 经导向器向后柱置入导针；C. 术后 X 线片显示置入后克氏针位置理想（正位）；D. 导针位置良好（髂骨斜位）

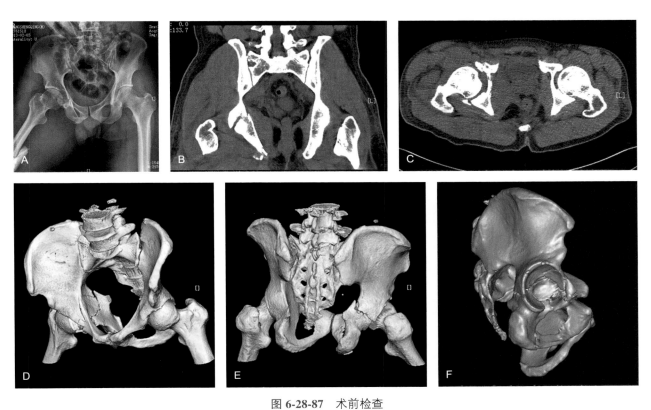

图 6-28-87　术前检查

A. 术前骨盆平片；B. 术前 CT（冠状面）；C. 术前 CT（横断面）；D. 术前三维 CT 重建图像（髂骨斜位）；E. 术前三维 CT 重建图像（后面观）；F. 髋臼窝的重建

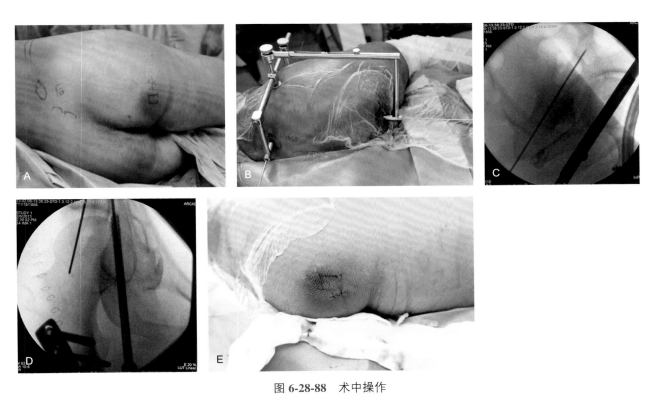

图 6-28-88　术中操作

A. 侧卧位，标记 3 个骨性标志；B. 安放逆行导向器，并置入导针；C. 术中透视提示导针位置良好；D. 沿导针拧入 1 枚拉力螺钉；E. 术后切口照

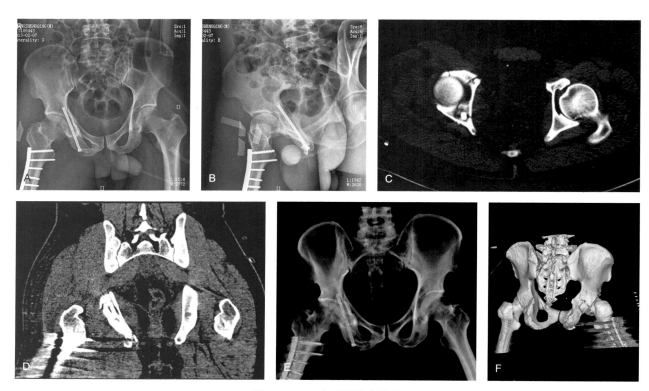

图 6-28-89　术后影像学检查

A. 术后 X 线片（骨盆平片）；B. 术后 X 线片（髂骨斜位）；C. 术后 CT（横断面）；D. 术后 CT（冠状面）；E. 术后螺钉三维重建图像；F. 术后三维重建图像（后面观）

钉尽量偏前；③适用于后柱移位小的低位骨折；④过于肥胖患者慎用，术中仍需必要的 C 型臂辅助，但透视次数大大降低。当然该导向器也存在一些的缺点，主要是目前临床应用的病例数较少，下一步还将进一步扩大其适应证并不断对导向装置进行改进，力争在保证后柱固定强度的基础上尽量减少创伤，实现手术的微创化。

（王　钢　刘培钊）

第四节　采用改良 Stoppa 入路治疗涉及髋臼后柱的复杂髋臼骨折

随着交通伤的频发和损伤机制复杂性的增加，涉及后柱的复杂髋臼骨折在髋臼骨折中占的比例有增大趋势，其治疗对于大部分创伤骨科医师都存在一定的挑战性。一方面是这类损伤往往涉及髋臼的多个部位，单一的手术入路往往不能做到有效的复位和固定骨折；另一方面是传统的手术入路普遍存在创伤大、手术时间长、术中出血多、可能损伤血管神经以及异位骨化的风险。近年来，随着内植物、微创外科的发展和手术技术的提高，改良 Stoppa 入路在髋臼骨折治疗中的使用越来越多，适应证也有扩大趋势，主要是该入路相对安全、学习曲线相对较短。随着改良 Stoppa 入路应用解剖和后柱固定生物力学研究的深入，国内外学者们不断尝试采取该入路来治疗涉及后柱的复杂髋臼骨折，克服传统联合入路和髂腹股沟入路的缺点，采取单一入路即可处理双柱骨折，力争在确保手术疗效的基础上，减小手术创伤，实现手术微创化。

一、前后联合入路固定双柱

对于涉及后柱的复杂髋臼骨折，为了能够充

分地暴露视野，对骨折进行有效的复位和固定，既往多采用前后联合入路。对于该入路，其优点和缺点都很明显，且该入路主要适用于前方移位较大的横行伴后壁骨折、前方移位显著的 T 型骨折以及累及后壁的双柱骨折（表6-28-3）。可见前后联合入路是治疗复杂髋臼骨折的一个选择，在临床实际工作中应综合患者骨折累及的部位、移位情况、软组织情况、全身情况等多方面因素，权衡利弊进行选择，在此例举一病例供大家参考。

表 6-28-3　前后联合入路钢板固定

项目	内　　容
优点	①后柱显露充分；②可以直视关节面；③便于复位和固定
缺点	①手术创伤大（多一个手术切口）；②出血量多（至少增加 600 ml）；③手术时间长（至少增加 2 小时）；④增加患者费用（至少增加 1 块钢板）；⑤并发症增多（异位骨化可高达 30%）
相对适应证	①前方移位较大的横行伴后壁骨折；②前方移位较大的 T 型骨折；③累及后壁的双柱骨折；④陈旧的复杂髋臼骨折

【病例 1】

（1）病史信息：患者，女性，38 岁，车祸伤。

（2）术前检查：提示右侧髋臼双柱骨折（图6-28-90）。

（3）手术及预后：术前明确该患者诊断及骨折分型后，取浮动体位，前后联合入路（前方髂腹股沟、后方 K-L 入路），前后双钢板进行固定，术后渐进指导患者开展康复锻炼，并定期复查，术后 2 年患者功能恢复良好（图 6-28-91）。

二、前入路（髂腹股沟入路）前柱钢板加后柱拉力螺钉固定

对于前柱移位明显、后柱移位小的复杂型髋臼骨折，采取单一的前方髂腹股沟入路，前柱采用钢板、后柱采用拉力螺钉进行有效的复位和固定，这也是复杂髋臼骨折的另一个选择。采用此入路的关键技术有两点，第一必须掌握在第二窗复位后柱的技术，第二是掌握从前柱向后柱置入螺钉的技术。但此种方法也有相应的优缺点和适

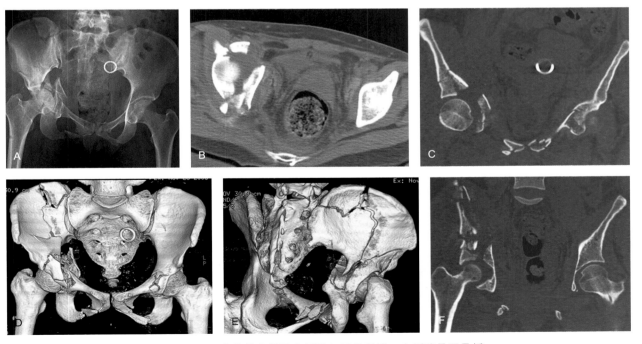

图 6-28-90　术前检查提示右侧髋臼双柱骨折、右侧髂骨翼骨折

A. 骨盆平片；B、C. 术前 CT 平扫（横断面和冠状位）；D. 术前三维 CT 重建图像（前面观）；E. 术前三维 CT 重建图像（后面观）；F. 术前 CT（冠状位）

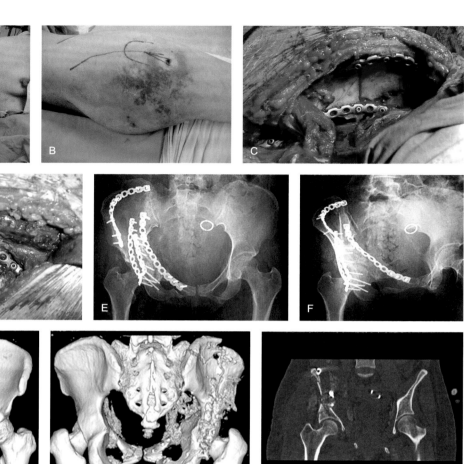

图 6-28-91　前后联合入路治疗双柱骨折，固定可靠，术后功能恢复良好
A. 前方髂腹沟入路；B. 后方 K-L 入路；C. 术中前柱钢板固定；D. 术中后柱双钢板固定；E. 术后骨盆平片；F. 术后髂骨斜位 X 线片；G. 术后三维重建图像（前面观）；H. 术后三维重建图像（后面观）；I. 术后 CT（冠状位），关节面重建及头臼匹配良好，固定可靠；J. 术后 2 年功能恢复良好

应证（表 6-28-4）。对于该术式的使用，医师的经验和手术技巧应具备一定的基础，在临床实际中应对患者进行综合评估后选择，在此例举一病例供大家参考。

【病例 2】

（1）病史信息：患者，女性，21 岁，高处坠落伤。

（2）术前检查：提示右侧髋臼双柱骨折（图 6-28-92）。术前明确该患者诊断及骨折分型后，采取前方髂腹股沟入路，前柱钢板、后柱顺行拉力螺钉进行固定，取得了较好的固定效果，其中后柱顺行拉力螺钉的操作采用作者发明的导向器进行操作（图 6-28-93）。

表 6-28-4　前入路（髂腹股沟入路）前柱钢板加后柱拉力
螺钉固定

项目	内　容
优点	①减少一个手术切口，减轻患者痛苦；②节省手术时间；③降低手术费用；④降低了髋关节异位骨化的发生率
缺点	①前方入路可以很好地复位后柱，但是置入后柱螺钉时，方向难以确定，需要反复的 C 型臂透视；②螺钉易进入关节或穿出皮质，有损伤臀上动脉、神经、阴部内动脉可能；③难以置入足够长、足够粗的螺钉，某种程度上限制了该术式的使用；④对手术医生要求高
相对适应证	横行骨折，部分 T 型骨折，前柱伴后半横行骨折，后柱移位、粉碎程度小的双柱骨折

三、改良 Stoppa 入路髂坐钢板固定

（一）改良 Stoppa 入路的应用解剖

患者通常取仰卧位或漂浮体位（如需同时行后路手术时），通常取腹部脐下至耻骨联合上正中纵行切口或耻骨上横行切口，长度为 10~12 cm，其体表标志为下腹肚脐和耻骨联合、耻骨结节。其操作要点如下：首先将腹白线纵向剖开，钝性分离腹膜前间隙，避免损伤膀胱和腹膜，如有损伤及时修补；然后牵开腹直肌，如需切断应保留其止点。然后在患侧耻骨联合后方切开髂腰筋膜，显露耻骨支，并向后方推开耻骨隆起、前壁表面

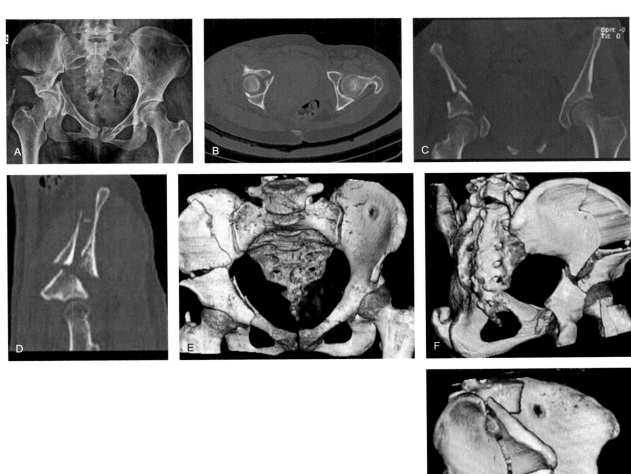

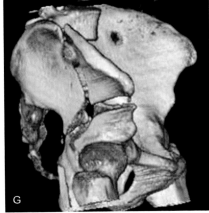

图 6-28-92　术前检查提示右侧髋臼双柱骨折
A. 骨盆平片；B. 术前 CT 平扫；C. 术前 CT（冠状位）；D. 术前 CT（矢状位）；
E. 术前三维 CT 重建图像（前面观）；F. 术前三维 CT 重建图像（后面观）；
G. 术前三维 CT 重建图像（侧面观）

第二十八章

470

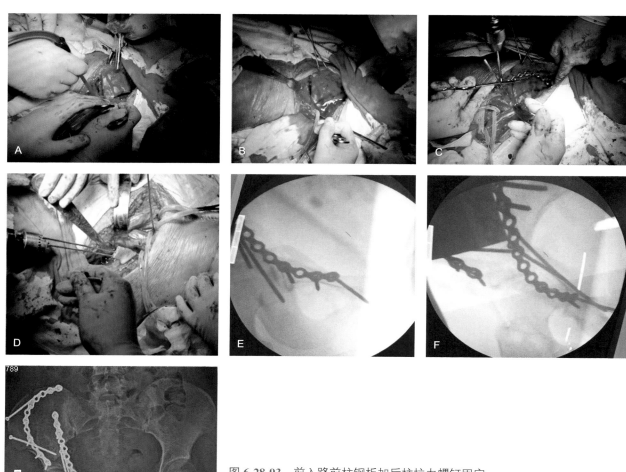

图 6-28-93　前入路前柱钢板加后柱拉力螺钉固定
A. 采取髂腹股沟入路，暴露前柱骨折；B. 先复位髂骨翼骨折，并使用克氏针临时固定；C. 复位前柱骨折，钢板固定；D. 采用导向器，放置于四边体，置入后柱导针；E、F. 多角度透视，确保导针位置良好，然后沿导针拧入后柱拉力螺钉；G. 术后骨盆平片显示骨折复位良好，后柱螺钉位置佳

及四边体的骨膜直到坐骨大切迹，注意在耻骨联合向后 5~6 cm 处有髂外血管与闭孔血管的交通支，即所谓的"死亡冠"横过耻骨表面，需要辨认、结扎处理，以免术中大出血。该入路可以显露的范围主要包括耻骨、耻骨支的后表面、耻骨结节、耻骨下表面、四边体、坐骨壁、坐骨大切迹、坐骨棘、骶髂关节等。其操作步骤及显露范围如图 6-28-94 所示。

（二）改良 Stoppa 入路的优缺点及适应证

　　改良 Stoppa 入路由于其独到的优势，近年来其在临床上的运用越来越广泛，但该入路也有相应的缺点，使得其处理一些后壁的骨折较困难，笔者概括了该入路的优缺点和相对适应证（表 6-28-5）。该

表 6-28-5　改良 Stoppa 入路

项目	内容
优点	①暴露充分；②相对安全，无重要脏器，损伤小、出血少、学习曲线短、易上手；③平卧位使复位更加容易；④安置钢板更加容易，塑形好；⑤髂坐钢板如同后柱钢板一样，固定确实，免去了拉力螺钉的风险
缺点	①对髋臼后壁骨折无能为力；②对髋臼后柱的旋转移位纠正困难；③无法直视髋臼关节面；④常需与其他入路联合使用；⑤有髂血管损伤的风险
相对适应证	除股骨头向后方移位造成的后壁骨折以外几乎所有髋臼骨折均可使用，适用于：①髋臼四边体周围的骨折、耻骨联合、双侧耻骨支骨折；②伴可从内侧复位的后柱骨折（如：横行骨折、T 型骨折、前柱伴后半横行骨折以及双柱骨折）；③特点是将钢板放置在骨盆弧度的内侧面或坐骨大切迹的前方固定后柱（部分涉及后柱的双柱骨折）

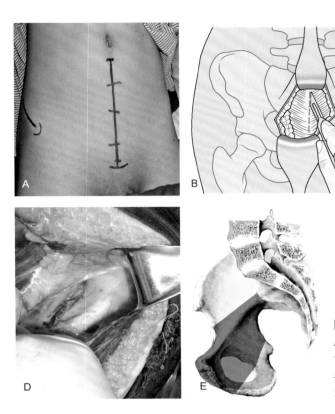
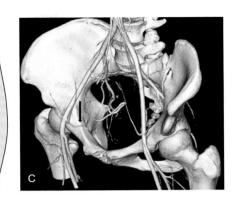

图 6-28-94　改良 Stoppa 入路的应用解剖
A. 体表标志及切口线；B. 纵向剖开腹白线，钝性分离腹膜前间隙；C. 冠状动脉（"死亡冠"）的 CT 造影显示；D. 冠状动脉（"死亡冠"）的解剖显示；E. 改良 Stoppa 入路的显露范围（阴影部分）

入路对于双侧低位前柱骨折以及四边体的暴露和固定较方便，如显露充分也可良好地暴露后柱内侧面及坐骨大切迹。但对于肥胖、腹部手术黏连患者操作困难，是其相对禁忌证。

（三）后柱的复位和固定

改良 Stoppa 可以显露前骶髂关节至耻骨联合的广泛区域，对于前柱和前壁骨折的复位和固定相对容易；但是由于该入路不能直视关节面，对于后柱的处理具有一定的难度，对术者的要求较高，必须掌握一定的复位和固定技巧。

对于后柱骨折，常规复位和固定的前提是暴露，而暴露可以经过前入路和后入路完成。当采用后方 K-L 进行暴露时，通常将 3 把骨撬放置于坐骨大切迹、坐骨小切迹和髂骨翼，这样后壁及后柱区域即可显露；当采用前方 Stoppa 入路时，通常将 3 把骨撬从前方亦放置于坐骨大切迹、坐骨小切迹和髂骨翼（髂骨翼、坐骨棘以及耻骨支区域），这样从内侧暴露四边体和后柱，但不能直视关节面。前方入路和后方入路暴露四边体及后柱的方法，如图 6-28-95 所示。

采用 Stoppa 入路复位和固定双柱骨折中的后柱骨折，较联合入路中采用 K-L 入路更加容易和便利。因为双柱骨折的移位是由于受伤瞬间的暴力经股骨头撞击前后柱及四边体所致，前后柱及股骨头均向盆腔内移位，而后柱的典型移位是向内及向下移位。联合入路时，K-L 入路的患者需侧卧位，患侧在上，这样伤肢的重量由于地心引力的作用势必加重原有的前后柱及股骨头向盆腔内移位的趋势，使复位更加困难，常需用骨钩反复提拉才能将向内移位的后柱提起。而采用 Stoppa 入路，患者取平卧位，没有了患肢的重力作用使复位更加容易。

经 Stoppa 入路固定后柱的关键有两点：一是要充分显露坐骨大切迹以前的后柱及四边体的内侧面并尽可能解剖复位；二是要选择合适长度的重建钢板预弯成近"L"形，骑跨在弓状缘上，近端固定在髂骨内侧面髂窝附近，远端固定在坐骨上，可以根据髂骨的骨折形状适当延长，但钢板越长安放越困难，一般选择 6 孔钢板在第 2~3 孔之间预弯，使髂骨端 2 孔、坐骨端 3 孔、真骨盆缘上留有1孔。这种钢板因其近端在髂骨，远端在坐骨暂时根据其所在部位和固定作用命名为"髂坐钢板"，为了与同样经后入路（K-L）置入的后柱钢板，也是近端在髂骨、远端在坐骨区别，故命名为"内髂坐钢板"（图6-28-96）。

对于经改良Stoppa入路处理后柱骨折时，首先应明确该方法的可行性，术者采用一定的手术技巧可以暴露四边体和后柱，而四边体后部完全可以放置钢板及拧入螺钉。当对后柱骨折进行复位后，通常采用髂坐钢板进行固定，此时应注意，不仅要使用螺钉固定髂骨端，同时还要固定坐骨端，不然固定的钢板只能充当弹性钢板（只固定髂骨端，不固定坐骨端，即使塑形再好，近端拧紧，远端也会翘起）的角色，其作用是阻挡四边体碎骨块，而不能牢固地固定后柱。此外，国内有学者尝试使用前方髂腹股沟入路固定后柱，他们固定后柱的要点是使用排钉技术固定四边体（图6-28-97）。这也是采取单一入路固定后柱的一种技术，但是这种方法操作相对复杂，学习曲线较长，目前临床应用的病例相对较少，还需进一步的临床及生物力学研究进行论证。

【病例3】

（1）病史信息：患者，男性，42岁，车祸伤。

（2）术前检查：提示左侧髋臼双柱骨折。

（3）手术及预后：术者采用改良Stoppa入路，备髂窝入路，显露左侧耻骨联合至骶髂关节的区域，由于该患者前柱损伤复杂，后柱相对简单，按照前柱－后柱－四边体的顺序进行复位。用3块钢板进行固定，第一块沿后柱后缘固定后柱（髂坐钢板术），第二块沿真骨盆缘固定前柱，第三块沿前壁与耻骨表面固定前壁。术后检查提示复位和固定良好（图6-28-98）。

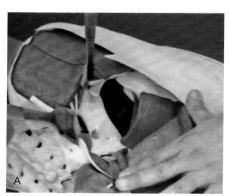
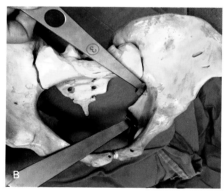

图6-28-95　后方入路与前方Stoppa入路显露四边体及后柱
A.后方入路显露时骨撬放置位置；B.改良Stoppa入路显露时骨撬放置位置

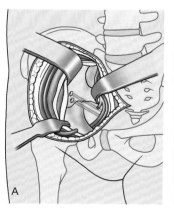
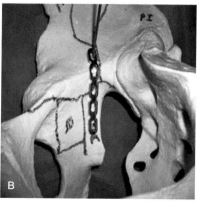
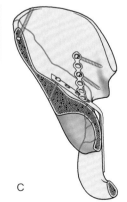
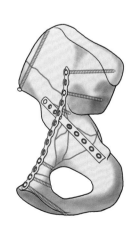

图6-28-96　改良Stoppa入路髂坐钢板固定后柱
A.改良Stoppa入路暴露四边体及后柱；B.髂坐钢板的示意图（髂骨端和坐骨端均固定）；C.弹性钢板示意图（只固定髂骨端，坐骨端不固定）

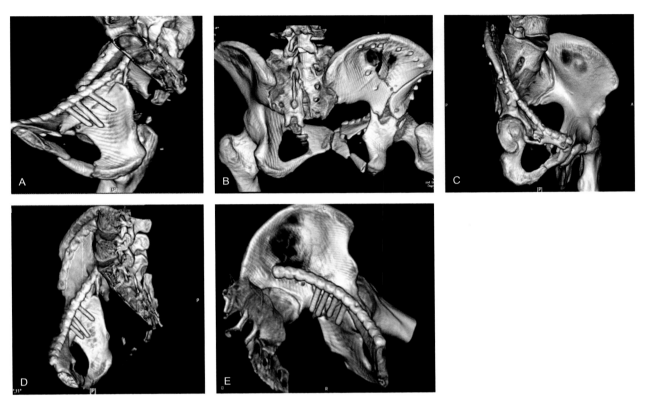

图 6-28-97 四边体排钉技术固定后柱

四边体排钉技术术后三维重建图像：A. 内面观；B. 后面观；C. 侧面观；D. 上面观；E. 外面观

【病例 4】

（1）病史信息：患者，男性，41 岁，车祸伤。

（2）术前检查：提示右侧髋臼双柱骨折、左侧髋臼前壁骨折，完善检查后于伤后 9 天手术。

（3）手术及预后：分析患者病情，患者双侧损伤，右侧严重，前柱移位较后柱严重，四边体粉碎；术者采用改良 Stoppa 入路加髂窝入路，术中首先经髂窝入路复位前柱骨折重建钢板固定，然后使用不对称复位钳先复位右侧后柱，顺行拉力螺钉固定，同时使用髂坐钢板加强固定；然后复位前柱远端和耻骨支，于真骨盆缘放置钢板进行固定；最后复位左侧髋臼前壁骨折，真骨盆缘重建钢板固定；术后检查提示复位和固定良好（图 6-28-99）。

四、总结

对于累及后柱的复杂髋臼骨折的治疗，既往多采用前后联合入路进行复位和固定，其创伤大、术中出血多、手术时间长，这给骨科医师的治疗带来了很大的挑战。随着微创技术的发展和手术技术的提高，改良 Stoppa 入路治疗涉及髋臼后柱的复杂髋臼骨折越来越普遍，该技术具有一定的优势，笔者已逐一阐述该技术的相关要点。总之，对于后柱移位小的双柱骨折，Stoppa 入路是优先的选择；采用 Stoppa 入路髂坐钢板固定后柱骨折，显露充分、复位容易、钢板安放及置钉便利，是固定后柱的损伤小、固定确实的有效方法之一；同时该入路较其他入路学习曲线短、便于掌握，基本可以替代髂腹股沟入路，且可完成髂腹股沟入路不能完成的髂坐钢板固定；但应强调，解剖复位是髋臼骨折手术要达到基本要求，对于双柱骨折中后柱复位不满意时应采用联合入路，不能简单地追求单一入路，而忽视复位和固定的重要性。

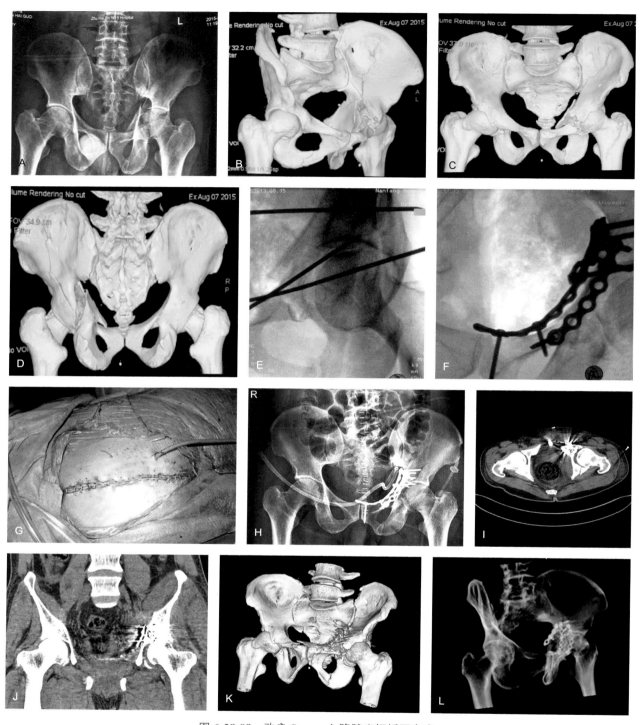

图 6-28-98 改良 Stoppa 入路髂坐钢板固定术

A. 术前骨盆平片；B. 术前三维重建图像（髂骨斜位）；C. 术前三维重建图像（骨盆正位）；D. 术前三维重建图像（后面观）；E. 复位后克氏针临时固定，术中透视提示复位良好；F. 使用钢板进行逐一固定；G. 术后切口照；H. 术后骨盆平片；I. 术后 CT 平扫，提示复位和固定良好；J. 术后 CT（冠状位）；K. 术后三维重建图像（正面观），提示复位和固定良好；L. 术后钢板三维重建图像（髂骨斜位），可见位于坐骨大切迹前方的髂坐钢板、真骨盆缘的"Stoppa 钢板"及髋臼前柱钢板

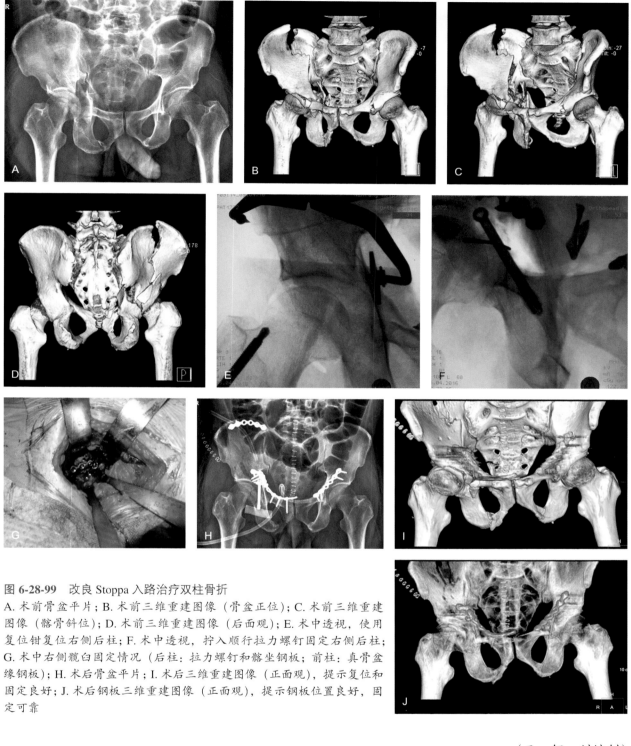

图 6-28-99　改良 Stoppa 入路治疗双柱骨折
A. 术前骨盆平片；B. 术前三维重建图像（骨盆正位）；C. 术前三维重建图像（髂骨斜位）；D. 术前三维重建图像（后面观）；E. 术中透视，使用复位钳复位右侧后柱；F. 术中透视，拧入顺行拉力螺钉固定右侧后柱；G. 术中右侧髋臼固定情况（后柱：拉力螺钉和髂坐钢板；前柱：真骨盆缘钢板）；H. 术后骨盆平片；I. 术后三维重建图像（正面观），提示复位和固定良好；J. 术后钢板三维重建图像（正面观），提示钢板位置良好，固定可靠

（王　钢　刘培钊）

第二十八章

第五节　陈旧性髋臼后壁骨折伴股骨头脱位保髋重建技术

股骨头全脱位或半脱位联合髋臼后壁骨折的处理非常棘手，而陈旧性髋臼后壁骨折伴股骨头脱位的处理更是难上加难。笔者所在海军军医大学附属长海医院张春才教授团队应用髋臼三维记忆内固定系统（ATMFS）对此类后壁缺损伴股骨头脱位病例进行手术，取得良好效果。利用ATMFS的优势，独创了陈旧性髋臼后壁骨折伴股骨头脱位髋臼三维记忆内固定系统（ATMFS）重建技术，一方面恢复了髋臼后壁的解剖关系并获得良好的固定，同时使患者避免了关节置换，经随访获得了良好的疗效，患者术后仍可以从事体力工作。本节作者将结合具体病例展示此手术技术以飨读者。

一、ATMFS 手术技术

（一）麻醉与体位

麻醉方式选择全麻，体位为侧卧位（患侧在上），骨科手术床可透视，确保术中透视能全方位、多角度观察骨盆、髋臼及髋关节情况。

（二）手术入路与显露

该技术通常选择改良 K-L 入路，结合后半转子截骨进行显露。张春才教授团队利用 K-L 入路（图 6-28-100），为了显露髋臼后上壁的同时避免转子完全截骨并发骨不连的问题，设计了转子后半截骨方式，其截骨标识线如图 6-28-101 所示。其临床疗效令人鼓舞，目前尚未发现骨不连等问题。此暴露方式的主要特点为：①损伤较传统大转子截骨损伤小；②两个截骨面增加了复位后的骨接触面积，并可进行纵向与横向的固定，兼顾了骨愈合和稳定性固定的目的；③能够满足显露髋臼中柱（臼顶）后壁骨折与复位固定的要求，无须完全性股骨大转子截骨。

（三）手术过程图解

在股骨大转子后半截骨的基础上，劈开部分臀中肌，向上翻转，即可显露部分臀小肌的附丽

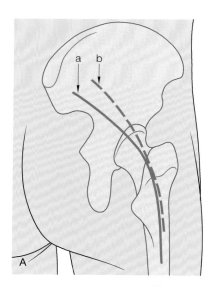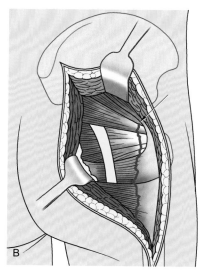

图 6-28-100　K-L 入路

A. a. K-L 入路标识；b. 微小的改良入路标识，经大转子后缘，下止于小转子水平。标准 K-L 入路，更适合单纯的髋臼后柱壁骨折；而改良的 K-L 入路，适合于"Y"形软骨后支骨骺融合处上下的骨折。但是，如果髂前下棘至后支骨骺融合部分的骨折，即髋臼中柱（臼顶）后壁的整个区域的骨折，则显不足；B. 箭头显示线形标识，为切断处，术后亦为肌肉略多的缝合，与附丽处剥离后的骨性缝合相比，彰显不足

部，然后稍加推剥，即可显露髋臼臼顶后壁。根据髋臼臼顶后壁和髋臼后壁骨折的情况，进行复位，重建髋臼顶和后壁的解剖关系，使用合适内植物进行固定，然后使用记忆合金对大转子截骨部分进行重建固定（图6-28-102）。

1. **陈旧性骨折——"解剖臼"形态重建法** 采用此方法进行重建解剖臼时，首先要明确陈旧性髋臼骨折的形态，髋臼顶和后壁是否存在粉碎、压缩、缺损、脱位等情况，然后使用改良K-L入路结合后半转子截骨进行显露，根据术中臼顶和后壁骨折的情况，采取恰当的复位和固定技术重建其解剖关系，如有粉碎难以复位时则取出碎骨块，明确骨缺损的范围，应用撬拨植骨法

难以形成稳定固定力点时，则采取髂骨结节"解剖臼"形态重建法来恢复髋臼的解剖关系。在此展示一病例供读者参考（图6-28-103）。

2. **旋后肌群附丽处骨缝合法** 对于后方K-L入路，重新将旋后肌群的附丽处回归原位，对于稳定髋关节、协调运动的方向十分重要。因此采用此手术技术时要强调旋后肌群重建的重要性，但注意本文强调的是将该肌群附丽处贴骨切断，而经肌肉切断的不在本技术范畴内（图6-28-104）。

（四）显露、复位、固定图解

采用此技术的关键点体现在显露、复位和固

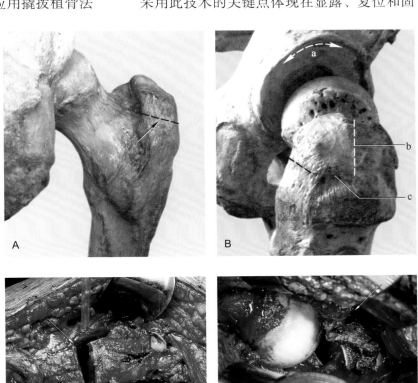

图6-28-101 实物标本截标识骨线
A. 正面观；B. 侧面观

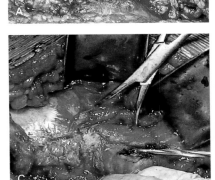

图6-28-102 手术过程图解
A. 股骨大转子后半截骨；B. 箭头显示已显露的髋臼臼顶后壁与髋臼后壁的混合性骨折（粉碎与压缩）；C. 完成髋臼骨折复位固定后，重建股骨大转子后半截骨的复位情景；D. 应用股骨大转子后半截骨记忆内植物固定后的情景

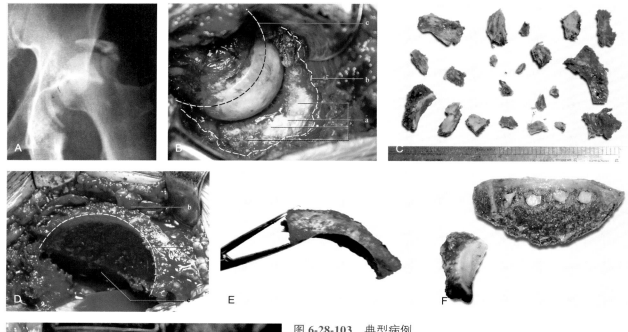

图 6-28-103　典型病例

A. 陈旧性髋臼 Bmp3 型骨折，图中可见髋臼粉碎、压缩、缺损、脱位；B. 术中所见骨折部位：a. 显示粉碎的关节软骨，压缩与嵌入柱的骨松质内，边界已模糊不清，b. 不规则虚线为陈旧骨折的边缘，c. 弧线为正常髋臼唇缘所在的解剖位置，a、b 箭头标识线之间，可见存在巨大骨缺损空间；C. 取出的粉碎的、大小各异的 22 块碎骨，试图应用撬拨植骨法，难以形成稳定固定力点，所以采取髂骨结节 "解剖臼" 形态重建法；D. 利用髂骨结节制作 "解剖臼"：a. 选择大于股骨头 1 mm 直径的髋臼锉，在髂骨结节部所制作的 "解剖臼"，b. 髂骨结节最宽的外侧缘；同时该处缘作为 "解剖臼" 的唇缘，c. 髂骨结节的内扳处；E. 凿取后的形态；F. 利用取出的软骨残渣，嵌入髂骨结节 "解剖臼" 的骨松质内，利用合适的、带有软骨关节面的碎骨块，配合克服巨大的骨缺损空间；G. 应用 ATMFS 将髂骨结节 "解剖臼" 固定于解剖位，为避免减少异位骨化，笔者在 ATMFS 空隙间涂上了薄薄的骨蜡

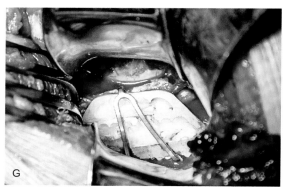

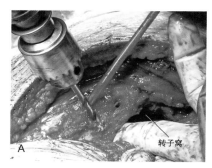

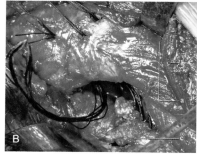

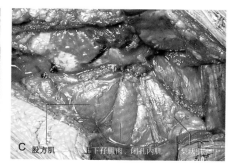

图 6-28-104　旋后肌群附丽处骨缝合法

A. 分别在梨状肌、上孖肌、闭孔内肌、下孖肌和股方肌附丽处所对应的骨性位置进行钻孔；B. 应用 2 股 10 号医用丝线，分别穿缝梨状肌、上孖肌、闭孔内肌、下孖肌的附丽端——带有韧带性质的组织和股方肌，然后自骨孔引出转子外侧。a. 臀中肌；b. 臀大肌；c. 梨状肌附丽端——带有韧带性质的组织；C. 已将梨状肌、上孖肌、闭孔内肌、下孖肌、股方肌附丽处各自所对应的骨性位置完成了骨性缝合

定环节。首先沿着改良 K-L 入路的标识，逐层切开皮肤、皮下、臀大肌筋膜并劈开臀大肌；沿着转子外侧顶部向下，贴骨向下灼开，显露臀中肌，贴骨切开部分臀中肌附丽点，显露转子窝，然后逐一贴骨灼割梨状肌、上孖肌、闭孔内肌、下孖肌、股方肌附丽处，最后显露关节囊，视情况进行切开，显露骨折部位，明确关节腔有无碎骨块以及臼顶和髋臼后壁骨折的情况（图 6-28-105）。

注意在显露的过程中关节囊是否需要切开？切开时选择的部位以及如何切开？我们的体会如下：①对于 "Y" 形软骨骨骺融合部分存在粉碎压缩的病例，需在大、小转子连线之间切开，然后距骨性髋臼唇缘 10 mm 处，切剥附丽处。如此可以达到两个目的：一是评估髋臼的压缩和股骨头损伤与否的情况；二是在固定后，便于将关节囊与 ATMFS 缝合。②对于简单的后柱壁横行骨折和股骨头没有损伤的病例，则无须切开关节囊。

对于复位、固定：应根据术中骨折的情况，明确骨折累及部位、范围、粉碎、压缩、缺损及脱位的程度，明确是否有采用 ATMFS 固定的手术指征，然后视情况进行复位、植骨、融合固定，具体过程如图 6-28-106 所示。

二、典型病例分析

患者，男性，29 岁。车祸伤致左侧髋臼骨折，选择保守治疗。伤后第 216 天，患者诉左下肢跛行伴左髋疼痛，诊断为：陈旧性左髋臼后壁骨折合并髋关节后上脱位。因年轻而拒绝人工关节置换术，选择 ATMFS 进行治疗。

（一）影像学分析
如图 6-28-107 所示。

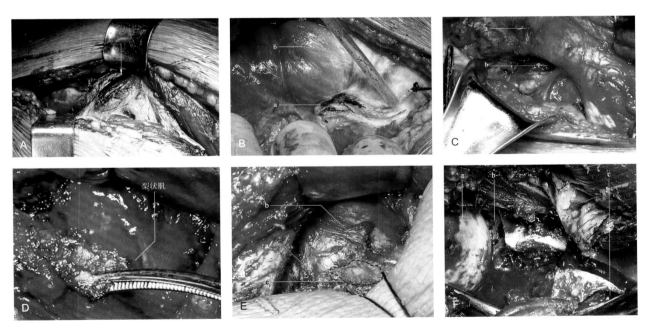

图 6-28-105 显露过程图解

A. 改良 K-L 入路，已切开皮肤、皮下、臀大肌筋膜与劈开臀大肌，箭头显露股骨大转子处的滑膜淤血部分；B. 沿转子外后缘侧显露，a. 显示电凝沿着转子外侧顶部向下，贴骨向下灼开的情景，b. 臀中肌的位置；C. 转子窝的部位，a. 臀中肌的位置；b. 转子窝；D. 逐一贴骨灼割梨状肌、上孖肌、闭孔内肌、下孖肌、股方肌附丽处，箭头显示应用血管钳夹住梨状肌附丽处贴骨断端；E. 显露关节囊：a. 坐股韧带部位，b. 髂股韧带部位，c. 不规则的虚线部分为已牵拉翻转的梨状肌与转子窝附丽处的断端；F. 已显露的骨折部位，a. 股骨头下所见的淤血紫色情况，但股骨头尚完整，这种情况提示股骨头存在微型损伤，它是否预示着股骨头将发生缺血性坏死改变，则很难确定，但至少有这种可能性，b. 关节腔内存在碎骨，c. 坐骨大切迹的位置与骨折变位情况

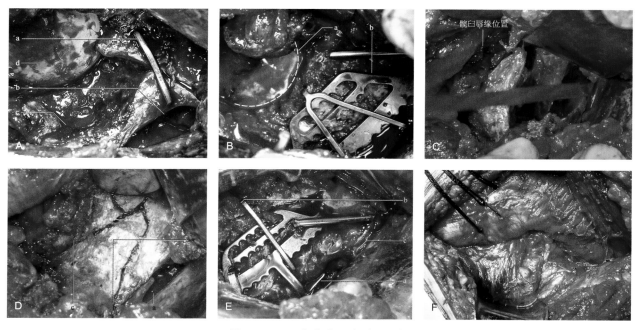

图 6-28-106　复位和固定过程图解

A. 复位、缺损植骨和初步固定情况：a. 应用 ATMFS 的弓齿钉固定后柱，即坐骨大切迹处的骨折，b. 坐骨大切迹位，c. 经过撬拨所显示出的骨缺损空间，准备植骨填塞，d. 股骨头；B. 完成骨折复位与固定：a. 整复与固定后的正常髋臼唇缘线，b. ATMFS 固定的三维固定状态；C. 粉碎骨折部位：术前评估没有显著的压缩骨折，所以没有切开关节囊；D. 将粉碎骨折复位情况：a. 嵴部与连同的方区的骨折块尚没有达到准确的解剖复位，虽然仅仅存在 2~3 mm 的落差，但会直接影响到坐骨对应的月状关节面高达 3~4 mm 的变位，从而导致同心圆的形成，b. 坐骨大切迹的位置，c. 骨性唇缘的所在位置；E. 应用另一型号的 ATMFS 进行复位与固定：a. ATMFS 的固定挡板，它跨越后柱嵴部，下面的挡板与方区相接触，这一设计对限制后柱骨折与方区骨折移位起到了记忆恢复力的效果，从而实现解剖复位；b 箭头所指处系髋臼骨性唇缘，已将骨性隧道和外部所见的固定记忆支于后柱固定点完成固定；c. 坐骨大切迹位置；F. 将梨状、上孖肌、闭孔内肌、下孖肌和股方肌附丽处各自所对应的骨性位置，完成骨性缝合。最后放置引流管，依次关闭切口

（二）治疗计划

1. **股骨髁上骨牵引**　为克服陈旧性髋关节脱位，术后减轻头臼对应的应力性集中，术前实施股骨髁上骨牵引，牵引重量为自身体重的 1/10~1/7，持续牵引 30 天以上，为手术做准备，牵引后复查 X 线片（图 6-28-108）。

2. **手术主要过程图解**　如图 6-28-109 所示。

（三）早期功能训练时间与方式

如图 6-28-110 所示。

（四）中长期门诊复查资料

2 年后，患者门诊复查，行 X 线片检查，包括前后位、髂骨斜位、闭孔位图像（图 6-28-111），此时患者主诉为左髋无明显疼痛不适，左下肢活动正常，已恢复建筑工人的高空作业工作。

笔者追踪患者所在地进行随访，此时为重建术后 9 年半，患者无不适主诉，左侧髋关节活动正常，与健侧无差异。查体显示左侧髋关节活动恢复良好，与健侧对比无明显差异（图 6-28-112）。

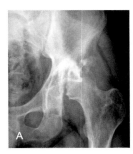
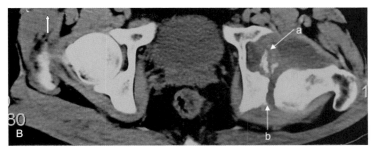
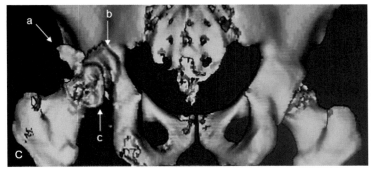
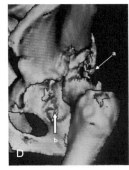
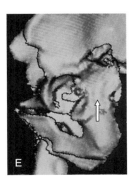

图 6-28-107　患者影像学检查结果

A. 陈旧性髋臼 Bmp3 Ⅰ型骨折。左髋类似闭孔斜位片（受伤时影像资料已丢失）于伤后 5.5 个月拍摄：a. 半弧线为髋臼解剖轮廓线；b. 不规则纵向虚线为股骨头内侧的陈旧骨折线，在股骨头内侧与髋臼窝内，难觅残余之游离的股骨头内侧残块影像，提示其内侧股骨头残块业已吸收；c. 边缘圆钝的骨折块，系髋臼中柱（白顶）后壁为主、髋臼后壁为辅的游离骨折块，移位于髋关节的后上方，观察这一变位的骨折块的影像，提示处于骨吸收阶段；d. 弧形线为股骨头的不完全的解剖轮廓，观察股骨头与髋臼的关系，股骨头呈髋后上脱位。分析箭头 b 和 d 所示虚线，发现股骨头内侧的骨缺损虽然显著，但基本没有影响到股骨头负重的关键区域；e. 黄色虚线为髋臼中柱（白顶）后壁唇缘的解剖位置，已不复存在；f. 白色虚线为髋臼后柱（白顶）后壁唇缘的解剖位置，已不复存在；g. 压缩与变形的髋臼中柱（白顶）后侧与后柱压缩的边缘，将之与 e、f 线相比较，则发现骨缺损的区域空间相当明显；B. 伤后第 5 个月 25 天，双髋关节在某一层面的 2D-CT 扫描图像：a. 左侧髋臼窝内存在部分吸收的骨折块；b. 髋臼后壁骨折与部分压缩性骨缺损的状态，同时显示股骨头的脱位。观察股骨头的解剖轮廓未呈解剖性圆形，可能与股骨头的内侧缺损有关；C. 双侧髋关节的 3D-CT 后视图像：a. 髋臼中柱（白顶）后侧壁变位的骨折块，呈现部分骨吸收状态；b. 髋臼后壁的骨折与变位，呈现向上变位与部分骨吸收状态；c. 两方面信息，一是股骨头向后上脱位，二是股骨头内旋明显，股骨头内侧的骨缺损面，几乎呈现全貌。比较两侧髋臼的后视图像，则发现患侧呈明显的骨缺损和变形程度；D. 髋臼与股骨头的 3D-CT 外前视图，相当于闭孔位图像：a. 髋臼中柱（白顶）后壁粉碎的骨吸收块，同时股骨头向后上脱位呈完全脱位的状态；b. 两个问题：一是髋臼窝内存在骨折块；二是在压缩边界的外侧，形成"假髋臼窝"；E. 显示髋臼的外侧面，如箭头显示，形成了假关节部分。观察真臼与假臼的结合部，发现陈旧性的压缩性骨缺损的痕迹

图 6-28-108　实施左侧股骨髁上骨牵引 38 天后拍摄的骨盆前后位 X 线片

显示股骨头已经牵至与髋臼基本对应的水平，为手术创造了条件

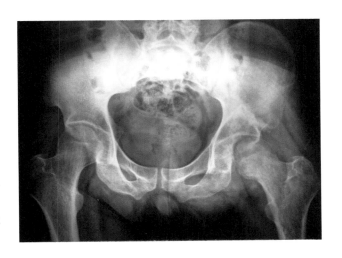

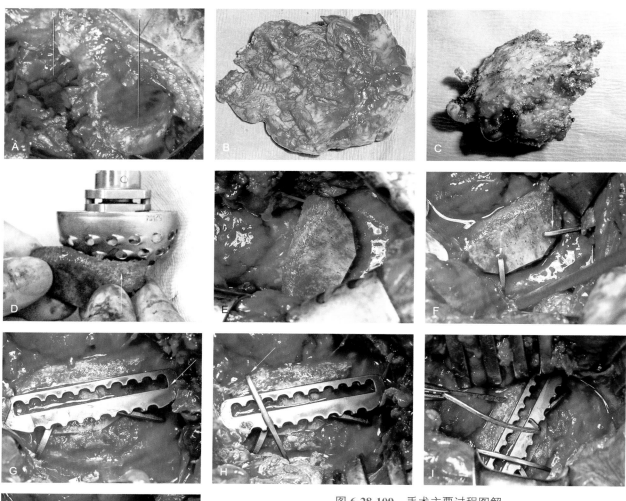

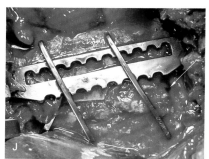

图 6-28-109　手术主要过程图解

A. 采取髋关节外后入路（K-L 入路）结合后半转子截骨进行显露，显露的股骨头与髋臼窝的图像：a. 股骨头的位置；b. 髋臼窝内的瘢痕与残余的骨折块；c. 改良的"股骨转子后半截骨"；股骨转子后半截骨能为髋臼中柱（臼顶）后壁以及后壁骨缺损的重建与固定，提供较好的显露；B. 从髋臼窝取出的瘢痕组织，其内夹杂残余吸收的骨折碎块；C. 在髋臼后上方取出的残余吸收的骨折块，该骨在重建方面失去利用价值；D. 取出的髂骨块，目的是重建缺损的髋臼中柱（臼顶）后壁与髋臼后柱壁。箭头处显示髂骨结节位置；图像显示的髋臼锉直径，系大于股骨头直径 1 mm 的尺度，将髂骨锉出一个适合与股骨头匹配的、新的"髋臼壁"；E. 将制成的"髂骨解剖型臼壁"置于缺损处，并与股骨头匹配；F. 应用 ATMFS 中的弓齿钉，将"髂骨解剖型臼壁"（如箭头所示）实施初步固定的情景；G. 应用 ATMFS 中的网状固定器，将"髂骨解剖型臼壁"进行二次稳定性固定，箭头显示已经固定完毕，限制了"髂骨解剖型臼壁"骨块向后方的移位；H. 应用 ATMFS 中的锁定导针，对"髂骨解剖型臼壁"实施三维性锁定固定，箭头所示为：一显示髋臼唇缘部，二显示进针锁定部位；I. 继续应用另一枚锁定导针加强固定，显示导针正在插入"髂骨解剖型臼壁"的唇缘的、已钻好的骨性隧道孔；J. 完成"髂骨解剖型臼壁的重建术"的图像，从稳定性的力学角度而言，被固定的"髂骨解剖型臼壁"骨块，与整体髋臼形成了三维性的记忆锁定，具有特殊的固定效果。最后，利用 ATMFS 的网状特点，将关节囊与之缝合

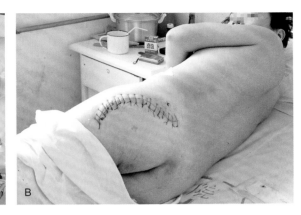

图 6-28-110　早期功能训练时间与方式

A. 术后第 1 天，早期活动的照片。此时鼓励患者主动扭动臀部和屈伸髋关节，尽管活动的幅度不大，但对减少股骨头与髋臼月状关节面的集中应力而言，则起到了生理性分散应力集中的作用；B. 术后第 7 天，患者已经能够轻松翻身的情景，照片同时显示左臀部的手术切口与尚未拆除的缝线

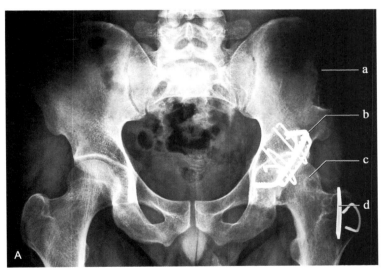

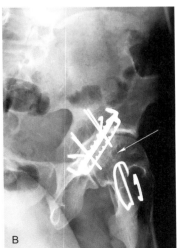

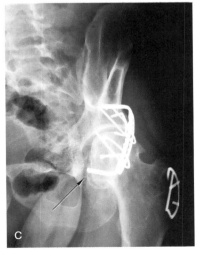

图 6-28-111　2 年后患者随访 X 线片

A. 术后 2 年零 13 天，骨盆前后位 X 线片：a. 髂骨处的骨缺损，系取之用于形成"髂骨解剖型臼壁"的重建材料；b. 重建"髂骨解剖型臼壁"与 ATMFS 固定的形态，呈解剖性骨愈合状态，同时比较两侧髋关节，头臼对应呈解剖关系；c. 股骨头处骨密度与外侧的头形解剖轮廓；d. 股骨转子后半截骨固定情况，呈解剖性骨愈合状态；B. 左髋髂骨斜位片，箭头提示两个信息：一是箭头显示较清晰地看到髋臼唇缘线，说明本次"髂骨解剖型臼壁"的重建获得成功，并在功能上经历了 2 年 13 天的考验，初次探索了"髂骨解剖型臼壁"的重建，具有可行性。二是显示股骨头的头形与骨密度，无坏死征象，观察头臼对应关系，也没有发现创伤性关节炎的特点；C. 左髋闭孔斜位片。箭头显示股骨头内侧的部分呈骨缺损状态，观察髋臼臼顶与股骨头的对应范围，见股骨头内侧的部分骨缺损不占主要成分，结合患者良好的髋关节功能，说明该部位的缺损程度也未在髋关节功能中起主要作用

第二十八章

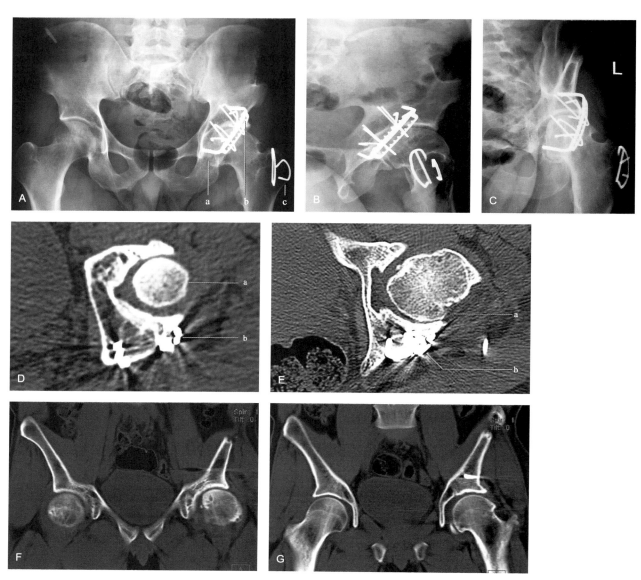

图 6-28-112　9.5 年后患者随访 X 线片

A. 术后 9.5 年骨盆前后位片，显示双髋关节负重对应的区域关节间隙正常，股骨头头形较健侧改变，但未见股骨头坏死之征象。a. 显示股骨头内侧骨缺损处，提示股骨头内侧此处的缺损程度尚未影响关节的稳定性，历时 9.5 年，得到了证明；b. ATMFS 固定物件没有发生变位，提示锁定的"髂骨髋臼骨块"处于骨性愈合状态；c. 显示股骨转子后半截骨，呈解剖形态骨性愈合；B. 髂骨斜位片，观察"头臼对应"负重区域，关节间隙清晰，未见创伤性关节炎特征；股骨头解剖轮廓清晰，股骨头未见囊性变与骨密度方面的异常改变；C. 闭孔斜位片，可见股骨头内侧骨缺损部位，但股骨头负重区域的对应面积居于主要地位；D. 2D-CT 髋臼顶部下方的横断面扫描图像：a. 显示股骨头骨密度属于正常范围，尚未见缺血性坏死征象；b. 显示髋臼中柱（臼顶）后壁缺损重建固定区域，见解剖形态的植骨块成活与骨性愈合；E. 2D-CT 在髋臼后柱壁的横断面扫描图像：a. 重建的髂骨解剖髋臼，对应股骨头处为松质面，头臼之间的运动是否对股骨头形成损伤？此图似乎显示不明显；b. 后柱壁重建位置的固定；F. 2D-CT 在髋臼前部的冠状面扫描图像：图中可见"头臼对应"关系，在主要的负重状态下，未因股骨头内侧的缺损而脱位；G. 2D-CT 在髋臼中部的冠状面扫描图像：图中显示为正常的"头臼对应"，观察双侧股骨头，未见股骨头缺血性坏死与创伤性关节炎特征

（纪　方　张春才）

说明：此节部分图片和内容摘自张春才、纪方教授等主编的《髋臼骨折治疗学：新概念与新技术》。

第六篇

第六节　髋臼骨折手术失败的原因分析与处理策略

近年来随着手术技术的提高、内植物的发展以及人们对髋关节功能预期的提高，采取手术方式治疗髋臼骨折的比例逐渐增高。但是由于髋臼本身的解剖结构复杂，同时髋臼骨折常常是高能量损伤机制，手术治疗髋臼骨折对大部分骨科医师来说仍是一个挑战。如何有效地提高内固定成功率、最大限度地恢复髋关节功能，多年来一直是骨科医师关注的重点和方向。自开始通过手术方式治疗髋臼骨折以来，由于骨科医师对髋臼骨折认识的不足、手术技巧不扎实等原因，髋臼骨折手术失败的病例不在少数。鉴于此，海军军医大学附属长海医院创伤骨科纪方教授及团队多年来一直致力于髋臼骨折基础解剖、手术技巧、内植物的研究，积累了丰富的临床经验，在此与同道们分享手术失败的原因及处理对策，供广大创伤骨科医师参考和借鉴。

一、髋臼骨折的特点

髋关节是连接躯干与下肢的枢纽，而髋臼是髋关节的重要组成部分，周围有坚强的韧带保护和固定。一旦发生骨折，常具有以下特点：①高能量损伤机制，常有严重的合并伤；②分型复杂，不同的类型需要采用不同的手术入路；③属于关节内骨折，治疗原则与关节内骨折治疗相同，即要求解剖复位、坚强固定。而影响髋臼骨折治疗效果的因素主要有四大类：伤前因素、伤情因素、手术因素和手术并发症（表6-28-6）。

二、失败原因分析

髋臼骨折手术存在一定的难度，根据骨折累及的部位、骨折线走向以及移位情况，明确骨折的分型，然后采取恰当的入路进行有效的复位和固定。而事关手术成败的直接因素包括：术前诊断、手术入路、手术技巧、固定原则。在此，笔者将结合病例对相关因素进行逐一分析。

（一）术前诊断错误

髋臼骨折的诊断一般通过X线、CT都可明确，诊断不难，但有些医师对髋臼两柱、两壁的解剖认识不足，对骨折累及的部位、骨折的分型未能做出正确的判断，而开始盲目的手术，选择错误的手术入路，不能对骨折进行有效的复位和固定，导致手术失败，在此列举2个病例供学者们共勉。

【病例1】

患者，男性，35岁，车祸致右侧髋臼前柱骨折。在外院行手术治疗，术者由于诊断不明，选择了错误的手术入路，错误地将钢板放置在后柱，未对前柱骨折进行有效的复位和固定，导致手术失败，如图6-28-113所示。

【病例2】

患者，男性，42岁，车祸致双柱骨折合并髂骨翼骨折。在外院行手术治疗，术者仅对髂骨翼进行固定，髋臼未得到任何复位和固定，导致手术失败，如图6-28-114所示。对于该患者，由于骨折累

表6-28-6　髋臼骨折治疗效果的影响因素

伤前因素	伤情因素	手术因素	手术并发症
全身情况 年龄 骨骼质量 工作类型 对治疗的期望	骨折类型 股骨头脱位 软组织损伤程度 其他合并伤	复位质量及关节的稳定性 医院设备与条件 手术医师的经验 手术入路 手术时间	神经损伤 伤口感染 异位骨化 其他并发症

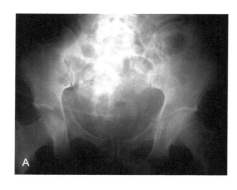
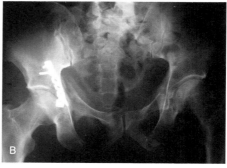

图 6-28-113　诊断不清楚
A. 术前骨盆平片；B. 术后骨盆平片

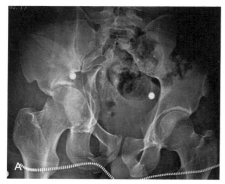
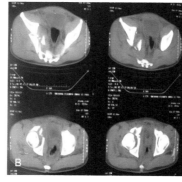
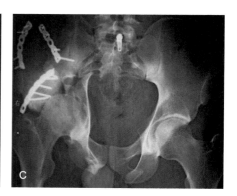

图 6-28-114　诊断不明，术者仅固定了髂骨翼
A. 术前 X 线片；B. 术前 CT；C. 术后 X 线片

及髂骨翼和双柱，应选择联合入路或改良 Stoppa 入路，不仅要固定骨盆，而且要复位和固定前后柱。该病例警示我们首先要明确骨折累及的部位和分型，然后制订详细手术计划，不能只捡会做的做。

（二）手术入路选择错误

手术入路的选择是基于骨折累及的部位、骨折分型以及合并骨盆骨折的情况，来进行综合选择。选择时不仅要考虑骨折情况，还要兼顾软组织情况，在此分享 2 个手术入路选择错误的病例供大家共勉。

【病例 3】

患者，男性，37 岁，交通伤。术前 X 线提示耻骨联合分离、左侧髋臼横行 + 后壁骨折、左侧髋关节后脱位；术者选择前方入路固定耻骨联合和前柱，并对髋关节复位，未对后壁骨折进行复位和处理，术后出现股骨头后上方脱位，如图 6-28-115 所示。仔细分析该病例，手术失败的原因是多方面的：首先该患者为骨盆 B1 型骨折、左侧髋臼横行 + 后壁骨折、股骨头脱位，应选择前后联合入路，而术者只选择了前方入路；术中前后柱复位尚可，但是后壁未复位固定，头、臼关系不匹配；同时用内植物固定时只对前柱进行固定，而后壁和后柱未行固定。

【病例 4】

患者，男性，28 岁，交通伤。患者术前 X 线片提示右侧髋臼横行 + 后壁骨折、骨盆骨折 B2 型、股骨头后脱位。术者选择后方直切口，复位股骨头后仅对后壁进行固定，前后柱未有效复位固定，如图 6-28-116 所示。仔细分析该病例，术者诊断不清楚，选择了错误的手术入路，同时缺乏髋臼骨折基本的复位和固定的概念，前后柱均未进行复位和固定，仅固定后壁并且没有复位。对于该患者，应选择前后联合入路或后方 K-L 入路，首先复位前后柱，再复位后壁，然后前柱、后柱、后壁各使用一块钢板进行固定。

第六篇

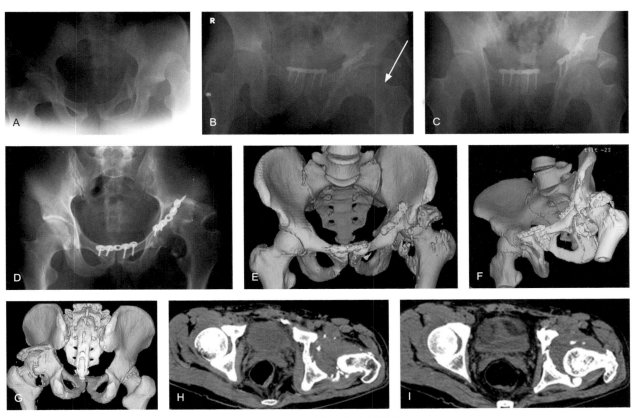

图 6-28-115　手术入路选择错误

A. 术前骨盆平片；B. 术后 10 天 X 线片，可见后顶部骨块未予处理（红色箭头）；C. 术后 15 天 X 线片；D. 术后半年，股骨头向后上方脱位；E. 术后半年三维重建图像（骨盆正位）；F. 术后半年三维重建图像（髂骨斜位）；G. 术后半年三维重建图像（后面观）；H、I. 术后半年 CT 平扫，股骨头向后上方脱位

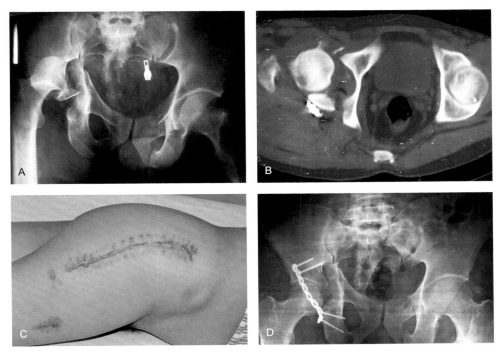

图 6-28-116　手术入路及复位、固定技术均未掌握

A. 术前骨盆 X 线片；B. 术后 CT 平扫提示后壁、后柱均未获得有效的复位和固定；C. 术后切口照，术者采取了后方直切口；D. 术后骨盆平片

（三）复位技巧不足

髋臼骨折由于是高能量损伤机制，往往合并骨盆其他部位的损伤，进行手术治疗时，术者应根据骨折累及的部位，有计划、有目的地对骨折进行复位和固定，如果对复位技巧和原则认识不足，往往会导致手术的失败。通常情况下，复位时应把握以下原则：若有骶髂关节脱位和移位的骶骨骨折通常优先予以复位，然后有步骤地从周边向髋臼复位，先复位柱的骨折，然后再复位壁的骨折，术中使用轴向或侧向牵引以利于股骨头的复位和髋臼窝的清理。如图 6-28-117 所示。在此分享 2 例因对复位原则认识不足而失败的病例供大家共勉。

【病例 5】

患者，男性，51 岁，车祸多发伤。在外院已行左股骨下端、胫骨上段手术，X 线片提示骨盆骨折 Tile B 型（水平旋转移位）、左侧髋臼横行 + 后壁骨折，同时伴左侧坐骨神经损伤，术者对骨盆骨折进行了复位固定，同时采取后方入路对后壁骨折进行了复位固定，术后 8 个月出现髋臼后上部结构性骨缺损、股骨头缺血性坏死，术后 11 个月行左侧全髋关节置换术，左髋臼后上部予植骨处理，如图 6-28-118 所示。仔细分析该病例，术者对骨折的移位和复位原则没有透彻理解，虽然骨盆骨折的复位和固定可，但髋臼前后柱均未良好复位，固定时只对后壁进行了固定，最终导

致手术失败。该患者骨盆骨折类型是 B1 型，髋臼骨折分型为横行 + 后壁骨折，应选择联合入路，在纠正骨盆旋转畸形的同时，还要复位髋臼的前后柱和后壁，应选择对前柱、后柱、后壁各使用一块钢板进行固定。

【病例 6】

患者，男性，19 岁，交通事故伤。术前检查提示左侧髋臼后壁骨折伴髋关节后脱位，在外院行手术治疗，术后拍片提示左侧股骨头后脱位、髋臼内碎骨块、关节面不平整，术后 3 周再次手术取出关节内碎骨块，如图 6-28-119 所示。分析该病例，主要原因是术者在处理后壁骨折、股骨头脱位时，后壁一骨块进入了关节内，术中没有将其取出，导致黏在卵圆窝内占位，使股骨头不能完全复位，亦导致关节面不平，最终导致手术失败。该病例提示我们术中后壁骨折处理的重要性，一旦处理不当将导致严重的后果。对于后壁骨折规范的治疗通常是钢板加拉力螺钉，如图 6-28-120 所示。

（四）内植物选择错误

髋臼骨折应被视为关节内骨折来处理，当弄清楚髋臼骨折的诊断和分型后，应选择正确的手术入路对骨折进行解剖复位和坚强固定。术中对骨折进行良好的复位后，因为内植物选择不恰当，导致固定强度达不到生物力学的要求，常常会导

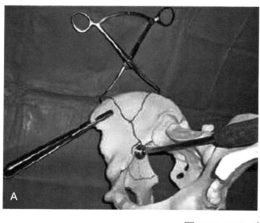 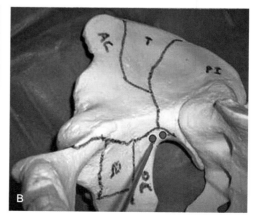

图 6-28-117　复位先后原则
A. 先复位髋臼周边；B. 再复位柱的骨折

致复位的丢失和内固定失败，这也是手术失败的原因之一。在此分享 2 个病例供大家共勉。

【病例 7】

患者，男性，32 岁，车祸伤。术前检查提示右侧髋臼横行 + 后壁骨折，术者采取后方 K-L 入路对后壁骨折进行复位，然后使用 1 块钢板进行固定；术后 3 个月复查提示股骨头半脱位、内植物失效、后壁吸收（图 6-28-121）。仔细分析该病例，患者为横行 + 后壁骨折，采取单一后入路，术中只使用了 1 块钢板和螺钉进行固定，稳定性差；同时钢板只放在了后壁上，后柱未得到有效固定，即所谓的"瓦不牢"。该病例正确的治疗应该是双钢板 + 拉力螺钉进行固定，加固后

壁的固定。

【病例 8】

患者，男性，39 岁，4 m 高处跌落致右髋部外伤。术前检查提示右侧髋臼前柱 + 后半横行骨折、髂骨翼骨折，在外院行手术治疗，其中前柱采用钢板固定，后柱仅用 1 枚拉力螺钉进行固定；术后 7 个月不敢行走，行 X 线、三维 CT 检查提示关节面不平整，头、臼正常的对合关系消失，股骨头呈半脱位状态，最终在我院行全髋关节置换术。如图 6-28-122 所示。仔细分析该病例，患者诊断及入路均正确，但对骨折固定时，髋臼部分仅行前柱固定，后柱仅用 1 枚 3.5 mm 拉力螺钉固定了一个边缘，因而前后柱之间没有得到妥善

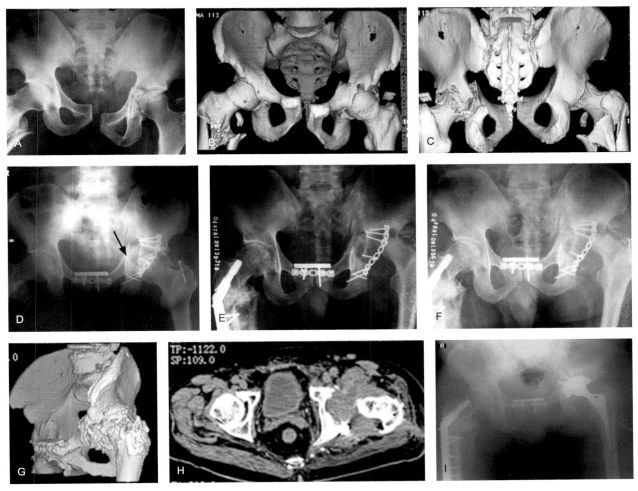

图 6-28-118　复位认识不足

A. 术前骨盆平片；B. 术前三维重建图像（正面观）；C. 术前三维重建图像（后面观）；D. 术后骨盆平片，前后柱均未复位固定（如箭头）；E. 术后 6 个月 X 线片；F. 术后 8 个月 X 线片；G. 术后 9 个月三维重建图像（髂骨斜位）；H. 术后 9 个月骨盆 CT 平扫；I. 术后 9 个月行人工关节置换术

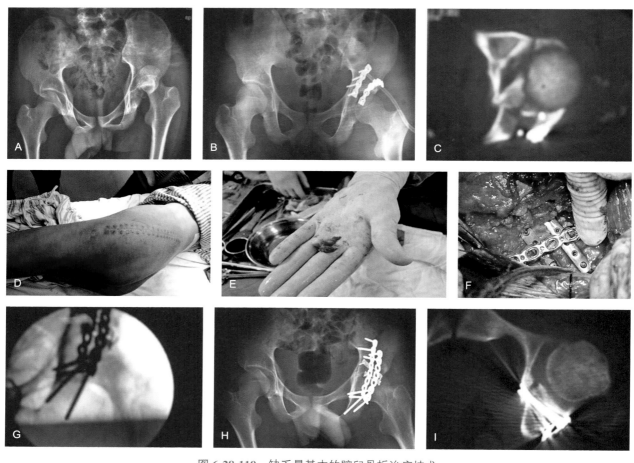

图 6-28-119　缺乏最基本的髋臼骨折治疗技术

A. 术前骨盆平片；B. 术后骨盆平片；C. 术后 CT 检查，提示卵圆窝内有一游离骨块；D. 外院术后切口照；E. 第二次手术，术中取出的关节内碎骨块；F. 第二次手术，术中放置钢板加强固定；G. 第二次手术，术中透视；H. 第二次手术，术后骨盆平片；I. 第二次手术，术后 CT 检查，关节内游离骨块已去除，恢复关节面的平整，后壁固定可靠

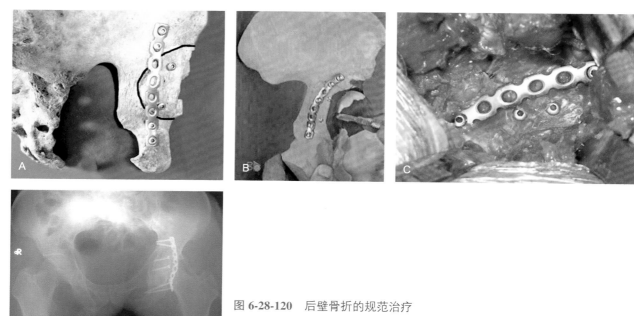

图 6-28-120　后壁骨折的规范治疗

A. 后壁骨折的固定简图（钢板＋拉力螺钉）；B. 恢复头、臼的正常匹配关系；C. 术中对后壁骨折的固定（钢板＋拉力螺钉）；D. 术后 X 线片

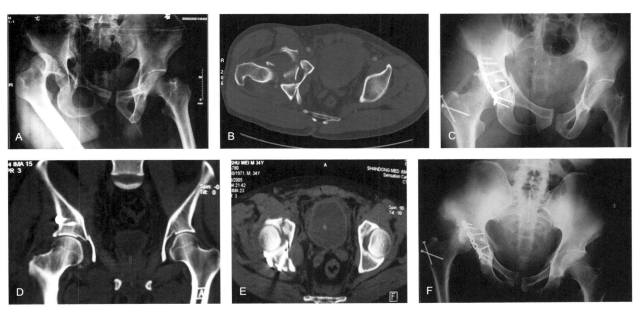

图 6-28-121　内固定不牢，复位丢失

A. 术前骨盆 X 线片；B. 术前 CT 检查；C. 术后骨盆 X 线片；D. 术后骨盆 CT（冠状位）；E. 术后骨盆 CT（平扫）；F. 术后 3 个月骨盆 X 线片，提示股骨头半脱位、内固定失效、后壁吸收

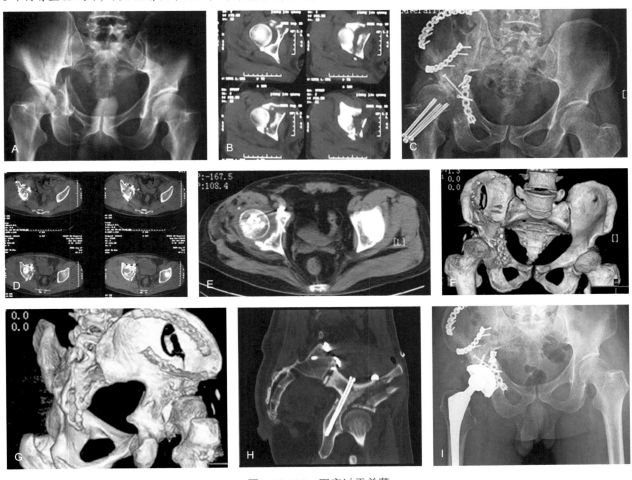

图 6-28-122　固定过于单薄

A. 术前骨盆 X 线片；B. 术前 CT 检查；C. 术后 6 个月骨盆 X 线片；D、E. 术后 CT（平扫）；F. 术后三维 CT 重建图像（正面观）；G. 术后三维 CT 重建图像（侧面观）；H. 术后 CT（矢状位）；I. 行人工关节置换术后 X 线片

固定、关节面存在对合不良，最终导致手术失败。对于该患者的正确处理，可以采用单一前路，即前方髂腹股沟入路，从前方固定后柱；也可以采用前后联合入路分别复位固定前、后柱；最终固定时，前柱、后柱、后壁应分别使用 1 块钢板固定，这样才能保证固定的强度。

（五）医师经验不足

由于髋臼骨折通常比较复杂，其手术治疗对医师的技术要求较高，且髋臼骨折的手术治疗对大部分创伤骨科医师来说需要一定的学习曲线和周期。而在实际临床工作中，由于医疗条件以及医生水平参差不齐，经验不足的医师在髋臼骨折的治疗上容易出现差错，导致最终手术的失败，这也是手术失败的重要原因之一。在此分享 1 个病例供大家共勉，警示创伤骨科医师需要对髋臼骨折有充分的认识和扎实的手术技巧后才可独立

开展手术，不可急于求成。

【病例 9】

患者，男性，31 岁。因车祸导致骨盆和髋臼骨折，术前检查提示骨盆骨折为 Tile C 型（左侧骶髂关节骨折脱位），髋臼骨折累及右侧前柱和后壁。外院行手术治疗，复位左侧骶髂关节后使用双钢板和螺钉进行固定，右侧髋臼骨折予以 1 块钢板固定前柱，后壁未予处理，术后行 X 线检查提示左侧骶髂关节未完全复位，行 CT 检查提示螺钉进入右侧髋关节、关节内存在游离碎骨块、股骨头半脱位；于术后 8 周再次行手术治疗，纠正股骨头半脱位，仍未对后壁骨块进行固定、髋臼内碎骨块未取出。如图 6-28-123 所示。仔细分析该病例，对于第一次手术，术者未较好掌握骨盆髋臼骨折的复位技术，导致骶髂关节未完全复位、耻骨支的螺钉进入关节、髋臼内碎骨块未清除、髋臼后壁的骨折未予处理，从而造成双重影

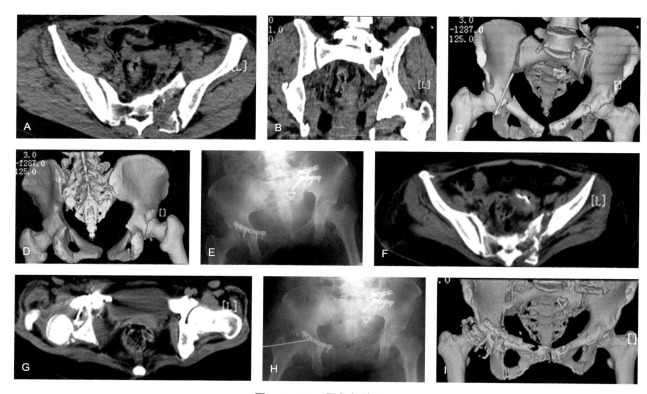

图 6-28-123　医师经验不足

A. 术前 CT 平扫（左侧骶髂关节骨折脱位）；B. 术前 CT 检查（冠状位）；C. 术前骨盆三维重建图像（前面观）；D. 术前骨盆三维重建图像（后面观）；E. 术后 4 周骨盆 X 线片；F. 术后 4 周 CT 平扫（左侧骶髂关节仍未完全复位）；G. 术后 4 周 CT 平扫（右侧耻骨支螺钉进入关节）；H. 术后 2 个月再次手术，第二次术后骨盆 X 线片；I. 第二次手术后骨盆三维重建图像（前面观）

响股骨头复位的因素；第二次手术，术者对髋臼后壁缺损的重要性的认识仍不足，仍未对后壁进行处理，同时髋臼内骨块仍未清除，最终导致两次手术的失败。

三、处理策略

1. **正确的术前诊断** 髋臼骨折的治疗以准确的术前诊断为前提，为了制订详细的手术计划，术前就必须明确骨折累及的部位和骨折的分型。因而术前高质量骨盆系列 X 线平片很重要，应常规拍摄骨盆正位和 Judet 斜位（闭孔斜位、髂骨斜位）X 线片，同时术前 CT 平扫 + 三维重建也很有必要，二维 CT 可以显示断面细节和细微的骨折，而三维 CT 可以提供整体的印象。因此术前应完善相关检查，才能做出正确诊断。

2. **手术入路的选择** 基于正确的术前诊断，明确骨折累及的部位、骨折块移位情况，明确前柱、后柱、前壁、后壁哪些部位的骨折需要手术，并以此选择恰当的手术入路。常用的手术入路有5 种：后方 Kocher-Langenbeck（K-L）入路、前方髂腹股沟入路、前后联合入路、扩展的髂股入路、改良 Stoppa 入路等。只有选择了恰当的手术入路，才能获得较好的手术视野，才能对骨折进行有效的复位和固定，这是手术获得成功的至关重要的一步。

3. **合理的固定选择** 髋臼骨折应视为关节内骨折来处理，手术治疗应遵循解剖复位、坚强固定的原则。术前应重视牵引作用，术前牵引有利于术中复位。术中获得良好的复位后，固定时应把握以下几点：①克氏针把持力差，一般只用于术中临时固定；② 3.5 mm 重建钢板与螺钉是标准的内植物；③对于后壁骨折，通常采用钢板或螺钉 + 钢板固定，后壁骨折可靠固定可有效预防术后骨吸收、股骨头脱位；④对于双柱骨折，双柱固定优于单柱固定，手术入路可以选择联合入路也可以采用单一入路；⑤后壁白缘骨折合并压缩骨折时，应使用特殊类型钢板或植骨固定。

4. **必备的手术技巧** 髋臼骨折的手术治疗可以体现一位创伤骨科医师手术技术水平，髋臼骨折治疗前应有充分的术前准备和手术计划。髋臼解剖位置深在，较其他骨折部位更加难以掌握，且周围有重要的神经血管包绕，术中如何显露骨折、如何保护周围的血管神经免受损伤、如何对骨折进行有效的复位和固定，都需要创伤骨科医师长时间的学习积累。比如复位时，应把握以下原则：若有骶髂关节脱位和移位的骶骨骨折通常先予以复位，然后有步骤地从周边向髋臼复位，先复位柱的骨折然后再复位壁的骨折，术中使用轴向或侧向牵引以利于股骨头的复位和髋臼的清理。总之，开展髋臼骨折的手术，对医师业务水平要求较高，术者必须能够统筹全局，对髋臼骨折有充分的认识，掌握必备的手术技巧，这样才能保证手术的成功率。

5. **医师丰富的经验** 髋臼骨折手术治疗的成败与医师的经验有重要的关系，而经验的积累与医师的年资、学历是没有关系的，它涉及一个学习曲线的问题。手术的失败往往是术者对骨盆髋臼骨折的基本概念模糊，未掌握基本的髋臼骨折手术操作技术等。Gupta 等对自己学习曲线进行统计分析，以 6 年时间为限，前 3 年平均手术时间为 242.33 分钟，后 3 年为 158.42 分钟，出血量由 3.6 U 减少到 2.6 U，对于复杂型髋臼骨折，后3 年病例组手术效果明显优于前 3 年病例组；而对于简单型骨折则无明显差别。可见，只有术者对髋臼骨折有了充分的认识，并经过长期的培训和学习，在临床实践中掌握了一定的手术操作技巧，才能逐步有效开展手术。

四、总结

髋臼骨折手术治疗失败的原因往往是多方面的，通常包括以下方面：①分型不明或错误；②手术计划不正确；③缺乏专用器械；④适应证选择不当；⑤入路选择错误；⑥内植物选择错误；⑦术后感染；⑧医师经验不足；⑨髋臼骨折手术操作技术不熟练。只有充分认识手术失败的原因，才能使广大医师的认识更加深刻，在潜移默化中不断积累自身的临床经验，锤炼自身的技能本领，避免犯类似的错误。

总的来说，髋臼手术是骨科领域最为精细与复杂的手术之一，其解剖入路的复杂性、股骨头缺血性坏死、内脏损伤的高风险性以及对骨折三维立体结构的抽象理解，使其成为骨科手术中的难点。要想获得良好的手术效果，术者及团队必须对其有充分的认识，此外还必须强调的是，医师和患者必须同时参与到手术的过程。作为髋臼骨科的手术医师，应当努力学习以提高自身的技术水平，实践中应善于观察，勤于分析，努力汲取来自自身与他人的宝贵经验，经过不懈的努力来提高治疗的效果。然而，应当明确的是，即便是登峰造极的骨科泰斗也无法保证每个患者都获得满意的治疗效果。让患者及家属对治疗效果有一个合理的期望值，术前的解释和沟通工作就显得尤为重要。

（王　钢　刘培钊）

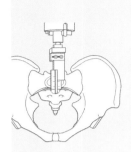

第二十九章
骨盆肿瘤切除术

第一节　骶尾骨肿瘤切除术

骶尾骨肿瘤的手术切除，因为解剖复杂、位置深在，肿瘤易与盆腔脏器和双侧髂血管粘连，手术较困难，所以手术治疗风险较大。骶骨肿瘤切除往往难以达到肢体肿瘤一样扩大切除的范围，以及术中肿瘤易破裂、易复发。综合目前骶骨肿瘤手术方式，主要分为以下3种。①囊内刮除：为肿瘤内手术，适用于良性肿瘤、骨巨细胞瘤等。由于骶骨肿瘤血供丰富，对术中出血控制要求较高，目前多采用低位腹主动脉阻断技术。②整块切除：肿瘤外切除，适用于原发恶性肿瘤，神经功能缺失是最主要并发症。③切刮手术：低位肿瘤整块切除，高位肿瘤为保留神经功能采用囊内刮除，适用于部分侵袭性良性肿瘤。骶尾骨肿瘤切除外科手术关键点在于：术前病理的获得、手术入路的选择、术中出血的控制以及软组织的重建。

一、适应证

骶骨肿瘤切除术的适应证包括：①骶骨原发性恶性肿瘤、有症状的良性肿瘤以及转移性肿瘤。②患者全身状况良好，可以耐受手术。③能接受

肿瘤整块切除的神经功能缺失。

二、禁忌证

骶骨肿瘤切除术的禁忌证包括：①原发性骶骨恶性肿瘤合并远处转移，转移灶无法控制。②全身状况差，不能耐受手术者。

三、术前准备

除常规检查准备外，对于行高位骶骨肿瘤整块切除者还应做好：①按肠道手术准备胃肠道，术前2日服抗生素，术前1晚行清洁灌肠。②充足备血，预计术中出血量大者还需备血小板及凝血物质。③术前做选择性动脉造影及避免栓塞，预计出血量大者术前置入腹主动脉球囊。

四、麻醉

气管插管全麻，保证呼吸道通畅。做好术中监护，测量动脉压及中心静脉压等，对于预计术

中失血量较大者，应保证静脉通道数量，并做有创动脉压监测。

五、操作步骤

（一）手术体位及入路

骶骨肿瘤目前没有较为统一的分型系统，笔者单位提出了骶骨肿瘤的分型系统，旨在指导手术入路的选择。对于 S3（包括 S3）以下的骶骨肿瘤，绝大多数可以通过单纯后路手术切除，对于 S1、S2 部位的骶骨肿瘤，如需行肿瘤整块切除，常需要对肿瘤的矢状径及左右径综合考虑，目的在于减少术中邻近脏器的损伤及肿瘤的完整切除。对于肿块突出盆腔较大或者左右径较大且可能累及双侧髂血管者，建议前后联合入路。如无以上顾虑，可以行单纯后路手术。前路手术入路分 2 种，双侧腹部斜切口（倒八字）或者经腹正中切口。术中可行双侧髂内动脉结扎或者单侧结扎，目的在于进一步减少术中出血，并仔细分离大血管、直肠、输尿管、膀胱、子宫等脏器。当肿瘤前壁达到最大限度的游离后，关闭腹壁，并放置标记，便于后路手术术中辨认。后路手术多采用"人"字形切口，患者改俯卧位，仔细暴露肿瘤后份，并做好神经根或者硬膜囊的分离和结扎。需做全骶骨切除者，需要通过线锯通道置入线锯或者使用超声骨刀，注意前方血管的保护，在骶骨最大游离度下，提起并分离前方血管，行腰骶截骨。

（二）髂腰稳定性重建

对于骶骨肿瘤切除后，需切除骶髂关节 50% 者，需要行髂腰稳定性重建。重建方式目前多采用脊柱钉棒系统，需要获得长期稳定性的，可能需要复合植骨等生物重建。郭卫等采用 3D 打印半骨盆假体置入等方式亦是新的重建尝试，旨在提高髂腰的长期稳定性和重建的便利性。

（三）神经功能的保护

根据肿瘤切除原则，对于良性骶骨肿瘤，在

肿瘤切除的同时，尽量保留神经功能，对于原发恶性骶骨肿瘤，以完整切除肿瘤为原则，不能姑息神经功能。对于转移性肿瘤，需要在接触压迫后尽量保留神经功能，从而缓解症状。另一类特殊类型肿瘤——骨巨细胞瘤，位于 S3 以下者，可以整块切除，位于高位者，需要尽量保留神经功能。骨巨细胞瘤累及整个骶骨时，可采用低位切除、高位刮除的手术方式，术前做好栓塞或者地诺单抗的新辅助治疗，术中行球囊阻断，力求在清晰的术野下彻底刮除肿瘤。

（四）术中出血的控制及术后处理

术中出血的控制分为肿瘤切除时和肿瘤切除后创面止血两个阶段。①肿瘤切除时，为减少出血，保证足够清晰的术野，建议使用低位腹主动脉阻断，传统的栓塞技术和前内动脉结扎亦可减少出血，但对于血供丰富、动脉侧支供血较多的肿瘤效果不佳。②第二阶段是肿瘤切除后创面止血处理。在球囊阻断解除后，部分小动脉出血需要仔细结扎止血，防止形成后腹膜血肿。骨面渗血可以使用骨蜡或者止血材料，必须彻底止血，并仔细检查并清除残存的瘤组织及瘤体包膜，然后用蒸馏水进行彻底冲洗，仔细止血，逐层闭合创口。先将两侧深层软组织及臀大肌等尽量对拢缝合，用以托住盆腔内组织，再缝合皮肤，做好负压引流。

六、手术注意事项

（一）术中出血的控制

传统的骶骨肿瘤手术并发症发生率高，与术中短时大量出血有关，如何良好地控制术中出血是手术成功的关键。出血的控制应侧重于手术入路选择、术中血管的控制和术后创面的止血 3 个方面。

（二）神经功能的保护

对于原发骶骨恶性肿瘤，良好的外科切除范围是局部控制的关键。此时，神经功能缺失势必难以避免，但对于在足够的肿瘤切除范围下，部分情况可以保留单侧骶神经尤其是高位骶神经意义重大。因此，骶骨肿瘤的矢状位切除，对于可以达到肿瘤安全切除范围者，保留单侧骶神经对患者神经功能的保护非常重要，但此手术方式适应证相对较窄，且手术实施难度大。

对于良性骶骨肿瘤，神经功能要尽可能保留。对于转移性肿瘤，行姑息性手术时神经功能尽可能保留。但对于单发低位的骶骨转移瘤，整块切除亦是良好的选择。骨巨细胞瘤在目前辅助治疗药物的前提下，神经功能保留亦成为趋势。

相关研究显示，如果仅保留 S1 神经根，术后会丧失括约肌功能；保留双侧 S2 神经根则 50% 的患者可部分保留大小便功能；保留一侧 S3 神经根则大多数患者可保全括约肌功能。骶骨神经源

性良性肿瘤应尽量保留 S1 神经根，这对于患者的运动功能有显著意义，同时 S2 及以下神经根保留对于括约肌功能至关重要，尽量保留单侧 S2 及以下神经根，对于难以保留者或恶性变可能的复发患者应充分考虑切除边界，不可姑息神经功能。大小便失禁者术后可进行积极的括约肌功能锻炼，部分患者可控制小便功能。运动功能受损者术后可考虑行踝关节融合或佩戴支具行走。

（三）全骶骨切除的实施

对于原发恶性高位骶骨肿瘤，全骶骨切除是主要的手术方式（图 6-29-1），传统的手术方式为前后联合入路手术。前路手术分离肿瘤前缘，尽量做到直肠和血管的分离，并做好髂腰截骨和骶髂截骨，并做好分隔标记后，关闭前路切口。此

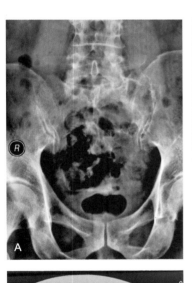
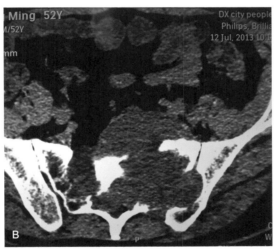
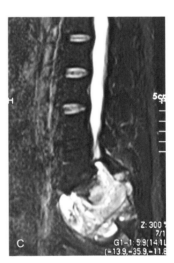
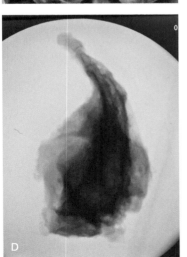
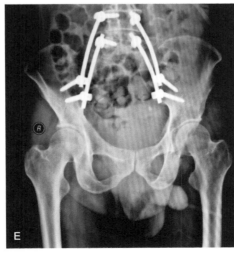

图 6-29-1 恶性肿瘤全骶骨切除手术病例

A. 术前骨盆冠状面 X 线显示左侧骶骨低密度影，信号不均匀；B. 术前骶骨横断面 CT 显示 S1 骨破坏，骨皮质破坏，边缘无硬化；C. 术前骶骨矢状位 MRI 脂肪抑制象显示肿瘤呈高信号，累及 S1~S2 椎体及后方椎管；D. 术中切除骶骨矢状面 X 线显示完整骶骨；E. 术后骨盆冠状面显示骶骨缺如，L4~L5 及髂骨内植物在位

时可根据术中患者的一般情况以及出血量决定后路手术时机。通常为一期前后路切除，但对于部分肿瘤前路手术出血较多，患者一般情况不佳者，可分期前后路手术。后路手术主要是肿瘤后方的分离以及神经的结扎处理，在完整分离肿瘤后，整块切除并取出肿瘤。目前，单纯后路全骶骨切除在部分医院开展，在单一后路切口，通常选用"人"字形切口，在后方软组织暴露后，从后方使用线锯通道置入线锯或者超声骨刀，做骶髂关节截骨，使得骶骨有充分的游离度，再自下而上做骶前结构的分离，最后在完成神经结扎后，保护前方血管，做腰骶截骨（图6-29-2）。

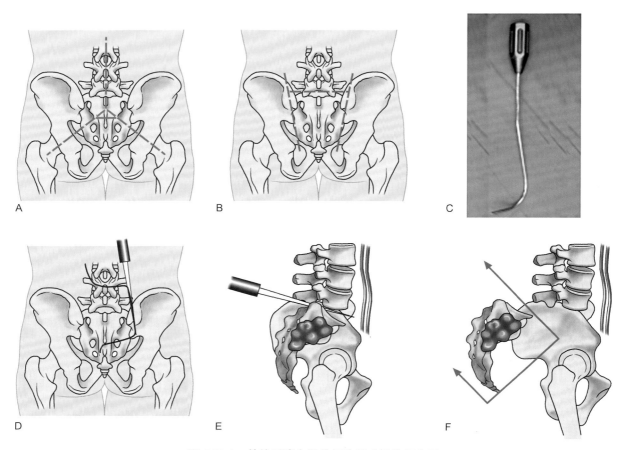

图6-29-2　单纯后路全骶骨切除手术操作示意图

A. 手术切口设计，即后路正中"Y"形切口，L4~S3棘突纵行向下，向双侧大转子方向延长15 cm；B. 手术截骨设计，即双侧骶髂关节截骨、腰骶截骨；C. 自行设计的线锯通道大体照片；D. 自骶髂关节上缘进口紧贴骨面缓慢置入线锯通道至坐骨大切迹出口处，导入线锯，撤出线锯通道，收紧后用文氏钳夹紧固定备用，同法置入对侧线锯，骨盆前后位透视验证线锯截骨位置合适后截断双侧骶髂关节；E. 处理椎管、硬膜及L5、S1椎间盘，宽骨刀沿椎间隙前后方向截骨，去除S1椎体与L5椎体间残留的骨性和纤维性连接，行腰骶截骨；F. 双侧骶髂关节截骨和腰骶截骨后可完整后路切除肿瘤。

第二节　髂骨、耻骨、坐骨肿瘤切除术

　　骨盆肿瘤治疗时常根据Enneking骨盆分区进行切除与重建。Ⅰ区肿瘤为髂骨肿瘤，Ⅱ区肿瘤即髋臼周围肿瘤，Ⅲ区肿瘤为耻骨和坐骨肿瘤，Ⅳ区肿瘤为骶髂关节部位肿瘤。单纯的Ⅰ区和Ⅲ区的肿瘤，多数可以单纯切除无须重建。Ⅰ区和Ⅲ区肿瘤，行单纯切除术后功能远远好于骨盆Ⅱ区或Ⅳ区或其他组合的肿瘤。Ⅱ区肿瘤即髋臼周围肿瘤，肿瘤广泛切除后需要行髋关节功能重建，

Ⅳ区肿瘤切除后要行骶髂关节稳定性重建。骨盆区肿瘤的切除需要重建以恢复力学传导。理想的手术治疗是获得足够的外科切除边界辅以可靠的功能重建，且减少并发症。

骨盆Ⅱ区或Ⅳ区恶性肿瘤切除术后重建骨盆缺损是骨肿瘤治疗中的难点和挑战。骨盆Ⅱ区肿瘤重建方法包括坐骨股骨融合术或假关节形成、髂骨股骨融合术或假关节形成，这种方法除了引起患肢短缩外，还可引起运动功能下降，但其能明显减少重建相关的并发症。其他重建方式还包括：自体瘤段骨高温灭活再植术、同种异体骨移植重建术、同种异体骨人工假体复合重建术、马鞍型假体重建术和生物重建的应用（骨水泥普通型人工假体重建术）以及髋关节移位术，每种重建方式均有其优缺点，并不能完全适用于所有的患者。Puget 和 Utheza 提出，同侧股骨近端截骨段生物重建骨盆缺损结合普通型人工髋关节置换是治疗髋臼周围恶性肿瘤生物重建的另一选择。Ⅳ区 或 Ⅰ区＋Ⅳ区的肿瘤，通常在肿瘤切除术后需要行腰椎骨盆稳定性重建。半骨盆截肢术的适应证为保肢手术时不能获得足够的外科切除边界，或者为了达到安全边界，需要切除坐骨神经、股神经或者血管三种结构中的两种结构。重建方法的选择多依赖于以下两个方面：①医生的经验；②骨缺损对于骨盆稳定性影响即肿瘤切除术后骨盆缺损的大小。

一、适应证

内半骨盆切除术的适应证为：①良性肿瘤有恶变可能者，如内生软骨瘤侵犯范围大或局部刮除后复发者；②具有潜在恶性肿瘤，如巨细胞瘤局部刮除不宜根治或局部刮除后复发者；③部位局限的低度恶性肿瘤，如软骨肉瘤病变局限，破坏区域仅限于部分髂骨或耻、坐骨者。

二、术前准备

除常规准备外，应注意做到：①按腹部手术准备胃肠道；②备血，术前 DSA 栓塞；③血供丰富且术中有大出血可能者，术前考虑放置低位腹主动脉阻断球囊；④留置导尿管。

三、手术方式

根据肿瘤病变部位不同，可分为 Ⅰ ～ Ⅳ 型。Ⅰ型：髂骨切除；Ⅱ型：髋臼及周围切除；Ⅲ型：耻骨、坐骨切除；Ⅳ型：骶髂关节部位切除。

1. Ⅱ型　髋臼及周围切除，适用于髋臼周围肿瘤。

（1）体位：患者取侧卧位，患侧向上，躯干和健肢固定于手术台上。患肢常规消毒包扎无菌单巾，使在手术中搬动患肢时会阴等未清毒部位不显露于手术区为宜。

（2）切口：自髂后上棘开始，沿髂嵴向前至髂前上棘后再弯向内，与腹股沟韧带平行，至耻骨联合外缘。

（3）游离肿瘤：自髂嵴切断肌肉附着点，沿髂骨翼内板行肿瘤包膜外剥离，向内上推开腹膜，向下分离股血管、神经，沿血管向上分离至髂总动脉分支处，必要时可结扎髂内动脉，以减少术中出血。

（4）分离韧带：自髂前上棘向前内剥离腹股沟韧带，牵向内侧并保护股血管、神经、精索等，沿耻骨水平支切断耻骨肌，向内分离直达耻骨联合。向内下分离闭孔内肌，显露闭孔内侧，再向后分离直达坐骨大孔。

（5）切断肌肉：自髂嵴部切断臀肌止点，行髂骨翼外板、肿瘤包膜外分离，向下达坐骨大孔，髋臼部髂骨切除范围向前下达髋关节。由耻骨水平支外缘向下分离并切断闭孔外肌及内收肌，将髋关节周围软组织分离后切除关节囊，将股骨头脱位后切开后侧关节囊，以便进一步分离坐骨。

（6）取出髂骨：瘤体为中心的髂骨完全显露后，从坐骨大孔引入线锯，由肉眼可见病变区以外 2 cm 之髂骨部锯断髂骨翼后半部，再用骨凿留断耻骨水平支向深部分离，再在相当于坐骨结节上方横断坐骨后即可将髂骨取出。为了增加金属假体长期稳定性，亦可将股骨头截除，用骨松质落定固定于髂骨断面，利于金属假体的长期生存率。

（7）放置引流，缝合创口，逐层闭合创面，4周开始扶拐行走。

2. 耻骨、坐骨肿瘤切除术

（1）休位：患者取平卧位或者膀胱截石位，将臀部抬高，以便于摸到坐骨结节及坐骨下缘为度。

（2）切口：耻骨肿瘤采用髂腹股沟切口，自腹股沟韧带中外 1/4 交界处起，沿韧带平行向内，至耻骨联合后，弧形向下外，在相当于阴囊的外缘，沿耻骨下支至坐骨大结节。坐骨肿瘤可根据肿瘤大小采用双切口或者单切口，双切口多采用后路 K-L 入路联合会阴旁大腿内侧切口。

（3）游离耻骨和坐骨：切开皮肤后，耻、坐骨分离并切断内收肌和闭孔外肌，即可显露耻骨降支及坐骨大结节的外缘。如果需要完全显露耻骨和坐骨，再分离并牵开臀大肌外缘，由坐骨大结节外侧由内侧分离切断骶结节韧带，注意保护通过坐骨大孔及小孔的血管和神经。

由耻骨降支及坐骨内侧行骨膜下剥离，并剥离附着于耻骨弓的阴茎脚。由耻骨联合内缘分离尿生殖膈，术中应注意保护尿道及阴茎背部的血管、神经。牵开并保护好股血管和股神经，继续由耻骨水平支剥离腹直肌、锥状肌及腹股沟韧带止点，再由耻骨内、外侧分开闭孔内肌和闭孔外肌，即可分离出大部分耻骨和坐骨。

（4）离断耻骨和坐骨：耻骨和坐骨分离清楚后，可用线锯刀或者超声骨刀，由耻骨联合、耻骨水平支外侧及坐骨结节下方将其锯断、取出。

（5）放置引流，缝合创面，关闭创口时先缝合深部筋膜，然后逐层缝合软组织。

（6）术后处理同骶尾骨肿瘤切除术。

第三节　半骨盆切除术和骨盆重建术

髂骨部肿瘤尤其是恶性肿瘤的传统手术方法为半骨盆截肢术，但其手术范围广，而且失去正常的下肢，术后遗留残疾。随着对肿瘤病变性质的深入认识，笔者团队自 20 世纪 80 年代开始采用可调式人工半骨盆置换，对髂骨部侵犯范围广泛的恶性肿瘤，具有内半骨盆切除适应证者，可在切除半骨盆后置入假体。1996 年在 100 余例异体半关节移植和 10 余例可调式人工半骨盆及全髋关节置换的基础上，开展了骨盆肿瘤切除、同种异体半骨盆置换术。自 20 世纪初，采用定制半骨盆置换及自体骨结构植骨生物重建的方法，重建骨盆髋臼区骨缺损，临床效果良好。

一、半骨盆截肢术

半骨盆截肢术又称 1/4 离断术，其切除范围包括半侧骨盆和整个下肢，创伤大且术后遗留残疾，对患者心理创伤较大，故应严格掌握适应证，近年来临床应用较少。其手术方法常用有两种。

（一）King-Steelquist 半骨盆切除术

1. 体位　患者取侧卧位，患侧向上。

2. 操作步骤　手术切口由前侧切口、会阴切口和后侧切口三部分组成（图 6-29-3A）。

（1）前侧切口：切口从髂嵴至髂前上棘前内侧，沿腹股沟韧带至耻骨结节处。在髂嵴和髂前上棘处切断腹内、外斜肌和腹横肌、腹股沟韧带。显露并分离精索或圆韧带（女），用橡皮条将其牵至内侧，用牵开器将腹肌牵向内上方，钝性剥离腹膜后，将腹膜及腹腔脏器推向内上方，自耻骨上缘和其结节处切断腹直肌和腹股沟韧带。钝性剥离膀胱前间隙，将膀胱暂时保护于盆腔下部。探查后腹壁移行的输尿管，为了明确是否宜行半骨盆切除，必须探查肿瘤的边缘。如果离断骶髂关节后可以切除肿瘤，则应继续完成手术，切断和双重缝扎髂外动、静脉，轻轻向远侧牵拉股神经，用 1% 普鲁卡因封闭后用锐利刀片切断，营养血管应同时结扎（图 6-29-3B）。

（2）会阴切口：助手以双手握患侧大腿，使髋关节外展，术者站于该下肢与手术台之间。会阴切口自前侧切口的耻骨结节止点起，在大腿根部呈弧形沿耻骨和坐骨支向后下方切至坐骨结节。显露耻骨支，做骨膜下剥离，即可将坐骨海绵体肌和会阴横肌自耻骨内缘分开。用手指自耻骨联合后侧触探该处的乳头状骨棘，而后用截骨刀切断耻骨联合，注意勿伤及后尿道（图 6-29-3C）。

（3）后侧切口：助手维持髋关节屈曲内收位，后侧切口从髂嵴向后经髂后上棘和股骨大转子，再沿臀皱襞向后下行，止于坐骨结节处。按皮肤切口切开臀大肌腱膜，并从其下部切断。在臀大肌深面做钝性剥离后，将该肌瓣翻向脊柱中线，其深面显露出臀中肌、髋外旋诸肌、坐骨神经和臀上、下动静脉，横断梨状肌，结扎臀上动、静脉，轻轻向下牵引坐骨神经，以 1% 普鲁卡因封闭后用锐利刀片切断，任其回缩，其后切断臀上、下神经，从髂嵴后部切断背阔肌、腰方肌后，向中线剥离和牵开臀大肌，从坐骨切迹通过一长直角血管钳至盆腔内引出钢丝线锯，尽量靠近骶髂关节锯断髂骨或用骨刀凿断骶髂关节，外旋大腿及髂骨，在盆腔内结扎闭孔动脉，切断闭孔神经，在骶髂关节平面切断腰大肌。从耻骨的骨盆侧切断肛提肌，在切断骶棘韧带和骶结节韧带后即完成半骨盆切除（图 6-29-3D、图 6-29-3E）。

（4）缝合：将臀大肌瓣缝于腰方肌、腹内 / 外斜肌和腹直肌后，缝合皮瓣。自切口前、后部较低的部位各放入一个引流管进行负压吸引。

（二）Sarondo-Ferre 半骨盆切除术

此术式的主要优点是可缩短手术时间，但需分两组进行，前侧组在患者前方，后侧组在患者后方。

1. 体位　为避免在术中改变患者体位以减少

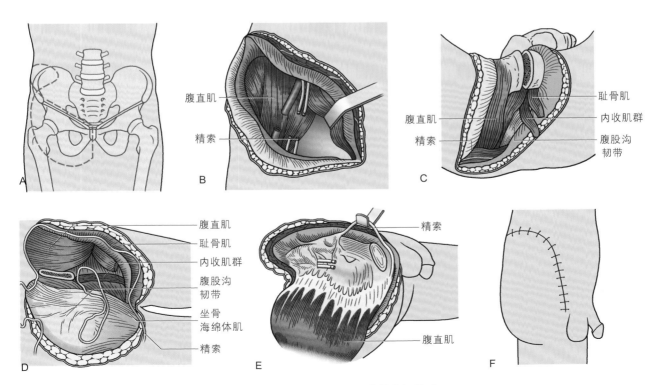

图 6-29-3　King-Steelquist 半骨盆切除术

A. 切口；B. 神经和血管的处理，臀部及髂骨的处理；C. 会阴及耻骨联合的处理；D. 臀部及髂骨的处理；E. 臀部血管的处理；F. 切口缝合

发生休克的可能性，患者应侧卧于健侧，并稍向前倾斜，患侧下肢在上，外展 30°，悬吊在手术台末端支架上，在此体位腹腔内脏器可自然垂向对侧。结合手术操作和需要，可由手术台旁的人员移动患肢（图 6-29-4）。

2. 操作步骤

（1）前侧组：前侧切口自髂嵴前 1/3 起经髂骨棘至其前侧而后转向内侧，在平行于腹股沟韧带下 3 横指处切至耻骨，随之切至会阴下部。切开皮下组织和筋膜（图 6-29-5A），沿切口方向自髂嵴和耻骨游离，并切断腹肌（腹内 / 外斜肌、腹横肌及腹直肌）及腹股沟韧带。从腹膜外后侧轻巧、逐渐钝性剥离腹膜，并将腹腔脏器膀胱、输尿管、精索和直肠（女性包括卵巢动静脉和子宫）推向前内侧，用温热湿纱布垫覆盖和保护该处（图 6-29-5B、图 6-29-5C）。按下列次序处理

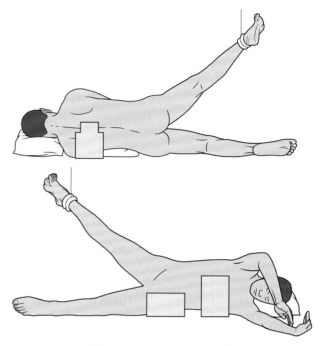

图 6-29-4　Sarondo-Ferre 术

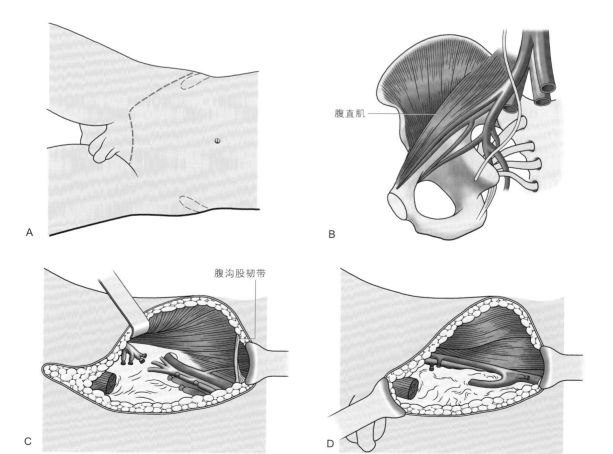

图 6-29-5　Sarondo-Ferre 半骨盆切除术（前侧组）
A. 前切口；B. 腹后壁神经和血管；C. 处理肌肉；D. 处理髂外动静脉

骶髂关节前侧软组织：①用止血钳夹住髂外动静脉，切断，用中号丝线双重结扎后缝扎（图 6-29-5D）；②切断腰大肌；③在股神经鞘内注入 0.5% 普鲁卡因溶液 0.5 ml 后，分别将股神经和闭孔神经轻轻地向远端牵拉，用锐利刀片切断，任其自行回缩；④用止血钳钳夹、切断和结扎闭孔动静脉、髂腰动静脉和内侧会阴动静脉，适当游离髂内动静脉和腰骶神经丛，以便牵向内侧，从耻骨下支分离阴茎海绵体并自耻骨剥离软组织后，切开耻骨联合。

（2）后侧组：后侧切口自髂后上棘内侧沿后侧臀部的画线与前侧切口的会阴下部相连接，切开皮肤、皮下组织和筋膜，将后侧皮瓣翻向内（脊柱）侧。

自髂嵴剥离腹外侧诸肌的肌起点，显露出骨盆后侧边缘，继续向后侧剥离，切断髂嵴肌和髂腰韧带，并在靠近臀大肌肌起点处切断，以显露髂后上棘、髂后下棘和骶骨，向内侧翻开上述组织瓣后，即显出坐骨切迹。在距梨状肌上、下缘较远处夹住、切断和缝扎臀上、下动静脉，注意防止它们从止血钳滑脱或从结扎结松脱，否则臀上或臀下动脉可回缩到盆腔内，发生难以控制的出血，甚至发生出血性休克。随后在接近骶骨处切断梨状肌，分别将坐骨神经和大腿后侧皮神经牵向远侧，将 0.5% 普鲁卡因注入其鞘内，用锐利刀片将其切断。而后切断骶结节韧带，保留供给海绵体的阴部血管，切断骶棘韧带，从耻骨和坐骨水平支游离海绵体和尿生殖膈，在直视下切断肛提肌和尾骨肌。

（3）切断骶髂关节：将线锯的一端从前侧手术野递给后侧手术者，以便从靠近骶髂关节处锯断髂骨或离断骶髂关节。当将该下肢连于躯干的软组织切断后，该半侧骨盆即与躯干分离。

（4）缝合：彻底检查伤口内渗血和出血，并予以可靠的处理。将后侧肌肉和皮瓣分层缝于前侧筋膜和皮肤边缘上，放入引流。或用有侧孔的硅橡胶管进行闭式负压吸引，加压包扎。将伤口下部敷料用胶布条封闭，使之与肛门隔离。

（三）术后处理

（1）术后注意局部渗血情况，术后 24 小时应每半小时观察一次脉搏、血压，有血液循环量不足表现时可酌情输血。

（2）术后次日应协助翻身，多垫软垫，防止发生褥疮，7~8 日后，可利用靠背坐起，2 周后鼓励患者拄双拐离床活动。

（3）引流条或引流管术后 72 小时应全部拔除。

（4）切口愈合较一般伤口慢，故应延至术后 14 日拆线；必要时应行间断拆线，不要一次拆完，以防伤口裂开。术后会阴部多有不同程度水肿，可对症处理使其逐渐减轻。

二、半骨盆切除定制人工半骨盆置换术

（一）适应证

①原发骨盆恶性肿瘤，侵犯范围广，肿瘤切除后造成髋臼区骨缺损者；②肿瘤未侵犯股血管、神经及坐骨神经；③健康状况良好，无其他部位转移者。

（二）禁忌证

①股血管神经及坐骨神经均累及者；②多发性肿瘤如多发性骨髓瘤等；③全身多处骨转移性肿瘤，且原发病控制不佳者；④原发性肿瘤已有其他部位转移者，转移灶不可切除；⑤年龄大，全身健康情况较差者。

（三）术前准备

术前影像学检查后应行穿刺活检，血管造影判断肿瘤血供，对评估肿瘤恶变程度和手术时的出血量均有一定帮助。对化学治疗或放射治疗敏感的肿瘤，手术前后应采用化学治疗或放射治疗作为辅助治疗。手术前常规准备同上外，另需备血 3 000~5 000 ml。

（四）操作步骤

1. 体位 患者取侧卧位，患侧向上，躯干和健肢固定在手术台上。患肢经消毒后无菌包扎，

以使其在手术时能够自由活动，但会阴等未消毒部位不致在手术区显露为原则。

2. 切口　自髂后上棘开始，沿髂嵴向前经髂前上棘弯向内与腹股沟韧带平行，至耻骨联合，全长约 40 cm。再从髂前上棘斜向大转子部位行联合切口，长约 15 cm。

3. 切除半骨盆肿瘤　沿髂骨翼内板切断附着的肌肉，行肿瘤包膜外剥离，分离出股血管和股神经，并沿血管向上至髂总动脉分支处，结扎髂内动脉。自髂骨翼内板向后分离达骶髂关节部，再向后上仔细分离并结扎同侧第五腰动脉，切断骶棘肌等在髂骨部的附着点，向下分离至坐骨大孔。

自髂骨外板分离臀部诸肌，向下至坐骨大孔，注意保护坐骨神经；向前下方达髋关节，切开关节囊，用线锯锯断股骨颈，下肢分开后切断后侧关节囊，以便于进一步分离坐骨。在耻骨支和耻骨联合外侧分离并切断内收肌群及闭孔外肌，由内侧分离闭孔内肌并保护会阴部血管、神经等组织，由耻骨降支内侧行骨膜下分离在耻骨弓附着的阴茎脚。由耻骨联合内缘分离尿生殖膈，从耻骨下缘与外侧会合，用线锯在耻骨联合部锯断耻骨。

将髂骨自骶髂关节处凿开，此时整个髂骨与周围骨组织完全游离。如果肿瘤已侵犯耻骨和坐骨，应继续向下分离，将整个半骨盆取出；如肿瘤仅侵犯髂骨翼，亦可由坐骨结节上端截断，将坐骨结节留在体内。

分离盆腔内组织及凿开骶髂关节时，可能有活动性的大出血，须随时注意结扎，并用蒸馏水垫压迫和保护盆腔脏器。

肿瘤取出后，须仔细检查有无盆腔脏器损伤，并逐一结扎出血点，然后用生理盐水反复冲洗创面。只有确定创口没有活动性出血和回缩的血管残端，不致在手术后继发大出血时，才可置入假体。

4. 置入假体　半骨盆切除后，即可安装人工半骨盆。目前临床使用的半骨盆假体种类较多，根据各单位和术者习惯不同进行假体安装，达到重建骨盆环和髋臼的目的，然后置入股骨侧假体，行髋关节复位（图 6-29-6）。

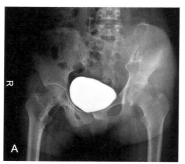
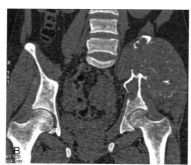
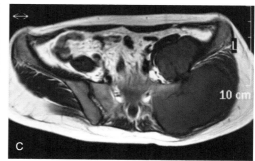
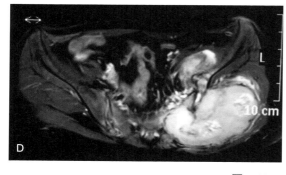
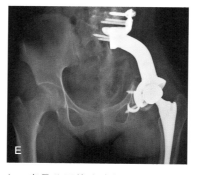

图 6-29-6　人工半骨盆置换术病例

A. 术前骨盆正位 X 线显示左侧髂骨骨质异常，周围可见软组织占位影；B. 术前骨盆冠状面 CT 显示左侧髂骨骨质破坏，累及髋臼上缘，巨大软组织占位，并可见散在钙化影，累及骶髂关节；C. 术前骨盆横断面 MRI T1WI 显示左侧髂骨内外侧软组织占位，累及骶骨；D. 术前骨盆横断面 MRI T2WI 脂肪抑制象显示左侧髂骨内外侧软组织占位不均匀高信号影，累及骶骨；E. 术后骨盆正位 X 线显示左侧髂骨及部分骶骨缺如，半骨盆假体在位

假体置入后，再用生理盐水冲洗一次，并活动患肢观察骨盆环和髋关节的稳定程度，达到重建目的后，逐层缝合创口。

术后创口行负压引流 3~5 日，穿防旋鞋，6 周后即可逐步开始患肢不负重功能训练。

（五）术中注意事项

1. 内半骨盆切除 半骨盆置换是目前治疗累及髋臼骨盆恶性肿瘤的首选方式。临床将髋臼部位的重建方式分为非生物学重建和生物学重建。非生物学重建方式包括各类金属半骨盆假体置换；生物学重建方式包括同种异体半骨盆置换、股骨近端翻转移植以及灭活再植等，其远期功能和稳定性好，适用于预计寿命较长的原发肿瘤患者。生物学重建中同种异体半骨盆适配来源少、术后卧床时间长、感染率高，且骨吸收和再骨折发生概率高，灭活再植的骨不愈合及肿瘤复发等并发症阻碍了其发展。因此，股骨近端翻转移植术逐渐兴起。非生物学重建中马鞍形假体因术后肢体功能较差，且必须髂骨完整而已较少使用。目前，临床应用最多的是金属假体重建，但围手术期并发症发生率较高，同时鉴于金属疲劳强度的限制，导致其长期生存率低，翻修困难。因此，半骨盆切除后是否需要进行假体重建及采用何种假体重建仍有争议。按肿瘤切除原则切除肿瘤后，仍可保留部分髋臼骨质的患者，可应用同侧股骨近端内侧部分骨块进行髋臼重建，股骨头与髂骨下缘截骨面连接固定，股骨远端与耻骨或坐骨连接固定，通过骨盆重建钢板进行内侧固定，最后通过全髋关节或髋臼加强环进行人工髋关节重建，从而避免行半骨盆置换（图 6-29-7）。该方法适用于单纯髋臼、髋臼合并耻骨 / 坐骨或髋臼合并少量髂骨缺损的重建，对于肿瘤累及范围大或髂骨缺损多的病例无法进行重建。其优势是愈合率高，

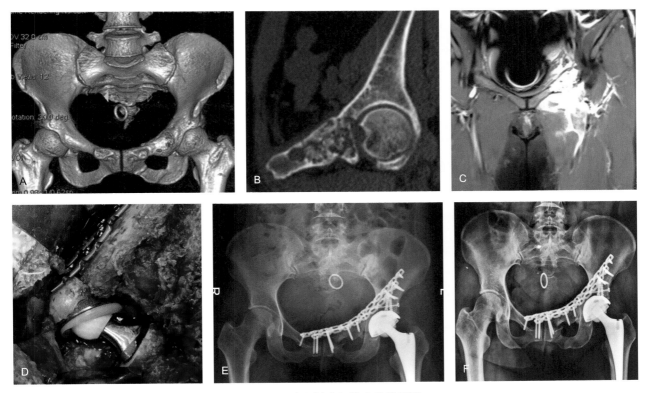

图 6-29-7 髋臼肿瘤切除生物学重建

A. 术前骨盆 CT 三维重建冠状位显示左侧耻骨膨胀性破坏；B. 术前骨盆冠状面 CT 显示左侧耻骨虫蚀样破坏，累及髋臼前缘；C. 术前骨盆冠状面 MRI T2WI 显示左侧耻骨周围及髋臼下缘信号增强；D. 术中照片显示骨盆内侧钢板固定，髋臼内缘自体股骨头植骨重建髋臼骨缺损，髋关节假体在位；E. 术后骨盆正位 X 线显示骨盆内侧重建良好，股骨假体在位；F. 术后 1 年骨盆正位 X 线显示骨愈合良好，髋关节假体在位

术后功能恢复快且明显优于半骨盆置换，手术费用低，但由于适应证较窄，所以临床应用较少。

2. **辅助切口**　部分肿瘤较大累及坐骨和耻骨下支时，需要加股骨内侧辅助切口，从而保证肿瘤完整切除，防止切口暴露不充分、牵拉肿瘤，从而使肿瘤破裂，造成伤口污染。

3. **结扎髂内动脉**　通过血管造影显示病灶血供丰富者，可在手术切开后，先结扎髂内动脉，减少术中出血，保证术野清晰。但是大量静脉丛仍可出血，应注意随时控制。

4. **严格掌握适应证**　内半骨盆切除假体置入手术，由于重建了骨盆环及髋关节，肢体长度不受影响，比单纯切除部分髋移位或旷置患者功能要好得多，但假体安装耗时，对于术中出血较多者，可在肿瘤切除后关闭伤口，二期行功能重建。

（六）并发症的防治

1. **伤口感染**　因置入较大假体，必须预防感染，术后负压引流 3~5 日，至无引流物为止甚为重要。术前、术后应用有效抗生素也是必要的。

2. **坐骨神经损伤**　系坐骨神经在术中被手术牵拉或被假体牵拉压迫所致，症状较轻者可自行恢复，严重者可行神经松解。

3. **半骨盆假体的髋关节脱位**　半骨盆置换术后早期脱位是最常见并发症，术后 4 周穿防旋鞋

可以减少脱位发生率。同时对于反复脱位者，可根据实际假体安装位置考虑是否需要翻修，翻修时主要是髋臼部件位置的调整，从而使联合前倾角合适，部分患者可选用部分限制性的髋臼内衬。

三、半骨盆肿瘤切除、同种异体半骨盆置换术

在人工半骨盆置换术的基础上，笔者设计了半骨盆肿瘤切除、同种异体半骨盆置换术，近期效果满意，其手术适应证、禁忌证、术前准备、术中半骨盆肿瘤切除、术后处理等同上述人工半骨盆置换术。

（一）同种异体骨盆的准备

①无菌条件下取意外死亡健康人骨盆；②−196℃液氮保存不少于 2 周；③直线加速器 20 kGy 照射 10 分钟；④术前碘伏溶液浸泡 24 小时。

（二）术中置入异体骨盆

半骨盆肿瘤切除后，即可根据肿瘤切除的范围修整异体骨盆（图 6-29-8）。以钢板和斯氏针固定异体骨盆于骶骨和坐耻骨或对侧耻骨联合和髂骨。为防止股骨头脱位，可用克氏针将股骨头固定在异体髋臼上，3 周后拔除。

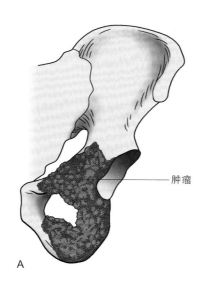
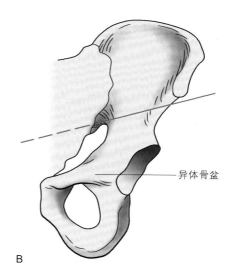

A　　　　　　　　　　　　　　B

图 6-29-8　髂骨肿瘤切除后异体骨盆置换

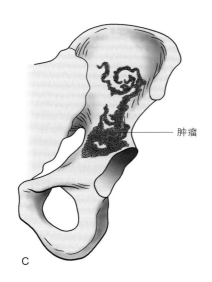

肿瘤

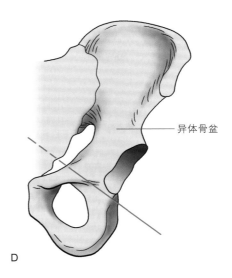

异体骨盆

C

D

图 6-29-8　髂骨肿瘤切除后异体骨盆置换（续）

（三）该术式的优点

①同种异体骨盆置换较人工半骨盆更符合人体生理要求；②同种异体骨经液氮冷冻和直线加速器照射，既达到灭菌作用，又减轻了抗原性；③此手术既切除了肿瘤，又保持了髋关节的完整性；④可避免全髋关节置换，既减少手术创伤、缩短了手术时间，又保留了股骨头。

（孙　伟　蔡郑东）

参考文献

[1] 孙伟，张帆，马小军，等.骶骨肿瘤手术并发症及处理（附78例病例报道）[J].中国骨与关节杂志，2012, 01(4): 344-348.

[2] 蔡郑东，李国东，张寅权，等.高位骶骨肿瘤的外科切除与重建[J].第二军医大学学报，2007, 28(9): 1032-1034.

[3] 孙伟，马小军，张帆，等.骶骨神经源性肿瘤的外科治疗[J].中国骨与关节杂志，2012, 01(2): 115-118.

[4] 蔡郑东，李国东，傅强，等.骶骨肿瘤外科分型法初探[J].中华骨科杂志，2008, 28(2): 101-105.

[5] 孙伟，陈泉池，马小军，等.单纯后路全骶骨切除治疗骶骨恶性肿瘤[J].中华骨科杂志，2014, 34(11): 1097-1102.

[6] 沈嘉康，孙伟，华莹奇，等.用双极股骨头半髋关节重建治疗股骨近端骨肉瘤的疗效评价[J].中国骨与关节杂志，2018, 5: 338-341.

[7] 孙伟，华莹奇，马小军，等.肿瘤性部分髋臼骨缺损的重建方法[J].中华骨科杂志，2017, 37(6): 347-352.

第二十九章

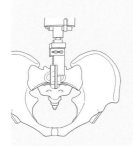

第三十章
常用骨盆截骨术

第一节　Chiari 截骨术

Chiari 截骨术是由 Chiari 于 1956 年设计的骨盆内移截骨术，即为髋关节外相当于髋臼在内的截骨远端向内侧推移，而截骨近端的截骨面则相对外移，隔关节囊盖于股骨头上外侧形成一臼盖，它是一种关节囊外的关节成形术。其作用一方面是扩大髋臼面积，使股骨头得到较好的覆盖，增加关节的稳定性；另一方面由于截骨远端向内、后方，改变了负重力线，减少了外展肌群的负荷，并使单位面积的负荷减轻，故能缓解髋部疼痛。再者，由于股骨头内移，增加了臀肌杠杆力矩，从而能够改善跛行步态。虽然由骨盆截骨面所形成的新髋臼，不能与真性髋臼保持完全一致的连续性，又没有关节软骨，但其有关节囊相隔，随着时间推移，髋臼能较好地塑形，如适应证选择妥当，大多数可获得较满意的疗效。Chiari 骨盆截骨术可达到髋臼全覆盖，术后患侧髋臼容度增大率与同期股骨头直径增大率一致，术后长时间头臼发育匹配，术后股骨头压力减小，有利于股骨头在疾病愈合过程中的修复，延缓患髋骨关节炎的发生。

一、适应证

Chiari 截骨术的适应证为：①7 岁以上的儿童未经治疗的先天性髋关节脱位或半脱位，伴有髋臼发育不良者；②股骨头大，髋臼小，头臼不相称，不宜做 Salter 截骨术的 7 岁以下小儿；③严重的髋臼浅平，髋臼指数大于 50° 或已有骨关节炎改变者；④其他手术方法治疗失败者，可考虑此手术。

二、禁忌证

Chiari 截骨术的禁忌证为：①全身情况不良，有严重的心肺或肾功能不全，不能承受手术者；②手术区域皮肤有感染灶者；③股骨头达不到髋臼相对水平位置者；④髋关节活动明显受限者。

三、术前准备

（一）术前牵引

术前牵引极为重要，是手术成败的关键。它

能使挛缩的软组织松弛，手术容易复位；还能使复位后的股骨头稳定，防止因肌肉挛缩而产生再脱位；同时能减轻术后股骨头与髋臼之间的压力，防止软骨面受压迫而坏死，并能减低无菌性股骨头坏死的发生率。3 岁以下和股骨向上轻度移位者可采用皮肤牵引，而 3 岁以上及股骨头向上移位重者则采用股骨结节骨牵引或股骨髁上牵引。牵引时抬高床脚 10~20 cm，作为对抗牵引。牵引方向应取患髋轻度屈曲，与躯干纵轴相一致或轻度内收位。定期摄 X 线片复查，当股骨头牵至髋臼平面时，患髋可逐渐外展和伸直，以牵引挛缩的软组织。牵引的重量开始用 2~3 kg，以后逐渐加重，一般不超过 7~8 kg。牵引的时间为 2~4 周。待股骨头下降到髋臼平面时，维持牵引 1~2 周后即可进行手术治疗。

如患者股骨头脱位很高，大腿内收肌挛缩，应在牵引术前先做内收肌切断术。内收肌挛缩较轻者，可经皮做内收肌切断术；而内收肌挛缩严重者应行切开做内收肌切断术。

（二）备皮

改善患者全身情况，做好术区皮肤准备。

（三）备血

如估计手术较困难或需同时行其他手术时，术前应备血 400~600 ml。

四、手术过程

（一）麻醉及体位

全身麻醉或基础麻醉加硬膜外麻醉。患者取仰卧位，患侧臀部和背部垫高使身体向健侧倾斜 30°。

（二）手术步骤

1. **皮肤切口** 取髋关节前外侧切口（即 Smith-Petersen 切口）。即自髂嵴中点沿髂嵴外缘髂前上棘，然后转向大腿前外侧向远端延伸至大腿中上 1/3 交界处（图 6-30-1A），切开皮肤和皮下组织。

2. **保护股外侧皮神经** 沿髂嵴切开深筋膜及骨膜，沿皮肤切口切开大腿深筋膜，找到位于髂前上棘下方 2.5 cm 处而处于缝匠肌表面的股外侧皮神经，适当分离后牵向内侧保护之。于外侧的阔筋膜张肌和内侧的缝匠肌、股直肌之间钝性分离，显露关节囊前方和脂肪组织（图 6-30-1B），旋股外侧动脉升支通过切口中部，加以结扎切断。

3. **截骨** 切开髂骨的软骨性骨骺，用骨膜剥离器将骨骺的外侧板与阔筋膜张肌、臀中肌、臀小肌一起做骨膜下剥离，直达髋臼上缘和坐骨切迹，同样剥离髂骨内板直达坐骨大切迹。骨膜下显露髂骨内外板及坐骨大切迹后，于髂骨内、外侧各放一弯形骨撬于坐骨大切迹，并使两者在骨膜下相碰，以保护其后的坐骨神经和臀上动静脉。髂骨截骨位置在髋关节囊与股直肌反折头之间，沿关节囊附着的曲线，前自髂前下棘，后至坐骨切迹做截骨。截骨方向由外向内呈 15° 倾斜，为了准确掌握截骨的位置和方向，应采用截骨刀或线锯进行截骨。骨盆环完全截断后，将患肢外展，并向内上方推进，使截骨下侧髋臼内移，内移的幅度以股骨头外侧面恰好与近段髂骨外侧面平齐为度。可用 2 枚粗克氏针交叉固定，保持位置（图 6-30-1C）。

五、术中注意要点

（一）正确掌握截骨平面、截骨角度及位移程度

这是手术成功的关键。截骨平面位于股直肌反折头与关节囊止点之间，宜尽可能低，必须向下适当剥离关节囊止点，用注射针头探测关节腔，以不进入关节腔为度。若截骨平面过高，可形成阶梯，术后易发生再脱位；截骨平面过低，术后股骨头与新臼之间无关节囊相隔，股骨头直接与粗糙的截骨面反复摩擦而出现股骨头损害。截骨方向应为斜向内上 10°~15°。角度过大，可造成内移过多；角度过小，则内移困难。完成截骨后应外展下肢，使截骨远端内后移位 1.5~2.0 cm，过度移位使截骨面间接接触减少，不利于骨愈合；

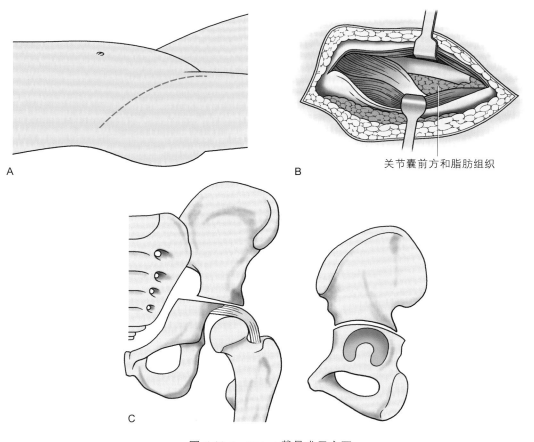

关节囊前方和脂肪组织

图 6-30-1　Chiari 截骨术示意图

而移位过少则达不到治疗目的。

（二）注意保护重要的神经和血管

坐骨大切迹处有臀上动、静脉及坐骨神经，应注意保护，手术操作应在骨膜下进行。

六、术后处理

术后患肢置于外展 30°~40° 位，单侧髋"人"字石膏外固定 4~6 周，亦可进行皮肤牵引。去石膏后 2 周可扶拐进行部分负重锻炼。

第二节　Salter 截骨术

Salter 截骨术是 Salter 在 1961 年首次报道的骨盆旋转截骨术。先天性髋关节脱位或半脱位复位后不稳定的主要原因之一是髋臼面向前、向外侧倾斜度过大。因而髋关节开放复位后，在髋臼上方截断髂骨，以耻骨联合为轴心，犹如铰链关节，将包括整个髋臼的髂骨远端连同坐骨和耻骨作为一个整体，向前、外侧和下方旋转，从而改变髋臼的方向，但不影响髋臼的容积和形状，使股骨头得到较完善的覆盖，从而增加髋关节的稳定性。截骨断端间的楔形空隙，以从髂骨翼上切取的骨块填充固定。本手术方法是各种骨盆截骨术的基础，已为国内外广泛应用。临床研究发现 Salter 骨盆截骨术能成功纠正儿童发育性髋关节脱位，并可以有效保留关节功能，是一种安全、有效地治疗儿童发育性髋关节脱位的手术方式，值得临床进一步推广和应用。

一、适应证

Salter 截骨术的适应证包括：① 6 岁以下的髋关节脱位患者，复位后股骨头仍不稳定，且髋臼发育尚可者；② 3 岁以上至青少年时期的髋关节半脱位，术中可不切开关节囊而在囊外做髂骨截骨术。

二、禁忌证

Salter 截骨术的禁忌证包括：①股骨头达不到髋臼相对水平；②内收肌和髂腰肌经松解仍有挛缩者；③头大臼小，股骨头与真臼不同心，关节面不一致者；④髋臼指数过大，超过 45° 以上者；⑤髋关节活动度明显受限者；⑥大龄先天性髋关节脱位者。

三、术前准备

同 Chiari 截骨术。

四、手术过程

（一）麻醉及体位
同 Chiari 截骨术。

（二）操作步骤

1. **皮肤切口** 取髋关节前外侧切口（Smith-Petersen 切口），即自髂嵴中点沿髂嵴外缘经髂前上棘，然后转向大腿前外侧向远端延伸至大腿中 1/3 交界处，切开皮肤、皮下组织。

2. **骨盆截骨** 清除关节内、外妨碍复位的因素，试验髋关节复位后的稳定性。如髋关节内收时股骨头脱出，则同时行髂骨截骨术。用骨膜剥离器剥离髂骨内外板，并将 2 把骨膜剥离器在坐骨大切迹处做细致的骨膜下剥离，直至彼此相接触。然后将 1 把长的直角钳沿髂骨内侧骨板伸入坐骨大切迹，夹往从外侧放入的线锯一端并从内侧拉出，用骨刀从髂骨嵴的前侧部分切取一全厚骨块，将它削成三角形，其基底的长度约等于髂前上棘至髂前下棘的距离。将骨膜剥离器钝头于骨膜下放入坐骨切迹，保护坐骨神经和臀上动、静脉，用线锯从坐骨大切迹至髂前下棘上方做一直线，通过髋臼上方，与髂骨的纵轴垂直，锯断髂骨（图 6-30-2A）。

3. **矫正髋臼方向和植骨** 用 2 把巾钳分别夹住截骨后的髂骨上、下两端，上部巾钳夹住髂前上棘后侧固定髂骨，下部巾钳夹住髂前下棘后侧，用伸入坐骨大切迹的骨膜剥离器向前撬拨协助，以耻骨联合为轴心，下部巾钳将远端骨段向前、

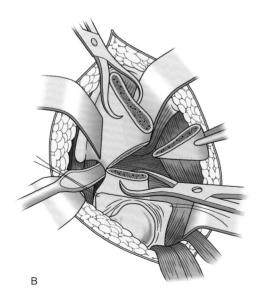

A   B

图 6-30-2 Salter 截骨术示意图

外侧和下方慢慢旋转，使截骨处的间隙向外侧和前侧张开。将取下的三角形骨块底朝前插入两截骨断端间（图6-30-2B）。放松巾钳牵引，骨块即被嵌紧。用2枚克氏针从近段骨块钻入，贯穿固定三角形骨块，针尖插入髋臼后部的骨质内。检查克氏针方向和深度，若克氏针穿入髋臼，应退出重新固定；若方向不对，未将嵌入的三角形骨块牢固固定，应改变方向重新穿针。

五、术中注意要点

（一）保护好坐骨神经和臀上动、静脉

坐骨神经和臀上动、静脉在坐骨大切迹后侧经过，必须遵守在骨膜下操作的原则，截骨时一定用剥离器钝头保护上述神经、血管。

（二）应正确掌握好矫正髋臼的方向

牵引下骨块必须以耻骨联合为轴心，将其向前、外侧和下方牵拉慢慢旋转，才能正确调整髋臼方向，以增加对股骨头的覆盖和稳定性。应避免向后、向内移位，否则不能增加对股骨头的前方和外侧的覆盖；也不可向前过度移位，否则股骨头的后方覆盖不够。如果只向下牵拉而旋转少，则髋臼方向调节不理想，下肢将被不必要地延长。

（三）严格掌握截骨的方向

正确的截骨方向应是从坐骨大切迹至髂前下棘稍上。如截骨平面过高，则不易矫正髋臼方向；若截骨平面过低，可损伤髋臼的完整性，或在向前、外侧和下方旋转远侧骨时易发生远侧骨块骨折。

（四）植入骨块应牢固固定

用2根克氏针固定，以防植入骨块扭转。克氏针应向髋臼后上方穿入，穿入远骨段不可太浅，否则一旦针尖后退，则可发生骨块移位。但也要避免穿入髋臼内，以免关节活动时损伤股骨头软骨面及妨碍股骨头复位和活动。一般以穿入远骨段内1.5~2 cm为宜。

六、术后处理

（一）髋"人"字石膏外固定

固定范围上至剑突，手术侧固定到趾蹼，对侧固定到膝上。固定体位为患髋屈曲、外展30°、内旋20°，固定时间为6周。

（二）定期摄X线片检查

术后1周内拆石膏后，起床前和负重后均应摄X线片检查，如有脱位，应尽早处理。以后每2~3个月摄X线片一次，了解对位和髋臼发育情况。

（三）加强功能锻炼

术后6周拆石膏或术后4周拆除石膏改用尼龙带或胶布皮肤牵引患肢2周。去除外固定后允许患者在床上练习活动。术后4~6个月，可行患肢负重活动。

第三节　其他改良骨盆截骨术

一、两处髋骨截骨术

1977年Sutherland报道两处髂骨截骨术治疗较大年龄的先天性髋关节脱位。本手术是在Salter骨盆截骨基础上接着在耻骨联合和耻骨结节间截骨，使髋臼的旋转度更大，髋臼软骨对股骨头软骨，达到解剖形态相称，符合生理要求。由于耻骨截骨，使髋臼能充分旋转，改善了对股骨头的覆盖，加上髋臼向内侧移位，水平力臂减少，增加了髋关节的稳定性（图6-30-3）。

（一）适应证

本术式主要适用于 7~9 岁发育性髋关节脱位和 10~14 岁单侧发育性髋关节脱位的患者。

（二）禁忌证

本术式的禁忌证包括：①全身情况不良和手术区域皮肤有感染病灶；②头大臼小，关节面不一致；③股骨头达不到髋臼相对平面的位置；④髋关节活动度明显受限；⑤患者年龄过大。

（三）术前准备

①同 Chiari 截骨术；②术前留置导尿。

（四）手术过程

1. 麻醉与体位　同 Chiari 截骨术。

2. 操作步骤

（1）离断耻骨：按 Salter 式完成髂骨截骨术后，沿耻骨联合和耻骨上下支走行，做第二个正中弧形切口，切开皮肤、皮下组织和筋膜。分离并向外侧牵引开男性精索或女性圆韧带，紧靠耻骨和耻骨联合处分离和切断腹直肌及锥状肌。自耻骨前缘游离内收长肌肌腱。切开骨膜，并在骨膜下游离耻骨上、下支的内侧部分，显露耻骨联合与闭孔内侧，用注射针头轻刺耻骨联合上缘的纤维软骨，找到耻骨联合和耻骨交界处。然后用小尖嘴单关节咬骨钳在耻骨结节与耻骨联合之间，紧靠耻骨联合，咬除 0.7~1.3 cm 宽的一条耻骨，使耻骨完全离断，但要注意耻骨内侧段保留少量骨松质和外侧段保持闭孔的完整。用巾钳提起耻骨截骨的外侧端，沿耻骨下缘向外行骨膜下剥离 2~3 cm。

（2）髋臼部分的旋转和固定：在 Salter 髂骨截骨的远侧段用巾钳夹住，术者一手将此钳向前、向下牵引，而不向外牵拉，同时在耻骨截骨的外侧段用第二把巾钳夹住；另一手将此巾钳向后上和内侧方向斜向牵引（图 6-30-4A）。将从髂嵴取下的三角形全层髂骨块嵌入髂骨截骨处张开的间隙中。髂骨和耻骨截骨处分别用 2 枚克氏针固定（图 6-30-4B）。

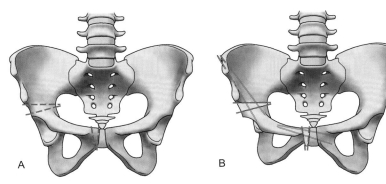

图 6-30-3　两处髂骨截骨原理
A. 两处截骨部位；B. 截骨后正面观

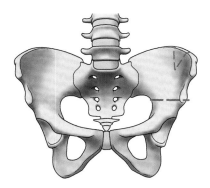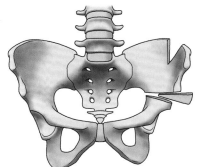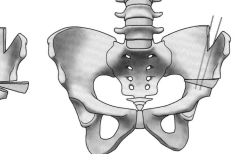

图 6-30-4　两处髂骨截骨术示意图

（五）术中注意要点

1. **保护好有关脏器** 耻骨截骨时注意勿损伤精索、膀胱、尿道、尿生殖膈和阴部内动脉。要极其细致地游离耻骨上、下缘，并用尖咬骨钳咬除耻骨。克氏针固定耻骨截骨处时应注意进针的方向和深度，以免损伤重要组织。

2. **应正确掌握髋臼的旋转方向** 两处截骨后髋臼部分应遵守耻骨截骨端向内、向后上和髂骨截骨端向前、向下牵拉的原则，才能达到充分旋转髋臼和内移髋关节的目的。

（六）术后处理

同 Salter 骨盆截骨术。

二、三处髋骨截骨术

三处髋骨截骨术是由 Steel 在 1973 年首先创用。本术式在髋臼上方的髂骨、耻骨支和坐骨支三个部位进行截骨，使髋臼游离，能更充分地旋转，重新置放覆盖股骨头，建立一个符合解剖关系的稳定髋关节（图 6-30-5）。

（一）适应证

本术式适用于其他方法治疗失败的 7~17 岁髋脱位的患者。因操作复杂，创伤广泛，又不能改变髋臼大小和深度，一般不宜作为首选。

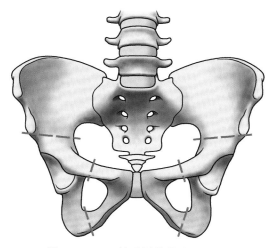

图 6-30-5 三处髋骨截骨术示意图

（二）禁忌证

本术式的禁忌证为：①全身情况不良和手术区域皮肤感染灶；②股骨头达不到髋臼相对平面位置；③头大臼小，关节面不一致；④髋关节活动度明显受限；⑤年龄过大。

（三）术前准备

同两处髋骨截骨术。

（四）手术过程

1. **麻醉与体位** 同 Chirai 截骨术，但坐骨截骨时应取仰卧位，髋关节和膝关节屈曲 90°，既无外展内收，又无旋转。

2. **操作步骤**

（1）坐骨截骨：在臀纹上 1 cm 处做一长 7~8 cm 的切口，切口与股骨长轴垂直。向外侧牵开臀大肌，在坐骨结节处显露腘绳肌起始部。在该处锐性剥离最为表浅的股二头肌，显露半膜肌与半腱肌之间的间隙。坐骨神经位于其外侧，注意保护。在半膜肌与半腱肌肌起始部之间插入一弯形止血钳，紧贴坐骨骨面，进入闭孔，提起闭孔内肌和闭孔外肌，使止血钳端从坐骨的下缘露出。将骨刀指向后外侧，与坐骨垂直面呈 45°，完全截断坐骨。将股二头肌肌起始部回复原位，臀大肌缝至深筋膜，缝合皮肤。

（2）髂骨和耻骨截骨：更换手术衣、手套和手术器械，重新消毒铺单。经髋关节前方进路，从髂骨翼翻开髂肌和臀肌，剥离缝匠肌。自髂前上棘剥离腹股沟韧带的外侧附着，并向内侧翻转。自骨盆内侧骨膜下剥离髂腰肌，如此可保护股部的神经和血管束。切断髂腰肌上的腱性部分，显露耻骨结节。骨膜下剥离耻骨肌，在耻骨结节内 1 cm 处紧贴耻骨穿入 1 把弯止血钳至闭孔内，穿过闭孔筋膜，使止血钳的尖端从耻骨下缘穿出。若耻骨特别厚，可在耻骨下缘穿入第二把止血钳，使其向上触及第一把止血钳。将骨刀对准后内侧，与垂直面呈 15°，切断耻骨支。按 Salter 截骨术完成髂骨截骨。

（3）髋臼部分的旋转和固定：完成髂骨、耻骨与坐骨截骨后，自骨盆内壁分离其骨膜和筋膜，游离髋臼段。用巾钳夹持髂前下棘，向前、向外并向下旋转至能覆盖股骨头的位置。将从髂骨嵴取下的三角形骨块嵌入髂骨截骨处张开的间隙中，并用克氏针固定。

（五）术中注意要点

1. **截骨时勿损伤重要组织**　髂骨截骨时勿损伤坐骨神经及臀上动静脉；坐骨截骨时勿损伤阴部内动静脉和神经；耻骨截骨时勿损伤闭孔动静脉和神经。

2. **注意髋臼旋转方向**　髋臼旋转方向应向前、向外并向下，才能起良好覆盖股骨头的作用。

（六）术后处理

同 Salter 截骨术。但石膏固定时间要延长至 8~10 周，12~14 周三处截骨处完全愈合后才可开始拄拐下地行走，4~6 个月后方可独立行走。

（王崇任）

参考文献

[1] Tokunaga K, Aslam N, Zdero R, et al. Effect of prior Salter or Chiari osteotomy on THA with developmental hip dysplasia[J]. Clin Orthop Relat Res. 2011, 469(1): 237-243.

[2] 张志群，唐凯，潘新华，等 . Chiari 骨盆截骨术治疗 Legg-Perthes 病 (附 68 例疗效分析)[J]. 伤残医学杂志 . 2005(01): 39-40.

[3] 王岩民，高强 . Salter 骨盆截骨手术治疗儿童发育性髋关节脱位的临床研究 [J]. 西南国防医药 . 2016(08): 928-930.

[4] Thompson G H. Salter osteotomy in Legg-Calve-Perthes disease[J]. J Pediatr Orthop. 2011, 31(2 Suppl): S192-S197.

第三十章

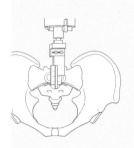

第三十一章
骨盆软组织手术

第一节　臀肌麻痹肌替代术

臀肌是稳定髋关节的主要肌肉，臀肌群包括臀大肌、臀中肌、臀小肌、阔筋膜张肌，其支配的神经节段较接近（L1~S2），有一个共同的肌腱止点。臀大肌或臀中肌麻痹，或两者均麻痹，可引起严重的残疾，造成髋部不稳定、跛行、屈髋畸形。因此需行手术替代臀肌，手术方式可分为以下 3 类：①利用臀部本身肌肉调整改善功能，如臀中肌后移替代臀大肌，然而臀肌瘫痪时，臀中肌多半受损，故目前很少采用。②利用髋部前面的肌肉加强臀肌，如利用髂腰肌替代臀肌，力量大，效果好，但手术复杂，髂腰肌本身功能消失而无协同肌肉可以替代；利用腹外斜肌替代臀肌操作简单、出血少、效果好，但肌力不足，无功能丧失。③利用后面背伸肌代臀肌，如骶棘肌、髂肋肌、背阔肌等需根据具体情况选择。

一、腹外斜肌代臀中肌术
（Thomas 手术）

（一）适应证

臀中肌麻痹致髋关节不稳定，且腹内、外斜肌肌力需在 4 级以上，腰椎无侧凸。

（二）体位

患者取斜卧位，手术侧腰、背、臀部垫高呈 45°。

（三）操作步骤

从肋缘下腋后线至耻骨结节切开皮肤和皮下组织（图 6-31-1A），于腹外斜肌腱膜上做平行于腹股沟韧带的切口，将腱膜切成 2 cm 宽的腱膜条，切口近端止于耻骨结节近侧 2 cm 处。沿腹外斜肌下缘向上分离达肋弓下方，将游离之腹外斜肌和腱膜缝合成管状，由耻骨结节处开始向上修补腹外斜肌腱膜的缺口。于髂股外侧做纵行第二切口，显露大转子，在大转子上钻 1 cm 直径的骨孔。于切口间做一皮下隧道，将腹外斜肌游离端（图 6-31-1B）通过皮下隧道拉入第二切口内，腱膜过短时可用阔筋膜延长，在髋轻度外展位，将腹外斜肌肌腱通过大转子的骨孔。

（四）术后处理

髋关节外展伸直位石膏固定 4 周，拆除石膏

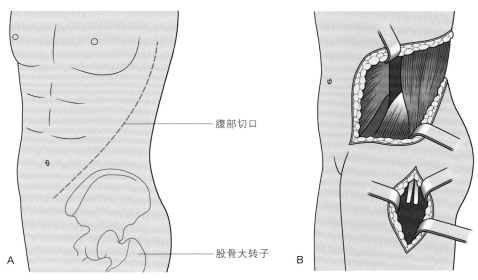

图 6-31-1　腹外斜肌代臀中肌术
A. 切口；B. 游离腹外斜肌

后，进行髋关节锻炼。

二、髂腰肌后移术
（Mustard-Sharrad 手术）

（一）适应证

臀大肌、臀中肌、臀小肌均瘫痪，而髂腰肌及缝匠肌、股四头肌均正常，且髋关节无屈曲畸形，内收肌无挛缩。

（二）操作步骤

自髂嵴中点经髂前上棘至小转子下方 2~3 cm 处切开深筋膜（图 6-31-2A），由缝匠肌与阔筋膜张肌的间隙分离、切断缝匠肌止点，显露小转子，沿髂骨翼外板分离臀中肌，沿内板分离髂肌，找出股神经至缝匠肌、股四头肌之分支（图 6-31-2B），继续向下游离髂腰肌肌腱直达小转子，在附着处将其切断，再向上游离至髂骨翼上部，注意勿损伤股神经，在髂骨翼上开洞（图 6-31-2C），使内外贯通。再于大转子部做切口，分离臀中肌纤维，用长钳经筋膜下穿过髂骨孔将髂腰肌拉出至大转子处（图 6-31-2D），下肢外展，于大转子处钻孔，以钢丝或螺丝钉将髂腰肌固定于大转子部（图 6-31-2E）。根据臀肌瘫痪情况，可适当将髂腰肌固定于后方或侧方。

（三）术后处理

将下肢外展 45°，足无内、外旋位，髋"人"字形石膏固定至足尖 6~8 周，拆除石膏下地行走，加强外展后伸肌锻炼。

三、骶棘肌代臀大肌术

（一）适应证

臀大肌麻痹，且无髋关节屈曲挛缩。

（二）体位

侧卧位或俯卧位。

（三）操作步骤

切口从大转子向下至髌骨外上 1 cm 处，切开皮肤和皮下组织，显露髂胫束。将髂胫束切成 2.5 cm 宽的筋膜束，远端于膝关节平面切断。向上翻转至大转子基底部，蒂部与骨膜及臀大肌筋膜缝合固定，将阔筋膜边缘缝合成管状。再于患侧腰椎旁切口显露骶棘肌，从第一腰椎平面开始，距棘突 2.5 cm 向髂后下棘处做第二切口，顺骶棘肌中内 1/3 交界处，纵行切开筋膜及部分肌纤维，再于骶髂部将骶棘肌附着剥下，向上游离 7~10 cm，于两切口之间臀部皮下做一隧道，将骶胫束由第一切口拉到第二切口，在大腿外展过伸位，将髂胫束与骶棘肌末端筋膜瓣及骶棘肌相缝合，并保留适当张力（图 6-31-3）。

（四）术后处理

石膏托将髋关节固定于外展过伸位。4 周后去除外固定，逐渐锻炼臀肌功能。

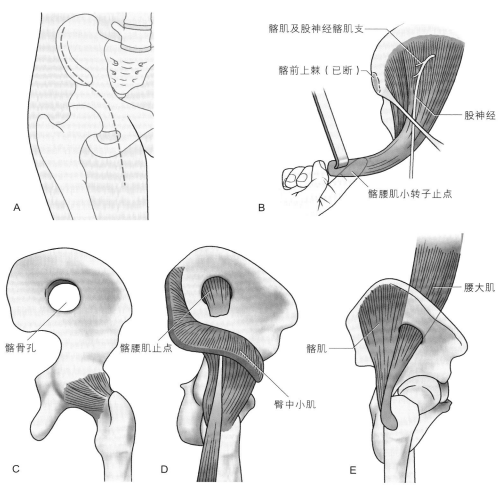

图 6-31-2 髂腰肌后移术
A. 切口；B. 分离股神经；C. 髂骨开洞；D. 臀中小肌穿过髂骨孔；E. 髂腰肌固定于大转子处

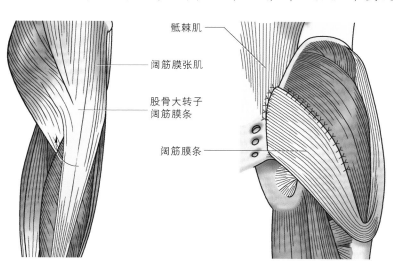

图 6-31-3 骶棘肌代臀大肌术

第二节　臀肌挛缩松解术

关于儿童臀肌挛缩的治疗，强调诊断明确后及时手术松解及切断挛缩肌肉，有利于两下肢恢复正常活动功能，并且避免长期挛缩对骨骼发育的影响。

一、手术体位

患儿多采用侧卧位，即患肢在上，健肢在下。如果双侧均患病，应一侧手术结束后，变换体位，重新消毒铺巾。

二、操作步骤

从臀大肌靠近髂骨嵴处开始做一直切口，直至大转子，并垂直向下做适当延长（图 6-31-4A）。分离臀大肌显露纤维挛缩束带，并予以切断，为防止两断端术后再连接，以切除纤维带 1~2 cm 为宜，同时切除周围已形成的瘢痕组织（图 6-31-4B）。从股骨大转子处显露髂胫束，在臀大肌纤维与髂胫束连接部横行切断髂胫束，达到彻底松解臀大肌的目的。冲洗伤口，彻底止血，留置引流管，依次缝合切口。

三、术后处理

术后切口的止血十分关键，故要仔细止血，并予以适当的加压包扎，以防止术后形成血肿。下肢于伸直位牵引 1~2 周左右，在牵引下 3 日后可开始行髋关节屈伸主动活动，鼓励患者多采取坐位，拆线后开始进行积极的关节功能锻炼，并辅以理疗和适合的体育锻炼。

四、术中注意事项

（一）彻底松解外展挛缩

以达到上述松解标准为佳，如果松解不够，术后即使用"人"字石膏外固定，但不能解决内收障碍。

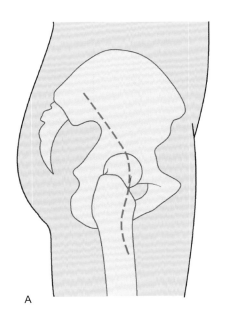
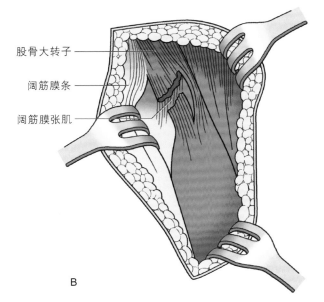

股骨大转子

阔筋膜条

阔筋膜张肌

图 6-30-4　臀肌松挛缩解术
A. 切口；B. 切断挛缩纤维带

（二）保护坐骨神经

因坐骨神经自梨状肌下缘出骨盆，走行于臀大肌深面、股骨大转子内侧，在松解、分离深层组织时，如操作不慎极易损伤，鉴别的方法是：①挛缩组织质韧、紧张、无弹性，组织外观苍白；②坐骨神经呈椭圆形，质较软，用手指轻压，可稍压扁，拨动时可稍移动，周围有一些疏松结缔组织，色泽呈淡黄色，表面有纵行血管走行。

近年来，国内许多学者开展了关节镜下臀肌挛缩松解术，该手术具有创伤小、出血少、术后恢复快等优点。但也应考虑到在关节镜下，在一比较局限的视野范围内操作，很难显露臀肌挛缩带的全貌，同时很难精确判定坐骨神经由于臀肌挛缩带粘连造成的移位。故在确定手术方法时，应针对不同的病情及病变程度选择不同的手术途径。

（傅泽泽）